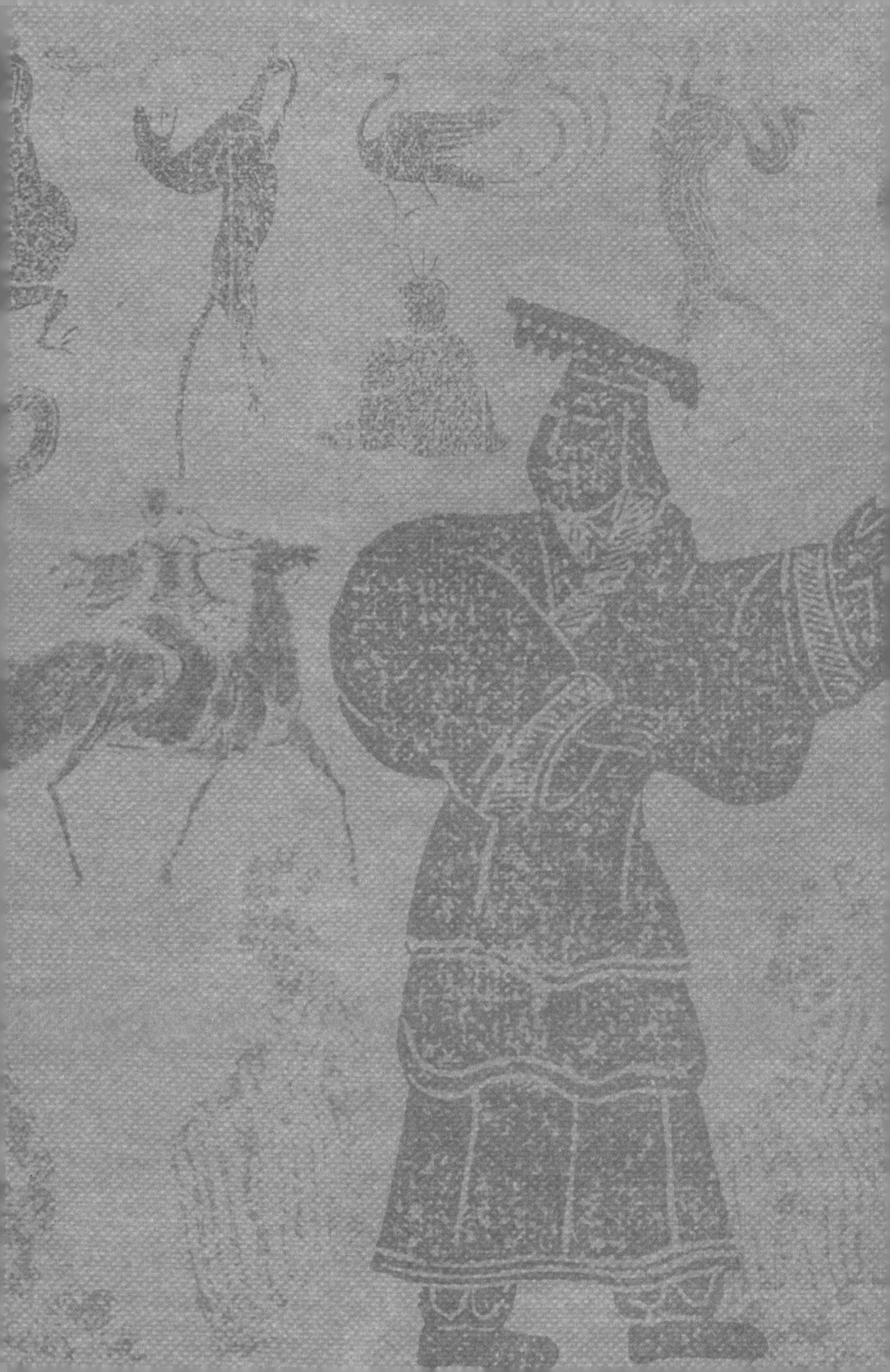

中国古医籍整理丛书

本草纲目易知录

清·戴葆元　撰

陆　翔　王旭光　邓　勇　赵　黎
张若亭　许仕海　张星星　校注

中国中医药出版社
·北　京·

图书在版编目（CIP）数据

本草纲目易知录/（清）戴葆元撰；陆翔等校注．—北京：中国中医药出版社，2017.4

（中国古医籍整理丛书）

ISBN 978－7－5132－3615－7

Ⅰ.①本…　Ⅱ.①戴…　②陆…　Ⅲ.①《本草纲目》—研究　Ⅳ.①R281.3

中国版本图书馆CIP数据核字（2016）第214953号

中国中医药出版社出版

北京市朝阳区北三环东路28号易亨大厦16层

邮政编码　100013

传真　010 64405750

保定市中画美凯印刷有限公司印刷

各地新华书店经销

*

开本710×1000　1/16　印张65　字数587千字

2017年4月第1版　2017年4月第1次印刷

书　号　ISBN 978－7－5132－3615－7

*

定价　198.00元

网址　www.cptcm.com

如有印装质量问题请与本社出版部调换

版权专有　侵权必究

社长热线　010 64405720

购书热线　010 64065415　010 64065413

微信服务号　zgzyycbs

书店网址　csln.net/qksd/

官方微博　http://e.weibo.com/cptcm

淘宝天猫网址　http://zgzyycbs.tmall.com

国家中医药管理局
中医药古籍保护与利用能力建设项目
组织工作委员会

主 任 委 员 王国强

副主任委员 王志勇 李大宁

执行主任委员 曹洪欣 苏钢强 王国辰 欧阳兵

执行副主任委员 李 昱 武 东 李秀明 张成博

委 员

各省市项目组分管领导和主要专家

（山东省）武继彪 欧阳兵 张成博 贾青顺

（江苏省）吴勉华 周仲瑛 段金廒 胡 烈

（上海市）张怀琼 季 光 严世芸 段逸山

（福建省）阮诗玮 陈立典 李灿东 纪立金

（浙江省）徐伟伟 范永升 柴可群 盛增秀

（陕西省）黄立勋 呼 燕 魏少阳 苏荣彪

（河南省）夏祖昌 刘文第 韩新峰 许敬生

（辽宁省）杨关林 康廷国 石 岩 李德新

（四川省）杨殿兴 梁繁荣 余曙光 张 毅

各项目组负责人

王振国（山东省） 王旭东（江苏省） 张如青（上海市）

李灿东（福建省） 陈勇毅（浙江省） 焦振廉（陕西省）

蔡永敏（河南省） 鞠宝兆（辽宁省） 和中浚（四川省）

项目专家组

顾　问　马继兴　张灿玾　李经纬

组　长　余瀛鳌

成　员　李致忠　钱超尘　段逸山　严世芸　鲁兆麟
郑金生　林端宜　欧阳兵　高文柱　柳长华
王振国　王旭东　崔　蒙　严季澜　黄龙祥
陈勇毅　张志清

项目办公室（组织工作委员会办公室）

主　任　王振国　王思成

副主任　王振宇　刘群峰　陈榕虎　杨振宁　朱毓梅
刘更生　华中健

成　员　陈丽娜　邱　岳　王　庆　王　鹏　王春燕
郭瑞华　宋咏梅　周　扬　范　磊　张永泰
罗海鹰　王　爽　王　捷　贺晓路　熊智波

秘　书　张丰聪

前 言

中医药古籍是传承中华优秀文化的重要载体，也是中医学传承数千年的知识宝库，凝聚着中华民族特有的精神价值、思维方法、生命理论和医疗经验，不仅对于传承中医学术具有重要的历史价值，更是现代中医药科技创新和学术进步的源头和根基。保护和利用好中医药古籍，是弘扬中国优秀传统文化、传承中医学术的必由之路，事关中医药事业发展全局。

1949 年以来，在政府的大力支持和推动下，开展了系统的中医药古籍整理研究。1958 年，国务院科学规划委员会古籍整理出版规划小组在北京成立，负责指导全国的古籍整理出版工作。1982 年，国务院古籍整理出版规划小组召开全国古籍整理出版规划会议，制定了《古籍整理出版规划（1982—1990）》，卫生部先后下达了两批 200 余种中医古籍整理任务，掀起了中医古籍整理研究的新高潮，对中医文化与学术的弘扬、传承和发展，发挥了极其重要的作用，产生了不可估量的深远影响。

2007 年《国务院办公厅关于进一步加强古籍保护工作的意见》明确提出进一步加强古籍整理、出版和研究利用，以及

“保护为主、抢救第一、合理利用、加强管理”的方针。2009年《国务院关于扶持和促进中医药事业发展的若干意见》指出，要“开展中医药古籍普查登记，建立综合信息数据库和珍贵古籍名录，加强整理、出版、研究和利用”。《中医药创新发展规划纲要（2006—2020）》强调继承与创新并重，推动中医药传承与创新发展。

2003~2010年，国家财政多次立项支持中国中医科学院开展针对性中医药古籍抢救保护工作，在中国中医科学院图书馆设立全国唯一的行业古籍保护中心，影印抢救濒危珍本、孤本中医古籍1640余种；整理发布《中国中医古籍总目》；遴选351种孤本收入《中医古籍孤本大全》影印出版；开展了海外中医古籍目录调研和孤本回归工作，收集了11个国家和2个地区137个图书馆的240余种书目，基本摸清流失海外的中医古籍现状，确定国内失传的中医药古籍共有220种，复制出版海外所藏中医药古籍133种。2010年，国家财政部、国家中医药管理局设立“中医药古籍保护与利用能力建设项目”，资助整理400余种中医药古籍，并着眼于加强中医药古籍保护和研究机构建设，培养中医古籍整理研究的后备人才，全面提高中医药古籍保护与利用能力。

在此，国家中医药管理局成立了中医药古籍保护和利用专家组和项目办公室，专家组负责项目指导、咨询、质量把关，项目办公室负责实施过程的统筹协调。专家组成员对古籍整理研究具有丰富的经验，有的专家从事古籍整理研究长达70余年，深知中医药古籍整理研究的重要性、艰巨性与复杂性，履行职责认真务实。专家组从书目确定、版本选择、点校、注释等各方面，为项目实施提供了强有力的专业指导。老一辈专家的学术水平和智慧，是项目成功的重要保证。项目承担单位山东中医药大学、南京中医药大学、上海中医药大学、福建中医药大学、浙江省中医药研究院、陕西省中医药研究院、河南省中医药研究院、辽宁中医药大学、成都中医药大学及所在省市中医药管理部门精心组织，充分发挥区域间互补协作的优势，并得到承担项目出版工作的中国中医药出版社大力配合，全面推进中医药古籍保护与利用网络体系的构建和人才队伍建设，使一批有志于中医学术传承与古籍整理工作的人才凝聚在一起，研究队伍日益壮大，研究水平不断提高。

本着“抢救、保护、发掘、利用”的理念，该项目重点选择近60年未曾出版的重要古医籍，综合考虑所选古籍的保护价值、学术价值和实用价值。400余种中医药古籍涵盖了医经、基础理论、诊法、伤寒金匮、温病、本草、方书、内科、外科、女科、儿科、伤科、眼科、咽喉口齿、针灸推拿、养生、医案医话医论、医史、临证综合等门类，跨越唐、宋、金元、明以迄清末。全部古籍均按照项目办公室组织完成的行业标准《中医古籍整理规范》及《中医药古籍整理细则》进行整理校注，绝大多数中医药古籍是第一次校注出版，一批孤本、稿本、抄本更是首次整理面世。对一些重要学术问题的研究成果，则集中收录于各书的“校注说明”或“校注后记”中。

“既出书又出人”是本项目追求的目标。近年来，中医药古籍整理工作形势严峻，老一辈逐渐退出，新一代普遍存在整理研究古籍的经验不足、专业思想不坚定等问题，使中医古籍整理面临人才流失严重、青黄不接的局面。通过本项目实施，搭建平台，完善机制，培养队伍，提升能力，经过近5年的建设，锻炼了一批优秀人才，老中青三代齐聚一堂，有效地稳定了研究队伍，为中医药古籍整理工作的开展和中医文化与学术的传承提供必备的知识和人才储备。

本项目的实施与《中国古医籍整理丛书》的出版，对于加强中医药古籍文献研究队伍建设、建立古籍研究平台，提高古籍整理水平均具有积极的推动作用，对弘扬我国优秀传统文化，推进中医药继承创新，进一步发挥中医药服务民众的养生保健与防病治病作用将产生深远影响。

第九届、第十届全国人大常委会副委员长许嘉璐先生，国家卫生计生委副主任、国家中医药管理局局长、中华中医药学会会长王国强先生，我国著名医史文献专家、中国中医科学院马继兴先生在百忙之中为丛书作序，我们深表敬意和感谢。

由于参与校注整理工作的人员较多，水平不一，诸多方面尚未臻完善，希望专家、读者不吝赐教。

国家中医药管理局中医药古籍保护与利用能力建设项目办公室

二〇一四年十二月

许序

“中医”之名立，迄今不逾百年，所以冠以“中”字者，以别于“洋”与“西”也。慎思之，明辨之，斯名之出，无奈耳，或亦时人不甘泯没而特标其犹在之举也。

前此，祖传医术（今世方称为“学”）绵延数千载，救民无数；华夏屡遭时疫，皆仰之以度困厄。中华民族之未如印第安遭染殖民者所携疾病而族灭者，中医之功也。

医兴则国兴，国强则医强。百年运衰，岂但国土肢解，五千年文明亦不得全，非遭泯灭，即蒙冤扭曲。西方医学以其捷便速效，始则为传教之利器，继则以“科学”之冕畅行于中华。中医虽为内外所夹击，斥之为蒙昧，为伪医，然四亿同胞衣食不保，得获西医之益者甚寡，中医犹为人民之所赖。虽然，中国医学日益陵替，乃不可免，势使之然也。呜呼！覆巢之下安有完卵？

嗣后，国家新生，中医旋即得以重振，与西医并举，探寻结合之路。今也，中华诸多文化，自民俗、礼仪、工艺、戏曲、历史、文学，以至伦理、信仰，皆渐复起，中国医学之兴乃属必然。

迄今中医犹为国家医疗系统之辅，城市尤甚。何哉？盖一则西医赖声、光、电技术而于20世纪发展极速，中医则难见其进。二则国人惊羡西医之“立竿见影”，遂以为其事事胜于中医。然西医已自觉将入绝境：其若干医法正负效应相若，甚或负远逾于正；研究医理者，渐知人乃一整体，心、身非如中世纪所认定为二对立物，且人体亦非宇宙之中心，仅为其一小单位，与宇宙万象万物息息相关。认识至此，其已向中国医学之理念“靠拢”矣，虽彼未必知中国医学何如也。唯其不知中国医理何如，纯由其实践而有所悟，益以证中国之认识人体不为伪，亦不为玄虚。然国人知此趋向者，几人？

国医欲再现宋明清高峰，成国中主流医学，则一须继承，一须创新。继承则必深研原典，激清汰浊，复吸纳西医及我藏、蒙、维、回、苗、彝诸民族医术之精华；创新之道，在于今之科技，既用其器，亦参照其道，反思己之医理，审问之，笃行之，深化之，普及之，于普及中认知人体及环境古今之异，以建成当代国医理论。欲达于斯境，或需百年欤？予恐西医既已醒悟，若加力吸收中医精粹，促中医西医深度结合，形成21世纪之新医学，届时“制高点”将在何方？国人于此转折之机，能不忧虑而奋力乎？

予所谓深研之原典，非指一二习见之书、千古权威之作；就医界整体言之，所传所承自应为医籍之全部。盖后世名医所著，乃其秉诸前人所述，总结终生行医用药经验所得，自当已成今世、后世之要籍。

盛世修典，信然。盖典籍得修，方可言传言承。虽前此50余载已启医籍整理、出版之役，惜旋即中辍。阅20载再兴整理、出版之潮，世所罕见之要籍千余部陆续问世，洋洋大观。

今复有“中医药古籍保护与利用能力建设”之工程，集九省市专家，历经五载，董理出版自唐迄清医籍，都400余种，凡中医之基础医理、伤寒、温病及各科诊治、医案医话、推拿本草，俱涵盖之。

噫！璐既知此，能不胜其悦乎？汇集刻印医籍，自古有之，然孰与今世之盛且精也！自今而后，中国医家及患者，得览斯典，当于前人益敬而畏之矣。中华民族之屡经灾难而益蕃，乃至未来之永续，端赖之也，自今以往岂可不后出转精乎？典籍既蜂出矣，余则有望于来者。

谨序。

第九届、十届全国人大常委会副委员长

許嘉璐

二〇一四年冬

王 序

中医学是中华民族在长期生产生活实践中，在与疾病作斗争中逐步形成并不断丰富发展的医学科学，是中国古代科学的瑰宝，为中华民族的繁衍昌盛作出了巨大贡献，对世界文明进步产生了积极影响。时至今日，中医学作为我国医学的特色和重要医药卫生资源，与西医学相互补充、相互促进、协调发展，共同担负着维护和促进人民健康的任务，已成为我国医药卫生事业的重要特征和显著优势。

中医药古籍在存世的中华古籍中占有相当重要的比重，不仅是中医学术传承数千年最为重要的知识载体，也是中医为中华民族繁衍昌盛发挥重要作用的历史见证。中医药典籍不仅承载着中医的学术经验，而且蕴含着中华民族优秀的思想文化，凝聚着中华民族的聪明智慧，是祖先留给我们的宝贵物质财富和精神财富。加强对中医药古籍的保护与利用，既是中医学发展的需要，也是传承中华文化的迫切要求，更是历史赋予我们的责任。

2010 年，国家中医药管理局启动了中医药古籍保护与利用能力建设项目。这既是传承中医药的重要工程，也是弘扬优秀民族文化的重要举措，不仅能够全面推进中医药的有效继承和创新发展，为维护人民健康做出贡献，也能够彰显中华民族的璀璨文化，为实现中华民族伟大复兴的中国梦作出贡献。

相信这项工作一定能造福当今，嘉惠后世，福泽绵长。

国家卫生和计划生育委员会副主任

国家中医药管理局局长

中华中医药学会会长

王国强

二〇一四年十二月

马 序

新中国成立以来，党和国家高度重视中医药事业发展，重视古籍的保护、整理和研究工作。自1958年始，国务院先后成立了三届古籍整理出版规划小组，分别由齐燕铭、李一氓、匡亚明担任组长，主持制订了《整理和出版古籍十年规划(1962—1972)》《古籍整理出版规划（1982—1990)》《中国古籍整理出版十年规划和“八五”计划（1991—2000)》等，而第三次规划中医药古籍整理即纳入其中。1982年9月，卫生部下发《1982—1990年中医古籍整理出版规划》，1983年1月，中医古籍整理出版办公室正式成立，保证了中医古籍整理出版规划的实施。2002年2月，《国家古籍整理出版“十五”（2001—2005）重点规划》经新闻出版署和全国古籍整理出版规划领导小组批准，颁布实施。其后，又陆续制定了国家古籍整理出版“十一五”和“十二五”重点规划。国家财政多次立项支持中国中医科学院开展针对性中医药古籍抢救保护工作，文化部在中国中医科学院图书馆专门设立全国唯一的行业古籍保护中心，国家先后投入中医药古籍保护专项经费超过3000万元，影印抢救濒危珍、善、孤本中医古籍1640余种，开展了海外中医古籍目录调研和孤本回归工作。2010年，国家财政部、国家中医药管理局安排国家公共卫生专项资金，设立了“中医药古籍保护与利用能力建设项目”，这是继1982~1986年第一批、第二批重要中医药古籍整理之后的又一次大规模古籍整理工程，重点整理新中国成立后未曾出版的重要古籍，目标是形成并普及规范的通行本、传世本。

为保证项目的顺利实施，项目组特别成立了专家组，承担咨询和技术指导，以及古籍出版之前的审定工作。专家组中的许多成员虽逾古稀之年，但老骥伏枥，孜孜不倦，不仅对项目进行宏观指导和质量把关，更重要的是通过古籍整理，以老带新，言传身教，培养一批中医药古籍整理研究的后备人才，促进了中医药古籍保护和研究机构建设，全面提升了我国中医药古籍保护与利用能力。

作为项目组顾问之一，我深感中医药古籍保护、抢救与整理工作的重要性和紧迫性，也深知传承中医药古籍整理经验任重而道远。令人欣慰的是，在项目实施过程中，我看到了老中青三代的紧密衔接，看到了大家的坚持和努力，看到了年轻一代的成长。相信中医药古籍整理工作的将来会越来越好，中医药学的发展会越来越好。

欣喜之余，以是为序。

中国中医科学院研究员

马继兴

二〇一四年十二月

校注说明

《本草纲目易知录》，清末医家戴葆元撰。戴葆元，字心田，又字守愚，清末安徽省徽州府婺源县桂岩村（今江西省上饶市婺源县赋春镇岩前村）人。戴氏长期在江西省境内的景德镇行医，撰有《本草纲目易知录》8 卷、《家传课读》4 卷。

《本草纲目易知录》共载总目 1205 条，其中涉及药物者有 1199 条，即载药 1199 种，其他类者 6 条。《本草纲目易知录》一书内容大部分来源于《本草纲目》，小部分来源于《本草备要》等书。戴氏认为《本草纲目》内容繁多，不便学习记忆，而《本草备要》又过于简略，有隘见闻，因而奉父命对两书的内容删繁补阙，间引其他文献，附以个人按语，成就此书。

《本草纲目易知录》前 7 卷为正文，其中卷一为草部，卷二为草部、谷部，卷三为菜部、果部，卷四为木部、服器部、虫部，卷五为虫部、鳞部、介部、禽部，卷六为兽部，卷七为人部、水部、火部、土部、金部和石部。卷八名曰《万方针线易知录》，是《本草纲目易知录》整部书的病证索引。书中所录药物首以大字记叙性味、功用、主治等，次以小字述解病证、附方，间或附以戴葆元本人的按语，内容比较丰富，阅读、检索比较方便，是一部切合临证实用的综合性本草著作。

《本草纲目易知录》现存刻本、抄本各一种。刻本现存清光绪十三年丁亥（1887）婺源思补山房刻本，国内仅存两套全本，一套藏于安徽中医药大学图书馆，另一套为江西省图书馆所藏；抄本为残本，存卷一、卷四和卷七，现藏于济南市图书馆。本次校注所用底本为安徽中医药大学图书馆藏清光绪十三年丁亥（1887）婺源思补山房刻本。

由于本书底本为唯一全本，故校注工作以本校和他校为主。进行他校的文献主要有：①明万历年间胡承龙刊《本草纲目》金陵本影印本（见《中国本草全书》第38～40卷，华夏出版社1999年版），简称金陵本。②清光绪十一年（1885）合肥张绍棠味古斋刊本，简称张本。③刘衡如、刘山永校注《本草纲目》第四版（华夏出版社2011年版），简称刘校本。④清康熙二十二年癸亥（1683）延禧堂藏板还读斋《本草备要》刊本影印本（见《海外回归中医古籍善本集粹》第24册，中医古籍出版社2005年版），简称《备要》初刊本。⑤上海图书馆藏清康熙三十三年（1694）还读斋《增订本草备要》刊本影印本（见《续修四库全书》第993册，上海古籍出版社2002年版），简称《备要》增订本。⑥清道光二十九年（1849）遗经堂《医林纂要探源》刊本影印本（见《中国本草全书》第103卷，华夏出版社1999年版），简称《医林纂要》。

具体校注方法如下：

1. 采用简体横排形式，对原文加以现代标点。

2. 底本中的通假字予以保留，必要时出注。

3. 底本中的古字、异体字、俗字，径改不出注。

4. 底本中字形属一般笔画之误，如属日、曰混淆，己、巳、已不分者，径改，不出校记。

5. 对生僻词语及常见词语的生僻含义进行简要注释。

6. 底本中的目录原置于各卷之首，现统一移至书前。

7. 底本中各卷之首原有“和州鲍孝光伯熙甫、萧山任玉琛筱园甫同校刊，婺源心田戴葆元编辑”等字样，今删。

8. 卷八《万方针线易知录》，采用保留原文，检索页码按前7卷简体文本对应内容标注，继续发挥该卷的索引功能。

9. 底本原有二序，皆题作“序”，今为区别，分别题作“张序”“自序”。

张序

余生平三次习医，皆不果，一开卷辄茫然，无论《难经》脉络[1]，阅则思睡，即偶记一二药性，过时辄忘，既而性之所难近者，遂弃去。然私心窃慕，每见一医来，则亲炙[2]近之，见有名高一时者，则不啻神明奉之矣。吾乡戴丈心田先生，儒而医也，其先世已精其业，远未周知，即其伯兄，医林巨手，活人无算，其季子皆劲敌，惜未永其年，而先生独驾乎昆季[3]之上，盖积年已深，阅历愈久，而术业弥精也。家居时少，常馆于江右之景镇。余捷秋闱[4]，及通籍[5]，三过其地，见夫门庭若市，日就医者不下数十百人，呻吟之声彻于里巷，悉皆神其方以去。午餐后，复乘一舆，沿门诊视，无问寒暑，率能应手辄效，由是颂声遍道路，虽古之卢扁[6]不过是也。试一叩其生平所学，则出其所心得而笔之于书者数种以示余。披阅之馀，知于此道三折肱而九折臂[7]，非出入群书，由博而约，未能骤臻此境，真救世金针也。而尤爱其《纲目易知录》一编，繁简合宜，斟酌尽善，上以增其前哲所未及，下以开来学之所从，其用心苦也，其致力专也，其有裨于医家者实不少，急宜付梓，

---

① 脉络：原作“脉胳”，据文义改。

② 亲炙：谓亲近并接受教育熏陶。《孟子·尽心下》：“非圣人而能若是乎？而况于亲炙之者乎？”朱熹集注：“亲近而熏炙之也。”

③ 昆季：兄弟。

④ 秋闱：即秋试。明清时乡试在秋天举行，故有此称。

⑤ 通籍：初作官。

⑥ 卢扁：扁鹊。

⑦ 三折肱而九折臂：比喻阅历广，经验丰富。

以公同好。梓成，愿惠一部于余。余簿书鞅掌[1]，未暇从事于斯，留与子若孙性之所近者，奉为至宝云尔。

赐进士第工部屯田司主事同知衔湖南补用知县年家眷侍生张贵良谨序

时光绪十二年岁次丙戌春王正月吉日

① 簿书鞅掌：公务繁忙。

自序

盖闻习举业者，以经籍为根底；习医业者，以药性为本源。药性不谙，徒泥古方治病，其误人岂浅鲜哉？葆自弱冠后弃儒就医，群书无不涉猎，而于药性尤殚心焉。先君恒升公尝语葆曰："汝习医有年，历症不少，应效渐多，亦知药性，诸家所著，宗何为善？"对曰："葆读《纲目》而苦其繁，读《备要》而嫌其略，繁则难以记忆，略则隘所见闻，二者均不可拘守焉。"先君喜言有中，曰："医，予家世业，汝既知其然，曷不去其繁补其略，汇订一编，以便子侄之学？"葆诺而未敢遽自任也。今年近古稀，千虑一得之馀，曾编《家传课读》两卷，以授徒及弟侄辈，王太史丹臣先生①时奉榷②使景镇，见而爱之。业承劝梓，公诸同好，而先君汇订本草之命，言犹在耳，事岂忘心？故于《纲目》

① 王太史丹臣先生："王凤池（1824—1898），字兆木，号丹臣、敬庵。兴国州丰叶里王志村人。王赋性聪慧，府试夺冠。1859 年乡试中举人。才思敏捷，又擅长书画，时誉'江南才子'。1865 年中进士，钦点翰林院庶吉士。1871 年授编修。1875 年，因亲老告养，即以知府分发江右。1877 年署南康府事。勤于政事，不留遗案，亲笔起草重要文牍，不许僚属玩忽职守，深得民心。常至白鹿洞书院传经讲史，书院生徒立'教思碑'纪其德。1880 年丁艰回籍，适逢岁歉，函请彭中丞就地捐款赈济，全州饥民得以复苏。又主持修葺儒学、考棚，大兴读书风气。同刘凤纶续修《兴国州志》3 卷。著有《福云堂诗稿》"。以上引文见湖北省阳新县地方志编纂委员会编纂的《阳新县志》第 799 页，新华出版社 1993 年版。

② 奉榷：奉命收税。

《备要》二书酌其繁略，可去者去之，宜增者增之，辑为八卷，俾子侄辈初学披阅，广所见闻，仍便记忆，名曰《纲目易知录》，聊以承先君所命之志，非敢以问世也。是为序。

时光绪十一年岁次乙酉孟春月谷旦心田戴葆元书于思补山房

条目

《本草纲目》，明季李时珍先生集药性之大成者也。其文汇集诸家主治，句多重复，而注内又汇各所述出处，真伪自又为折中，似觉烦衍，盖作者究本穷源，使人澄清彻底，而观者走马看花，反觉望洋兴叹，是多不置，置亦不考究。今予辑其大要，重复者去之，辨出处者不录，使观者便于省目。

后人汇本草，每味摘《纲目》数句，编成歌括。度其所汇者意，词句简便，使人明白易晓，难以言贬也。亦犹童蒙入学，初读小书，使自渐[①]能升堂入室，讵知近业医者则视此为全集熟读，何异坐井观天，其所见甚小，鲜有不误乎！

诸家所汇本草，唯汪讱庵辑《备要》，药性遵照《纲目》法，通称详悉，但此系开医者之规模，不能使人人之通晓。如草木部根苗俱可用者，因简而不载；蔬菜部日食所需者，损益而不详；禽兽部略述其肉，不录其皮毛肠脏也。

《本草纲目》计订有四十部[②]，业医者嫌其繁，艰于考究，缙绅家虑其多，不便翻阅。故予辑兹《易知录》，照《纲目》成法，摘其要旨，通计八部[③]，使考阅者无艰虑之患，是犹

---

① 渐：原作“惭”，据文义改。

② 四十部：《本草纲目》计有水部、火部、土部、金石部、草部、谷部、菜部、果部、木部、服器部、虫部、鳞部、介部、禽部、兽部、人部共十六部，四十部之说，不详。

③ 八部：《本草纲目易知录》计有草部、谷部、菜部、果部、木部、服器部、虫部、鳞部、介部、禽部、兽部、人部、水部、火部、土部、金部和石部共十七部，八部之说，不详何故。

《纲鉴易知录》[1] 法也，通皆称便。

为人子者，不可以不知医，尤先明其药性。如甘草益人者也，病中满者在所必忌；砒石毒人者也，疟痢癖积症亦取用。设请医立方，察其用药，查此核对，庶无虚虚实实之误。

《万方针线》系蔡茧斋先生编集，而后附入也。原其意，设遇急病，促医难至，翻阅是集，顷刻可治，均有功于救世者也，故予亦照誊正。其列附方小字，不须分别；所有明文主治可采者，下加一“大”字；治他病同上方者，下加“同”字；诸家按内主治可采者，及丸散方治者，俱加“按”字。又有症治方与《针线》条目而字有一二不同者，其所治之病则一，若照分列，未免烦絮，阅者见原。

① 纲鉴易知录：清人吴乘权等辑的编年体通史，共107卷，对事之原委、人之始末，交待得相当明白，是旧史书中流传较广的一种。

目 录

卷 一

卷　二

卷　三

卷　四

卷　五

卷　六

卷　七

卷 八

卷　一

草部（一）

甘　草

甘，平。生用泻邪火，炙用散表寒。缓正气，养阴血，去咽痛，除邪热，补脾胃，解毒润肺，吐肺痿之脓血，消五发之疮疽，解小儿胎毒惊痫。行十二经，和七十二种石，解百药毒、蛊毒，能调和诸剂，故有国老之称。达茎中，用稍；疮疡，用节。中满证忌之。反大戟、芫花、甘遂、海藻，然亦有并用者。

初生解毒：小儿初生，未可便与朱砂、蜜，只以甘草寸许，炙碎，水煎汁，以棉染，点儿口中，当吐出胸中恶汁，待儿饥渴，又与之，令儿智慧无病，出痘稀。

初生便闭：甘草、枳壳煨各一钱，水煎服。

婴儿目涩：月内目闭不开，或肿，羞明，或出血，名慢肝风。甘草一截，猪胆汁炙，为末，每用米泔汁调少许灌之。

小儿撮口，发噤：生甘草二钱，水煎，温服，令吐痰涎，后以乳汁点之。小儿尿血，同方。

舌肿塞口，不治杀人：甘草煎浓汤，热漱频吐。

阴下悬痈生谷道前后，初发如松子，十数日，赤肿如桃李，成脓则破，难愈：甘草一两，四寸截断，以河水一碗，井水不用，文武火慢慢蘸水炙干。浸水再炙，自早至午，水尽为度，劈开中心，有水润即止。细剉，酒煎，温服。次日照制。服此药不能急消，过二十日后，方得消尽，停服。

防中蛊毒：凡饮食，先取炙甘草一寸嚼之，若饮食内有毒者，即吐出。

水莨菪毒夹菜中，其叶圆光有毒，误食令人狂乱，或作吐：甘草煮汁服，即解。

发背痈疽：甘草三两，末，大麦曲九两，水搜和作饼，大于疮一分，热傅①肿上，以绸片及故纸隔，令通风，冷则易之。

黄耆

甘，温。生用固表，无汗能发，有汗能止，充皮毛，实腠理，泻阴火，解肌热。炙用补中，益元气，温三焦，壮脾胃，主虚喘。治阴疟泻痢，肠风崩带，五痔鼠瘘，瘰疬瘿赘，丈夫劳损羸②瘦，妇人子脏风邪，阳维为病苦寒热，督脉为病逆气里急。排痈脓，托痘浆，生血生肌。为诸药之长，故名耆。

老人秘塞③：黄耆、陈皮各五钱，为末，火麻仁一合，研烂，以水滤汁，煎稠，入白蜜一匙，再煎沸，调药常服，自无秘塞之患。

气虚白浊：黄耆，盐水炒，半两，茯苓一两，为末。每服一钱，白汤下。

尿血沙淋，痛不可忍：黄耆、人参等分，末。以大萝卜一个，切一指厚大四五片，蜜二两淹炙令尽，勿令焦，点④末，食无时，盐汤下。

胎动不安：黄耆、川芎各一两，糯米一合，水煎，分数服。

党参

甘，平，微苦。补中益气，保肺生脉，助脾胃，除烦满，和

① 傅：涂搽。

② 羸：原作"羸"，据金陵本第十二卷黄耆条改。下文中凡将"羸"误作"羸"者，均径改。

③ 秘塞：原作"闷塞"，据下文"自无秘塞之患"统一为"秘塞"。

④ 点：蘸。

营卫，实腠理，解肌表，泻阴火。治虚劳内伤，气虚伤寒，中暑中风，发热自汗，眩运①头痛，呕逆反胃，虚咳喘促，疟痢滑泻，淋沥胀满，吐血下血，血淋血崩，妇人胎前产后诸病，小儿风痫慢脾。其主治同人参，而峻补之功较逊。反藜芦。

反胃呕吐，困弱垂死：党参三两，煎汁，入粟米、鸡子白、薤白煮粥，与啖便定。

产后发喘，乃血入肺窍危证：党参一两，研末，有力者，用高丽苏木②二两煎汁，调参末，徐徐咽下。

产后不语：党参、菖蒲、石莲子等分，每服五钱，水煎服。

产后秘塞，出血多故：党参、麻子仁、枳壳麸炒，为末，炼蜜丸梧子大，每米饮下五十丸。

横生倒产：党参三钱，乳香一钱，朱砂五分，末，入鸡子白一枚，姜汁三匙搅匀，冷服，子母俱安。

闻雷即昏：小儿七岁上下，闻雷昏倒不省，此气怯也。党参、当归、麦冬各三两，五味子五钱，共熬膏，每白汤服一匙。

离魂异疾：凡人卧，觉身外有身，但不语，此由肝虚邪袭，魂不归舍，名离魂。党参、茯神、龙齿各二钱煎汁，调朱砂末一钱，睡时服。有力，用高丽照服三夜，真者气爽，假者自化。

夹阴伤寒：色欲后感寒邪，脉沉肢冷，小腹绞痛，呕吐清水。党参、炮姜各一两，生附子一枚，煎服，汗出身温，愈。

小儿风痫、瘛疭：党参、蛤粉、朱砂，研，水飞，等分，末，豭猪心血，丸绿豆大，金银器煎汤，下五十丸，日二服。

葆按：古之列名人参，即今之党参。原名人参者，谓其根神化似人形。而“参”字，古作“蓡”字，由年久蕴浸渐长而成，故谓人蓡。后世因“蓡”字繁，遂以参星“参”字代之。而今名党参者，产

---

① 运：通“晕”。

② 高丽苏木：金陵本第十二卷人参条作“苏木”。

处不一，其原出于上党。上党者，今之潞州也，是名党参。原上古地广人稀，运隆气厚，风不鸣条，民病者少，所服亦稀，其产之参，系山川灵气所钟，天造地设而成，其体得精华蕴久，涵养弥深，是所服者，故能大补益。兹际人极繁盛，运薄气衰，人之嗜欲早泄，天之六淫交伤，民病者多，而服参者，非特补益所需，则发表攻里诸剂，多加用之，所自产之参，不敷民用。故其参系收其子，如种菜法，于十月择肥地莳之，春夏采者虚软，秋冬采者坚实，其来由人力栽培，非比天造地设而出，其性味主治俱符自产之参，所以不能专大补益。葆阅近汇本草者，不更其名，又不细详本末，仍照人参列名，殊失本来面目矣。讵知今之人参，相传出于建都之处，兹际产自盛京长白山，监守严防，以备御用。获盗取者，即行枭首。王公大臣，或沐赏赐有之，吾侪小民，见之者尚少，岂能施用？是以不附列名人参，而直创名党参，及高丽、东西二洋参，系临症多年，历试效验，故并列名于后，以俟后之君子博考，勿以杜撰见责，幸甚。

条参

甘淡而平，色白气薄。益脾土，保肺金。脾统血，为元气之母，故主吐衄崩淋，肠风痔瘘。肺主气，乃生化之源，又治咳逆上气，肺痿肺痈。疗体弱伤寒，发热自汗，头痛目眩，身疼呕吐。凡肝燥，肺受刑，土弱水衰，难受峻补，及小儿热久不退者宜之。反藜芦。北浙产者良。

葆按：治一儿仅半周，因吸热病乳，热渴呕泻，前医以清热利水，又以四君子，俱不应。予诊视曰："此儿本属无病，因吸病乳，消灼胃阴，难受峻补。"以条参、淮药、茯苓、甘草，四剂而愈。

高丽参

味苦微甘。大补肺中元气，泻火益土，开心益智，填精神，定惊悸，除烦渴，通血脉，能使坎离相交，水火既济。治阳虚伤寒，厥逆无脉，虚劳内伤，喘汗脱呃，咳嗽吐血，带浊遗精，呕吐反胃，疟痢滑泻，一切不足之证，能回元气于无有之乡。脉数症实，及阴虚有邪火者，忌。反藜芦。

葆按：治姻友程，年近六旬，勤劳生理，性嗜饮，喜面食，深秋呕泻交作。愚以不换正气①和四苓服，呕止，泻未除。性急更医，扶脾利水，中、洋烟炮冲服，约二时许，症变，汗出发端，气难相续，复来相请。予曰："此症变急，不暇治病，以固元气。"高丽、熟地各六钱，附片三钱，五味子六分，煎浓汁，时时咽，以续元气。一时许，觉气呼吸稍和，汗渐收止，再进一剂，向安。附此以戒业医贪功之误。

东洋参

甘、淡。气清，色黄，属土。健脾畅胃，补肺和肝，泻火生津，除烦化躁。治劳伤咳嗽，虚促吐衄，梦遗泄精，头目眩运，妇人胎产，诸虚不足之证。补益功虽逊高丽，而性融和，能养血摄阴，无峻补升提之患。反藜芦。

葆按：诸参之芦皆苦温，能吐，虚劳，痰饮，体虚人用代瓜蒂。

西洋参

苦，寒。色白，味厚，气薄，肺经气分药。降肺中伏火，泻肝肾虚热，生津止渴，明目安胎，益心肺，止惊烦。治邪热结胸，懊侬不眠，暑热温邪，唇焦口燥，肺热咳嗽，头旋呕吐。水亏金燥者宜之。寒客肺中及虚寒者忌。反藜芦。

沙　参

甘、苦，微寒，味淡，体轻。专补肺气，清肺养肝，兼益脾肾。治胸痹，心腹痛，结热，邪气，头痛，去皮肌浮风，疝气下

---

① 不换正气：全名真金不换正气散，功能和脾胃、止吐泻、温中。

堕，妇人白带，一切恶疮疥癣及身痒。久嗽肺痿，金受火克者宜之。寒客肺中作嗽者勿服。反藜芦。

卒得疝气，小腹阴中相引痛，汗出欲死：沙参研末，酒服三钱，瘥。

妇人白带，七情内伤，下元冷：沙参为末，每服二钱，米饮调下。

荠 苨

甘，寒。利肺明目，和中止嗽。治消渴强中，温疾热狂，疮毒疔肿，压丹石发动，解百药毒，杀蛊毒，蛇犬咬。苗茎似人参，而体虚中空，又似桔梗，而味甘不苦。

强中消渴：猪肾荠苨汤，治强中之病，茎长兴盛，不交精自出，消渴后即发痈疽，皆由恣意色欲，或饵金石所致，宜此以制肾中热也。猪肾一具，荠苨、石膏各三两，人参、茯苓、磁石、知母、葛根、黄芩、花粉、甘草各二两，黑豆一升，先煮猪肾、黑豆，取汁一斗，去滓，下药，再煮三升，分三服，后人名石子荠苨汤。葆按：此猪肾，即牡猪小时割去卵，故名豚卵，又名石子。取时阴干收藏，今人用腰子误矣。又荠苨丸：荠苨、黑豆、茯神、磁石、花粉、熟地、地骨皮、玄参、石斛、鹿茸各一两，人参、沉香各半两，末，猪肚治净，煮烂，杵丸梧子大，空心盐汤下七十丸。

解诸蛊毒：荠苨根捣末，水服一匙。

解钩吻毒：钩吻与芹叶相似，误食杀人。荠苨八两，煎三升，分三服。

苗叶隐忍　味甘、苦，寒。治腹脏风壅，咳嗽上气，解蛊毒腹痛，面目青黄，林露骨立，煮汁饮。

桔 梗

辛而微温。入肺经气分，兼入肾经。清肺利窍，温中消谷，除寒热风痹，利五脏肠胃，清头目咽喉。主口舌生疮，鼻塞目赤，开胸膈滞气，痰涎积聚，破癥瘕肺痈，胸胁刺痛，霍乱转筋，腹痛肠鸣，泻痢蛊毒，小儿惊痫，并宜苦辛以开之。为诸药舟楫，载之上浮，能引苦泻峻下之剂，至于至高之分成功，养血排脓，补内漏。忌猪肉。

甘桔汤，治少阴症咽痛，及通治咽喉口舌诸病：桔梗一两，甘草二两，水煎，分数服，看症加减。

肝风眼黑，目睛痛，肝风盛也。桔梗丸：桔梗一斤，黑牵牛头末三两，共末，蜜丸梧子大，每温水服四十丸。

中蛊下血如鸡肝，昼夜出，四脏皆损，惟心未毁：桔梗末，酒服二钱。又方：加犀角，剉末，等分。

小儿客忤，死不能言：桔梗，烧，研末，三钱，米汤调服，仍吞麝香豆许。

芦头 吐上膈风热痰实。研末，白汤服一钱，探吐。

黄 精

甘，平。补中益气，安五脏，益脾胃，润心肺，填精髓，助筋骨，除风湿，补诸虚，止寒热，下三尸虫。以其得坤土之精粹，久服不饥。洗净，久蒸，晒用。忌梅实。

大风癞疮，营气不清，久风入脉而成癞，鼻坏色败：黄精，去皮洗净，二斤，曝干，纳粟米饭中，蒸至米熟，时时食之。

玉竹萎蕤①

甘，平。补中益气，除烦闷，止消渴。治时疾寒热，头痛腰痛，天行热狂，心腹结气，风淫湿毒，目痛眦烂，中风暴热，不能动摇，劳伤虚损，腰脚疼痛，茎寒失精，小便频数，风温自汗，劳疟寒热，一切不足之证。用代参耆，不寒不燥，大有殊功。

赤眼涩痛：玉竹、赤芍、当归、黄连等分，煎汤薰洗。

---

① 蕤（ruì 瑞）：原作“甤”，据金陵本第十二卷萎蕤条改。

小便卒淋：玉竹一两，芭蕉根四两，滑石二钱，煎，分三服。

痫后虚肿：小儿痫病瘥①后，血气虚，热在皮肤，身面俱肿，玉竹、葵子、龙胆、茯苓、前胡等分，末，每服一钱，水调下。

知母

辛、苦，气寒。上清肺金而泻火，下润肾燥而滋阴，入二经气分，兼入足阳明经。凉心去热，益气安胎，消痰止嗽，止子烦，定惊悸，下水气，通小肠。治伤寒久疟，消渴热中，传尸骨蒸，心烦躁闷，热厥头痛，肢体浮肿，下痢腰痛，喉中腥臭，产后蓐劳。治相火有馀，辟射工溪毒。然寒胃滑肠，多服令人泻。

妊娠子烦，胎气不安，烦不得眠：知母一两，末，枣肉捣丸弹子大，每人参汤下一丸。

妊娠腹痛，未足月，如欲产之状：知母二两，末，蜜丸梧子大，每粥饮送下二十丸。

肉苁蓉

甘、酸、咸，温，入肾经血分。补命门相火不足，除茎中寒热痛，润五脏，暖腰膝，益精补髓，壮阳强阴，日御过倍，补中止痢。治五劳七伤，绝阳不兴，绝阴不产，男子泄精，血馀沥，女子血崩，带下，阴痛。能峻补精血，骤用反动大便滑。忌铁。

敩曰：凡用，酒浸一宿，去浮甲，劈开，去中心白膜如竹丝草，蒸用。

强筋健骨：苁蓉、大鳝鱼等分，捣，焙末，黄精捣汁，丸服，力倍加。

汗多便闭，老人、虚人皆可用：苁蓉，酒浸去甲，二两，沉香一两，末，麻子汁丸豆大，每服十丸。

---

① 瘥：原作“产”，据金陵本第十二卷萎蕤条改。

肾虚白浊：苁蓉、鹿茸、山药、茯苓等分，末，米糊丸梧子大，每枣汤下三十丸。

破伤风，口噤身强：苁蓉切片，晒干，用一小盏，底上穿定，烧烟于疮上薰之，屡效。

锁 阳

甘，温。大补阴器，润燥养筋，起痿弱，益精血，利大便。虚人大便燥结者啖之，可代苁蓉，煮粥弥佳。不燥结者勿用。

天 麻

辛，温，入肝经气分。益气开窍，通血脉，利腰膝，强筋力，消痈肿。治诸风眩运，头旋眼黑，语多恍惚，善惊失志，风湿痛①痹，瘫痪不随，寒疝下血，小儿风痫惊气。杀鬼精物，蛊毒恶气。血液衰及类中风者忌。凡用，纸包煨熟切片，酒浸一宿，焙干。

腰脚疼痛：天麻、半夏、细辛各二两，绢袋二个，各盛药匀蒸熟，交互熨痛处，汗出愈。否，再熨。

还筒子天麻子　定风补虚，功同天麻。

益气固精、补血黑发益寿：还筒子、芡实各半两，金银花二两，破故纸，酒浸焙，二两，共末，蜜丸梧子大，每服五十丸，盐汤、温酒任下。

白 术

辛、苦、甘，温，味厚气薄，入脾、胃、心、肾、肝、小肠六经。在气补气，在血补血，无汗能发，有汗能止。强脾胃，补腰膝，止泻痢，长肌肉，消痰逐水，益气和中，暖胃消谷，生津止渴。治风寒湿痹，风眩头痛，目泪自出，心腹胀满，呕逆反胃。利腰脐间血，消脚胫湿肿，补肝风虚，主舌本强，食则呕，胃脘

---

① 痛（qún 群）：痹痛。

痛，痃癖气块，妇人癥瘕。利小便，解肌热。得枳实，消痞除满。佐黄芩，安胎清热。血燥无湿者，慎用。能生脓作痛，溃疡忌之。米泔浸，切片，壁土炒，或蜜、人乳拌蒸，暴①用。

参术膏，治虚损，益元气：漂白术一斤，党参八两，有力用高丽、东洋，瓦器煎熬，滤汁，再熬，去滓，熬成稀稠，炼蜜收之，瓶盛，每白汤点服。

妇人肌热血虚：白术、白芍、茯苓各一两，甘草半两，末，姜枣汤服。小儿蒸热，不思食，同方。

脾虚盗汗：白术四两，二两同牡蛎粉炒，一两同石斛炒，一两同麦麸炒，去三味，拣术一味，末，每粟米汤下三钱，食远服。

小儿久泻脾虚，米谷不化，不思食：白术炒、半夏曲炒各二钱半，丁香半钱，末，姜汁面糊丸，随大小米饮下。

久泻肠滑：白术炒、茯苓各一两，糯米炒二两，末，枣肉煮，拌食或丸服。

牙齿日长，渐难食，名髓溢：白术，煎，漱服。

苍 术

甘，温，辛，热。燥胃强脾，发汗除湿。入手足阳明、太阴，为足阳明经本药。能升发胃中阳气，逐痰水，消肿满，辟恶气，总解诸郁。散风寒湿，为治痿要药。治大风痛痹，心腹胀痛，山岚瘴气，霍乱吐泻，死肌痉疸，筋骨软弱，痃癖气块，妇人癥瘕。疗湿痰留饮，或挟瘀血窠囊，及脾湿下流，浊沥带下，滑泻肠风。燥结多汗者忌用。糯米泔浸三日，焙炒或脂麻炒，制其燥烈。

面黄食少，嗜卧，无血色：苍术一斤，熟地半斤，干姜、炮姜，春秋各七钱，夏五钱，冬一两，为末，糊丸梧子大，每温水下五十丸。

---

① 暴：晒。

小儿癖疾：漂苍术四两为末，羊肝一具，竹刀批开，入术末内①，线系，入砂锅内煮熟，捣丸，每服二十丸。

好食生米，留滞肠胃，生虫，萎黄懒食，渐危：苍术米泔浸，焙末，蒸饼丸梧子大，每食前米饮下五十丸。

青盲雀目：苍术，米泔漂，四两，焙末，每用三钱，猪肝三两，批开，掺药在内，扎定，粟米一合，同入砂锅，水煮熟，薰眼。临卧，食肝饮汁。

脾湿水泻，注下困弱，水谷不化，腹痛：苍术二两，白芍一两，黄芩半两，桂二钱，每服一两，水煎温服。

脐中怪病：腹如铁石，脐中水出，旋变作虫，行绕身匝，痒难忍，拨扫不尽，苍术煎浓汤浴之。仍以苍术末，入麝香少许，水调服。

辟一切恶气：苍术同猪蹄甲烧烟，验。

苗　作饮甚香，去水气，止自汗。

狗　脊

苦、辛，微温。强肝肾，续筋骨，强关机，利俯仰，坚脊健骨。治风虚缓急，寒湿周痹，毒风软脚，肾气虚弱，腰膝背疼。疗失溺不节。切片，去毛，酒炒用。

男子诸风，四宝丹：狗脊炒、苏木、萆薢、生川乌等分，末，醋丸梧子大，每服二十丸，温酒盐汤下。

室女白带：狗脊炒、白敛各一两，鹿茸，酒蒸，焙，二两，为末，艾煎，醋汁打糯米，糊丸梧子大，酒下五十丸。

固精强骨：狗脊炒、远志制、茯神、当归等分，末，炼蜜丸梧子大，每酒服五十丸。

---

① 内：金陵本第十二卷术条无此字。“纳”的古字。使进入。

贯　众

味苦，微寒，有毒而能解腹中邪热气诸毒，杀三虫，去寸白，破癥瘕，除头风。治下血，崩带，产后血气胀满。止鼻衄，金疮，解斑疹毒、漆毒，化骨哽，治猪疫病。汁能制三黄，化五金，伏钟乳，结砂制汞，解毒软坚。

产后亡血过多，心腹彻痛：贯众一条，去毛，醋蘸，慢火炙令透香熟，为末，每空心米饮服二钱。赤白带下，同方。

痘疮不快，快斑散：贯众、赤芍各一钱，升麻、甘草各五分，淡竹叶三片，煎服。

漆疮作痒：贯众末，油调涂。

鸡鱼骨哽：贯众、砂仁、甘草等分，粗末，棉包含之，咽汁，久则随痰自出。

解轻粉毒，齿缝出血，臭肿：贯众、黄连各半两，煎水，入冰片少许，时时漱之。

鼻衄不止：贯众为末，水服一钱。

诸般下血，肠风酒痢，血痔，鼠瘘诸疾：贯众，去毛，焙末，空心米饮服二钱。或加麝香少许，或醋糊丸，米饮下。

女子血崩：贯众半两，酒煎服，立止。

头疮白秃：贯众、白芷等分，为末，酒调涂。

便毒肿痛：贯众酒服二钱。

花　治恶疮，令人泻。

巴戟天

甘、辛，微温，入肾经血分。补中增志，强阴益精，安五脏，补血海，强筋骨，去风疾。治梦遗失精，阴痿不起，大风风癞，头面游风，少腹阴中相引作痛。疗水胀，治脚气。酒浸，去心，焙用。

嗜酒患脚气，甚危：巴戟半两，糯米同炒，去糯米，大黄一两，为末，蜜丸，水服五十丸，禁酒，愈。

远志

苦，温，足少阴气分药。其功专于强志益精，精志强，故能上通于心，而定心气，利九窍，益智慧，止惊悸，壮阳道，助筋骨，聪耳明目，定魄安魂。治迷惑善忘，咳逆伤中，心下膈气，皮肤中热，面目黄，妇人口噤失音，小儿客忤，肾积奔豚，一切痈疽。杀天雄、附子、乌头毒，煎汁饮之。去心，甘草水浸一宿，焙用。

胸痹心痛，逆气不下食：远志、细辛、干姜、桂心、川椒各三两，附片六钱，为末，蜜丸梧子大，每米泔下三丸，日三服，不知加倍。忌猪肉、冷水。

吹乳肿痛，及一切痈疽：远志三钱，酒煎服，以滓傅患处。

喉痹作痛：远志为末吹之，涎出愈。

小便赤浊：远志、甘草各半斤，益智、茯神各三两，末，酒糊丸梧子大，每空心枣汤下五十丸。

叶　益精补阴气，止虚损梦泄。

淫羊藿

辛，香，甘，温，手足阳明、命门、三焦药。益精志，坚筋骨，补腰膝，强心力，利小便，消瘰疬赤痈。下部有疮，洗之出虫。治绝阳不兴，绝阴不产，老人昏髦①，中年健忘，一切冷风劳气，筋骨挛急，四肢不仁，阴痿绝伤，茎中作痛。久服令人有子。去枝梗，用根叶，羊脂拌炒，得酒良。

北部有淫羊，一日百遍合，盖食此藿，又名仙灵脾。

---

① 髦：通“耄”，年老。

小儿雀目：淫羊藿根、晚蚕蛾各半两，射干、炙甘草各二钱半，为末，用羊子肝一具，切开，掺药二钱，扎定，以黑豆一合、米泔一盏，煎熟，分二次服，以汁送之。

偏风不遂，仙灵脾酒：淫羊藿一斤，酒二斤，器盛浸三日，每日暖饮。

三焦咳嗽，腹满气逆：淫羊藿、覆盆子、五味子炒各一两，末，炼蜜丸梧子大，每姜茶下二十丸。

仙　茅

辛，温，有小毒。益阳道，填骨髓，补劳伤，明耳目，开胃消食，下气定喘。治心腹冷气不能食，腰脚冷痹不能行，及一切风气。暖腰脚，助筋骨，益房事不倦，老人失溺无子。然性热，补三焦命门之药，惟阳弱精寒，体素怯者宜之，若体壮，相火盛者忌。竹刀刮去黑皮，糯米泔或黑豆水浸一宿，出毒用。忌铁器。

仙茅丸：壮筋骨，益精神，明目黑发。仙茅二斤，糯米泔浸五日，去赤水，铜刀刮皮，暴干，苍术二斤，米泔浸五日，切，焙，夏月俱浸三日，各取一斤，枸杞一斤，车前子十二两，茯苓、小茴、柏子仁各八两，生地、熟地各四两，末，酒煮，糊丸梧子大，食前温酒服五十丸，日二。

定喘下气，补心肾，神秘散：制仙茅二两，人参二钱半，阿胶、鸡内金烧各一两，末，空心米饮下二钱，日二。

玄　参

苦、咸，微寒。色黑入肾，能壮水以制火，解胸中氤氲之气，散无根浮游之火。补虚明目，强阴益精。解斑毒，利咽喉，止烦渴，通小便。治心惊烦躁，骨蒸传尸，伤寒劳复，温疟洒洒，热风头痛，阳毒狂邪，忽忽不知人，懊憹不眠。散坚癥血瘕，消瘰疬瘤瘘。脾虚泻者忌用。反藜芦，勿犯铜器。

诸毒鼠瘘：玄参渍酒，日日饮。

急喉痹风：玄参、牛子，半生半炒，各一两，末，新汲水调服。

鼻中生疮：玄参末涂或水浸软塞。

年久瘰疬：玄参捣傅，日二易。

发斑咽疼：玄参、升麻、甘草各半两，用水煎，温服。

地榆

苦、酸，微寒，体沉而降，入下焦。除血热，消酒除渴，明目止汗。治胆气不足，止冷热痟痢，水泻。除恶肉，化脓血，止吐血，鼻衄，肠风。疗诸瘘，恶疮热疮，妇人月经不止，血崩带下，乳产痓痛，胎前产后诸血症。汁酿酒饮，治风痹。捣汁，涂虎犬蛇虫伤。研末，止金疮血。油调，涂汤火灼伤。葆元。血热痢者宜之。虚寒人及水泻白痢者慎用。

久病肠风痛痒：地榆五钱，苍术一两，水煎，空心服。

毒蛇螫人：地榆捣汁饮，滓渍患处。

疯狗毒发欲死，急救神效。人被其咬，或被衔衣，即触受毒，急则七日发，缓则四十九日发而死，此方虽牙关紧闭，撬开灌下，可以回生。服此药一剂，嚼生黄豆，如不作生气，再进一剂，仍令嚼豆试之，如口中作生气，心恶欲呕，是毒已化尽，勿服可也。孕妇不忌。地榆一两，纹党、羌活、独活、前胡、柴胡、生姜、甘草各三钱，枳壳炒、桔梗、茯苓、川芎各二钱，紫竹根一大把，河水煎服。鲍伯熙太守经验方。

虎犬咬伤：地榆五钱，煎服，并为末傅患处，忌酒。

代指肿痛：地榆煎汁渍之。

小儿面疮赤痛：地榆一两，水煎浓汁洗，效。

丹参

气平而降，味苦色赤，入心经与包络血分。破宿血，生新血，安生胎，落死胎，调经脉，除烦渴，功兼四物，为女科要药。养神定志，通利关脉。治冷热劳，骨节疼痛，腰脊强楚，风痹足软，四肢不遂，温热狂闷，头痛眼赤，肠鸣腹痛，癥瘕积聚，寒疝急疼。止血崩带下，调血邪心烦。主中恶邪魅，腹痛肿毒丹毒，疮癣瘿赘，排脓生肌。反藜芦。

惊痫发热，丹参摩膏：丹参、雷丸各半两，猪膏二两，熬枯去滓，瓶盛，每蘸少许摩儿身上，日三次。

妇人乳痈：丹参、白芷、赤芍各二两，以醋淹一夜，猪膏半斤，入药熬枯，去滓傅之。

热油火灼：丹参八两，取羊脂二两入熬去滓，涂疮上。

紫草

甘、咸，气寒，入手足厥阴血分。凉血活血，利九窍，通水道，利大肠。治心腹邪气，五疳肿胀，瘑癣恶疮，斑疹痘毒。以合膏，涂小儿疮及面皻①。血热毒盛，二便闭涩者宜之。泻者忌用。

火黄身热，午后却凉，身黄，赤点，黑点者，不治，宜烙手足心、背心、百会、下廉，内服紫草汤。紫草、吴蓝、木香、黄连各一两，水煎服。

痘毒黑疔：紫草三钱，雄黄一钱，为末，以胭脂汁调匀，银簪挑破，点之。

白头翁

辛苦而寒。凉血逐血，明目消赘，入手阳明经血分。治热毒血痢，下重腹痛，温疟狂易②，寒热齿痛，百节骨痛，鼻衄金疮，

---

① 皻（zhā 渣）：痤疮。

② 狂易：原作“狂猲”，据刘校本第十二卷白头翁条改。狂易，亦作“狂瘍”，痴狂病。

瘰疬瘿气，癥瘕积聚，阴疝偏肿，一切风气。暖腰膝。得酒良。

白头翁汤，治热痢下重：白头翁一两，黄连、黄蘗、陈皮各三两，水煎，分数服。产后痢，虚极，加甘草、阿胶各二两。

下痢咽肿：春夏宜用白头翁、黄连各五钱，木香一两，水煎，分三服。

阴癞①偏肿：白头翁生者捣傅肿处，一宿当作疮，二十日愈。

外痔肿痛：白头翁捣涂。

小儿秃疮：白头翁捣傅，一宿作疮，半月愈。

花 治疟疾寒热，白秃头疮。

白　及

味苦而辛，性涩而收。得秋金之令，入肺止吐血，肺损者，能复生之。治胃中邪气，贼风鬼击，痱缓不收，惊痫血痢，风痹赤眼，温疟癥结，发背瘰疬，肠风痔瘘，白癣疥虫，结热不消，跌打扑损，汤火灼，刀箭伤，恶疮痈肿，败疽死肌。去腐生肌，除面上皯皰，涂手足皲裂，令人肌滑。反乌头。

鼻衄不止：津调白及末，涂山根上，仍以水调服。

重舌鹅口：白及末，乳汁调涂足心。

妇人阴脱：白及、川乌等分，末，绢裹一钱纳阴户，入三寸，腹内热即止。

打跌骨折：白及末，酒调二钱服，其功不减古文钱、自然铜。

汤火灼：白及末，油调傅。

三　七

甘、苦，微温，入阳明、厥阴血分。止血散血，治吐衄下血，血痢崩中，经水不止，产后恶血不下，血运血痛，赤目痈肿，虎

---

① 阴癞（tuí 颓）：疝气。

咬蛇伤，金疮杖疮，箭伤跌扑，血出不止者，末，服并涂。

杖疮伤损，瘀血淋漓，即嚼三七罨①之，血即止，青肿者即消。若受杖先服，则血不攻心，杖后尤宜服，产后服亦良。

吐衄血多：三七二钱，末，米汤下。血痢下血，妇人血崩，产后血多，俱同方。

男妇赤眼重者：山漆②磨汁，涂四围。

虎咬蛇伤：山漆末，米饮服三钱，仍涂。

叶 治折伤跌扑出血，捣傅即止，青肿经夜即散，功同三七。

黄连

大苦大寒，入心泻火，镇肝凉血，燥湿开郁，止渴除烦。益肝胆，润心肺，定惊悸，止盗汗，调胃厚肠，明目止泪，益气止血，除疳杀虫。治天行热病，阳毒发狂，肠澼腹痛，下泻脓血，暑热时邪，热壅内闭，膻中弥漫，神昏谵语。葆元。治③郁热在中，烦躁恶心，兀兀欲吐，心下痞满，目痛眦伤，心积伏梁，酒毒胎毒。同猪肚丸服，治小儿疳热羸瘦，去心窍恶血，疗妇人阴中肿痛。实热者宜之，虚寒人忌用。杀乌头、巴豆④、轻粉毒。忌猪肉。随症制用。

五疳八痢，四治黄连丸：黄连一斤作四分，一分酒浸炒，一分姜汁拌炒，一分吴萸汤泡炒，一分用益智炒，去益智不用，酒炒白芍、使君子仁各四两，广木香二两，为末，蒸饼丸绿豆大，每食前米饮下三十丸。忌猪肉、冷水。日三。

小儿口疳：黄连、芦荟等分，末，蜜汤调服五分。走马牙疳，同方入蟾灰等分，青黛减半，麝香少许。

---

① 罨（yǎn 掩）：敷。

② 山漆：三七。

③ 治：原脱，据金陵本第十三卷黄连条补。

④ 巴豆：原作“巴头”，据金陵本第十三卷黄连条改。

小儿鼻䘌，鼻下两道赤色，防疳：米泔洗黄连，末，傅，日三次。月蚀疮，同方。

小儿食土：取好黄土，以黄连煎汁搜之，晒干与食。

腹中儿哭：黄连煎汁，令母常呷之。

中巴豆毒，下痢不止：黄连、干姜等分为末，水服。

烂弦风眼：黄连二钱，槐花一钱，轻粉五分，末，乳和，饭上蒸，帛裹熨眼上，日三次，屡效。

阳毒发狂，奔走不定：黄连、寒水石等分，末，每服三钱，甘草汤下。

小儿赤眼：黄连末，水调，贴足心。

小儿疳热流注，遍身疮蚀，或潮热，肚胀作渴，猪肚黄连丸：猪肚一具洗净，黄连五两，切片，水浸，纳入肚中，缝定，放在五升粳米上蒸烂，入石臼捣千杵，或入少饭同杵，丸绿豆大，每服二十丸，米饮下。盖小儿病久，非疳则实热，常须识此。大人消渴，方同。

消渴尿多：黄连五两，花粉五两，末，生地捣汁，丸梧子大，每牛乳下五十丸，日二服。忌猪肉。

积热下血，聚金丸：或因酒毒下血①，黄连四两，黄芩、防风各一两，末，面糊丸梧子大，米泔浸枳壳水送五十丸。冬月加酒大黄一两。

暑热时邪。葆按：刘河间云此邪由三焦而入，不循表里，若大热神昏，舌绛，邪已入营，防逆传膻中。以黄连、犀角、连翘、银花等服。

胡黄连

苦，寒。明目，补肝胆，厚肠胃，理腰肾，去阴汗。治骨蒸劳热，五心烦热，三消五痔，霍乱泻痢，咳嗽温疟，女人胎蒸虚

① 或因酒毒下血：金陵本第十三卷黄连条此前有“治肠胃积热”。

惊，小儿惊痫寒热，久痢成疳，去果子积，为小儿惊疳良药。乳汁浸，点目，甚良。解巴豆毒。忌猪肉。

小儿疳热，肚胀潮热发焦，用三黄汤，恐生别证：胡连五钱，五灵脂一两，末，猪胆汁丸绿豆大，每米饮服二十丸。

小儿黄疸：胡连、黄连各一两，末，黄瓜一条，去瓤留盖，入药在内，盖定，面裹煨熟，去面，捣丸绿豆大，量儿大小服，水下。

肥热疳疾，胡连丸：胡连、黄连各半两，朱砂二钱半，末，入猪胆内，扎定，杖勾①，悬于砂锅内，浆水煮久，取出，暴。入芦荟一钱，麝香一分，共末，饭捣丸麻子大，每米饮下十丸。

婴儿赤目：胡连末，茶调，涂手足心即愈。

痔疮疼肿，痛甚：胡连末、鹅胆汁调涂。

血痢不止：胡连、乌梅肉、灶心土等分，末，腊茶②清送。

黄芩

苦，入心，寒胜热，泻心肺邪火，除脾经湿热，兼入大肠、三焦、胆经。补膀胱寒水，清肌表之热。治风湿邪热，肺热火咳，头痛奔豚，肺痿喉腥，目中肿赤，瘀血壅盛，及诸失血，肠澼泻痢，小腹绞痛，天行热疾，疔疮排脓，乳痈发背，热毒骨蒸，寒热往来，肠胃不利，黄疸五淋，女子血闭，淋露下血，小儿腹痛。消痰利水，下气消谷，养阴退阳，解渴安胎。酒炒则上行。猪胆汁拌，泻肝胆火。过服损胃，血虚寒中禁用。

经水不断：妇人七七岁后，天癸当绝，每月仍行或过多，黄芩四两，米醋浸七日，炙干，又浸又炙，如此七次，为末，醋糊丸梧子大，每空心温酒下七十丸。

---

① 杖勾：将扎好的猪胆用钩子挂于杖上。勾，原作“匀”，系形近而误。

② 腊茶：茶品之一。腊，取早春之义。以其汁泛乳色，与溶蜡相似，故也称蜡茶。

崩中下血：黄芩为末，霹雳酒下一钱，系秤锤烧赤，淬酒中也[①]。

灸疮，血出不止：黄芩末，酒服二钱，即止。

眉眶痛，风热有痰：黄芩、白芷等分，末，茶服二钱。

产后血燥，渴，饮水不止：黄芩、麦冬，水煎服。

肤热如火燎，嗽痰日碗许：黄芩一两，水煎分服。

子 治肠澼脓血。

秦艽

苦、辛，微温，入手、足阳明，兼入肝胆。除阳明之风湿而益胆气。去头风，解酒毒，疗痹疾，除烦渴，利大小便，泻热下水，养血荣筋。治寒湿风痹，肢节疼痛，通身挛急，手足不遂，阳明风湿，酒黄黄疸，胃热口疮，口噤牙疼，虚劳发热，传尸骨蒸，肠风泻血。左纹者良。

五种黄疸：秦艽半两，酒半升，浸，绞取汁，空腹服，饮酒人易治。又方：秦艽三两，牛乳一升，煮取七合，分数服，或加芒硝六钱。

急劳烦热，身体酸疼：秦艽、柴胡各一两，甘草五钱，末，每白汤服三钱。

小儿骨蒸潮热，减食瘦弱：秦艽、炙甘草各一两，每用一二钱，水煎服，效。钱乙加薄荷五钱。

柴胡

苦，平，微寒。味薄气升为阳。主阳气下陷，能引清气上行，而平少阳、厥阴之邪热。宣畅气血，散结调经，消痰止嗽，下气消食，为足少阳发散表药，而平肝胆、三焦、包络相火。治伤寒邪热，痰热结实，湿痹拘挛，骨节烦疼，肩背热痛，虚劳肌热，

---

① 淬酒中也：原作“淬酒中之酒”，据金陵本第十三卷黄芩条改。

呕吐心烦，诸疟寒热，头眩目赤，胸痞胁痛，口苦耳聋，妇人热入血室，经水不调，胎前产后诸热，小儿痘疹馀热，五疳羸瘦。散十二经疮疽，血凝气聚。功同连翘。阴虚、火炎气升者禁用。

小儿骨蒸，十五岁以下，遍身如火，渐瘦盗汗，咳嗽烦渴：柴胡四两，漂朱砂三两，末，豮猪胆汁和，饭上蒸熟，丸绿豆大，每服一丸，桃仁乌梅汤下，日三服。

湿热黄疸：柴胡一两，甘草二钱半，白茅根一握，煎汁，任意时时服尽。

眼目昏暗：柴胡一钱，决明子三钱，人乳汁和，傅目上，久久，夜见五色。

苗 治卒聋，捣汁，频滴耳中。

前胡

甘、辛，气平，入手足太阴、阳明经。性阴而降，功专下气降火而消痰。清肺热，化热痰，散风邪，去实热，开胃下食，明目安胎。治伤寒头痛，骨节烦闷，气喘咳嗽，反胃呕逆，胸胁痞膈，心腹结气，霍乱转筋，小儿一切疳气。有推陈致新之绩，为痰气要药。

小儿夜啼：前胡研末，蜜丸小豆大，日服一丸，热水下，以瘥为度。

防风

辛、甘，微温。升浮为阳，为手足太阳本药。搜肝气，泻肺实，止冷泪，疗瘫痪，通利五脏关脉。治三十六般风，散头目中滞气、经络中留湿。主上焦风邪，上部见血，头痛目眩，脊痛项强，烦满胁痛，周身尽疼，金疮内痉。又能安神定志。主劳伤羸损，盗汗心烦。乃卒伍卑贱之职，随所引而至，若补脾胃，非此引用不能行。凡疡疮在上部，虽无太阳证，亦当用之，以其能散结去风也。症非风湿外邪，误服泄人元气。杀附子毒。

杲曰：防风能制黄耆，黄耆得防风，其功愈大。葆汇本草，相畏、相恶俱不载，但载相反，然亦有并用者，运用得宜，守法中行权，可也。

小儿解颅：防风、白及、柏子仁等分，末，乳汁调涂，一日一换。

破伤中风，牙关紧急：防风、南星等分，末，每童便一碗，煎服二钱。

偏正头风：防风、白芷等分，为末，蜜丸弹子大，每嚼一丸，茶清下。

解野菌毒：防风煎汁饮。并解乌头、天雄、芫花毒，同方。

花 治四肢拘急，行履不得，经脉虚羸，骨节疼，心腹痛。

子 疗风疾更优。研调，食之。

叶 治中风，热汗出。

独活

辛、苦，微温。气细善搜，入足少阴经气分以理伏风。治本经内风头痛，两足湿痹难动，中风湿冷，手足挛痛，皮肤苦痒，风热齿痛。疗诸贼风，百节痛风，奔喘逆气，痫痓奔豚，女子疝瘕。

中风不语：独活一两，酒二斤煎汁，乌豆五合炒有声，以药酒投之令热，盖之，取汁，温服。

历节风痛：独活、羌活、松节等分，酒煎，空心饮。

风牙肿痛：独活酒煎热漱。

产后风虚：独活、白鲜皮各三两，水煎，入酒，分三服。

中风口噤，通身冷，不知人：独活四两，酒一升，煎半升，服。

羌活

辛、苦，性温。气雄而散，味薄上升，入足太阳经以理游风，兼入足少阴、厥阴气分。泻肝气，搜肝风，小无不入，大无不通。治风寒湿痹，酸痛不仁，诸风眩掉，颈项难伸，骨节酸疼，督脉为病，脊强而厥，刚痉柔痉，中风不语，手足不遂，口面㖞邪，痛痹血癞，头旋眼赤，伏梁水气。去肾间风，散肌表八风之邪，利周身百节之痛，为却乱反正之主药。散痈疽败血。若血虚头痛身痛者，二活并禁用。

妊娠浮肿：羌活、萝菔子各一两，同炒，只取羌活研末，每温酒服二钱，日二服。风水浮肿，同方。

喉痹口噤：羌活三两，牛子二两，水煎，入白矾少许，灌之。

睛垂至鼻：目睛忽垂至鼻，如黑角，痛不可忍，或大便时下血，名曰肝胀。羌活煎汁服，自愈。

产后腹痛：羌活二两，酒煎服。产肠脱出，方同。

升　麻

甘、辛、微苦，足阳明、太阴引经药。得葱白、白芷，亦入手阳明、太阴。表散风邪，升发火郁，能升阳气于至阴之下，引甘温之药上行，以补卫气之散而实其表。消斑疹，行瘀血，解肌肉间风热，去皮肤中风邪。治头痛寒热，中恶腹痛，时气毒疠，喉痛口疮，牙龈腐烂，风肿诸毒，肺痿肺痈，咳唾脓血，下痢后重，久泻脱肛，遗浊崩带，血淋下血，足寒阴痿，小儿惊痫，热壅不通，为发痘疹疮家要药。又能安魂定魄，治鬼附啼泣，疳䘌游风。解百毒，杀精鬼，辟疫瘴邪气蛊毒，入口皆吐出。阴虚火动者忌。

豌豆斑疮：岁疫有病，天行发斑疮，头面及身，须臾周匝，状如火烧疮，皆戴白浆，不早治，数日即死，此恶毒之气。以蜜煎升麻时时饮，并以水煎升麻浓汁，棉沾拭洗。

辟瘴明目，七物升麻丸：升麻、犀角、黄芩、朴硝、栀子、大黄各二两，豆豉二升，微炒，同捣末，蜜丸梧子大，每服三十丸，取微利为度。

喉痹作痛：升麻切片含咽，或以半两煎服，取吐。

小儿尿血：升麻煎水服，一岁儿只用五分。

解野葛、莨菪、桃生蛊毒①，并以升麻多煎浓汁频饮，俱解。

口舌生疮：升麻一两，川连三分，为末，棉裹含咽。

苦参

苦，寒，沉阴，足少阴肾本药。安五脏，养肝胆气，利九窍，平胃气，杀疳虫，止渴醒酒，明目止泪。治肠风泻血，热痢血痢，肠澼脱肛，黄疸溺赤，心腹结气，癥瘕积聚，腹中冷痛，中恶腹痛。热生风，湿生虫，又能逐水，祛风，杀虫，治热毒皮肌烦躁，赤癞眉脱，大热嗜睡，痈肿恶疮。然苦寒妨胃，火衰精冷、年老人勿服。反藜芦。

热病狂邪，不避水火，欲杀人：苦参末，蜜丸梧子大，薄荷汤下二十丸。或末，水服二钱。

谷疸食劳，头旋，心怫郁不安，发黄，由饥后大食，胃气薰冲所致。苦参三两，胆草一两五钱，末，牛胆汁丸梧子大，大麦苗汁下十丸。

梦遗食减：苦参三两，白术五两，牡蛎四两煅，共末，猪肚一具洗净，砂罐煮烂，石臼内捣，和药杵，干则加肚汁，丸梧子大，每服四十丸，日三，米汤下。久服食进，梦遗止。

大肠脱肛：苦参、五倍子、陈壁土等分，煎汤洗。木贼为末，涂。

齿缝出血：苦参一两，枯矾一钱，末，揩之。

大风癞疾：苦参末二两，猪肚一具洗净，盛，缝合煮熟，取出去药。先饿一日，次早先饮新汲水一盏，将猪肚食，如吐再食，待一二时，以肉汤调无忧散五七钱服，取出大小虫万数为效。后以不蛀皂角一斤，去皮子煮汁，入苦参末，调糊，下首乌二两，防风一两半，当

① 桃生蛊毒：金陵本第十三卷升麻条作“挑生蛊毒”。

归一两，芍药五钱，党参三钱，共末，丸梧子大，每服四五十丸，温酒或茶下，日三。仍用麻黄、苦参、荆芥煎水洗。

肾脏风毒，及心肺积热，皮肤生疥癞，瘙痒，时出黄水，及大风，手足坏烂，一切风疾：苦参二斤，荆芥一斤，末，水叠丸梧子大，每茶下三十丸。

鼠瘘恶疮：苦参二斤，露蜂房二两，曲二斤，水二斗，渍二宿，去滓，入粟米二升，酿熟饮，日三次。

赤白带下：苦参二两，牡蛎一两半，末，猪肚一具，洗净煮烂，捣泥和药，杵丸梧子大，每温酒下百丸。

瘰疬结核：苦参四两末，牛膝汁丸豆大，每温水下二十丸。

鼻疮脓臭有虫：苦参、枯矾各一两，生地汁三合，水煎，滴。

实 久服，轻身不老，明目。饵如槐子法，有验。十月收采。

白鲜皮

气寒善走，味苦性燥。入脾胃，除湿热，兼入肺、大肠经，而通小肠、膀胱。利水道，通关节，利九窍及血脉，为诸黄疸风痹要药。治一切热毒风、恶风，风疮疥癣赤烂，眉发脱落，脆皮肌急，壮热恶寒。解热黄、酒黄、急黄、谷黄、劳黄。疗天行时疾，头痛眼疼，湿痹死肌，不可屈伸，起止行步，小儿惊痫，女子阴中肿痛，产后馀痛。

鼠瘘已破，出脓血：白鲜皮煮汁，服一升，当吐若鼠子也。

产后中风，虚人不可服他药者，一物白鲜皮汤：用新汲水煮汁，温服。

延胡索

辛、苦而温，入手足太阴、厥阴经。能行血中气滞，气中血滞，通经络，理肾气，暖腰膝，通小便，活血利气，止痛除风。治气凝血结，上下内外诸痛。破癥癖，扑损瘀血，妇人月经不调，腹中结块，崩中淋露，产后血运，及诸血病，暴血上冲，因损下血。止暴腰痛，小腹疼，疝气心痛，神验。然辛温，走而不守，通经落胎，血虚无瘀滞者慎用。生用破血，炒则调血。酒炒行血，醋炒止血。

鼻血不止：延胡为末，绵裹塞耳内，左衄塞右，右衄塞左。

热结心痛，或发或止，身热足寒：延胡、川楝子等分，末，温酒下一钱。小儿小便不通，同方，白汤滴麻油数点，调服。

小儿盘肠气痛：延胡、小茴等分，末，空心米饮下。

疝气危急：延胡盐炒、全蝎等分，末，空心盐酒下半钱。

妇人血气腹痛：延胡醋炒、当归各一两，橘红二两，末，酒煮，米糊丸梧子大，每服百丸，空心艾醋汤下。

偏正头痛，不可忍：延胡七枚，青黛二钱，牙皂二挺，去皮、子，末，水叠丸如杏仁大，每以水化一丸灌鼻内，随左右，口咬铜钱一个，当有涎出成盆而愈。

小儿尿血：延胡一两，朴硝七钱半，末，每水服四钱。

膜外气痛，及气块气疼：延胡不限多少，为末，猪胰一具，切块子，炙熟蘸末，频食之。

川贝母

味淡微寒，色白体润，手太阴肺经药。润心肺，清虚痰，安五脏，利骨髓，能散心胸郁结之气，而清虚咳、喘促之痰。治虚劳烦热，汗出恶风，咳嗽上气，吐咯衄血，肺痿肺痈，及时邪结胸，喉痹乳难，黄疸淋沥，瘰疬瘿瘤，胞衣不下。除烦止渴，顺产安胎，敛疮口，点目翳。反乌头。凡用去心。

颂曰：江左有商人，左膊上有疮如人面，亦无他苦，戏以酒滴口中，其面赤，以物食之，亦能食，或不食，则一臂痹焉。有教以贝母，其疮乃聚眉闭目。商人喜，遂以小苇筒毁其口灌之，数日成痂，遂愈。

忧郁不伸，胸膈不宽：川贝去心，姜汁炒，末，姜汁面糊丸，每服七十丸，征士锁甲煎汤下。

小儿晬①嗽，百日内咳嗽痰壅者：川贝一两去心，甘草半生半炙共四钱，末，砂糖丸芡子大，每米饮化一丸。妊妇咳嗽，同方噙化。

妊妇尿难，饮食如故：川贝、苦参、当归等分，末，蜜丸梧②大，每饮下十丸。

小儿鹅口子白烂：川贝末，热水入蜜少许，和半钱，缴净抹之，日三次。

目生弩肉：川贝、血丹等分，末，乳和点。

浙贝母

味苦气薄，色白而枯，入肺经气分。功专散结除热、消肿败痈。疗腹中结实，心下满，洗洗恶风，伤寒烦热，头痛目眩，寒热汗出，喉痹乳难，胁疼项肿，时疾黄疸，淋沥疝瘕，金疮风痉。酒服，疗产难，下胞衣。同连翘服，消项下瘿瘤。烧灰，油调，傅恶疮。反乌头。

葆按：贝母，《本草》未分川、浙两种，使今用者胡猜，故照《纲目》主治，特详分别。以细小、尖顶、色白、光润为川贝，理虚痰，润肺燥功胜。其较大、色黄而枯、瓣分、味苦为浙贝，解风热，消痈肿最良。又以详形，以便省目。

乳汁不下，二母散：知母、浙贝母、牡蛎粉等分，末，每猪蹄汤调服二钱。

吹奶作痛：浙贝母末，吹鼻中，效。

乳痈初肿：浙贝末，酒服二钱，仍令人吮其乳。

蜘蛛咬伤，缚定咬处，勿使毒行，浙贝末，酒服半两，至醉，酒

---

① 晬（zuì 醉）：整天。原作“晬”，据金陵本第十三卷川贝条改。

② 梧：金陵本第十三卷贝母条作“小豆”。

化水自疮出。水尽，用末敷。蛇蝎咬，同方。

山慈姑毛慈姑俗名

甘、微辛，有小毒。治疔瘘痈肿，瘰疬结核，醋磨傅之。亦剥人面皮，除皯䵳①。又主疔肿，攻毒破皮。解诸毒蛊毒，蛇虫狂犬伤。

时珍曰：慈姑，冬月生，叶如水仙花而狭。二月中枯一茎如箭簳，高尺许，茎端开花白色，亦有红色、黄色，上有黑点，其花乃众花簇成一朵，如丝纽成。三月结子，有三棱。四月初苗枯，即掘取，迟则苗腐难寻。根苗与石蒜相类，但石蒜根无毛，而慈姑有毛壳布裹②为异，用之去毛壳。

风痰痫疾：山慈姑一个研末，日中时以茶清调下，即卧，良久吐物如鸡子大，永不发。如不吐，以热茶投之便吐。

痈疽疔疮及恶疮黄疸：慈姑、苍耳草等分，捣烂，酒一钟和，滤汁饮。或干者为末，酒服三钱。

粉滓面䵟：山慈姑，磨，夜涂日洗。

牙龈肿痛：山慈姑煎汤漱吐。

叶 治乳痈便毒及疮肿。入蜜同捣，涂疮口，候清血出，效。

花 治小便血淋涩痛，同生地黄、柏花阴干，末，水煎服。

石蒜老鸦蒜、一枝箭

根 辛、甘，温，有小毒。傅贴肿毒，治疔疮恶核，河水煎服取汗，及捣傅之。中溪毒者，酒煎半升服，取吐良。

时珍曰：石蒜，春生湿地，叶如蒜剑脊。七月苗枯，平抽出一茎如箭簳，茎端开花四五朵，六出红花。其根③状如蒜，皮紫肉白。

---

① 皯䵳（gǎnyìng 感映）：脸上的黑色斑点。

② 布裹：金陵本第十三卷山慈姑条作“包裹”。

③ 根：原作“苗”，据金陵本第十三卷石蒜条改。

小儿惊风，大叫一声就死，名老鸦惊：以麻缠住胁下及手心、足心，以灯火爆之，用干石蒜合车前子等分，末，水调贴手心①，仍以灯心淬手足心，及肩膊、眉心、鼻心，即醒。

产肠脱下：老鸦蒜一把，水煎一碗，薰洗，效。

便毒诸疮：石蒜捣涂。若毒甚者，生酒煎服，取汗。

水仙花金盏银台

治妇人五心发热，同干荷叶、赤芍等分，为末，白汤服二钱，热自退也。作香泽涂身，良。理发，去风气。

根 苦、辛，寒，滑。捣汁服，下鱼骨哽。水磨，涂痈肿、毒肿。

葆按：温热时毒，初肿一边眼角，渐延满面颈项，水仙根磨汁涂，留顶出毒气，内服普济消毒饮。若破皮流水，以三黄加乳香、没药傅。

白茅根

甘，寒。能除伏热，而入脾胃经。解酒毒，利小便，下五淋，止渴坚筋，补中益气。治劳伤虚羸，肺热喘急，伤寒哕逆，黄疸水肿。通血脉淋沥，除客热在肠胃，化瘀血、血闭寒热，止吐衄诸血，妇人崩中，及月经不匀。

温病冷啘②，因热甚饮水，成暴冷啘：茅根切，枇杷叶拭毛，炙，各半斤，水煎，去滓，稍稍饮。

温病热哕，乃伏热在胃，令胸满气逆则哕，或大下胃中虚冷亦哕：茅根、葛根各半斤，水煎，温饮，哕止即停。

五种黄病，黄疸、谷疸、酒疸、女疸、劳疸也。黄汗者，乃大汗出入水所致，身体微肿，汗出如黄蘖汁。茅根一把切细，猪肉一斤，

① 手心：刘校本第十三卷石蒜条作“手足心”。

② 啘（yè 业）：干呕。

合煮作羹食。

竹木入肉：茅根烧末，猪脂和涂之。风入成肿者，亦良。

茅针　甘，平。下水破血，止消渴，通小肠，治鼻衄及暴下血，水煎服。痈肿软疖未溃者，酒煮服，一针溃一孔，二针溃二孔。生挼，傅金疮止血。

花　甘，温。煎饮，止吐血衄血，并塞鼻。又傅灸疮不合。罯[①]刀箭金疮，止血止痛。

屋上败茅　苦，平。治卒吐血，剉三升，酒浸煮一升服。和酱汁研，傅斑疮及蚕啮疮。

四角茅[②]　主鼻红。

痘疮溃烂，难黡不干：多年墙屋上烂茅，洗，焙末掺之，取其性寒解毒，又受雨露霜雪之气久，兼能燥湿。

妇人阴痒：墙头烂茅、荆芥、牙皂等分，煎水薰洗。

卒中五尸，腹胀痛，气难息，上冲心胸，旁攻两胁，或磈礧[③]起，或牵腰脊，乃身中尸鬼接引为害。取屋上四角茅，入铜器中，以三尺帛覆腹，着器布上，烧茅令热，随痛追逐，跖下痒即瘥。

芒

茎　甘，平。煮汁服，散血。治人畜为虎狼等伤，恐毒入内，取茎和葛根浓煎汁服，亦生捣汁服。

时珍曰：芒于花将放时剥其箨皮，为绳箔草履。茎为扫帚。

败芒箔　治产妇血满腹胀，血渴，恶露不尽，月经闭，止好血，下恶血，去鬼气疰毒癥结，酒煮服。亦烧末，酒下。弥久者良。

---

① 罯（ǎn 俺）：敷。

② 四角茅：刘校本第十三卷白茅条此前有“屋”字。

③ 磈礧（kuǐlěi 傀类）：喻郁结在胸中的不平之气。

龙胆

苦，涩，大寒，沉阴下降，入足厥阴、少阳经气分。益肝胆之气，而泻其邪热，兼泻膀胱火。续绝伤，止惊惕，杀蛊毒，疗疮疥。除下焦湿热之肿，与防己同功。酒浸，亦能外行上行。治骨间寒热，惊痫邪气，时气温热，热泻下痢，除胃中伏热，去肠中小虫，小儿壮热，骨热客忤，惊痫入心，疳气热狂，时疾黄疸，寒湿脚气，风热喉痛，睛赤肿胀，瘀肉高起，痈肿口干。其性大苦寒，过服恐伤胃中生发之气，虚寒者慎用。

谷疸、劳疸：龙胆一两，苦参三两为末，牛胆汁和丸梧子大，先食以麦饮服十丸，日三，不愈稍增。劳疸，龙胆加倍，栀子三七枚，猪胆汁丸。

暑行目涩：龙胆捣汁一合，黄连浸汁一匙，和点。

眼中漏脓：龙胆、当归等分，末，每温水服二钱。

小儿盗汗身热：龙胆、防风等分，末，每米饮服一钱。

蛔虫心痛，吐清水：胆草一两水煎，隔宿①勿食，平旦顿服之。

卒然尿血：胆草一两水煎，分为五服。

细辛

辛，温。散风邪，故风湿痹痛，百节拘挛，皮风湿痒，咳嗽上气，头痛脊强者宜之。辛散浮热，故口舌生疮，喉痹鼻渊，齿痛齿䘌宜之。辛益肝胆，故胆虚惊痫，暗风癫疾，风眼泪下者宜之。水停心下则肾燥，细辛之辛，能行水气以润之。虽手少阴引经，乃足少阴、厥阴血分药，能通精气，利九窍，故耳聋鼻齆，目中倒睫，大便燥结者宜之。开滞结，通血闭，治妇人血沥腰疼，温中下气，破痰下乳。口含之，去口臭。然味厚性烈，勿过用、

① 隔宿：原作“隔食”，据金陵本第十三卷龙胆条改。

多用。反藜芦。

承曰：细辛单用，不可过一钱，多则气闷塞不通而死，其死无伤验。葆按：此非毒物，服多则气全泻而毙。

暗风卒倒，不省人事：细辛末，吹入鼻中。

口舌生疮：细辛、黄连等分，末，掺，漱涎甚效。

诸般耳聋：细辛为末，溶黄蜡，丸鼠屎大，棉裹一丸塞之，数次愈，戒怒。

小儿口疮：细辛末，醋调贴脐上。

鼻中息肉：细辛末，时时吹之。

马蹄香杜衡、土细辛

辛，温。消痰饮，破留血，下气杀虫。治风寒咳逆，气奔喘促，消项间瘿瘤。作汤浴，香人衣体。

喉痹肿痛：马蹄香草根捣汁，井华水调下。

痰气哮喘：马蹄香焙末，每服二钱，正发时淡醋调下，少许吐出痰涎，愈。

白　薇

苦、咸，平。阳明、冲任之药。利阴气，下水气，治暴中风，身热肢满，忽忽不知人，温热多眠，热淋遗尿，狂惑邪气，寒热酸疼，温疟洗洗，发作有时，惊风狂痓，百邪鬼魅，妇人伤中淋露，产后虚烦呕逆。金疮出血，为末傅。

妇人遗尿，不拘胎前产后：白薇、白芍各一两，末，酒服一匙。血淋、热淋同方。

肺实鼻塞，不知香臭：白薇、贝母、冬花各一两，百部二两，末，每米饮服一钱。

妇人血厥，平居无疾苦，忽如死人，身不动，目闭口噤，或微知人，眩冒，移时方寤，此名血厥，亦名郁冒，原出汗过多，血少，阳气独上，气塞不行，故身如死，气过血还，阴阳复通，故移时方寤。妇人多此症，宜服白薇汤：白薇、当归各一两，人参半两，甘草一钱半，每温水服五钱。

白　前

辛、甘。色白入肺，长于降气，下痰止嗽。治肺气烦闷，胸胁逆气，咳嗽气促，呼吸欲绝，贲豚肾气。能开肺气壅闭，体实而有痰者宜之。若虚而长哽气，或久病者，忌用。

久咳上气，体肿短气，胀满，昼夜倚壁不得卧，常作水鸡声，宜白前汤：白前二两，紫菀、半夏各三两，大戟一两，煎，分十服，禁食羊肉、饴糖。

久嗽唾血：白前、桔梗、桑皮各三两，甘草炙一两，水煎，分十服，忌猪肉、菘菜。

紫金牛

辛，平。解毒破血，去风痰。治时疾膈气。

葆按：予幼年未识此药，肆中亦不采办，近戒洋烟方中用之，名紫背金牛，取其性味，亦属中病。

当　归

甘温和血，辛温散内寒，苦温能助心散寒，入心、肝、脾三经，乃血中气药。治虚劳寒热，咳逆上气，温疟澼痢，头痛腰痛，心腹诸痛。除客血内塞，中风痉汗不出，湿痹中恶，痈疽疮疡。排脓止痛，养血生肌，破恶血，养新血，止呕逆，化癥癖，润肠胃、筋骨、皮肤。主痿癖嗜卧，足下热而痛；冲脉为病，气逆里急；带脉为病，腹痛，腰溶溶如坐水中；妇人沥血腰疼，漏下绝子，崩中胎动，补俱不足，胎产恶血上冲，及一切血证，阴虚而阳无所附者。然滑大肠，泻者忌用。

久痢不止：当归二两，吴萸一两同炒，去萸不用，末，蜜丸梧子大，每米饮下三十丸。

室女经闭：当归尾、没药各一钱，红花酒调，面北服。

产难胎死，横生倒生：当归三两，川芎一两，末，先以黑豆炒焦，入流水、童便各一盏煎汁，分二服。

产后血胀，腹痛引胁：当归二钱，炮姜五分，煎，入盐酢①少许服。

汤火灼疮：麻油四两，当归一两熬枯去渣，入黄蜡一两溶化，摊贴。葆元验，加黑猪毛一团同熬更效。

月经逆行，从口鼻出血：先以京墨磨服，止之。次用归尾、红花各三钱，水煎服，即止。

产后自汗，壮热气短，腰脚疼难转：当归三钱，黄耆、白芍炒各二钱，生姜五片，煎服。

产后腹痛：当归末五钱，白蜜一合，水煎，分二服，不效再服。

芎 䓖

辛，温，升浮，入手足厥阴气分，为少阳引经，乃血中气药。助清阳而开诸郁，润肝燥，补肝虚，调众脉，破癥结，上行头目，下行血海，搜风散瘀，止痛调经，补五劳，壮筋骨，破宿血，生新血。治风湿在头，血虚头痛，胁风腹痛，气郁血郁，吐衄血淋，湿泻血痢，寒痹筋挛，腰脚软弱，半身不遂，面上游风，目泪多涕，风木为病，妇人血闭无子，胞衣不下，脑疽发背，痔瘘疮疥，瘰疬瘿赘，及男妇一切风，一切气，一切血，一切劳损。齿龈出血，含之多瘥。其性辛散，能走泄真气，久服单服，令人暴亡。

经闭验胎：经水三个月不行，川芎三钱为末，空心艾汤服一半，腹内微动，再服又动是胎，不动非胎。跌扑举重，损胎不安，或子死腹中，同上方，酒服立出。

---

① 酢：同“醋”。

产后乳悬，两乳忽长，其细如肠，垂过小腹，痛难忍，危在顷刻：川芎、当归各一斤，以半斤煎，频服。仍者剉碎，置于病人桌下烧烟，令将口鼻吸烟气。用尽未愈，再做一料。以蓖麻子一粒，捣贴顶心。

蘼芜川芎苗　辛，温。治咳逆，定惊气，辟邪恶，去三虫，除蛊毒鬼疰。主身中老风，头中久风风眩。作饮，止泄泻。

时珍曰：此川芎嫩苗，有二种：大叶如芹者，名江蓠；细叶似蛇床者，名蘼芜。既结根后，乃为川芎。

蛇床子

辛、苦、甘，平，入右肾命门，及手少阳三焦气分药。强阳益阴，补肾壮寒，温中下气，祛风燥湿，暖丈夫阳气，阴痿不起，益妇人阴器，子脏温热。利关节，缩小便，治男妇虚湿，毒风㾓痛，腰胯酸疼，四肢顽痹。浴男子阴，去风冷，大益阳事。去阴汗囊湿，阴痛阴痒，赤白带下，小儿惊痫，齿痛湿癣，癫痫恶疮，扑损瘀血。煎汤浴大风身痒。凡服，去皮壳取仁微炒。洗药生用。

阳事不起：蛇床子、五味子、菟丝等分，末，蜜丸梧子大，每酒服三十丸。

子宫寒冷，温中坐药：蛇床子仁末，入白粉少许，和匀如枣大，棉裹纳之，自温。

赤白带下：蛇床子、白矾等分，末，醋糊丸弹子大，胭脂为衣，棉裹纳阴户，如热极即换。

妇人阴痒：床子一两，白矾二钱，煎汤频洗。

男子阴肿胀痛：床子末，鸡子黄调傅。

小儿癣疮：床子末，猪脂调涂。

小儿甜疮，头面耳边破皮流水，极痒：床子一两，轻粉三钱，末，麻油调搽。

冬月喉痹肿痛，难用药：床子烧烟于瓶中，口含瓶，嘴吸烟，其痰自出，愈。

产后阴脱：绢盛床子，蒸熟熨之。又法，床子五两，乌梅十四个，煎水洗，日五次。

大肠脱肛：床子、甘草各一两，为末，每白汤服一钱，日三，并以床子末傅。

耳内湿疮：床子、黄连各一钱，轻粉三分，末，吹之。

藁本

辛，温，雄壮，为太阳经风药。头痛连巅顶齿颊者，必用之。治督脉为病，脊强而厥，既除风，又去湿，故疗头面、身体、皮肤风湿，一百六十种恶气，鬼疰流入，腰疼冷。又能下行，疗妇人疝瘕，阴寒肿痛，腹中急痛，胃风泄泻，痫疾，粉刺，面皰，酒皻。

大实心痛，已用利药，藁本半两，苍术一两，水煎，分两服。夏英公病泻，太医以虚治，不效。霍曰：此风客于胃也。饮以藁本汤而止。

干洗头屑：藁本、白芷等分，为末，夜搽旦梳，垢自出也。

白芷

辛散风温除湿，芳香通窍而表汗。行手足阳明，入手太阴，而为阳明主药。治阳明头痛，中风寒热，眉棱骨痛，齿痛，鼻渊鼻衄，目痒，目赤弩肉，面皯瘢疵，肺经风热，头面皮肤，风痹燥痒，小便去血，大肠风秘，肠风阴肿，痔瘘乳痈，瘰疬疥癣，发背痈疽，止痛排脓，妇人血沥腰疼，血崩血闭，胎产伤风，血风眩运，胎漏滑落，反胃吐食。解砒石、蛇伤、刀箭金疮。其性升散，血热有虚火者慎用。家园种之能辟蛇。

偏正头风，百药不效：白芷二两五钱，川芎、炙甘草、川乌，半生半熟，焙，各一两，末，每细辛薄荷汤服一钱。

眉棱骨痛，属风热与痰：白芷、黄芩等分，末，每茶清服二钱。

风热牙痛：白芷一钱，漂朱砂五分，末，蜜丸芡子大，频用擦牙。或以白芷、吴萸等分，浸水漱涎。

妇人白带：白芷四两，石灰半斤，淹三宿，去灰切片，炒末，酒服二钱。又方：肠有败脓，淋露不已，腥秽殊甚，脐腹痛，知有败脓所致。白芷一两，单叶红蜀葵根二两，白芍、枯矾各半两，末，蜡化丸豆大，每空心食前，米饮下十丸，俟脓尽再服补药。

胎前产后，乌金散：治胎产虚损，月经不调及横生逆产。白芷、百草霜等分，末，沸汤入童便，醋调，服二钱。丹溪用滑石芎归汤下。

鼻衄不止：就以所出之血调白芷末，涂山根，立止。

乳痈初起：白芷、贝母各二钱，末，温酒服。

毒蛇伤螫：临川有人被蛇伤，即昏死，一臂如股，少顷遍身皮胀黄黑色，一道人以新汲水调白芷一斤灌之，觉脐中搰搰①然，黄水自口中出，腥秽，良久消缩而愈。又方：新汲水洗伤处，以白芷末，入胆矾、麝香掺之，恶水涌出，一月平复。

解砒石毒：白芷末，井水服二钱。

小儿丹毒，游走入腹必死，初发，急以截风散截之：白芷、寒水石等分，为末，葱汁调涂。

叶 作浴汤，去尸虫及丹毒、瘾疹、风瘙。

小儿身热：白芷苗、苦参等分，煎，入盐洗之。

白芍

苦、酸，微寒，入肝脾经血分，为手足太阴行经药。泻肝火，安脾肺，固腠理，和血脉，收阴气，敛逆气，去水气。利膀胱大小肠，缓中止痛，益气除烦，补劳退热，敛汗安胎。治时行寒热，

---

① 搰（kū 枯）搰：象声词。

泻痢后重，肠风泻血，腹痛腰痛，心痞胁痛善噫，肺急胀逆喘咳，脾虚中满，痔瘘，发背。其收降之体，又能入血海而至厥阴。散恶血，逐败血，治鼻衄崩血，调肝血不足，阳维为病苦寒热，带脉为病苦腹痛满，妇人胎前产后及一切血病。反藜芦。

腹中虚痛：白芍三钱，炙甘草一钱，夏月加黄芩，恶寒加桂枝，冬月大寒加肉桂，水煎服。

衄血咯血：白芍二钱，犀角末四分，水煎服。

经水不止：白芍、香附、艾叶各一钱半，煎服。

木舌肿胀，塞口杀人：白芍、甘草煎服。

崩中下血，小腹痛：炒白芍一两，炒柏叶六两，末，空心酒服二钱。或酒水煎，分十服。

消渴引饮：白芍、甘草等分，末，每水煎服一钱。

赤白带下，年久不瘥：白芍三两，干姜半两，同炒黄色，为末，空心米饮服二钱。

赤芍 功同白芍，尤能泻肝火，散恶血，利大小肠。治腹痛坚积，血痹疝瘕，经闭肠风，痈肿目赤。白芍补而收，益脾，能于土中泻水。赤芍散而泻，化瘀，能行血中之滞。凡产后及肝血虚，不可更泻，禁用。反藜芦。

小便五淋：赤芍一两，槟榔一个，面裹煨，为末，每空心水服一钱。

衄血不止：赤芍为末，新汲水服一钱，血止为度。

血崩带下：赤芍、香附等分，为末，每服二钱，盐一捻，温汤服，十服见效。

牡丹皮

辛、苦，微寒，入手足少阴、厥阴经。泻血中伏火，和血凉血而生血。除烦热，去风痹，续筋骨，破积血，通关腠血脉，消扑损瘀血，为吐衄必用之药。治时气头痛，客热五劳，寒热中风，惊痫瘛疭，风噤癫疾。化坚癥瘀血留舍肠胃。疗痈疮，下胞胎，女子经脉不通，血沥腰痛，产后一切冷热血气。退无汗之骨蒸。酒蒸用。忌蒜、胡荽、伏砒。

癞疝偏坠，气胀难动：丹皮、防风等分，末，酒服二钱。

妇人恶血攻聚上面，多怒：丹皮、干漆烧炭，各半两，煎服。

损伤瘀血：丹皮二两，虻虫二十枚，熬枯，共为末，每旦温酒服一钱。

木　香

辛苦而温，三焦气分药。能升降诸气，散滞气，泻肺气，行肝气，和胃气。治一切气痛，九种心痛，呕逆反胃，霍乱泻痢，痰壅气结，痃癖癥块，温疟蛊毒。大肠气滞，则后重里急，膀胱气不化，则脬渗癃秘，冲脉为病，气逆里急，女人血气刺心，痛难忍，为末，酒服。强志健脾，消食安胎。御瘴雾，去腋臭，疗一切痈疽。解梦寤魇寐，杀鬼精物。生用理气。面裹煨熟实大肠。过服泄真气。

心气刺痛：木香一两①，皂角炙一两，末，糊丸梧子大，每汤服五十丸。

一切下痢：木香、黄连等分，同煮干，去黄连，用木香，焙末，作三服。一服橘皮汤下，二服陈米汤下，三服甘草汤下。

肠风下血：木香、黄连等分，末，入猪大肠头内扎定，煮烂，去药食肠头，或连药捣丸服。

小便浑浊如精状：木香、没药、当归等分，末，以刺棘心自然汁丸豆大，每盐汤下三十丸。

恶蛇虺伤：木香水煎服。

---

①　一两：原脱，据金陵本第十四卷木香条补。

腋臭阴湿，或作疮：木香醋浸，夹腋下、阴下①，末敷之。

内钩腹痛：木香、乳香、没药各五分，水煎服。

小儿阴肿：阳明风热，湿气相搏，阴茎无故肿或痛缩，宜宽此经。木香、枳壳麸炒各二钱半，炙甘草二钱，水煎服。

甘松

甘，温，芳香。理元气，去气郁，少加入脾胃药中，甚醒脾气。治恶气，卒心腹痛，黑皮䵟𪒠，风疳齿䘌，野鸡痔病②。得白芷、附子，良。脚膝气浮，煎汤淋洗。

疳虫，牙蚀肉尽：甘松、铅粉各二钱半，芦荟五钱，猪肾一对，切，炙，共捣，夜漱口后贴之，有涎吐出。

面䵟风疮：香附、甘松各四两，牵牛半斤，末，日用洗面。

葆验截疟方：甘松、山柰各二分，细辛、荜茇各一分，共末，分作六包。临发日黎明，一包安脉门上，男左女右，一包安脐上，俱用帛缚。是夜将药弃之，三次无不截。

山柰

辛，温，暖中，辟瘴疠恶气。治心腹冷气痛，寒湿霍乱，风虫牙痛，入合诸香用。

心腹冷痛：丁香、当归、甘草等分，醋糊丸梧子大，每酒下三十丸。

面上雀斑：山柰、鹰粪、陀僧、蓖麻子仁等分，研匀，乳汁调，夜涂旦洗去。

风虫牙痛：山柰研末，铺纸上卷作筒烧，吹灭，乘热和药吹鼻

---

① 下：原作“湿”，据金陵本第十四卷木香条改。

② 野鸡痔病：也称“野鸡病”，即痔疮。野鸡，即“雉”。汉代避吕雉之讳，以“野鸡”代“雉”，而“雉”又与“痔”谐音，因此后世有野鸡痔病或野鸡病之称。

内，痛即止。又方：肥皂一个去穰子，入山柰、甘松各三分，花椒、食盐不拘多少填满，面包煅，取研，日用搽牙漱去。

一切牙痛：山柰一钱，面包煨熟，入麝香二字[1]为末，随左右嗃[2]一字入鼻内，口含温水漱去，神效。

良姜

辛，热，纯阳，入足太阴、阳明经。健脾胃，宽噎膈，破冷癖，除瘴疟，疗反胃，消宿食，解酒毒。治胃中冷逆，霍乱腹痛，转筋泻痢，呕恶清水。去风冷痹弱，腹冷气痛。噫逆胃寒人，为要药。肺胃热者忌。

心口痛：凡男女，心口一点痛者，乃胃脘有滞，或有虫，多因怒及受寒而起，遂终身不除，俗言心气痛，非也。良姜酒洗七次、香附醋洗七次，各焙末。因寒，良姜二钱，香附一钱；因怒，香附二钱，良姜一钱；寒怒兼有，各一钱半。米饮入姜汁一匙、盐一捻服之，立止。

心脾冷痛，良姜丸：良姜四两切片，作四分。一两用陈米半合炒，去米；一两用壁土炒，去土；一两用巴豆三十四个炒，去豆；一两用斑蝥三十四个炒，去斑蝥。再以吴萸一两，酒浸一宿，同良姜合炒，为末，浸吴萸酒，糊丸梧子大，每空心姜汤下五十丸。又方：良姜三钱，灵脂六钱，末，每醋汤下三钱。

妊娠疟疾，伤寒变成：良姜切片，猪胆汁浸一宿，壁土炒黑，去土，枣肉十五枚，和良姜三钱，焙末，将发时水服三钱。

暴赤眼痛：良姜末吹入鼻，取嚏血愈。

红豆蔻良姜子　辛，温，入手足太阴。温肺醒脾，散寒燥湿，解酒毒，去宿食，温腹胀，消瘴雾毒气。治肠虚水泻，心腹绞痛，

---

① 字：计量单位，四字为一钱。

② 嗃：同“嗅”。

噎膈反胃，霍乱痢疾，虚疟寒胀，冷气腹痛，呕吐酸水。最能动火，致衄伤目，脾肺素有伏火者忌。

风寒牙痛：红豆蔻末，随左右以少许入鼻中，并掺牙取涎。或加麝香。

草果仁

辛，热，香，散，入足太阴、阳明经。除寒燥湿，破气开郁，健脾胃，化食滞，消酒毒，止霍乱，去口臭气。治瘴疠寒疟，伤暑泻痢，痰饮积聚，痞满吞酸，妇人恶阻带下。杀鱼肉毒。制丹砂。一切寒湿壅郁者，服之捷效。热郁者慎用，若多服，反助脾热，伤肺损目。煨去外壳用。

赤白带下：连壳草果一枚，乳香一小块①，面裹煨焦，和面研末，每米饮服二钱。

脾寒疟疾，寒多热少，或单寒不热，或大便泻，小便多，不能食：草果仁、附片各二钱，姜七片，枣二枚，水煎服。气虚瘴疟，同方。

草豆蔻　功同草果，而性辛香气和，能畅胃调中，健脾消食，理气宣郁，燥湿豁痰。治时行疟疾，伤暑吐下，寒客胃痛，霍乱湿痢，噎膈反胃，腹胀痞满，散冷滞气，消膈上痰，解酒毒、鱼肉毒。其性虽无草果辛烈，然味辛香，不无耗气伤津，温邪热郁者亦忌。面裹，煨取用。

胃弱，呕逆不食：草蔻二枚，良姜半两，水煎取汁，入姜汁半合，和白面作拨刀，以羊肉臛汁煮熟食。

脾肾不足：草蔻、小茴各一两同炒，去小茴；吴萸汤泡七次，以故纸一两②同炒，去故纸；芦巴、山萸肉各一两同炒，去萸肉。上三

---

① 一小块：原作“等分”，据金陵本第十四卷豆蔻条改。

② 一两：前原衍“各”字，据金陵本第十四卷豆蔻条删。

味为末，酒糊丸梧子大，盐汤下。

时珍曰：滇广产者，形长如诃[1]子，有壳，名草果，味辛气烈；建宁州产者，形圆如龙眼，无壳，名草蔻，味辛气和。葆按：草果、草蔻，本草统名，得时珍注分别，使人易晓。亦未详证分别，愚自临症，以气烈气和，审体之强弱，用之屡验，特为分列。

花 辛，热。下气调中，止呕逆，除霍乱，补胃气，消酒毒。

白豆蔻

仁 辛，大温。能消能磨，流行三焦，输转营卫，专入肺经。散膈中滞气，温暖脾胃，消谷进食，理元气，收脱气，开噎膈，解酒毒。治寒积冷气，吐逆反胃，脾虚疟疾，感寒腹痛，赤白睛翳膜，赤眼暴发，太阳经目大眦红筋。去壳用。

小儿吐乳，胃寒者：白蔻、砂仁各十四个，甘草生、炙各二钱，末，常掺入儿口中。

脾虚反胃：白蔻、砂仁各二两，丁香一两，陈米一把，黄土炒焦，去土研末，姜汁丸梧子大，每姜汤下百丸，名太仓丸。

产后呃逆：白蔻、丁香等分，末，桃仁汤服一钱即止。

壳 味薄气浮。清上焦，达膜原。退目中肤翳，解温热时邪。

葆按：治时邪发热，《温病条辨》用取直入膜原，轻可去实意。退目翳者，功同于仁，其壳尤胜。

砂　仁

辛、苦，温，涩。补肺醒脾，养胃益肾，快气调中，通行结滞。治虚劳冷泻，宿食不消，赤白泻痢，腹中虚痛。散寒饮胀痞，噎膈呕吐，上气咳嗽，霍乱转筋，奔豚崩带，惊痫鬼疰。祛痰逐冷，和中醒酒，止痛安胎，散咽喉、口齿浮热，化铜铁骨哽。

---

① 诃：原作“柯”，据金陵本第十四卷豆蔻条改。

小儿脱肛：砂仁一钱末，猪腰一枚批开，擦末在内，缚定，煮熟与儿食，次服白矾丸。如气逆肿喘，不治。

遍身肿满，阴亦肿：土狗一枚，砂仁一个①，等分，研末酒服。

妊娠胎动，或跌扑伤痛极：砂仁炒热，酒服二钱，觉腹中热极，胎动即安。子痫昏冒，同方。

鱼骨哽咽：砂仁、甘草等分，末，棉裹含之咽汁，当随痰而出。

误吞诸物，金银铜钱等物，不化：浓煎砂仁饮之，即下。

砂仁壳 味淡体轻，色黄气薄。通滞气，进饮食，舒噎膈，渗湿热，醒脾不助胃热，保肺能益肾阴。治邪热停膈，胃壅不宣，寒饮肿胀，上气咳嗽，子痫昏冒，妊娠内动，热壅咽疼，囊湿泻痢。炒，研末，搽口吻生疮。

子痫昏冒：砂仁、砂壳等分，炒焦酒下，或米饮下二钱。

热壅咽痛：砂壳为末，水服二钱。

葆按：凡脾弱不食，胃挟虚火，用砂仁诚恐燥胃劫津，取其壳不辛味平，和冬瓜仁服，屡效验。

益智仁

辛，热。本脾药，兼入心肾。主君相二火，补心气、命门、三焦之不足，能涩精固气。又能开发郁结，使气宣通，温中进食，摄涎唾，缩小便，益脾胃，理元气。治客寒犯胃，冷气腹痛，肾虚滑沥，遗精虚漏，心气不足，梦泄赤浊，热伤心系，吐血血崩。但大辛热之性，少加脾肺肾三经补药中，大有子母相关之义。若脉实有邪火者忌。夜多小便者，同盐煎服，奇效。

《夷坚志》云：秀川陆某，忽得吐血不止，惊癫狂躁直视，至夜深，欲投户而出，梦观音投一方：益智仁二两，生朱砂二钱，青橘皮五钱，麝香五分，末，每空心灯心汤下一钱，渐愈。

---

① 一个：原脱，据金陵本第十四卷缩砂蔤条补。

心虚尿滑，及赤白浊：益智、茯苓、白术等分，末，每汤下三钱。

小便赤浊：益智、茯神各二两，远志，甘草水煮半斤①，为末，酒糊丸梧子大，每姜汤下五十丸。

漏胎下血：益智半两，砂仁一两，末，每空心汤服三钱。

荜 茇

辛，热，入手足阳明经。温中下气，暖胃消食，除寒冷，调脏腑，补腰脚，杀腥气。治水泻气痢，虚冷肠鸣，呕逆醋心，阴疝痃癖，霍乱冷气，心痛血气，产后泻痢。其性辛，能散阳明之浮热，为头痛、牙疼、鼻渊要药。然多服，走泄真气，动脾肺之火，损目，令人肠虚下重。凡服，醋浸一宿，以刀刮去皮粟子②令净，免伤人肺。

暑泻身冷，自汗欲呕，小便清，脉弱：荜茇、肉桂各二钱半，良姜、干姜各三钱半，末，糊丸梧子大，每姜汤下三十丸。

风虫牙痛：荜茇末，揩之，煎苍耳汤漱去涎。

胃冷口酸，流清水，心下连脐痛：荜茇半两，川朴一两，末，入热鲫鱼肉，捣丸绿豆大，每米饮下二十丸。

瘴气成块在腹：荜茇、大黄各一两，末，入麝香少许，蜜丸豆大，每冷酒服三十丸。

妇人血气作痛，及无时下血，或月事不调：荜茇盐炒、蒲黄炒等分，末，蜜丸豆大，每空心酒下三十丸。

气痢经久：荜茇、牛乳煎服，效。

荜勃没荜茇根　辛，温。治五劳七伤，冷气呕逆，心腹胀满，

---

① 甘草水煮半斤：原作“甘草炒各半斤”，据金陵本第十二卷远志条、刘校本第十四卷益智子条改。

② 皮粟子：原作“皮栗子”，据金陵本第十四卷荜茇条改。

食不消化，阴汗，寒疝核肿，腰肾冷，除血气，妇人内冷无子。

集注：荜茇，生波斯国，丛生，茎叶似蒟酱，其子紧细，辛烈于蒟酱。其根名荜勃没，似柴胡而黑硬。今岭南特有之，多生竹林内。

蒟酱矩土荜茇

根叶子　气热味辛。温中燥脾，破痰下气，消谷。解酒食气，散结气，解瘴疠，去胸中邪恶气。治咳逆上气，胃弱虚泻，霍乱吐逆，心腹冷痛及虫痛。

时珍曰：产两广滇南。其苗名蒌叶，蔓生依树，根大如箸。彼人食槟榔，以此叶及蚌灰少许同嚼，云辟瘴疠，去胸中恶气。

牙疼：蒟酱、细辛各半两，大皂荚五铤，去子，入青盐烧炭，末，频掺去涎。

肉豆蔻

辛，温，气香，入手足阳明经。暖脾胃，固大肠，温中消食，开胃止泻，下气解酒毒，消皮外、络下气。治积冷，心腹胀痛，霍乱中恶，鬼气冷疰，呕恶冷沫。止小儿乳霍，吐逆，腹疼，宿食，痰饮，心腹虫痛，脾胃冷气，冷热虚泻，赤白下痢，米粥服之。初起忌用。凡服，糯米粉裹，糠火煨，勿犯铁器。

久泻不止：肉蔻一两，木香二钱半，末，枣肉丸梧子大，每米饮服四十丸。

老人虚泻：肉蔻三钱，面裹，煨去油，乳香一两制，末，陈米粉糊丸豆大，每米饮下七十丸。

小儿泄泻：肉豆蔻五钱，煨去油，乳香二钱半，生姜五片，同炒焦，去姜，旋丸绿豆大，量儿大小，米饮下。

暖胃除痰，进食消食：肉豆蔻二个，糯米粉裹，半夏姜汁炒，五钱，木香二钱半，末，蒸饼丸芥子大，每食后津液下十丸。

补骨脂

辛、苦，大温，入心包、命门。补相火以通君火，暖丹田，兴阳事，缩小便，明耳目。治劳伤风虚，骨髓伤败，肾冷精流。逐诸冷顽痹，肾虚泄泻，男子腰疼，膝冷囊湿，妇人血脱，气陷坠胎。凡用，水浸三日，蒸，盐水炒。忌芸苔及诸血。

补骨脂丸治下元虚败：补骨脂酒蒸、菟丝子各四两，胡桃肉一两去皮，制乳香、没药、沉香各二钱半，末，炼蜜丸梧子大，空心盐汤下三十丸。

肾①虚腰痛：骨脂酒浸炒、杜仲姜汁炒各一斤，胡桃肉二十个去皮，以大蒜捣膏一两，和丸梧子大，每空心酒服二十丸。妇人淡醋汤下。

小儿遗尿，膀胱冷：夜属阴，故小便不禁。骨脂，盐水炒，末，每夜热汤服一钱。婴孩减半。

玉茎不痿，精滑无歇，时如针刺，捏之则脆，此名肾漏。炒骨脂、韭子各一两，末，每热水服三钱，早夜两服，愈即止。

打扑腰痛，瘀血凝滞：炒骨脂、小茴炒、肉桂等分，末，每酒服二钱。

郑相国传方：破故纸十两，净择去皮，洗暴，研细末，胡桃肉二十两，汤浸去皮，细研，和末如泥，更以老蜜和合如饴，瓷器盛，早以暖酒调药一匙服，便以饭压。不饮酒者，热水服。弥久延年。忌羊血。

姜黄

辛、苦，色黄，入足太阴经。理血中之气，下气破血，除风热，消痈肿，功力烈于郁金。治心腹结积，气胀疰忤，癥瘕血块，

① 肾：原作“胃”，据金陵本第十四卷补骨脂条改。

扑损瘀血，止暴风痛，冷气下食，产后败血攻心，通月经，辟邪恶。片子姜黄，治风寒湿气，能入手臂，而除痹痛。

心痛难忍：姜黄一两，肉桂三两，为末，醋汤服一钱。

胎寒腹痛，啼哭吐乳，大便色青，状如惊搐，出冷汗：姜黄一钱，乳香、没药各二钱，末，蜜丸芡子大，每钩藤煎汤化下一丸。

产后血痛有块：姜黄、肉桂等分，末，酒服一钱。

酒积腹痛便闭：姜黄、苏木各一钱，酒煎服。葆验。

郁金

辛、苦，寒。其性轻扬，上行入心及包络。专治血分病。利胸膈，散肝郁，下逆气，破恶血，止血生肌，凉心护心。治血淋尿血，吐衄金疮，阳毒入胃，下血频痛，温热时邪，胸胁气逆。葆元。妇人经血逆行，血气诸痛，宿血心疼，冷气积聚，产后败血攻心，失心颠狂，下桃生蛊毒。

厥心气痛，不可忍：郁金、附子、干姜等分，末，醋糊丸梧子大，朱砂为衣，每服三十丸，男酒女醋下。

产后心痛欲死：郁金炒炭，末，醋调服二钱。

中砒霜毒：郁金末二钱，入蜜少许，冷水调服。

桃生蛊毒：岭南饮食中行厌胜法，鱼肉能反生人于腹中，而人死，阴役其家。被其害者，初觉心腹痛，旬日即死。即用升麻或胆矾汤探吐之。若膈下急痛，以米饮调郁金末二钱服，吐恶物。或合升麻等分服，不吐则泻，愈。

经血逆行，上为吐衄：郁金末，韭汁、童便、姜汁冲服二钱，血自下。痰血，加竹沥。

失心癫狂：郁金七两，明矾三两，末，薄糊丸豆大，每汤下五十丸，数服愈。

莪蒁蓬莪茂

苦、辛，温，入肝经血分。破气中之血，消瘀通经，开胃化食，解毒，食饮不消，破痃癖冷气。治心腹诸痛，中恶鬼疰，霍乱吐酸，妇人血气结积，丈夫奔豚，内损瘀血，扑损下血。虽为泄剂，亦能益气，醋酒炒用。

一切冷气抢心，发则欲死，及久患心腹痛：醋煮莪蒁二两，煨木香一两，末，每淡醋汤服一钱。

妇人血气游走痛：莪术、干漆等分，末，酒服三钱。

小儿盘肠内吊：莪术半两，阿魏一钱，焙末，紫苏汤每服三分。

久患心脾痛：莪术面裹煨，研末，酒醋汤调服一钱。

荆三棱

苦，平。色白属金，入肝经血分，而通积血，破血中之气，散一切血瘀气结，老癖癥瘕，积聚结块，积气气胀。消扑损瘀血，疮肿坚硬，饮食不消，妇人血脉不调，心腹痛，产后腹痛，血运，恶血血结。下乳汁，通月经，坠胎妊。然力峻，能泻真气，虚者勿用。

痃癖气块：三棱、青皮、陈皮、木香各半两，肉蔻、槟榔各一两，硇砂二钱，末，糊丸梧子大，每姜汤下三十丸。

胁下痃癖，硬如石：三棱一两炮，大黄一两，共末，醋和熬膏，每空心生姜橘皮汤下一匙，以消利为度。

浑身燎泡，如棠梨状，每个出水，有石一片如指甲大，其泡复生，抽①尽肌肤肉则不治。三棱、莪术等分，末，每早晚酒服三钱。

反胃恶心，药食不下：三棱炮一两，丁香三钱，为末，每服一钱，沸汤下。

香　附

辛、微苦、甘，入手足厥阴、手少阳经，乃血中气药，兼行

---

① 抽：原作“抽”，据金陵本第十四卷荆三棱条改。

十二经，及八脉气分。利三焦，解六郁，理一切逆气。除胸中热，充皮毛。治常日忧愁不乐，心忪[①]少气，腹中客热，膀胱肾气，胁疼脚气。消饮食积聚，痰饮痞满，胕肿腹胀，霍乱吐泻，肢体头目齿耳诸痛。既可调气，又能理血，治痈疽疮疡，吐血下血，尿血血淋，妇人崩带，月候不调，胎前产后百病。生用则上行胸膈，外达皮肤；熟用则下行肝肾，旁彻腰膝。炒黑，又能止血。去毛。

一切气疾腹胀，噎噫吞酸，痰逆呕恶，及宿酒不解：香附一斤，砂仁八两，炙甘草四两，共末，每早晚入盐汤服一匙，名快气汤。

妊娠恶阻，胎气不安，二香散：香附二两，藿香、甘草各二钱，末，每沸汤入盐少许，调服二钱。

临产顺胎，要九、十个月者，服此永无惊恐：香附四两，砂仁三两，炙甘草一两，末，每米饮服二钱。

小便血淋痛甚：香附、陈皮、赤苓等分，煎服。

产后狂言，血运烦渴：生香附末，姜枣汤服二钱。

女人百病：香附一斤，分作四股，醋、酒、盐水、童便各浸四两，春三、夏一、秋五、冬七日。淘净晒干，末，醋煮面糊丸梧子大，每酒下七十丸。

下血血崩：香附炒焦，末，每酒服二钱，甚者加棕炭。

苗及花　煎饮散气郁，利胸膈，降痰热，治心肺虚风客热，膀胱[②]连胁下时有气妨。煎洗皮肤瘾疹瘙痒，及常觉忧愁，心忪少气，少食，日渐瘦。宜多取苗花煎汤浴，令汗出。

茉　莉

花　辛，热。蒸油取液，作面脂，润燥、香肌、长发，亦入茗汤。

---

① 心忪（zhōng 终）：怔忡。

② 膀胱：刘校本第十四卷莎草、香附子条此后有“间”。

根　有毒。以酒磨，服一寸，则昏迷一日；二寸服，则二日。凡跌打接骨用此，则不知痛。

排草香排草

辛，温。辟臭秽，去邪恶鬼魅，天行时气，并宜焚烧。和生姜、芥子煎汤，浴风疟，甚效。

时珍曰：原出交趾，今岭南亦莳之，草根也，状如细柳根①。

零陆香零草

甘、平。明目止泪，下气涩精。治恶气上逆，心腹痛满，风邪冲心，血气腹胀，虚劳疳䘌，牙齿肿痛。妇人浸油饰头，香无以加。

头风旋运，痰逆恶心懒食：零陆香、藿香、莎草根等分，末，每茶下二钱，日三服。

风牙疳牙：零草炙、荜茇炒等分，末，掺之。

妇人断产：零草末，酒服二钱。服至数两，一年绝妊，盖血闻香即散也。

梦遗失精：零草、人参、白术、白芍、生地各二两，茯神、桂心、炙草各二两，大枣十二枚，水煎服。

五色诸痢，返魂丹：零草去根，盐酒浸半日，炒，每两入木香一钱，为末。里急腹痛，冷水服一钱半，通了三四日，热米汤下。忌生梨。

薰草　辛，温，辟恶，去口臭气。治伤寒头痛，上气腰疼，狐惑食肛，牙疳鼻齆，鼻中息肉。多服耗真气，令气喘。浸油饰头，良。

伤寒下痢：薰草、当归各二两，黄连四两，水煎，分十服，

---

① 根：原脱，据金陵本第十四卷排草香条补。

日三。

伤寒狐惑食肛：薰草、黄连各四两切，以白酸浆渍一宿，煎，分二日服，日三。

小儿鼻塞：薰草一两，羊髓三两，铫内慢火熬，去滓熬膏，日摩背上数次。

牙齿痛：薰草煎水含漱。

头风白屑：薰草、白芷等分，水煎，入鸡子白搅匀，频傅自去。

葆按：（集注）草名零陆香，以其零陆所出之香名。零陆，即今永州，乃湘水之源，多生此，近市由岭南贩来，草属也，长不满尺，圆梗色青，叶似薄荷，有小铃佳，味淡微香，其气融和。薰草亦名零陆香，今镇江、丹阳皆莳而刈之，以酒洒制货之，芬香烈于零草，方茎色黄，叶如鸡苏薄荷，无小铃，价廉。浸油，饰头挍胜。

藿　香

辛、甘，微温，入手足太阴经。助胃气，去恶气，开胃口，进饮食，止霍乱，心腹痛，为脾胃吐逆要药。温中快气，治肺虚有寒，上气壅热，风水毒肿，饮酒口臭，煎汤漱之。

霍乱吐泻垂死者：藿香、陈皮各半两，水煎服。

暑月吐泻：漂滑石二两，藿香二钱半，丁香五分，末，每米饮调服二钱。

胎气不安，气不升降，呕吐酸水：香附、藿香、甘草各二钱，末，沸汤入盐少许，调服二钱。

兰草省头草、孩儿菊

色青味辛，其气清香，调肝舒脾，通利三焦，生血养营，调气散郁，止渴生津，通神明，润肌肉，利水道，调月经，除胸中痰癖，涤肠胃壅垢，大能醒脾进食，为治消渴脾瘅要药。杀蛊毒，消痈肿，辟不祥恶秽。可作膏涂发，良。

食牛马肉毒杀人者：省头草连根叶煎水服，即消。

葆按：兰草，其叶似菊，高不满尺，莳之最易繁盛。江右人植花缸内或园地，长夏，女人取鲜者插发内，省头避汗，解发臭，俗名避汗草。医不考究用者，故补之。又按：脾瘅症，口甘是也。经言因喜食甘肥所致。《素问》云：五味入口，藏于脾胃，以行其精气。津液在脾，令人口甘，其气上溢，转为消渴，治之以兰草，除陈气也。陈气者，即甘肥酿成陈腐之气也。

泽 兰

气香而温，味辛而散，入足太阴、厥阴血分。通九窍关节，养血气肌肉，破宿血，调月经，消癥瘕，通小肠。治头风目痛，面黄水肿，吐血鼻血，妇人劳瘦血沥，腰疼，频产血气衰冷，羸瘦成劳，产后腹痛，金疮内塞，血虚受风，恶寒发热。葆元。为妇人胎前产后要药。消扑损瘀血，痈肿疮脓。

产后水肿及血虚浮肿：泽兰、防己等分，末，每醋酒服二钱。

产后阴翻，阴户燥热，遂成翻花：泽兰四两，煎汤熏洗二三次，再入枯矾洗之。

时珍曰：兰草走气道，故能利水道，消痰癖，杀蛊辟恶，而为消渴良药；泽兰走血分，故能治水肿，涂痈毒，破瘀消癥，而为妇人要药。虽一类而功用不同。

地笋泽兰根，嫩时可食　甘、辛，温。利九窍，通血脉，排脓治血，止鼻衄吐血，治产后心腹痛。产妇作蔬食，佳。

兰花及叶

禀金水之气，而似有火。其花干者，煎服，治胸刺痛。其叶能散久积陈郁之逆气。

葆集朱震亨兰草注补之。《条辨》清宫汤用叶心，取去逆护心意。

马 兰

根叶　辛，平。入阳明经血分，故治血病与泽兰同功。破宿血，养新血，合金疮，断血痢，解酒疸。治疟疾寒热，腹中急痛，消痔疮圣药。止鼻衄吐血①，小儿羸瘦发热。葆元。解诸菌毒，蛊毒。生捣，涂蛇咬。

时珍曰：马兰，湖泽卑湿处甚多。二月生苗，赤茎白根，长叶有刻齿，状如泽兰而气臭。南人多采沩，晒干为蔬及馒馅。入夏高二三尺，开紫花，有细子。葆按：山人名马兰芹，治小儿羸瘦发热，用之屡效。

喉痹口噤：马兰根或叶捣汁，入米醋少许滴鼻中。或灌喉中，取痰自开。

绞肠沙痛：马兰根叶细嚼咽汁，立安。

缠蛇丹毒：马兰叶捣，醋和搽。

诸疟寒热：马兰根叶捣汁，入水少许，发日早服，或入糖服。

痔漏效方：马兰，春夏取生者，秋冬用干，白水煮食，或酒煮，或焙末，糊丸，米饮下，日日服，仍用煎汁入盐洗。又方：治痔，用根捣傅，片时肉平即去。迟，恐其肉反出。

香薷

辛，微温，属金与水。利小便，散水肿，去热风，止鼻衄，调中温胃，下气除烦热。疗呕逆冷气，霍乱腹痛吐下，卒转筋，及脚气寒热。其性能彻上下，清化肺气，治水气甚捷，为夏月中暑解表之要药，若涉虚及内伤暑邪者忌。煎汁漱口，去臭气。陈者良。冷服。

遍身水肿，暴水、风水、气水：香薷一斤，水煎去渣，熬膏，加白术末七两，和丸梧子大，每米饮服十丸，小便利为度。

舌上出血如钻孔：香薷煎汁服。

鼻衄不止：香薷为末，水服一钱。

---

① 血：原脱，据金陵本第十四卷马兰条补。

普济散（鲍太守伯熙经验方）：治伤寒暑气，时行疫疠，风湿相搏，阴阳两感，外寒内热，或外热内寒，肢节拘急，头项腹脊俱痛，喘逆喘咳，鼻塞声重，及伤饮食生冷，胸膈饱闷，胁肠胀痛，手足逆冷，肠鸣泄泻，水谷不消，小便不利，下痢红白。若红多，用黄连三分，煎水调服。白痢，用吴萸五分，煎水调服。馀症，俱用热水调服二三钱，无不应效。香薷一两五钱，甘葛、银花、陈皮各八钱，扁豆一两五钱，茯苓、川朴各一两，苍术、川芎、独活、山楂、防风、枳壳、麦芽炒、泽泻各五钱，槟榔、桔梗、麦冬、木通、腹皮、木香、柴胡各六钱，草果仁炒七钱，藿香九钱，茯苓、白菊花、川朴各一两，白芷、细辛、半夏各四钱，共研细末，瓷罐收藏。

荆芥

辛、苦，芳香，入肝经气分，兼行血分。其性升浮，能发汗散风热，清头目，利咽喉，消痈肿。治伤寒头痛，头旋目眩，手足筋急，中风口噤，身强项直，恶风贼风，口面㖞斜，目中黑花，遍身痛痹，血风劳气，背脊疼烦，脚气阴癞。其气温散，又能助脾消食，下气醒酒，通利血脉。治吐衄肠风，崩中血痢，产风血运，瘰疬痔瘘，疔疮湿疸，破结下瘀，清热解毒，为风病、血病、疮家圣药。治血，炒黑用。反鱼蟹、河豚、驴肉、无鳞鱼。

风热牙痛：荆芥、乌桕根、葱白等分，煎汤频含漱。

小儿惊痫一百二十种：荆芥二两，白矾半生半枯共一两，末，糊丸黍米大，朱砂为衣，每姜汤下二十丸。

产后中风口噤，瘛疭角弓，产后血运不省，肢强直，吐泻：荆芥穗子焙末，每服三钱，黑豆炒，淋酒调下，或童便服。口噤则撬牙灌之，名愈风散。

小儿脱肛：荆芥、皂角等分，煎汤洗，以铁浆涂之。子宫脱出，同方。

产后下痢：荆芥炭入麝香少许，沸汤调服三钱，勿以药微轻之。

癃闭不通，小腹急痛，无问新久：荆芥、大黄，末，水服二钱。

九窍出血：荆芥酒煎，通口服。

薄　荷

辛能发散，凉能清利，手太阴、足厥阴经药。搜肝气而抑肺盛，专于消风散热、利节通关，能去高巅及皮肤风热，发毒汗而去愦疾。治贼风伤寒，头痛头脑风，眼目、咽喉、口齿诸病，及中风失音，小儿风涎，惊狂壮热，瘰疬疮疥，风瘙瘾疹，心腹胀满，宿食不消。杵汁服，主心脏风热。挼叶塞鼻，止衄血。捣汁含漱，去舌苔语涩。煎洗漆疮。捣，涂蛇伤蜂螫。瘦弱人久食动消渴。新病瘥及气虚人忌。

清上化痰利咽膈，治风热：薄荷末，蜜丸或白糖杵饼，噙化。

瘰疬结核，或破未破：薄荷二斤捣汁，皂荚半斤浸汁，同砂糖熬膏，连翘半两，青皮、陈皮、牵牛半生半炒各一两，皂荚仁一两半，末，同膏捣丸梧子大，每服三十丸，连翘汤下。

舌苔语蹇：薄荷自然汁，和白蜜、姜汁擦之。又葆验方，治舌苔黄燥，津枯口渴。薄荷、桑皮各一钱，乌梅一个，泡汁，墨青布蘸汁揩之，含汁漱口，自退。

积雪草胡薄荷

苦、辛，寒。治风邪浮热，胸膈气壅，瘰疬鼠瘘，寒热往来，大热恶疮，皮肤赤肿，小儿寒热，腹内热结。捣傅热肿丹毒。和盐捣贴风疹疥癣。研汁点暴赤风眼。性过辛烈，老人体弱忌。

时珍曰：积雪草似薄荷，但味辛少甘，江浙人多以作茶饮，俗呼新罗薄荷。葆按：山人俗名小叶薄荷，以其叶小而厚，莳缸内作茶饮，甚辛凉快膈。捣和白糖印饼，供果食，觉胸膈爽快，但大耗气，凡病虚及体弱食，定陡然气陷，慎之。

鸡苏龙脑薄荷

辛而微温。清肺下气理血，辟恶消食解暑。治头风目眩，气疾脚肿，肺痿咳嗽，吐衄唾咳，淋痢诸血，喉腥口臭，女人血崩带下，产后中风，恶血不止。作茹食，除胃中酸水。

时珍曰：鸡苏三月生苗，方茎中虚，叶似紫苏而微长，密齿，面皱色青，对节生，气辛烈。七月开花成穗，水红花，穗中有子。葆按：吾乡植园，或莳缸内，以其叶大，名大叶薄荷，作茗芳香，解暑邪。

漏血吐血下血：鸡苏煎汁饮。

吐血咳嗽：鸡苏末，米饮每服一钱。

衄血不止：鸡苏、豆豉，捣如枣核大，塞鼻。又和生地，等分，末，冷水服二钱。

脑热鼻渊，肺壅多涕：鸡苏、麦冬、川芎、桑皮、黄耆、炙草、生地等分，末，蜜丸梧子大，每党参汤下四十丸。

蛇虺伤：鸡苏研末，酒服并涂。

耳卒聋：鸡苏叶捣，棉裹，塞耳内。

紫苏

味辛，入气分；色紫，入血分。香温散寒，通心利肺，开胃益脾，发汗解肌，和血下气，宽中化食，消痰定喘，止痛安胎，通大小肠，理一切冷气。治霍乱转筋，心腹胀满，脚气寒热。解鱼蟹毒，蛇犬螫伤。以叶生食作羹，杀一切鱼肉毒。多服泄真气。忌鲤鱼。

损伤出血不止：以陈苏叶蘸所出之血，挼烂，傅之立止，不作脓。

咳逆短气：紫苏、党参各二钱，煎服。

疯狗咬伤：紫苏叶嚼傅之。

飞丝入目，令人舌上生泡：紫苏嚼烂，白汤咽下。

梗茎 主治同苏叶，性较和缓，能宣通风毒，利气化痰，疏风散寒，顺气安胎，虚者宜之。葆元。

子 辛，温。润心肺，益五脏，消五膈，破癥结，下气定喘，止嗽消痰，和膈宽肠，通大小便。治上气咳嗽，肺气喘急，霍乱反胃，风湿脚气，解鱼蟹毒。主治虽与叶同，而发散风气宜用叶，通利上下则宜用子。忌和鲤鱼食，生恶疮。

顺气利肠：苏子、火麻仁等分，研烂，水滤取汁，同粳米煮粥食。

一切冷气：苏子、良姜、橘皮等分，蜜丸梧子大，每空心酒下十丸。风湿脚气，同方。

风寒湿痹，肢挛脚肿，不可践地：苏子二两，杵碎，水研取汁，粳米二合，煮粥，和葱椒姜豉食之，愈。

菊　花

味兼甘苦，性禀平和，备受四气，饱经霜露，得金水之精，能益金水二脏，以制火而平木，木平则风息，火降则热除。故能养目血，去翳膜，而主肝气不足。治头目风热，风旋倒地，脑骨疼痛，泪出目欲脱，皮肤死肌，恶风湿痹。去身上一切游风，疗四肢腰疼，除胸中烦热，作枕明目。

瘢痘入目，生翳障：白菊花、谷精草、绿豆皮等分，末，每用一钱，以干柿一枚，粟米泔一盏，同煮候泔尽，食柿。日照法食三枚，半月效。

疔肿垂死：菊花一握，捣汁服。野菊更胜，冬月用根。

女人阴肿：菊花苗捣煎汤，先熏后洗。

风热头痛：菊花、川芎、石膏等分，末，每茶调一钱半服。

膝风疼痛：菊花、艾叶作护膝，久则愈。

病后生翳：白菊花、蝉蜕等分，末，每用二钱，入蜜少许，汤调服。

叶　捣汁服，明目，消风热，解温毒。治头面热肿，疔疮恶疮。葆元。

花上水　益色壮阳，治一切风。

野菊苦薏

根茎叶花 苦、辛，温，有小毒。调中止泻破血，妇人腹内宿血者宜之。治痈肿疔毒，瘰疬眼瘜。

痈疽风肿，一切无名肿毒：野菊连茎捣烂，酒煎服取汗，以渣傅之。又方：加苍耳草。

瘰疬未破：野菊根捣烂，煎酒服，渣傅，自消。

天泡疮：野菊根、枣木，煎汤洗。

庵蕳子淹间

辛、苦，微寒，入肝经血分。益气散血，消食明目，散五脏瘀血，心下坚满，膈中烦热，腹中水气，胪胀留热，心腹胀满，风寒湿痹，腰脚膀胱骨节诸痛，女子月经不调，男子阴痿不起。酒服治闪挫腰疼，产后血气痛。

颂曰：生江淮，春生苗，叶如艾，七月开花，八月结实，九月采。时珍曰：庵蕳叶不似艾，似菊叶而薄，多细丫，面背皆青。高者四五尺，其茎白，如艾茎而粗。八九月开细花，结细实，如艾叶结子繁衍。艺花者以之接菊。人家种之辟蛇。其蒿茎老可以覆盖，名庵蕳。

月水不通：庵蕳子一升，桃仁二升，去皮，研匀入瓶内，以酒二斗浸五日，每饮三合，为宿有风冷，留血积所致。

产后血痛：庵蕳子一两，水一碗，童便二杯，煎服。

蓍尸①

实 益气，充肌肤，明目，聪慧先知。久服不饥，轻身不老。

叶 治痞疾。

腹中痞块：蓍叶、独蒜、甲珠，末，和盐醋捣成饼，量痞大小贴之两炷香，其痞化脓血，从大便出。

---

① 尸：意谓“蓍”的读音为“尸”。

《别录》云：著生少室山谷。颂曰：今生蔡州上蔡县白龟祠旁。其生如蒿作丛，高五六尺，一本一二十茎，至多五十茎。生便条直，秋后有花，出于枝端，形似菊花，红紫色，结实如艾实。所生之处，兽无虎狼，虫无毒螫，此神草也。其茎可为筮。

艾叶

苦、辛，生温熟热。纯阳之性，能回垂绝之元阳，通十二经，服之则走三阴，而逐一切寒湿。主心腹冷气鬼气，理气血，暖子宫，温中逐冷，开郁止血，调经安胎。治吐衄下血，腹痛冷痢，霍乱转筋，肠痔金疮，杀蛔治癣，下部䘌疮，妇人血漏，崩中带下。又主带脉为病，腹胀满，腰溶溶如坐水中。以之灸火，能透诸经而治百病。血热病者禁用。陈者良。

洪氏云：艾难著力，若入茯苓数片同研，登时可作细末。

舌缩口噤：生艾捣傅。干艾浸湿捣亦可。

咽喉肿痛：嫩艾捣汁，细咽。或和醋捣烂，傅喉上。

鬼击中恶，卒然如刀刺，在胸胁腹内，不可摩，或吐衄下血，一名鬼排：熟艾如鸡子大三枚，煎服。

小儿脐风撮口：艾叶烧灰填脐中，以帛缚定，效。或隔蒜灸，候口中有艾气，愈。

蛔虫心痛如刺，口吐清水：艾一握，煎服取吐。或生艾捣汁，五更时先食香脯一片，乃饮汁，当下虫出。

野鸡痔，或大如黄瓜，贯肠头：先以槐柳汤洗，以艾灸七壮，觉热气入肠，泻血愈。

妇人血崩不止：熟艾二钱，干姜一钱，煎汁去渣，入阿胶半两溶化，分三服，一日尽。

产后腹痛欲死，因感寒起：艾揉茸斤许，焙，敷脐上，以绢覆住，熨斗熨之，口中觉艾气出，愈。

鼻血不止：艾烧灰吹之，亦可煎服。

妊娠下血，或漏下半产：四物汤加艾叶、甘草，酒煎，去渣，入阿胶半两溶化，服。

妇人面生疮，名粉花疮：铅粉五钱，菜油调，摊碗内，用艾烧烟熏之，候干，取下，调搽，无瘢痕，亦易生肉。

疔疮肿毒：艾烧灰，淋汁，和石灰调如稀糊。先以针刺疮至痛，乃点药三次，其根自拔。

鹅掌风：真蕲艾四两煎，入大口瓶内盛之，用麻布二层缚之，将手心放瓶上熏，如冷再热，熏。

小儿烂疮：艾叶烧灰傅。

面上皯䵟：艾灰、桑灰各三升，热水淋汁，再淋三遍，以五色布纳于中，同煎，令可丸时，每以少许傅之，自烂脱，甚效。

艾实 苦、辛，热。明目壮阳，暖子宫，助水脏，补腰膝，疗一切鬼气。

诜曰：艾实和干姜等分，末，蜜丸豆大，空心服三丸，以饭三五匙压之，日再服，有百恶神鬼自速走去。

茵陈蒿

苦，燥湿，寒胜热，入足太阳经。发汗利水，以泻太阴、阳明之湿热，为疸黄之君药。治风湿寒热，邪气热结，通身发黄，小便不利。除烦热，去伏瘕，通关节，去滞热。疗天行时疾，热狂瘌疟，头痛头旋，风眼赤肿，女人癥瘕，闪损乏绝。

遍身风痒，生疮疥：茵陈煎洗。

风疾挛急：茵陈一斤，秫米三斗，曲半升，酿酒日饮。

痫黄如金，好眠吐涎：茵陈、鲜皮等分，水煎服。

遍身黄疸：茵陈一把，生姜一块，同捣烂，于胸前、四肢，日日擦之。

男子酒疸：茵陈四根，栀子七个，大田螺一个，连壳捣烂，以百沸酒冲饮。

伤寒留热发黄：茵陈、栀子各三两，秦艽、升麻各四钱，共末，每用三钱，水煎服，照服二十日，病尽退。

青蒿

苦，寒。得春木少阳之气最早，故入少阳、厥阴血分。补中益气，明目杀虱。治骨蒸劳热，蓐劳虚热，风毒心痛，热黄鼻衄，疟疾寒热，冷热久痢，瘙疥恶疮，鬼气尸疰，妇人血气腹满。生捣傅金疮，止血止痛。烧灰淋汁，治恶疮、瘜肉、黡瘢。

鼻衄不止：青蒿捣汁服，并塞鼻中。

鼻中息肉：青蒿、石灰等分，淋汁熬膏点之。

骨蒸烦热：青蒿一握，猪胆汁一枚，杏仁四十粒去皮，童便大盏，煎，空心温服。

赤白下痢：端午日采青蒿、艾叶等分，同豆豉捣作饼，日干，每用一饼，煎服。

耳出脓：青蒿末，棉裹纳耳。

子 甘，冷。炒服，明目开胃。治劳瘦，壮健人小便浸用之，煎洗恶疮、疥癣、风疹。

积热眼涩：青蒿花、子①阴干，末，每井华水空心服二钱，目明，可夜看书。

节间虫②，见虫部。

益母草茺蔚

味辛微苦，入手足厥阴血分。活血破血，调经解毒。治胎漏产难，胞衣不下，子死腹中，血风血痛，崩中漏下，尿血泻血，疳痢痔疾，大小便不通，产后血运血胀。捣汁服，主浮肿，下水，消恶毒，乳痈，疔肿，丹游等毒，服并傅。摘汁入耳，主聤耳。

---

① 青蒿花子：金陵本第十五卷青蒿条作“青蒿花或子”。

② 节间虫：本书卷五虫部（二）作“青蒿蠹虫”。

傅蛇虺伤。作浴汤，治瘾疹。入面药，治粉刺，令光泽。制硫黄、雄黄、砒石。

产难胎死，及产后血运，小便尿血：俱捣益母草汁服。产后血闭，酒和汁服，干者末服。

一切痈疽，妒乳乳痈，小儿头疮，及浸淫疮疽阴蚀，并煎益母草洗。

急慢疔疮：益母草捣汁服，并捣封之。或烧末，用小尖刀十字划开疔根出血，捻血尽，以稻草心蘸药，捻入疮口，令到底，良久当有紫血出，拭净，再捻药，见红血乃止。一日夜捻药三五度，重者二日根烂出，轻者一日出。有疮根胀起，则是根出，以针挑之，仍傅药，生肌愈。

喉痹肿痛：益母捣，新汲水绞汁饮，随吐，愈。

新生小儿，益母煎汤浴，不生疮疥。

胎死腹中：益母捣，以暖水少许和绞汁服。

聤耳出汁：取益母茎叶捣汁，滴耳内。

茺蔚子　辛、甘，微温，亦入手足厥阴。明目益精，养肝益心，止渴润肺，顺气活血，解除水气，通血脉，填精髓，安魂魄。治血逆大热，头痛心烦。调女人经脉，崩中带下，产后血胀。行中有补，为妇人经血，胎前产后，一切血气诸病。久服，令人有子。然惟辛温主散，瞳子散大者忌。

时珍曰：若治手足厥阴血分风热，明目益精，调女人经脉，则单用茺蔚子。若治肿毒疮疡，消水行血，妇人胎产诸病，则宜用根茎叶①，盖草根茎专于行②，而子则行中有补故也。

---

① 若治肿毒……根茎叶：金陵本第十五卷茺蔚条作“益母草之根茎花叶实，并皆入药，可同用……若治肿毒疮疡，消水行血，妇人胎产诸病，则宜并用为良”。

② 根茎专于行：金陵本第十五卷茺蔚条作“根茎花叶专于行”。

鹿衔草麋衔无心草

苦，平，微寒。治风湿痹，历节痛，惊痫吐舌，悸气贼风，鼠瘘痈肿，暴癥，逐水，疗痿躄。久服轻身明目。若妇人服之，绝产无子。煎洗漂疽，甲疽，恶疮。

黄帝曰：有病身热懈怠，汗出如浴，恶风少气，此为何病？岐伯曰：此名酒风，治以泽泻、术、麋衔各五分，空心服。

小儿破伤风，拘急口噤：麋衔半两，白附炮①二钱半，末，薄荷酒下。

夏枯草

辛、苦，微寒。气禀纯阳，补肝血，缓肝火，解内热，散结气。治寒热瘰疬，鼠瘘头疮，湿痹脚肿，破癥散瘿，疗目珠夜痛。

一男子至夜目珠痛，连眉棱骨及头半边肿，以黄连膏点之反甚，诸药不效。以夏枯草、香附各二两，甘草四钱，共末，每清茶调服钱半，下咽则痛减半，未尽剂而愈。肝虚目痛，冷泪不止，同方。

瘰疬马刀，已溃未溃，或日久成漏：夏枯草六两，煎，分服，甚者熬膏服，并涂患处，兼以十全大补加香附、贝母、远志，尤善。

血崩不止：夏枯草末，米饮调服二钱。

汗斑白点：夏枯草煎汁，日日洗。

产后血运，心气欲绝：夏枯草捣，绞汁，服大盏。

刘寄奴

茎叶花子 苦，温。破血化癥，止痛下胀。治心腹痛，下逆气，水胀，血气，通妇人经脉癥结，止霍乱水泻，产后馀疾，小儿尿血，止金疮血，极效。多服令人下痢。

大小便血：刘寄奴末，空心茶调服二钱。

---

① 炮：原作“泡”，据金陵本第十五卷薇衔条改。

折伤瘀血在腹：刘寄奴、碎补、延胡各一两，水煎，童便、酒和服。

赤白下痢：刘寄奴、乌梅、干姜等分，水煎服。

汤火灼：先以糯米浆，鸡翎扫上，后以刘寄奴研末掺之，不痛亦无痕。凡汤火灼后，即用盐水浸过，掺药，妙。

血气胀满：刘寄奴末，每服三钱，酒煎服，勿用多。

旋覆花金沸草

咸能软坚，苦辛能下气行水，温能通血脉，入肺、大肠经。开胃止呕，消坚软痞，除水气，利大肠，化胸上痰结，唾如胶漆，心胸痰水，胁下结气，止呕逆。治噫气，膀胱留饮，风气湿痹，皮间死肉，目中眵泪，大腹水肿，去头目风。然性走散，虚者慎用，多服，冷利大肠。

葆按：其花有毛，妨喉引咳，凡服者须用布滤，或另布包，同煎。

月蚀耳疮：覆花烧末，麻油调搽。

小儿眉癣，眉毛倒睫，因癣不生：覆花、天麻苗、防风等分，末，洗净，麻油调涂。

半产漏下，《金匮》旋覆花汤：覆花三两，葱十四茎，新绛五分，煎服。

青葙子

味苦，微寒，入足厥阴经。镇肝，明耳目，坚筋骨，益脑髓，理唇口青，去风寒湿痹，肝脏热毒冲眼，赤障青盲翳肿，恶疮疥疮。

时珍曰：青葙生田野，嫩苗似苋，可食，长则高三四尺，苗叶花实与鸡冠花一样，但鸡冠花穗或有大而扁而团者，此则稍开出花穗，尖长四五寸，状如兔尾，水红色，亦有白黄色，子在穗中。

鼻衄不止，眩晕欲死：青葙子捣汁，灌鼻中。

茎叶 苦，微寒。治邪气，皮肤中热，风瘙身痒，杀三虫，恶疮，疥虱痔蚀，下部䘌疮。捣汁服，大疗温疠，止金疮血。

鸡冠花

甘，凉。治痔漏下血，赤白下痢，崩中赤白带下，分赤白色用。

结阴便血：鸡冠花、椿根白皮等分，末，蜜丸梧子大，每黄耆汤下三十丸，日二服。

五痔红肿，久不愈，变成瘘：鸡冠花、凤眼草各一两，煎，频洗。

下血脱肛：白鸡冠花、防风、棕炭、羌活各一两，末，米饮下二钱，或蜜丸，米饮下。

妇人白带：白鸡冠花曝，末，每空心酒服二钱，忌鱼腥，赤带用红者。

白带沙淋：白鸡冠花、苦壶芦等分，烧灰，每空心酒服二钱。

子 甘，凉。止肠风泻血，赤白下痢，崩中带下，入药炒用。

苗 甘，凉。治痔疮及血病。

红　花

辛，温，入肝经血分。活血润燥，止痛散肿，通经。治经闭便难，产后血运口噤，腹内恶血不尽，绞痛，胎死腹中，胞衣不下，酒服。又能入心包，行男子血脉，通女人经水，少用则养血，多用则破留血，亦主蛊毒。

葆按：近因《备要》载过用能使血行不止而毙，所病女科者，畏如毒物，使①医用而支吾②、排谤③。查《纲目》无此句，其所破者，

① 使：假使。

② 支吾：抗拒。

③ 排谤：排挤毁谤。

留血也。夫留者，积滞之谓也，则《备要》云过者，必数两上，非比数钱许也，故志之，以解病医群疑。

六十二种风：红花一两酒煎，分四服。

喉痹壅塞不通：红花绞汁服。无鲜者，用干者浸湿[①]绞汁，煎服。

热病胎死：红花酒煎汁饮。胎衣不下，同方。

噎膈拒食：端午采头次红花，酒拌，焙干，血竭，等分，末，酒一盏，初服用末二分，次日四分，照服，愈为度。

聤耳出水：红花三钱，枯矾四钱，共末，以棉杖缴拭水吹。又方：去枯矾。

子　功与花同，治天行疮痘，水吞数颗。

血气刺痛：红花子一升，捣碎，好酒一升拌子，曝干，末，蜜丸梧子大，空心酒下四十丸。

女子中风：红花子五合，炒末，旦日取一匙煎汁，咽下。

苗　生捣，涂游肿。

燕脂

甘，平。活血，解痘毒，浸汁，滴小儿聤耳。

时珍曰：燕脂有数种，一种以红花汁染胡粉而成，一种以山燕脂花汁染粉而成，一种端州山间有花丛生，叶类蓝，正月开花似蓼，土人采含苞[②]者为燕脂粉，亦可染帛如红花者。葆按：似今名洋红类也。一种以紫铆染绵而成，南人多用之。葆按则今名燕脂片也，大抵皆可入血病药用。

乳头裂破：燕脂、蛤粉末傅。

婴孩鹅口，白厚如纸：燕脂，乳汁浸，涂之，一宿效。男用女乳，女用男乳。

---

① 湿：原作“温”，据金陵本第十五卷红蓝花条改。

② 苞：原作“色”，据金陵本第十五卷燕脂条改。

大蓟

根 甘，温。治女子赤白沃，安胎，令人肥健。捣汁服，止吐血鼻衄，崩中血下。

叶 治肠痈，腹脏瘀血作运及扑损，捣研，酒和童便服之。同盐捣，罯恶疮疥癣。

小蓟 根 甘，温。养精保血，破宿血，生新血，开胃下食，退热，补虚损。治热毒风，胸膈烦闷，止呕血、下血、血崩，金疮出血，绞汁温服。蜘蛛蛇蝎咬毒，服之亦佳。

苗 生研汁服，去烦热。作菜食，除风热。夏月热烦不止，捣汁服二盏即瘥。

大蓟、小蓟皆能破血，但大蓟兼消痈肿，而小蓟专主血，不能消痈肿也。

颂曰：小蓟处处有之，俗名青刺蓟。二月生苗，二三寸时，并根作菜，茹食美。四月高尺馀，多刺，心中出花，如红花而青紫色。四月采苗，九月采根。其大蓟根苗相似，但肥大耳。

舌硬出血不止：大小蓟捣汁，和酒服。干者末，冷水服。九窍出血，同方。

崩中下血：大小蓟根一升，酒一斗，渍五宿饮。或酒煎，或生捣汁温服。又方：小蓟茎叶汁、生地汁各一盏，白术半两，煎服。

金疮出血不止：小蓟苗捣烂涂。

堕胎下血：小蓟根叶、益母草各二两，水煎服。

癣疮作痒：小蓟叶捣汁服。

妇人阴痒：小蓟煎汤，日洗三次。

疔疮恶肿：小蓟苗、乳香各一两，明矾五钱，末，温酒服二钱，出汗为度。

续断

辛，苦，微温。去诸温毒，宣通血脉，助气血，补劳伤，暖子宫，缩小便，破癥结瘀血，消瘰疬乳痈，肠风痔瘘，止泄精尿血。治妇人乳难，崩中漏血，胎前产后一切病，胎漏，子宫冷，面黄虚肿。又主金疮，痈疮，折跌，续筋骨，及踠伤恶血腰疼，关节缓急，止痛生肌。为女科要药。酒浸用。

时行血痢：平胃散一两，入续断末二钱，水调服二钱。

妊妇胎动，两三个月坠：预服续断酒浸、杜仲姜汁炒等分，末，枣肉丸梧子大，每米饮服三十丸。

打扑损伤，闪朒骨接：续断叶捣烂罨之。

产后诸疾，血运，心闷烦热，气欲绝，乍寒热：续断皮一握，水煎服，间再照服。此药救产后垂危。

漏芦

咸，寒，入手足阳明经。通小肠，下乳汁，通经脉，消热毒，排脓止血，生肌杀虫。治皮肤热毒，发背疽痔，乳痈瘰疬，湿痹热痒，遗溺泄精，肠风尿血，风热赤眼，小儿壮热，金疮扑损。能续筋骨，及预解时行痘疹热。

腹中蛔虫：漏芦末，以饼臛和服。

小儿无辜疳[①]，肚胀，或泻痢冷热：猪肝一两，入漏芦末一钱、盐少许，同煮熟，空心食。

冷劳泻痢：漏芦一两，艾叶炒四两，末，米醋一斤，入末一半，同熬成膏，入后末，和丸梧子大，每温水下三十丸。产后带下，同方。

乳汁不下，乃乳脉壅塞。并治经络凝滞，乳内胀痛，邪畜成痈，服之自内消。漏芦二两，蛇蜕十条炙焦，栝楼十个烧炭，共末，温酒下二钱，良久，热羹投之，以通为度。

历节风痛，筋骨拘挛，古圣散：漏芦麸炒、地龙炒各半两，姜汁

① 无辜疳：小儿疳证并项后结核肿大者。

二两，蜜三两，同煎三五沸，入酒五合，每热水服一钱。

苎麻

根 甘，寒。安胎，大能补阴而行滞血。治天行热疾，大渴大狂。解心膈热，漏胎下血，胎前产后心烦。作枕，止血运。安腹上，止腹痛。解服金石药人心热，罯毒箭蛇虫咬，贴热丹毒。沤苎汁饮，止消渴。

小便血淋：苎根煎汤，频服。五种淋疾及诸淋，同方①。

脱肛不收：苎根捣，煎，频洗。

鸡鱼骨哽：苎根捣汁，以匙灌之，立下。

小便不通：苎根、蛤粉等分，末，每空心水服二钱。又苎根捣烂，摊绢上，贴少腹连阴际，须臾自通。

肛门肿痛：苎根捣烂涂。

痰哮咳嗽：苎根炭末，生豆腐蘸食。

妊娠胎动：苎根一斤去黑皮，银八两，水煎□□酒和服。

叶 治金疮伤折，血出瘀血。

蛇虺咬伤：青麻嫩头捣汁，和酒，等分服。以渣傅，毒从窍中出。

苘麻

实 苦，平。去眼翳瘀肉，起倒睫拳毛。治赤白冷热痢，炒，末，蜜汤每服一钱。痈肿无头，吞一枚，易消溃。

时珍曰：苘麻，今之白麻也，多生卑湿处，人亦种之。叶大如桐叶而有尖，六七月开黄花，结实如半磨形，有齿，嫩青老黑，中子扁黑，状如黄葵子，其茎轻虚。北人取皮作麻，以茎蘸硫黄作焠灯，引火甚速。其嫩子，小儿亦食。

---

① 同方：原作“同汁方”，据本书行文体例改。

一切眼疾：茼麻子一升，末，以豮猪肝批片，蘸末炙熟，再蘸再炙，末尽为末，每陈米饮下一钱。

目生翳膜，久不愈：茼麻子，以柳木作硙①，磨去壳，马尾筛取内黄肉，去外黑壳，每十两可得四两，非此法不能去壳。用猪肝薄切，滚药慢炙，为末，醋和丸，每汤下五十丸。一方，茼实袋盛，蒸熟，干末，蜜丸服。

大青

茎叶 甘、咸，大寒。能解心胃热毒，治时气头痛，大热口疮，温疫寒热，斑狂烦乱，热毒攻心，口渴烦闷，毒痢黄疸，喉痹丹毒，小儿热疾风疹。解金石药毒，捣涂痈肿。

时珍曰：大青处处有之。高二三尺，茎圆，叶长三四寸，面青背淡，对节而生。八月开小红花，成簇，结青实，大如椒粒，九月色赤。四月采茎叶。

喉风喉痹：大青捣汁灌之。

热毒发斑，赤色，大青四物汤：大青一两，阿胶、甘草各二钱半，豆豉二合，煎服。又方：大青七钱半，犀角二钱，栀子十枚②，豆豉二撮，煎，分二服。

小儿口疮：大青一钱，黄连六分，煎服。

热病下痢困笃，大青汤：大青四钱，甘草、赤石脂各三钱，阿胶二钱，豉半合，水煎服。

肚皮青黑：小儿卒然肚皮青黑，乃血气失养，风寒乘之，危恶证。大青末纳口中，酒送下。

葫芦巴

辛，大温，纯阳，暖丹田，益右肾命门，治元阳不足，冷气

---

① 硙（wèi 为）：原义为“石磨”，此指磨。

② 枚：原作“格”，据金陵本第十五卷大青条改。

潜伏，不能归元。得附子、硫黄，治肾脏虚冷，腹胁胀满，面色青黑。得小茴、桃仁，治膀胱气甚效，及冷气疝瘕，寒湿脚气。酒浸炒用。

芦巴丸：治大人小儿奔豚偏坠，小腹有形如卵，上下走痛，不可忍。芦巴八钱，小茴六钱，巴戟去心、附片各二钱，川楝子四钱去核，吴萸五钱，同炒末，酒糊丸梧子大，每服十五丸，小儿五丸，盐酒下。

肾脏虚冷，腹胁胀满：芦巴三两，附子、硫黄各七钱半，共末，面糊丸绿豆大，每盐汤下四十丸。

冷气疝瘕：芦巴酒洗曝、荞麦粉各四两，小茴一两，末，酒丸梧子大，每空心盐酒下五十丸。服至两月，大便出白脓，除根。

阴㿉①肿痛，下元虚冷，内消丸：沉香、木香各半两，芦巴酒炒、小茴炒各二两，末，酒糊丸梧子大，盐酒下五十丸。

寒湿脚气，腿膝疼痛，行步无力：芦巴酒浸一宿、故纸各四两，同炒香，为末，以木瓜切顶去瓤，安药在内令满，用顶合住签定，蒸烂，捣丸梧子大，每汤下七十丸。

马蔺子蠡实

甘，平。坚筋骨，长肌肤，疗黄疸，消酒毒。治风寒湿痹，皮肤寒热，胃热喉痹，心胸烦满，小腹疝痛，腹内冷积，水痢肠红。消一切疮疖，利大小便，止吐衄崩带，妇人血气烦闷，经血不止，产后血运。止金疮血，杀蕈毒，傅蛇虫咬。

时珍曰：马蔺生荒野中，丛生，一本二三十茎，苗高三四尺。其嫩苗微辛，浸去苦味，可作菜食，老可作马刷，北人呼为铁扫帚。颂曰：今陕西诸郡，近汴尤多。叶似薤而长厚，三月开紫碧花，五月结实作角子，如麻子而赤色有棱，根细长，黄色，人取为刷。

---

① 㿉（tuí 颓）：原作“癞”，据金陵本第十五卷胡卢巴条改。

喉痹肿痛：马蔺子二钱，升麻五分，水煎，入蜜少许，细呷。又方：马蔺子八钱，牛子六钱，末，空心服二钱。

肠风下血，有疙瘩疮，破者不治：马蔺子一斤，打，酒浸，晒干，首乌半斤，雄黄、雌黄各四两，末，以浸酒，搅，糊丸梧子大，每服三十丸，温酒下。

寒疝诸痛，不能食，及一切诸疾：马蔺子，每日取一把，以面拌煮，吞之。

根叶花 去白虫，疗喉痹，治胸腹饱胀，痈疽恶疮。多服令人消泄。

睡死不寤：马蔺根一握，捣，水绞汁，稍稍灌之。

喉痹肿痛：马蔺根二两，捣煎，徐咽。

面皰鼻齇：马蔺花捣傅。

牛蒡子鼠粘恶实

辛，平。补中明目，润肺散气，解热毒诸结，利咽膈风痰，消斑疹毒，通利小便，利腰脚气，主皮肤风，通十二经，治风热瘾疹，咽肿喉痹，去风毒肿诸瘘，散诸节筋骨烦热毒，解服丹石毒。

风热瘾疹：炒牛子、浮萍等分，末，薄荷汤服二钱。

喉痹肿痛：牛子、马蔺子等分，末，每服二钱。仍以牛子三两、食盐二两炒热，包熨喉外。

咽喉痘疹：牛子二钱，桔梗一钱半，甘草节七个，煎服。

历节肿痛，风热攻手指，赤肿，甚则攻肩背膝，或便闭：牛子三两，豆豉炒，羌活各一两，末，汤服二钱。

根茎叶 苦，寒。去风逐水，治伤寒寒热，汗出中风，头面目暴肿，消渴热中，牙疼脚弱，劳疟痈疽，咳嗽伤肺，疝瘕积血，通十二经脉，洗五脏恶气。酒浸服，祛风毒恶疮。作菜食，令身健。拌豆豉饭食，消胀壅。煎洗，去皮间习习如虫行。和叶捣，傅金疮杖疮。入盐捣，搨一切肿毒。同凤仙花茎叶和油熬膏贴，更良。

葆按：方详《验方新编》，名阳和膏，贴诸肿毒，惟小儿热疖更良。颂曰：牛蒡叶，如芋叶大而长。实壳多刺，鼠过之则缀惹难脱，故名鼠粘。时珍曰：子种以肥壤栽之，剪苗汋淘为蔬，取根煮，曝为脯。三月生苗，茎高三四尺。四月开花成丛，淡紫色，结实如枫球而小，萼上细刺，百十攒簇之，一球有子数十颗。其根大者如臂。七月采子，十月采根。

伤寒搐搦，汗后覆盖不密，致腰背手足搐搦，牛蒡根散：牛蒡根十条，麻黄、牛膝、南星各六钱，酒拌，炒焦末，每温酒服一钱。

一切风疾二十年者，可治。牛蒡根、生地、枸杞、牛膝等分，用袋盛，药酒浸，任意饮。

头面忽肿，热毒风气内攻，或连手足赤肿，触着即痛：牛蒡根熬膏，绢摊贴肿处，仍以热酒调膏服，自消。亦摩头风掣痛。

小儿咽肿：牛蒡根捣汁，细咽之。

项下瘰疬：牛蒡根煎汁服。或焙末，蜜丸，常服。

耳卒肿痛：牛蒡根捣汁，熬膏涂之。

积年恶疮、反花疮、漏疮不瘥：牛蒡根捣，和腊猪脂，日日封之。

月水不通，结成癥块，腹肋胀大，欲死：牛蒡根二斤剉，蒸三遍，袋盛，酒二斗浸三日，每食前饮一盏。

苍耳子

甘，温。去风明目，善发汗，清肝热，散风湿，暖腰脚，上通脑顶，下行足膝，外达皮肤。治头痛目暗，齿痛鼻渊，风湿周痹，四肢拘挛，瘰疬疮疥，恶肉死肌，遍身瘙痒，炒去刺用。忌猪马肉、米泔。

大腹水肿，小便不利：苍耳子、葶苈等分，末，每服二钱。

鼻渊流涕：苍耳子末，每汤服二钱。

牙齿痛肿：苍耳子四两，煎浓汁，热含之，冷即吐，又含又吐，亦可入盐。

茎叶 苦，辛，微寒，有小毒。治风寒头痛，大风癫痫，头风湿痹，毒在骨髓，腰膝风毒。夏月采曝，末，酒服或蜜丸服，满百日，病根出如㾦疥汁，或斑驳甲错皮起，皮落则肌如凝脂。除诸毒螫，杀虫疳湿䘌。挼叶，安舌下，出涎，去目黄，好眠。烧灰，和腊猪脂捣，封疔肿，出根。酒煮服，治狂犬咬毒。

万应膏：治一切痈疽发背，恶疮疔疖，臁疮杖疮，牙疼喉痹。端平日，取苍耳根叶数担，入锅熬去渣，再熬成膏，磁罐收藏。每以敷贴，即愈。如牙疼，贴牙上，喉痹，安舌上或噙化，俱效。

诸风头运：苍耳叶晒干，末，每酒服一钱，或蜜丸服二十丸，效。妇人血风攻脑，头旋闷绝，欲死倒地，同方。

毒攻手足欲断：苍耳茎叶捣汁，渍，并以滓傅。

毒蛇螫，及溪毒、沙虱、射工所伤，口噤眼黑，手足强直，攻腹内成块，逡巡①不救：苍耳嫩苗捣汁，和酒，温灌之，并以滓傅。

面上黑斑：苍耳叶焙末，每食后酒服一钱。

赤白汗斑：苍耳嫩叶尖，和青盐捣，五六月擦，效。

大风疠疾：苍耳叶、荷叶等分，末，酒服二钱，常服。又方：苍耳叶末，大枫子油丸豆大，每茶汤下四十丸。又，取五更带露苍耳叶，熬膏作锭子，用鳢鱼一尾，剖开，不去肠肚，入药一锭，线缝，酒煮熟食，不过三五尾鱼，依法食，自愈。

反花恶疮，肉突如饭粒，破之，血出随生：苍耳叶捣汁并频涂。

一切疔肿：苍耳叶，童便浸，绞汁，冷服。又方：苍耳根三两，

---

① 逡（qūn 囷）巡：顷刻。

乌梅肉五个，葱白三根，酒煎服。又，苍耳根烧炭，醋调涂；干①，再涂。

花蜘蛛咬人，与蛇无异：苍耳苗捣汁服，渣傅。

天名精地菘、杜牛膝

茎叶根 甘，寒。吐痰，止疟，破血生肌，逐水，大吐下。挼傅，止金疮血。去痹，除小虫，止烦渴，利小便，止鼻衄，杀三虫。治胸中结热，血瘕下血，惊风口噤，喉痹牙疼，除诸毒肿，痔漏疔疮，揩瘾疹身痒，解恶虫蛇螫毒。能下胎，妊妇忌。疗猪瘟病。

时珍曰：天名精，并根苗也；地菘，独言苗叶也；杜牛膝，指其根也。其功皆同。故擂汁服，止痰疟；漱之，止牙疼；挼之，傅蛇咬。凡男妇乳蛾，喉咙肿痛，及小儿急慢惊风，牙关紧急，以其根名杜牛膝捣烂入酒，灌之立苏，仍以渣傅项下。

男妇吐血初起：根苗晒末，茅花汤下二钱。

诸骨哽咽：地菘、马鞭各一握，白梅肉一个，白矾一钱，捣作弹丸，棉裹含咽，其骨自下。

风毒瘰疬：地菘捣烂傅。

生胎欲去：杜牛膝一握，酒煎，空心服。仍以独根杜牛膝涂麝香，入牝户中。

喉痹乳蛾：鲜杜牛膝一握，艾叶七片，捣，和人乳取汁，灌鼻中，须臾痰涎从口出，愈。

折伤闪肭：杜牛膝捣罨之。

恶蛇咬伤：天名精捣烂傅。

鹤虱天名精子

苦、辛，有小毒。止疟，傅恶疮，杀五脏虫。治蛔、蛲虫病，

---

① 干：原作“平”，据金陵本第十五卷枲耳条改。

为末，以肥肉臛汁服。蛔虫心痛，为末，醋服一钱，或蜜丸，空腹蜜水服。

大肠虫出不断，行坐不得：鹤虱末，水服二钱。

小儿蛔虫，啮心腹痛：鹤虱末，以肥猪肉汁下五分，立止。

稀莶

苦、辛。生则性寒，捣汁服，令人吐，能截疟，治久疟，痰瘾，热䘌，烦满不能食。蒸曝，性则温，安五脏，生毛发，治肝肾风气，四肢麻痹，骨痛膝弱，风湿诸疮。生捣，傅虎伤狗咬，蜘蛛蚕咬，蠷螋溺疮，金疮断血，止痛生肉，除诸恶疮，消浮肿，捣封汤渍，并良。

发背疔疮：稀莶、五爪龙、小蓟、大蒜等分，捣，入热酒，绞汁服，汗出愈。

反胃吐食：稀莶末，蜜丸绿豆大，每沸汤下三十丸。

中风不遂：稀莶蒸曝九次，蜜丸服。

葆按：治詹某，年五旬外，由粤归家，患手足瘫痪，先以祛风活络，接补气血药，精神较健，手足稍舒，未全愈。予曰：此风乘虚入络，宜用药酒缓图。鲜稀莶一斤，鲜五加皮八两，同曝蒸九次，当归、牛膝、续断各二两，红花片子、姜黄各一两，共末，蜜丸梧子大，每早晚温酒送下五十丸，未终剂而病愈。

箬叶

甘，寒。通小便，利肺气，开喉痹，消痈肿，止吐衄呕血，咯血下血，吹奶乳痈，俱烧存性服。

一切眼疾：箬叶烧灰，淋汁洗之，久自效。

咽喉闭痛：箬叶炭、灯心炭等分，吹之。葆验：加龙脑少许。

耳忽作痛，或红肿内胀：用经霜箬叶在外将朽者烧炭，末，傅耳中，痛即止。

肺壅鼻衄：箬叶烧炭、白面各三钱，末，每井水服二钱。

经血不止：箬叶炭、蚕纸灰等分，末，每米饮服二钱。

男妇血淋：多年煮酒缸上箬叶，每用七片，烧炭，入麝香少许，陈米饮下。

吹奶乳痛：端午裹粽箬叶烧炭，酒服二钱，即散。

芦根

甘，益胃。寒，降火，开胃气，止噎哕。治反胃呕逆，不下食，胃中热，伤寒内热，寒热时疾，消渴客热，烦闷泻痢，妊妇心热，止小便利数，解鱼蟹河豚毒。

骨蒸肺痿，不进食，芦根饮：芦根、麦冬、骨皮、生姜各十两，橘皮、茯苓各五两，水煎，分五服。

食狗肉毒及马肉、河豚、蟹，并中药箭毒，心下坚，腹胀口干，发热妄语：芦根煮汁服。

反胃上气：芦根、茅根等分，煎服。

霍乱烦闷：芦根三钱，麦冬一钱，水煎服。

茎叶 甘，寒。治霍乱呕逆，肺痈烦热，咳嗽吐血，发背痈疽。烧灰，淋汁，煎膏，蚀恶肉，去黑子。

箨 治金疮，生肉灭瘢。

吐血不止：芦荻外皮烧炭，末，入蚌粉少许，研匀，麦冬汤服二钱。

肺痈咳嗽，烦满微热，心胸甲错，苇茎汤：芦茎切二升，水煎汁，入桃仁五十粒，薏苡仁、瓜瓣各半升，煮取汁二碗，徐服，当吐脓血愈。

笋 味小苦，冷。止渴，利小便，治膈间客热，解河豚及诸鱼蟹毒，并解诸肉毒。忌巴豆。

花蓬蕽 甘，寒。煮汁服，治干霍乱，及中鱼蟹毒。烧炭末，吹鼻，止衄血，亦治崩中血。

干霍乱，心腹胀：蓬蘽煎汁服。

诸般血病：芦花、红花、槐花、茅花、白鸡冠花等分，煎服。

芭蕉

甘，大寒。生食，止渴润肺，破血，合金疮，解酒毒。干者，解肌热烦渴，除小儿客热，压丹石毒。蒸熟晒裂，舂取仁食，通血脉，填骨髓。性冷，不益人，多食动冷气。

弘①景曰：甘蕉本出广州，今江东并有，无异，惟子不堪食。《异物志》云：甘蕉即芭蕉，株大者，一围长丈许，其茎虚软如芋，皆重皮相裹，根如芋魁，花着茎末，形色如莲花，子各为房，实随花长。子凡三种，未熟时苦涩②，熟时甜脆。一种大如拇指，长四五寸，锐似羊角，两两相抱，名羊角蕉；一种大如鸡卵，有类牛乳，名牛奶蕉，味减；一种大如莲子，长四五寸，形正方，味最弱，并可蜜藏果食。葆承粤友送羊角蕉，味美，故附载，仍有数种不录，但江南者，花而不实也。《星槎胜览》云：南番阿鲁诸国无米谷，惟种芭蕉、椰子，取实代粮也。

根 甘，大寒。治天行热狂，烦闷消渴，黄疸，牙疼，头风游风，产后血胀闷，痈肿结热，患痈毒并金石药发动，燥热口干，并绞汁服。捣烂，傅肿，去热毒。

发背欲死：芭蕉根捣烂涂。赤游风疹，风热头痛，及一切肿毒，同方。

产后血胀：芭蕉根捣汁，温服二合。天行热狂，及消渴饮水，同方，俱冷服。

血淋涩痛：芭蕉根、旱莲草等分，煎服。

蕉油 甘，冷。止烦渴，清头风热，及汤火伤。暗风痫病，涎作昏闷欲倒者，饮之取痰，奇效。用梳头，止女人发落，令长

---

① 弘：原作“宏”，为避清乾隆“弘历”名讳。今改之。

② 苦涩：原作“苦温”，据金陵本第十五卷甘蕉条改。

而黑。以竹筒插入皮中，取出，瓶盛之。

小儿截惊：芭蕉汁、薄荷汁煎匀，涂头项，留囟门，涂四肢，留手足心勿涂，取效。

风虫牙痛：取蕉油一碗，煎滚，令噙漱。

疮口不合：芭蕉取汁抹之。

风邪热毒，头面项肿：芭蕉汁涂。葆验方。

叶 肿毒初发，捣末，和生姜汁涂。

岐毒初起：芭蕉叶烧炭，入轻粉少许，麻油调涂，即消。

花 治心痹痛，烧炭为末，盐汤点服二钱。

蘘荷

根 辛，温，有小毒。治中蛊及疟疾，捣汁服，及溪毒、沙虫、蛇毒、诸恶疮。根心主稻麦芒入目，以汁注目即出。赤眼涩痛，捣汁点之。

颂曰：蘘荷，荆襄江湖间多种，北地亦有。春初生，叶似芭蕉，根似姜牙而肥，其叶冬枯，根堪为菹。崔豹云：蘘荷似芭蕉而白色，其子花生根中，花未败时可食，久则消烂。根似姜。宜阴地依荫而生，二月种之。一种永生，不须锄耘，但加粪。八月初，蹋其苗令死，则根滋茂。九月，取旁生根为菹，亦可酱食。十月，以糠覆其根，过冬不冻死。

卒中蛊毒，下血如鸡肝，日夜不绝，脏腑败坏，待死：以蘘荷叶密置病者床下，勿令知，必自呼蛊主姓名。

喉中似物，吞吐不出，腹胀羸瘦：取蘘荷根捣汁服，蛊自出。

吐血痔血：向东蘘荷根一把，捣汁服。妇人腰痛，同方。

杂物入目：蘘荷根心绞汁，滴目中，自出。

蘘草叶 苦，甘，寒。辟不祥，解邪气，治温疟寒热。

麻黄

辛，温，微苦，入足太阳，兼入手少阴、阳明经，而为肺家专药。发汗解肌，去营中寒邪，泄卫中风热，调血脉，通九窍，止好唾，开毛孔皮肤。治中风伤寒头痛，温疟，咳逆上气，痰哮气喘，壮热温疫，山岚瘴气。泄邪恶气，破坚癥积聚，消赤黑斑毒，毒风疹痹，皮肉不仁。散目赤肿痛，水肿风肿，产后血滞。过剂则汗多亡阳，夏月禁用，虚者蜜炒，去根节用。

伤寒黄疸表热者，麻黄醇酒汤：麻黄一把，棉裹，美酒五升，煎取半升，顿服取小汗。春月用水煎。

里水黄疸，一身面目黄肿，甘草麻黄汤：麻黄四钱，甘草二钱，煎服，重覆汗出。不汗再服。

中风诸病：麻黄一秤，去根，拣旺相日乙卯日，取东流水熬去滓，再熬成膏，瓷瓶收藏封之，一二年不妨。每服一二匙，热汤化下取汗。熬时要勤搅，勿令着底，恐焦，仍忌鸡犬妇人见。刘守真方。

小儿慢脾风，因吐泻后而成：麻黄长五寸十个，去节，白术指面大二块，全蝎二个，生薄荷叶包煨，末。二岁下一字，三岁上半钱，薄荷汤下。

根节　甘，平。止汗，夏月杂粉扑之。

权曰：麻黄根节止汗，以故蒲扇杵末，和根节末，扑之。又牡蛎粉、粟粉并麻黄根等分，末，生绢袋盛扑，手摩之。

小儿盗汗：麻黄根三分，蒲扇灰一分，乳汁顿服。仍以干姜三分和前合末扑之。

诸虚自汗，夜卧即甚，久则枯瘦：黄耆、麻黄根各一两，牡蛎，米泔浸洗，煅为末，每服五钱，小麦百粒煎服。

产后虚汗：黄耆、当归、麻黄根各三钱，煎服。

阴囊湿疮，肾有劳热：麻黄根、石硫黄各一两，米粉一合，共末，傅之。

内外障瞖：麻黄根一两，当归一钱，同炒焦，入麝香少许，共末，频用嗃鼻即退。

木 贼

甘，温，微苦。中空轻扬，与麻黄同形同性，亦能发汗解肌，止泪止血，升散火郁风湿，益肝胆，治肠风，疗目疾，退翳膜，消积块，收脱肛，去风湿，疝痛，止痢，及妇人月水不断，崩中赤白，胎动不安。

舌硬出血：木贼煎水漱，即止。

肠痔下血年久：木贼、枳壳各二两，干姜一两，大黄二钱，同炒焦，末，粟米饮服二钱。

妇人血崩，无拘远近，痛甚：木贼、香附各一两，朴硝半两，末，每服三钱。色黑者，酒下；色红，水调服；脐下痛者，加乳香、没药、当归各一钱，煎服。忌生冷、猪、鱼、油腻、酒、面。

胎动不安：木贼、川芎等分，末，每服三钱，金银各一钱，煎汤下。

急喉痹塞：木贼以牛粪火烧炭，每冷水服一钱，血出即安。

目昏多泪：木贼去节、苍术米泔浸各一两，末，每茶调下二钱。

石龙刍龙须草

苦，微寒。补内虚不足，汗出痞满，心腹邪气，小便不利，淋闭，茎中热痛，风湿鬼疰，消恶毒，疗蛔虫，及①不消食。

时珍曰：龙刍丛生，状如孛荠，苗直上，夏月茎端开小穗花，结细实，无枝叶，吴人多栽莳织席。

败席 治淋及小便卒不通，取弥败有垢者方尺，煮汁服。

灯心草

茎及根甘，寒。降心火，泻肺热，通五淋，止血通气，散肿，止渴行水。治阴窍不利，除水肿癃闭。烧灰，吹急喉痹，甚捷。

---

① 及：原作“肿”，据刘校本第十五卷石龙刍条改。

涂乳上，饲小儿，止夜啼。和轻粉、麝香为末，搽阴疳。

时珍曰：灯心难研，以粳米粉浆染，晒干，易研末，入水澄之，浮者是灯心也，曝用。葆按：灯心亦难烧炭，以小竹筒盛灯心，撮紧，泥里炭火烧，内自结成炭，取用。

癣疮有虫：以灯心缚成把擦摩，极痒时，虫从灯草出，浮水可见，用十数次，可断根。

衄血不止：灯心一两，丹砂一钱，共末，每米饮服二钱。

喉风痹塞：灯心炭，入炒食盐少许，吹之，愈。

湿热黄疸：灯心根四两①，酒、水各半，煮露服②。

烟草相思草

辛，温，微毒。治风寒湿痹，滞气停痰，山岚瘴雾，头风眩运。辟壁虱，解鸦片烟毒。作烟吸，直先熏肺，故不循常度，以肺朝百脉，顷刻而周一身，令人通体俱快。今人若作酒茶，终身不厌，然火气熏灼，损肺耗血，人自不觉耳。

葆按：烟草，俗名相思草。俗传夫妻相爱，妻死，其夫思之，梦其妻曰："我塚上出草一本，取其叶作烟吸，可舒解。"故名。查《纲目》未载，予照《备要》文增损附方。

解洋烟毒：误吞洋烟者，以烟草浓煎汁灌之，取吐泻即解。

辟壁虱：以新干烟草铺床底，自绝。

水烟筒水倒坑中，蛇自避。

鲜生地

大寒，入心肾，泻丙火，清燥金，解诸热，利水道，消瘀通经，滋阴退阳，平诸血逆。治妇人崩血不止，产后血上，薄心闷

---

① 四两：原脱，据金陵本第十五卷灯心草条补。

② 煮露服：金陵本第十五卷灯心草条作"入瓶内煮半日，露一夜，温服"。

绝，胎伤下血，胎不落下，跌坠踠折，瘀血留血，吐衄溺血，皆捣汁饮之。多服损胃。捣贴心腹，能消瘀血。然性大寒，胃弱者慎，恐损胃气。忌同干生地。

小儿便血：小儿初生七日，大小便血，乃热传心肺，不可服凉药，以鲜生地汁五匙，酒半匙，蜜三匙，和服。

小便血淋：鲜生地汁、车前草汁等分，煎服。

物伤睛突，脸[①]胞肿痛，重者目睛突出，但目丝未断者，即纳入，急以鲜生地捣泥，棉裹傅之。外以避风膏药护其四边。无鲜者，干者水浸，捣。

牙齿挺长，出一分者：常咋鲜生地，妙。

一切心痛，无问新久：鲜生地汁搜面作饦饨[②]，或冷淘[③]食，良久当利出虫长尺许，头似壁宫，而断根。

干生地 甘苦而寒，沉阴而降，入手足少阴、厥阴及手太阳经。填骨髓，长肌肉，滋阴退阳，凉血生血，补肾水真阴，除皮肤燥火，去诸湿热。治血虚发热，劳心损肺，寒热积聚，痿痹惊悸，吐血尿血，齿痛牙疳，掌心火灼，足下热痛，折跌绝[④]筋，妇人崩中血运，胞漏下血，产后腹痛。调经安胎，利大小便。又能杀虫，治心腹急痛。酒炒则上行外行，姜制则不泥膈。忌葱蒜、莱菔、铜铁器。

时珍曰：《本经》谓干生地即干地黄，乃将生地阴干或日干、火干。葆按：近产怀庆，其性经火曝，而味甘寒。《别录》云生地者，乃新掘鲜者，未经火曝，其性大寒，二月生叶。时珍曰：生地初生，如山白菜而毛涩，叶深青，又似小芥叶而颇厚，不必茎上有细毛，茎

---

① 脸：用同“睑”。

② 饦饨：当是“馎饦”的俗写。馎饦，即汤饼，古代一种水煮的面食。

③ 冷淘：过水面及凉面一类的食品。

④ 绝：原作“续”，据金陵本第十六卷地黄条改。

稍开小筒子花，红黄色，结实如小麦粒。颂曰：其实作似连翘，中子甚细。根长四五寸，细如手指，皮赤黄色，如羊蹄根及胡萝卜，曝干乃黑，生食作土气。俗呼其苗为婆婆奶。古人种子，今人惟种根，宜正、九月采佳。葆按：近处不种，要用鲜者，掘取野生，根甚细，亦难得物。或有鲜者，由江浙而来，以黄土藏之。不善藏，易烂，设有用鲜者，因其难得，以干生地水浸绞汁，而性不同矣。

小儿阴肿：以葱椒汤暖处洗之，唾调干生地，焙末，傅外肾。热甚者，鸡子白调。或加牡蛎少许。

打扑损伤，骨碎及筋伤烂：干生地熬膏，厚裹，以竹筒夹急缚，勿令转动。日夜可十易之，瘥。

温毒发斑：干生地二两六钱，豆豉一两六钱，猪膏十两合之，露一宿，煎减三分之一，去滓，入雄黄一钱、麝香一分，和匀，分五服，毒从皮中出。忌芜荑。

耳中常鸣：生地煨熟，塞之。

鼻出衄血：干生地、地龙、薄荷等分，末，冷水调下。

男女虚损，或大病后，或积劳后，肢重骨痛，呼吸少气，或少腹拘急，腰背强，口干燥，不进食，多卧，久者积年，轻者百日：干生地二斤，面①一斤，捣烂，炒干，为末，每空心酒服一匙，日三。

地黄粥，大能利血生精：干生地、粳米各二合，罐煮熟，以酥二合、蜜一合入内，再煮熟食。

熟地黄

甘而微温，入手足太阴、厥阴经。滋肾水，补真阴，填骨髓，生精血，聪耳明目，黑发乌髭。治男子劳伤，女子胞漏，经候不

① 面：原作“曲”，据金陵本第十六卷地黄条改。

调，胎产百病，去脐腹急痛，后脚股酸疼，坐而欲起，目䀮䀮①无所见，为补血之上剂。忌莱菔、铜铁器、葱蒜。

葆按：近制熟地法，拣大干生地一斤，约十枝上下一斤者，水浸半时，洗去泥土。每一斤入砂仁、广皮各一两，同入砂锅内，桑柴火煮一周，去广皮，加砂仁末一两，和酒文火煮一周，取起，瓷碗盛，和汁蒸，曝九次。

月经不调，久无子，乃冲任伏热：熟地半斤，当归二两，黄连一两，并酒浸一夜，焙末，炼蜜丸梧子大，每服七十丸，米饮温酒任下。

妊娠胎漏，血下不止，二黄丸：生地、熟地等分，末，每白术、枳壳煎汤下二钱，日二。

妊娠胎痛，乃冲任虚，宜抑阳助阴。内补丸：熟地二两，当归一两，末，蜜丸梧子大，每酒下三十丸。

叶　治恶疮似癞十年上者，捣烂日涂，用盐汤先洗。

花实　功同地黄，尤能治肾虚腰脊痛。为末，酒服。

内障青盲，及久损失明：地黄花、黑豆花、槐花俱晒干，各一两。猪肝一具，以水同煮，至上有凝脂，掠尽瓶收。每点少许，日三。

川牛膝

苦酸而平，足厥阴、少阴经药，能引诸药下行。酒拌蒸，能调和气血，益肝肾，强筋骨。生用逐恶血，破癥结，坠生胎，落死胎，助十二经脉。治寒湿痿痹，四肢拘挛，腰膝酸软，不可屈伸，久疟寒热。除脑中痛及腰脊痛，五淋尿血，茎中作痛，喉痹乳蛾，口疮齿痛，痈肿金疮，折伤闪肭，止痛排脓，妇人经水不

---

①　目䀮（huāng 荒）䀮：原作“目䀮”，据金陵本第十六卷地黄条改。目䀮䀮，目光昏花模糊。

通，血结，产后心腹痛，血运。然性下行而滑窍，梦遗失精及脾虚下陷，因而腿膝肿痛者禁用。川产良。忌牛肉。

妇人阴痛：牛膝酒炙，每服三钱。

胞衣不下：牛膝八两，葵子一合，煎，分五服。

口舌疮烂：牛膝浸酒含漱。

女人血病，月经淋闭不行，绕脐疝痛，产后血气不调，腹结癥瘕：牛膝酒浸、干漆烧炭各一两，末，生地汁一升熬稀膏，入末，杵丸梧子大，每空心服五丸。

生胎欲去：牛膝一握，酒煎，空心服。

喉痹乳蛾：牛膝一握，鲜艾叶七片，捣汁，和乳匀，灌鼻中取涎。

怀牛膝

味甘微苦，体润气清，入足少阴、厥阴经。主伤中少气，助十二经脉，补肝脏风虚。能调和气血，养肝肾，利阴器，填骨髓，壮筋骨，起阴痿，强机关。治虚羸痿痹，脑痛脊疼，腰膝软怯，足痿冷弱，男子阴消，老人失溺。酒蒸久服，轻身耐老。其性甘平，无滑窍坠胎之患，补剂宜之。忌牛肉。

葆按：川牛膝色微红，粗如拇指，气温味苦，故虽理血而破血、坠胎、滑窍。怀牛膝色黄，细如灯草，能和经脉而补血气，产自怀庆，故名。本草未分，而近用者多，故补之。

茎叶川牛膝　治寒湿痿痹，老疟淋闭诸疮。功同根，春夏宜用。

紫　菀

辛温润肺，苦温下气。调中补虚，消痰止渴，益肺气，主息贲，止喘悸，润肌肤。治胸中寒热结气，咳逆上气，咳唾脓血，肺经虚热，小儿惊痫。去蛊毒痿躄，尸疰鬼魅。能开喉痹，取恶涎，为缠喉风要药。

妇人小便闭，卒不得出：紫菀末，井华水服二钱，即通。小便尿血，服即止，同方。

缠喉风痹欲死：紫菀一茎，洗净捣，纳喉中，待取恶涎出，瘥。更以牙硝少许，津咽之，断根。

久嗽不瘥：冬花、紫菀各一两，百部半两，末，每服三钱，姜三片、乌梅一个，煎汤下。

小儿咳嗽，声不出者：紫菀、杏仁等分，末，蜜丸芡子大，五味子汤下一丸。

女菀白色紫菀

辛，温。治风寒洗洗，霍乱泻痢，肠鸣上下，惊痫寒热，肺伤咳逆出汗，膀胱久寒支满，饮酒夜食发病。

面黑，女真散：女菀三分，铅丹一分，末，每醋浆服一分，日三。十日后大便黑，十八日面如漆，二十一日面令白，止服。年三十以后不可服。忌五辛诸物。

麦门冬

甘，平，微寒。清心润肺，强阴益精，泻热除烦，消痰止嗽，行水生津，明目悦颜。治肺中伏火，呕吐痿躄，虚劳客热，肺绝短气，肺痿吐脓，时疾热狂，热毒大水，面目浮肿，身重目黄，血热妄行，经枯乳闭。但性寒，气弱胃寒人慎用。

消渴饮水：黄连二两研末，麦冬二两，以肥大苦瓜瓤汁浸一宿，去心，臼中捣泥，入黄连末，和丸梧子大。食后饮下五十丸，日再服，重者倍服。三日后，其渴必定，觉虚，取白羊头一枚煮烂，细细饮汁，勿入盐，勿食肉，自愈。

衄血不止：麦冬、生地各五钱，水煎服，立止。

咽喉生疮，脾肺虚热上攻：麦冬一两，黄连半两，末，蜜丸梧子大，麦冬汤下二十丸。

男女血虚：麦冬、生地等分，熬膏，汤点服，忌铁。

萱 草

苗花　甘，凉。消食，利湿热，除酒疸。煮食治小便赤涩，身体烦热；作菹利胸膈，安五脏，令人欢乐无忧，轻身明目。多食动风发疮。

《风土记》云：怀妊妇人佩其花即生男，故名宜男。董子云：欲忘人之忧则赠之，名忘忧草。俗名黄花，名金针。

根　利小便，通沙淋，下水气，消浮肿。治酒疸遍身黄，捣汁服。大热衄血，捣汁一盏，和姜汁半盏，细呷之。吹乳，乳痈肿痛，擂酒服，以滓封之。

足背跌逆，俗名鲤鱼翻白：萱草根入酒糟、食盐捣烂，傅，帛缚。葆验方。

通身水肿：萱草根，干①，末，每米饮服二钱。

小便不通：萱草根煎水频服。

大便后血：萱草根和生姜，油炒，酒冲服。

淡竹叶

甘，寒。清心，去烦热，利小便。

葆按：淡竹叶有两种，其一即苗竹叶。而此生原野，高数寸，叶茎似细竹，其根一窠数十须，须上结子，形似麦冬而坚硬，名碎骨子，坠胎。人采根苗取汁，和米作酒曲，甚芳烈。

竹鸡草鸭跖草

苗苦，大寒。治寒热瘴疟，痰饮疔肿，小儿丹毒，发热狂痫，肉癥热痢，大腹痞满，身面气肿，痈疽等毒及蛇犬咬。捣汁点喉

① 干：金陵本第十六卷萱草条作“晒干”。

痹，傅五痔，和赤豆食，下水气湿痹，通利小便。

五痔肿痛：竹鸡草，挼软纳患处，效。

小便不通：竹鸡草、车前草各一两，捣汁，入蜜少许，空心服①。

葵

苗 甘，寒，滑。脾之菜也。润燥利窍，功与子同。利胃气，滑大肠，除客热，宣导积滞。妊妇食之，滑胎易产。煮汁服，利小肠。治时行黄病，恶疮，脓血，妇人带下，小儿丹毒，热毒下痢。服丹石人宜食。烧灰，止金疮血。

颂曰：葵作菜茹甚美，但性滑不益人。诜曰：热食之，令人热闷。四月食，发宿疾。天行病后食，令人失明。勿合鲤鱼、粟米、鲊食，害人。时珍曰：凡被狂犬咬者，永禁食，食之即发。食葵须用蒜，又伏硫黄。

天行斑疮，须臾遍身皆戴白浆，此恶毒气：葵菜叶，以蒜齑啖之。

肉锥怪疾，手足忽倒生肉刺如锥，病难忍，但食葵菜愈。

时珍曰：葵菜，古人种为常食，今之种者鲜有。紫茎、白茎二种，以白茎胜。大叶小花，紫黄色，其实②大如指，皮薄而扁，轻虚如榆荚。四五月种者可留子。六七月种者名秋葵，八九月种为冬葵，经年收采。正月复种为春葵。郊野甚多，其菜易生，为百菜主。

根 甘，寒。利窍滑胎，通淋利小便，止消渴，解蜀椒毒，散恶毒气，疔疮恶疮。小儿误吞钱不出，煮汁饮之。

二便不通：葵根二斤，生姜汁一合，和服即通。

漏胎下血，血尽子死：葵根茎烧炭，酒服二钱。

瘭疽恶疮，肉中忽生一黤子，大如豆粟，或如梅李，或赤黑白青

---

① 服：原作“腹”，据金陵本第十六卷鸭跖草条改。

② 实：原作“食”，据金陵本第十六卷葵条改。

色，其靥有核，核有深根，应心，能烂筋骨，毒入脏腑杀人，但饮葵根汁可折其毒。

妒乳乳痈：葵茎及子末，酒服二钱。

身面疳疮，出黄汁：葵根烧灰，猪脂和涂。小儿紧唇，同方。

口吻生疮：葵根烧灰傅。

蛇虺螫伤：葵根捣汁涂。

冬葵子 甘，寒，淡，滑。利窍通乳，消肿滑胎，通大便，利小便，滋气脉，通营卫，行津液，消水气。治乳痈，气脉壅塞，乳汁不行，及经络凝滞，奶房胀痛，留蓄作痛，炒香，和砂仁等分，末，酒服二钱即效。出痈疽头，下丹石毒。

小便血淋：冬葵子二钱，水煎服。

关格胀满，二便闭，欲死：葵子一升，煎取汁半升，纳猪脂一鸡子大，顿服。

妊娠水肿，小便不利：冬葵子、茯苓各三两，共末，饮服，小便利则止。若转胞者，加发灰，神效。

倒生口噤，及胎死腹中：葵子末，每酒服二钱。

妊娠患淋：冬葵子一升，煮取汁二升，分服。妊娠下血，同方。

产后淋沥不通：冬葵子一合，朴硝八分，煎，入朴硝冲服。

胞衣不下：冬葵子一合，川牛膝一两，煎服。

面上皰疮：冬葵子、柏子仁、茯苓、瓜瓣各一两，为末，每食后酒服一匙，日三服。

黄蜀葵

花 甘，寒，滑。通淋，催生，利小便，消痈肿。治诸恶疮脓水久不瘥，为末傅之，为疮家要药。浸油，涂汤火伤。

时珍曰：黄蜀葵二月下种，至夏始长。叶如蓖麻子叶，六月开花，大如碗，鹅黄色，旦开午收，随即结角如拇指，本大末尖，六棱有毛者则黑色。其棱自绽，内有六房，如芝麻房，其子累累在房内。

其茎长者六七尺，剥皮可作绳索。

沙石淋痛：黄蜀葵花炒末，每米饮服一钱。

难产催生，如圣散：治胎脏干涩难产，剧者并进三服，良久腹中气宽，胎滑即下。黄葵花焙末，热汤服二钱。无花，用子半合末，酒调去滓，服。胎死不下，同方加红花。

小儿木舌：黄葵花一钱，黄丹五分，末，傅之。

汤火灼伤：用瓶盛麻油，用箸就树采取黄葵花，收入瓶内，密封，遇伤者，以油涂之。

小儿秃疮：黄葵花、大黄、黄芩等分，末，米泔洗净，菜油调搽。

向日葵　甘，寒，滑。去瘀渗湿，解热滑胎。

《纂要》云：名戎葵子也，茎高叶圆，花黄大如盘，实攒生盘内。葆按《纲目》，此即黄蜀葵，非戎葵也。戎葵名蜀葵，无“黄”字，又名吴葵，其花有深红、浅红、紫黑、白色，而此花是黄花，俗种塍塄边。其子攒盘内，乡人取炒食，供果，述此以俟博考。

子及根　甘，寒，滑。治产难，通乳汁，消痈肿，利小便，治五淋及水肿。

打扑损伤：黄蜀葵子研，酒服二钱。

便痈初起：黄葵子七七粒，皂角半挺，末，以石灰同醋调涂。

临产催生：黄葵子四十九粒研烂，温水服。经验方：用黄葵子二钱焙研，井华水服。无子用根。

酸浆灯笼草

苗叶根茎　苦，寒。利湿除热，清肺化痰，利水道，消黄疸。治风热烦满，上气咳嗽，传尸鬼气，腹内热结，目黄不食，大小便涩，骨热多睡，呕逆痰壅，痃癖痞满，小儿无辜疬子，寒热腹大。杀虫落胎，去蛊毒，研膏傅小儿闪癖。

时珍曰：酸浆，五月后开小花，黄白色，紫心白蕊。其花如杯状，无瓣，但有五尖，结有铃壳，凡五棱，一枝一颗，下悬如灯笼状，壳中一子，状如龙葵子。

热咳咽痛：酸浆为末，白汤服，仍以酸浆傅喉外。

喉疮作痛：酸浆炒焦，末，酒调呷之。

子 酸，平。定志益气，除热烦，利水道，消黄疸。产难者，吞之立产，尤益小儿。治骨蒸劳热，尸疰疳瘦，痰癖热结。苗、茎功同。

败酱苦蘵、苦菜

微苦带甘，手足阳明、厥阴药。善排脓补瘘，破血消痈。治暴热火疮，疥瘙疽痔，马鞍热气，痈肿浮肿，毒风瘴痹。破多年凝血，能化脓为水。除血气，心腹痛，鼻衄吐血，赤眼障膜，胬肉聤耳，热疹丹毒，疮疖疥癣。破癥结，下腹痛，妇人赤白带下，催生落胎，产后血运腹痛。捣涂蠷螋尿疮。

腹痈有脓：苡仁一两，败酱五钱，附子二钱，为末，水调服，小便当下，愈。

产后恶露，七八日不止：败酱、当归各六分，续断、芍药各八分，川芎、竹茹各四分，炒生地十二分，水煎，空心服。

产后腰痛，血气流入腰眼，痛甚难转：败酱、当归各八分，川芎、芍药、桂心各六分，水煎服。忌葱。

款冬花

辛，温，纯阳，入手太阴经。润心肺，益五脏，除烦消痰，洗肝明目。治咳逆上气，善喘喉痹，惊痫寒热，邪气消渴，喘息呼吸，咳连不绝，涕唾稠粘，肺痿肺痈，咳吐脓血，及中风等症。

久嗽熏法：每旦取冬花五钱，少蜜拌润，纳一升铁铛中，上用一瓦覆，钻一孔，孔内安一长小笔管，俱以面泥缝，勿令漏气。铛下着文火，少时烟从管出，以口含吸，咽之。如胸中少闷，须举头勿吸，即将指头按住管口，勿使漏烟。稍闷，开，又吸，至烟尽止。如是五日照为之，至六日，饱食羊肉，瘥。

痰嗽带血：冬花、百合等分焙，末，蜜丸龙眼大，每卧时嚼一丸，姜汤下。

鼠曲草米曲、鼠耳

甘，平。调中益气，止泻除痰，压时气，去热嗽，除肺中寒，大升肺气，亦治寒嗽。杂米粉作糗食，甜美。过多食，损目。

葆按：江右名水曲，我婺名果花，二月生苗寸许，柔软，白茸如鼠耳毛，寒食节前采煮，捣和米粉作馒食，甚爽口。

决明子

甘、苦、咸，平。助肝气，益肾精。治肝热风眼，眼赤泪出，白膜肤翳，青盲雀目及一切目疾，疗唇口青。研末涂太阳穴，治头痛。贴胸心，止鼻衄。作枕，治头风，明目，胜于黑豆。研涂痈肿。解蛇毒，圃中种此，蛇不敢入。叶作菜食，利五脏，明目，甚良。

青盲雀目：决明子一升，地肤子五两，末，米饮叠丸梧子大，每米饮下三十丸。

癣疮延蔓：决明子一两，末，入水银、轻粉少许同研不见星，擦破上药，立瘥。

目赤肿痛：决明子炒，研末，茶调傅两太阳穴，干则易之。

地肤子

甘苦而寒。补中强阴，聪耳明目，益精气，利小便，入膀胱，除虚热，消阴卵癞疾，散恶疮疝瘕。与阳起石同服，起丈夫阴痿，补气益力。去皮肤中热气，使人润泽。又治客热丹肿。可作汤沐浴，去热风。

雷头风肿，不省人事：地肤子同生姜研烂，热酒冲服，取汗愈。

狐疝阴癞，超越举重，卒得阴癞，及小儿狐疝：地肤子五钱，白术二钱半，桂心五分，末，米饮或酒服三钱，忌葱桃李。

血痢不止：地肤子五两，地榆、麦冬各一两，为末，每服二钱。

妊妇患淋，热痛酸楚：地肤子一两，水煎服。

肢体疣目：地肤子、白矾等分，煎汤洗。

苗叶 苦，寒。益阴气，通小肠，为治诸淋上品。能涩肠胃，和气止泻。主赤白痢，手足烦疼，解恶疮毒。水煎洗目，去热暗雀目涩痛。

物伤睛陷，弩肉突出：地肤子苗叶洗去土二两，捣绞汁，每点少许，干者煎汁点。

瞿麦

苦，寒。通心经，利小肠，养肾气，止霍乱。治关格诸癃结，逐膀胱邪热，为治淋要药。主溺闭五淋，月经不通，出刺，破血块，排脓决痈肿，明目去翳，破胎坠子。性利善下，虚者慎用。

小便石淋：瞿麦末，酒服一钱，日三。

子死腹中，或产经数日不下：瞿麦煎汁服。

九窍出血：瞿麦一把，山栀二十个，生姜一块，炙甘草半两，灯草小把，北枣五枚，水煎服。

目赤肿痛，浸淫等症：瞿麦炒末，以鹅涎调涂背头，效。

鱼脐疔疮：瞿麦烧灰，油调傅。

箭刀陷在肉，及胸腹咽喉诸处不出：瞿麦末，酒服一钱。

小便淋闭，下焦结热，或有血出：瞿麦一两，甘草炙七钱，栀子炒半两，末，每服七钱，葱头七个，生姜五片，灯心五十茎，水煎，时时服。

咽喉骨哽：瞿麦末，水服二钱。竹木哽，同方。

叶 治痔瘘并泻血。作汤粥食，疗眼目肿痛，小儿蛔虫及金石毒发。捣傅肿毒及浸淫疮并妇人阴疮。

王不留行

苗子　甘、苦而平。其性行而不住，能走血分，通血脉，乃阳明冲任之药。除风痹内塞，止心烦鼻衄，痈疽发背，恶疮瘘乳，游风风疹，妇人难产，经血不匀。下乳汁，利小便，止金疮血，出竹木刺。妊妇忌之。

妇人乳少，因气郁者，涌泉散：王不留行炒、山甲、龙骨、瞿麦、麦冬等分，末，每服二钱，热酒下，后食猪蹄羹，仍以木梳梳乳，日三。

鼻衄不止：不留行连茎叶阴干，煎服。

粪后下血：不留行末，水煎服。

葶苈子

辛苦而寒，属火性急，大能下气。下膀胱水，通利水道。肺中水气膹急者，非此不能除。治肺壅喘促，胸中痰饮，上气咳嗽，积聚癥结，伏留热气，皮间邪水上出，面目浮肿，风热痱痒。通月经，利小便。其性急，既泻肺而易伤胃，须以大枣辅之。久服令人虚。炒用。

阳水暴肿，面赤烦渴，喘急，小便涩：葶苈一两半，防己二两，绿头鸭血及头，共捣丸豆大，空心水下十丸，五日止，小便利为验。

痰饮咳嗽：葶苈炒焦、知母、贝母各一两，末，枣肉、砂糖各一两半入末，捣丸弹子大，以棉裹一丸，含咽下。

肺壅喘急，不得卧：葶苈炒，末，蜜丸弹子大，大枣十枚，煎汁顿服五丸。支饮不得息，同方。

瘰疬已溃：葶苈二合，豉一升，捣如钱大，厚二分，安疮上，艾灸令温热，勿太热破肉，数易之。初起忌灸，恐葶苈之气入脑伤人。

车前子

甘，寒。养肝肺，去风毒，导小肠热，利小便而不走气，与茯苓同功。强阴益精，令人有子。治男子伤中，女人淋沥，止暑湿泻痢，湿痹气癃，肝中风热，毒风冲眼，赤痛障瞖，脑痛泪出，去心胸烦热，主妇人难产，压丹石毒。

小儿血淋：车前子研服二钱，车前草煎汤送。

石淋作痛：车前子二升，绢袋盛，水煮浓汁服，须臾石下。

老人淋疾，身体热甚：车前子五合，棉裹煮汁，入青粱米四合，煮粥食，常服明目。

妊妇热淋：车前子五两，葵根一升，无根用冬葵子一两代，煎汁，分五服，以利为度。

滑胎易产：临月，车前子末，酒服二钱。横产不出，同方。

补虚明目，驻景丸：治肝肾俱虚，眼昏黑花，或生障瞖，迎风有泪。车前子、熟地各三两，菟丝子酒浸五两末，蜜丸梧子大，每酒下三十丸。

久患内障：车前子、生地、麦冬等分，末，蜜丸服。

草及根　甘，寒。明目，止烦下气，补五脏，利小便，通五淋，除小虫。止鼻衄，尿血，下血，金疮。化瘀血、血瘕，泄泄①阴瘨。性滑利，多服则泄精气，令小便不禁。

初生尿涩：车前草捣汁，入蜜少许，灌之。

鼻衄不止：车前草捣汁饮。

喉痹乳蛾：车前草、凤尾草同擂烂，入霜梅肉、煮酒各少许，绞汁，以鹅翎刷患处，随手吐痰即消。

目中赤痛：车前草捣汁，调朴硝，临卧涂眼胞上，次早洗去。

产后血渗大小肠：车前草汁一升，蜜一合，和煎服。

尿血：车前草汁空心服。

---

①　泄（yì 义）泄：弛缓。

马鞭草

辛、苦，微寒。破血通经，杀虫消肿。治癥瘕血瘕，下部䘌疮，久疟下痢，女子血气肚胀，月经不匀。活血行血，止金疮血。捣傅男子阴肿，女人乳痈，涂诸疮肿，蠼螋尿疮。

男子阴肿，大如升，核痛难治者：马鞭草捣涂之。

妇人疝痛，名小肠气：马鞭草一两，酒煎热服，以沸汤浴身取汗。

妇人经闭，结瘕块，胀欲死：马鞭草五斤，熬膏，每热酒服一匙，日二。

鱼肉癥瘕：凡食鱼鲙及生肉，在膈不化，成癥，马鞭草捣汁，饮一升，即消。

乳痈肿痛：马鞭草一握，酒一碗，生姜一块，捣汁服，以渣傅。

痎疟寒热：马鞭草五合，酒二合，煎，分二服。

马喉痹风，燥肿连颊，吐血：马鞭草一握，去两头，捣汁饮。

赤白下痢：马鞭草五钱，陈茶一握，煎服。

杨梅恶疮：马鞭草煎汤，先熏后洗，痛肿渐减。

根　辛，涩，温。治赤白下痢初起，焙末，每米饮服二钱。

狗尾草

茎治疣目，贯发穿之，即干灭。凡赤眼拳毛倒睫者，翻转目睑，以一二茎蘸水，戛去恶血，甚良。

时珍曰：原野垣墙甚多生。苗叶似粟而小，其穗亦似粟，黄白色而无实。采茎，竹筒盛以治目疾。

鼠尾草

苦，平，微寒。治疟疾，消水蛊，疗鼠瘘寒热，下痢脓血。白花者主白痢，赤花者主赤痢。

集注①：鼠尾以穗形名，生平泽中。四月采叶，七月采花。田野甚多，人采作染皂。叶如蒿，茎端夏生四五穗，穗若车前，花有赤白。

大腹水蛊：鼠尾草、马鞭草各十斤，熬去滓，再熬成膏，每汤服一匙。

反花恶疮，内生恶肉如饭粒，破之血出，随生反出于外：鼠尾草根捣，和猪脂涂。

久痢休息：鼠尾草花末，饮服。

旱莲草

甘、酸，汁黑。益肾阴，通小肠，止血排脓，乌髭固齿。傅疗疮及一切疮。捣汁，涂眉发，出速而繁。灸疮血出不已，傅之立止。膏点鼻中，添脑。

系臂截疟：旱莲草捶烂，男左女右，安寸口上，以古钱压定，帛系，良久起泡，名天灸疟。

痔漏疮发：旱莲草捣烂，冲酒，取汁，饮，滓傅患处。

小便尿血：旱莲草、车前草，捣汁服。

疔疮恶疮：旱莲草嚼烂，傅之。

偏正头痛：旱莲草捣汁，滴鼻中，愈。

肠风脏毒，下血不止：旱莲草，瓦上焙末，服二钱，陈米饮下。

连翘

苦，平，味薄，形似心，故入手少阴心、手厥阴心包络气分，兼入手足少阳、手阳明经。除脾胃湿热而泻心火。治寒热鼠瘘，瘰疬瘿瘤，痈肿恶疮，结热蛊毒。通月经，去白虫，治耳聋，利五淋，通小肠，利小便。疗中部血证，以为使。散诸经血凝气聚，

① 集注：系戴葆元摘取《本草纲目》各药“集解”中诸家之说而成，故名集注。

消肿排脓，为十二经疮家圣药。

瘰疬结核：连翘、脂麻等分，末，时时食。

项边马刀，属少阳：连翘二斤，瞿麦一斤，大黄三两，甘草半两，每用一两，水煎，食后热服。半月后灸临泣穴三七壮，照服二月决效。

痔疮肿痛：连翘煎汤熏洗，以刀上飞过绿矾，入麝香少许研贴之。

根 苦，寒，平。下热气，益阴精，明目悦颜。治伤寒瘀热发黄。

蓼蓝实

苦，寒。填骨髓，明耳目，利五脏，调六腑，通关节，益心力。治经络中结气，使人健，少睡。疗肿毒，解诸毒，杀蛊蚑疰鬼螫毒。蚑音其，小儿鬼也。

蓼蓝叶汁 苦、甘，寒。涂五心，止烦闷，杀百药毒，解砒石、朱砂、狼毒、射罔、斑蝥、蜂螫毒。

脚气赤肿，皮破水流，浸淫鞋袜：蓝叶捣汁，调如意黄金散傅，油纸裹布傅，日二易，数日赤退水止。葆验方。

吴蓝 苦、甘，冷。属水，能使败血分归经络。除烦止渴，杀疳排脓。治寒热头痛头肿，赤眼，天行热狂，疔疮，游风热毒，肿毒风疹，鼻衄吐血，产后血运，小儿壮热。解金石药毒，毒箭，金疮血闷，蛇虫伤，狼毒，射罔，蜘蛛咬毒。

时珍曰：蓝凡五种，惟蓝实专取蓼蓝。蓼蓝叶如蓼，五六月开花，成穗细小，淡红花，子亦如蓼，岁可三刈。菘蓝叶如白菘。马蓝叶如苦荬、冬蓝，俗所谓板蓝。二蓝花子并如蓼蓝。吴蓝，长茎如蒿而花白。木蓝，长茎如决明子，高者三四尺，分枝布叶，叶如槐叶。俱蓝虽分别不同，其作淀则一。

小儿中蛊，下血欲死：捣蓝汁频饮。

阴阳易病，伤寒初愈交合，必病拘急，手足拳，小腹急热，头痛，当汗之，满四日难治：蓝一把，雄鼠屎二七枚，煎服，取汗。

飞血赤目，热痛：蓝叶、车前草、淡竹叶等分，煎水温洗。

腹中鳖瘕：蓝叶一升，水绞汁服。

应声虫病，腹中有物作声，随人语言，名应声虫：蓝汁一盏，分三服。

唇边生疮，年久不瘥：八月蓝叶捣汁，洗三度瘥。

蓝淀

辛、苦，寒。合石灰作成，止血，拔毒，杀虫之功似胜于蓝。水调饮之，治噎膈，及误吞水蛭，即泻出。解诸毒，傅热疮，及小儿热丹秃疮。

一僧病噎，不下食数年，临终命其徒曰："吾死后，可开吾胸喉，视有何物苦我及死。"其徒依命，开胸中，得一物，形似鱼而有两头，遍体肉鳞。安钵中，跳跃。戏投诸味，不见食，皆化水，以蓝淀投之，即跃走，须臾自化成水，故治噎病。

小儿热丹：蓝淀傅之。口鼻急疳，同方。

时行热毒，心神烦躁：蓝淀一匙，新汲水调服。

青黛

咸，寒，色青泻肝。消食积，杀恶虫，散五脏郁火，解中下焦毒蕴风热。治天行发斑，头痛寒热，吐咯衄血，斑疮阴疮。解小儿疳热丹毒，诸热惊痫，又解诸药毒。同鸡子白调，傅痈疮、蛇虺螫伤。

肺热咯血，青饼子：青黛一两，杏仁去皮，以牡蛎粉炒一两，去牡蛎，黄蜡化，和作三十饼。每用一饼，干柿半个夹住，湿纸包，煨香嚼食，粥饮送，日三服。

产后发狂：四物汤加青黛煎服。

耳疳出汁：青黛、黄柏等分，末，搽。

瘰疬未穿：青黛、马齿苋同捣，日日涂傅，效。

心口热痛：姜汁调青黛二钱服。

蓼

苗叶　辛，温。利中益智，杀虫伏砒，除大小肠邪气。作生菜食，能入腰脚。煮汤捋脚，治霍乱转筋。煮汁日饮，治痃癖。酒煎服，解血气攻心。干之酿酒饮，主风冷。捣烂，傅狐尿疮，恶犬咬伤。多食令人发心痛。

保昇曰：蓼有青蓼、香蓼、水蓼、马蓼、紫蓼、赤蓼、木蓼七种。紫、赤二蓼，叶小狭而厚；青、香二蓼，叶相似而薄；马、水二蓼，叶俱阔大，上有黑点。木蓼一名天蓼，蔓生，叶似柘叶。花皆红白，子皆大如胡麻，青黑而尖扁，惟木蓼花黄白，子皮青。诸蓼并冬死，惟香蓼宿根重生，可为生菜。时珍曰：诸蓼，保昇所说甚明。古人种蓼为蔬，收子入药，故《礼记》烹鸡豚鱼鳖，皆实蓼于腹。后世不用，人亦不栽，惟造酒曲用其汁。今但以平泽所生香蓼、青蓼、紫蓼为良。

霍乱转筋：蓼叶、豆豉等分，煮汁服。

血气攻心痛剧：蓼根浸酒饮。

小儿冷痢：蓼叶捣汁服。

恶犬咬伤：蓼叶捣泥傅之。

蓼实　辛，温。明目温中，耐风寒，下水气，消面浮肿痈疡。归鼻，除肾气，去疬疡，止霍乱，治小儿头疮。

伤寒劳复，因交接卵肿，或缩入腹痛：蓼子一把，水挼汁，饮一升。

霍乱烦渴：蓼子一两，香薷二两，末，每水煎服二钱。

小儿头疮：蓼子末，蜜和鸡子白涂，虫死。

水　蓼

茎叶　辛，冷。治蛇伤，捣傅之，并绞汁服，止蛇毒入腹心闷。又治脚气肿痛成疮，水煮汁，渍捋之。

时珍曰：此水际生蓼，叶长五六寸，比水荭叶稍狭，比家蓼叶稍大，而功用仿佛相同。

马　蓼

茎叶　辛，温。去肠中蛭虫。

时珍曰：生湿地，高四五尺，每叶中间有黑点，能伏丹砂、雌黄。

荭草水荭、天蓼

实　咸，微寒。去热，明目，益气。治消渴，消痞癖。

时珍曰：水荭生下湿地，似马蓼。其茎粗如拇指，有毛。其叶大如商陆，叶色浅红，成穗。秋深子成，扁如酸枣仁而小，色赤黑，肉白，不甚辛，炆熓①可食。

瘰疬：水荭子半炒半生，等分研末，食后酒服二钱，日三。已破者亦治，久则效。

癖痞腹胀及坚硬如杯碗者：水荭花子一升，另研末，独颗蒜三十个去皮，新狗脑一个，皮硝四两，石臼捣烂，摊在患处，上用油纸以长帛束之。酉时贴之，次日辰时取之，未效再贴二三次。倘有脓溃，勿怪。仍看虚实，日逐②间服钱氏白饼子、紫霜丸、塌气消积丸③，利之磨之。服至半月，甚者一月，无不瘥矣。以喘满者为实，不喘满者为虚。

花　散血，消积，止痛。

---

① 炆熓（wénchǎo 文炒）：微火炒。

② 逐：依次。

③ 塌气消积丸：金陵本第十六卷荭草条作“塌气丸、消积丸”。

胃脘血气作痛：水荭花一把煎服。

心气疞痛：水荭花末，酒服二钱。女用醋水各半服，立效。

腹中痞积：水荭花或子不拘多少，以水、桑柴火熬膏，量痞大小摊贴，仍以酒调膏服。忌腥荤油腻物。

茎叶天蓼　辛，有毒。治恶疮，去痹气。

根茎　除恶疮肿，水气脚气，煮浓汁渍之。

生肌肉：水荭根煎汤淋洗，仍以其叶晒，末，撒疮上愈。

三白草

甘、辛，寒，有小毒。治水肿脚气，利大小便，消痰破癖，除积聚，消疔肿。绞汁服，令人吐逆。除疟疾，及胸膈热痰，小儿痞满。

根　治脚气风毒胫肿，捣汁，酒服。煎，洗癣疮。

时珍曰：三白草生田畔泽。八月生苗，高二尺。茎如蓼，四月其颠三叶面上，三次变白，馀叶青不变。俗云：一叶白，食小麦；二叶白，食梅杏；三叶白，食黍子。五月开花，成穗如蓼，花色白，微香。根长虚软，有节须如菖蒲根。

虎　杖

根　微温。通利月水，破留血癥结，风毒结气，利小便，通五淋，压一切热毒。治风在骨节及瘀血，大热烦躁，止渴，酒服；疗产后瘀血，血痛血运，恶血不下，心腹胀满，及扑损瘀血，跌坠昏闷，研末，酒服；治肠痔下血，研末，蜜丸，米饮下。坠胎，妊妇忌。

郭璞云：似水荭草而粗大，有细刺，可以染赤。宗奭曰：虎杖大率似寒菊，花叶茎蕊差大，茎叶有淡黑斑。六七月旋开花，至九月中方已。花片四出，色如桃花差大，陕西山麓水次甚多。时珍曰：其茎似水荭，叶圆似杏，枝黄似柳，其花似菊，色似桃花，合而观之，未尝不同。权曰：暑月以根和甘草煎为饮，甚甘美，色如琥珀，极解暑毒。浸酒常服，破女子经脉不通，有妊忌。葆按：虎杖功主通淋，女科经闭要药。《临证指南》治淋，因虎杖难得，以杜牛膝代。是集诸句，便业医留心采取。

诸般淋疾及久患石淋：虎杖根一合，水煎去滓，入乳香、麝香少许调服。

月水不利：虎杖三两，凌霄花、没药各一两末，每酒服一钱。

腹中暴癥：虎杖五升焙末，穄米[①]五升炊饭[②]，纳入好酒五斗渍之，封固，候药消饭浮，温饮。忌鲑鱼及盐。取干者浸酒亦可。此治癥，胜诸药。

气奔怪病：人忽遍身皮底如波浪，痒极，抓之血出不止，谓气奔。虎杖、人参、青盐、细辛各一两，煎，徐徐服。

莸马唐、羊粟

甘，寒。调中润肺，明耳目，消水气，止消渴。治湿痹脚气，顽痹虚肿，少腹急胀，小便赤涩，并合赤小豆煮食，勿与盐。捣傅肿毒。

藏器曰：生废稻田中，节节有根，着土结缕。马食如糖，名马唐。羊食，名羊粟。山人饲猪，名臭猪茶。人亦蒸食。葆按。

萹蓄

苦，平。利小便，杀三虫。治霍乱吐利，热淋黄疸，疥瘙疽痔，女人阴蚀，小儿魃[③]病及蛔虫，煮汁饮，有验。

热黄疸疾：萹蓄捣汁服。

丹石冲眼：服丹石人毒发，冲眼肿痛，萹蓄捣汁服。

蛔咬心痛：治小儿蛔咬，心痛面青，口中沫出，垂死者，萹蓄十

---

① 穄米：金陵本第十六卷虎杖条作“稌米”。

② 饭：原作“饮”，据金陵本第十六卷虎杖条改。

③ 魃：原作“蚑”，据《纲目》金陵本第十六卷萹蓄条改。

斤，熬膏，隔宿勿食，空心服，虫即下。或用醋煎咽下。

虫食下部：虫状如蜗牛，食下部作痒，萹蓄一把，煎，空腹服。

痔肿痛：萹蓄捣汁服。

刺蒺藜

辛、苦、甘，温。皮厚色青，外刺而内仁白。散肝风，清肺气，逐恶血，通月经，破癥积聚，去燥热，解结毒，消浮肿，散诸风疬疡。治头风体痒，咳逆胸满，肺痿吐脓，喉痹腰痛，目赤齿痛，奔豚风秘，蛔虫心腹痛。疔癞白癜，痔漏阴痨，小儿头疮。下气通乳，催生坠胎。炒去刺用。

大便风秘：炒刺蒺藜一两，猪牙皂角，去皮酥炙，五钱，末，每盐茶汤送一钱。

月经不通：炒蒺藜、当归等分，末，每米饮服三钱。

催生下衣，治难产及胞衣不下，胎死腹中：炒蒺藜、浙贝母等分，末，米饮送三钱，未下再服。

蛔虫心痛，吐清水：炒蒺藜阴干，末，汤服一钱，日三服。

面上瘢痕：炒蒺藜、山栀等分，末，醋调，夜涂旦洗。

白癜风疾：刺蒺藜去刺，生捣六两，末，每汤服二钱，日二服。服一月，白处见红点，绝根。

牙齿动摇痛，或因打动：蒺藜去刺，生研五钱，浆水半碗，煎滚泡，蘸水入盐，温漱。

鼻塞出水，多年不闻香臭：蒺藜当道车碾过，水煮，仰卧，先满口含饭，以汁灌鼻中，不下再滴，若嚏出一两个息肉，似赤蛹虫出，愈。

花　治白癜风，阴干为末，每温酒服二三钱。

苗　煮汤，洗疥癣风疮作痒。

鼻流清涕：蒺藜苗四两，黄连一两，水煎浓汁，少少灌鼻中取嚏，效。

诸疮肿毒：蒺藜蔓水煎，去滓，熬如饴，以涂肿处，即消。

蠼螋尿疮，绕身匝即死：以蒺藜叶捣傅。无叶用子。

沙苑蒺藜产自同州沙苑

味薄色青，形象似肾，故能补肾固精，润肝明目，助阳痿，暖子宫，疗吐脓，去燥热。治腰脊引痛，目暗失明，遗溺泄精，淋浊溺血，咳逆伤肺，肺痿吐血，头晕风眩，胸膈气满，痔漏阴汗，奔豚肾气。女人赤白带下，男子虚损劳乏，老人水脏冷，小便多，及肝肾虚目失明，可常饮之。

时珍曰：古方治风，多用刺蒺藜，后世补肾，多用沙苑蒺藜。葆按：二蒺藜，本草未分，虽时珍注述，亦未详细达出，愚自临证试验，及审《纲目》明文，特为分列，以便省目。

腰脊引痛：沙苑蒺藜末，蜜丸梧子大，每酒下三十丸。

三十年失明，补肝散：沙苑蒺藜末，食后服一钱。

谷精草

花 辛，温。体轻性浮，能上行阳明分野，明目退翳，功胜菊花，凡目疾宜用之。治偏正头风痛，喉痹，齿痛，雀目翳膜，痘后生翳。疗疮疥，止鼻衄。

痘后生翳，久不退：谷精草末，以干柿或猪肝煮熟蘸食。又加蛤粉，同猪肝煮，淡食。

小儿雀盲，至晚不见物：用羯羊肝一具，勿用水洗，竹刀批开，入谷精草一撮，瓦罐煮，日日食，效。忌铁器。

脑痛眉痛：谷精花二钱，地龙三钱，乳香一钱，末，每用半钱，烧烟筒中，随左右熏鼻。

鼻衄不止：谷精草末，熟面汤调服二钱。

海金沙

甘，寒，淡渗，入小肠膀胱血分。解热毒气，通利小肠。治湿热肿满，小便热淋、膏淋、血淋、石淋茎痛。得栀子、牙硝、蓬砂，疗伤寒热狂。

脾湿肿满，腹胀如鼓，喘不得卧，海金沙散：海金沙三钱，白术四两，甘草半两，黑丑牛头末一两半，末，每流水煎服一钱。

膏淋如油①：海金沙、滑石各一两，甘草梢二钱，末，每麦冬汤调二钱。

血淋：海金沙末，汤服二钱。

地蜈蚣草

苦，寒。解诸毒，通大便，捣汁涂。痈肿，末，服，能消肿毒排脓。被蜈蚣伤者，入盐少许捣涂，或末，傅之。

时珍曰：地蜈蚣草，生村落塍野，左蔓延右，右蔓延左，叶蜜②对生，俗呼过路蜈蚣；延上树者，呼飞天蜈蚣，通用。

一切痈疽赤肿，未破已破，脓血不散，及肠痈奶痈，发热疼痛，能食，宜此排脓托里散：地蜈蚣、赤芍、当归、甘草等分，末，每温酒服二钱。

半边莲

辛，平。治蛇虺伤，捣汁饮，以滓围伤处。又治寒齁气喘及疟疾寒热，同雄黄等分，捣泥，碗覆待色青，以饭丸梧子大，空心盐汤服九丸。

时珍曰：此小草生阴湿塍堑边，就地细梗引蔓，节节而生细叶，秋开小花，淡红花，止有半边如莲花状，故名。

血痢日久难愈：半边莲每服二钱，水煎，葆验方。

紫花地丁

苦、辛，寒。治痈疽发背，疔肿瘰疬，喉痹黄疸，无名肿毒

---

① 油：原作“膏”，据金陵本第十六卷海金沙条改。

② 蜜：用同“密”。

恶疮。

黄疸内热：地丁末，酒服二钱。

稻芒粘咽不出：地丁草嚼咽。

痈疽恶疮：地丁、连翘、苍耳叶等分，捣烂，绞汁服。

发背及无名肿毒，贴，消如神：地丁草白面和捣饼，盐醋浸一夜，贴。

疔疮：地丁草捣汁服。又，地丁草、葱、豉、蜜同捣贴。若瘤疮，加新黑牛屎。

喉痹肿痛：地丁草，入酱少许，取汁点。

瘰疬发背疔疮：地丁根去粗皮、刺蒺藜等分，末，油调涂。

大黄

味苦，大寒，入足太阴、手足阳明、手足厥阴①五经血分。其性沉而不浮，其用走而不守。若酒浸，亦能引入至高之分。驱邪热而下降，用以荡涤肠胃，下燥结而除瘀热。能推陈致新，平胃下气，调中化食，安和五脏。治伤寒时邪，发热谵语，温热瘴疟，下痢赤白，腹痛里急，黄疸，水肿，留饮宿食，壅滞水气，心腹痞胀，二便不通。下瘀血血闭，破癥瘕积聚，老血留结。通女子经候，少腹胀满，小儿寒热，时疾烦热。疗损伤积血，泻血中伏火，宣通一切气，调血脉关节，泻诸实热不通，行水除痰，蚀脓消肿。研末，涂汤火灼及冻疮火丹赤肿。然伤元气而耗阴血，若病在气分，或血虚胃寒及妊妇产后，并勿轻用。忌冷水。

男子偏坠作痛：大黄末，醋调涂。

暴赤目痛：四物汤加大黄，酒煎服。

胃火牙疼：口含冷水，以纸捻蘸大黄末，随左右嗃鼻，立止。

风热牙疼：大黄瓶内煅炭末，早晚揩牙，冷水漱去，永不发。

---

① 手足厥阴：原脱，据金陵本第十七卷大黄条补。

损伤瘀血，从高坠下，及木石压伤：酒蒸大黄一两，杏仁去皮三七粒，研，酒煎，鸡鸣时服，至晓下瘀血，愈。

灸疮飞蝶：因艾灸，火痂便退，疮内鲜肉片飞如蝶形而去，痛甚，是火毒也。大黄、朴硝各半两，末，服取利愈。

大风癞疾：大黄煨、角刺各一两，末，空心温酒服二钱，取出恶物如鱼脑，再服，下如乱发之虫，取尽，乃服雄黄花蛇药。名通天再造散。

腹胁积块：风化石灰半斤，瓦器炒热，稍冷，入大黄末合炒，再入桂心末，锅内匀，下米醋搅成膏，摊布贴之。又方：大黄二两，朴硝一两，末，大蒜同捣成膏贴之。

心腹诸疾，三物备急丸治心腹病、卒病、百病：大黄、巴豆、干姜各一两，末，蜜丸豆大，每服三丸。凡中忤，心腹痛，如刀锥刺，口噤，停尸卒死，以暖水或酒服，未知，更服三丸，腹中鸣转，当吐下愈。口噤者，折齿灌之，入喉即瘥。

鼻中生疮：大黄、杏仁等分，捣匀，末，猪脂调涂。

商　陆

苦，寒，有毒。沉阴下行，与遂、戟同功。疏五脏，散水气，泻十种水病，通大小肠。治胸中邪气，水肿腹满，痿痹疝瘕。喉痹不通者，研末醋调，涂喉外，良。消痈坠胎，傅恶疮，泻蛊毒，杀鬼精物。凡用，水浸，黑豆拌蒸。胃气弱者勿用。

水气肿满：商陆切豆大一盏，煮汁，去滓，入糯米一盏同煮粥，每空心服。又方：商陆捣泥，入麝香三分，匀贴脐上，以帛束之，得小便利，即消肿。

石痈如石，坚硬不作脓：商陆捣，擦，取软，效。

产后腹大，坚满嗜卧，白圣散：商陆根三两，大戟、甘遂各一两半，每热汤服二钱，大便通利为度。

瘰疬喉痹攻痛：生商陆捣饼，置疬上，以艾柱上灸三壮。

腹中暴癥，有物如石，痛刺，百日不治：商陆捣，布包热熨，冷则易。

狼毒

根　辛，平，大毒。破积聚，疗心痛。治食滞，寒热水气，恶疮鼠瘘疽，蚀鬼精蛊毒，除胸下积僻①，痰饮癥瘕。杀飞鸟走兽，亦杀鼠。合野葛纳耳中，治聋。

心腹连痛：狼毒二两，附子半两，末，蜜丸梧子大，每服三丸，水送。

九种心痛，一虫，二蛀，三风，四悸，五食，六欲，七冷，八热，九气，及落马坠车瘀血，中恶等症：狼毒炙、吴萸泡、巴豆去心炒取霜、炮姜、人参各一两，附片三两，末，蜜丸梧子大，每空腹温酒下三丸。

腹中冷痛，水谷阴结，心下停痰，两胁痞满，按之鸣转，逆不食：狼毒三两，附子一两，旋覆花三两，捣末，蜜丸梧子大，每白汤下三丸，日三服。两胁气结，同方。

阴疝欲死，丸缩入腹，急痛欲死：狼毒、防风各二两，附片三两，末，蜜丸梧子大，每白汤服三丸，日三服。

一切虫病：狼毒为末，饴糖、砂糖各一匙，调末一钱，卧时空腹热水化下，次早即下虫也。

积年疥癞：狼毒三两，半生半炒，轻粉一两，水银三钱，以茶末少许于瓦器中，以津液擦化水银，共末，以麻油浸药末，高一寸，三日，待药沉油清，遇夜不见灯火，蘸油药涂疮上，仍以口鼻于药盏上吸气，取效。

积年干癣生痂，搔之黄水出，每逢阴雨则痒甚：狼毒研末涂之。

---

① 僻：刘校本第十七卷狼毒条作“癖”。

狼 牙

根 苦，寒，有毒。治邪气热气，疥瘙疮痔，浮风瘙痒，止赤白痢，去寸白虫，及杀腹脏一切虫，水煎服。煎汁，洗恶疮。

葆按：狼毒、狼牙俱根。集注：狼毒，叶似商陆有毛。狼牙，叶似蛇莓无毛，其根若兽之牙。考《金匮》九痛丸用狼毒，而《条辨》用狼牙，注云：无狼牙，以狼毒代。致世俗讹传狼牙是狼毒旁生之牙，引注以正其非。又查狼牙，本草不载治心痛，更易明矣。

小便溺血：狼牙草焙、蚌粉、炒槐花、百药煎等分，末，每米泔下三钱，空心服。

寸白诸虫：狼牙五两，末，蜜丸麻子大，隔宿不食，明旦以浆水下一合，服尽瘥。

妇人阴痒：狼牙二两，蛇床子三两，煎水热洗。

妇人阴蚀疮烂者：狼牙三两煎汁，以箸缠棉浸汤沥洗，日三次。

毒蛇伤螫：狼牙或叶捣烂，猪脂和涂立瘥。

小儿阴疮：狼牙草煎浓汁洗。

蔺茹藘茹

辛，寒，有小毒。去热病，破癥瘕，除息肉，蚀恶肉，排脓恶血，败疮死肌，除大风热气，善忘不寐，杀疥虫。

时珍曰：藘茹原出武都，今处处有之。生山原，春初苗生，高二三尺。根长大如萝卜、蔓菁状，或岐①出者，皮黄赤，肉白，破之有黄浆汁。茎叶如大戟，而叶长，折之有白汁。抱茎有短叶相对，茎中分二三小枝。二三月开细紫花，结实如豆大，一颗三粒相合，生青熟黑，中有白仁，如续随子状。葆按：《素问》治妇人血枯病，乌贼藘茹二物丸。今人传藘茹即茜草，而《纲目》载茜草名茹藘。因其传

---

① 岐：同“歧”。分开；岔出。

误，故又附注辨明。

甲疽生脚趾边肿烂：藘茹三两，黄耆二两，苦酒浸一宿，以猪脂五合煎膏，去滓，日三涂，即消。

中焦热痞善忘：藘茹四钱，炙甘草二两，滑石二钱，末，每鸡鸣时温酒下一钱。

伤寒咽痛，毒攻作肿：藘茹取瓜甲大，纳口嚼汁咽下。

大戟

苦，寒，有小毒。能泻脏腑之水湿，行血发汗，利大小便，主十二种水，腹满急痛，积聚喘急，中风，皮肤痛，头痛吐逆，颈腋痈肿，黄疸温疟。破癥结，下恶血，癖块，蛊毒，腹内雷鸣，通月水，坠胎妊。治瘾疹风，及风毒脚肿，并煮汁日日热淋，取愈。反甘草，若误服，菖蒲可解。

水肿喘急，小便赤及水蛊：炒大戟二两，炮姜半两，末，每姜汤下三钱，二便利为度。

水肿，腹大如鼓，或遍身肿：用枣一斗，水浸过，以大戟根苗盖之，瓦盆合定，煮熟，取枣无时食，枣尽决愈。又方：大戟、白丑牛、木香等分，共末，猪腰子一对，每用末一钱，掺入腰子内，湿纸包，煨熟，空心食之。

泽漆

茎叶　辛、苦，微寒。消痰退热，明目轻身，利大小肠，止疟疾，主蛊毒。治皮肤热，大腹水气，四肢面目浮肿，丈夫阴气①不足。

时珍曰：《别录》、陶氏皆言泽漆是大戟苗，《日华子》言是大戟花，皆非也。考《土宿本草》云泽漆是猫儿眼睛草，一名五凤草，江

---

① 阴气：原作“阴器”，据金陵本第十七卷泽漆条改。

湖原泽平陆多有之。春生苗，布科分枝成丛，柔茎如马齿苋，绿叶如苜蓿，叶圆而黄绿，颇似猫眼，故名猫儿眼。茎头凡五叶中分，中抽小茎五枝，每枝开细花青绿色，复有小叶承之，齐整如一。茎有白汁沾人。其根白色，有硬骨。

肺咳上气，脉沉者，泽漆汤：泽漆二斤水煮，去滓，入半夏半升，紫参、白前、生姜各五两，甘草、黄芩、人参、桂心各三两，煎服，日三。

心下伏瘕，大如杯：泽漆四两，大黄、葶苈炒各三两，末，蜜丸豆大，每服三丸，日三。

男妇瘰疬：泽漆熬膏，以椒、葱、槐枝洗后，搽此膏。

甘遂

苦，寒，有毒。能泻肾经及隧道水湿，直达水气所结之处，以攻决为用，为下水之圣药。水结胸中，非此不能除，能泻十二种水。治大腹疝瘕，面目浮肿，留饮宿食，破癥瘕积聚，散膀胱留热，皮中痞热，气肿满，利水谷道，消脚气，阴囊肿坠，去痰水，及痰迷癫痫，噎膈痞塞。其性专于攻决，恐妨元气，不可过服，虚者慎用。反甘草。

身面洪肿：甘遂二钱末，猪肾一枚，分为七脔，入末在内，湿纸包，煨熟食，至五服，当觉腹鸣，小便利，效。

肾水流注，腿膝挛急，四肢肿痛：即上方加木香四钱，内以温酒嚼下，当利黄水，验。

妊娠肿满，服猪苓散不效：甘遂二两末，蜜丸梧子大，每服五十丸，得微下，仍服猪苓散。

疝气偏肿：甘遂、小茴等分，末，酒服二钱。

癫痫心风，遂心丹：治风痰迷心癫痫，及妇人心风血邪。甘遂二钱末，猪心血和药，入猪心内，缚定，纸裹煨熟，取末，入辰砂末一钱研匀，分作四丸。每服一丸，牯猪心煎汤下。大便下恶物为效。

马脾风病：小儿风热喘促，闷乱不安，谓之马脾风。甘遂，面包煮，一钱半，辰砂，研，水飞，二钱半，轻粉七分，共末，每服一字，浆水少许，滴麻油小点，抄药在上，沉下，去浆灌之，名无价散。

《保命集》云：凡水肿，服药未全消，以甘遂末涂腹上，绕脐令满，内煎甘草汁服，其肿自散。

卷　二

草部（二）

续随子千金子

辛，温，有毒。其功长于利水。治妇人血结月闭，癥瘕痃癖，积聚痰饮，心腹疼痛，冷气胀满，呕逆不食，肺气水气，蛊毒鬼疰。利大小肠，下恶滞物，宣一切宿滞。日服十粒。泻多，以薄醋粥吃，即止。捣涂疥癣疮，黑子疣赘。去壳取肉，纸包煨去油用。

水气肿胀：续随子，去壳研，去油，一两，净末，分七服。丈夫酒下，妇人荆芥汤下，五更服。当下痢，至晚①自止，忌盐醋百日。

蛇咬肿闷欲死：金线重台六分，续随子仁七粒，末，酒服，仍捣用，唾和涂患处。

阳水肿胀：续随子仁去油二两，大黄一两，末，酒泛丸绿豆大，每汤下五十丸。

涎积癥块：续随子三十粒，腻粉三钱，青黛一钱，糯米饭丸芡子大，每用一丸，以大枣一枚，烧过，去皮核，同药嚼，冷茶送下。半夜后，取下积聚恶物，效。

黑子疣赘：续随子捣烂涂，自落。

叶及茎中白汗　剥人面皮，去皯黯，傅白癜疬疡，及蝎螫，立瘥。

颂曰：续随子，处处有，苗如大戟，初生一茎，茎端生叶，叶中复出叶，花亦类大戟。自叶中抽干而生，实青有壳。人家园亭中，多种以为饰。秋种冬长春秀秋实，茎中有白汁。

---

① 晚：金陵本第十七卷续随子条作“晓”。

莨菪浪荡

子 苦、辛，大毒。制服。治癫狂风痫，颠倒拘挛。炒末，傅脱肛，止冷痢。主蛀牙痛，咬之虫出，愈。烧烟熏虫牙，及洗阴汗。忌生服，伤人，见鬼狂乱。

制法：莨菪子，好醋煮干，用黄牛乳浸一宿，至明日乳汁变黑，是真。取晒干用。颂曰：莨菪，处处有之。苗茎高二尺。叶似地黄叶，而阔如三指。四月开花，紫色。茎荚有毛。五月结实，有壳作罂①子状，如小石榴。房中子细，青白色，如粟米大。明曰：误食生者，令人狂乱。以绿豆、甘草、升麻、犀角汁，并解之。时珍曰：莨菪毒甚，生食，能使痰迷心窍，蔽神明，乱视听。嘉靖间，陕西妖僧如香，至昌黎县张柱家，见其妻美，用此药散入饭内，举家被淫。而柱见家人皆是妖鬼，尽杀死。事发论死。

积年气痢，一切冷气：莨菪子，石灰水煮一伏时，掬出，去芽曝干，附子、干姜、橘皮、桂心、厚朴等分，末，蜜丸服。

风痹厥痛：莨菪制过三钱，炒，草乌、甘草各半两，末，糊丸豆大，螺青为衣。每服十丸，男用菖蒲酒，女用芫花汤下。

脱肛不收：莨菪子，炒，末，傅。石痈坚硬，醋和傅。恶疮似癞，同方傅。

恶犬咬伤：莨菪子七枚，吞之。勿嚼破，破反伤人。

根 苦、辛，有毒。杀虫，治邪疟，疥癣。

疟疾不止：莨菪根烧灰，水服一钱。

恶癣有虫：莨菪根捣烂，蜜和傅。

趾间肉刺：莨菪根捣汁涂。

狂犬咬人：莨菪根和盐捣傅。日三上。

云 实

辛，温。除寒热，止消渴。治泻痢肠澼，下匿脓血，止痛杀

① 罂：原作“瞿”，据《纲目》金陵本第十七卷莨菪条改。

虫，去邪恶结气，下蛊毒，疟疾多用。

时珍曰：此草山原甚多，俗名枯刺。赤茎中空，有刺，高者如蔓。其叶如槐。三月间开黄花，累累满枝。荚长三寸，状如肥皂荚。内有子五六粒，头微尖，有黄黑斑纹，厚壳白仁，有腥气。

花 治见鬼精。杀精物，下水。多食令人狂走。烧之致鬼。

根 治骨哽及咽喉痛。捣汁咽之。

蓖麻子

辛、甘，有小毒。性善收，亦善走。能开诸窍经络，治偏风不遂，口眼㖞斜，失音口噤，鼻窒耳聋，喉痹舌胀，齁喘脚气，毒肿丹瘤。能利水气，治水癥浮肿，小便不通。能出有形滞物，治针刺入肉，竹木骨哽，胎衣不下，子肠挺出。能追脓拔毒，治疠风鼻塌，瘰疬恶疮。压油，涂疮痒浮肿，汤火灼伤。捣研涂手足心，催生。外用屡奏奇功。然有毒热，颇类巴豆，内①服不可轻率。所服之者，一生不能食炒豆，犯之胀死。

时珍曰：取蓖麻油法，用蓖麻仁五斤，捣烂，以水一斗煮之，有沫取起，待沫尽乃止。去水，以沫煎至点灯不炸②、滴水不散为度。

口目㖞斜：蓖麻仁捣膏，左贴右，右贴左，正即止。

舌上出血：蓖麻子，油纸捻，烧熏鼻中，自止。

舌胀塞口：蓖麻仁，纸压油，烧纸烟熏，愈止。

急喉痹塞，牙关紧急，用此即破：蓖麻仁，研烂，纸卷作筒，烧烟熏吸即通。用纸取油，燃烟熏，尤妙。

催生下胞：蓖麻仁七粒，研膏涂脚心。若胎及衣下，即洗去。迟则子肠出，即以此膏涂顶心，肠自入。

子宫脱下：蓖麻仁、枯矾等分，末，安纸上托入。仍以蓖麻仁十

---

① 内服：原作“肉服”，据金陵本第十七卷蓖麻条改。

② 炸（zhà 炸）：燃点油灯遇有少许水分时发出爆裂声。

四粒，研膏涂顶心即入。盘肠生产，同方涂。

催生下胎，不拘生胎死胎：蓖麻仁、巴豆霜各四个，麝香一分，研贴脐中，并足心。

疠风鼻塌，手指挛曲，节间痛极，渐至断落：蓖麻仁、黄连各一两，切片，以小瓶盛水一升，同浸。二日后，取蓖麻仁劈开，面东以浸药水吞一枚，渐加四五枚，微利不妨。瓶中水尽更添。两月后，吃大蒜、猪肉试之，不发是效。若发再服，又试，直不发止。

瘰疬恶疮及软疖：白胶香一两，溶化，以蓖麻仁六十四个，研膏，溶胶投之，搅匀，入油半匙，至水中试软硬，配胶油得所，以帛量疮大小摊贴，一膏可愈。

耳卒聋：蓖麻仁百粒，大枣十五枚，入乳，和作铤。以棉裹一铤塞耳内，觉热，效。

面上雀斑：蓖麻仁、陀星、硫黄各一钱，末，羊髓调匀，夜夜傅。

肺风面疮，起白屑，或微赤：蓖麻仁四十九粒，白果肉、枣肉各三枚，瓦松三钱，肥皂一个，同捣泥。洗面亦良。

针刺入肉：蓖麻肉，捣傅，见刺出即去，否恐过，拔出驽肉。

竹木骨哽：蓖麻仁一两，凝水石二两，研匀，每以一捻置舌根上噙咽，自然不见。

叶 有毒。治脚气风肿，蒸捣裹之，日二三易即消。以油涂炙热，慰囟上，止鼻衄，大验。又治痰喘咳嗽。

齁喘痰嗽：蓖麻叶三钱，入白矾二钱，猪肉薄批，掺药在内，荷叶裹之，缓火煨熟。细嚼，白汤送下。名九仙散。又方，治咳嗽涎喘，不问新久。用经霜蓖麻叶、经霜桑叶、粟壳蜜炙，各一两，末，蜜丸弹子大，每服一丸，白汤化下，名无忧散。

常山

苦，寒，有毒。能引吐，行水，祛胸中痰结积饮，消项下瘿瘤。治伤寒寒热，热发温疟，及诸疟蛊毒，而吐痰涎。疗水胀，鼠瘘，鬼蛊。然悍暴，能损真气，弱者慎用。酒炒性少缓，亦不作吐。忌葱、菘菜，伏砒石。

妊妇疟疾：酒蒸常山、煅石膏各一钱，炒乌梅肉、甘草各五分，水和，酒浸一夜，平旦煎服。

温疟热多：常山一钱，小麦三钱，淡竹叶二钱，煎，五更服。

胸中痰饮：常山、甘草各一两，水煎，入蜜一合，服，取吐。不吐，更服。

蜀漆常山苗　辛，平。吐痰截疟，破血。下肥气。治咳逆寒热，腹中癥坚，痞积邪气，蛊毒鬼疰。疗胸中邪结气，吐去之。治鬼疟多时，温疟寒热。洗去腥用。性同常山，但较和缓耳。若失其宜，亦损真气。与苦酸同用，能导胆邪。

小儿惊忤，暴惊，卒死中恶：蜀漆二钱，生牡蛎一钱二分，浆水煎服，当吐痰而愈。

牡疟独寒不热，蜀漆散：蜀漆、云母煅三日、龙骨各二钱，末，每服半钱，临发日，旦服，酢酱水调下。

牡疟独热，不冷：蜀漆一钱半，甘草一钱，麻黄、牡蛎粉各二钱，水二钟，先煎麻黄、蜀漆，去沫，入药再煎，发日，早一时服。

藜芦

辛、苦，微寒。入口则吐。善通顶，令人嚏吐。上膈风涎，暗风痫病，小儿齁鮯痰疾。咳逆哕逆，泻痢肠澼，疥瘙恶疮。喉痹不通，鼻中瘜肉，马刀烂疮。不入汤用。又主上气，去积年脓血泻痢。治蛊毒，去死肌，杀诸虫毒。研末，治马疥癣。反细辛、芍药、诸参。服之吐不止者，饮葱汤即止。

诸风痰疾：藜芦一钱，郁金一分，末。每以一分浆水，温服探吐。

中风不语，喉中如曳锯，口中涎沫：藜芦一分，南星一个去浮皮，于脐上剜一坑，纳末，入醋少许，四面火逼黄色，末，生面丸小豆大。每温酒下三丸。

鼻中瘜肉：藜芦三分，雄黄一分，末，蜜和点，日三点。

误吞水蛭：藜芦末，水服一钱，必吐出。

反花恶疮，恶肉反出如米：藜芦末，猪脂调涂，日三五。

诸风头痛，通顶散：藜芦半两，黄连三分，末，嗃鼻。又方，加麝香。

附子

辛、甘，有毒，大热。纯阳，气厚味薄，可升可降。虽入手少阴、三焦、命门，其用走而不守，通行十二经，无所不至。能引补气药，以复散失之元阳；引补血药，以滋不足之真阴。引发散药开腠理，以逐在表之风寒；引温暖药达下焦，以祛在里之寒湿。治三阴伤寒，阴毒寒疝，中寒中风，气厥痰厥。咳嗽呕哕，反胃噎膈，厥逆腹疼，脾泻冷痢，胃寒蛔动，暴泻脱阳，冷痢寒疟，霍乱转筋。拘挛风痹，膝疼难步，肿满脚气。癥瘕积聚。痈疽不敛，久漏冷疮。督脉为病，脊强而厥。柔痓癫痫，小儿慢惊。痘疮灰白。一切沉寒痼冷之症。助阳退阴，杀邪辟鬼，通经坠胎。生用，发散；熟用，峻补。合葱汁捣塞耳，治聋。反贝母、半夏、栝楼、白及、白敛。中其毒者，黄连、甘草、犀角煎汤解之。黄土汤亦解之。

时珍曰：附子生用，须阴制法：取生者，去皮尖，底切薄片，以东流水并黑豆，浸五日，漉出，曝用。然生用则发散，熟用则峻补。熟制法：取附子以水浸过，炮令拆，去皮脐，乘热切片再炒，令内外俱黄。又法：每一个，用甘草二钱，盐水、姜汁、童便等分，同煮熟，俱出火毒用。葆按：今市中制附子，水浸七日，日换水，刮去皮脐，甘草、生姜、白矾同煮，取起，微曝，瓶盛，阴干，薄切，名附片。近来便易贩运，从四川出处，取生者，长流水漂数日，煮过，切厚片，名附块。但此制，毒虽去而性力不足，未若市制附片功效也。

中风痰厥，口眼㖞斜，昏不知人，脉沉：生附子、生南星各一两，木香二钱，共末。每服五钱，生姜十片煎，温服。体虚，寒多疟疾，同方。

中风偏废，羌活汤：羌活、乌药各一两，生附子一个去皮脐。每用四钱，生姜三片，水煎服。

风病瘫痪，手足亸曳，口眼㖞斜，语言蹇涩，步履不正，乌龙丹：生附子去皮脐、五灵脂各五两，末。入龙脑、麝香各五分，水叠丸，弹子大。每用一丸，姜汁研化，温酒调服。

口卒噤瘖，卒忤停尸：并用附子末，吹入喉中，瘥。

诸风痫疾：生附子去皮二钱半，五灵脂半两，末，猪心血丸梧子大。每姜汤服五丸。

小儿项软，乃肝肾风邪袭入：生附子、生南星各二钱，末，姜汁调摊帛上，贴天柱骨。内服泻青丸。

小儿囟陷：生附子去皮二钱，雄黄八分，末，葱和捣作饼，贴陷处。

鼻渊脑泄：生附子去皮二钱，葱和捣泥，罨涌泉穴。

聤耳脓血：生附子，末，葱汁和，灌耳中。

心痛疝气，湿热寒郁而发：附子、山栀各一钱，末，姜汁一匙，热汤和送下。

寒疝滑泻，腹痛肠鸣，自汗厥逆：附片、延胡各一两，木香半两。每用四钱，姜三①片，煎服。

虚寒腰痛：鹿茸，去毛酒炙，附片各二两，青盐二钱，末，枣肉捣丸梧子大。空心酒下三十丸。

老人虚泻，不禁：附片、赤石脂煅，各一两，醋糊丸梧子大。每

① 三：金陵本第十七卷附子条作“七”。

米饮下五十丸。

小儿吐泻，注下，小便少：附片五钱，白石脂煅、龙骨煅各二钱半，末，醋糊丸黍米大。量儿大小服。

阳虚吐血：生地一斤，捣汁，入酒少许，以附片一两半，入汁内，煮将成膏，取附片焙，山药三两焙，共末，以膏和捣，丸梧子大。每空心米饮下三十丸，屡效验。

足钉怪病：两足心凸肿，上生黑豆疮，硬如钉，胫骨生碎孔，髓流出，发寒颤，思饮酒，此是肝肾冷热相侵。生附子焙，末傅之，内服韭子汤，渐愈。

麻痹疼痛，仙桃丸：治手足麻痹，或瘫痪作疼，腰膝痹痛，或打扑①损闪肭②，痛不可忍。生附子不去皮、五灵脂各四两，灵仙五两焙，末，酒糊丸梧子大。每服半丸，盐汤下，忌茶。

十指痛及麻木：生附子去皮脐、木香等分，生姜五片，煎服。

寒厥心痛，及小肠膀胱气痛，辰砂一粒丹③：附片、郁金、橘红各一两，末，醋面糊丸绿豆大，朱砂为衣。每服二丸，男酒女醋下。

久冷反胃：大附子一枚剜窍，安公丁香四十九粒，合定，线扎，入砂锅，姜汁浸过，文武火熬干，末。每挑末少许，置掌心舔吃。日十数次。

乌头附子尖 吐风痰癫痫。焙，末，茶服半钱，取其锐气直达病所。

小儿慢脾惊风，四肢厥逆：附子尖一个，硫黄枣大一块，全蝎七个，末，姜汁丸黍米大。米饮服十丸。久泻尫羸，同方。

脐风撮口：附子尖三个，金足蜈蚣半条，酒浸，炙，入麝香少许，末，以少许吹鼻得嚏，又以薄荷汤灌一字。

---

① 扑：金陵本第十七卷附子条此后有“伤”字。

② 肭（nǜ 衄）：扭，折伤。

③ 辰砂一粒丹：金陵本第十七卷附子条作“神砂一粒丹”。

奔豚疝气，作痛，或阴囊肿痛，去铃丸：川乌尖七个，巴豆七枚，去皮油，末，糕糊丸梧子大，朱砂、麝香为衣。每空心盐汤送二丸。间日一服，勿多。

风厥癫痫。凡中风痰厥，癫痫惊风，痰涎上壅，牙关急，目上视，搐搦，碧霞丹：乌头尖、附子尖、蝎梢各七十个，石绿，研如飞面，水飞过，十两，面糊丸芡子大。每以薄荷汁半盏，化下一丸，更服温酒半合，须臾吐出痰涎为妙。小儿惊痫，内加白僵蚕等分。

木舌肿胀：生川乌尖、巴豆仁，研烂，等分，末，醋调涂刷。

草乌乌头

辛，温，大热，大毒。搜风胜湿，开顽痰，揩齿痛，破积聚，坠生胎。治中风恶风，洗洗出汗，除寒湿痹，咳逆上气。心胸冷痰，脐间痛，不可俛①仰，目中痛，不可久视。恶风增②寒，冷痰包心，肠腹疠痛，痃癖气块。头风喉痹，痈疽疔毒。其性至毒，非风顽急疾，又无所酿制，不可轻投。反半夏、栝楼、贝母、白敛、白及。忌豉汁，畏饴糖。黑豆、冷水，俱可解其毒。

时珍曰：草乌，或生用，或炮，或以黑豆同煮熟，去其毒用。葆按：服生草乌，见其多受害，而服此制者平稳。集注：宋人杨天惠《附子记》甚悉，今撮其要，云：绵州乃故广汉地，领县八，唯彰明出附子。领乡二十，唯赤水、廉水、昌明、会昌四乡产。每岁以上田熟耕。十一月播种，春生苗，其茎类野艾而赤，其叶类地麻而厚。其花紫瓣黄蕤，长苞而圆。七月采者，谓之早水，拳缩而小，未长成也。九月采者佳。其品凡七，本同而末异。其初种之小者，名乌头，附乌头而旁生名附子，又左右附而偶生者名鬲子，附而长者名天雄，附而尖者名天锥，附而上出者名侧子，附而散生者名漏蓝子，皆脉络

① 俛（fǔ 俯）：同“俯”，屈身；低头。
② 增：通“憎”。金陵本第十七卷乌头条作“憎”。

连贯，如子附母，而以附子为贵，故专附子名也。又按：王氏《究原》云及《本草略》云：乌头功同附子而稍缓，但附子性重峻，温脾逐寒。乌头性轻疏，温脾逐风。寒湿宜附子，风湿宜乌头。天雄补下焦命门阳虚，治风寒湿痹，为风家主药。善发汗，止阴汗。炮含①之，治喉痹。取一枚纳雄鸡肠中，捣食之，令人勇，力作不倦。侧子，散侧旁生，宜发散四肢，充达皮毛，治手足风湿筋骨诸痹。漏蓝子，治漏疮恶疮，只入疮科，不堪服。其草乌产江左山南等处，乃《本经》所列乌头是也，故曰其鲜汁煎，为射罔，是又别一种，非其初种之乌头也。

诸风不遂：制草乌、蚕沙等分，取生地龙捣和，入少醋，糊丸梧子大。每白汤服五丸。勿多服。

破伤风：制草乌末，温酒服一二分，取汗。一方加白芷，等分，葱白，酒服半钱。

风湿走痛，黑弩丸：制草乌、五灵脂、两头尖各一两，乳香、没药、当归各三钱，醋糊丸梧子大。每服十丸至三十丸，临卧温酒下。忌油面，妊妇忌。

内痔不出：草乌末，津调点肛门，即出。

瘰疬初起，未破，作寒热：制草乌半两，木鳖子二个醋浸，入捣葱头，蚯蚓粪少许，匀傅上，纸条贴，令通气孔。

中风瘫痪，手足颤掉，语言蹇涩，左经丸：草乌炒去皮四两，川乌炮去皮二两，乳香、没药各一两，乌豆一升，斑蝥三七个，去头翅，同煮，豆熟去蝥，用豆，焙干，末，匀，醋面糊丸梧子大。每温酒下三十丸。

喉痹口噤，不开欲死：草乌、皂荚，等分，末，入麝香少许，匀，擦牙嗃鼻，牙关自开。

---

① 含：金陵本第十七卷乌头条作“食”。

射罔　草乌汁熬成，涂箭头，射猛兽，见血立死。人误中其毒，以甘草、蓝汁、小豆叶、浮萍、冷水、荠苨，一味御之，皆可。

葆元按：草乌，乃至毒之物。系深山野生，非若附子等，人所莳种，尚制其毒而服。况草乌野生，性同砒石，纵虽制炮，毒烈难清。是粗率用之，多见受害。兹近张弓射虎者，俱向广信府封建山，采办鲜者熬成，其毒愈烈。故《本草》载涂瘘疮瘰疬诸毒，云若无脓瘀，有生血，涂之立杀人。是不载主治而详述解其毒物。又方，误中毒药箭比，用黄泥浆水洗去血，可解。

白附

辛，温，有小毒，乃阳明经药。能引诸药上行。治面上百病。补肝虚，祛风痰。治心痛血痹。诸风冷气，足弱无力。中风失音，口祸眩运，面皯瘢疵。疥癣汗斑，阴下湿痒。入面脂，去头面痕，炮用。

中风口祸，半身不遂，牵正散：白附、僵蚕、全蝎等分，末。温酒服二钱。

风痰眩运，气郁头痛：白附炮、石膏煨各半斤，朱砂二两二钱，龙脑一钱，末，粟米饭丸小豆大。每服三十丸，食后茶酒任下。

赤白汗斑：白附、硫黄等分，末，姜汁调稀，茄蒂蘸搽。日数次。

面上黯皯：白附末，卧时浆水洗面，蜜和涂纸上，贴之。

慢脾惊风：白附、南星各半两，生附子一钱并炮去皮，焙，末。每浆水服二钱。亦治大人风虚极昏，止吐化痰。

小儿暑风，暑毒入心，痰塞心孔，昏迷搐搦，乃危急症，三生丸：白附、南星、半夏，俱用生者，并去皮，等分，末，猪肝①汁丸

---

① 肝：金陵本第十七卷白附子条作“胆”。义胜。

黍米大，薄荷汤下二丸。令儿侧卧，去痰涎即苏。喉痹肿痛：白附、枯矾等分，末，涂舌上，有涎吐出，效。

止血补伤丹：鲍太守伯熙家传经验方。治跌坠、殴压、马踢、刀箭诸伤，虽肾子被伤压出者可治，立能止血定痛。如遇破伤血出，以末傅之。伤重者，黄酒调服三钱，不宜多服，恐昏麻，须臾则愈，亦无害也。青肿未破者，水调傅之，立愈。此药价廉功大，须预配合送人。如自误伤者，以救痛苦。若斗殴打伤者，施之可全两命。白附十二两，白芷、天麻、防风、羌活、南星各一两，焙，共研细末，瓶盛。

天南星虎掌

苦，温，有毒。味辛而麻，能治风散血；气温而燥，能胜湿除涎；性紧而毒，能攻积拔肿。补肝风虚，乃手足太阴脾肺药。利胸膈，攻坚积，消痈肿。治伤寒时疾，风眩头运，心痛结气，积聚伏梁，中风麻痹，筋痿拘缓，风痰惊痫，口眼㖞斜，破伤中风，身强口噤，喉风喉痹，口糜舌疮，结核，解颅，疝瘕肠痛。去上焦痰，除阴下湿。傅疥癣恶疮，蛇虫咬毒。除痰下气，利水坠胎，性更烈于半夏。金疮折伤瘀血，捣傅之。阴虚燥痰，禁用。

小儿惊风，祛①涎散：大南星一个，酒浸七日，取出安瓦上，炭火炙裂，湿地退火，末，入朱砂一分，匀，每荆芥汤服半钱。

小儿痫瘖，发痫后不能言：南星，湿纸包煨，末，雄猪胆汁调服二字。

破伤中风，玉真散，治跌扑，及破伤风，强直如痫：南星、防风等分，末，水调傅。疮口出水，仍以温酒服末一钱。已死，心尚温，童便调灌二钱。

痰迷心窍，寿星丸，或心胆被惊，神不守舍，恍惚妄言：南星一

---

① 祛：金陵本第十七卷天南星条作“坠”。

斤，先掘土坑一尺，以炭火三十斤烧赤，入酒五斤，渗之。乃安南星内，盆覆定，以灰塞之，勿令走气，次日取出。入琥珀一两，漂朱砂二两，共末，姜汁糊丸梧子大。每人参、菖蒲汤下三十丸。日三。

初生贴囟，头热鼻塞：炮南星末，水调贴囟上，炙手熨之。

小儿解颅，囟开不合，鼻塞不通：炮南星末，淡醋调绯帛上，贴囟门，炙手熨之。

痰瘤结核：治皮肌头面生瘤及结核，大如拳，小如粟，或软或硬，不痛痒，宜用此药，切勿动针灸。生南星研烂数枚，滴醋数点，用针刺患处令气透，乃贴之。觉痒频贴，效。无生者、干者，研末醋调。

喉风喉痹：南星一个，剜心，入僵蚕七条，纸包煨，末，姜汁服一钱，取吐愈。

胆星葆补　功同南星。原其性辛烈有毒，本脾肺经药，而得牛胆汁化其毒烈，以胆归胆，肝胆相联，又能入肝胆经而补风虚，为祛风定搐，化痰镇惊之妙品。治中风痰闭，身强口噤，喉痹痰鸣，大热谵语，心窍痰迷，恍惚妄见，小儿惊痫，口眼㖞斜，暑热温邪，结胸内闭，又为风痰热痰，证实邪入脏者宜之。若风寒初起，及虚寒者，忌用。

造胆星法：冬腊月，以生南星研末，取羯黄牛胆汁调，装入胆内，悬风处，候来年冬，去其胆皮，末。照法装牛胆内，悬风处。久套陈者良。

小儿风痰，热壅痰滞，凉心镇惊，抱龙丸：胆星一两，薄荷、朱砂各一钱半，龙脑①各一分②，末，蜜丸芡子大。每水服一丸。葆元家传抱龙丸：治内热潮热，咳嗽胸痹，气促痰壅，及小儿惊风发搐，俱效。胆星、天竺黄、茯神、枳壳、漂朱砂、硼砂、甘草各一两，山

① 龙脑：金陵本第十七卷天南星条此后有“麝香”二字。
② 分：金陵本第十七卷天南星条作“字”。

药二两，雄黄、广木香各五钱，琥珀七钱，麝香三分，共末，以钩藤四两，薄荷一两，煎浓汁，合姜汁减半，泛丸弹子大，金箔为衣。每服一丸，开水下。婴孩，钩藤汤送半丸。

半　夏

辛，温，有毒。体滑，性燥，能走能散，能燥能润。和胃健脾，补肝润肾，除湿化痰，发表开郁。下逆气，止烦呕，发音声，利水气，救暴卒，疗痿黄，开心腹坚积，去胸膈痰满。治伤寒寒热，咳逆头眩，痰厥头痛，眉棱骨痛，时气呕吐，目不得瞑，形寒饮冷，肺伤咳嗽，咽肿喉痛，腹冷痰疟，反胃吐食，霍乱转筋，男子遗浊，女人白带。生者，摩涂痈肿，除瘤瘿气，消肿止痛。妊妇慎用，反乌头，忌羊血、海藻、饴糖。水浸七日，姜汁、甘草、白矾水煮干用。

痰厥中风，省风汤：制半夏八两，炙甘草二两，防风四两。每服半两，姜五①片，水煎服。

风痰头运，呕逆目眩，面青黄，脉弦，金花丸：生半夏、生南星、寒水石煅各一两，天麻半两，雄黄二钱，小麦面三两，末，水和作饼，入锅内，水煮浮起，漉出，捣丸梧子大。每姜汤下五十丸。风痰咳嗽，同方。

胃寒呕逆，藿香半夏汤：制半夏二两，藿香一两，丁香半两。每服四钱，水煎服。

老人虚秘，半硫丸：制半夏炒、石硫黄等分，末，姜汁煮糊丸梧子大。每空心温酒下五十丸。

白浊梦遗：泡②半夏一两，猪苓二两，同炒黄，去猪苓，入煅牡蛎一两，山药煮糊丸梧子大。茯苓汤下三十丸。此因肾气秘而精气无

① 五：刘校本第十七卷半夏条作“二十”。
② 泡：金陵本第十七卷半夏条无此字。

管摄，妄行而遗，宜用此方。与下元虚者不同。

喉痹肿塞：生半夏末嗃鼻，涎出效。卒死不寤，及五绝急病，同方。

重舌木舌，胀塞：半夏醋煎汁，含漱。

盘肠生产：产时子肠先出，产后不收，名盘肠产。半夏末频嗃鼻中，则上。

癞风眉落：生半夏、羊屎炭等分，末，姜汁调，日频涂则生。

金刃不出，入骨脉中者：半夏、白敛等分，末，酒服一匙，日三。十日自出。

茎涎 炼取，涂眉发坠落者，即生。

蒟　蒻

辛，寒，有毒。治痈肿风毒，摩傅患处。捣摩，以灰汁煮成饼，五味调食，主消渴，及腮痈劳瘵。性冷，不益人，冷气人少食。生则戟人喉出血。

葆按：近产婺邑，天障山种植，山人贩来，用新砖上摩化，入灰汁煮，结块如豆腐，糖食、煮作脯食俱可，名灰肉。《延寿书》云：有人患瘵，百物不思，见邻家灰肉，求食美，遂多食而瘵愈。有病腮痈，数人多食灰肉，俱愈。

蚤休七叶一枝花

根 苦，微寒，有毒。入足厥阴经。治中风惊痫，摇头弄舌，热气在腹中，癫疾，风疮。小儿胎风，手足搐搦，能吐泻瘰疬。去疟疾寒热。利水除蚀，下三虫，去蛇毒。解食鼠莽毒。

小儿胎风，手足搐搦：蚤休，末，每冷水服半钱。

慢惊发搐：蚤休一钱，花粉二钱，同土炒焦，末。每服一字，薄荷汤下。

咽喉谷贼，肿毒：蚤休、大黄炒、木鳖子仁、牙硝各半两，半夏泡一钱，共末，蜜丸芡子大，含之。

中鼠莽毒：蚤休，磨，水服，即愈。

鬼臼入角盘、独脚莲

根 辛，温，有毒。治咳嗽喉结，风邪烦惑，失魂妄见，去目中肤翳。下死胎，杀虫毒。主尸疰殗殜，劳疾传尸瘦病。杀鬼疰精物，辟邪疟恶气。疗痈疽，解百毒，蛇毒射工毒。末服，不入汤煎。

时珍曰：鬼臼，叶如小荷面青，背紫，三月开花，花在叶下，根似苍术。《丹房镜源》云：鬼臼有二种，一种叶凡七瓣，一种叶作数层。叶如蓖麻叶，面青背紫而有细毛，叶下①附茎开一花，状如铃铎倒垂，青白色，黄蕊中空，结黄子。风吹不动，无风自摇。

子死腹中，胞破不生，此方屡效：鬼臼去毛，末，不用筛，捻之如面。每服一钱，酒下。立生如神。名一字神散。

黑黄急病：面黑黄，身如土色，脉沉，若青脉入口者死。宜烙口中黑脉，及百②会、玉泉、章门、心俞。用生鬼臼捣汁服。干者，末，水服。

射干乌扇

苦，平，微寒，有小毒。能降实火，火降则肿消，血散而痰结自解，故能消心脾老血。行太阴、厥阴之积痰。为治喉痹咽痛要药。疗咳唾，语言气臭，散胸中热气。去胃中痈疮。利积痰疝毒。膈满腹胀，气喘痃癖，开胃下食，镇肝明目，破癥结。利大肠，消疟母。通月闭。苦酒摩涂肿毒。

乳痈初肿：射干、萱草根等分，末，蜜调傅。

---

① 下：原作“不”，据金陵本第十七卷鬼臼条改。

② 百：原作“耳”，金陵本第十七卷天南星条同，据《太平圣惠方》卷五十五改。

水蛊腹大，动摇水声，皮肤黑：射干捣汁服，水即下。干者，末，水服。

咽喉肿痛：射干、山豆根，末，吹之效。

鸢尾[①]射干苗　苦，平，有小毒。治蛊毒邪气，鬼疰诸毒，破癥结积聚，去水，下三虫。疗头眩，杀鬼魅。

玉　簪

根　甘、辛，有毒。捣汁服，解一切毒。下鱼骨哽，涂诸痈肿。凡服，勿着牙，损齿。

乳痈初起：玉簪花根，擂酒服，以渣傅之。

妇人断产：玉簪根、白凤仙子各一钱半，紫葳二钱半，辰砂二钱，末，蜜丸梧子大。产内三十日，以酒半盏服。勿着牙齿。

刮骨取牙：干玉簪根一钱，白砒三分，硇砂七分，硼砂二分，灵仙三分，草乌一分半，末。以少许点痛处，则自落。

下鱼骨哽：玉簪根、山里红果根，同捣汁，以竹筒灌咽，自下。

叶　治蛇虺螫伤。捣汁酒服，以渣傅患处，中心留孔泄气。

凤仙花

甘，滑。治蛇伤。擂酒服即解。又治腰胁引痛。取干者，末，空心酒服三钱，活血消积。

子急性子　苦，温，有小毒。其性急速，能透骨通窍，软坚。治产难，积块噎膈，下骨哽。与玉簪根同，着齿即落。

产难催生：凤仙子末，水服二钱，勿着牙。以蓖麻子捣傅足心下，即去。

小儿痞积：急性子、水红子、大黄各五钱，末，皮硝一两，匀。白鸽一个，剖腹去毛肠，勿犯水，拭净，入末腹内，线扎定，入砂锅

---

① 鸢尾：原作“乌尾”，据金陵本第十七卷鸢尾条改。

内和水煮。将鸽翻调焙黄色，冷定，早晨食之。酉时痞软，三日大便当下血。白鸭亦可。

根叶 苦、甘，辛，有小毒。散血通经，软坚透骨。捣烂噙咽。下鸡鱼骨哽，及吞铜铁物哽。涂杖扑肿痛。

咽喉物哽及骨：凤仙根捣烂噙咽，骨物俱下。即以温水漱口，免损齿。误吞铜铁，同方。

打扑肿痛：凤仙花叶捣泥，傅肿伤破处，干易又上，血散即愈。冬月取干者，末，水调涂。

玉茎红肿，由湿火不因色欲作痛：以凤仙茎叶煎汤洗即消，小儿尤效。葆验方。

曼陀罗花风茄儿、凤茄花

辛，温，有毒。治诸风及寒湿脚气，煎汤洗之。又主惊痫及脱肛，并子俱入麻药。

葆按：凤茄花治病，汤剂用少。近售戒洋烟方用多。花凡六瓣，黄色，状如牵牛花，其花蕊出瓣外数分。服之令昏迷，故能挡瘾。其子名醉仙桃，末入酒饮即昏醉，名一杯醉倒。凡炙疮割疮接骨，先酒服钱许，即昏麻。任割炙，不知痛楚。

小儿慢惊：曼罗陀花七朵，天麻二钱半，炒全蝎七①枚，泡南星、朱砂、乳香各二钱半，研末。每薄荷汤服半钱。

大肠脱肛：醉仙桃一对，橡斗十六个，皮硝一两，煎熏洗。

羊踯躅黄杜鹃

花 辛，温，大毒。治贼风在皮肤中，淫淫走痛，温疟恶毒诸痹。牙疼邪气，鬼疰蛊毒。

时珍曰：此物大毒。有人以根入酒饮，遂毙。葆按：独用杀人，

---

① 七：金陵本第十七卷曼陀罗花条作“十”。

或制用，亦可治病。

风痰注痛：羊踯躅花、南星，并生者同捣作饼，蒸四五遍，以稀葛盛，临用取焙，末，蒸饼丸梧子大。每酒服三丸。

风湿痹痛：手足肢体骨节痛，语言涩。踯躅花酒拌蒸久，干末，牛乳、酒和服半分。

风虫牙痛：黄踯躅花一钱，草乌二钱半，末，化蜡丸豆大，棉包一丸咬之，追涎愈。葆按：踯躅，有黄红两种。黄者，名黄杜鹃，一名闹阳花，三月开花，黄色，叶似桃叶，四月采，有毒，入药。红者，名红杜鹃，名红石榴，二月开花，有红者，有紫者。干叶者，小儿喜食。其花酸味，不入汤药。

芫花

苦，温，有毒。去水饮痰癖，两胁下疼。消胸中痰水，喜唾，及水肿，五水在五脏皮肤。与戟、遂同性，能直达水饮窠囊隐僻之处。治咳喘喉鸣，咽肿短气，咳嗽瘴疟，疝瘕痈肿。心腹胀满，水气寒痰，涕唾如胶，通利血脉。疗恶疮风痹，及一切风湿毒风，四肢挛急，不能行步。解一切菌毒，杀虫鱼。醋炒用。反甘草。根可用毒鱼，疗疮疥。

鬼胎癥瘕，经闭腹胀：芫花根三两，末，桃仁煎汤服一钱，渐当利恶物，愈。

催生去胎：芫花根剥皮，以棉裹，点麝香，入阴户内三寸，即下。

水蛊胀满：芫花、枳壳等分，煮，捣丸梧子大。每汤服五十丸。

心痛有虫：芫花一两醋炒，雄黄一钱，末。每醋汤服一钱。

赘瘤焦法：甘草煎膏，笔妆瘤之四围，上三次。乃用芫花、大戟、甘遂等分，末，醋调。以笔妆其中，勿近甘草处。次日缩小，又以甘草膏妆小晕三次如前，仍上药，中间自然缩小。

一切菌毒：因蛇虫毒气，熏蒸所致，食之杀人。芫花生研，新汲水服一钱，以利为度。

莽草鼠莽

叶 辛，温，大毒。内服杀人，颇用外治。涂乳痈疝瘕，瘰疬风痉，风虫牙痛，喉痹不通。煎汁，热含吐之，仍用黑豆煎水漱口。头风痒，及久痛皮肤麻痹，煎汁淋洗，勿令入眼。若误食者，蚤休磨水服，黑豆煮汁服，俱可解。试以黑豆煮汁浇其根即烂，性相制也。

头疮白秃，杀虫：莽草、白敛、赤小豆，末，鸡子白调涂，干则上。

瘰疬结核：莽草末，鸡子白调摊帛上贴，日三易。

狗咬昏迷：花椒，浸汁，调莽草末傅。

贼风肿痒①，风入五脏恍惚：莽草一斤，乌头、生附子、羊踯躅各二两，以水和醋，渍药一宿。猪脂一斤，煎三上三下，绞去滓。向火，以手摩药在痛②上三百度，效。若耳鼻病，以棉裹塞，亦可摩疥癣。

茵芋

苦，温，有小毒。治五脏邪气，心腹寒热，羸瘦，如疟状，发作有时，诸关节风湿痹痛。走入四肢及脚弱。男女软脚，毒风拘挛。一切冷风湿痹，筋骨怯弱。入药炙用。

弘景曰：茵芋，好者出彭城，今近道亦有。状如鼠莽茎叶而细软。颂曰：春生苗，高二三尺，茎赤，叶似石榴叶而短厚，又似石南叶。四月开细白花，五月结实。三、四、七月采茎叶，曝干。

茵芋酒：治贼风，手足枯痹拘挛。茵芋、附子、乌头、秦艽、玉竹、防风、防已、石南叶、黄踯躅、细辛、桂心各一两，袋盛，酒一斗渍。冬七、夏三、春秋五日。随意饮。

---

① 痒：金陵本第十七卷莽草条作“痹”。

② 痛：金陵本第十七卷莽草条作“病”。

产后中风：茵芋五两，防己半斤，醋浸。猪脂四斤，煎，去滓成膏。每服热摩千遍。

黄藤《纂要》补

甘、苦，平。解瘈犬咬毒。

《医林纂要》云：我婺名茶蒲藤，藤生而叶似茶，气清香，嫩时可茹。犬闻气则远避。被疯狗咬者，煮食叶，无叶或煎根服，毒气遂解，后不复发。

钩吻野葛、断肠草

辛，温，大毒。破癥结，除脚膝痹痛，四肢拘挛，恶疮疥虫，杀鸟兽。捣汁入膏中，不入汤饮。误食，饮冷水即死，急以蕹菜捣汁，灌解之。

时珍曰：此草虽名野葛，非葛根之野者也。或作冶葛，冶，东南地名也。《卫生方》云：广人名胡蔓草，又名断肠草，叶如茶，其花黄而小。一叶入口，百窍流血而死。广人负债，急食此草诬人。冷水急送急死，缓送缓死。叶圆而光，春夏嫩苗毒甚，秋冬枯死者，毒稍缓。五、六月开花，似榉柳花。生岭南者，花黄；生滇南者，花红。彼处或取毒蛇杀之，覆此草，浇水生菌为毒药，杀人。《肘后方》：凡中野葛毒，口不能开，取大竹筒洞节，以头挂①其两胁及脐中。灌冷水入筒中，数易水。须臾口开，乃下药解之，唯多饮甘草汁、人屎汁。白鸭、白鹅断头滴血，入口中。或羊生血灌之。又方：即时取鸡卵抱未成雏者，研烂和麻油灌之。吐出毒物生，稍迟即死。又取蕹菜捣汁，灌之。试以生蕹菜汁滴野葛苗，即萎死。可验。

菟丝子

甘辛而平。凝正阳之气，入足三阴。添精益髓，养肌强阴。

---

① 挂：金陵本第十七卷钩吻条作“拄”。

补肝脏风虚。去腰疼膝冷。温而不燥，不助相火。治五劳七伤，茎寒精自出，溺有遗沥，口苦燥渴。梦与鬼交，泄精尿血。消渴热中。坚筋骨，续绝伤，润心肺，益气力。去面皯，悦颜色。久服明目轻身延年。水淘沙泥，酒浸曝干用。

妇人横生：菟丝子、车前子，末，酒服二钱。

谷道赤痛：菟丝子炒黑，末，鸡子白调涂。痔如虫咬，同方。

眉炼癣疮：菟丝子炒研，油调傅。

白浊遗精，茯菟丸：治心肾不固，渐遗溺，小便白浊，梦寐烦泄。菟丝子五两，茯苓三两，石莲肉二两，末，酒糊丸梧子大。每空心盐酒下五十丸。

苗　甘，平。捣汁，涂面皯。煎汤，浴小儿，疗肺热①。

面疮粉刺：菟丝子苗，绞汁涂。

目中赤痛：菟丝子苗，捣汁点之。

小儿头疮：菟丝苗，煎汤频洗。

五味子

性温，五味俱备。酸、咸入肝而补肾，辛、苦入心而补肺，甘入中宫而益脾。功专收逆气以保肺，而滋肾水。益气生津，补虚明目，强阴益精，退热敛汗，止呕住泻，宁嗽定喘，壮水镇阳，除烦止渴，解酒毒，消水肿。治咳逆上气，劳伤羸瘦，燥嗽喘咳，心腹气胀，痃癖奔豚，霍乱转筋。补元气不足，能收耗散之气，以治瞳子散大。嗽初起，脉数，有实火者，忌。

久嗽肺胀：五味二两，粟壳，饴糖炒，半两，末，饴糖丸弹子大。每服一丸，热水送。

久嗽不止：五味五钱，甘草一钱半，五倍子、风化硝各二钱，为

① 肺热：金陵本第十八卷菟丝子条作“热肺”。《大观本草》《政和本草》均作“热痱”。义胜。

末，干噙。

覆盆子大麦莓、插田藨①

甘、辛，微热。强阴健阳，补虚续绝，悦泽肌肤，安和五脏，益气轻身，补肝明目，温中益力。益肾脏，缩小便。治劳损风虚，男子肾精虚竭，阴痿能令坚长。女子食之，子脏温暖，能令人有子。取汁同少蜜煎为稀膏服，治肺气虚寒。

阳事不起：覆盆子，酒浸焙，研为末。每旦酒服三钱。

叶 微酸、咸，平。明目止泪，收湿气。挼绞取汁，滴目中，去肤赤，出虫如丝线。

《海上方》：治目暗不见物，冷泪浸淫不止，及天行目暗等疾。覆盆，曝，细末，以薄棉裹之，用饮男乳汁浸半日，用汁点目中，即仰卧。照点数日，复明。禁酒、面、油物。《夷坚志》云：赵妇痛烂弦疳眼二十三②。有老妪云：此眼有虫，吾当除之。以单纱蒙眼，用覆盆叶捣汁，渍下弦，转盼间虫从纱上出，数日下弦干。复如法滴上弦，又得虫数十而愈。

牙疼点眼：覆盆嫩叶捣汁，点目眦三四次，有虫随眵泪出成块，愈。

臁疮溃烂：覆盆叶为末，用酸浆水洗渗之。

根 治痘后目翳。洗根捣，澄粉日干，蜜和少许，点于翳上，日二三次自散。百日内用，久则难除。

蓬蘽割田藨、寒莓

酸，平。安五脏，益精气，长阴令人坚，强志倍力，有子。治暴中风，身热大惊。取榨油，涂长发不落。

时珍曰：覆盆蔓小于蓬蘽，亦有钩刺，一枝五叶，叶小面背皆

---

① 藨：刘校本第十八卷覆盆子条作“薦”。

② 二十三：金陵本第十八卷覆盆子条作“二十年”。

青，薄而无毛，开白花，四、五月成实，子亦小于蓬藥而疏，生青黄，熟乌赤，冬月苗凋，俗名插田藨。蓬藥藤蔓繁衍，茎有倒刺，逐节生叶，叶大如掌，面青背白，厚而有毛，六、七月开小白花，就蒂结实，三四十颗成簇，生青黄，熟紫黯，微有黑毛，冬月苗叶不凋，俗名割田藨。又一种蔓同覆盆，一枝三叶，叶面青，背淡白，微有毛，开小白花，四月结实熟，其色红如樱桃，俗名薅田藨。子似覆盆而大，甜，人喜食。我婺俗名小麦藨。此种不入药用。

蛇莓蛇藨、地莓

甘、酸，大寒，有毒。治伤寒，胸腹大热不止，孩子口噤，及口疮，捣汁服。通月经，协疮肿，解水毒、溪毒、射工毒。傅蛇螫伤，汤火伤疮。

瑞曰：蛇莓二种，其中空者为蚕莓，可食。中实极红为蛇残莓，不可食，恐有蛇毒留残也。

水中毒病：蛇莓根捣汁服。夏月欲入水，先以汁少许投中流，无所畏。又辟射工。以汁少许，浴并饮。

口中生疮：蛇莓自然汁，稍稍咽。

使君子

味甘，气温。健脾胃，除虚热。杀脏虫，止泻痢。治疮癣，疗小儿五疳，小便白浊，及诸百病。忌饮热茶，犯之即泻。

小儿脾疳：使君子、芦荟等分，末，米饮服一钱。

小儿痞块，腹大，肌瘦面黄，渐成疳疾：君子仁三钱，木鳖子仁五钱，末，水叠丸龙眼大。每以一丸，用鸡子一个破顶，入药在内，饭上蒸熟，空心食。

小儿虚肿，头面阴囊俱浮：君子仁一两，蜜五钱炙尽，末。每食后米汤服一钱。

头疮面疮：君子仁麻油浸数个，卧时细嚼，麻油送下，自愈。

小儿蛔痛：使君子仁，末，米饮五更调服一钱。

木鳖子

仁　苦，温，微甘，有小毒。利大肠，治泻痢疳积，瘰疬痔瘤，乳痈痞块，腰痛折伤，肛门肿痛。除粉刺皯黯。醋磨，消肿毒。凡服，压去油。

阴疝偏坠，痛甚：木鳖子仁，醋磨，调黄柏、芙蓉花末傅。

久疟母块：木鳖子仁、山甲炒等分，末。每空心服三钱。

腹中痞块：木鳖子仁五两去油，豮猪腰子二副，批开，入末内，签定，纸包煨熟，同捣烂，入黄连三钱，焙，末，蒸饼丸豆大。每汤下三十丸。

疳病目矇，不见物：木鳖仁二钱，胡连一钱，末，米糊丸龙眼肉大。入鸡子内蒸熟，连鸡子食。

倒睫拳毛，风入脾络，致痒，不住手擦，日久拳毛入内：木鳖仁捶烂，以纸包作条，左患塞右鼻，右患塞左，其毛自分上下。

水泻不止：木鳖仁、母丁香各五个，麝香一分，共末，米汤调，纳脐中，外以膏药护住。

痢疾噤口：木鳖仁六个研泥，分作两分，以面烧饼一个，切两半。只用半饼作一窍，纳药在内，乘热覆在病人脐上，一时再换半个饼。纳药热覆，思饮食，痢自止。

瘰疬经年：木鳖仁二个，研去油，鸡子白调，入瓶内，甑中蒸熟。食后食，每日一服，半月愈。

肛门痔痛：木鳖仁五个，研泥，碗覆，勿令干，作七丸。每以一丸，唾化，贴痔上，痛即止，一日夜自消。

小儿丹瘤：木鳖仁研泥，醋调傅。

耳卒热肿：木鳖仁一两，赤小豆、大黄各半两，末，油调涂。

小儿疳疾：木鳖仁、使君子仁等分，捣泥，米饮丸芥子大。每服五分。

马钱子番木鳖

仁 苦，寒。治伤寒热病，咽喉痹痛，及消痞块。并含之咽汁，或磨水噙咽。能毒狗及飞鸟。凡用，豆腐煮过服。

喉痹作痛：马钱子、青木香、山豆根等分，末，吹之。

缠喉风肿：马钱子一个，青木香三分，同磨水，调熊胆三分，胆矾五分。鸡毛扫患处。

癍疮入目：马钱子半个，轻粉、银朱各五分，片脑、麝香、枯矾各少许，共末。左目吹右耳，右目吹左耳。

马兜铃

味苦而平。体轻而虚，熟则四开，象肺，故入肺。气寒味苦①微辛，寒能清肺热，苦辛能降肺气。治肺热咳嗽，痰结喘促，血痔瘘疮。宣肺气上急，坐息不得，咳逆连连不止。

一切心痛，不拘大小②：兜铃一个，灯上烧炭，末，温酒服。

解蛇蛊毒：饮食中得之。咽中如有物，咽不下，吐不出，心下热闷。兜铃一两，煎服，即吐出。

痔疮痛肿：兜铃，置瓶中，烧烟熏。

水肿腹大，喘急：兜铃煎汤，日服。

独行根兜铃根、青木香 辛、苦，冷。理血气，利大肠。治头风瘙痒，鬼疰积聚，诸毒热肿，秃疮蛇毒。水磨封之。取汁服，吐蛊毒。研末水调，涂疔肿。多服令人吐。

五种蛊毒：岭南俚人，多于食中毒，人渐不能饮食，胸背渐胀，先寒似瘴。独行根十两，水煎，酒冲，分三服，毒逐小便出。不瘥更服。土人呼三百两银药。

肠风漏血：独行根、谷精草、三棱、川乌炒等分，煎，先熏后洗。

---

① 味苦：原脱，据金陵本第十八卷马兜铃条补。

② 不拘大小：金陵本此后有“男女”二字。

疔肿复发：独行根捣烂，用蜘蛛网裹傅，少时根出。

恶蛇所伤：独行根，煎汁饮。

预知子

仁 苦，寒。杀虫催生。吐蛊毒，消宿食，止烦闷，利小便。治一切风。补五劳七伤。痃癖气块，天行温疾，中恶失音，发落，及治诸毒。去皮研服，捣涂一切蛇虫蚕咬。

《日华志》云：相传取子两枚缀衣领上，遇有蛊毒，则闻其有声，当预知之，故名。颂曰：旧不著所出，今唯蜀、黔、壁诸州皆有之，作蔓生，依大树上。叶绿，有三角，面深背浅。七、八月有实作房，生青，熟深红色。每房中有子五七粒，如皂荚子，斑褐色，如飞蛾。今蜀人极贵重之，亦难得物。其根冬月采之，阴干。治蛊之功胜于子。《纂要》云：即今小儿所佩压惊子耳。处处有之，不必神奇其说。葆述俟考。

预知子丸：治心虚，精神恍惚，语乱健忘，异梦或发狂。预知子去皮、茯苓、枸杞、菖蒲、茯神、柏子仁、人参、骨皮、远志、山药、黄精蒸，等分，末，炼蜜丸梧子大，朱砂为衣。每人参汤下三十丸。

疠风有虫，眉落声变，预知子膏：预知子、雄黄各二两，为末。以乳香三两，同水一斗，砂锅熬五升，入末再熬成膏，瓶盛。每温酒调服一匙下。有虫如马尾，随大便而出。

牵牛子白丑、黑丑

辛，热，有小毒。属火善走，入肺经。泻气分之湿热壅滞，能达右肾命门。走精隧，通下焦郁遏，及大肠风秘气秘，利大小便。下气去水，逐痰消饮，追虫落胎。治水肿喘满，痃癖气块，脚气腰疼。除三焦壅结。下冷脓，泻蛊毒。若湿热不在气分而在血，及胃气虚者，俱禁用。

气筑奔冲，不可忍，牛榔丸：丑牛半两，槟榔二钱半，末。每紫苏汤服一钱。兼能追虫取积，亦消水肿。

肾气作痛：黑、白丑牛等分，末。每用三钱，猪腰子一对，批开，入小茴百粒，川椒三十①粒，拌丑牛末入内扎定，纸包煨熟。空心食，酒下。取出恶物效。

诸水饮痛②，禹功散：丑牛，研，去头，末四两，小茴一两炒末。每服一二钱，姜汁下。

疳气浮肿：黑、白丑牛等分，半生半炒，陈皮、青皮各五钱，末，糊丸豆大。三岁儿米汤服二十丸，常服自消。

面上粉刺，㾦子如米粒：丑牛末入面脂，日洗。

小便血淋：丑牛，末，每姜汤下二钱。

面上雀斑：丑牛，末，鸡子青调涂。

旋花旋葍、续筋根

花　甘。益气秘精，治面皯黑色，媚好。

根　辛，温。益气轻身。续筋骨，合金疮。补劳损，益精气。利小便。治腹中寒热邪气。捣汁服，主丹、热毒。

时珍曰：旋花，一名鼓子花，不作瓣，状如军子所吹鼓子，名。田野塍③堑皆生，逐节蔓延。叶如菠菜叶而小。至秋开花，如牵牛花，粉红色，亦有千叶者。其根白，大如筋，不结子。凡藤蔓之属，象人之筋，故多治筋病。葆誊此，以正《备要》载旋复花根能续筋之误。原其茎生而非藤蔓也。

秘精益髓，金锁丹：龙骨、覆盆子各五两，莲花蕊未开者四两，旋花三两，五月五日采，芡实百粒，末，金樱子二百粒，捣熬去滓成膏，和末丸梧子大。每空心温盐酒下五十丸。服百日，永不泄。

破斫断筋：旋花根捣汁，滴伤处，仍以滓傅之，日三易。半月其伤筋便续。

---

① 三十：金陵本第十八卷牵牛子条作“五十”。
② 痛：金陵本第十八卷牵牛子条作“病”。
③ 塍（chéng 程）：田间的土埂子；小堤。

紫葳凌霄花

花 甘、酸，微寒。入手足厥阴血分，去血中伏火。治产乳馀疾，崩带，癥瘕，热风风痫，大小便不利，肠中结实。血闭寒热，羸瘦养胎。产后奔血不定，淋沥，及酒皻，热毒刺风，妇人血膈游风，一切血热生风之症。然其性行血兼破，妊妇虚人慎用。

时珍曰：凌霄花，不可近鼻闻，伤人脑。

粪后下血：凌霄花浸酒频饮。

妇人血崩：紫葳花，每酒服二钱，后服四物汤。

久近风痫：紫葳花或根叶，为末。每温酒服三钱。服毕，解发不住手梳，口噙冷水，温则吐去，再噙吐再梳，至二十口上①。如此四十九日绝根。

大风疠疾：紫葳花五钱，地龙焙、僵蚕炒、全蝎炒各七个，末。每温酒服二钱。先以驱风药汤浴，服此出臭汗，效。或加蝉蜕九个。

鼻上酒皻：凌霄花、栀子，末。每茶服二钱，半月效。

妇人阴疮：凌霄花末，鲤鱼脑或胆调搽。

婴儿不乳：百日内无故不乳。凌霄花、大蓝叶、芒硝、大黄等分，末，羊髓糊丸梧子大。每乳汁送一丸，便吃乳。体热可服，体寒勿服。

茎叶根 苦，平。凉血生肌，治喉痹热痛。痿躄，益气。热风身痒，游风风疹，瘀血带下。与花同功。

时珍曰：紫葳野生，蔓才数尺，得木而上，即高数丈，年久藤大如杯。春初生枝，一枝数叶，尖长有齿，深青色。自夏至秋开花，一枝十馀朵，大如牵牛花，而头开五瓣，赭黄色，有细点，秋深更赤。八月结荚如豆荚，长三寸许，其子轻薄如榆仁、兜铃仁。其根长亦如兜铃根，秋后采之。

---

① 上：金陵本第十八卷紫葳条作“乃止”。

营实、墙蘼蔷薇、牛勒

酸，温，微寒。益气明目，利关节。治上焦有热，好瞑。痈疽恶疮，结肉跌筋，败疮热气，阴蚀不瘳。

眼热昏暗：营实、枸杞、地肤子各二两，为末。每温酒服三钱。

时珍曰：此蔷薇子也。其子成簇而生，如营星，谓之营实。此草蔓柔靡，依墙援而生，故名墙蘼。其茎多棘刺勒人，牛喜食，谓牛勒。《纂要》云：营实，甘、苦、涩，敛精固气而补肺。其收散之功，同五味子。圆小色赤，中有白子包聚，多毛。去子及毛须，可煎饴如金樱膏。

根 苦、涩，冷。入阳明经。除风热湿热。止消渴，缩小便，通结血。除邪气逆气，止泻痢腹痛。治热毒风，牙齿疼，五脏客热，肠风泻血。头疮白秃，痈疽疥癣，金疮伤挞，生肉复肌。小儿疳虫肚痛。

时珍曰：蔷薇野生林堑间。春抽嫩茎，小儿掐去皮刺食之。其叶尖薄有细齿。四、五月开花，四出，黄心，有白色、粉红色。结子成簇，生黄①熟粉红②，其核有白毛，如金樱子，八月采。《纂要》云：蔷薇，蔓生茎劲多刺，生于阳地则花红，生于阴地不见日则花白。野生者则单瓣，家园植者有千瓣。其花干之，可罨金疮，去瘀生肌。

小便失禁：蔷薇根煎饮，或为末酒服。少小尿床，同方夜饮。

口咽痛痒，声不出：蔷薇根皮、射干各一两，炙甘草半两。每水煎服二钱。

口舌糜烂：蔷薇根，煮汁，温含冷吐。夏月则用枝叶。口疮日久，延及胸中生疮，皆效。

小儿月蚀疮：蔷薇根四两，地榆二钱，末，先以盐汤洗，后傅。

---

① 黄：金陵本第十八卷营实墙蘼条作“青”。

② 粉红：金陵本第十八卷营实墙蘼条作“红”。

筋骨毒痛，因患杨梅疮，服轻粉毒药成者：蔷薇根洗三斤，水酒十斤，煮一炷香。每日任意饮。又方，蔷薇根三钱，五加皮、木瓜、当归、茯苓各二钱。酒煎服。

《纂要》云：其根苦、涩而寒，泻心，坚肾水，平肝，靖相火。治泻痢遗尿，好眠。疗牙痛口疮。

叶 治下疳疮，焙，末，洗后傅之。黄花者更良。

月季花月月红

甘，温。活血，消肿，傅毒。疗出豆家，值有妇人月事临，嘱其佩之，可解厌秽。葆验。

瘰疬未破：月季花头二钱，沉香五钱，芫花炒三钱，碎剉，入鲫鱼腹中，就以鱼肠封固，酒、水各半，煮熟食之，即愈。其鱼须置粪水中游死者方效。

栝楼瓜蒌

味甘，性润，微寒。甘补肺，润降气，微寒清火而不犯胃，故能清上焦之火，使痰气下降，为治咳嗽胸痹要药。又能荡涤胸中郁结垢腻，治消渴神剂。清咽喉，消乳痈，利大肠，涤痰结，消痈肿疮毒。泻者忌。反乌头。

时珍曰：栝楼，古方全用，后世乃分子、瓤、皮各用。葆照原文系誊全用者，分用载后。干咳无痰：瓜蒌一个，捣烂绞汁，入蜜等分，加白矾一钱，熬膏。频含咽汁。

痰喘气急：瓜蒌二个，明矾二钱，同烧炭，末，以熟萝卜蘸食。

肺痿咳血不止：栝楼五十个，乌梅肉五十个，杏仁去皮二十一个，共焙，末。每用一捻，以猪肺一片切，掺末入内炙熟，冷嚼咽之，日二服。

胸中痹痛，引背，喘急咳唾，短气：大瓜蒌一枚，切，薤白半斤，酒五斤①，煮二斤②，分数服。加半夏二两③尤善。

时疾发黄：大瓜蒌黄者一枚，新汲水浸淘取汁，入蜜半合，朴硝八分，微煎服。

小儿黄疸，眼黄脾热：青瓜蒌焙研，每水服一钱，照服数日后，泻下黄物，立效。酒黄疸，同方。

消渴烦乱：黄瓜蒌一个，入酒一盂浸，去皮子，取瓤熬膏，入白矾一两，和丸梧子大。每米饮下十丸。

吐血不止：栝楼一个，瓦罐煅炭，末，糯米饮服三钱。久痢五色，酒下。肠风下血，入赤小豆，末，等分。酒下。俱同方。

小儿脱肛：黄瓜蒌一个，入白矾五钱在内，煅炭，末，糊丸梧子大，每米饮下二十丸。　乳痈初发：黄瓜蒌一枚，捣泥，酒取汁，去滓服。

子　**润心肺，补虚劳，解口干。治吐血热咳，肠风泻血，赤血痢，炒服。涂手面皱。反乌头。**

痰咳不止：瓜蒌子一两炒，文蛤三钱④煅，末，姜汁丸弹子大。噙咽。

肺热痰咳：瓜蒌仁、半夏泡，焙末，各一两，姜汁丸梧子大。每食后，姜汤汁下五十丸。

妇人咳嗽，夜热，月经不调，形瘦：瓜蒌仁一两，青黛、香附各一两五钱，童便浸晒，末，蜜调，噙化。

胸痹痰嗽，胸痛彻背，心腹痞满，气不得通，痰嗽：瓜蒌子炒，和壳研末，面糊丸梧子大，每米饮下三十丸。

胞衣不下：瓜蒌子研，童便、酒各半，煎，温服三钱。

---

① 五斤：金陵本第十八卷栝楼条作“七斤”。

② 斤：金陵本第十八卷栝楼条作“升”。

③ 二两：金陵本第十八卷栝楼条作“四两”。

④ 三钱：金陵本第十八卷栝楼条作“七分”。

乳汁不下：瓜蒌子炒，酒服一钱，令面卧，一夜流通。

热游丹肿：瓜蒌子末，醋调成膏涂。

酒痰咳嗽：栝楼仁、青黛等分，末，姜汁和蜜丸芡子大。每噙一丸。

栝楼皮葆补　性同瓜蒌，洗瓤去子，气清味薄，宣膈秽而不滑肠，治温热时邪，结胸胸痹，肺痿咳血，喉痛牙疼。凡邪热入膜原，上焦蒙蔽。为防守膻中妙品。反乌头。

牙齿肿痛：瓜蒌皮、蜂房等分，共烧炭，末，擦牙。乌桕根、紫荆根、葱白煎漱。

喉痹肿痛，声音不出：瓜蒌皮、僵蚕炒、甘草等分，末。每姜汤服二钱，或棉裹含咽。

天花粉瓜蒌根　酸能生津，甘不伤胃，微苦、微寒。又能降火润肺，滑痰解渴，消肿排脓，生肌长肉，行水通经。止小便利，除肠胃痼热，消扑损瘀血，治热狂时疾。消渴饮水，口燥唇干，八疸身面黄。消肿毒，乳痈，发背，痔瘘疮疖。脾胃虚者，慎用。

消渴饮水，作粉法：取秋后掘花粉，去皮切，浸五日，逐日换水，取出捣研，滤过澄粉晒干。每以水化下，日三。亦可入粥及和乳酪食之。若夏月掘者，有筋无粉。

黑疸危候：花粉一斤，捣汁服，有黄水从溺出。不出再服。小儿黄疸，同方。

产后吹乳，肿硬痛：花粉一两，乳香一钱，末。温酒每服一钱。

小儿囊肿：花粉一两，炙草一钱半，水煎，入酒分服。

天泡湿疮：花粉、滑石等分，末，水调搽。

王瓜土瓜

根　苦，寒。下瘀血，破癥癖，下乳汁，主蛊毒。益气愈聋，排脓，落胎。治天行热疾，壮热心烦闷，热劳痒。消渴内痹，酒疸黑疸，寒热酸疼。止小便数不禁，逐四肢骨节中水。诸邪气，热结鼠瘘。散痈肿留血，消扑损瘀血。妇人带下，瘀血内闭。小儿闪癖，痞满痰疟。利大小便，治面黑面疮，及马骨刺入疮。

弘景曰：月令四月黄瓜生，即此也。时珍曰：王瓜三月生苗，其蔓多须，一叶之下一须。俚云：公公须。与地黄苗婆婆奶，绝对。其叶圆①如马蹄而尖，面青背淡，涩而不光，嫩时可茹。六、七月开小黄花成簇。结子累累，根如花粉，甚白，掘二三尺乃得。江西人栽之沃土，取根捣澄粉作蔬，味如山药。《纂要》云：王瓜，又名马炮瓜。蔓似瓜蒌，叶细碎多刻，蔓多须，瓜圆小如弹丸，四、五月生。

小儿发黄：土瓜根捣汁服。

小便如米泔，乃肾虚：土瓜根一两，白石脂、菟丝子各二两，桂心、牡蛎粉各一两，末。每大麦粥饮送二钱，数服愈。

黄疸症变黑色，难治：土瓜根捣汁，平旦酒服一小盏。午刻黄水从小便出，不出再服。

子　酸、苦，平。生用：润心肺，消黄疸。炒用：主蛊毒。治反胃吐食。肺痿吐血，肠风泻血，下痢赤白。

宗奭曰：王瓜其壳径寸，长二寸，上微圆，下尖，七、八月熟，红赤色。壳中子如螳螂头，瓜与子通用，与根两用。

反胃吐食：王瓜，灯上烧炭一钱，北枣肉一枚焙，平胃散末二钱，匀，酒服。

中诸蛊毒：王瓜，焙末，酒服二钱，当吐下，或用根三寸，切，酒半升，渍一宿，服。传尸劳瘵，同方，用瓜。

筋骨挛痛：王瓜子炒，末。每酒服一钱，日二。

大肠下血：王瓜一两烧炭，地黄二两，黄连半两，末，蜜丸梧子大。每米饮下三十丸。

葛根

辛、甘，性平。轻扬升发，入阳明经。能鼓胃气上行，生津

① 圆：原作“阙”，据金陵本第十八卷王瓜条改。

止渴，兼入脾经，开腠发汗，解肌退热，为治脾胃虚弱泄泻之圣药。疗伤寒中风，阳明头痛，呕逆吐利，开胃下食。止胁风疼，烦热发狂，温疟血痢，肠风痘疹。又能起阴气，散郁火，解酒毒，利二便，解诸毒排脓。杀野葛、巴豆、百药毒。傅蛇虫啮，罯毒箭伤。多用反伤胃气。

小儿热渴，久不止：葛根半两，水煎频饮。

诸药中毒，发狂烦闷，吐下欲死：葛根煎汁服。

伤寒头痛，二、三日发热：葛根五钱①，豆豉一合②，以童便一盏，煎服。食葱粥取汗。

生葛汁 大寒。解温病大热，吐衄诸血，醒酒坠胎，治小儿热痞，俱捣汁饮。被瘈狗伤，饮汁，以渣傅之。蒸熟食，消酒毒，可断谷不饥。

时气头痛，壮热：生葛捣汁一盏，香豉一合，煎服，汗出瘥。若心热，加栀子十枚。

妊娠热病：生葛捣汁温服。

干呕不止：生葛根捣汁服。

心热吐血不止：生葛捣汁半升服。衄血不止，热毒下血，酒醉不惺③，同方。

金疮中风，痓强欲死：生葛根四两，水煎，分服。口噤者灌之。干者，末，竹沥和多服，有效。

虎伤人疮：生葛煮汁洗。仍研末服。

葛粉 甘，寒。止渴解酒，去烦热，散郁火，压丹石毒，利大小便，傅小儿热疮。

烦躁热渴：葛粉四两，先以水浸粟米半升，一夜漉出，拌匀，煮

---

① 钱：金陵本第十八卷葛条作“两”。

② 豆豉一合：金陵本第十八卷葛条作“香豉一升”。

③ 惺：清醒。金陵本第十八卷葛条作“醒”。

熟，以糜饮和食。

解中鸩毒，气欲绝者：葛粉三合，水调服。口噤者撬牙灌之。

热病，急黄贼风：葛粉二升，生地一升，豆豉半升，共为末。每食后米饮服一钱，日三服。

小儿呕吐，壮热食痫：葛粉二钱，热水调熟，米饮和食。

葛谷 甘，平。解酒毒。治下痢十岁已上。

葛花 治肠风下血。同小豆花末酒服，能消酒，使饮酒不醉。

叶 治金疮止血，挼傅之。

蔓 消痈肿。治卒喉痹，烧研，水服一匙。

小儿口噤：病在咽中，如麻豆许，令儿吐沫，不能乳食。葛蔓烧炭，和乳汁点之，即瘥。

妇人吹乳：葛蔓烧炭，酒服二钱，三服效。

疖子初起：葛蔓烧炭，水调傅，消。

天门冬

甘、苦，气寒。入手太阴气分。清金降火，益水之上源，下通足少阴肾，滋肾润燥。止渴消痰，保定肺气。去寒热，养肌肤，补劳伤，壮阳事，疗痿蹷，利小便，去伏尸，杀三虫。治肺气咳逆，喘息促急，肺痿肺痈，吐脓吐血。心病，嗌干，嗜卧，足下热痛，虚劳骨蒸，阴虚有火之症。然性寒润，能利大肠。若脾胃虚寒人，单饵久服，必病肠滑而成痼疾。忌鲤鱼。

阴虚火动，有痰，不堪用燥剂者：天冬去心，十二两，五味子洗去核，四两，晒干，不见火，捣丸梧子大。每茶下二十丸。

妇人骨蒸，烦热寝汗，口渴气喘：天冬十两，麦冬八两，并去心，末，生地三斤，熬膏，和丸梧子大。每服五十丸。逍遥散去甘草，煎汤下。

肺痿咳嗽，吐涎沫，心中愠愠，咽燥而不渴：生天冬捣汁一斗，酒一斗，饴一升，紫菀四两①，末，铜器煎至可丸。杏仁大，每服一丸，日三。

滋阴养血，温下元，三才丸：天冬、生地各二两，以盛甑箪，用酒洒蒸，九蒸九晒干，人参一两，和末，蒸枣肉捣丸梧子大。每食后，温酒下三十丸。

百 部

甘、苦，气温。润肺杀虫，治咳嗽上气。久嗽寒嗽，传尸骨蒸劳，疳，虫，疥癣，杀蛔虫、寸白、蛲虫并杀虱及蝇蠓。一切树木蛀虫，犯之则死②。去虫蚕咬毒。

遍身黄肿：掘鲜百部，洗捣，罨脐上。以糯米饭半升，拌水酒半合，揉软盖在药上，以帛包住。待一二日，口内作酒气，则水从小便中出，肿自消。

熏衣去虱：百部、秦艽等分，末，入竹笼烧烟熏之，自落。亦可煮汤洗衣。

百虫入耳：百部炒研，麻油调一字于耳门上。

误吞铜钱：百部四两，酒浸，煎，温服。

何首乌

苦坚肾，温补肝，涩收敛精气。入足厥阴、少阴经。养血祛风，固精益肾。泻肝风，止心痛，益血气，长筋骨，补精髓，乌髭发。不寒不燥，功在地黄、门冬之上。消瘰疬痈肿，头面风疮，五痔，疟疾，妇人产后及带下诸疾。久服令人有子，治腹脏一切宿疾，冷气肠风。忌诸败血、无鳞鱼、莱菔、葱、蒜、铁器。竹刀刮去粗皮，米泔浸一夜，黑豆拌，蒸晒九次用。

骨软风疾，腰膝痛，不能行，遍身瘙痒：首乌、牛膝各一斤，酒

---

① 两：金陵本第十八卷天门冬条作“合”。

② 犯之则死：金陵本第十八卷百部条作“烬之即死”。

浸七日，晒干，末，枣肉捣丸梧子大。每空心酒下四十丸。

皮里作痛，不问何处：生何首乌末，姜汁调涂之，以帛裹住，火炙鞋底熨之。

小儿龟背、龟尿：调首乌末，贴背骨节，久用自平。

瘰疬结核：取生首乌日月生嚼，并取叶捣涂，渐愈。

大风疠疾：首乌一斤，拣大者，米泔浸七日，胡麻四两，同九蒸晒，末，每酒服二钱。

七宝美髯丹：壮筋骨，固精乌髭，续嗣延年。首乌二斤①，米泔浸三日，瓷片刮去皮，黑豆二升，以砂锅木甑，一层豆一层首乌，铺盖蒸。豆熟，取出曝干，去豆，换豆再蒸，如此九次，去豆，曝。赤、白茯苓各一斤，去皮，切，以人乳十碗浸，曝。淮牛膝八两，酒浸，同首乌七次上同蒸，至第九次止。当归八两，酒浸，曝。枸杞、菟丝子各八两，俱酒浸，曝。补骨脂四两，黑脂麻同炒香，共末，炼蜜丸梧子大。空心，酒下百丸。

茎叶 治风疮疥癣作痒，煎汤洗浴，甚效。

萆薢

甘、苦，性平。入足阳明、厥阴经。厥阴主筋属风，阳明主肉属湿。功专祛风去湿，故能去浊分清，以固下焦而治缓弱，痛痹遗浊恶疮诸病之属风湿者。补肝虚，坚筋骨，益精明目。治中风失音，头旋痫疾，腰脊痛。强骨节风寒湿周痹，瘫痪不遂。男子腰疼，久冷，肾间有膀胱宿水。老人五缓，关节老血。冷风瘴痹，阴痿失溺，伤中恚怒。白浊茎中痛，痔瘘坏疮。忌茗、醋。

肠风痔漏，如圣散：萆薢、贯众等分，末，每空心酒服三钱。

腰脚软痹，行履不稳：萆薢三两，杜仲一两，末，每旦酒服三钱。

---

① 首乌二斤：金陵本第十八卷何首乌条作“赤白何首乌各一斤”。

土茯苓

甘，淡而平。阳明主药。健脾胃，去风湿，强筋骨，利关节。脾胃健则营卫从，风湿去则筋骨利。调中止泻，健行耐饥。治筋骨拘挛，瘰疬杨梅，恶疮痈肿。解汞粉、银朱毒，忌茗。

杨梅毒疮：因好淫，病杨梅疮，药用轻粉，愈而复发，久则肢体拘挛，变成痈漏，延绵竟致废笃。土茯苓三两，皂荚、牵牛各一钱，煎三碗，分三服，数剂，多瘥。又方：土苓四两，皂角子七个，煎代茶饮。又方：土苓一两五，加皮、皂角子、苦参各三钱，银花一钱，酒煎服。又搜风解毒汤治杨梅，末服轻粉。病深者月馀，浅者服半月愈。已服轻粉药筋骨痛，瘫痪不能行动者，多服亦效。土茯苓一两，苡仁、银花、防风、木瓜、木通、鲜皮各八①分，皂荚子五②分。气虚加人参七分，血虚加当归七分，水煎，日三服。忌牛、羊、鸡、鹅、鱼肉、烧酒、面、房劳，又忌饮茶。

小儿杨梅：疮起于口内，延及遍身。土茯苓末，乳汁调服。月馀自愈。

瘰疬溃烂：土苓末，多服愈。

白　敛

甘、苦，微寒。杀火毒，散结气。治发背瘰疬，痈肿疽疮，肠风痔漏，血痢，目赤，面疱，鼻皻，刀箭扑损，生肌止痛。小儿惊痫温疟，女子阴中肿痛，带下赤白。解狼毒毒。反乌头。

面鼻酒皻：白敛、白石脂、杏仁各半两，末，鸡子清调涂。旦洗。

冻耳成疮：白敛、黄柏等分，末，麻油调搽。

---

① 八：金陵本第十八卷土茯苓条作“五”。

② 五：金陵本第十八卷土茯苓条作“四”。

面生粉刺：白敛二钱①，杏仁、鸡屎白各一钱②，末，蜜和水，拭面。

胎妊不下：白敛、生半夏等分，末，水丸梧子大，橘③皮汤下五十丸。

诸疮不敛：白敛、黄柏各三钱，轻粉一钱，末，用葱白浆水洗净，傅之。

铁刺诸哽，及竹木哽在咽中：白敛、半夏泡，等分，末。酒服半钱，日二。

山豆根

苦，寒。泻心火以保肺金，消肿止痛，为风热喉痹要药。杀小虫，疗急黄。含之咽汁，解咽喉毒肿。研末汤服，治发热咳嗽，腹胀喘满。下寸白诸虫，解中蛊毒。酒服，治女人血气腹胀。丸服，止下痢。磨汁服，止卒患热厥心腹痛，五种痔痛。涂诸热肿秃疮，蛇、狗、蜘蛛伤。

喉中发痈：山豆根醋磨噙之，追涎即愈。若势重不能言者，频以鸡翎蘸扫喉中，引涎出，就能言。

喉风急症，牙关紧闭，水谷不下：山豆根、白药子等分，水煎噙之，咽下，二三口愈。

牙龈肿痛：山豆根切片，口噙肿处。

水蛊腹大，有声，皮色黑者：山豆根末，酒服二钱。

黄药子

根 苦，平。凉血降火，消瘿解毒。止咯吐衄血，诸恶疮肿

---

① 二钱：金陵本第十八卷白敛条作“二分”。

② 杏仁鸡屎白各一钱：金陵本第十八卷白敛条作“杏仁半分，鸡屎白一分”。

③ 橘：金陵本第十八卷白敛条作“榆”。

喉痹疮瘘，蛇犬咬毒。研水服，亦含亦涂。

时珍曰：原出岭南，今处处栽之。茎高二三尺，柔而有节，似藤实非藤。叶大如拳，长三寸。其根长尺许，外褐内黄。捣汁可染蓝。

项下瘿气：黄药子一斤，剉，酒一斗浸之。每日早晚服一盏。忌毒物，戒怒。《千金方》用瓶盛，糠火煨一时，待退冷。时时饮一杯，不令绝酒气。三五日常把镜照，消即停饮，不尔令人项细。又方：用烧酒水煮瓶，不煨。

产后血运，恶物冲心，四肢冷，唇青腹胀，昏迷：黄药子一两，红花一钱，妇人油钗二只，水煎服，大小便俱利，血自下也。

鼻衄不止：黄药子水磨汁服止。

白药子

根 辛，温。消肿毒喉痹，止吐血衄血，散血降火，消痰止嗽，治渴解毒。治喉中热塞不通，咽中常痛肿。解野葛、生金、巴豆药毒，刀斧折伤，干末傅之，能止血、痛。

恭曰：白药子出原州。三月生苗叶，似苦苣。四月生赤茎，长似壶卢蔓。六月开白花。八月结子。九月叶落采根。颂曰：今江西亦有，叶似乌柏，子如绿豆，六月变赤色。马热方多用。葆按：诸家近汇本草少载，市医不用，自楚军剿逆，随营带来，市亦采办，照本草补之。

咽喉肿痛：白药子末一两，龙脑一分，末，蜜丸芡子大。每用一丸含咽下。

喉中热寒，肿痛，散血消痰：白药子、朴硝等分，末，吹之，日三。

吐血不止：白药烧炭，糯米饮服三钱。

衄血不止：红枣、白药各烧炭，等分，末，饮服，或频频吸药令入。

一切眼疳，赤烂生翳：白药一两，甘草半两，末。猪肝一具，批开掺末五钱，煮熟食。小儿疳泻，吐利，方同。

胎热不安：白药一两，白芷半两，末，紫苏汤服三钱。

诸骨哽咽：白药五钱，米醋煎细咽。在上即吐，在下即泻出。

威灵仙

根 辛泄气，咸泄水，气温属木，其性善走。能宣通五脏，通行十二经络。治中风头风，痛风顽痹，手足不遂，腰膝冷疼，腹内冷滞，心膈痰水，膀胱宿脓恶水，癥瘕，痃癖气块，气痢痔疾，瘰疬疥癣，黄疸浮肿，大小肠闭。散皮肤大肠风邪，祛风湿痰饮之气。一切冷痛，性极快利，积疴不痊者服之，有捷效。然疏泄真气，弱者慎用。忌茗、面汤。

诸骨哽咽：灵仙根、砂仁各一两，砂糖一盏，水煎温服。又方：灵仙，醋浸二日，晒，末，醋糊丸豆大。每服二三丸，半茶半汤下。如欲吐，以铜青末半匙，入油数点，茶服，探吐。

飞丝缠阴，肿痛欲断：灵仙捣汁浸洗。

手足麻痹，时发痛，或扑损痛极，或瘫痪等症：灵仙根五两炒，生川乌、灵脂各四两，醋丸梧子大。每盐汤下七丸，忌茶。

男妇气痛，不拘新久：灵仙五两，韭根三钱①，乌药八②分，鸡子一个，好酒一盏，灰火煨一宿，视鸡子壳软为度。去渣温服，以干物压之，侧睡向块边。渣次日再煎服。觉块刺痛为验。

破伤风病：灵仙半两，独头蒜一个，麻油一钱，同捣烂，热酒冲服，汗出即愈。

肠风泻血，久者：灵仙、鸡冠花各二两，米醋一斤③，煮干，末，鸡子白和作饼，炙干再研末。每服二钱，陈米饮下。葆按：今江西市

---

① 韭根三钱：金陵本第十八卷威灵仙条作“生韭根二钱半”。
② 八：金陵本第十八卷威灵仙条作“五”。
③ 一斤：金陵本第十八卷威灵仙条作“二升”。

肆灵仙，俱是茎叶，不用根，使服者无效。述此医者用，嘱要根不用茎叶。

茜草茹藘、血见愁

色赤入营，气温行滞，味酸走肝而咸走血，入手足厥阴血分。行血活血，消瘀通经。治寒湿风痹，骨节风痛，泄泻黄疸，痔漏疮疖。又能止血，治六极伤心肺，吐血泻血，鼻衄尿血，女子崩带，月经不止，产后血运，扑损瘀血，踒跌蛊毒。若病深血少者慎用。忌铅铁。

吐血燥渴：茜草、黑豆、炙甘草等分，末，井水叠丸弹子大。每温水化服二丸。

鼻血不止：茜草、艾叶各一两，乌梅肉二钱半，末。炼蜜丸梧子大。每乌梅汤下五十丸。

女子经闭：茜草一两，酒煎服，一日即通。

五旬经行：妇人五十后，经水不止，作败血论。茜草①、阿胶、侧柏叶炒、黄芩各五钱，生地一两，小儿胎发一枚，每作六帖。每帖水煎，入胎发，冲服。

解中蛊毒，吐下血如猪肝：茜草根、蘘荷叶各二钱②，水煎服，即愈。自当呼蛊主姓名也。

脱肛不收：茜草根、石榴皮各一掘，酒一盏，煎七分，温服。

防　己

大苦、辛，寒。太阳经药。能行十二经，通腠理，利九窍，泻下焦血分湿热，为疗风水之要药。治中风湿风，口面㖞邪，手足拘挛，毒风不语，肺气喘嗽，热气诸痫，温疟，脚气，水肿风肿，湿热肿泻，痈肿恶结，疥癣虫疮，利大小便，去膀胱热，散

① 茜草：金陵本第十八卷茜草条作“茜根（一名过山姜）一两”。
② 二钱：金陵本第十八卷茜草条作“三分”。

留痰结气。若湿热流入十二经，致二阴不通者，非此不可。然性险而健，阴虚及湿热在上焦气分者，禁用。

皮水跗肿，按之没指，不恶风，水气在皮肤中，四肢聂聂动，防己茯苓汤：防己、黄耆、桂枝、甘草各三两，茯苓六两，每服一两，水煎，日二。

风水恶风，汗出身重，脉浮，防己黄耆汤：防己一两，黄耆二两，白术七钱，炙草半两。每服五钱，生姜四片，枣二①枚，水煎温服。腹痛加芍药。风湿相搏，关节痛，微肿，同方。

小②便淋涩：防己、防风、冬葵子各二两，水煎，分二③服。

木 通

甘，淡，轻虚。上通心包，降心火，清肺热，化津液。下通大小肠膀胱，导诸湿热由小便出。通利九窍，血脉关节。治天行时疾，头痛目眩，胸中烦热，遍身拘痛，大渴引饮，淋沥不通，水肿浮大，口燥舌干，喉痹咽痛，鼻齆耳聋，脾瘅好眠。利诸经脉，破积聚血块，女人血闭，月经不匀，鼠瘘痈肿，金疮踒折。出声音，明耳目。除烦退热，止痛排脓，行经下乳，催生下胞，坠胎妊，去三虫。汗多者禁用。

心热尿赤，面赤唇干，咬牙口渴，导赤散：木通、生地、炙甘草各一钱半，入水，竹叶七片，煎服。

妇人血气：木通浓煎，频饮即通。

金疮踒折：木通煎汁酿酒，日饮。鼠瘘不消，同方。

子燕覆　甘，寒。开胃止渴，通十二经脉，除三焦客热恶气。厚肠胃。利小便。续五脏绝气，使语声足气。清胃口热闭，令人

---

① 二：金陵本第十八卷防己条作“一”。

② 小：原作“下”，据金陵本第十八卷防己条改。

③ 二：金陵本第十八卷防己条作“三”。

能食。

根　煎服，消项下瘿瘤。

通　草

色白，气寒，体轻，味淡。入肺经，引热下行而利小便；又入胃经，通气上达而下乳汁。利诸窍，通五淋，除水肿癃闭，解诸毒虫痛，泻肺明目，退热催生。

又名通脱木。颂曰：古方所用通草，皆今之木通，而今所用通草，乃通脱木也。古方稀用。葆验，下乳汁方：通草、黄耆、当归各三钱，山甲炒三片，猪前脚二个，治净，水酒煮熟，去药饮汁食肉。

花上粉　治瘰疬，及胸中伏气攻胃咽。傅诸虫瘘痔疾恶疮。

钩　藤

甘、微苦，平。入手足厥阴经。除心热，平肝风。治大人头旋目眩，卒得痫疾，小儿惊啼瘛疭，客忤胎风，内钓腹痛。退寒热，发斑疹。主肝风相火之病，风静火息，则诸证自除。久煎则无力，多用钩，取其力锐。

小儿惊热：钩藤一两，硝石半两，炙草一钱，末。每温水服半钱。

卒得痫疾：钩藤、炙甘草各二钱，水煎服，二日。

斑疹不快：钩藤、紫草茸，等分，末。每服半钱，温酒下。宗奭曰：钩藤处处有之，其藤长丈许，大如拇指，其中空。小人用插酒瓮中，盗取酒，以气吸之，涓涓不断。

山荞麦赤地利、五毒草

根　苦，平。断血破血。凉血解毒，生肌肉，涂火疮。治赤白冷热诸痢，妇人赤白带下，痈疽恶疮肿毒，赤白游疹，蛇犬蚕虫咬毒，并醋摩傅。茎叶亦捣傅。恐毒入腹，煮汁饮。

颂曰：赤地利，所在皆有。春夏生苗，作蔓绕草木上，茎赤。叶青，似荞麦。七月开白花，亦似荞麦花。结子青色。根紧硬似狗脊，亦名蛇罔①。

五爪龙乌蔹莓

酸、苦，寒。凉血解毒，利小便，消痈疖，擂酒服。风毒热肿游丹，捣傅并饮汁。痈疖疮肿虫咬，捣根傅之。

时珍曰：五爪龙，塍堑甚多。其藤柔而有棱，一枝凡五叶。叶长而光，有疏齿，面青背淡。七、八月结苞成簇。花大如粟，黄色，结实如龙葵子。其根白，大者如指，捣之多涎滑。

小便尿血：五爪龙末，汤下一钱。

喉痹肿痛：五爪龙、车前草、马兰菊各一把，擂汁，徐咽。

项下热肿，俗名蛤蟆瘟：五爪龙叶捣傅。

跌扑损伤：五爪龙捣汁，童便、酒和服，取汗。

一切肿毒，发背乳痈，便毒恶疮，初起者：并用五爪龙一握，生姜一块，擂烂，入好酒一碗绞汁。热服，以渣傅，即散。一用大蒜代生姜。

羊桃苌楚、鬼桃

茎根　**苦，寒。治熛热。身暴赤色。去五脏五水，大腹。利小便，除小儿热。风水积聚，恶疡。煎洗风痒及诸疮肿。**

根，浸酒服，治风热羸老。

时珍曰：羊桃，生平泽中。茎大如指，似树而弱始②蔓，春长嫩条柔软。叶大如掌，上绿下白，有毛，状似苎麻而团。其条浸水有涎滑，其子细小如枣，核似桃而苦不堪食。

伤寒毒攻，手足肿痛：羊桃煮汁，入盐渍之。

水气鼓胀，二便涩：羊桃根、桑皮、木通、大戟各半斤，熬膏如

---

① 罔（wǎng 网）：原作“茧”，据金陵本第十七卷赤地利条改。

② 始：金陵本第十八卷羊桃条作“如”。义胜。

饴。每空心茶服一匙。

蜘蛛咬毒：羊桃叶，捣傅，即愈。

络石耐冬、石血

茎叶 味甘、微酸。祛风热，利关节，坚筋骨，消痈肿，养肾明目，延年通神。治喉舌肿闭，水浆不下。腰髋酸痛。死肌痈疡，舌焦口干。蝮蛇疮毒，心闷，服汁并洗之。刀斧伤疮，傅之立瘥。

恭曰：络石生阴湿处，冬夏常青，实黑而圆，其茎蔓延绕树石侧。若在石间者，叶细厚而圆短；绕树生者，叶大而薄。人家亦种之为饰。时珍曰：络石贴石而生。其蔓折之有白汁。其叶小于指头而厚，面青背淡，涩而不光。有尖叶、圆叶两种，功用相同。

小便白浊，心肾不济，或由酒色，已甚。盖有虚热而肾不足。医者往往峻补，其疾更甚。唯此博金散，使水火既济，源洁而流清矣。络石、人参、茯苓各二两，龙骨煅一两，末。每空心临卧米饮服二钱。

喉痹肿塞，喘息不通，欲绝：络石一两，水煎一大盏，细细呷，少顷即通，神验。

痈疽焮痛，止痛，灵宝散：络石一两，洗晒，勿见火，角刺一两，新瓦炒黄，甘草节半两，瓜蒌仁炒香、乳香、没药各三钱，研粗末。每服二钱，水一盏，酒半盏，煎，温服。

木莲薜荔、木馒头

甘，平，涩。壮阳固精，消肿散毒，止血下乳。治久痢肠痔，心痛阴癞。

时珍曰：木莲延树木垣墙而生。四时不凋，厚叶，大于络石。不花而实，大如杯，似莲而稍长。六、七月实内空而红。八月后，则满腹细子，大如稗子，一子一须。味微涩，壳虚轻，乌鸟童儿皆食之。

阴癞囊肿：木莲，烧研，酒服二钱。或加小茴等分。

惊悸遗精：木莲、白牵牛等分，末。米饮下二钱。

酒痢肠风，黑散子：治风入脏，或食毒积热，大便鲜血，肛脱出，或酒痢。木莲、棕皮烧炭、枳壳炒、乌梅肉、甘草等分，末。水服二钱。

大肠脱下：木莲、茯苓、猪苓等分，末。每水服二钱。亦治梦遗。

乳汁不通：木莲二个，猪前蹄一个，同煮烂，食肉饮汁，一日即通。无子妇人食之，亦有乳下。

叶 酸，平。主风血，暖腰脚。治背痈，干末服之，下利愈。血淋涩痛，和甘草煎服。

慎微曰：一老人，年七十，患发背。村中无医药，急取木莲叶，捣绞汁，和蜜饮数升，以滓傅，瘥。

藤汁 治白癜风，疬疡风，恶疮疥癣，并涂之。

扶芳藤

苦，小温。主一切血，一切气，一切冷，大主风血腰脚痛，去百病。久服延年。剉细，浸酒良。

藏器曰：生吴郡。藤苗小时如络石，茎延树木。乡人取延枫树上者用之，亦如桑寄生之意，亦可止渴。葆验。按：水湿脚气痒极，作腐皮脱水流，浸透鞋袜，诸药罔效。教以此叶贴之，水止，渐愈。但其藤似而叶如枫树叶，大树俱延，经霜乃落，俗名上树枫。

金银花忍冬、左缠藤

甘而微寒，芳香入肺，补虚疗风，散热解毒，消肿除胀，止气下澼。治寒热身肿。腹胀满急。热毒血痢水痢。五种尸疰，鬼击，一切风湿气，及诸肿毒，痈疽疥癣，杨梅恶疮。解中野菌毒。

时珍曰：忍冬，花、茎、叶同功。昔人用治风除胀，解痢逐尸。

后世用治疮消肿散毒。昔人未言及，古今之理，所①变不同。葆按：古用，茎、叶、花混用，而今独用花服。其茎、叶作洗药不服，亦一变也。

忍冬圆：治消渴愈后，预防发痈疽。金银花根、茎、叶皆可，不拘多少，入瓶内，酒浸，糠火煨一宿，取出晒干，入甘草少许，研末，以浸忍冬酒，打面糊丸梧子大。每服六十丸②。此药不特治痈，大能止渴。五痔诸瘘，同方。

一切肿毒：金银花、茎、叶，捣汁服，以渣傅之。喉痹乳蛾，疔疮便毒，同方。

鬼击身青，筋骨作痛：金银花一两，水煎饮之。

中野菌毒：金银花、茎、叶，啖之即解。

口舌生疮：忍冬藤花、茎、叶、马蹄香等分，以酒捣绞汁，鸡毛刷上，取涎出，即愈。

天仙藤

苦，温。流气活血，疏解风劳，治心腹痛。同麻黄，治伤寒，发汗。同大黄，堕胎气。

颂曰：生江淮及浙东山中。春生苗蔓，作藤。叶似葛叶，圆而小，有白毛，四时不凋。根有须。夏月采取根苗。南人多用之。

疝气痛：天仙藤一两，酒煎服。

痰注臂痛：天仙藤、白术、羌活、白芷各三钱，片子姜黄六钱，半夏五钱。姜五片，每煎服五钱。

妊娠水肿，始自两脚，渐至喘闷，足趾出水，谓之子气。不可作风水，宜天仙藤散：天仙藤炒、香附炒、陈皮、甘草等分，末。每用三钱，姜三片，木瓜、紫苏各三分，煎调服。小便利，肿消。

---

① 所：金陵本第十八卷忍冬条作“万”。

② 六十丸：金陵本第十八卷忍冬条作“五十丸至百丸”。

石南藤

辛、甘，温。浸酒服，排风邪，逐冷气，强腰脚，补衰老，起阳，除痹。治金疮痛。为血虚风痹要药。煮汁服，治上气咳嗽。

时珍曰：生江南、湖南诸大山中。细叶圆藤，紫绿色，一节一叶。深绿色，似杏叶而微短厚。其茎贴树处，有小紫瘤疣，中有小孔。四时不凋，茎叶皆臭极辣。白花蛇食其叶。

历节风痛：南藤、松节、牛膝、熟地、当归各一两，绢袋盛，酒五斤①，浸。每一盏，生酒和，温饮。

清风藤

祛风活络。治风湿流注，历节鹤膝，麻痹瘙痒，损伤疮肿。入酒药中用。

风湿痹痛：风藤二两，防风②一两，酒煮服。

一切诸风，青藤膏：三月采，不拘多少，入釜内，熬去渣，再熬成膏，瓷瓶盛。每酒服一匙，将患人身上拍一掌，其后遍身发痒，急以梳梳之。要痒止，则饮冷水一盏。

省藤赤藤

苦，平。杀虫，治诸风，通五淋，疗蛔虫，俱煮汁服。齿痛，捣碎含之。煮粥饲狗，去瘑③。

藏器曰：省藤，生深山，皮赤，大如指，堪缚物，片片自解。

五淋涩痛：省藤、苎麻根等分，为末。每汤服一钱。葆验：取叶拍软，贴小儿头疮、面疮，俱效。

藤　黄

酸、涩，有毒。虫牙蛀齿，点之便落。

---

① 酒五斤：金陵本第十八卷南藤条作“无灰酒二百盏”。

② 防风：金陵本第十八卷清风藤条作“防己”。义胜。

③ 瘑（guō 郭）：疮。

《广志》云：出岳、鄂等州诸山崖。树名海藤。花有蕊，散落石上，收之。就树采者佳。时珍曰：今画家所用藤黄，皆经煎炼成，舔之麻人。系树脂。番人以刀斫树枝滴下，次年收之。似与《广志》微不同。葆按：此物相传有大毒，研水服，可毒人。

泽 泻

甘，平，微寒。入足太阳、少阴经。去旧水，养新水，利小便，通小肠，消肿胀，止尿血。逐膀胱三焦停水。去脬中留垢，心下水痞。渗湿热，行痰饮。消五淋，宣通水道。主肾虚精自出，头旋耳鸣，筋骨挛缩，风寒湿痹，消渴泄精，呕吐泻痢，疝痛脚气，湿热之病。湿热既除则清气上行。能养五脏，起阴气。补女人血海，令人有子。补虚明目，下乳催生。久服下降太过，反能昏目。

水湿肿胀：白术、泽泻等分，末，每服三钱。

冒暑霍乱，小便不利，头运，三白散：泽泻、白术、茯苓各三钱，水一盏，姜五片，灯心十茎，煎服。

疟后怪症：口鼻中气出，盘旋不散如黑盖，过十日，肩肉相连，坚如金石，不能食。泽泻汤煎，日饮，服十数日，愈。

叶　咸，平。壮水脏，通血脉。主大风，下乳汁，治产难，强阴气。

实　甘，平。益肾，强阴，补不足，除湿邪。治风痹消渴。勿久服。

蔛 草

甘，寒。治暴热喘息，小儿丹肿。

恭曰：生水旁。叶似泽泻，狭而长。亦堪蒸啖，江南人用蒸鱼食甚美。我婺俗名鲜鱼草。

羊蹄牛舌菜、秃菜

根　苦，寒。属水，走血分。杀虫，除热，疗蛊毒，涂癣疮。

治头秃疥癣，浸淫疽痔，女人阴蚀，产后风秘。煎服。醋磨，贴肿毒。

时珍曰：羊蹄以根名，牛舌以叶形名，秃叶以治秃疮名。入夏起苔，开花。夏至枯，秋深生，凌冬不死。根近尺，黄①色，如大黄、胡萝卜形。

大便卒结：羊蹄根一两，水煎服。

肠风下血：羊蹄根，姜汁炒，酒浸，任意饮。

喉痹不语：羊蹄根，醋磨汁，拭喉外。

面上紫块，如钱大：羊蹄根四两，生姜四两，俱取汁。山甲十片煨炭，川椒五钱，共末，和二汁，生绢包擦。如干，入醋润，如前擦。

疬疡风驳：羊蹄根，蘸醋于生铁上磨，旋旋刮涂。入硫黄更妙。

汗斑癜风：羊蹄根二两，独科扫帚头一两，枯矾五钱，轻粉一钱，生姜半两，同杵泥。汤浴后，以手抓破起粗皮。以纸②包药擦，暖卧取汗③。乃刘氏方，比用硫黄者更妙。

头风白屑：羊蹄根，杵，羊胆汁调涂。

头上白秃：羊蹄根，捣泥醋和，布包擦。

癣久不瘥：羊蹄根，捣绞汁，入轻粉末少许，调如膏涂，愈。

叶 甘，寒，滑。治小儿疳虫，杀河豚鱼毒。连根捣，蒸食一碗，治肠痔泻血。作菜食，止痒滑大腑。多食令人下气。

悬痈舌肿，咽生瘜肉：羊蹄草叶煮汁，热含，冷即吐之。

实金荞麦 苦、涩，平。治赤白杂痢。妇人血气。

菖蒲

辛、苦而温，芳香而散。补肝益心，开心孔，通九窍，明耳

---

① 黄：金陵本第十九卷羊蹄条作“赤黄”。

② 纸：金陵本第十九卷羊蹄条作“布”。

③ 汗：原作“汁”，据金陵本第十九卷羊蹄条改。

目，出音声。去湿逐风，除痰消积。疗噤口毒痢，治中恶卒死，客忤癫痫，咳逆上气，头风泪下。四肢湿痹，不得屈伸。心痛伏梁，霍乱转筋。女人血海冷败，下血崩中。小儿温疟，积热不解。杀诸虫，散痈肿，辟鬼气，安胎漏，温肠胃，止小便利。忌饴糖、羊肉。解巴豆、大戟毒。勿犯铁器，令人吐逆。

下痢噤口：参苓白术散加菖蒲，粳米饮调下。或用参、苓、石莲肉，少入菖蒲服。胸前开，自愈。

癫痫风疾：九节菖蒲末，黑豮猪心批开，砂灌煮汤，调服三钱。

尸厥魇死：尸厥病，卒死脉犹动，听其耳目中如微语声，股间暖者，是也。魇死之病，卧忽不寤。忌用火照，但痛啮其踵及足拇指甲际，唾其面即苏。俱①以菖蒲末吹鼻中，桂末纳舌下，以菖蒲汁灌之。

卒中客忤：菖蒲捣汁含。

喉痹肿痛：菖蒲嚼汁，烧铁秤锤淬酒一盏，饮送。

眼睑挑针：菖蒲入盐少许，捣烂傅。

耳卒聋闭：菖蒲一寸，巴豆一粒去心，同捣作七丸，棉裹一丸，塞耳，日一换。又方，不用巴豆，用蓖麻仁。

蚤虱入耳：菖蒲粗末炒热，袋盛，按②之即出。

飞丝入目：菖蒲捶碎，左目塞右鼻，右目塞左鼻。

叶　洗疥疮，及大风疮。

香蒲蒻蒲笋、蒲儿根

甘，平。明目聪耳坚齿。去热燥，利小便。治心下邪气，口中臭烂。生啖，止消渴。和血脉，补中益气。捣汁服，治妊妇劳热烦躁，胎动下血。捣傅乳痈。

颂曰：香蒲，蒲黄苗也。处处有之，以秦州者良。春初生嫩叶，

---

① 俱：金陵本第十九卷菖蒲条作“仍”。义胜。

② 按：金陵本第十九卷菖蒲条作“枕”。

出水①时，红白色茸茸。取其中心入地白蒻，大如匕柄者，生啖之，甘脆。醋浸，如食笋，味美。至夏抽梗于丛叶中，花抱梗端，如武士棒杵，俗名蒲槌。亦曰蒲萼花。其蒲黄，即花中蕊屑也。如欲开时便取之。

妒乳乳痈：蒲草根捣封之，并煎汁饮及食之。

热毒下痢：蒲根二两，粟米二合，水煎服，日二次。

蒲黄 甘，平。入手足厥阴血分。凉血活血，调血治痛。通经络，利小便，消瘀血，止泄精。治心腹膀胱寒热，舌肿重舌，吐衄尿血痢血肠红。妇人崩带，月候不匀，血气心腹痛，妊妇下血，堕胎血运。产后烦闷血瘕，儿枕气痛，颠扑血闷，排脓，疮疖游风肿毒，通乳汁。傅脱肛。生则行血，炒焦性涩，又能止一切血。

舌胀满口，不能出声：蒲黄频掺舌上，渐消，愈。又方：加干姜末，等分，同掺。

重舌生疮：蒲黄末傅，数次瘥。

脱肛不收：蒲黄和猪脂傅。

产妇催生：蒲黄、地龙焙、陈皮，临用各炒一钱，末，新汲水调服，立产。

胞衣不下：蒲黄二钱，井水调服。

儿枕血瘕：蒲黄末三钱，米饮服。

坠伤扑损，瘀血烦闷：蒲黄末三钱，酒调服。

口耳大衄：蒲黄、阿胶炒各半两，末。每用二钱，水一盏，生地汁一合，煎，温服。急以帛系两乳，止乃已。

聤耳出脓：蒲黄末掺。若出血，炒焦末，掺。

老幼吐血：蒲黄、发灰各五分，末，生地汁调下。小便尿血，

① 出水：《大观本草》《政和本草》卷七蒲黄条此前有“未”字。金陵本第十九卷香蒲条无此二字。

同方。

小儿血痔①：蒲黄末，空心，酒服三分。葆按：余先伯父，年七旬外，因春两着木屐失足，跌扑伤及齿颊，血出不止。承亲友以金疮药掺，罔效。适余他出，专人赶至，约六七时许，举家仓皇，细视伤处，血出龈内，非金疮药能止。以蒲黄炒焦末，掺之，立止。接服补剂，人渐安矣。

滓 炒用，涩肠，止泻血，血痢。此蒲黄中筛出赤滓，名蒲萼。

菰笋茭笋

甘，冷，滑。利五脏邪气，治酒齄面赤，白癞疬疡，目赤。热毒风气，卒心痛，盐醋煮食之。止渴，去烦热，除目黄，利大小便，止热痢。杂鲫鱼作羹食，开胃口，解酒毒，压丹石毒发。性冷勿过食，不益人。

保昇曰：生水中，叶如蔗、荻。夏月生菌堪啖，名菰菜。三年者，心生白苔如藕，似小儿臂，名菰手。

菰手茭白、菰菜 甘，冷，滑。去心胸中浮热风气，滋人齿。煮食，止渴，治小儿水痢。

诜曰：性滑，发冷气，令人下焦寒，伤阳道。禁蜜食，发痼疾。服巴豆人不可食。

菰根 甘，大寒。清肠胃痼热，解消渴，止小便利。捣汁饮之。烧灰，和鸡子白，涂火烧疮。

菰根如芦根，更冷利。

小儿风疮，久不愈：菰根烧灰傅。毒蛇伤啮，同方。

菰米 甘，冷。止渴，解烦热，调肠胃。**叶** 利五脏。

宗奭曰：菰乃蒲类。河朔边人，止以饲马作荐。八月开花，结青子，名菰米。合粟煮粥食，济饥。

---

① 小儿血痔：金陵本第十九卷香蒲条作“小儿奶痔”。

水　萍

辛，寒。轻浮，入肺经，达皮肤，能发扬邪汗。止瘙痒消渴。生于水，又能下水气，消水肿，而利小便。治风湿热毒，风热，热狂，麻痹，脚气，风疹，丹毒，吐血衄血，打扑损伤，目中翳膜，口舌生疮。为末，酒服，治中水毒①。捣擦汗斑癜风，熁肿毒，汤火伤。沐浴生毛发。为膏，傅面皯。烧烟，辟蚊。紫背者良。

时珍曰：紫背浮萍，七月采之，竹筛摊晒，下置一盆水映之，即易干。

鼻衄不止：浮萍末，吹之。

大肠脱肛：浮萍末，干贴。

身上虚痒：四物汤加浮萍、黄芩各一钱，煎服。

弩肉攀睛：浮萍，入冰片捣，贴眼上。

风热瘾疹：浮萍蒸、牛子等分，末，薄荷汤下二钱。

消渴饮水，日饮至一石者：浮萍捣汁服。又方，浮萍、花粉等分，末，乳汁丸梧子大。空腹米饮下三十丸。

汗斑癜风：端午日采紫背浮萍，晒干，四两，煎水浴，并以萍擦之。或入防已二钱。少年面皯②，同方。

杨梅疮癣：浮萍煎汁，浸洗半日。数日洗一次。

紫萍一粒丹：治左瘫右痪，三十六种风，偏正头风，口眼㖞斜，大风癞风，一切无名风及脚气，折扑伤折，并胎妊有伤，服百粒俱效。紫背浮萍，七月采，晒干为末，蜜丸弹子大。每服一丸，黑豆淋酒下。

中水毒病，手足指冷至膝肘即是：浮萍，晒干，末，饮服一匙。

---

① 中水毒：金陵本第十九卷水萍条作“人中毒”。

② 皯：金陵本第十九卷水萍条作“疱”。

蘋四叶菜、田字草

甘，寒，滑。治暴热，下水气，利小便。被蛇伤毒①入腹内，捣汁饮。晒干，同栝楼等分，末，人乳为丸服，止消渴。捣涂热疮。

萍蓬草水粟、水栗子

子 甘、涩，平。助脾厚肠，令人不饥。

根 甘，寒。煮食，补虚，益气力。厚肠胃。

其根如鸡子，食作藕味。楚王渡江得萍，实是此。

莕菜水葵、荇丝菜

甘，冷。捣汁服，去热，止消渴，利小便，治寒热。捣傅诸肿毒，火丹游肿。谷道生疮，捣烂，棉裹纳之。

毒蛇螫伤，牙入肉中，痛不可忍：勿令人知，以荇叶覆其上穿，以物包之，一时折牙自出，痛止。

点眼去翳：荇菜根一钱半，捣烂，川楝子十五个，胆矾七分，石决明五钱，皂荚一两，海螵蛸二钱，各为末，同荇菜根，水煮一宿，去滓。一日点数次，七日见效。

莼马蹄草、露葵

甘，寒。治热疸，厚肠胃，安下焦。治消渴热痹。补大小肠虚气。解百药毒，蛊毒。多食，压丹石。和鲫鱼作羹食，下气止呕。杂鳢鱼食，逐水。性滑，过食，壅气发痔，损胃伤齿。

一切痈疽：春夏用茎，冬月用子，就于根侧处寻取，捣烂傅。未成即消，已成即毒散。

数种疔疮：马蹄草、大青叶、臭紫草等分，擂烂，酒浸，去滓温服。三服立愈。

---

① 毒：原作"毒毒"，据金陵本第十九卷苹条删。

时珍曰：蘋、萍蓬、荇、莼，诸家分别不能细审，唯据纸上猜度。珍一一采视，颇真。叶浮水面，根连水底，面青背紫，四叶合成一叶，中折十字者，蘋也。三月出水，茎大如指，茎径四五寸，初生如荷叶。六、七月开黄花，结实如角黍，长二寸，内含细子，如罂粟。洗去皮，蒸，曝，舂取米，作粥饭食。其根大如栗，亦如鸡头子根，歉年人亦食，作藕香味，如栗子，萍蓬草也。楚王渡江得萍实，大如斗，赤如日，甜如蜜，盖此类也。荇与莼一类，二种叶俱浮水面。径长一二寸，其叶有刻，缺如马蹄而圆者，莼也。叶如莼而稍尖长，荇也。夏月俱开黄白二色花，结实大如棠梨，中有细子。葆照述，以便观者明白。

水藻

甘，滑，大寒。捣汁饮，止渴，去暴热热痢。治小儿赤白游疹，火炎热疮，捣烂封之。

思邈曰：天下极冷，无过水藻。但患热毒肿并丹毒，取捣傅，甚效。

时珍曰：藻有二种，水中甚多。两两对生，名马藻；叶细如丝及鱼鳃状，节节连生，名水蕴，俗名鳃草。二藻皆可食，入药以马藻胜。

海藻

咸，润下而软坚，寒，行水以泄热，故消瘿瘤结核阴溃之坚聚，痰饮脚气水肿之湿热，使邪气利①小便而出。散皮间积聚，痈肿癥瘕，腹中上下雷鸣，幽幽作声，下十二水肿。治气急心下满，及奔豚气，疝气，卵肿，宿食不消，五膈痰壅。辟百邪鬼魅。反甘草。

海藻酒：治瘿气，及项下瘰疬。海藻一斤，绢袋盛，以酒二斤

① 利：刘校本第十九卷海藻条作“自”。

浸，春夏二日，秋冬三日。每服二合。酒尽再作，其滓曝，末，每汤服一匙，两剂自消。

瘿气初起：海藻二两①，黄连一两②，末。时时舔咽。先断一切厚味。

蛇盘瘰疬，颈项交接：海藻，荞麦面炒，僵蚕炒等分，末，白梅泡汤丸梧子大。每米饮下六十丸，必泻出毒气愈。

海带

咸，寒。主催生，治妇人病，疗风下水。消瘿瘤，功同海藻。

海蕴

咸，寒。下水。主水瘾③。治瘿瘤结气在喉间。缊，乱丝也。其叶似之，故名蕴。

昆布

酸、咸，寒，滑。功同海藻而性较雄。破积聚，利水道，去面肿。治十二种水肿④，软瘿瘤坚结如石，结气，瘘疮。恶疮鼠瘘。阴癞肿者，含之咽汁。久食瘦人。洗去咸用。

瘿气结核，瘰瘰肿硬：昆布一两，洗去咸，晒干，末。每以一钱棉裹，醋中浸过，含之咽汁，味尽再易。

昆布臛⑤：治膀胱结气，急宜下气。用昆布一斤，米泔浸一宿，洗去咸味，水煮熟，入葱白一握，切。同煮，乃下盐醋豉⑥掺⑦姜橘

---

① 二两：刘校本第十九卷海藻条作“一两”。

② 一两：刘校本第十九卷海藻条作“二两”。

③ 瘾（yìn 印）：痕迹。

④ 肿：原作“种”，据金陵本第十九卷昆布条改。

⑤ 臛（huò 货）：肉羹，此指羹。

⑥ 豉：原脱。刘校本据《大观本草》《政和本草》卷九海藻条补，此据刘校本补。

⑦ 掺：金陵本第十九卷昆布条作“糁”。

椒末食。

项下卒肿，囊渐大，欲成瘿：昆布、海藻等分，末，蜜丸杏核大。时含咽。

石斛

甘淡入脾而除虚热，咸平入肾而涩元气。补虚劳羸瘦，强阴益精。除惊定志，暖水脏，平胃气，厚肠胃，壮筋骨。治内伤①不足，发热自汗。逐皮肌风痹，骨中久冷，男子腰脚软弱，囊湿精少，小便馀沥。去皮肤邪热痱气，膝疼冷痹，胃中虚热，痈疽排脓。生者质厚，干者味薄。入药宜先煎。熬膏良。

睫毛倒入：石斛、川芎等分，末。口内含水，随左右嗃鼻，日二。

飞虫入耳：石斛，去根，纴入耳中，四畔糊封固，用火烧石斛，垂外者尽止，虫从空耳出。

骨碎补

苦，温。入足少阴经。能破血止血，补折伤。肾主骨，故治骨中毒气，风血疼痛，手足不收，五劳六极，上热下冷。又治恶疾，蚀烂肉，杀虫。研末，入猪肾内包煨，空心食，治耳鸣，及肾虚久泻，牙疼。去毛，焙用。

两足痿软，或痹或痛：独活寄生汤加虎骨四斤丸，以骨碎补三分之一，同研，酒服。外以杜牛膝②、杉木节、萆薢、白芷、南星，煎汤频洗。

风虫牙痛：碎补、乳香等分，末，糊丸，塞孔中。

耳鸣耳闭：碎补，削作条，火炮，乘热塞之。

病后发落：生碎补、野蔷薇嫩苗煎汁，日刷。

肠风下血：碎补，炭，米饮服五钱。

---

① 伤：金陵本第二十卷石斛条作“绝”。

② 杜牛膝：刘校本第二十卷骨碎补条作“杜仲、牛膝”。

石　韦

甘、苦，微寒。清肺气以滋化源，通膀胱而利小便水道。止烦下气，补五劳，安五脏，去恶风，益精气。治劳热邪气，五癃闭不通。淋沥遗溺。崩漏金疮。研末，冷酒服，治发背。

小便淋痛：石韦、滑石等分，末，每饮服一钱。

小便转脬：石韦、车前子各二钱半，水煎服。

便前下①血：石韦末，茄枝汤下。

崩漏血：石韦末，酒服三钱。

金星草

苦，寒。解热凉血，通五淋，治发背，结核痈疮。解硫黄丹石毒，连根半斤，酒煎服，或研末，冷水服。捣涂疮肿，乌髭发。浸油，涂头，大生毛发。

集注：石韦、金星草俱生阴崖石上。长者，近尺，阔一二寸，柔韧如皮，背有黄毛。石韦背无金星，而金星草至冬，背生黄星点子，两两相对，色如金，故名。俱无花实，凌冬不凋。五月和根米服食，去黄毛，否，射肺令人咳。

五毒发背：金星草，连根洗，焙，去黄毛，四两，甘草一钱，酒煎分四服，每服仍以酒和，时时饮之。忌油肥毒物。

热毒下血：金星草、干姜等分，末，每新汲水服一钱。

脚膝烂疮：金星草，背上星刮下，傅之即干。

景天慎火、辟火

苦，平。治大热火疮，身热烦，邪恶气。蛊毒痂疮②，寒热风痹，诸不足。风疹恶痒。赤眼，头痛寒热游风，女人带下。小儿

① 下：金陵本第二十卷石韦条作“有”。

② 疮：金陵本第二十卷景天条作“疕”。

丹毒，及发热。热狂。煎水浴小儿，去烦热惊气。止金疮血。

颂曰：景天，人家植中庭，或盆种置屋上。云可辟火。时珍曰：二月生苗，脆茎，微带赤黄色，尺许高，折有汁。叶青绿，光泽柔厚，状如长匙及胡豆叶而不尖。夏开水①白花，结实如小连翘，中有子如粟。葆按：我婺俗名脚眼睛草。女人缠脚红肿，贴之愈。

产后阴脱：景天一斤，阴干，酒五斤，煎汁，分四服。

热毒丹毒②：景天，捣汁拭之，或和醋涂。

眼生花翳，涩痛难开：景天，捣汁，日点二三③次。

漆疮作痒：景天，捣涂。

婴孩④风疹，在皮肤不出：取景天苗叶五两，食盐三两，同研绞汁。以热手摩涂，日再上之。

虎耳草

辛，寒，微苦，有小毒。生用吐利人，熟用则止吐利。擂酒服，治瘟疫。捣汁，滴聤耳。痔疮肿痛，阴干，烧烟桶中熏之。

鹅不食草石胡荽、野园荽

气温而升，味辛而散，故能上达脑顶，而治头痛、耳聋、目肿、云翳。塞鼻通鼻气而化瘜肉鼻窒，内服达肺经而治痰疟齁船。疗痔病，散疮肿。利九窍，吐风痰。挼塞鼻中，翳膜自落。然力小而锐，宜常嗃塞以聚其力。亦可用止牙疼。

时珍曰：石胡荽，生石缝及阴湿处小草也。高二三寸，冬月生苗，细茎小叶，形如胡荽。气辛薰不堪食，鹅亦不食。夏开细花，黄色，结细子。极易繁衍，僻地则铺满也。

---

① 水：金陵本第二十卷景天条作“小”。

② 毒：金陵本第二十卷景天条作“疮”。

③ 二三：金陵本第二十卷景天条作“三五”。

④ 孩：金陵本第二十卷景天条作“孺”。

嗃鼻去翳，碧云散：石胡荽二钱，青黛、川芎各一钱，末。噙水一口，以药末米许，嗃人鼻中，泪出为度。又方，去青黛。

牙疼嗃鼻：鹅不食草末，含水一口，随左右嗃鼻，亦可挼①塞。

痔疮肿痛：鹅不食草，捣贴之。

脾寒疟疾：石胡荽一把，杵汁，和酒服。

寒疟②齁喘：石胡荽，研汁，和酒服，即住。

湿毒胫疮：石胡荽，夏月采，晒干，五钱，轻粉五分，共末，桐油调作隔纸膏。先以茶洗净，缚上膏药，黄水出，愈。

翳草《纂要》

明目去翳，挼鼻中，左翳塞右，右翳塞左。

《纂要》云：蔓地而叶圆，如小钱有刻缺，色绿，光润可爱，麋鹿喜食。

螺厣草镜面草

味辛。煎服，治小便出血，吐血衄血。捣傅龈齿痛，痈肿风疹，脚气肿，亦煮汤洗肿处。

藏器曰：蔓生石上，叶如螺厣，微赤色，赤光如镜，背有少毛，小草也。

吐血衄血：镜面草，洗，擂酒服。

小便后，鲜血数点不疼：螺厣草汁，少蜜，水和服。

牙齿虫痛：镜面草，以水缸下泥同捣成膏，入麻油数点，匀。贴于痛处腮上，愈。

小儿头疮：螺厣草末，和轻粉、麻油调傅。

手指肿痛：镜面草捣傅。

解鼠莽毒：螺厣草，捣自然汁，麻油，各一杯，和服，即下毒三

---

① 挼：金陵本第二十卷石胡荽条无此字。

② 疟：金陵本第二十卷石胡荽条作“痰”。

五次。以肉粥补之，不可迟。

蛇缠恶疮：螺靥草，和盐杵烂，傅之。

酢浆草酸浆、三叶酸

酸，寒。解热渴。主小便诸淋，赤白带下。同地钱、地龙，治沙石淋。妇人血结，暖酒服之。煎洗痔疮脱肛。杀诸小虫，捣傅恶疮瘑瘘。涂蛇蝎伤，及汤火伤。

颂曰：人家园圃中多有之。初生嫩时，小儿喜食。时珍曰：苗高一二寸，丛生布地，易繁衍。一枝三叶，一叶两片，至晚自合帖，整如一。四月开小黄花，结小角，长一二分，内有细子。冬亦不凋。

小便血淋：酢浆草，捣汁，煎五苓散和服。

牙齿肿痛：酸浆草一把，洗净，川椒四十九粒，同捣泥，绢包作条，切豆许，塞痛处，即止。

诸淋赤痛：酸浆草，捣汁一合，酒一合，和匀。空心服。

癣疮作痒：酸浆草擦之。数次效。

地锦血见愁、草血结

辛，平。散血止血。通利血脉，亦可治气。主心气，女子阴疝血结。利小便。治痈肿恶疮，金刃扑损出血，血痢下血崩中。

集注：地锦，田野寺院阶砌皆有。茎叶细弱，蔓延于地。茎赤，叶青。六月开红花，或黄花，结细实。断茎有汁，俗称草血竭，治血病。

血痢不止：地锦，干，末，空心米饮下二钱。脏毒，同方。泻血，加姜汁。

妇人血崩：地锦，蒸熟，油、盐、姜食，饮酒壹杯送。或末，姜酒送二钱。地锦多生砖缝井砌间，地上少。

小便血淋：地锦，水擂汁服。

趾间鸡眼：割出血，地锦捣傅。

金疮①血不止：地锦研涂。

痈肿背疮：地锦一两，酸浆汁半两，当归二钱半，乳香、没药各一钱，焙，末。酒下七钱。我婺俗名野薄荷。

陟厘石发、石衣

甘，大温。温中消谷，强胃气，止泻痢。治心腹大寒。作脯食，止渴疾，禁食盐。捣汁服，治天行病心闷。捣汁涂赤游丹毒。

时珍曰：陟厘，有水中生石上生者。石上生，蒙茸如发；有水污，水中无石而生者，缠棉如丝，俗名水棉②。其性味皆同。

干苔

咸，寒。疗痔杀虫。消茶积。治瘿瘤结气。止霍乱呕吐。下一切丹石，诸药毒。俱煮汁服。心腹烦闷者，冷水研如泥，饮之即止。纳木孔中，杀蠹虫。烧末吹鼻，止衄血。汤浸捣，傅手背肿痛。

时珍曰：此海苔也。生海中，长尺馀。干之为脯。以肉杂蒸食极美。河南一僧患项赘，教每食取苔脯同餐。数月，赘瘿尽消。

井中苔及萍蓝

甘，大寒。治漆疮热疮水肿。井中蓝：杀野葛、巴豆诸毒。汤火伤灼疮。

弘景曰：废井中多生苔萍，及砖土间多生杂草。菜蓝解毒，井中尤佳，非别一物。

船底苔

甘，冷。感阴阳之气，日久服之，能分阴阳。去邪热，调脏腑。解天行热病伏热，头目不清，神志昏塞，及诸大毒。以五两，

---

① 疮：金陵本第二十卷地锦条此后有“出”字。

② 棉：金陵本第二十一卷陟厘条作“绵”。

和酥饼一两半，面糊丸。每酒下五十丸。鼻红吐血淋疾，同甘草、豉汁，浓煎汤呷之。

《方贤效方》云：水之精气，渍船板，累见风日，久变青色。感阴阳气。内服能调和脏腑，物性使然。

小便五淋：船底泥一团，如鸡子大，煎服。

乳石发动，小便淋沥，心神闷乱：船底青苔一团，煎汁，温酒和服。

地衣草仰天皮

苦，冷，微毒。能明目，解中暑，研，新汲水服。治卒心痛中恶，以人垢腻为丸，服七粒。油调傅马反花疮。

大明曰：生阴湿地被日晒起苔藓。

身面丹肿，如蛇状者：以雨滴阶上苔痕水，涂蛇头上，即愈。

阴上粟疮：取停水湿处①卷皮，为末。傅之愈，神效。

垣　衣

酸，冷。治黄疸心烦，咳逆血气，暴热在肠胃，暴风口噤，金疮内塞，酒渍服之。捣汁服，止鼻衄血。烧灰，油调，傅汤火疮。

恭曰：此即古墙城垣②上青苔衣。生石上者名乌韭，生屋瓦上者名屋游。

屋游瓦苔

甘，寒。治浮热在皮肤，往来寒热，利小肠膀胱气。止消渴。小儿痫热，时气烦闷。水煎入盐漱口，治热毒牙龈宣露。研末，新汲水服二钱，止鼻衄。捣傅犬咬。

---

① 处：金陵本第二十一卷地衣草条此后有“干”字。

② 城垣：金陵本第二十一卷垣衣条作“北阴”。

弘景曰：此古屋瓦上苔，刮取用。长数寸者，名瓦松。

犬咬伤：旧屋瓦上刮下青苔屑，按之即止。

瓦松昨叶何草、向天草

酸，平。止血，治口中干痛，水谷血痢。大肠下血，行女子经络，烧灰，水服。涂诸疮不敛。生眉发膏为要药。

《庚辛玉册》云：瓦松，阴草也。生屋瓦上及深山石缝中。如漆圆锐，背有白毛。有大毒。烧灰淋酒沐发，发即落。误入目，令人瞽①。与《本草》无毒及生眉发之说相反，不可不知。

小便沙淋：瓦松，煎汤，乘热熏洗小腹，两时即通。

通经破血：瓦松活者五两，熬膏，当归尾、干漆炭各一两，麝香二钱，枣肉捣和丸梧子大。红花汤下七十丸。

牙龈肿痛：瓦松、白矾等分，煎，漱。

疯狗咬伤：瓦松、雄黄等分，研贴，即不发。

唇裂生疮：瓦松、生姜，入盐少许，捣涂。

染乌髭发：干瓦松、麻油各二斤，同煮焦，末。以麻油浸涂，妙。

乌韭石苔、石马鬃

甘，寒。疗黄疸，金疮内塞。治皮肤往来寒热，利小肠膀胱气。烧灰沐头，长发令黑。

恭曰：此石苔也。又名石发。生岩石之阴，不见日处。长者四五寸。

妇人血崩：石苔，细茶焙，末，旧漆碟，烧炭，各一匙。用酒另煎滚，入药末内，露一宿，早晨煮滚服。

汤火灼：石苔，焙，研傅。

土马鬃

甘，酸，寒。清骨热，止鼻衄，败烦热毒壅。通大小便。浸

---

① 瞽（gǔ 鼓）：盲，瞎。

汁沐发令长黑。

时珍曰：垣衣乃古砖墙上苔衣。马鬃，生土墙上，比垣衣更长，故谓之马鬃。

九窍出血：土墙头苔，挼塞之即止。

鼻衄不止：土马鬃二钱半，黄药子五钱，共末。水服二钱，即止。

少年发白：土马鬃、石马鬃、五倍子、半夏各一两，生姜二两，合桃肉十个，胆矾半两，末，捣作一块。每以绢袋盛一弹子大，用热酒入药，浸汁洗发一月，白可变黑。

耳上湿疮：土马鬃、井中苔等分，为末。灯盏内油和，涂之，效。

卷柏

生用，辛，平。破血，通月经，散淋结，女子阴中寒热痛，癥瘕血闭绝子。炙用，甘，温。镇心止血，强阴益精，暖水脏，收脱肛，止咳逆。头中风眩，痿躄，尸疰鬼疰腹痛，百邪鬼魅啼泣。除面皯，令人好颜容。

时珍曰：炙用法：以盐水煮卷柏半日，再以井水煮半日，晒干焙用。

大肠下血：卷柏、侧柏叶等分，烧炭，末。每酒下二①钱，饭丸亦可服。

远年下血：卷柏、地榆等分，水煎服。

桑花桑藓、桑钱

苦，暖。健脾涩肠。治热咳。止吐衄，肠风，崩中带下。

大明曰：生桑树上，如地钱花样。刀刮取炒用。不是桑椹花也。

大便后血：桑花，煎服或末服。止吐血。

马勃

辛，平。轻虚。清肺热，散血热，解热毒。治肺热咳嗽，喉

① 二：金陵本第二十一卷卷柏条作“三”。

痹咽疼，鼻衄失音。傅恶疮马疥，及诸疮良。

咽喉肿痛，咽物不得：蛇退皮一条烧、马勃等分，末，棉裹一钱，含咽立瘥。

走马喉痹：马勃、牙硝等分，末。每吹少许，吐涎血愈。声音①不出，同方，用砂糖为丸芡子大，噙咽。

妊娠吐衄不止：马勃为末，米饮服半钱。

久嗽不止：马勃，末，蜜丸梧子大。每服三十丸。鱼骨哽咽，同方，丸弹大，噙咽。

燕蓐草燕窠中草

烧灰，水服，治眠中遗尿。亦止呃逆。

《千金方》：治男女无故尿血。燕窠中草，烧末，酒服一钱。

消渴饮水：《圣惠方》：燕窠中草烧炭一两，牡蛎煅二两，白羊肺一具，切，共焙末。每新汲水服三钱。

浸淫疮出黄水：燕蓐草，烧灰傅之。

疮痕不灭②：燕蓐草烧灰、鹰屎白等分，末，人乳调涂，日三次。

鸡窠草

治小儿夜啼。安席下，勿令母知。

小儿白秃疮：鸡窠草、白头翁花，俱烧炭，腊猪脂和涂。先以酸米泔洗净。

产后遗尿：《千金方》：鸡窠草烧末，酒服一钱。

天丝入目：鸡窠草，烧灰，淋汁洗。不自秘方。

猪窠草

治小儿夜啼。蜜安席下，勿令母知。

---

① 音：金陵本第二十一卷马勃条作“失”。

② 灭：原作“减”，据金陵本第二十一卷燕蓐草条改。

谷 部

乌脂麻油麻胡、麻巨胜

甘，平。补肺气，止心惊，润五脏，填髓脑，坚筋骨，明耳目，耐饥渴。补中益气，催生落胞，利大小肠，逐风湿气。治伤寒温疟，游风、头风，大吐后，虚热羸困。风病人久食，则步履端正，语言不蹇。及产后羸困。和白蜜蒸饼食，治百病。生嚼傅小儿头面诸疮良，煎汤浴恶疮、妇人阴疮。

白脂麻 甘，寒。滑肠胃，通血脉，行风气，理虚劳，润肌肉，去头上浮风。饭后令乳母食，孩子永不生病。治客热，可作饮汁服。仙方蒸以辟谷。服食乌者胜，取油白者良。

原①曰：脂麻，生者性寒而治疾，炒者性热而发病，蒸者性温而补人。凡修事，晒干，舂去粗皮，淘净，酒拌蒸，晒干，以乌豆对拌同炒，豆熟去豆用。

小儿面疮，浸淫水流，渐延满面：令乳母生嚼脂麻傅。葆验，屡效。

大便虚闭，因肝风阴燥不通：乌脂麻三钱，桑叶一钱半，煎服自通。葆验。

热淋茎痛：乌脂麻、蔓青子各五合，炒，绢袋盛，以井华水浸之。每食前服一钱。

小儿下痢红白：脂麻一合，捣烂，蜜汤和服。

解下胎毒：小儿初生，嚼生脂麻，棉包，与小儿咂之。

小儿软疖：脂麻炒焦，乘热嚼烂傅之。

小儿瘰疬：脂麻、连翘等分，为末。频频食。

坐板疮：生脂麻嚼傅。

---

① 原：刘校本第二十二卷胡麻条作“源”。

阴痒生疮：脂麻嚼烂傅。

小便尿血：脂麻三升，杵末，东流水浸，平旦绞汁，顿热服。

谷贼尸咽，喉中痛痒，误吞谷芒所致：脂麻炒研，白汤下。

汤火伤灼：脂麻研如泥涂。

蜘蛛咬疮：脂麻研烂傅。

麻油香油　甘，微寒。润燥解毒，止痛，消痈肿，补皮裂。治胎产诸病，胞衣不落。天行热闷，肠内结热。下三焦热毒气，通大小肠，开瘖声，杀五黄。蛔咬心腹痛。傅一切恶疮疥癣，治痈疽热病，杀一切诸虫蝼蚁。取一合，和鸡子两枚，芒硝一两，搅服。少时，即泻下毒物。生油摩肿，生秃发。去头面游风。解热毒、食毒、虫毒、虎伤、蛇咬、蜂螫及砒毒、蛊毒。熬膏，生肌长肉。但性寒利，常食，发冷疾，滑精髓，困脾发渴。令人体重损声。

发癥饮油：因发入腹成癥，嗜饮油。用麻油一斤，入香泽煎之。置病人头边，令气入口鼻，勿与饮。疲极眠睡，虫当从口出。急以石灰粉手，捉之出尽，即是发。或以麻油煎葱、豉，置口边亦可。

发瘕腰痛，牵心背则气绝：以麻油灌之。当吐出物如蛇，悬之是发。此法亦可吐蛊及解砒毒、河豚鱼毒。

小儿初生，大小便不通：麻油一两，入皮硝少许，微煎化。徐灌咽下，即通。

鼻衄不止：纸条蘸麻油入鼻取嚏，即止。

胎死腹中：麻油和蜜等分，顿服。亦治胎漏血涩难产。

产肠不收：用麻油五斤，炼过①盆盛，令妇坐盆中，饭久。再用皂角末，吹少许入鼻作嚏，立上。

蚰蜒入耳：麻油作煎饼，枕耳卧，自出。

---

① 过：金陵本第二十二卷胡麻条作“熟”。

虎爪伤人：先吃麻油一碗，仍以麻油洗疮口。

毒蛇螫伤：急以麻油一二盏饮之，然后用药。

毒蜂螫伤：麻油频搽。

灯盏残油 能吐风痰食毒，涂痈肿热毒。瘈犬咬伤。

青蘘油麻叶 甘，寒。祛风解毒，益气润肠。补脑髓，坚筋骨。治风寒湿痹，伤暑热邪。煎汤沐头，去风，润皮肤，益血色。飞丝入咽喉者，嚼之即愈。妇人崩中血凝注者，生捣，热汤绞汁服，立愈。

油麻花 生秃发，润大肠。人身上生肉丁者，擦之即愈。

七月采最上标头者，阴干用之。

眉毛不生：乌油麻花，阴干为末，以麻油渍之，日日涂之。

麻秸 烧灰，入点痣去恶肉方用。

小儿盐哮：脂麻秸，瓦内烧炭，末，出火毒。淡豆腐蘸食。

壁虱胡麻亚麻。葆补

甘，平，微温，味淡。色紫。入手足厥阴经。柔肝息风，镇神定逆。治内风眩运，头旋目眩，大风疠疾，疥癞疮癣。

大麻火麻、黄麻

花 辛，温。治一百二十种恶风，黑色遍身苦痒，逐诸风恶血，金疮内漏，女人经候不通。

《外台》云：生疔肿人，忌见麻花，又名麻勃，见之即死，用脂麻、针砂、烛烬，为末，醋和傅即解。

治健忘方：麻勃一升，人参二两，末，蒸令气遍。临卧服一刀圭，能知四方事。

瘰疬初起：麻花、艾叶等分，作炷，灸百壮。

风病①麻木：麻花四两，草乌一两，炒炭为末，炼蜜调成膏。每白汤服三分。

麻蕡连壳麻子　辛，平，有毒。利五脏，散痈肿，下血寒气，破积止痹。多服，令人见鬼狂走。

时珍曰：麻蕡，是登时取麻子连外壳者，故有毒。

风癫百病：麻蕡四升，水六升，猛火煮令芽生，去滓取二升，空心服。或发，或多语，勿怪之。但令人摩手足，倾定。进两②剂服自愈。

火麻仁　甘，平。滑利，木之谷也。入手阳明、足太阴经。补中益气，缓脾润燥。治阳明病，胃热汗多而便难。润五脏，止呕逆，破积血，逐水气，利小便。通热淋，利大肠风热结燥。润肺，止消渴，催生，通乳汁。治中风汗出，关节不通，去风痹皮顽。逐一切风。利女人经脉，主产乳馀疾，调大肠下痢。通老人风秘。妇人倒产，吞二七枚即正。擂汁煮粥食，去五脏风，下气杀虫。涂诸疮癞。多食，滑精，痿阳，女人发白带。

此是麻蕡去外壳为麻仁，无毒。宗奭曰：去壳极难。用帛裹置沸汤中，浸至冷出之。垂井中一夜，勿着水。次日晒干，就新瓦上挼去壳，簸扬取仁。

产后秘塞：麻仁、苏子各二合，研，以水擂取汁，煮粥食。

截肠怪病：大肠出寸馀，痛苦，干则自落，又出又落，名截肠，肠尽不治。若初截时，器盛麻油，坐浸之，饮麻仁汁数升，即愈。

麻仁粥：治风水腹大，腰③脐重痛，不可转动。麻仁半斤，研碎，水滤取汁，入粳米二合，煮稀粥，下葱、椒、盐、豉。空心食。老人风秘，五淋涩痛，大便不通，发落不生，俱同上方。

---

① 风病：原作“风麻”，据金陵本第二十二卷大麻条改。

② 两：金陵本第二十二卷大麻条作“三”。

③ 腰：原作“要”，“腰”的古字，据金陵本第二十二卷大麻条改。

腹中虫病：麻仁三升，吴茱根八升，同渍一夜。平旦服，至夜虫下。

月经不通，或年许，或数年：麻仁二升，桃仁二两，研匀，热酒一升，浸一夜。日饮。

解射罔毒：麻仁捣汁饮，效。

油 炒①黑压油，傅头，治发落不生。治食硫黄毒发身热，煎熟，时时啜之。

尸咽痛痒：麻仁，压油，咽下。

叶 辛，有毒。捣汁服，下蛔虫；捣烂傅蝎咬毒。浸汤沐发长润，不生白发。

截疟方：麻叶，炒香取起，以纸盖，令出汗，末，一两，砂仁、丁香、陈皮各半两，末，酒丸豆大，发前酒下十丸。

黄麻麻皮 破血，通小便。

热淋胀痛：黄麻皮一两，炙甘草三钱，水煎服。

跌扑折伤，疼痛，接骨方：黄麻绳②灰、头发，洗，瓦煅炭，各一两，乳香五钱，末。每服三钱，温酒下，立效。

麻根 捣汁或煮汁服，主瘀血石淋。治产难胞衣不出，破血壅胀，带下崩中不止。热淋下血，取三九枚，水煮服，立止。治挝打瘀血，心腹满气短，及踠折骨痛难忍，皆效。无根，黄麻代之。

沤麻汁 止消渴，治瘀血。

小 麦

甘，微寒。心之谷也。养心气、肝气，心病宜食之。润脏燥，利小便，除客热，烦渴咽燥，止漏血唾血。令女人易妊。煎汤饮，治暴淋。陈者煎饮，止虚汗。炒末服，杀肠中蛔虫。烧炭末，油

---

① 炒：金陵本第二十二卷大麻条作“熬”。熬，干煎，干炒。

② 绳：金陵本第二十二卷大麻条作“烧”。

调，涂诸疮汤火伤灼。

老人五淋，身热腹满：小麦一升，通草二两，水煎饮。

项下瘿气：小麦一升，醋一斗渍之，晒干，末，海藻三两，洗，晒干，末，和匀。每以酒服一匙。

金疮肠出：小麦五升，水五①升，煎取四升，滤取汁，待冷。令病者卧席上，含汁噀之，肠渐入，噀其背。勿令病人知及多人见，傍人语，则肠不入。乃抬席四角轻摇，使肠自入。十日中，但食美物。勿惊动，即杀人。

汤火灼，未成疮：小麦炒炭，入轻粉少许，研末，油调涂。勿犯冷水，致烂。

白癜风癣：小麦摊石上，烧铁物压油，涂。

浮麦 甘、咸，寒。益气除热，止自汗盗汗，骨蒸虚热，妇人劳热。

浮麦，即水淘浮起者。取焙。

虚汗盗汗：浮麦，文②武火炒，末，每米饮服二钱。或煎汤代茶。或用猪嘴唇煮熟切片，蘸末食。

麦麸 末服，止盗③汗。和面作饼食，止泻痢，调中去热。醋拌，布包蒸，熨手足风湿痹痛，寒湿脚气，及熨人马冷失腰脚折伤处，互易熨至汗出良，能止痛散血。时疮④热疮，汤火疮烂，折伤瘀血，和醋炒罯贴之。

时珍曰：凡人身痛，疮烂沾溃，或小儿暑月出痘疮，溃烂不能着席卧，并用夹褥盛麸缝合藉卧，性凉而软，妙法也。

产后虚汗：小麦麸、牡蛎等分，末。猪肉汤下二钱。

---

① 五：金陵本第二十二卷小麦条作“九”。

② 文：原作“火”，据金陵本第二十二卷小麦条改。

③ 盗：金陵本第二十二卷小麦条作“虚”。

④ 疮：金陵本第二十二卷小麦条作“疾”。

小儿眉疮：小麦麸炒焦，末，酒调傅。

面 甘，温。补虚，养气，助五脏，厚肠胃。生食，利大肠。水调服，止鼻衄吐血，治人中暑，马病肺热。傅痈肿损伤，散血止痛。多食，动风气，生热渴，发丹石毒。吞汉椒、食萝卜，可解其毒。

《本草》云：甘，温，有微毒。不能清热止烦。集注：面有热毒，多是陈黦之色，又为磨下①石末在内也。面性热，唯第二次磨者良。颖曰：东南卑湿，春多雨水，麦受湿气，不曾出汗，故食之作渴，动风气，以其助湿发热而病人。西北②高燥，春雨少，麦不受湿，复入地窖出汗，故常食而不病人。又江南麦花夜发，故病人；西北麦花昼发，故常食宜人。

阴冷腹③痛，渐腹肿：醋调面热熨之。

乳痈不消：面半斤炒，醋煮糊，涂。

咽喉肿痛，不下食：面和醋，调涂喉外肿处。

小儿口疮：寒食面五钱，硝石七钱，水调一钱，涂足心。

麦粉 甘，凉。补中，益气，和五脏，调经络。炒熟汤调服，断下痢。合醋熬膏，消一切痈肿，及汤火伤。

集注：此是麦麸洗出澄浆粉，甘凉，无毒。面是磨下麦粉，辛热，微毒。

乌龙膏：治一切无名肿毒，初发焮热未破者，神效。隔年陈者愈佳。取粉，炒黄黑色，末。醋调，熬如黑漆，瓷罐收之。用时摊纸上，剪孔贴之，即冰冷，痛即止。少顷觉痒，干亦勿动。久则肿毒自消，药力亦尽而膏落。甚妙。

面筋 甘，凉。宽中益气，解热和中，劳热人煮食甚良。用

---

① 下：金陵本第二十二卷小麦条作“中”。

② 北：金陵本第二十二卷小麦条作“其”。

③ 腹：金陵本第二十二卷小麦条作“闷”。

油炒食，则性热矣。

时珍曰：面筋，以麸与面水中揉洗而成者。今为素食要物。

麦麨　甘，微寒。止烦，治消渴。

即糗也。以麦蒸，曝，磨粉。俚人炒熟，磨粉，水调食，名干粮。其性热。

麦苗　辛，寒。消酒毒暴热，酒疸目黄，解蛊毒，捣汁日饮，煮汁服。除烦热利小肠，解时疾热狂，退胸膈邪火。作齑食，益颜色。

麦奴　治阳毒温毒，热极发狂，大渴发斑，天行热毒，温疟热烦。解丹石毒。

集注：此是麦穗将成时，为湿热所蒸，上黑征①者。

黑奴丸：治阳毒热极，发狂发斑。小麦奴、梁上尘、釜底煤、灶突墨、黄芩、麻黄、芒硝等分，末，蜜丸弹子大。每水服一丸，汗出或微利而愈。盖取火化者从治之义也。

秆　烧灰，入去疣痣、蚀恶肉膏中用之。

大麦牟麦

咸，温，微寒。益气调中。补虚劣，壮血脉，实五脏，化谷食。除热，治消渴。止泻，不动风气。为五谷长，熟则有益，久服宜人，带生则冷，损人。

卒患热淋②：大麦煎汤，入姜汁、蜂蜜，代茶。

麦芒入目：大麦煎汁洗。

汤火伤：大麦炭，研搽。

面　平胃止渴。凉血，化积消食，宽胸下气。除胀满，进饮食，为面，胜于小麦而无燥热。

---

① 征：金陵本第二十二卷小麦条作“霉”。

② 热淋：金陵本第二十二卷大麦条作“淋痛”。

震亨曰：大麦初熟，人多炒食。此物有火，能生热病。时珍曰：大麦，春作饭食有益。煮粥甚滑。磨作酱甘美。宗奭曰：大麦性平凉滑。有人患缠喉风，食不能下。用此面作稀糊，咽以助胃气而平。

破①伤肠出：大麦粥汁，洗肠推入，但食米糜，百日乃可。

膜外水气：大麦面、甘遂末各半两，水和作饼，炙熟食，取利。

小儿伤乳，腹胀烦闷，欲睡：大麦面微炒，水调服一钱。

黑疸黄症，《金匮》：白矾一钱，牙硝五分，大麦煮粥送。分二次服。葆验。

苗 治诸黄，利小便，煮②汁日日服。冬月面目手足皴瘃③，煮汁洗之。

秸 治小便不通，取陈者，煎浓汁，频服。

大麦奴

解热病，消药毒。

雀麦野麦、燕麦

米 甘，平。充饥滑肠。

集注：此野麦也，燕雀喜食，故名。穗细，每穗又分。又作面蒸饼，可救荒。

苗 甘，平。女人产不出，煮汁饮之。

胎死腹中及胞衣不下，上抢心：雀麦苗，煮汁，频饮。

荞麦

甘，平，微寒。降气宽肠。益气力，续精神，实肠胃，磨积滞，能炼五脏滓秽。消热肿风痛，除白浊白带，理脾积泄泻。作

① 破：金陵本第二十二卷大麦条作“被”。
② 煮：金陵本第二十二卷大麦条作“杵”。
③ 瘃（zhú 竹）：冻疮。

饭食，压丹石毒。以砂糖水调面①二钱服，治痢疾。炒焦，热水冲服，治绞肠痧痛。以醋调粉，涂小儿丹毒及赤肿热疮。少食通气，多食壅气，久食动风滑肠。脾胃虚寒人少食。葆元。

男子白浊：荞麦炒焦，鸡子白丸梧子大。每盐汤下五十丸。赤白带下，同方。

噤口痢疾：荞麦面每服二钱，砂糖水调下。

蛇盘瘰疬：荞麦炒去壳、海藻、僵蚕炒等分，末。白梅肉减半，浸汤捣丸梧子大。每食后，临卧，米饮下五十②丸。其毒从大便泻去。宜食淡菜。盖淡菜生海藻上，亦治此。忌豆腐、鸡、羊、酒、面。

小肠疝气：荞麦仁炒、芦芭酒浸各四两，小茴炒一两，为末，酒糊丸梧子大。每空心盐酒下五十丸。服两月大便出白膜③，除根。

十水肿喘：大戟二④钱，荞麦面四⑤钱，水和作饼，炙熟，末。每空心茶服一钱，大小便利为度。

头风长冷时，首裹重棉，年久不愈：荞麦粉，水调作二饼，更互合头上，微汗即愈。

叶 作茹食，下气，利耳目。多食则动气而微泻。

秸 烧灰淋汁取碱熬干，同石灰等分，蜜收。能烂痈疽，蚀恶肉，去靥痣。穰作荐，辟壁虱、蜈蚣，并烧烟熏之。

苦荞麦

甘、苦，温，有小毒。

时珍曰：多食伤胃，发风动气，能发诸病、黄疸病。尤当禁之。

明目枕：苦荞麦皮、黑豆皮、绿豆皮、决明子、菊花，同作枕，至老目明。

---

① 面：金陵本第二十二卷荞麦条此前有“炒”字。

② 五十：金陵本第二十二卷荞麦条作“六七十”。

③ 膜：金陵本第二十二卷荞麦条作“脓”。

④ 二：金陵本第二十二卷荞麦条作“一”。

⑤ 四：金陵本第二十二卷荞麦条作“二”。

糯米稻米

味甘，性温，脾之谷也。补中益气。温肺暖脾胃，止虚寒泻痢，坚大便，缩小便，收自汗，发痘疮。能行营卫中血积，止霍乱后吐逆，煎服。作糜饮，主消渴。以骆驼脂作煎饼食，主痔疾。脾肺虚寒者宜之。然性粘滞难化，疟疾风病，及久病脾虚不能转输，食之最易成积发病。小儿尤不宜多食。解斑蝥毒。

下痢噤口：糯谷一升，炒出白花，去壳，用姜汁拌湿，再炒，为末。每汤下一匙，三服自开。

小便白浊，白糯丸：治人夜小便脚停白浊，老人、虚人多此症，大能耗人津液。糯米五升，炒赤黑，白芷一两，末，糯米粉糊丸梧子大。木馒头煎汤，下五十丸。若后生怯弱体，房室太过，小便过多，白如膏，加菖蒲、牡蛎各一两，甚效。

胎动不安，下黄水：糯米一合，黄耆、川芎各五钱，水煎服。

癫犬咬伤：糯米一合，斑蝥七枚同炒，斑蝥黄去之；再入斑蝥，炒，去；如此三次，待米烟起，去斑蝥为末。油调傅，小便利，效。

金疮痈肿，及竹木签刺：糯米三升，于端午前四十九日，冷水浸之。一日两换水，轻淘转，勿令搅碎。至端午日取出阴干，绢袋盛，挂通风处。每用旋取，炒焦，末，冷水调如膏涂之。每以布包勿动，直候疮瘥。喉痹吒腮①：用前膏贴项下，干即易。

米泔　甘，凉。益气，解毒，止烦渴霍乱。食鸭肉不消，顿饮，即消。

糯稻秆　辛、甘，热。治黄病如金色，煮汁浸之；仍以谷芒炒黄为末，酒服。烧灰浸水饮，止消渴。烧淋汁，浸肠痔。挼嫩秆作鞋底，去寒湿气。

---

① 吒（chì 赤）腮：痄腮。

坠马扑损：糯稻秆烧灰，以新熟酒连糟入盐和，淋取汁，淋痛处。立瘥。

壁虱入耳，头痛难忍，百药不效：糯秆灰淋汁灌入，即死而出。恶虫入耳，同方。

喉痹肿痛：糯稻秆烧熏，取墨烟，末，醋调吹鼻中，或灌入喉中，滚出痰，立愈。

解砒石毒：糯秆烧灰淋汁，调青黛三钱服。

消渴饮水：取糯稻穰中心烧灰。以汤浸一合，澄清饮之。

谷颖谷芒　治黄疸病，为末酒服。解蛊毒，煎汁饮。

糯糠　治齿黄，烧取白灰，旦旦擦之。

糯稻根须葆补　甘淡而平。上受日月精华，下得水土涵养。蕴蓄经久，气浑无泄，故能培胃气，进饮食，渗湿热，消黄疸。以冬月掘取，去草脑用须，曝，临用微炒。

葆按：糯稻须，《本草》不载，《叶天士医按》屡用，惜未详明性味主治。予试体弱不进食，有忌辛香者，投入和胃药中，服之屡效。

粳米一庚　旱米

甘，平。温中，益脾，和胃气，长肌肉。益气除烦，止渴止泻。煮汁服，主心痛，断热毒下痢，陈者良。合芡实作粥食，益精志，通血脉，和五脏，聪耳明目。常食干粳饭，令人不噎。

时珍曰：粳米，有早、迟、晚三种。唯十月晚者气凉入药。以晚粳得金气多，故色白者入肺而解热。而早粳得土气多，故赤者益脾，白者益胃。

米瘕嗜米：有人喜哑米，久则成瘕，不哑米则吐出清水，得米则止。用白米五合，鸡屎①一升，同炒焦，末。水顿服。少时吐出瘕块，如研米汁，或白沫痰水，愈。

① 鸡屎：原作“鸡尿”，据金陵本第二十二卷粳条改。

初生无皮：赤色，但有红筋，乃受胎未足也。用白米粉扑之，肌肤自生。

小儿甜疮，生于耳面：令母频嚼白米，卧时涂之。数度即愈。

胎动腹痛，急下黄汁：粳米五升，黄耆六两，水煮，分四服。

米泔用洗米二次者　甘，寒。清热，凉血，煎服，止烦渴，利小便，止衄血。

鼻衄不止：频饮米泔，用麻油、卜汁、韭汁滴之，即止。

鼻上酒齄：米泔汁食后冷饮。外以硫黄入大蒜①头，煨研涂之。

吐血不止：陈红米泔，温服一钟，日三。

风热赤眼：以米泔汁，睡时冷调洗肝散、菊花散之类服。

炒米汤　益胃除湿。须退火毒数日食，否，令人作渴。

粳谷奴谷穗煤黑者　治走马喉痹，烧研，酒服一匙，立效。

秆　解砒毒，烧灰，新汲水淋汁滤清，冷服一碗，毒当下出。

籼米早稻

甘，温。温中益气，养胃和脾，除湿止泻。

时珍曰：籼乃粳属之先熟而鲜明，故谓之籼。其熟最早，高处可种，六、七月可收。乡俚俗名六十日。

秆　治反胃。烧灰淋汁温服，令吐。盖胃中有虫，能杀之也。

芦穄高粱、蜀黍

甘益气，温和中，微涩。涩肠胃，止霍乱。粘者功同黍米。

葆验方：霍乱吐泻，或干霍乱，腹痛。芦穄一撮，大青钱七文，入盐少许，同炒焦，水煮汁，去滓服。

根　煮汁服，利小便，止喘满。烧灰，酒淋汁服，治产难有效。

小便不通：芦穄根二两，萹蓄一两半，灯心百茎。每用半两，流

① 蒜：金陵本第二十二卷粳条作“菜”。

水煎服。

籼粟米早粟、小米

咸，微寒。肾之谷也。养肾气，去脾胃中热。治霍乱及转筋入腹。反胃热痢。止鼻衄。泻肾邪，故肾病及脾胃病，宜食之。疗卒得鬼打。解食小麦毒，发热。俱煎汁服。煮粥食，养丹田，补虚损，润肠胃。陈者苦寒，止痢，治胃热消渴，利小便，压丹石毒。胃冷者少食。

胃热消渴：陈粟米，炊饭食。

反胃吐食，脾胃气弱，汤饮不下，食不消化：粟米杵粉，水叠丸弹大。煮七枚，入盐少许，空心和汁吞。泻下便已。

鼻衄不止：粟米粉，水煮服。

熊虎爪伤：嚼粟米涂之。

汤火①灼伤：粟米炒焦，冰澄汁，煎稠如饴。频傅。

孩子赤丹：嚼粟米傅。

小儿重舌：嚼粟米哺之。

婴孩初生七日：研粟米，煮汁哺之。

粟泔汁　治霍乱卒热，心烦渴，饮数升立瘥。臭泔饮，止消渴，尤良。酸粟泔和淀，饮之，主五痔，及洗皮肤瘙疥，杀虫。和臭樗皮煎服，治小儿疳痢。

眼热赤肿：粟米泔淀极酸者、生地等分，研极如泥摊绢上，方圆二寸，贴目上熨之，干即易。

疳疮：取寒食粟米泔淀傅之，良。

粟糠　治痔漏脱肛，和诸药熏之。

粟奴　煎服，利小肠，除烦懑。此是粟苗成穗时生黑煤者。

《圣惠》治小肠结涩不通，心烦闷乱：粟奴、苦竹根须、小豆叶、

---

① 火：原作“米”，据金陵本第二十三卷粟条改。

炙甘草各一两，灯心十寸，葱白五寸，铜钱七文，水煎，分数服。

糯粟米秫、黄糯

甘，微寒。肺之谷也。去寒热，利大肠。治肺疟寒热及阳盛阴虚，夜不得眠，筋骨挛急，疮疥毒热，食鹅鸭成癥，妊娠下黄汁。嚼傅犬咬，冻疮，漆疮。生研，和鸡子白，傅毒肿。其性粘滞，多食壅气动风，易成黄积病，小儿尤不宜多食。

赤痢不止：秫米一把，鲫鱼酢二脔，葱白三寸①，煮粥食。

筋骨挛急：秫米一石，曲三斗，地黄一斤，茵陈炙②半斤，依酿酒法成，饮之。

妊娠下水，黄色如胶，或如小豆汁：秫米、黄耆各一两，煎服。

久泻胃弱：秫米，炒研粉，砂糖调食。

浸淫恶疮：有汁，多发于心，不早治，延遍身，杀人。秫米炒焦，末傅。

肺疟寒热，痰聚胸中，寒热善惊如有所见：常山三钱，甘草半钱，秫米四十③粒，共末，发④时分服。

䅟子龙爪粟、鸭爪粟

甘，涩。补中益气，厚肠胃，济饥⑤荒。

时珍曰：原产山东、河南。五月种，九月抽茎，结穗如粟，状如鹰爪。其稃甚薄，味粗涩。吾乡名鸡爪粟，又名云南稗。以其种由云南、河南传，讹。

稗米 辛、甘、苦，微寒。作饭食，益气宜脾。

苗根 治金疮及损伤，血出不已，捣傅或研末，掺之即止。

---

① 葱白三寸：金陵本第二十三卷秫条作“薤白一虎口”。

② 炙：金陵本第二十三卷秫条此后有“黄”字。

③ 四十：金陵本第二十三卷秫条作“三十五”。

④ 发：金陵本第二十三卷秫条作“未发”。

⑤ 饥：原作“肌”，据金陵本第二十三卷䅟子条改。

薏苡仁

甘，淡，微寒而属土。阳明经药也。健脾益胃，补肺清金，去风胜湿。凡筋骨之病，以治阳明为本，故风痹拘挛筋急不可屈伸用之。土能胜水除湿，又治水肿湿痹，干湿脚气，泻痢热淋者宜之。土足能生金，故又治肺痿肺痈，咳吐脓血涕唾，上气。止消渴，利小便，杀蛔虫，破毒肿。但其味淡而力缓，用之须倍他药。

水肿喘急：郁李仁二两，水渍滤汁，以水煮苡仁饭食，日二。

沙石热淋，痛甚：苡仁及根、叶，俱可水煮饮。夏月冷服。

周痹缓急：苡仁十五两，附子十枚炮，末。每服一钱，日三服。

妊中有痈：苡仁煮汁，频饮①。

疝气坠大如杯：苡仁，东壁土炒，煮食。

肺损咯血：猪肺，洗净煮熟，空心，蘸苡仁末食。

根 甘，微寒。煮汁服，下三虫，去蛔虫，坠胎妊，通经水。治卒心腹烦满，胸胁刺痛。蛔虫心痛，黄疸如金。

牙齿风痛：苡仁根四两，水煎含漱，冷即易。

叶 作饮气香，益中空膈。暑月煎饮，暖胃益气血。初生小儿煎汁浴之，无病。

孤星儿根《纂要》

治肺痿吐脓，功同薏苡。

《纂要》云：野生水畔，苗仁似薏苡，但尖有硬壳，色黎黑，小儿穿作手箍带。葆按：其根性猛。体虚吐脓痰者慎用。

罂粟壳

酸、涩，微寒。敛肺涩肠，止泻痢，固脱肛。能入肾经，治遗精久咳，心腹筋骨诸痛。嗽痢初起者，忌用。凡去蒂、筋膜用。

小儿下痢，日下百十行：粟壳醋炒、槟榔炒，等分，末。赤痢蜜

---

① 饮：原作“饭”，据金陵本第二十三卷薏苡条改。

汤下，白痢砂糖下。

久咳虚嗽多年，自汗：粟壳二两半，去蒂膜，醋炒一两，净乌梅半两焙，末，每服二钱，卧时白汤下。

热痢便血：粟壳醋炙一两，陈皮半两，末。每服三钱，乌梅汤下。

米 甘，平。润燥。行风气，逐邪热，治反胃吐食，胸中痰滞，泻痢赤白。服丹石发动，不下饮食，和竹沥煮粥食。但其性寒，多食利二便，动膀胱气。

反胃吐食，罂粟粥：罂粟米三合，人参末三钱，山药五寸切细。同煮成粥，入姜汁、盐少许，和匀分缓服。不计早晚，亦不妨服别药。

嫩苗 甘，平。作蔬食，除热润燥，开胃厚肠。

阿芙蓉阿片、鸦片 酸、涩，温，微毒。治泻痢脱肛不止，能涩丈夫精气。

时珍曰：阿芙蓉，前代罕闻，近闻有用者，是罂粟花之津①液。当罂粟结青苞时，午后以大针刺其外面青皮，勿损里面硬皮，或三五处，次早津出，以竹刀刮收，入瓷器罐，阴干用之。

赤白下痢：鸦片、木香、黄连、白术等分，研末，饭丸小豆大。壮者服一钱，老幼半钱，空心米饮下。忌酸物、生冷、油腻、茶、酒、面。无不止者。口渴，饮陈米汤。一方罂未开花时，外有两片青叶包之，花开即落，收取为末。每米饮服壹钱。赤痢用开红花者，白痢用白花。

一粒金丹：通治百病，兹撮其要。阿片一分，粳米饭捣作三丸。每服一丸，未效再进一丸。勿多服，令人肠断。忌醋。口目㖞斜，羌活汤下。百节病②，独活汤下。正头风，羌活汤下。偏头风，川芎汤下。眩运，防风汤下。疟疾，桃、柳枝汤下。痰喘，葶苈汤下。久

---

① 津（jiǎn 减）：金陵本第二十三卷阿芙蓉条作"津"。

② 病：金陵本第二十三卷阿芙蓉条作"痛"。

嗽，干姜、阿胶汤下。吐泻，藿香汤下。赤痢，黄连汤下。白痢，姜汤下。噤口痢，白术汤下。诸气痛，木香汤下。小肠气，川楝、小茴汤下①。噎食，生姜、丁香汤下。血气痛，乳香汤下。

葆按：取鸦片法，始于明季初，传贪淫者，房中术用之，取其久战不泄。渐用饭作丸，通治百病，随症药送。术家用，遍传乡落，然未有近作吸法，名洋烟害者。相传系外洋印度国造，用罂粟花津，阴干，加入轻粉、砒霜捣成。故吸之者，有此二味，顷刻周身，使人立快，渐积成瘾，是以倾家覆产，甚至廉耻不顾，尤大害者，乡民或因事吞吸洋烟而毙。愚载数方救治，服之作吐泻者生，否则难救。独子肥皂，捣泥，新汲水绞汁灌之；或以生桐油、麻油灌之；或以三尾鱼捣，新汲水绞汁灌之；或用烟草浸汁灌之；或以犁头尖草捣汁灌。其草似鸣舌草，生在山脚边，一干一叶，叶似犁头尖，故名。

黑大豆乌豆

甘，平。色黑属水。煮食性寒，炒食性热。为肾之谷。利水下气，除痹消肿，活血解毒，制诸风热。下瘀血，通关脉，逐水胀。除胃中热痹，散五脏积寒。炒焦，热投酒饮，治风痹瘫缓，口噤，直视，产后头风。食罢生吞半两，去心胸烦热，热风恍惚，明目镇心。冲酒服，治风痉入脏，破伤中风，阴毒腹痛。入牛胆内盛，阴干食，止消渴。煮汁服，治中风脚弱，产后诸疾。风毒脚气，心痛筋挛，膝痛胀满，下痢脐痛。杀鬼毒，制金石药毒，牛马温毒，解矾石、砒石、乌头、附子、射罔、巴豆、斑蝥及百药毒、蛊毒。同桑柴灰煮食，下水鼓腹胀。和饭捣，涂一切毒肿。男女阴肿，以棉裹纳之。忌猪肉，同食则壅气。服蓖麻子人，忌食。

小儿沙淋：黑豆一百二十粒，甘草一寸，煮熟，入滑石末一钱，

---

① 小茴汤下：金陵本第二十三卷阿芙蓉条作“茴香汤下”。

冲服。

小儿胎热：黑豆二钱，甘草一钱，灯心七寸，淡竹叶一片，煎服。

破伤中风：黑豆一升，微煮，勿使太熟，杵粗末，蒸令气遍，以酒一升淋之，温服取汗。傅膏疮上。

卒风不语：黑豆煮汁，煎稠如饴，含之，并饮。

解砒石①毒：黑豆煎汁，频饮。

解巴豆毒，下痢不止：黑豆，煎汁饮。

胞衣不下：黑豆半升，酒三升，煮一升，分三服。

子死腹中，月数未足，母闷欲绝：黑豆三升，醋煮浓汁。顿服，立出。

风疽疮疥：凡脚腨及腘脉中痒，搔则黄汁出。青竹筒三尺，着黑豆一升，马屎或糠火烧，以器两头取汁，搽之。

天蛇头指，痛臭甚者：黑豆研末，入茧内，笼之。

黑豆皮葆增　色黑体轻，味薄气浮，可升可降。理肝肾，解膈燥，清虚热，去郁邪。为阴虚邪炽，清解之上剂。生用，疗痘疮，退目翳。嚼烂，傅小儿尿灰疮。

豆叶　捣傅蛇咬，频易取瘥。

止渴急方：乌豆苗嫩者三五十茎，涂酥炙黄，末。每以人参汤下二钱。

小便血淋：乌豆叶一把，水煮汁服。

花　治目盲翳膜。

黑豆黄卷　甘，平。益气止痛，宜肾。去黑皯，润肌肤皮毛。治五脏不足，胃气结积。头风湿痹，筋挛膝痛。消水病肿满，除胃中积热。破妇人恶血。取鲜者绞汁，和乳灌之，治小儿撮口，

---

① 砒石：金陵本第二十四卷大豆条作“礜（yù，玉）砒”。

脐风。

时珍曰：择壬癸日以井华水浸乌豆，俟生芽三寸，阴干用。

头风湿痹，筋挛痛，胃中积热，大便结涩：乌豆黄卷一升，酥半两，末，食前温水服一匙。

水病肿满，喘急，二便涩：乌豆黄卷醋炒、大黄炒等分，末。橘皮葱汤服一钱，平明以利为度。

黄豆

甘，温。宽中下气，利大肠，消水胀肿毒。研末，熟水调，涂痘后痈。炒食性热。多食，壅气生痰动嗽。

痘后生疮：黄豆烧黑研末，麻油调涂。

豆油 辛、甘，热，微毒。涂疮疥，解发脂。

秸 烧灰，入点痣、去恶肉药。

赤小豆

甘、酸。色赤，心之谷也。其性下行，通于小肠，能入阴分而治有形之病。散气行风，坚筋骨，抽肌肉，行津液，消水肿，利小便，止泻痢。治热中消渴，下腹胀，吐逆。解热毒，散恶血，除烦满，健脾胃，令人能食，消水通气。去关节烦热，令人心孔开。暴病①后，气满不能食，煮食之。和鲫鱼、鲤鱼食，利水消肿，治脚气，解酒病，及解小麦热毒。辟瘟疫，治产难，下胞衣，通乳汁。研末，和鸡子白，涂腮痈发背，及一切热毒痈肿。久服多服则降令太过，津液渗泄，令人肌瘦身重。

舌上出血，如簪孔：赤小豆一升，杵碎，水绞汁服。

重舌鹅口：赤小豆末，醋调涂。

小儿四五岁，不语者：赤小豆末，酒调，傅舌下。

---

① 病：金陵本第二十四卷赤小豆条作“痢”。

妇人难产：赤小豆生吞七粒。或赤小豆一升，煎取汁，顿黄明胶一两，服。

胞衣不下：赤小豆，男孩七枚，女二七枚，东流水吞下。

乳汁不通：赤小豆煮汁饮。亦治吹奶，酒煎服，以渣傅。

腮颊热肿：赤小豆末，蜜调涂。加芙蓉叶尤妙。

六畜肉毒：赤小豆一升，烧研，水服。

丹毒如火：赤小豆末，鸡子白调，时时涂。

水鼓①腹大，动摇有声：赤小豆一升，白茅根一握，水煮食豆饮汁，以消为度。

痘后痈毒：赤小豆末，蜜调涂。

叶　煮食，明目。去烦热，止小便数。

小便频数：赤小豆叶一斤，入豉汁一合，同煮，和作羹食。

小儿遗尿：赤小豆叶，捣汁服之。

芽造同黑豆　治妊娠数月，经水时来，名漏胎；或因房室，名伤胎。为末，酒服一匙，日三服，效乃止。

《金匮》治肠红，先下血后大便：赤豆芽二钱，当归一钱，末服。

豆花腐婢　辛，平。明目，下水气，起阴痿，解酒毒，止消渴。治痎疟，寒热邪气，泻痢。热中积热，痔漏下血。病后头痛，小儿丹毒热核，散气满不能食，俱煮食。研末，傅疔疮。

时珍曰：腐婢，即小豆花，但小豆有数种。甄氏《药性论》独指赤豆花，姑从之。

疔疮恶肿：小豆花末，傅。

饮酒不醉：赤豆花、叶，阴干百日，末，水服一匙。加葛花尤妙。

绿豆

肉甘，皮寒，色绿，属木。补元气，调五脏，安精神，除吐逆，

---

① 鼓：金陵本第二十四卷赤小豆条作“蛊”。

解痘毒，消肿胀。虽通厥阴阳明，又能行十二经脉，去浮风，润皮肤。煮食，消肿下气，压热解毒。厚肠胃，止泻痢，利小便，止消渴。生研，绞汁饮，治丹毒烦热风疹，服药石发动，热气奔豚。解食牛马、金石、砒霜及一切草药诸毒。反榧子壳，凡用宜连皮。

三豆饮：治天行痘疮。预服此，疏解热毒，纵出痘亦稀。绿豆、赤豆、黑豆各一升，甘草节二两，煮熟。任意食豆饮汁，七日即止。

痘后痈毒初起，三豆膏治之：绿豆、赤豆、黑豆等分，末。醋调时时扫涂，渐消。

十种水气：绿豆二合半，附子一枚，去皮脐，切分两片，同水煮熟，空心卧时食豆尽。次日将前附子两片分四片，再以绿豆二合半，如前煮豆熟食。将附子去之。第三、四日，别以附子照上煮豆食。水从小便出，肿自消矣。如未消，再照服。忌生冷、盐、酒、毒物六十日，无不效者。

老人淋痛：绿豆二升，橘皮一①两，同煮豆粥，下麻子汁一升。空心渐食之，并饮其汁。

小儿丹肿：绿豆五钱，大黄二钱，末，生薄荷汁入蜜调涂。

心气疼痛：绿豆二十一粒，胡椒十四粒，同末，白汤调服即止。

冷水丹：治各种疟疾。鲍太守伯熙经验方：绿豆、黑豆、川椒各四十九粒，明雄黄、红砒各一钱，共研细末，冷水叠丸弹子大。漂朱砂一钱，研为衣，瓷罐盛。凡疟当期，空腹用冷水吞服。忌烟、茶、热物半日，方可食物，否则吐泻。大人服二丸，小儿一丸，乳孩半丸，勿多服。虽冬月亦用冷水送下，忌热水送。或用龙眼肉包送亦可。服后有痰涎或吐出，是疟愈，勿惊。唯妊妇忌服。

绿豆粉　甘，凉。益气，厚肠胃，通经脉，清解诸热。水调服，治霍乱转筋，发背痈疽疮疡，汤火，解酒食诸毒及菰菌、砒、

① 一：金陵本第二十四卷绿豆条作“二”。

鸩，诸药毒死，心头温者，灌之可活。傅痘疹湿烂不结痂疮，干扑之。和蚯蚓粪，捣涂外肾生疮。

护心散：绿豆粉一两，乳香半两，灯心同研和匀，甘草汤下一钱，时时呷之。若毒气攻心，呕逆，急宜服此。

解烧酒毒：绿豆粉荡皮，多食自解。

解砒①毒：绿豆粉、寒水石等分，末，蓝根汁调服四②钱。

打扑损伤：绿豆粉炒紫，新汲水调傅，以杉木皮缚定，自愈。杖疮，鸡子白调涂。

一切肿毒：绿豆粉炒、猪牙皂角各十③两，末，醋调傅之。已破者，油调涂。

解鸩酒毒：绿豆粉三合，水调服。

暑月痱疮：绿豆粉二两，滑石粉一两，蛤粉二两，匀扑。

豆皮葆增　甘，寒。性凉，体轻，味薄，色绿，入肝。皮达皮肤，寒能清热，甘不伤胃。解热毒，退目翳。通三焦，肃膜原，治温热时邪，上焦蒙蔽，使邪达皮肤而出外解，无内壅逆传之患。

通神散：治瘢痘目生翳。绿豆皮、白菊花、谷精草等分，末。每用一钱，以干柿一枚，粟米泔一盏，同煮干。食柿，日三。浅者五七日效，久者半月效。

豆芽　甘，平。利三焦，解酒毒，热毒。

时珍曰：诸豆生芽腥韧不堪，唯绿豆芽白美独异。但受湿热郁浥之气而成。颇发疮动气。与绿豆之性稍不同。

豆花　解酒毒。

豆筴　治赤痢经年不愈，蒸熟，随意食之良。

豆叶　治霍乱吐下。捣烂绞汁和醋少许，温服。

---

① 砒：金陵本第二十四卷绿豆条此后有“石”字。

② 四：金陵本第二十四卷绿豆条作“三五”。

③ 十：金陵本第二十四卷绿豆条作“一”。

白豆白玉豆

甘，平。补五脏，暖肠胃，杀鬼气，调中，助十二经脉。肾之谷也，肾病宜食之。

葆按：我婺山坦多莳之，其嘴口处乌，俗名乌嘴白玉豆。味甜美。

叶 作蔬煮食，利五脏，下气。

穞豆料豆。葆增

甘，温。色黑，小科细粒，霜后乃熟。得金水之精多，故能固肾保肺，养阴明目。息肝风，去肾邪，舒筋挛，止消渴。破瘀下胞，消肿截疟。性同乌豆，其功较胜。治肾脏虚寒，腰痛遗精，贼风风痹，卒中不语，肝虚目暗，耳鸣头运，男子便血，小儿沙淋，妇人产后冷血。炒焦，热投酒中，渐饮之。

时珍曰：穞豆，是野生穞，乃自生稻，故名。科小粒细，霜后乃熟，今人亦种之。葆按：今人名料豆。野生者，粒小如胡椒。种莳者，稍大形扁。《本草》载治，未尽达其功，故增之。

豌豆胡豆、安豆

甘，平。属土。煮食，益中平气，调营卫，消腹胀，下乳汁，利小便，止消渴，除吐逆，止泻痢澼下，治寒热热中，杀鬼毒心病，解乳石毒发。研末，涂痈肿痘疮。作澡豆，去鼾䵳，令人面光泽。多食发气病。

时珍曰：豌豆，八、九月下种，苗生柔弱如蔓。三、四月开小花，淡紫色，结荚长寸许，子圆如药丸。《纂要》云：荚长锐，子如绿豆，粒圆如珠，俗名安豆。葆按：豌、安，盖音相近也。

四圣丹：治痘疔，或紫黑大，或黑坏臭，或中有黑棉①，危候。

① 棉：金陵本第二十四卷豌豆条作“线”。

安豆四十九粒，烧炭，发灰三分，珍珠十四粒，末，胭脂油调。以簪挑疔，咂恶血，以少许点之，即时变红活色而症安。

蚕 豆

苦、微辛。快胃气，利脏腑。

《纂要》云：又名蹲豆。煮食，能行水和中。《积善堂方》言：一女子误吞针入腹。诸医不能治。有教煮蚕豆同韭菜食之，针自大便韭豆里出。

苗 苦、微甘，温。治酒醉不醒，油盐炒熟，煮汤灌之。

豇 跭䝬、菜豆

甘、咸。理中益气，补肾健胃，和五脏，调营卫，生精髓，止消渴，治吐逆泻痢，小便频数。解鼠莽毒。水肿病忌食，以其补肾也。

时珍曰：误食鼠莽者，煮汁饮之即解。欲试之者，刈鼠莽，以豇豆汁泼之，根便烂不生。葆按：名羊角，又名菜豆，茹食。

藊 豆

甘，温。腥香，色白微黄，脾之谷也。入太阴气分。补五脏，暖脾胃，主呕逆，止消渴。和中，下气。通利三焦，降浊升清，消暑除湿而解毒清热。治霍乱吐泻，女子带下，专主中宫之病。解酒毒、河豚鱼及一切草木毒。多食壅气，连皮去皮，听用。

毒药坠胎，腹痛：生扁豆去皮，浓煎饮。或末米饮下。若服草药，胎伤未坠，或口噤手强，自汗头低。医不识病，讳言，误认中风治，必死。

中砒霜毒：扁豆生研，水绞汁服。

六畜肉毒：扁豆烧炭，冷水服。

诸鸟肉毒：扁豆末，冷水调服。

皮扁豆外皮。葆补　气腥，性平，体轻，味淡。入太阴经气分。调理脾胃，同扁豆肉，无妨壅滞，清解暑热，效并香薷。不患耗散，又能宣达膜原，通利三焦。治暑湿热秽，霍乱泻痢，发热自汗，神昏谵语。脾虚不能化滞，宜之。

葆按：《本草》未分列，《条辨》清络饮，用扁豆花。无花，以豆衣代。愚屡试验，故补之。

花葆增　色白，气腥。生于长夏，能解暑热之邪。功胜扁豆，利小便而不走气，渗湿热而能醒脾。暑令体弱及年老冒邪，最宜。壮实者，须佐芳香奏效。焙末，米饮服，治赤白崩带。作馄饨食，治泻痢。擂水饮，解一切药毒垂死。

葆按：群书所载，凡花当暑月开者，兼能解暑。《本草》未载其治，故增之。

血崩不止：白扁豆花，烧末。每服二钱，空心炒米煎饮，入盐少许，调服。

一切泻痢：白扁豆花正开者，择净勿洗，以滚汤瀹①过，和小猪脊腿肉一条，葱一枝，胡椒七粒，酱汁拌匀，就以瀹扁豆花汁和面，作小馄饨，煮熟食之。

叶　治霍乱吐泻不止。吐利后转筋，生捣一把，入少醋绞汁服，立瘥。醋炙研服，治瘕疾。杵傅蛇咬伤。

藤　治霍乱证，和人参、芦蓬、仓米等分，煎服。

刀豆挟剑豆

甘，平。温中下气，益肾补元，利肠胃。止呃逆，功同柿蒂。哓冲气。治胎疝，效胜小茴。

葆增验方：婴孩胎疝，发则两足屈不能伸、少腹瘕胀、痛牵睾丸。初起，用热手向上托，闻漉漉声而上，则痛住而安。渐发，托亦

---

① 瀹（yuè 越）：煮，浸渍。

不上，任其气散而解。久延则下睾丸为偏坠气。刀豆连壳焙，荔枝核二枚煨，芦芭盐水炒，各等分，研末，桂枝、小茴炒各四分，煎水送。

止呃逆。葆验按：治黄某年近七旬，病缠数月，虚剧，陡发呃逆，赭石合济生汤服不止。以刀豆五寸炒，茯神、金器各三钱，金豆八粒，水顿汁徐服，立止。屡试效。

黎豆虎爪豆

甘、微苦，温，有小毒。温中，益气。能引活络药下膝盖及脚爪、涌泉穴处。

葆增：《纂要》云：黎豆，又名虎沙。甘、咸，温。能通彻上下而性不纯良。其藤蔓高，荚有毛，且腥气，食之令人吐。性下行，彻于足，至涌泉穴处作痒。

豆豉

黑豆性平，造豉则温。既经蒸罯，能升能散。发汗解肌，调中下气。治伤寒头痛，时病热病，瘴气恶毒，发斑呕逆，烦躁满闷，懊侬不眠，虚劳喘吸，两脚疼冷。血痢腹痛，温疟温毒。炒末服，止盗汗除烦。生捣为丸服，治寒热风，胸中生疮。煮服，杀六畜胎子诸毒，解中毒药，蛊气，犬咬。研涂阴茎生疮。得葱发汗，得酒治风，和薤治痢，和蒜止血，得盐则能吐，炒熟又能止汗。

脏毒下血，乌犀散：豆豉半升，九蒸，大蒜二枚，同捣，丸梧子大。香菜汤或鸡汤下二十丸，日二服。

齁喘痰积：凡天雨便发，乃肺窍久积冷痰，阴气触动乃发。一服愈，至七八次，出恶痰数升，断根。豆豉一两，蒸捣泥，入砒霜末一钱，枯矾三钱，研匀，丸绿豆大。每用冷茶、凉水送七丸，小儿三丸，高枕仰卧。忌热物。

喉痹不语：豆豉捣汁一升服，覆取汗。仍以桂末安舌下，咽之。

咽生瘜肉：先刺破出血，豉和盐捣泥涂。

舌上出血，如针孔：豆豉三升，煎沸，作三服，自止。

妇人难产：乃儿枕破与败血裹其子。胜血散逐其败血，自顺。盐豉一两，旧青布裹，烧赤，入麝香一钱，末。取秤锤烧红淬酒，调服一大盏。

小儿胎毒：豆豉煎汁，灌儿数口，其毒自下。又能助脾，消乳食。

小蛤蟆有毒，食之令人小便闭，脐下痛，欲死：豆豉一合，新汲水，浸浓汁，频饮。

小儿头疮：豆豉，黄泥裹煨，研，菜油调傅。亦治丹毒。

刺在肉中：豆豉捣烂傅之。

黑豆黄

甘，温。壮气力，润肌肤，填骨髓，补虚损。治湿痹膝痛，五脏不足，脾胃气结，不欲饮食。生捣傅阴痒汗出。研末，水调，傅打击青肿。

豆黄造法：黑豆蒸熟，如盦酱法，待上黄，取出晒干，捣末收用。

脾弱不食：豆黄二升，火麻仁①三升，炒香，为末。每服一合，米饮下，日四服。

打击青肿：黑豆黄末，水调涂之。

豆　腐

甘、咸，寒，有小毒。宽中益气，清热散血，和脾胃，消胀满，下大肠浊气。多食，发肾气、头风、疥疮，杏仁、莱菔可

---

① 火麻仁：金陵本第二十五卷豆黄条作“大麻子”。

解之。

烧酒醉死，心头热者：用热豆腐细切片，遍身贴，冷则换，苏省乃止。

杖疮青肿：豆腐切片贴，频易。或以烧酒煮贴，色红频易，不红止。

豆腐皮葆补　甘，淡。乃熬腐浆之气凝结上腾，浑得清气。润心肺，和脾胃，宽中下气，降浊升清，利水生津，解酒止渴，清热舒郁，润燥除烦。又能散血调气，可达阳明，产后作蔬食尤良。

葆按：豆腐皮，须起锅带湿者，煮食良。若久干者，其质涩滞，务用水浸透，煮烂食。否，恐胃气壅滞而生变。历验。

陈廪米陈米、陈仓米

咸、酸，温。下气，除烦渴，调胃止泻痢。补五脏，涩肠胃。去湿热，利小便。炊饭食，调中气，坚筋骨，通血脉，起阳道。宽中消食。令人多食易饥。以饭和醋捣封毒肿恶疮。北人以饭置瓮中，水浸令①酸，食之，暖五脏六腑之气。研米服，止卒心痛。

时珍曰：陈米，系年久，性凉，若炒食则温。

霍乱大渴，能杀人：陈米煮汁，澄清饮。

反胃膈气，不下食：用陈米，日西时水微拌湿，向日处微照。次日晒干，袋盛挂风处。每以一撮，水煎，和汁饮之，即时便下。

诸般积聚，太仓丸：治饥饱不时生病，或诸般积聚。陈米四两，巴豆二十一粒，去皮，同炒至米香豆焦，米勿焦，去巴豆不用，入橘皮四两，去白，为末，糊丸绿豆大。每姜汤下五丸，日二服。

暑月吐泻：陈米二升，麦芽、黄连各四两，同蒸熟焙末，糊丸梧子大。每服百丸，白汤送下。

---

① 令：原作“冷”，据金陵本第二十五卷陈廪米条改。

饭

新炊者，治人尿床，以热饭一盏，倾尿床处，拌与食之，勿令本人知。又乘热傅肿毒良。

时珍曰：饭食，俱谷可为，各取本性。然入药俱饭不可。取粳、籼、粟米者。

飧饭水饭　热食，解渴除烦。　**齿中残饭**　治蝎咬痛，傅之即止。

荷叶烧饭　厚脾胃，通三焦，资助生发之气。

李杲曰：洁古枳术丸，用荷叶烧饭丸。盖荷之为物，色青中空，象乎震卦风木。在人为足少阳胆、手少阳三焦，为生化万物之根蒂。用此物以成其化，胃气何由不上升？更以烧饭和枳术协力滋养谷气，令胃厚不致再伤。时珍曰：北方炊饭无甑，造饭为烧饭，遂讹以荷叶包饭入灰火烧煨，虽丹溪亦未之辨也。但以新荷叶煮汤，入粳米造饭，气味俱全是也。凡粳米造饭，用荷叶汤者宽中，芥菜叶汤者豁痰，紫苏汤者行气解肌，薄荷汤者去热，淡竹叶汤者辟暑，皆可类推。

乌饭青精饭

甘，平。填胃，补髓，消灭三虫。益颜色，坚筋骨，能行。日进一合。久服变白却老。

颂曰：造乌饭法：以白熟粳米一斛二斗，用南烛木叶五斤，干燥者三斤亦可，杂茎皮煮取汁，令清冷。渍米二宿，漉而炊，作红色，蒸过如绀色。若色不好，更以新汁渍之。唯令饭作正青色乃止。自四月至八月，用新生叶，色皆深；九月至三月，用宿叶，色皆浅。时珍曰：释家四月初八造之，以供佛。今人用柿叶、白杨叶以取色，乃服食家所忌。葆按：我婺乡人于四月八日造饭，复杂以五荤鲜味拌蒸食。虽适口味，更非服食家所宜。

诸米及杂物和米煮粥

粳米籼米粟米粱米粥　味甘，温、平。利小便，止烦渴，养肠胃。

小麦粥　止消渴，烦热。

糯米秫米黍米粥　甘，温。益气，治脾胃虚寒，泻痢吐逆，小儿痘疮白色。

寒食粥用杏仁和诸花作之　治咳嗽，下血①气，调中。

赤小豆粥　利小便，消水肿脚气，辟邪疠。

绿豆粥　解热毒，止烦渴。

御米粥　治反胃，利大肠。

薏苡仁粥　除湿热，利肠胃。

莲子粉粥　健脾胃，止泻痢。

芡实粉粥　固精气，明耳目。

茭米粉粥　益肠胃，解内热。

栗子粥　补肾气，益腰脚。

薯芋粥　补肾精，固肠胃。

芋粥　宽肠胃，令人不饥。

茯苓粉粥　清上实下虚。

百合粉粥　润肺调中。

胡萝卜粥　宽中下气。

马齿苋粥　治脾②消肿。

莙荙菜粥　健胃益脾。

菠薐菜粥　和中润燥。

萝卜粥　消食利膈。

---

① 血：金陵本第二十五卷粥条作“热”。

② 脾：金陵本第二十五卷粥条作“痹”。

油菜粥　调中下气。

荠菜粥　明目利肝。

芥菜粥　豁痰辟恶。

葵菜粥　润燥宽肠。

韭菜粥　温中暖下。

葱豉粥　发汗解肌。

芹菜粥　去伏热，利大小肠。

花椒粥　辟瘴御寒。

松子仁粥　润心肺，调大肠。

生姜粥　温中辟恶。

酸枣仁粥　治烦热，益胆气。

茴香粥　和胃治疝。

枸杞子粥　补精血，益肾气。

薤白粥　治老人冷痢。

胡椒粥、茱萸粥、辣米粥　并治心痛。

麻子粥、胡麻粥、郁李仁粥　并润肠治痹。

苏子粥　下气利膈。

竹叶汤粥　止渴清①心。

猪肾粥、羊肾粥、鹿肾粥　并补肾虚诸疾。

羊肝粥、鸡肝粥　并补肝虚，明目。

羊汁粥、鸡汁粥　并治劳复。

鸭汁粥、鲤鱼汁粥　并消水肿。

牛乳粥　补虚羸。

酥蜜粥　养心肺。

炒面入粥食　止白痢。

---

① 清：原作“消”，据金陵本第二十五卷粥条改。

烧盐入粥食　止血痢。

鹿角胶入粥食　助元阳，治诸虚。

麨糗

米麦麨　甘、苦，微寒。治寒中，除热渴，消石气。和水服，解烦热，止泻，实大肠。　**炒米汤**　止烦渴。藏器曰：麨者，系米及麦蒸炒磨粉。河东人以麦为之。北人以粟为之，南①人以粳米为之。炒干饭磨粉为干粮。葆按：吾乡以糯米为之，宜退火食，免热。

粳米炒　汤泡食，止烦渴，畅脾胃，进饮食。磨粉，和消补药，健土益五脏，小儿宜之。

糯米炒　汤泡食，厚肠胃，实大肠，耐饥补气。磨粉，水调服，固气止泻，坚大便，缩小便。葆增：俱宜退火食。糯米者，中满注忌。

糕

甘，温。　**粳米糕**　厚肠，养脾胃，益气和中。

糯米②糕　益气暖中，缩小便，坚大便。

时珍曰：以米浸捣粉蒸成。然粳米糕易消导。糯米糕难克化，损脾成积。小儿宜禁食。

粽葆增。角黍

白水煮者，补中，坚二便，与糕同性，亦粘滞难化，勿多食。端午日取粽角尖，合截疟药良。碱水煮者，虽适口而助火生痰，动风停积，呆胃涩气，脾胃弱人少食，小儿尤宜禁之。

馓寒具捻头

甘、咸，温。温中益气，润肠，利大小便。

---

① 南：金陵本第二十五卷麨条作“东”。

② 糯米：金陵本第二十五卷糕条作“粢”。

葆按：馓有数种，以麦粉和碱、白矾，作条入油内煎，俗名油条，又名油糍。以条摧作线团，作饼煎，《本草》名环饼，俗名面线。又以糯米粉作饼，油内煎，俗名糯米油糍。俱劫津液，动风助火，败胃生痰，勿多食。

钱氏捻头散：治小儿小便不通。延胡、苦楝子等分，末。每服半钱，捻汤食前下。

血痢不止：地榆为末。每用二钱，掺在羊血上，炙熟食之，捻头煎汤送下。

蒸饼

甘，平。益气和血，消食，止汗，温中化滞，养脾胃，利三焦，通水道。陈者良。烧炭末，米饮下二钱，止崩血。研末，油调，傅汤火灼伤。

时珍曰：蒸饼，唯腊月及寒食日，麦粉入酒糟发成，蒸之至皮裂，去皮悬风处。临用以水浸胀，擂烂滤过，和脾胃及三焦药，甚易消化。且面已过性，不助湿热。其以荤菜诸物为餡①者，不堪入药。

下痢赤白，脐腹痛：是营卫虚，风邪袭入肠胃。蒸饼蜜炒一②两，粟壳蜜炒四两，末，蜜丸弹大。每开水送二③丸。

小儿淋症：蒸饼、大蒜、豆豉等分，捣丸豆大。水下十④丸。

女曲

甘，温。消食下气，止泻痢，破冷血，下胎。

以完小麦蒸熟罨之，待上黄衣，取晒。

---

① 餡（tāo 涛）：食，给食。金陵本第二十五卷蒸饼条作“馅”。

② 一：金陵本第二十五卷蒸饼条作“二”。

③ 二：金陵本第二十五卷蒸饼条作“一”。

④ 十：金陵本第二十五卷蒸饼条作“三十”。

黄蒸

功同女曲。温中下气，消食除烦。温补而能消诸生物。治食黄黄汗。

时珍曰：女曲是完小麦蒸罨，黄蒸是麦粉作饼罨成。稍异。

瘴黄疸疾，或黄汗染衣，涕唾皆黄：用黄蒸二升，每夜以水二升浸，微暖于铜器中，平旦绞汁半升服，效。

小麦曲酒母

甘，温。消谷止痢。平胃气，消食痔，治小儿食痢。调中下气，开胃，疗脏腑中风寒。主霍乱、心烦膈气、痰逆。米谷食积、酒积、糯米积，伤寒食复，小复坚大，酒毒便血。除烦，破癥结。补虚，去冷气，化肠胃塞，不下食。落生胎，下鬼胎。止河鱼之疾。

时珍曰：曲有小麦、大麦、面、米，造者不一，皆酒醋所需，俱能消导，功不甚远。

造大、小麦曲法：用大麦米或完小麦，井水淘净，晒干。六月六日磨碎，以淘麦水和作块，楮叶包扎，悬风处，七十日可用。

造面曲法：三伏时，用白面五斤，绿豆研五斤，以蓼捣汁煮。辣蓼净末五两，杏仁泥十两，和成饼，楮叶裹悬风处，候生黄收之用。

造米曲法：糯米粉一斗，蓼汁和作小饼，楮叶包挂风处，候七七日晒收。

造白曲法：内加面五斤。此数曲皆入药。其各处酒曲，内和草药毒药，只可造酒，不可入药。

大麦曲　气味同前，消食和中，破血，下生胎。取五升，水一斗煮三沸，分五服，其子如糜，令母肥盛。

面曲、米曲　消食积、酒积、糯米积，研末酒服立愈。馀功同小麦曲。

赤白下痢，米谷不消：以曲熬粟米粥，服一匙，日四、五。

小腹坚大如盘，胸满，食不消化：曲为末，汤送一钱。

三焦滞气：陈面曲炒、莱子炒等分，每用三钱，水煎，入麝香少许服。

胎动不安，或上抢心，下血：生曲研末，水和绞汁服。

神曲

甘、辛，温。入足阳明经。健脾暖胃，消食下气，化水谷宿食，癥结积滞。除痰逆霍乱，泻痢胀满诸疾，其功同小麦诸曲。闪挫腰痛，煅淬酒服。产后欲回乳者，炒研，酒服二钱，日二即止。

造神曲法：《叶氏水云录》云：五月五日，六月六日，或三伏日，用白面百斤，青蒿自然汁三升，赤小豆末、杏仁泥各三升，苍耳草、野蓼自然汁各三升，以配青龙、白虎、朱雀、玄武、勾陈、螣蛇六神，用汁和面、豆、杏仁作饼，麻叶或楮叶包罯，如造酱黄法，待生黄衣，晒收之。

健胃思食，养食丸：治脾胃俱虚，不能消化水谷，胸胁痞闷，腹满膨胀日久，食减嗜卧。神曲六两，麦芽①炒三两，炮姜、乌梅肉焙各四两，末，蜜丸梧子大。每米饮下五十丸，日三。胃寒反胃，同方。

壮脾进食，治痞满暑泻，曲术丸：神曲炒、苍术米泔浸炒，等分，末，糊丸梧子大。每米饮下五十丸。寒体加干姜或吴萸。

胃虚不克化：神曲半斤，麦芽五升，杏仁一升，炒末，蜜丸弹子大。每食后嚼一丸。

暴泻不止：神曲炒二两，吴萸泡半两，末，醋糊丸梧子大。每米饮下五十丸。

---

① 芽：金陵本第二十五卷神曲条作“蘖”。

红曲

甘，温。消食活血，健脾燥胃，下水谷，解温热。治山岚瘴气，下痢赤白，小儿吐逆。酿酒饮，破血行药势，疗打扑损伤，女人血气痛，产后恶血不尽。

小儿吐逆，不进乳食，手足心热：陈红曲三钱，白术一钱半，炙草一钱，末。每服一钱，枣子、米汤下。

湿热泻痢：六一散一料，加炒红曲五钱，末，蒸饼丸梧子大。每白汤下五七十丸，日三。

心腹作痛：红曲、香附、乳香等分，末。每酒服二钱。

小儿头疮，因伤湿入水成毒，浓汁不止：红曲嚼罨，甚效。

粟芽粟蘖

苦，温。寒中，下气，除热。除烦，消宿食，开胃口。为末和脂傅面，令皮肤悦泽。

谷芽稻蘖

甘，温。快脾开胃，下气和中，消食化积。

启脾进食，谷神丸：谷芽四两，末，入姜汁、盐少许，作饼，焙干，炙甘草、砂仁、白术、麦麸炒各一两，为末。白汤点服之，或作丸服。

麦芽穬麦蘖

咸，温。能助胃气上行而资健运。消食和中，破冷气，去心腹胀满。开胃，止霍乱，除烦闷，消痰饮，破癥结，催生落胎。补脾胃虚，宽肠下气，腹鸣者用之。消化一切米、面、诸果食积。

时珍曰：麦芽、谷芽、粟芽，皆能消导米、面、诸果食积。但有积能消化，而①久服，则消人元气。若同白术诸药和用，则无害矣。

产后秘塞，五七日不通，不宜妄下：麦芽炒末，白汤调三钱，同粥食。

产后回乳，无子食乳，乳汁不消，令发热：炒麦芽末五钱，白汤下。

快膈进食：麦芽四两，神曲二两，白术、陈皮各一两，末，蒸饼丸梧子大。每人参汤下三五十丸。

谷劳嗜卧：饱食便卧，得谷劳病，四肢烦重，嘿嘿欲卧。麦芽一升，川椒一两，并炒，干姜三两，末。每白汤服一匙。

产后腹胀不通，气急，坐卧不安：麦芽一合，末。和酒服，良久通转。

产后青肿，乃血水积：干漆、麦芽等分，新瓦铺漆一层，麦芽一层，煅赤。酒服二钱。

饴糖饧

甘，大温。补中，调血，润肺消痰，止渴止嗽。补虚冷，益气力，健脾胃。止肠鸣咽痛，治唾血，吐血，胎产腹痛。炒焦酒服，能下恶血，疗打损瘀血。脾弱不思食人少用，能和胃气。解附子、草乌毒。能生痰动火，中满吐逆，秘结赤目牙疳诸病人忌服。

箭镞入目：寒食饴糖点之。初清凉，渐痒痒，徐钳自出。

蛟龙精②病：凡正二月食芹菜，误食蛟精，发则似痫，面色青黄。每服寒食饴五合，日三服。自吐出蛟龙，有两头验。吐蛔勿用。

误吞稻芒：饴糖频食。

鱼骨哽咽，不能出：饴糖丸鸡子黄大，吞之即下。不下再吞。

---

① 而：金陵本第二十五卷蘖米条此前有“无积”二字。

② 精：金陵本第二十五卷饴糖条作“癥”。

误吞钱钗及竹木：取饴糖一斤，渐食尽，便出。

解草乌毒及天雄、附子毒：并食饴糖，即解。

酱

咸，冷利。和五味，悦五脏，亦取其能杀食饮毒。除热，止烦满。酱汁灌肛内，治大便不通。灌耳中，治飞蛾、虫、蚁入耳。涂瘈犬咬及汤、火灼伤未成疮者，效。中砒毒、洋烟毒，调水频服即解。杀百药及一切鱼肉、菜、蕈毒，并蛇、虫、蜂、虿等毒。多食生痰动气，小儿发无辜疳，入药豆酱佳，陈者良。

妊娠下血：豆酱，去汁取豆，炒研，酒服。

妊娠尿血：豆酱一盏，炒干，生地二两，末。每米饮服一钱。

手指肿[①]痛：酱清和蜜，温热浸愈。

解轻粉毒：服轻粉口破者。以三年陈酱，化水频漱。

疬疡风驳：酱清和石硫黄末，日日揩。

解误食洋烟毒：酱汁、桐油和一碗，顿灌吐泻毒物出解。

醋酢、苦酒

酸，温。少食，开胃下气，消食除烦。消痈肿，散水气，杀恶毒。破结气，除心下酸水痰饮。理诸药，消毒。治妇人心痛血气，并产后及伤损金疮出血昏运。除癥块坚积。能散瘀，治黄疸、黄汗。磨青木香服，止卒心痛、血气痛。浸黄柏含之，治口疮。调大黄末，涂肿毒。煎大黄服，治痃癖。杀一切鱼、肉、菜毒。多食，损筋骨及肌脏，亦损胃，敛邪。

脚上转筋：以故棉浸醋中，蒸熟承热裹之，冷则易。

舌肿不消：醋和釜底墨，傅舌上下，脱则傅，自消。

木舌肿强：醋[②]时时含漱。

---

① 肿：金陵本第二十五卷酱条作“掣”。

② 醋：金陵本第二十五卷醋条作“糖醋”。

鼻中出血：醋和土，涂阴囊，干则易。

中砒石毒：饮醋，得吐即愈。不可饮水。

食鸡子毒：饮醋少许即消。

蜈蚣咬毒：醋磨生铁傅。蜘蛛咬毒，同方。

汤火伤灼：即以醋淋洗，并以醋泥傅之。

胞衣不下：以水入醋少许，噀面即下。

乳痈坚硬：以罐盛醋，烧热石投之三次，温渍之。冷则烧石投，浸渍。

疔肿初起：用面围住，以针疮上乱刺。铜器煎醋沸，倾围中，令容一盏。冷则易，三度根自出。

诸虫入耳：以醋注入耳，起行即出。

米酒水酒

苦、甘、辛，大热，有毒。通血脉，厚肠胃，养脾气，润皮肤，散湿气，行药势，宣言畅意，扶肝助火，消忧动怒，除风下气，杀百邪恶毒气。解马肉、桐油毒及丹石发动诸病。其味辛者能散，苦者能降，甘者居中而缓。厚者热而毒，淡者利小便。用为向导，可以通行一身之表，引药至极高之分。而热饮伤肺，温饮和中。少饮则和血行气，壮神御寒，遣兴消愁，辟邪逐秽。过饮则伤神耗血，损胃烁精，动火生痰，发怒动欲，轻则痼疾引年，甚则捐躯损寿，沉湎无度者，可不戒慎？畏枳椇、葛花、赤豆花、绿豆粉。得咸则解，以水制火，而寒胜热也。

惊怖卒死：温酒灌之即醒。

鬼击诸病：卒然着人，如刀刺状，胁胸腹切痛，拒按，或吐血、鼻血、下血，又名鬼排。以醇酒吹两鼻，良。

虎伤人疮：但饮酒，常令大醉，当吐毛出。

蛇咬成疮：暖酒淋洗疮上。毒蜂螫、蜘蛛咬疮，同方。

三十年耳聋：酒三升，渍牡荆子一升，七日去滓，任意饮。

产后血闷：清酒一升，和生地汁煎饮。

身面疣目：盗酸酒醅，洗而咒曰：疣疣不知羞，酸醅洗你头，急急如律令。咒七遍，自愈。

断酒不饮：酒七升，朱砂半两，瓶浸紧扎蜜封，安猪圈内，任猪动摇，七日取出，顿饮。

海水伤裂：凡人为海水咸物所伤，及风吹裂，痛不可忍。用蜜半斤，水酒十壶①，防风、当归、羌活、荆芥各二两为末，煎汤浴之。一夕即愈。诸酒撮要附后。

老酒 和血养气，暖胃辟寒。多饮发痰动火。系腊月酿造，经数十年不坏。

糟底酒 开胃下食。暖水脏，温肠胃，消宿食，御风寒，止呕哕，摩风瘙，腰膝疼痛。杀一切蔬菜毒。此三年腊糟下取之。

社坛馀胙酒 治小儿语迟，纳口中佳。又以喷屋四角，辟蚊子。饮之治聋。

五加皮酒 去一切风湿痿痹，壮筋骨，填精髓。五加皮，切碎袋盛，浸酒煮饮。或加当归、牛膝。

茴香酒 治卒肾气痛，偏坠牵引，及心腹疼。小茴，袋盛，浸酒煮饮之。

百部酒 治一切久近咳嗽。百部根切炒，袋盛浸酒，煮饮。葆加沙参，尤妙。

仙茅酒 治精气虚寒，阳痿膝弱，腰痛痹缓，诸虚之病。仙茅九蒸九晒，浸酒饮。

南藤酒 治风虚，逐冷气，除痹痛，强腰膝。石南藤煎汁，同曲、米酿酒饮。

白花蛇酒 治诸风，顽痹瘫缓，挛急疼痛，恶疮疥癞。白花蛇肉

---

① 十壶：金陵本第二十五卷酒条作“三十斤”。

一条，袋盛，同曲、糯酿酒，三七日取出煮饮。

蚺蛇酒　治诸风痛痹，杀虫辟瘴，治癞风疮癣恶疮。蚺蛇肉一斤，羌活一两，袋盛，同曲置缸底，糯饭匀，酿成酒饮之。

虎骨酒　治臂胫痛，历节风，肾虚，膀胱寒痛。虎胫骨一具，炙黄捶碎，同曲、糯饭如常酿酒饮。亦可浸酒饮。

仙灵脾酒　治偏风不遂，强筋坚骨。威灵仙根，袋盛，浸酒二斗，蜜封三日，饮之。

烧酒火酒、阿剌吉酒

大热，纯阳，有毒。面有堆花。与火同性，得火则燃，又同焰硝。其味辛、甘，升阳发散；其气燥烈，胜湿祛寒。能开佛郁而消沉积，通噎膈而散痰饮，治疟泻而止冷痛，疗霍乱而辟瘴疟。利小便，坚大便，杀虫下积，洗赤目肿痛，消冷积寒气。阴毒腹痛欲死。夏月少饮，膈快身凉。此皆属从治之方也。然过饮不节，败胃燥肺，伤心损寿，杀人顷刻，甚于米酒。忌姜、蒜同食，令人生痔下血。米酒自古有，烧酒创自元始。

冷气心痛：烧酒入飞盐少许，饮即止。

阴毒腹痛：烧酒温饮，汗出即愈。

耳中有核，如枣核大，痛不可动：以火酒滴入，仰之半时，可钳出。

寒湿泄泻，小便清者：以头烧酒饮之，即止。

风虫牙痛：烧酒浸花椒，频频漱之。

寒痰咳嗽：烧酒四两，猪脂、蜜、香油、茶末各四两，同浸酒内，煮成一处。每日挑食，以茶下之。

呕逆不止：烧酒一杯，新汲井水一杯，和服妙。

酒　糟

甘、辛。温中消食，活血行经，散瘀止痛，润皮肤，调脏腑，除冷气，杀腥，去草、菜毒。罯扑损瘀血，浸水洗冻疮，捣傅蛇咬蜂叮毒。

时珍曰：酒糟，须用腊月、清明及重阳造米酒者，沥干，入少盐收之。藏物不败，揉物能软。若榨干者，无汁味不用。

踠折伤筋骨，痛不可忍：生地一斤，藏瓜姜糟一斤，生姜四两，共炒热，布裹罨伤处，冷则易。又方：藏瓜姜糟，和赤小豆末匀，罨伤处，以杉木片或白桐皮夹之，数日痊。

手足皲裂：酒糟、腊猪脂、姜汁、盐，研，炒热擦，裂内甚痛，少顷即合，再擦即安。

鹤膝风：酒糟四两，肥皂一个，去子，芒硝、五味子、砂糖各一两，姜汁和研匀，日日涂。加烧酒尤妙。

杖疮青肿：取棉纸铺伤处，炒酒糟捣烂，厚铺纸上。良久，痛处如蚁行，热气上升即散而愈。

干糖糟饧糟

甘，温。益气缓中，暖脾胃，化饮食，治反胃吐食，甚良。

时珍曰：按《继洪澹疗方》云：甘露汤：治反胃呕吐不止，服此利胸膈，养脾胃，进饮食。干糖糟六两，生姜四两，二味同捣作饼，或焙或晒，入炙甘草末二两，盐少许，点汤服之，效验。

脾胃虚弱，少食：平胃散各味等分，末，一斤，入干糖糟炒，二斤半，生姜一斤半，红枣三百个，去肉焙干，共为末，匀。逐日点汤服。

米皮糠米秕

甘，平。开胃，通肠，下气，磨积块。作糗食不饥。充滑肤体，可以颐养。

舂杵头细糠

谷壳属金，其糠性热而味辛、甘。治卒噎，刮取蜜丸含之。

取其舂捣，冲开之义。烧研，水服一匙，令妇人易产。

膈气噎塞，饮食不下：用碓觜上细糠，蜜丸弹子大，时时含咽津液。

咽喉妨碍，如有物塞，吞吐不利：杵头糠、人参各一钱，石莲肉炒一钱，水煎服，日三次。

卷　三

菜部

韭

辛、微酸，温，涩。肝之菜也。和根煮食，归心，归肾，温中下气，补虚养阳，调和脏腑，充肺气，安五脏，除胃热，暖腰膝，壮阳道，止泄精，除心腹痼冷痃癖，止泻脓血，腹中冷痛。生捣汁服，治噎膈反胃，胸痹刺痛如锥，即吐出恶物为验，及中风失音。吐衄尿血，妇人经血逆行，打扑损伤。止消渴盗汗，上气喘息欲绝，解肉脯毒。炸熟，以盐、醋和，空心食，治胸腹噎气。捣汁，和童便饮，能和胃脘瘀血。和醋煎，熏产妇血晕，洗肠痔脱肛，解药毒狂犬咬毒。摘汁滴鼻内，止衄血，涂蛇蝎、蜂虿、恶虫毒。春食香，夏食臭，多食昏神暗目。忌蜜、牛肉同食。

阴阳易病，男子阴肿，小腹绞痛，头重眼花，豭鼠屎汤：豭鼠屎十四粒，韭根一大把，煎服，得汗愈。

卧忽不寤，勿以火照，但痛啮拇指甲际而以唾其面则活。取韭捣汁吹鼻中。冬月用韭根。

喉肿难食：韭，炒，傅，冷则易。

脱肛不收：韭一斤，酥拌炒熟，棉裹作二包，更互熨，以入为度。

小儿患黄疸：韭根捣汁，滴鼻中，取出黄水效。

产后血晕：韭，捣，安瓶中，沃以热醋，令气入鼻中，即醒。

瘈狗咬伤，七日一发，三七不发，乃脱：急以冷水洗咬处，即服韭汁一碗。隔七日，又服韭汁一碗。四十九日共服七碗。忌食酸、碱①，一年忌鱼腥，终身忌狗肉，方保全。

漆疮作痒：韭汁傅。

百虫入耳：韭汁灌之即出。

胸痹急痛如锥，不得俯仰，自汗出，或彻背，不治：取生韭或根五斤，捣汁，服之。

痔疮肿痛：滚汤泡韭一把，盆盛盖之，留一孔。乘热坐其上，先熏后洗，数次愈。

小儿胎毒：初生时，以韭汁少许灌之，即吐出恶水恶物，永无诸疾。

五般疮癣：韭根，炒炭，末，猪脂和涂。

震亨曰：心气痛症，有食热物或怒郁，致死血留胃口作痛者，用韭汁、桔梗加入药中，开提气血。有肾气上攻心痛，以韭汁和五苓散，丸，空心茴香汤下。

韭子　辛、甘，温。温下焦，暖腰膝，补肝及命门，治下元虚冷，小便频数及遗尿，女子白淫、白带，男子泄精、溺血，梦与鬼交，脉数。有相火者，慎服，炒用。

玉茎强硬不痿，精流不住，时如针刺，捏之则痛②，名强中症：韭子、故纸各一两，末。每水服三钱。

女人带下及男子肾冷、梦遗：韭子七升，醋煮千沸，焙末，蜜丸梧子大。每空心温酒下三十丸。

烟熏虫牙：用瓦片煅红，安韭子数粒，菜油数点，待烟起，以筒吸引至痛处。良久以温水漱，吐有小虫出，效。

山　韭

咸，寒，涩。肾之菜也。去烦热，治毛发，主大小便数。老

① 碱：金陵本第二十六卷韭条作“咸”。

② 痛：金陵本第二十六卷韭条作“脆碎”。

人脾胃虚弱，饮食不强，和鲫鱼食。

颂曰：山中往往有之。与家韭相类，但根白，而叶如灯心苗。

藿菜羹：治老人脾胃弱，不进食。藿叶，即山韭叶，四两，鲫鱼肉五两，煮羹，下五味并少许面食。

葱

茎白 生辛散，熟甘温，外实中空，肺之菜也。肺主皮毛，其合阳明。发汗解肌，以通上下阳气。益目睛，利耳鸣，通关节，利二便。治伤寒头痛，骨肉碎痛，面目浮肿，喉痹不通，时疾热狂。能达表和里。治阳明经下痢下血。霍乱转筋，奔豚、脚气，风湿痹痛，虫积心痛，止大人阳脱，阴毒腹痛，小儿盘肠内吊。气通则血活，治吐衄便血，折伤瘀血，妇人经血阻滞，妊娠溺血胎动，通乳汁，散乳痈，止鼻衄，消囊肿。以葱管吹盐入玉茎内，治小便闭甚转脬危急，极有捷效。杀一切鱼、肉毒，涂瘈犬伤，制蚯蚓毒。服地黄、常山药，忌。同蜜食，壅气杀人。

卒中恶死，或先病，或寝卧，奄忽而死：急取葱心黄刺入鼻孔中，男左女右，入内七八寸，鼻、目出血即苏。又用葱刺人耳中五寸，鼻中出血即活。如无血，是死矣。忌用火照。小儿卒死，无故者：取葱白纳入肛门，及两鼻孔中，气通或嚏即活。

阴毒腹痛，厥逆，唇青卵缩，六脉欲绝：用葱一束，去根及青，留白二寸，烘热安脐上，以熨斗火熨之，葱坏则易。良久热气透入，手足温有汗出则生，乃服四逆汤。不温则死。脱阳危症：凡大吐泻后，肢冷，不省人事，或与女子交后，小腹肾子痛，卵缩，冷汗出，须臾不救。先以葱白炒热熨脐，后以葱白三七茎捣烂，酒煮灌之，阳气回即生。

卒心气急痛，牙关紧闭欲绝：葱白五茎，去皮须，捣膏，以匙送入咽中，灌麻油四两，得下咽即苏。少顷，虫积皆出化黄水而下，断根。葆按：此治虫积实症方，若真心气痛勿投。蛔虫心痛：葱白二寸，铅粉二钱，捣丸服，即止。

大肠虚秘：连须葱一枝，姜一块，盐一捻，豆豉二①七粒，捣作饼，烘热敷脐，扎定。良久，气通即通。不通又作。

小儿虚秘：葱白三根，煎汤，调阿胶、蜜服。仍以葱头染蜜，插肛内。

阴囊肿痛：葱白、乳香捣涂，痛止肿消。

血壅怪病：遍身忽肉出如锥，痒痛不食，不治必溃脓血。葱烧灰淋洗，饮豉汤愈。

自缢垂死：葱心刺耳鼻，血出即苏。

解金银毒：葱白煮汁饮。

脑破骨折：蜜和葱白，捣泥厚封。

小儿盘肠，内吊腹痛：葱汤洗儿腹，仍捣葱贴脐上。良久，尿出愈。

叶　利五脏，益目睛，发黄疸。煎汤，渍水病足肿。煨研，傅金疮。入盐研，傅蛇、虫伤，及中射工溪毒。

金疮折伤，或指伤血出，破裂痛极：葱白和叶煨熟，或炒热傅之，冷则易。每有杀伤气未绝者，急用此，可救。

头目重闷，疼极：葱叶插鼻内三寸并耳内，气通即清爽。

蜘蛛咬，遍身生疮：葱叶一茎去尖，入蚯蚓一条在内，待化水，取点咬处即愈。

代指痛毒：萎黄葱叶煮汁，热渍。

汁　辛，温，滑。饮之，治溺血。散瘀血，消痔漏，止衄血。治头痛耳聋，解藜芦及桂并众药毒。能消玉为水，化五石，仙方所用。

胜金方：治衄血不止。取葱汁，入酒少许，滴鼻内，觉血从脑

---

① 二：刘校本第二十六卷葱条作“三”。

散下。

金疮出血不止：取葱炙热，挼汁涂之。

痔漏作痛：以木鳖子煎汤熏洗，葱汁和蜜涂。

解钩吻毒：面青口噤欲死。以葱涕啖之，即解。

须 主通气。治饱食房劳，血渗入大肠，便血肠澼成痔，口①干，研末，酒下二钱。

喉中肿塞，气不通：葱须，阴干，二钱，胆矾一钱，共末。每用一字，吹之。

花 治心脾痛如锥刀刺，腹胀。和吴萸，等分，煎服，立效。

实 辛，大温。益精明目，宜肺，归头，补中气不足。

胡葱回回葱、蒜葱

辛，温。温中下气，消谷能食，疗肿毒，杀虫，利五脏不足气。

时珍曰：葱有数种，一冬葱，即慈葱，谓茎叶柔细，可以经冬。一汉葱，又名木葱，谓茎粗硬似木。冬葱无子。汉葱春末开成丛，青白色。其子味辛，收取阴干，可种可栽。兹胡葱，即蒜葱。乃人种莳，八月种，五月收，叶似葱，根似蒜，味如薤，不甚臭。因由胡地而来，故名胡葱。

身面浮肿，小便不利，喘急：胡葱十茎，赤小豆三合，滑石一两，研，水漂，以水煮葱、豆熟，同擂成膏。每空心温酒服半匙。

子 治中诸毒肉，吐血不止，萎黄悴者，以一升，水煮半升，冷服，日二，血定乃止。

薤白藠子

辛、苦，温，滑。下气散血，补虚调中，安胎，解毒，散结

---

① 口：疑为“日”之误。

气，除寒热，归骨。温补，助阳道。治胸痹刺痛，肺气喘急，奔豚气痛，霍乱干呕，疗少阴病厥逆泻痢，能泻下焦阳明气滞，下重。止久痢，去水气。利产妇心病，宜食之。女人带下赤白，作羹食之。诸骨哽咽，煮食则下。与蜜同捣，涂汤火灼伤。和醋捣泥，傅咽喉肿痛。勿同牛肉食，令人作癥瘕。

毒蛇螫伤：薤白捣傅之。

虎犬咬伤：薤白，捣汁饮，并涂。

误吞针环：薤白，曝萎，煮食，钗针即出。

胸痹刺痛：薤白半升，栝蒌一枚，酒七升，煮二升，分二服。又，薤白四两，半夏一合，枳实半两，生姜一两，栝蒌半枚，白酸浆三升，煮服。

卒中恶死：或先病，或平居寝卧奄忽而死，皆是中恶。以薤汁灌鼻中，便省。

奔豚气痛：薤白捣汁饮。

赤白下痢：薤白一握，同米煮粥，日食。

小儿疳痢：薤白捣泥，以粳米粉和蜜作饼，炙熟与食。

产后诸痢：炙煮薤白食，仍以羊肾脂同炒食之。

咽喉肿痛：薤根醋捣傅肿处。冷则易之。

蒜小蒜

根 辛，温，有小毒。温中，下气，理胃，消谷，除邪痹毒气，治霍乱，腹中不安。疗蛊毒、溪毒，涂疔肿甚良，傅蛇、虫、沙虱疮。脚气风病人，及时病后，忌食。

葆按：此小蒜系园内种莳，充作香点者。

《南史》：李病已五年。褚澄诊①之曰：非冷非热②，当是食白瀹

① 诊：原脱，据金陵本第二十六卷蒜条补。

② 非冷非热：此前原有“诊”字，据金陵本第二十六卷蒜条删。

鸡子过多也。取小蒜一斤煮食，吐出一物涎裹，乃鸡雏，翅足俱全。澄曰：未尽也。复吐十二枚而愈。

华佗见一人病噎，食不下，令取蒜齑二升饮之，立吐一蛇，愈。

夏子益奇疾云：人头面有光，人手近之如火炽，此中蛊也。蒜汁，和酒服，即吐蛇状，愈。

霍乱转筋，入腹杀人：小蒜、食盐各一两，捣傅脐中，灸七壮，立止。

阴肿如刺，汗出：小蒜、韭根各一升，杨柳根二升，酒三升，煎乘热熏。

恶核肿结：小蒜、吴萸等分，捣傅散。

五色丹毒，发无常，及发足踝：捣蒜厚傅，频易。

小儿白秃：以蒜切，揩。

蛇蝎螫人：小蒜，捣汁服，以滓傅。

蜈蚣咬疮：嚼小蒜涂。

蚰蜒入耳：小蒜，捣汁滴出，未出再滴。

叶　解诸毒，治心烦痛，小儿丹疹。

大蒜葫、荤菜

辛，温，有毒。入太阴、阳明经。健脾开胃，消谷下气，其气熏烈，能通五脏，达诸窍，去寒湿，解暑气，除邪祟，辟瘟疫，疗疮癣，消痈肿，烂痃癖，化肉食，杀蛔虫，止霍乱转筋腹痛。温水捣服，治中暑不醒。捣汁饮，治吐血心痛。煮汁饮，治角弓反张。捣贴足心，能引热下行，治鼻衄不止，及泄泻暴痢噤口，干湿霍乱。捣纳肛中，能通幽门，治关格不通。和豆豉丸服，治暴下血，通水道。同鲫鱼丸，治膈气。同乳香丸，治腹痛。同黄丹丸，止疟痢、妊痢。同蛤粉丸，治水肿。捣敷脐，能达下焦消水，利大小便。切片，炼艾，灸一切痈疽。但性辛热，多食伤脾、肺、肝、胆，散气生痰，助火，昏神，损目。同蜜食，杀人。醋浸年久者，傅风损冷痛，恶疮、蛇虫、蛊毒、溪毒、沙虱，并捣贴之。

葆按：蒜分大、小两种。瓣分形似百合，味辛烈者，大蒜也。近出建德所产，叶青根白，无瓣分者，小蒜也。人家园内种莳，作香点。

背疮灸法：背疮焮肿硬痛。大蒜十颗，豆豉半合，乳香一钱，共研泥。随疮头大小，用竹片作圈围定，填药在内，约二分厚，点着艾灸之。痛灸至痒，痒灸至痛，以百壮为率。

疔疮恶肿：用门凹灰一撮，研末，以蒜染灰擦疮口，候疮自然出汗，再擦，自消。

干湿霍乱，转筋：大蒜捣涂足心，立愈。

水湿肿满：大蒜、田螺、车前子等分，熬膏，摊贴脐中，水从便漩而下，数日愈。

泄泻暴痢：大蒜捣贴两足心。亦可贴脐中。下痢噤口，小儿泻痢，俱同方。

鼻血不止，服药不应：用大蒜一枚去皮，研泥作钱大饼子，厚一豆许。左鼻血出贴左足心，右鼻血贴右，两鼻俱出俱贴之，立瘥。

喉痹肿痛：大蒜塞鼻①中，日二易之。

头风苦痛：大蒜七个去皮，先烧红地，以大蒜逐个于地上磨成膏子。以僵蚕一两去头足，安蒜上，碗覆，勿令走气，一夜。次早只取出僵蚕研末，嗃入鼻内，口中含水，极效。小儿惊风，方同上。

小儿脐风：独头蒜，切片，安脐上，以艾灸之。口中有蒜气，即止。

金疮中风，角弓反张：取蒜一升去心，酒四升煮极烂，并滓服之。得汗瘥。

---

① 鼻：金陵本第二十六卷大蒜条作“耳鼻”。

妇人阴肿作痒：蒜汤洗之。

脚肚转筋：大蒜擦足心，令热则安。仍以冷水食一瓣。

芸苔油菜

茎叶 辛，温。散血消肿。煮食，破癥瘕结血，腰脚麻痹，产后血风及瘀血。捣傅风游丹肿、乳痈、妇人吹奶、瘭疽、豌豆疮。

赤火丹毒：芸苔叶捣汁傅。亦可服。

天火热疮，初起如疥①，渐如水泡，似火烧疮，急速能杀人：芸苔叶捣汁，调大黄、芒硝、铁锈等分，涂，效。

风热肿毒：芸苔茎②叶根、商陆③各三两，为末，鸡子白和贴之，即消。

手足瘭疽：此疽喜着手足肩背，累累如赤豆，剥之汁出。芸苔叶捣汁服，冬月用子研水服。

血痢腹痛不止：芸苔叶捣汁二合，入蜜一合，温服。肠风下血，同方。

子 辛，温。行滞血，破冷气，消肿散结，治产难及产后血运，心腹诸疾。梦中泄精，鬼交。赤丹热肿，金疮血痔。取油搽头，令发长黑。

产难：油菜子二钱，研末，酒下。

妇人断产，经水行后：油菜子，加入四物汤服。

小儿惊风：油菜子，研末，贴囟门。

芸苔散：治产后恶露不下，血结冲心痛。由胃寒踏冷，其血必往来心腹间，刺痛不可忍。谓之血母。并治产后心腹诸疾。产后三日，

---

① 如疥：刘校本第二十六卷芸薹条作“似痱”。

② 茎：金陵本第二十六卷芸薹条作“苗”。

③ 商陆：金陵本第二十六卷芸薹条作“蔓菁根”。

宜服此散。油菜子炒、当归、赤芍、肉桂等分，末。每酒服二钱，赶下恶物。

产后血晕：芸苔子、生地等分，末。每服三钱，姜三①片，酒、水、童便，各半盏，煎送。

补血破气，追气丸：治妇人血刺，少腹痛难忍。芸苔子炒、肉桂各一两，良姜半两，末，醋糊丸梧子大。每淡醋汤下五丸。可常服。

风热牙痛：油菜子、芥子、小茴等分，末，嗃鼻。左痛嗃右鼻，右痛嗃左。

小儿天吊：芸苔子、乌头去皮尖，各二钱，末。水调，涂顶上。

损伤接骨：油菜子一两，粟米二合，龙骨少许，末，醋调膏，摊纸上贴。

风疮不愈：菜油调山甲炒，末，熬膏涂。

汤火伤灼：菜油调蚯蚓屎，搽。

蜈蚣螫伤：菜油倾地上，擦地上油掺之，勿令妊妇见。

白菜菘

茎叶　甘，微凉。和中，通利肠胃，消食下气，除胸中烦，利大小便，治瘴气，解酒渴，止热气嗽。冬汁尤佳。多食壅气动痰，发皮肤风瘙痒。气虚胃冷人，及足疾者忌。

小儿赤游丹：行于上下，至心即死。白菜捣傅即止。

漆毒生疮：白菜捣烂涂之。

飞丝入目：白菜揉烂帕包，滴汁二三点入目，即出。

子　甘，平。作油，涂头长发。涂刀剑不锈。

酒醉不醒：白菜子二合，末，井水调，分二服。

芥　菜

茎叶　辛热而散。温中。通肺，豁痰，利膈，开胃。归鼻，

---

①　三：金陵本第二十六卷芸薹条作“七”。

除肾经邪气，利九窍，除冷气。止咳嗽上气，主咳逆下气，去头面风。久食，生风动气，耗真元，昏眼目，发痔疮。

漆疮搔痒：芥菜煎汤洗。

痔疮肿痛：芥叶捣饼，频坐之。

飞丝入目：青芥菜汁点之，出如神。

牙龈肿烂，出臭水：芥菜梗，烧炭，研末，频傅。

子　味辛，气寒。利九窍，通经络。温中散寒，豁痰利气，治胃寒吐食，肺寒咳嗽，风冷气痛，口噤唇紧，散痈肿瘀血。归鼻，去一切邪恶鬼气疰气，喉痹。发无常处。研末，醋调傅，风毒肿痛麻痹。走注，热毒瘰疬。姜汁调涂，扑损瘀血，腰痛肾冷。治心痛，酒调服之。末水调，涂顶囟，止鼻衄。末作酱食，香美，通利五脏。多食，昏目动火，泄气伤精。

葆按：此芥菜子，系本处园内种莳作蔬。有青芥、马芥、刺芥数种，其性俱同。

小儿唇紧：芥子，捣浓汁，揩破，频涂。

喉痹肿痛：芥子末，水调傅喉下，干即易。

耳卒聋闭：芥子末，人乳和，棉裹塞之。

眉毛不生：芥子、半夏等分，末，姜汁调涂，数次则生。

痈肿热毒：芥子末、柏叶，捣汁调涂。

阴症伤寒，腹痛厥逆：芥菜子①末，水调贴脐上。

走注风痛：芥子末，鸡子白调涂。

中风口噤，舌本缩者：芥子一升，研，入醋二升，煎稠，傅颔颊下。

热毒瘰疬：芥子末，醋调贴之。看消即止，恐伤好肉。

---

① 芥菜子：原作“莱子”，据金陵本第二十六卷芥条改。

雀目不见：羊肝一具，分八服。每用芥子，炒焦，末，三钱，捻肝①，笋箨裹，煮熟食②，汁送。

白芥子

辛，温。入肺。通行经络，温中开胃，发汗散寒，利气豁痰，消肿止痛。主胸膈痰冷，上气，面目黄赤。治喘嗽反胃，痹木脚气，胸胁痰饮，咳嗽多唾，筋骨腰节诸痛。痰在胁下及皮里膜外，非此莫达。熨恶气遁尸飞尸，及暴风毒肿四肢疼痛。烧烟镇宅及服，辟邪魅。久嗽热痰，老人气喘症，非痰喘者，慎用。其茎叶，功与芥菜同。

葆按：此名胡芥，原从胡戎种来，今近道亦有。

热痰烦闷：白芥子、芥菜子、大戟、甘遂、芒硝、朱砂等分，糊丸梧子大。每姜汤下二十丸。

冷痰痞满：白芥子、芥菜子、大戟、甘遂、胡椒、桂心等分，末，糊丸梧子大。每姜汤下十丸。

肿毒初起：白芥子末，醋调涂。

三子养亲汤：治老人痰喘嗽，胸满。芥子、苏子、菔子各一钱，绢袋盛入，煮汤饮之。勿煎太过，则味苦辣。大便素结者，入蜜一匙。冬月加生姜。

莱　菔

根　辛、甘。**叶**　辛、苦，温。入太阴、阳明、少阳经气分，所主脾、肺、肠、胃、三焦之病。生食升气。捣汁饮，消食宽中，消痰止嗽。利五脏，宽胸膈，止消渴，制面毒，利关节，行风气，去五脏邪恶气，利大小便，治噤口毒痢，吐血衄血，肺痿吐血。涂打扑汤火伤。然多食则嗳气。煮熟食，降气化痰消导。主吞酸，

① 肝：金陵本第二十六卷芥条此前有“上”字。
② 食：金陵本第二十六卷芥条此前有“冷”字。

化积滞，散瘀血，解酒毒。杀鱼腥气，治豆腐积。而多食则泄气。同羊肉、银鱼煮食，治劳瘦咳嗽。同猪肉食益人。末服，通五淋。丸服，治白浊。煎汤，洗脚气。饮汁，治下痢及失音，并烟熏欲死。多食动气，渗入血，令人白发。忌地黄同食，亦发白。

鼻血不止：萝菔捣汁半盏，入酒少许热服，并以汁注鼻中。

下痢噤口：莱菔捣汁一盏，蜜一盏，水一盏，同煎。分早晚服。日晡米饮吞阿胶丸百粒。无莱菔，以子擂汁亦可。痢后肠痛，同方。

喉痹肿痛：莱菔汁和皂荚浆服，取吐。

偏正头痛：莱菔汁一蚬壳，令仰卧，随左右注鼻内。

大肠便血：大莱菔皮烧炭、荷叶烧炭、生蒲黄等分，末。每米饮服一钱。

烟熏欲死：莱菔嚼汁咽下。或生菜叶亦可。食物吞酸，同方。

子 辛，入肺。甘，走脾。长于利气。生能升，熟能降。升则吐风痰，散风寒，宽胸膈，发疮疹；降则定痰喘咳嗽，调下痢后重，止内①痛。下气除胀，利大小便。

痰气喘息：菔子炒、皂荚炭等分，末，姜汁和，炼蜜丸梧子大。每白汤下五十丸。

气胀气蛊：菔子一升，研，以水捣滤汁，浸砂仁一两一夜，炒干，又浸炒，凡七次，末。每米饮服一钱。神效。

久嗽痰喘：菔子炒、杏仁去皮炒等分，末，蒸饼丸麻子大。每服五丸，时津咽。

风秘气秘：菔子一合，擂汁，和皂荚末二钱，服，立通。

齁喘痰促，遇厚味即发：菔子淘净，蒸熟晒研，姜汁浸蒸饼丸绿豆大。每服三十丸，口津咽下，日三次。名清金丸。

花 用糟下酒藏，食之甚美，能明目。

---

① 内：金陵本第二十六卷莱菔条作“气”。

蔓菁芜菁葑、诸葛菜

根、叶 辛、甘、苦。利五脏，止消渴，通中，消食，下气治嗽。轻身益气，令人肥健，可常食之。主心腹冷痛，及热毒风肿，乳痈妒乳寒热。

时珍曰：《别录》以芜菁、莱菔同条，遂致诸说猜度。或谓在南为莱菔，在北为芜菁，殊无定见。今按二物①花、子俱别。蔓菁是芥属，根长而白，其味辛、苦②，茎短粗，叶大厚；夏初起苔，开黄花，解角如芥，其子圆，亦似芥。莱菔是菘属，根圆，亦有长者，有红、白二色；其味辛、甘；夏初起苔，开淡紫花，结角如虫状，子似葫芦巴。如此分之自明。《纂要》云：又名葑。辛，寒。利水解热，下气宽中。自注云：蔓菁，今名大头菜。江北多，南方少。人不识，以为莱菔，误矣。

一切肿毒：蔓菁根捣，入盐少许，封之，日三。

乳痈寒热：蔓菁根、叶，勿洗，以盐和捣涂。妒乳，同方，加鸡子白和封。

阴肿如斗：生蔓菁根捣封之。

子 苦、辛，平。明目益气，利小便，疗黄疸。煮汁服，治霍乱心腹胀，主癥瘕积聚。末服，疗青盲目暗。和油傅蜘蛛咬。压油涂头，能变蒜发。

藏器曰：被蜘蛛咬者，恐毒入内，研末酒服，以油调傅之。蔓菁园中无蜘蛛，可验是相畏也。《纂要》云：蔓菁子，益肝，行气，去郁热，攻积聚，杀虫毒。

补肝明目：蔓菁子，淘净，一斤，黄精二斤，和，九蒸九晒，末。每米饮空心服二钱。

---

① 物：金陵本第二十六卷芜菁条此后有“根、叶”二字。

② 苦：金陵本第二十六卷芜菁条作“甘”。

青盲眼障，瞳子未坏者，十得九愈：蔓菁子六升，蒸，热汤淋，曝，又淋，如是三遍，末。食后每酒服一匙。黄汗染衣，同方，井水服。

花 辛，平。治虚劳眼暗。三月三日采花，阴干，空心井水服。

生姜

辛，温。行阳分而祛寒发表，宣肺气而解毒，和中畅胃口而开痰下食。生用发表，熟用和中。散烦闷，开胃气。除壮热，止呕吐，归五脏，除风邪寒热，治伤寒头痛，伤风鼻塞，咳嗽时疾，咳逆上气，去痰下气。下一切结实，冲胸膈恶气及冷热气。疗痰喘胀满，冷痢腹痛，转筋心满，去胸中臭气，杀腹内长虫。去水气满。行血痹，通神明，去秽恶，救暴卒，解药毒，搽冻耳，涂狐臭，杀半夏、南星、菌蕈诸物毒。解食野禽中毒成喉痹。辟雾露山岚瘴气。捣汁和黄明胶，贴风湿痛。久食渐积热，及同酒饮伤肺，俱患目疾，发痔疮。疮痈人食生恶肉，妊妇食令儿盈指。

胸胁满痛，有邪气结实硬痛：生姜一斤，捣留汁，用渣炒，以绢包患处，款款熨之。冷再以前汁和炒再熨，久自豁然宽快。

大便不通：生姜削长二寸，涂盐，纳下部，立通。

湿热发黄：生姜时时周身擦之，黄自退。

暴赤眼肿：用古铜钱刮姜取汁，于钱唇点之，泪出即愈。勿疑。

舌上诸病生苔：以青布染井水抹，后以姜切片擦之。葆按：验。生白苔，此方效。若是黄苔，以薄荷末拭，勿用姜。

虎伤人疮：内服姜汁，外仍以姜汁洗后，白矾末傅。

产后肉线：产时过用力，垂出肉线长三四尺，触手痛引心腹欲绝。生姜三斤，捣烂，入麻油二斤，拌炒干。先用新①绢五尺，折作

① 新：金陵本第二十六卷生姜条作“熟”。

方结。令人轻轻盛起肉线，使之屈曲作三团，纳入产户。乃以绢袋盛姜，就近熏之，冷则更换，不住。熏日夜缩入大半，二日尽缩入，愈。若线断则不治。

脉溢怪症：人忽毛窍节次血出不止，腹胀如鼓，须臾目、鼻、口被气胀合，此名脉溢。姜汁和水各半盏服，即安。

满口烂疮：姜汁频漱吐。

干生姜 温中理嗽，治胀满，霍乱不止，腹痛，冷痢，血闭。病人虚冷者，宜加之。

葆按：取生姜干者一块，常置，贴肉袋内。凡遇途间中寒、中暑、霍乱、呕泻及腹痛、厥逆、阴寒等症，或生嚼，开水服，俱效。

姜屑 肺经气分之药，能益肺。和酒服，治偏风。

杲曰：凡用生姜屑者，比之干姜则不热，比之生姜则不温。又以干生姜代干姜者，以其不僭故也。

姜皮 辛，凉。和脾胃，去目翳，达皮肤。葆元。行水气，消浮肿，治腹胀痞满。

葆按：五皮饮：治脾不能为胃行其津液，故浮肿。生姜皮、陈皮、茯苓皮、桑白皮、大腹皮等分，煎服。皆用皮者，水溢皮肤，以皮行皮之意。

姜叶 辛，温。食鲙成癥，捣汁饮，即消。

打损瘀血：姜叶一升，当归三两，末，温酒服三钱。

干姜、炮姜白姜、均姜

干姜，辛，温，逐寒邪而发表。炮姜，辛、苦，大热，除胃冷而守中。温经止血，定呕消痰。去脏腑沉寒痼冷，能去恶生新，使阳生阴长，故吐衄下血，有阴无阳者，宜之。亦能引血药入气分而生血，故血虚发热，产后大热者，宜之。引以附子入肾经而祛寒湿，能回脉绝无阳。同五味，利肺气而治寒嗽。同人参，温胃寒而燥脾阳，又能通心助阳而补心气。开五脏六腑，通四肢关节，宣诸络脉，去冷风湿痹，止夜多小便。治咳逆上气，寒冷腹痛，中恶霍乱，转筋吐泻，反胃干呕。止唾血，鼻衄，肠澼下痢，瘀血扑损。去心下寒痞，目睛久赤。开胃口，消宿食，解冷热毒。多用损阴耗气。温热燥邪及妊妇忌之。

元素曰：干姜本辛，炮之稍苦，故止而不移，所以能治里寒，非若附子行而不止也。理中汤用，以其回阳也。时珍曰：干姜能引血药入血分，气药入气分，又能去恶血生新血，有阳生阴长之意，故血虚者用之；凡人吐血、衄血、下血，有阴无阳，亦宜用之。乃热因热用，从治之法。

阴阳易病：男妇得病新瘥，忌交合。病拘急，手足拳，腹痛欲死。男名阴易，女名阳易，宜汗愈。满四日不治。干姜半①两，末，白汤服，取汗，手足伸，愈。

血痢不止：炮姜末一钱，米饮下。

咳嗽上气：炮姜、皂荚炙、桂心等分，末，蜜丸梧子大。每服三丸，嗽发即服，日三五次。禁食葱、面、油腻。

吐血不止：干姜末一钱，童便下。

鼻衄不止：干姜削尖煨，塞鼻中即止。

中寒水泻：炮姜，末，粥饮服二钱。

瘰疬不敛：干姜，末，姜汁糊丸，黄丹为衣。每日入药疮内，追脓尽，自生肉口合。如不合，以葱白汁调大黄末搽，即愈。

脾胃虚冷，不下食，羸弱成瘵：干姜，浆水煮透，焙，末，陈米煮粥饮，丸梧子大。每白汤下三十丸。

同蒿蓬蒿、菊花菜

甘、辛，平。安心气，养脾胃，消痰饮，利肠胃。多食动风，薰人心，令人气满。患目疾人，忌食。葆元。

---

① 半：金陵本第二十六卷干姜条作“四”。

蒝荽胡荽

根叶 辛，温，香窜。内通心脾，外达四肢，辟一切不正之气。痘疹出不快者，和酒发之。利大小肠，通小腹气，拔四肢热，止头痛，补筋脉，令人能食。治肠风下血，用热饼裹食，甚良。合诸菜食，气香，令人口爽。辟飞尸、鬼疰、蛊毒、鱼、肉毒。烧烟熏脱肛。久食，发痼疾，损精神，令人多忘。

华佗云：凡胡臭、口臭、齿䘌、脚气、金疮人，忌食。

疹痘不快：蒝荽二两切，酒二大盏，煎沃，以物盖，勿泄气。候冷去滓，微含喷，从头至足。勿喷头面。

孩子赤丹：蒝荽煎汁涂。

小便不通：蒝荽二两，葵根一握，煎，入滑石末一两，分四服。

面上黑子：蒝荽煎汤，日洗。

蛇虺螫：蒝荽、合口椒等分，捣涂。

子 辛、酸，平。发痘疹，杀鱼腥。消谷能食。解蛊毒及食肉中毒，治吐血下血，煮汁冷服。油煎，涂小儿秃疮。

痢及泻血：蒝荽末，每服二钱。赤痢，砂糖水下，白痢，姜汤下，泻血，白汤下，日二。

五痔作痛：蒝荽炒末，每空心温①酒下二钱。

痔漏脱肛：蒝荽、粟糠各一升，乳香少许，以小瓶烧烟熏。

肠头挺出：蒝荽子，醋煮熨之。

牙齿疼痛：蒝荽子，煮汁，含漱。

胡萝卜

甘、辛，微温。下气补中，安五脏，利胸膈肠胃，令人健食。

子 治久痢。

① 温：原作“湿”，据金陵本第二十六卷胡荽条改。

时珍曰：元时始自胡地来，故名。有黄赤二种，长五六寸。葆按：胡萝卜，今赤者，产自江陵上元诸县，味甘，清香适口。而黄者，产吉安临江诸县，味较逊，俱盐腌者，市人贩售。

水芹苦蔪

茎 甘，平。益气，养精止血，保血脉，嗜饮食。利口齿，去伏热，解烦渴，去头中风热，利大小肠，治崩中带下，五种黄疸。捣汁服，治小儿暴热，大人酒后，身热鼻塞。杀百①药毒。和醋食，损齿。赤者害人。

时珍曰：芹有水、旱两种。水芹生江湖陂泽之涯，旱芹生平地。二月生苗，对节而生，似芎䓖，气芳香。春秋二时，龙带精入芹。人误食，病面青，腹满如妊，痛难忍，作蛟龙病。以饴糖食二三斤，吐蜥蜴便瘥。《纂要》云：根白，夏初开花，名水芹。筋断，敷、食可。生可为夹棍药，紫色者尤效。又名强盗草。

小儿吐泻：芹菜切细，煮汁饮之，不拘多少。

小便淋痛：水芹白根者，去叶用根捣汁，井水和服。小便出血，方同上。

旱芹堇葵、苦堇

菜 甘，寒。下瘀血，止霍乱。久食，除心下烦热。治寒热鼠瘘，瘰疬生疮，结核聚气。生捣汁，洗马毒疮，并服之。捣汁半升服，能杀鬼毒，即吐出。涂蛇蝎毒及痈肿。黄花者，有毒，食杀人。

时珍曰：其性滑如葵，故名堇葵。恭曰：堇菜野生，非人所种。禹锡曰：堇，根如荠，叶如细柳，子如米，蒸汋食之，甘滑。

湿热气：旱芹菜，曝干，末，糊丸梧子大。空心温酒下四十丸。

---

① 百：金陵本第二十六卷水芹条作“石”。

大杀百虫毒。

结核气：堇菜，曝干，末，麻油煎成膏。摩之，日三五度。

马芹牛蕲、野茴香

甘、辛，温。作茹食，益脾胃，利胸膈，去冷气。

子　甘、辛，温。开胃下气，温中暖脾，消食，调味用之。治反胃，及心腹胀满。炒研醋和服，治卒心痛，令人得睡。

恭曰：马芹生水泽旁。苗似鬼针，嫩时可食。花青白色。子黄黑色，似防风子，调食味用，香似橘皮而不苦。时珍曰：此与芹同类而异种，处处卑湿地有之。三、四月生苗，一本丛生如蒿，白毛蒙茸，嫩时可茹。叶似水芹而微小。五、六月开碎花，攒簇。结实似莳萝子而重。其根白色，气亦香，坚硬，不可食。

慢脾惊风：马芹子、丁香、僵蚕等分，为末。每服一钱，橘皮煎汤下。名醒脾散。

小茴蘹香

子　色青入肝，气香舒脾。本膀胱药，壬与丙交，故能入手、足少阴，以开上下经之通道。理气开胃，调中，止痛，暖丹田，补命门。调冲任，暖子宫。葆元。治霍乱，呕吐，干湿脚气，小便闭涩，膀胱冷气，男子肾劳㿗疝，女人阴㿉带下。捣末，傅蛇咬，久溃不愈。其性温而不燥，辛而不烈，入药胜大茴。

胁下刺痛：小茴一两，枳壳五钱炒，末，火①酒调服二钱。

肾消饮水，小便如膏油：小茴、川楝子等分炒，末。每食前酒服三钱。

伤寒脱阳，小便不通：小茴末，姜汁调傅腹上。外以小茴末和益元散，等分，服。

---

① 火：金陵本第二十六卷蘹香条作“盐”。

膀胱疝痛：小茴、杏仁各一两，葱白焙五钱，末。酒服五①钱，嚼胡桃肉送。

茎叶 辛，平。治小肠气，卒肾气冲胁，如刀刺痛，喘息不得。生捣汁一合，投热酒一合，和服。煮食，治卒恶心，腹中不安，立效。

恶毒痈肿，或连阴卵髀间痛挛急，牵小腹不可忍，一宿杀人：小茴苗叶，捣汁一升服。其滓敷肿上，神效。冬月用根。

大茴八角茴

辛，温。气烈芳香畅脾。酒服，治腰痛如刺，大小便闭，疝气偏坠，腰重刺胀。其小茴性平，理气开胃，食料宜之。大茴性热，动火发疮，多食损目，食料不宜过用。

葆元按：大、小茴香，《纲目》未分，统名蘹香。时珍注：小茴处处种莳，唯宁夏产者为最。其大茴来自番舶，形八角，角俱含子，亦未分列。葆故照《纲目》主治及附方所用，分别列名，以便爽目。

大小便闭：大茴七个，大麻仁半两末，生葱白三七茎，同煎。调五苓散末服。

腰痛如锥刺：大茴、杜仲炒各三钱，木香一钱，末。酒服三钱，日二。

疝气偏坠：大茴、小茴各一两，用猪猪尿胞一个，连尿入二末，内入罐内，以酒煮烂，连胞捣，丸梧子大。每服五十丸，白汤下，神验。

莳萝慈谋勒、小茴香

子 辛，温。补水脏，治肾气，壮筋骨。主膈气，消食，滋食味。健脾，开胃气而温肠，杀鱼、肉毒。治小儿气胀，霍乱呕

---

① 五：金陵本第二十六卷蘹香条作“二”。

逆，腹冷不下食，两肋痞满。研末，酒服二钱，治闪挫腰痛。

颂曰：莳萝，三、四月生苗，花实大类蛇床而簇生，辛香，六、七月采实。今人用和五味，入药少用。其香不及茴香。

牙齿疼痛：莳萝、油菜子、白芥子等分，末。口中含水，随左右嗃鼻内，效。

苗 辛，温。下气利膈。

罗勒香菜、翳子草

苗 辛，温，微毒。和血润燥。调中消食，去恶气，消水气，宜生食。疗齿根烂疮，为使用之。患啘呕者，取汁服半合。其根烧灰。傅小儿黄烂疮。辟飞尸、鬼疰、蛊毒。多食，壅关节，涩肠胃①，动风，发脚气，令人血脉不行。

时珍曰：香菜须三月枣叶生时种乃生，否则不生。常以鱼腥水、米泔水、泥沟水浇之，则香而茂。不宜粪水。禹锡曰：罗勒处处有之。有三种：一种似紫苏叶；一种叶大，二十步即闻香；一种堪作生菜。子可安目中去翳，少顷湿胀，与物俱出。

反胃咳噫：香菜、生姜各一两②，椒末一钱，盐和面四两，裹作烧饼，煨熟。空心吃，两三度，效。反胃，入甘蔗汁和之。

鼻疳赤烂：香菜叶，烧灰，二钱，铜青五分，轻粉二字，末，日傅三次。

子香草子 治目翳及尘物入目，以三五颗安目中，少顷与物俱出。亦主目赤眵泪。

走马牙疳：小儿喜食肥甘，虚热口臭，渐次齿黑，名曰崩砂；又渐龈烂，名曰溃槽；又或血出，名宣露；重则齿落，名腐根。香草子

① 肠胃：金陵本第二十六卷罗勒条作“营卫”。

② 香菜生姜各一两：金陵本第二十六卷罗勒条作“香菜一两，生姜四两”。

末、轻粉各一钱，陀星①，醋淬，一②两，末，匀。以少许傅齿及龈上，立效。内服甘露饮。

菠菜菠薐菜

甘，冷，滑。利五脏，通血脉，开胸膈，解酒毒，通肠胃热。下气调中，润燥止渴，根尤良。凡久病，大肠涩不通，及患痔病，并服丹石人食之佳。多食，令人脚弱，动冷气，发腰痛，冷大小肠。

消渴引饮，日饮水一石：菠菜根、鸡内金等分，末。每米饮服一钱，日三。

蕹　菜

甘，平。捣汁和酒服，治产难。解胡蔓草毒，即野葛毒，煮食。亦生捣服。

藏器曰：南人先食蕹菜，后食野葛，二物相伏，自然无苦。试取汁滴野葛苗，当时萎死，其相制杀如此。

莙菜莙菜、莙蓬菜

甘、苦，大寒，滑。煎汤饮，利五脏，开胃口，理脾气，通心膈，去头风，补中下气。夏月以菜作粥食，解热，止热毒痢。捣汁饮，主冷热痢，及时行壮热，解风热毒，止血生肌，疗诸禽兽伤，傅之立愈。灸疮捣傅，止痛易瘥。多食，动气，滑大便。

根　甘，平。下气，通经脉，开胸膈。

子　煮半生，捣汁服，治小儿热。醋浸揩面，去粉滓，令润泽有光。

痔漏下血：莙菜子、芸苔子、荆芥子、芫荽子、莴苣子、蔓菁

---

① 陀星：即密陀僧。

② 一：金陵本第二十六卷罗勒条作“半”。

子、萝卜子、葱子等分，以大鲫鱼一尾，去鳞、肠，装药在内，缝合，入瓦器内，上下用火炼，为末。每服二钱，米饮下，日二。

蜀葵蕲菜、戎葵

苗　甘，微寒，滑。除客热，利肠胃。作蔬食，滑窍治淋，润燥易产。煮食，治服丹石，发热，小儿热毒下痢。捣烂涂火疮，烧研傅金疮。

思邈曰：勿久食，钝人志性。被狗啮者，食之永不瘥。郭璞云：叶似葵花，如木槿花，由戎蜀所自来，故名。时珍曰：蜀葵处处植之。春初种子，冬月宿根亦自生苗，作茹食。叶似葵菜而大，亦似丝瓜叶，有岐。其实大如指，皮薄而扁，内仁如马兜铃仁及芜荑仁，轻虚易种。《纂要》云：蜀葵，俗名蕲菜。甘、咸，寒，滑。得金水之气，益心泻肾，润燥滑肠，去结行水，通乳滑胎。天行病后忌食。又名马蹄菜，叶圆而后缺，形似也。

根茎　治客热，利小便。末服，散脓血恶汁。妇人带下，极验。

宗奭曰：蜀葵，四时红色、单叶者根，阴干，治带下，排脓血恶物，极效验。

小便淋痛：蜀葵根二钱，煎服如神。小便血淋，加车前子一钱。

肠胃生痈，怀忠丹：治内痈有败血，腥秽，脐腹冷痛，用此排脓下血。单叶蜀葵根、白芷各一两，枯矾、白芍各五钱，末，黄蜡溶化，和丸豆大。每空心米饮下二十丸。待脓血出尽，服十宣散补之。

小儿吻疮，经年欲腐：葵根烧研傅之。

小儿口疮：赤葵茎，炙干末，蜜调和含之。葆按：兹考《医林纂要》，自草部移入，其所载证治，颇有同异，俟博考。

花　咸，寒。和血润燥，通窍，利大小肠。理心气不足。治带下，目中溜火。小儿风疹痎疟。

张元素曰：蜀葵花，阴中之阳也。赤者治赤带及血燥，白者治白带及气燥，取其寒滑润利之功。

二便关格，胀闷欲死，二三日杀人：蜀葵花一两，捣烂，麝香半钱，水煎服。无花根亦可。

痎疟邪热：蜀葵花白者，阴干末，水服。

横生倒产：蜀葵花末，酒服一匙。

酒齄赤鼻：蜀葵花末，腊猪脂和，夜傅旦洗。

子　**甘，冷。治淋涩，通小肠，疗水肿，催生落胎，治一切疮疥，并瘢疵赤靥。**

直指催生方：蜀葵子二钱，滑石三钱，末。顺流水服即下，神效。

大小便闭：白花蜀葵子末，煮浓汁服。

石淋破血：五月五日，收蜀葵子，炒研，食前温酒下一钱，当下石出。

痈肿无头：蜀葵子末，水调傅。

荠护生草

根叶　**甘，温。利肝和中。明目益胃。利五脏。治目痛翳膜。同根烧灰服，治赤白痢极效。**

时珍曰：荠生野中。有大、小数种。小荠，叶花茎扁，味美。最小者，名菥荠。大荠科，叶皆大，而味不及，其茎梗有毛者，名菥蓂，味不佳。并冬至后生苗，二、三月起茎五六寸。开细白花。结荚如小萍，有三角。荚内小子，如葶苈。四月取其茎，作挑灯杖，可辟蚊、蛾。

暴赤眼痛：荠菜杵汁滴之。

眼生翳膜：荠菜和根、茎、叶洗，焙，末。每夜卧时先洗眼，拭，挑末米许，安两大眦头。久自落。

肿满腹大，四肢瘦，尿涩：葶苈炒、荠菜等分，末，蜜丸。陈皮汤下。

子蒫实　甘，平。明目，治瘗去翳，解热毒。消腹胀。补五脏不足，去毒邪气，治青盲不见物。久服，视物光明。

花　布席下，辟虫。又辟蚊蛾。阴干，枣汤服一钱，治久痢。

菥蓂大荠　**苗**　甘，平。和中益气，利肝明目。

子　辛，微温。明目，治目痛泪出，补五脏，益睛光，除痹。疗心腹腰痛。治肝家积聚，眼目赤肿。

眼目热痛，泪出不止：菥蓂子捣筛，卧时铜簪点少许入目，当有热泪及恶物出，甚效。眼中弩肉，方同。夜夜点之。

鹅肠菜繁缕

酸，平。破血，下乳汁，治积年恶疮、痔不愈。产妇宜食之。产妇腹有块痛，以酒炒煮绞汁温服。曝干为末，醋糊丸，空腹服五十丸，取下恶物。

时珍曰：繁缕即鹅肠，非鸡肠草。下湿地极多。正月生苗，叶大如指头。细茎引蔓，断之中空，有缕如丝。作蔬甘脆。三月后渐老。开细瓣白花，结小实大如稗粒，中有细子如葶苈。

丈夫阴疮，茎及头溃烂，痛不可忍：端午日取繁缕，烧焦，五分，蚯蚓屎二分，水和，作饼贴，干即易。

小便卒淋：繁缕，水煮常食。产妇有块，酒服。

鸡肠草

苦，平，微辛。治毒肿，主遗溺，洗手足伤水烂。烧灰傅疳䘌及揩齿，去宣露。作菜食，益人，去脂膏毒气。取汁和蜜服，疗小儿赤白痢。捣涂射工中人，蠷螋溺疮。端午日取烧灰和盐，疗一切疮，及风丹遍身痒痛。

气淋肿痛：鸡肠草三两，石韦一两去毛。每服三钱，水煎。

风热牙痛，浮起，及小儿疳蚀：鸡肠草、旱莲草、细辛等分，末。每日擦三次。

反花恶疮：鸡肠草，捣汁拂之。或末，猪脂调搽，极效。

一切头疮：鸡肠草烧炭，和盐傅。

漆疮瘙痒：鸡肠草捣涂。

止小便利：鸡肠草一斤，豆豉一合，煮，和米作羹、作粥，频食。

指头破伤，或因下水作腐烂：鸡肠草捣傅，极效。葆验。

发背欲死：鸡肠草捣傅。

苦 板

苦，寒。解暑去热。

《纂要》云：苦板，腌干，作盐菜不坏。形似莱菔菜而小，微有毛花，作蓊头飞絮。

苋 菜

甘，冷利。

白苋 补气除热，通九窍。

赤苋 入血分，治赤痢，同马齿苋服，滑胎利产。多服则破血下胎。

紫苋 杀虫毒，治气痢。其性并利大小肠，滑胎产，治初痢。多食动气，冷中损腹。忌同鳖肉食，生鳖瘕。

鼎曰：取鳖肉如豆大，以苋菜封裹置土坑内，以土盖之，一宿尽变小鳖。机曰：此说屡试不验。葆按：亲见黟邑汪某，因病贪食，与鳖、苋同食。未几，病发而死，宜禁忌。

产后下痢赤白：紫苋菜一握，切煮汁，入粳米三合，煮粥食，立瘥。

小儿紧唇：赤苋捣汁洗之，良。

漆疮搔痒：苋菜煎汤洗。

诸蛇螫人：紫苋捣汁，饮一升，以滓涂之。

射工中人：状如伤寒，寒热发疮在一处，有异于常。取赤苋茎叶，捣汁饮一升，日再。

子 甘，寒。益精，明目，去寒热，杀蛔虫，利大小便，治青盲，白翳，肝风客热，目翳黑花。

葆验按：居乡无药，疹出不快，苋实一杯，酒煮，以麻蘸拭。

根 治阴下冷痛，入腹则肿满杀人，捣烂傅之。

马齿苋

酸，寒。散血消肿，利肠滑胎，解毒通淋。止消渴，破痃癖，去白虫。饮汁，治反胃诸淋，金疮流血，破血癖癥瘕。治自尸脚气阴肿，女人赤白带下，产后虚汗，血痢。生捣汁服，疗痈疮，杀诸虫，当利下恶物。擦紧唇面皰，涂马汗、射工毒。和米煮粥食，治痢及疳痢，疗肠痛。作膏，涂湿癣、白秃、杖疮及三十六种风。和梳垢捣，封疔疮。及烧灰，醋调，后①封之，根即出。诸肿瘘疣目，捣烂揩之。与苋性同，亦忌鳖。

三十六种风结疮：马齿苋一硕，水一硕，煮取汁，熬入黄蜡三两，溶化成膏，涂之。

脚气浮肿，心腹胀满，小便涩少：马齿苋，和粳米、酱汁，煮食。

肛门肿痛：马齿苋、三叶酸草等分，煎汤熏洗。

痔疮初起：马齿苋煮食，并煎洗。

赤白带下：马齿苋汁三合，鸡子白三②枚，搅匀，顿热服。

阴肿痛极：马齿苋捣傅。

腹中白虫：马齿苋，煎汁一碗，和入盐、醋，空腹食，少顷虫尽出。

紧唇面皰：马齿苋煎汤日洗。

---

① 后：金陵本第二十七卷马齿苋条此前有“先炙”二字。

② 三：金陵本第二十七卷马齿苋条作“二”。

目中瘜肉，白膜：马齿苋一握，捣汁，和芒硝少许，棉裹安目上，频易。

漏耳诸疮：治耳内外恶疮，及头疮、胞①疮、癌疮，黄马散。干马齿苋一两，黄柏半两，为末，傅。

项上疬疮：干马齿，烧炭，末，腊猪脂和，涂。先以米泔洗拭。又方：治未破者，马齿苋同靛花捣掺，日三换。

小儿火丹，热如火，绕脐杀人：马齿苋捣涂。

小儿脐疮：干马齿苋，烧炭，末，傅。

豌豆瘢疮：马齿苋，烧炭，研傅，须臾根出。不出再傅。

疔疮肿毒：干马齿苋、石灰等分，末，鸡子白调傅。

反花恶疮：马齿苋烧研，猪脂调傅。

足趾甲疽肿烂：马齿苋、青木香、食盐等分，烧炭，入朱砂少许，末，傅。

产后虚汗：马齿苋煮汁服。

产后血痢，小便闭，脐腹痛：马齿苋汁三合，煎沸，入蜜一合，和服。

杂物眯目：马齿苋烧研，点少许目眦，即出。

小儿白秃：马齿苋熬膏涂。或烧末，猪油调傅。

风齿肿痛：马齿苋一握，捣汁渍之。

马咬人疮，入心者：马齿苋煮食之。

身面瘢痕：马齿苋煎汤，日洗二次。

筋骨疼痛，不拘风湿气，杨梅疮，及女人月家病：马齿苋二斤，取鲜干者各半，五加皮半斤，苍术四两，打碎，水煎洗澡。急用葱、姜擂烂，冲热汤服。出汗立愈。

保昇曰：马齿苋，最难燥干，当以槐木槌碎，向日东作架晒之，

① 胞：金陵本第二十七卷马齿苋条作“肥”。

三、两日即干。

子 明目，去寒热，除邪气，治青盲白翳，利大小肠。和葱、豉煮粥食。

目中火泪，或脓：马齿苋子、苋菜子各半两，末，棉裹铜器中蒸熟，熨大眦头脓泪出处。约熨五十度为率，久自愈。

苦荬

苦，寒。安心益气，明目轻身。治五脏邪气，厌谷胃痹。肠澼渴热，血淋痔瘘，诸痢恶疮。调十二经脉，霍乱后胃气烦逆。捣汁饮，除面上及舌下黄。其白汁，涂疔肿，拔根。滴痈上，立消。点瘊子，自落，傅蛇虫、蜂叮。脾胃虚寒人少食。

血淋尿血：苦荬一把，酒、水各半，煎服。

对口恶疮：苦荬擂汁一钟，姜汁一匙，和酒服。以渣傅。

中沙虱毒：沙虱在水中，人澡浴则著人身，钻入皮里。初发皮上赤，如小豆、黍、粟，摩之痛如刺，三日后寒热发疮，入骨杀人，岭南多此。即以茅叶刺之，苦荬汁涂。

喉痹肿痛：野苦荬捣汁半盏，灯心以汤浸，捻汁，匀服。

痔疮痛：生苦荬，或干者，煮和汤，置器中，横安一板坐之，先熏后洗，冷即止。日洗数次，屡效。

根 煮服，疗血淋，利小便，治骨蒸及赤白痢。

花子 甘，平。去中热，安心神。治黄疸病，连花、子研二钱，水煎服，日二次，良。

莴苣莴菜、千金菜

苦，冷，微毒。利气，明目。利五脏，通经脉，开胸膈。通乳汁，坚筋骨，去口气，白牙齿，利小便，杀蛇、虫毒。百虫入耳，捣汁滴之，自出。

时珍曰：莴苣有毒，百虫不敢近。蛇虺触之，则目瞑不见物。人中其毒，以姜汁解之。

乳汁不通：莴苣煎酒服。

小便不通：莴苣捣傅脐上，即通。小便尿血，同方。

沙虱水毒：莴苣捣汁涂之。

百虫入耳：莴苣汁滴入，自出。

子 下乳汁，通小便，治阴囊㿉肿、痔漏下血、伤损作痛。

闪损腰痛，趁痛丸：莴苣子，炒，三两，粟米一撮，乌梅肉、乳香、没药各半两，末，炼蜜丸弹子大。每嚼一丸，热酒下。

小便不通：莴苣子捣饼，贴脐中，即通。

阴囊㿉肿：莴苣子一合，末，水服。

肾黄如金：莴苣子研末，水服二钱。

乳汁不行：莴苣子末，酒服二钱。

蒲公英

甘，平。花黄，属土，入太阴、阳明。化热毒，解食毒，散滞气，消肿核。专治乳痈疔毒，亦为通淋妙品。掺牙，乌髭发，壮筋骨。白汁，涂恶刺，狐尿刺疮。捣贴恶疮，蛇螫肿痛。

汪昂曰：诸家不言通淋，试之，屡验。

乳痈红肿：蒲公英一两，银花藤二两，捣烂，水煎服。睡觉病即去。

疳疮疔毒：蒲公英捣烂覆之。别捣汁，酒服取汗。

水苦荬谢婆菜

根 辛，寒，微苦。治风热上壅，咽喉肿痛，及项上风疬，以酒磨服。

颂曰：水苦荬，生溪涧。叶似苦荬而厚光泽。根似白术而软。二、八、九月采其根食。

翻白草天藕、鸡腿根

根 甘、微苦，平。治吐血、下血、崩中，疟疾、疔毒、痈疮。

时珍曰：鸡腿肉生近泽田地，高不盈尺。春生弱茎，一茎三叶，尖长而厚，有皱纹锯齿，面青背白。四月开小黄花。结子如胡荽子，中有细子。其根状小白术头，剥去赤皮，其内白色如鸡肉，食之有粉。小儿生食之，荒年掘取和饭食。

崩中下血：鸡腿根一两，捣，酒煎服。吐血不止，水煎，空心服。

疔毒初起，不拘已成未成：翻白草根，酒煎服，出汗愈。疟疾、无名肿毒，同方。

黄花草黄瓜菜

甘、微苦，微寒。通结气，利肠胃。

时珍曰：此菜野生田泽，二月生苗，小科如荠。三、四月开黄花。其气如瓜，故名。野人茹食，亦可饲猪。俗名黄花草。

燕脂菜落葵

叶 酸，寒，滑。滑中，散热，利大小肠。脾冷人不可食。

子 悦泽人面，可作面脂。

弘景曰：曾为狗啮者，食之终身不瘥。时珍曰：落葵三月种，嫩苗可食。五月蔓延，其叶如杏叶而肥软，作蔬食宜。八月开紫花，累累结实，如五味子。熟则揉取汁，红如燕脂，饰面、染布，久则色变。

蕺菹菜、鱼鯹草

辛，微温，有小毒。断疟疾，解硇毒，散热毒痈①，痔疮脱肛。治蚘蝮②尿疮。入竹筒内煨热，捣傅恶疮、白秃。

---

① 痈：金陵本第二十七卷蕺条此后有“肿”字。
② 蚘蝮（qiúsōu 求搜）：俗称蓑衣虫。

恭曰：蕺菜生湿地山谷阴处，亦能蔓生。叶，荞麦叶而肥，茎赤色。江左人好生食。时珍曰：叶似荇，其状三角，一边红，一边青。可以饲猪。其叶腥气，故名鱼腥草。久食，损阳气，消精髓，小儿食脚痛难行。

背疮热肿：蕺叶捣汁涂，留孔泄热毒，冷即易。

痔疮肿痛：蕺一握，煎汤熏洗，洗后以枯矾、片脑末傅。

疔疮作痛：蕺捣烂傅，初痛一二时即愈。

小儿脱肛：先以朴硝煎水熏洗，蕺捣烂，用芭蕉叶托住药坐之，自入。

断截疟疾：蕺菜捣烂绢包，周身摩擦，得睡有汗愈。临发早一时用。

虫牙痛：蕺菜、花椒叶、菜油等分，捣匀，入泥少许，捣作二丸如豆大。随牙左右塞耳内，若两边痛轮换，勿一齐塞，恐闭耳气。一日夜取，看有细虫为效。

蕨山蕨

萁及根　甘，寒①，滑，去暴热，利水道，补五脏不足，气通②经络筋骨间，毒气。多食，消阳气，令人睡，目暗、鼻塞、发落，腹胀。小儿嗜食，脚弱难行。

葆按：此生山间，二、三月生芽，拳曲。乡人采，开水泡过，蒸食适口。岁歉，掘根捣澄粉，济饥。又澄粉漂净售卖，名蕨粉。烹食、热水泡食，俱爽口。但其性不益人。

脏风热毒：山蕨花，焙为末。每服二钱，米饮下。

水　蕨

甘、苦，寒。治腹中痞积。淡煮食，一、二日即下恶物。忌

① 寒：原作“塞”，据金陵本第二十七卷蕨条改。

② 通：金陵本第二十七卷蕨条作“壅”。

杂食一月馀，乃佳。

时珍曰：水蕨，似山蕨，生水沟中。

薇

甘，寒。调中，利水道，下浮肿，润大肠。久食不饥，利大小肠。

藏器曰：薇生水旁，叶似萍，蒸食利人。时珍曰：薇生麦田中，原泽亦有。蔓生，气味皆似豌豆，又名野豌豆。其藿作蔬、羹皆美。

翘摇野蚕豆

辛，平。破血，止血生肌，平胃。捣汁服，疗五种黄病，以瘥为度。煮食，利五脏，明耳目，止热疟，去热风，令人轻健，甚益人。

时珍曰：处处皆有。蜀人秋种春采，老时耕转壅田。当欲花未萼之际，采而蒸食，作馅，味如小豆。三月开紫小花，结角，子似豌豆而小。葆按：我婺俗名草红花。农人耕壅田甚肥。妊妇忌。

活血明目：翘摇末，甘草汤服二钱。

热疟不止：翘摇汁服。

鹿藿鹿豆、野绿豆

苦，平。主蛊毒，止头痛，治女子腰腹痛，肠痈瘰疬，疬疡气。

时珍曰：豆菜曰藿，鹿喜食，故名。又名野绿豆，多生麦地田野中。苗叶似绿豆，引蔓生。三月开淡粉紫花，结小荚，其子大如椒子，黑色。可煮食，或磨粉作饼蒸食，俱佳。

灰藋①—狄

茎叶　甘，平。治恶疮，虫、蚕、蜘蛛等咬，捣和油傅之。

---

① 灰藋（diào 掉）：藜类植物。

亦可煮食。作汤，浴疥癣风瘙。烧灰，搽疳疮。纳齿孔中，杀虫䘌齿痛。以灰淋汁，蚀瘜肉，除白癜风、黑子、面䵟。

时珍曰：灰藋处处田野有之。四月生苗，茎有紫红绿棱。叶尖有刻，叶上有细灰如沙，面青背白。为蔬亦佳。五月渐老。《纂要》云：藜，今灰藋也。甘，寒，去湿热，又名灰苋、灰蒴、生苋菜。中茎叶似苋菜，糙有刻缺，近本处有灰。拌苋蒸茹，经宿不馊败。葆按：时珍注藜，即灰藋之红心者，茎稍大。老可为杖，嫩时亦可食。详述省目。

疔疮恶肿：灰藋叶烧灰，拨破疮皮，唾调少许点之，血出为度。

白癜风：红灰藋五斤，茄子根茎三斤，苍耳根茎五斤，晒，烧灰，淋汁熬膏，别以乳香半两，铅粉、轻粉各三钱，末，和牛脂二两，入膏匀。每日涂三次。

子仁　甘，平。炊饭磨粉食，杀三虫。

石　苋

酸、咸，寒。治火毒，接断伤。

《纂要》云：石苋，色赤，茎、叶似苋而厚，俗名观音苋。嗅之，作松香气。

白蒿繁、蒌蒿

甘，平。补中益气，利膈开胃。治五脏邪气，风寒湿痹。疗心悬少食常饥。长毛发，令黑不白。解河豚鱼毒。生挼，醋淹菹食益人。捣汁服，去热黄及心痛。曝，末，米饮，空心服，治夏月暴水痢。烧灰淋汁，煎，治淋沥疾。

时珍曰：白蒿有水陆二种，形俱相似。《尔雅》通谓之繁①，以其易繁衍也。陆生者，生山中。川泽名艾蒿，辛薰不美，不堪食，不

① 繁：金陵本第十五卷白蒿条作“蘩”。

入药。水生者，生陂泽中，名蒌蒿，二月发苗，叶似嫩艾而岐细。面青背白，其茎或赤或白，其根白脆，采其根茎，生熟菹曝皆可食，盖嘉蔬也。入药用。附《纂要》云：蒌蒿，甘、苦、辛，温。开胃行水。生湖泽旁，长数寸，茎根脆，采为菜，香脆美。葆按：是此移入菜部并附验。治发背初起者，生捣傅，干即易。并酒煎服，立消。屡验。

恶疮癞疾，及恶疾遍体，面目有疮者，皆可服之：蒌蒿十斤，煮汁，以曲、糯米，一如酿酒法，候熟饮之，效。

芋蹲鸱、土芝

辛，平，滑，有小毒。开胃。滑口，宽肠胃，充肌肤。通肠闭，破宿血，去死肌，除烦热，冷咳止渴。令人肥白。产妇食之，破血；饮汁，止消渴。和鳢鱼、鲫鱼食，甚下气，调中补虚。生则有毒，味莶不可食。煮熟。多食难化，滞气困脾。

芋以姜同煮，换水再煮食，免滞气。谚曰：芋，十月后晒干收，冬月食不发病。又煮汁洗腻衣，白如玉。

头上软疖：芋捣傅即干，愈。

腹中癖气：芋一斤，压碎，酒五斤，渍。空腹饮，良。

茎叶　辛，冷，滑。除烦止泻。煮食，治妊妇心烦迷闷，胎动不安。盐研，傅蛇虫咬，并痈肿毒痛，及罯毒箭。捣汁，涂蜘蛛伤。梗，擦蜂螫尤良。

黄水疮：芋苗晒干，烧灰，研傅。

盗汗自汗：干芋茎，煮食，效。葆验。

野　芋

辛，冷，大毒。食之杀人。醋摩傅虫疮恶癣。其叶捣涂毒肿初起无名者即消。蜂、虿螫，涂之良。

弘景曰：野芋形叶与芋相似，及芋种三年不采成梠芋，食并能杀人。唯以土浆水及粪汁、黑豆汁饮则活。时珍曰：小者名野芋；大者名天荷。生溪涧，非人所种。

山药薯蓣、白薯

甘，温，平。入手、足太阴经。补其不足，清其虚热。健脾胃，止泻痢，化痰涎，固泄精。然肺为肾之上源，源既有滋，流岂无益。故能入肾益肾气，止腰疼，强阴固精，补虚劳羸瘦。而脾为心之子，子能受益，母亦安荣。又能镇心神，安魂魄，补心气不足，开达心孔，能多记事。去头面游风，及头风眼眩。润皮肤干燥。入药曝用。野者良。生捣贴肿硬，能消散。

时珍曰：山药入药，野生者胜。其根细如指，极紧实。若供馔，则家种者良。唯和面食则生胀气，以其不能制面毒。

小便数多：山药，以明矾水煮过，茯苓等分，末，每米饮服二钱。

下痢噤口：山药，半生半炒，末。每服二钱，米饮下。

痰气喘急：生山药，捣烂半碗，入甘蔗汁半碗，匀。顿热饮之，立止。

脾胃虚弱，不食：山药、白术各一两，人参七钱半，末，水叠丸小豆大，每米饮下四十①丸。

肿毒初起：带泥野山药、蓖麻子、糯米等分，水浸研，傅即散。

胯眼臖疡：山药、砂糖同捣，涂即消。先以面围四旁，乃上此。

项后结核，或赤肿硬：野生山药一挺，去皮，蓖麻子仁两粒，同研，贴神效。葆验方：野山药二挺，活鲫鱼一尾，白糖一两，同捣烂，傅肿处，屡效。

零馀子　甘，温。益肾，固精，补虚损，强腰脚。煮食胜于山药，令人耐饥。

---

① 四十：金陵本第二十七卷薯蓣条作“四五十”。

藏器曰：零馀子，大者如鸡子，小者如弹丸。时珍曰：此即白薯藤所结子。长圆不一，皮黄肉白。霜后收。煮食。

甘薯番薯、红薯

甘，平。补虚乏，益气力，健脾胃，强肾阴。功同薯蓣。

《异物志》云：甘薯出交广。以二月种，十月收之。其根似芋。大者如鹅卵，小者如鸭卵。剥去皮。味同薯蓣而甜，经久得风稍淡。南人用当米谷果食，蒸炙皆美。葆按：山民取鲜生者蒸煮食。未经风干，味厚性粘，脾胃虚及小儿多食，壅胃碍脾，多成疟痢胀满。《纂要》云：生食止渴，醒酒。煮热食，益气充饥，佐谷食。

百　合

甘，平，微涩。温肺止嗽，安心定胆，补中益志，利大小便。治浮肿胪胀，痞满寒热，腹胀心痛，身疼，急[1]黄，乳难喉痹，脚气热咳。疗癫邪狂叫惊悸，伤寒，百合病，产后血狂运，胁痈乳痈发背疮肿，百邪鬼魅，涕泣不止，杀蛊毒气。然性涩，嗽初起，外邪未清者，慎用。生者，可蒸煮及和肉食。澄粉食，益人。

肺病吐血：鲜百合捣汁，和水饮。亦可煮食。

耳聋耳痛：干百合末，温水每服二钱，日二。

游风瘾疹：以楮叶掺动，用盐二两，百合半两，黄丹二钱，醋一分，口唾四分，捣和贴，效。

天泡湿疮：生百合捣涂，一二日愈。

鱼骨哽咽：百合五合，末，蜜水调，围颈项包住，即下。

花　治小儿天泡湿疮，曝末，菜油调搽。

子　治肠风下血，酒炒微赤，研末汤服。

草石蚕

根　甘，平。补五脏，下气清神。焙服，治走注风，散血止

---

① 急：金陵本第二十七卷百合条此前有“心”字。

痛。亦可研末酒服。浸酒饮，除风散血。煮食，治溪毒。

时珍曰：不宜生食及多食，生寸白虫。同诸鱼食，令人吐。草石蚕即今甘露子也。荆湘、江淮以南野中有之，人亦栽莳。二月生苗，长者近尺，方茎对节，狭叶有齿，如鸡苏叶而皱有毛。四月开小花，如紫苏花穗。结子如荆芥子。其根连珠，状如老蚕。五月掘根蒸煮食，味如百合。或以萝卜卤或盐菹水收之，则不黑。亦可酱渍、蜜藏。作菜充果俱佳。葆按：《本草从新》载：冬虫夏草形似而主治异。俟考。

苗竹笋淡竹笋

甘，寒。消痰，除热狂壮热，头痛头风，颠仆惊悸，湿痰①迷闷，妊妇头旋目眩。小儿惊痫天吊。冬笋良。

苦竹笋

甘、苦，寒。下气化痰，明目，除热。止消渴，解酒毒，理心烦，益气力。治中风失音，不睡，出汗。去面目并舌上热黄，理风热脚气。并煮食。干者烧末入盐，匀搽牙疳。此统言，未分冬春也。葆按：食者唯冬笋良。

冬　笋

甘，寒。治小儿痘疹不出，煮粥食之，解毒，有发生之义。

诜曰：诸竹笋多食皆动气发冷癥。瑞曰：淡笋、甘笋、苦笋、冬笋、鞭笋皆可久食。其他杂竹笋性味不一，不宜多食。宗爽曰：笋难化，不益人。脾虚人不宜食。一小儿食干笋三寸许，噎于喉中，壮热喘促如惊状。服惊药不效，后吐出干笋，症平。其难化如此。赞宁《笋谱》云：笋虽甘美，而滑利大肠，无益于脾，谓之刮肠篦。唯生姜及麻油能杀其毒。葆按：冬笋，味甘体嫩，得土气覆，未见风受

---

① 湿痰：金陵本第二十七卷竹笋条作“温疫”。

水，能开胃化痰，有畅快脾阳之功，无凝滞刮肠之患。故痘疮起胀时煎食，取其发生之义。然亦勿多食。而春笋已出土而经风受水，性发体坚，内含湿热，食之难化，损脾胃，刮膏脂，动脚气，发疮痈，成积滞，结癥块。毋贪嗜食致病。

茄落苏

甘，寒。散血止痛，消肿宽肠。治寒热，温疾传尸劳气。醋摩，傅肿毒。老裂者烧灰，涂乳裂。性寒，多食令人腹痛下痢。能损妇人子宫。秋后食，损目。

宗奭曰：蔬圃中唯此无益人。《开宝本草》并无主治，止说损人。后人虽载主治，终与正文相失。

妇人血黄：黄茄，阴干，末。每温酒服二钱。

腹内鳖瘕：陈酱茄，烧炭，入麝香、轻粉少许，猪脂调贴之。

卵㿗偏坠：用双蒂茄子悬于房门上，出入用眼视之。茄蔫患亦蔫，茄干患亦干。又法，用双蒂茄悬门上，每日抱儿视之，二三次钉针于上，十馀日消矣。

虫牙痛：黄茄种，烧炭，擦之。

妇人乳裂：秋月冷茄裂开者，阴干，烧炭，研末，水调涂之。

蒂 烧灰，米饮服二钱。止肠风下血及血痔。烧灰，傅口齿疮䘌。生切，擦癜风，以硫、附末掺之。

风疰牙痛：茄蒂烧灰、细辛等分，共末，掺之。

花 取秋后者，烧末，涂牙痛，傅金疮。

根及枯茎叶 散血消肿，治血淋下血，血痢阴挺，齿䘌口蕈。冻疮皴裂，煮汤渍之。

血淋痛：茄叶熏干，末。每服二钱，盐汤或酒下。肠风下血，方同。

女阴挺出：茄根，烧炭，末，油调纸上，卷筒安入肉。

口中生蕈：用醋漱口，以茄母烧灰、飞盐等分，匀，醋调稀，时时擦。

牙齿䘌痛：茄烧灰傅，先以露蜂房煎水漱。

牙痛取牙：茄茎，马尿浸三日，炒末。每用点牙即落。

夏月趾肿，难行：九月取茄根，悬檐下，日煎洗。

番椒辣椒

辛，温。开胃，除寒热，润肠，疗痔瘘。

《医林纂要》附入，《本草纲目》未载。

匏瓜匏、壶芦

甘，滑。消热，除烦，润心肺，利水道，清心热，通小肠，治石淋。疗消渴恶疮，口鼻中肉烂痛。服丹石人宜之。多食令人吐利。患脚气虚胀冷气人忌。

腹胀黄肿：用亚腰壶芦，连子烧炭，末。每服二钱，食前白汤或酒下。

苦匏苦壶芦

瓤及子　苦，寒，有毒。吐蛔虫，利石淋，下死胎，消水气。吐呀嗽结囊，疰蛊痰饮。治大水，面目四肢浮肿。痈疽恶疮，疥癣龋齿有虫䘌者。煮汁渍阴，疗小便不通。煎汁滴鼻中，出黄水，去风痰头痛及伤冷鼻塞，黄疸。又可制汞。

弘景曰：匏中忽有苦者，如胆不可食，非别一种也。机曰：匏原种是甘，忽变苦。俗谓以鸡粪壅之，或牛践踏俱能变苦。

黄疸肿满：用苦匏如枣大许，童便浸一时，纳两鼻中，待黄水出愈。

大腹肿满①，头面洪大：苦匏捻豆大，面裹煮一沸，空心服七枚。至午当出水一斗。二日水自出不止，大瘦瘥。忌咸物二年。

① 大腹肿满：金陵本第二十八卷苦瓠条作“大水胀满”。

通身水肿：苦匏膜，炒，二两，葶苈五分，捣丸豆大。每服五丸，下水不止。

石水腹胀，四肢瘦：苦匏膜，炒，一两，杏仁，炒，去皮，半两，末，糊丸豆大。每饮下十丸，水下止，日三。

小便不通，胀急：苦匏子三十枚，蝼蛄，炒，三个，焙，末，每冷水服一钱。

痔疮肿痛：苦匏、苦荬，煎汤熏洗。以熊胆、陀星、胆矾、片脑末，贴之。

死胎不下：苦匏炭，末，每热酒服一钱。

聤耳出脓：苦匏子二①分，黄连五分，末。以棉先拭干，吹一②字内。

风痰头痛：苦匏膜取汁，以苇筒灌入鼻中，其气上冲脑门，须臾恶涎流下，立愈。干者浸汁灌之，其子为末吹亦效。年久头风俱愈。

下部悬痈：择人神不在日，先以井华水调百药煎三钱服。微利，用苦匏切片，炙二七壮，愈。

卒中蛊毒，或吐血，下血，如烂肝：苦匏一枝，水煮一升，服立吐出愈。

花 治一切瘘疮。霜后收，曝干，末傅。

蔓 治麻③疮，煎汤浴之即愈。

小儿白秃：匏藤同裹盐荷叶，煎浓汁洗，数次愈。

败瓢匏壳干者，苦匏更佳

苦，平。消胀杀虫，治痔瘘下血，崩中带下赤白。烧炭，傅腋下瘤瘿。涂汤火灼伤。

---

① 二：金陵本第二十八卷苦瓠条作“一”。

② 一：金陵本第二十八卷苦瓠条作“半”。

③ 麻：原作“痳”，据金陵本第二十八卷苦瓠条改。

中满鼓胀：陈壶芦瓢一个，以糯米一斗作酒，待熟，以瓢于炭火上炙热，入酒浸之，如此三五次，将瓢烧炭，末。每酒下三钱。

大便下血：败瓢烧炭、黄连等分，末。每空心酒服二钱。

赤白崩中：败瓢炭、莲房炭等分，末。每水服二钱，五服止。忌房事、发物。

脑漏流脓：败瓢、鸡冠花、螺蛳壳等分，烧炭，入血竭、麝香各五分。以酒浸透艾叶，和药揉成饼，贴在顶门上，以熨斗熨之，以愈为度。

汤火灼伤：败瓢烧炭，末，傅之。

冬瓜

甘，微寒。益气，解毒。性走而急，能分散热毒气。止消渴烦闷，除心胸满，去头面热，利大小肠。压丹石毒，消热毒痈肿。煎洗痔疮肿痛。切片摩痱子，甚良。然性冷滑而下气，久病及寒体阴虚者忌。

消渴不止：冬瓜一枚，削皮，埋湿地中，一日取出，破开取清水日饮。或烧熟绞汁饮。

产后痢渴，久病津液枯竭，四肢浮肿，口舌干燥：冬瓜一枚，黄土包厚五寸，煨熟绞汁饮。伤寒渴痢，同方。

十种水气，浮肿喘满：冬瓜一枚，切盖，入赤小豆填满，盖合签定，以纸筋泥固济，日干，用糯糠两萝，入瓜在内，煨至火尽，取出切片，同赤豆焙干，末，水叠丸梧子大。每服七十丸，冬瓜子煎汤下，日三服，小便利为度。

发背欲死：冬瓜截去头，合疮上。瓜烂，截去又合。又截。瓜未尽，疮已小敛。乃用膏贴。

面黑令白：冬瓜一枚去皮，酒、水煮，去滓熬膏，瓶收藏，每夜涂之。

葆验：治黄疸病外症除，黄未退。每日冬瓜同豆豉、油、盐煮，作菜食，渐退。

集注：冬瓜，须霜后收之，冬月食佳。凡藏冬瓜，忌酒、漆、麝香气、糯米，触之即烂。

瓜瓤瓜练　甘，平。绞汁服，止烦燥热渴，利小肠，通五淋，消水肿，压丹石毒。洗面澡身，去皯黯，令人悦泽白皙。

消渴烦乱：冬瓜瓤干者一两，水煎饮。

水肿烦渴，小便少者：冬瓜白瓤，煮汁，淡饮之。

冬瓜子　甘，平。补肝明目，养胃益气。润肌肤，悦颜色，进饮食，治肠痈。除烦满不乐，去皮肤风及皯黯。作面脂良。

《岁时纪》云：七月，采瓜犀为面脂。即瓜瓣也。葆按：千金苇茎汤用瓜瓣，有说是丝瓜子、丝瓜花、冬瓜花，讹传。今附注以正之。颂曰：冬瓜子，亦堪作服饵。又研末作汤饮，及作面脂药，令人好颜色光泽。

补肝明目：治男子五劳七伤，明目。冬瓜仁，以绢袋盛，投三沸汤中，须臾取曝干，如此三度，醋渍二宿，曝末，日服二匙。

男子白浊：冬瓜仁，炒，末，每空心米饮服五钱。女子白带，同方。

悦泽面容：冬瓜仁五两，桃花四两，白杨皮二两，为末。食后饮服一匙。

消渴不止，小便多：冬瓜子、麦冬、黄连等分，每煎服三钱。

瓜皮　煎服，治折伤损痛，主马汗入疮肿痛。为末，涂之效。

跌扑损伤：干冬瓜皮、牛皮胶各一两，入锅内炒存性，末。每酒服五钱。仍饮酒半醉，厚盖取汗。痛即止。

损伤腰痛：冬瓜皮，焙，研，每酒服一钱。

葆验方：治脚气浮肿：冬瓜皮、茯苓皮、茄根等分，甘松减半，煎洗。

手足冻疮，溃：冬瓜皮，炭，麻油调搽。

叶　煮食，治消渴症，及疟疾寒热。捣涂肿毒，杀蜂，疗蜂叮。焙研，傅多年恶疮。冬瓜苗叶，俱主消渴。不拘鲜干，俱效。

积热泻痢：冬瓜叶嫩心，拖面煎饼食之。

藤　捣汁服，解土木耳毒。煎水，洗脱肛，并面䵟疮疥。烧灰，可出绣䵟。淬铜、铁，伏砒石。

南　瓜

甘，温。补中益气。多食发脚气、黄疸、气胀、疟痢。葆元。同羊肉食，令人气壅。

时珍曰：南瓜种自南番，今处处有之。

越瓜梢瓜、菜瓜

甘，寒。利肠胃，止烦渴。利小便，去烦热，解酒毒，宣泄毒气。烧灰，傅口吻疮及阴茎热疮。和饭作鲊，久食益肠胃。多食，令人心痛。

诜曰：生食多冷中动气，令人心痛，脐下癥结，发诸疮。虚弱足不能行，目暗。小儿及天行病后，忌食。

黄瓜胡瓜

甘，寒，有小毒。利水道，清热解渴。多食，动寒热，发疟痢，疮疥脚气，小儿生疳虫。

咽喉肿痛：老黄瓜一枚，去子，入牙硝填满，阴干末。每以少许吹之。

火眼赤痛：五月取老黄瓜一条，上开小孔，去瓤，入芒硝令满，悬阴处，待硝透出刮下，点眼效。

汤火灼伤：端午日，以黄瓜入瓶内封，挂檐下，取水刷之。

水病肚胀，四肢浮肿：黄瓜一条，破开，连子以醋煮一半至烂，空心俱食之，须臾下水渐消。

叶　苦，平，有小毒。治小儿闪癖，一岁用一叶，生挼搅汁服，得吐、下良。

根 捣烂，傅狐刺毒肿。

丝瓜天罗

甘，平。煮食，除热利肠。暖胃补阳，固气和胎。老者，烧存性服。取其筋络贯串，房膈联属。故能通人之脉络脏腑，而去风化痰，凉血解毒，消肿杀虫，治诸血病。通经络，行血脉，下乳汁，消黄疸。治尿血便血，痔漏崩中，疝痛卵肿，血气作痛，痈疽，齿䘌，痘疹胎毒。

风热肿腮：丝瓜烧末，水调搽。

肺热面疮：丝瓜络、猪牙皂等分，烧炭，末，麻油调搽。

玉茎疮溃：丝瓜捣汁，调五倍子末，频涂。

手足冻疮：丝瓜络炭，猪脂调涂。

肛门酒痔：丝瓜烧炭，末。每酒服二钱。

痔痛脱肛：丝瓜炭、陈石灰、雄黄各五钱，末，猪胆、鸡子白、麻油调，贴，收上乃止。

肠风酒痢，下血：丝瓜炭，末，酒服二钱。

下血危笃：丝瓜炭、槐花减半，末。每空心米饮服二钱。

血崩不止：丝瓜炭、棕炭等分。盐酒、汤服二钱。

乳汁不通：丝瓜，连子烧炭，酒服二钱，被覆取汗即通。

干血气痛，及小肠气：丝瓜炭，酒服三钱。

卵肿偏坠：丝瓜架上初结者留，待候瓜结尽，叶落取下，烧炭，末，蜜调成膏，每晚酒服一匙。如左坠左睡，右坠右睡。

喉痹肿痛：丝瓜捣汁灌之。

卒然中风：防风、荆芥各五钱①，升麻二钱②，生姜三片，水煎

---

① 五钱：金陵本第二十八卷丝瓜条作“一两”。

② 二钱：金陵本第二十八卷丝瓜条作“半两”。

半盏，以丝瓜子研，取浆半盏，和匀灌之。如手足麻痒，羌活煎汤洗之。

水蛊腹胀：丝瓜络一枚，剪碎，巴豆十四粒同炒，豆黄去豆，以瓜同陈米再炒熟，去瓜，研末，水丸梧子大。每白汤下百丸。

化痰止嗽：丝瓜炭，枣肉捣丸弹大，每酒化一丸。

风气牙痛，百药不效：生丝瓜一条，擦盐烧炭，末，频搽，涎尽即愈。

小儿浮肿：丝瓜、灯草、葱白等分，煎汁服，并洗。

痘出不快：丝瓜，烧炭一钱，入朱砂一分，末，蜜水调服。

坐板疮：丝瓜皮，焙，末，烧酒调搽。

葆验：稀麻疹方，取丝瓜经霜后，收取藤上未落者一条，阴干至除日，瓦煅，末。临睡开水送，可保不出麻，纵出亦稀。

叶 治癣疮，频挼掺之。疗痈疽疔肿卵㿉。

虫癣疮：早晨采露水丝瓜叶七片，擦七下，神效。忌鸡、鱼、发物。

阴子偏坠：丝瓜叶炭三钱，鸡子壳烧炭二钱，末。每酒服二钱。

头疮生蛆，头皮内时有蛆出：捣丝瓜叶汁，频搽，蛆出绝根。

鱼脐疔疮：丝瓜叶、葱白、韭菜等分，研烂取汁，热酒和服。以滓贴之，如病在左手贴左腋，在右手贴右腋，在左脚贴左胯，在右脚贴右胯，在中贴心、脐。用帛缚住，候肉下线处皆白则散。俗名红丝疔。

金疮神药：陈古石灰、新石灰、丝瓜根叶初种放两叶者、韭菜根等分，同捣一千下作饼，阴干末，擦之。止血定痛，生肌长肉，神效。

藤根 杀虫解毒，治齿䘌脑漏。

脑漏流汁：鼻中时流臭黄水，脑痛，名控脑砂，有虫食脑中。丝瓜藤近根三五尺，烧炭。每食后酒服一钱。

牙宣露痛：丝瓜藤，阴干，临时煅炭，末，搽。

腰痛不止：丝瓜根炭，酒服二钱。

苦　瓜

苦，寒。清心明目，除邪热，解劳乏。

子　苦、甘。益气壮阳。

紫　菜

甘，寒。治热气烦，塞咽喉，煮汁饮。病瘿瘤积块脚气人，宜常食。以其咸能软坚也。

藏器曰：多食令人腹痛发气，吐白沫。饮热醋少许，即消。诜曰：紫菜生南海中，附石。正青色，取而干之则紫色。时珍曰：闽、越海边悉有之。大叶而薄。彼人挼成饼状，晒干货之，色正赤。

石　莼

甘，平。下水，利小便。主风秘不通，五膈气，及脐下结气。煮汁饮之。胡人用治疳疾。

藏器曰：石莼生南海，附石而生。似紫菜，而色青。

石花菜

甘、咸，大寒，滑。去上焦浮热，发下部虚寒。

时珍曰：生南海沙石间，状似珊瑚，有红、白二色，细齿。汤化，醋浸，食甚脆。又一种，稍粗，形似鸡爪，名鸡爪菜。浸久化成胶冻。

木　耳

甘，平，有小毒。益气不饥，轻身强志。煮食，治痔疮。同荆芥煎汤，漱牙疼。若嗜食，衰精冷肾。

眼流冷泪：木耳炭、木贼各一两，末。每米泔服二钱。

崩中漏下：木耳，炒起烟，为末，每用二钱一分，发灰三分，合应二十四气。酒调服，出汗。

血痢下血：木耳，炒，研，五钱，或酒煮，盐、醋食，以汁送。

葆按：今市中木耳，产自汉中府。山民栽树，碗大斫倒，上泼米饮，草覆，候生耳采晒。又发又采，照法可取数次。

桑耳桑黄

甘，平，微毒。利五脏，止久泻，排毒气，益气不饥。宣畅①胃气，止鼻衄，肠红泻血，金疮。女子心腹痛，漏下赤白汁，血病癥瘕，癖饮，积聚，阴痛，阴痒，寒热，无子，崩中带下，月闭血结，产后血凝。男子痃癖。压丹石人发热，和葱、豉作羹食。

时珍曰：桑耳，嫩者名桑檽、桑蛾、桑鸡，皆软可煮食。硬者名桑黄、桑臣、桑上寄生，皆硬菰，煎服，其性则一。

脱肛泻血不止：桑黄、附片各一两，末，蜜丸梧子大，每米饮下二十丸。

月水不断：黄瘦、血竭暂止，数日又行，小劳辄剧，久疾失治者，皆可服。桑黄，焙，末，食前热酒下二钱。

崩中漏下：桑黄，炒焦，末，酒服二钱。心下急痛，同方。

瘰疬溃烂：桑黄一钱，水红豆一两，百草霜三钱，青苔二钱，片脑一分，末，鸡子白调傅。

咽喉痹痛：取桑上木耳，白如鱼鳞者，捣，棉包弹大，蜜汤浸，含之立效。

足趾肉刺：先以汤浸，剥去一层，用桑耳贴之，自消烂不痛。

少小鼻衄，小劳辄出：桑耳，炒焦，末，发时以豆许塞鼻中，数次断根。

---

① 畅：金陵本第二十八卷苦桑耳条作“肠”。

血淋疼痛：桑耳、槲白皮各二钱，水煎服。

面上黑斑：桑耳，焙，末，汤服一钱，一月效。

崩中漏下：桑耳，炒焦，末，酒服二钱。赤白带下，同方。

槐耳

苦、辛。治风破血，益力。治五痔脱肛，下血心痛，妇人阴中疮痛。

藏器曰：诸木耳，恶蛇、虫从下过者，有毒。枫木上生者，食之令人笑不止。采归色变者有毒。夜视有光、欲烂不生虫者俱有毒，误食杀人，并生捣冬瓜蔓汁饮解之。张仲景云：诸木耳，赤色及仰生者，并不可食。恭曰：桑、槐、楮、榆、柳，此五木可食。以浆粥安诸木上，以草覆，即生蕈。

肠痔下血：槐耳焙末，饮服一匙。

崩中下血，不问远久：槐耳，烧炭，末，酒服一匙。产后血疼，同方。

蛔虫心痛：槐耳，烧炭，末，水服枣许大。若不止，痛饮热水一碗，蛔虫立出。

月水不止，劳损黄瘦，暂止复发，小劳辄剧：槐耳炒黄、赤石脂等分，末。每食煎热酒服二钱。

脏毒下血：槐耳烧炭二两，干漆炭一两，末。每酒服一钱。

榆耳

食之令人不饥。

《万毕术》云：八月采榆檽，美酒渍曝，同青粱米、紫苋实蒸熟，末。服三指，酒下，令人不饥。

柳耳

补胃理气。煎服，治反胃吐痰。

柘　耳

治肺痈咳唾脓血腥臭。用一两，同百齿霜二钱，研末，糊丸梧子大。每米饮服三十丸，甚捷。

杨栌耳

味平。破血止血，治老血结块，煎服之。

杉　菌

甘、辛，微温。治心脾气痛，及暴心痛。

颂曰：杉菌，生积年杉木上，状若菌。采无时。

皂荚菌

辛，有毒。治积垢作痛，泡汤饮，微利，效。肠风泻血，焙末，酒服一钱。肿毒初起，醋磨涂之。

时珍曰：生皂荚树上木耳。不可食。采得焙干，备作药用。

蘑菰蕈

甘，寒。益肠胃，化食理气。多食，动气发病。

时珍曰：蘑菰，山东、淮北诸处出。埋桑、楮诸木于土中，浇以米泔，待菰生采之。本小末大，柔软，其中空虚，白色，形如未开玉簪花。味如鸡，名鸡腿。

香蕈香菰

甘，平。益气不饥，治风破血。起痘疮，发痈疡。葆元。

松蕈　治溲溺①不禁，食之效。

陈仁玉著《菌谱》甚详。葆略录其九种。一曰合蕈，生台之韦羌山。二曰稠膏菌，生孟溪诸山。三曰松蕈，生松阴，凡物松出，皆可爱。四曰麦蕈，生溪边沙壤中，味殊美。五曰玉蕈，初寒生，洁皙可

---

① 溺：刘校本第二十八卷香蕈条作“浊”。

爱。六曰黄蕈，丛生山中，黄色。七曰紫蕈，产山中，为下品。八曰四季蕈，生林木中，味甘，肌理粗。九曰鹅膏蕈，生高山中，状类鹅子。兹录其略。近所食香菰，系产福建建宁，亦由浇覆所出。其性发，食之发痘疮疡科。

舵　菜

咸、甘，寒。治瘿结气痰饮。

时珍曰：此即海舶舵上所生菌也。亦不多得。

土菌菰子、地蕈

甘，寒，有毒。杀人。误食中毒者，地浆及粪汁解之。烧灰，傅疮疥。

藏器曰：土菌，冬春无毒，夏秋有毒，有蛇、虫从下过也。凡菌，夜中有光，欲烂无虫，煮之不熟，煮讫照人无影，上有毛下无纹者，仰卷赤色，并有毒，食之杀人。地浆、粪汁解，或白矾、苦茗新汲水时时灌之。

疔肿：以黑牯牛粪抛石上，待生菌，焙干，稀莶草等分，末。以竹筒去两头，紧缚，合住疔上。用水和末一钱，入筒内。少顷沸起，则根拔出。未出再作。

竹菰竹蓐、竹蕈

甘、咸，寒。治一切赤白痢。和酱及姜食之。

苦竹菰　有毒。灰汁炼过食，破老血，杀三虫毒邪气。

时珍曰：竹菰，生朽竹根节上。状如木耳，红色。唯苦竹生者有毒。藏器曰：竹菰，生苦竹枝上。如鸡子，似肉脔，有大毒。灰汁煮，一①度炼讫，然后作菜茹食。炼不熟者，杀人。

---

① 一：金陵本第二十八卷竹蓐条作“三”。

雚[1]菌音恒郡

咸，平，有小毒。温中，治心痛，去蛔虫、长虫、寸白虫，蛇螫毒，癥瘕诸虫。除腹中冷痛，疗恶疮，白秃。

恭曰：雚菌今出渤海芦苇泽中咸卤地，有此菌。色白轻虚，表里相似。疗疣有效。

蛔虫攻心，痛如锥刺，吐清汁：雚菌一两，杵末，羊肉臛和食之，大效。

地耳地踏菰

甘，寒。明目益气，令人有子。

时珍曰：地耳亦石耳之属，生于地者也。状如木耳。春夏生雨中，雨后即早采之，见日即不堪采。

石 耳

甘，平。明目益精。久食益色，令人不饥，大小便少。

泻血脱肛：石耳五两，枯矾一两，陀星五钱，共末，蒸饼丸如梧子大，每米饮下二十丸。

果 部

李

实 苦、酸，微温。肝之果也。肝病宜食之。曝食，调中，除痼热。去骨节间劳热。多食令人胪胀，发虚热，痰疟。

核仁 苦，平。利小肠，下水气，消浮肿。治僵仆踒折，瘀血骨痛。女人少腹肿满。涂面䵟黑子。

女人面䵟：李核仁，去皮，研，鸡子白调如饴。夜涂，旦浆水洗。忌风。

---

① 雚（huán 环）：草名。即荻（dí 狄）。

根白皮 大寒。止渴，消脚气，解丹毒，去心烦，逆治奔豚气，疗热毒烦躁，止赤白痢，女子赤白带下，小儿暴热。俱煮汁服。煎水含漱，齿痛。

小儿丹毒，从两股走及阴头：李根烧炭，以田中流水调涂。

咽喉卒塞，无药处：皂角末，吹鼻取嚏。以李树及根皮，磨水涂喉外良。屡验。

花 苦，香。去粉滓䵟䵳，令人面泽。

面黑粉滓：李花、梨花、樱桃花①、红莲花、旋覆花、秦椒各六两，桃花、木瓜花、丁香、沉香、木香、钟乳粉各三两，珍珠、玉屑各二两，蜀水花一两，黑豆半升，共末，瓶收。日洗手面，令光泽。

叶 甘、酸。治小儿壮热，痁疟惊痫。煎汤浴良。

恶刺疮痛：李叶、枣叶，捣汁点之。

树胶 苦，寒。治目翳，定痛消肿。

杏仁

甘、苦，温、冷利，有小毒。入手太阴经。能散能降，发汗解肌，散风润肺，消食化滞，降气行痰。治时行头痛，温病脚气，咳逆上气喘促。喉痹，惊痫，烦热，风气雷鸣，产乳金疮，寒心奔豚。清上焦风燥，消心下急满，利胸膈气逆，润大肠气闭。入天门冬，润心肺，和酪作汤饮，润声气。除肺热。杀虫，治诸疮疥，消肿，去头面诸风气及痤皰。解锡毒。杀狗毒，又能毒狗。肺虚咳久者忌。双仁者，食杀人。

头面风肿：杏仁捣泥，鸡子黄和杵，涂帛上，厚裹。干则易，数次愈。

肺病咯血：杏仁四十个，以黄蜡炒黄，研入青黛一钱，杵作饼。用柿饼一枚，破开包药，湿纸裹煨熟食之。

---

① 樱桃花：金陵本第二十九卷李条此后有“白葵花、白莲花”六字。

血崩不止，诸药不效，服此即止：甜杏仁，去皮，烧炭，末。每热酒服三钱。

破伤风肿：杏仁杵膏厚涂上，燃烛遥炙之。

谷道䘌疮，肿痒：杏仁杵膏频傅。

阴疮烂痛：杏仁，烧炭，研膏，时时傅。

产门虫疽，痛痒难忍：杏仁，去皮，烧炭，杵烂棉裹，纳入阴中，效。

面上皯皰：杏仁，去皮，捣膏和鸡子白。夜涂，旦以暖酒洗去。

鼻中生疮：杏仁研膏，乳和傅。

小儿血眼：儿生时艰难，血瘀眦睚，遂溅渗其睛，不见瞳仁。轻则外胞赤肿，上下弦烂。用杏仁两枚，去皮尖，杵泥，乳汁三匙，入腻粉少许，蒸熟，绢包频点。重者加黄连、朴硝。

针入肉内：杏仁捣烂，车脂调贴，自出。

食狗肉不消，心下坚胀，妄语发热：杏仁一升，去皮，取汁，分三服。

狗咬伤疮：杏仁捣涂。

伤目生弩：杏仁七枚，去皮，细嚼，吐掌中，乘热以棉裹箸①头点弩肉上。数度愈。

卒不小便：杏仁二七枚，去皮，研末，米饮服二钱。

耳卒聋闭：杏仁九②枚，去皮拍碎，作三个，以棉裹之，著盐如小豆许，以器盛于饭上蒸熟。令病人侧卧，以一裹捻油滴耳中。良久又以一裹滴之，效。

胎赤眼疾：杏仁压油一杯，食盐一钱，入石器中，以柳枝一握紧束，研至黑色，取起，瓷盘盛。以熟艾一团安碗烧烘其盘，令火尽即成。每点少许入两眦，效。

---

① 箸：原作“筋”，据金陵本第二十九卷杏条改。箸，筷子。

② 九：金陵本第二十九卷杏条作“七”。

疳疮蚀鼻：杏仁烧油傅。

小儿脐烂：杏仁研傅。

实　酸，热，有小毒。生食多伤筋骨。曝晡食，止渴，去冷热毒。心之果也，心病宜食之。

集注：多食动宿疾，生痰热，令人目盲，须眉落。其性热，小儿多食，发疮痈。

花　苦，温。补不足，治女子伤中，寒热痹，厥逆。

妇人无子：二月择丁亥日，取杏花、桃花，阴干，末。择戊子日，井华水服一匙，日三服。有妊生子。

粉滓面皯：杏花、桃花各一升，流水浸七日。洗面。

叶　治卒肿满，身面洪大。煎浓汁渍，并少少服之。

枝　治坠扑瘀血。用东引枝一握，酒水煎，分二服。

根　食杏仁过多，致迷乱将死，切碎煎汤服，即解。

巴旦杏仁北杏仁

甘，平，温。润肺化痰，止咳下气，消心腹逆闷，治气壅喘促。

时珍曰：巴旦杏，产自回回，今关西诸土皆有。其树如杏，核如梅核，壳薄，仁甘。作茶点食佳。葆按：今北地产者，有甜、苦两种，俱入药。但南杏仁味苦气燥，发汗解肌，故治风寒咳嗽。北杏味甘气平，润肺化痰，而治虚咳喘促。去皮用。

乌　梅

酸、涩，温，平。脾、肺血分之果。敛肺涩肠，涌痰消肿，调中下气，安蛔杀虫，清热除烦，生津止渴，利筋脉，消酒毒，疗瘴疟，止吐逆霍乱，反胃噎膈。治伤寒烦热，久嗽泻痢，肢体痹痛，偏枯不仁，虚劳骨蒸，蛔厥吐利。去黑痣，蚀恶肉。解鱼毒、马汗毒、硫黄毒。和建茶、干姜丸服，止休息痢。忌猪肉。

凡嗽痢及伤寒初起，俱忌用。

时珍曰：造法：取青梅篮盛，于突上熏黑。若以稻灰淋汁润湿蒸过，则肥不蠹。

久痢不止，肠垢已出：乌梅肉、盐梅肉各七个，乳香末少许，杵丸梧子大。每茶汤下二十丸。又乌梅肉十个，煎，食前服。

血痢验方：乌梅肉、灶心土、胡黄连等分，末，茶调服二钱。

大便不通，气奔欲死：乌梅浸，去核，捣丸枣核大。纳入肛内，少时即通。

久嗽不已：乌梅肉，炒，粟壳，蜜炙，去筋膜，等分，末。每卧时，蜜汤下二钱。

贴蚀恶肉：乌梅肉，烧炭，末，傅恶肉上，一夜立尽。又方：乌梅肉和蜜作饼贴，亦消，性较缓。

血崩不止：乌梅肉七枚，烧炭，末，米饮服。

消渴烦闷：乌梅肉二两，炒，末。每用二钱，水煎一盏，入豉二百粒，煎半盏，温服。

小便尿血：乌梅肉，炭，末，醋糊丸梧子大。每茶汤下二①十丸。

指头毒病：乌梅肉、鱼鲊，捣，封之。

盐梅白梅、霜梅　酸、咸，平。开胃，除痰，治泻痢烦渴，霍乱吐下，下血血崩，功同乌梅。凡中风惊痫，喉痹乳蛾，痰厥僵仆，牙关紧闭，取梅肉揩牙龈，涎出即开。和药点痣，蚀恶肉。刀箭伤，研烂傅之。乳痈肿毒，杵烂贴之。刺在肉中，嚼细傅之。

取大青梅以盐渍之，日晒夜渍，十日成矣。久乃上霜。亦可蜜煎、糖藏，以充果饤。笮汁晒收为梅酱。唯乌梅、白梅可入药。梅酱夏月可调渴水饮。

痈疽疮肿，已溃未溃皆可用：盐梅，烧炭，末，入轻粉少许，麻

---

① 二：金陵本第二十九卷梅条作“四”。

油调涂。

喉痹乳蛾，冰梅丸：青梅二十枚，盐十二两，淹五日，取梅汁，入明矾三两，桔梗、白芷、防风各二两，牙皂角三十条，共为末，拌汁和梅入瓶收之。每用一枚，噙咽津液。凡中风痰厥，牙关不开，用擦尤佳。

赤痢腹痛：陈白梅，茶叶、蜜、水各半，煎服。

梅核膈气：取半青半黄梅，每个用盐一两淹一日夜，晒干又浸又晒，水尽乃止。用青钱三个，荚二枚，麻线缚定，通装瓷罐内封埋地下，百日取出。每用一梅，含之咽汁，入喉下即消。真妙方。

实 酸，平。生津止渴。勿多食。

集注：生梅，多食损齿伤筋，蚀脾胃，发痰热。食梅齿齼，嚼胡桃解。

核仁 酸，平。明目，益气。除烦热。治代指忽肿痛，捣，和醋浸之。

叶 酸，平。治休息痢及霍乱。煎汁饮之。

下部虫䘌：梅叶、桃叶各一斛，杵烂蒸熟，纳器中，隔布熏之，虫尽死。

月水不止：梅叶焙、棕皮烧炭等分，末。每服二钱，酒调下。

中水毒病，初起头痛恶寒，心烦拘急，旦醒暮剧：梅叶捣汁三升，饮之良。

根 治霍乱及风痹，止休息痢，煎汤饮之。初生小儿，取根同桃、李根煎汤浴，无疮热之患。其根，须取掘土中者。若出土者，杀人。

桃仁

苦、甘、辛，平。入手、足厥阴血分。苦以泻滞血，而去瘀血；甘以缓肝气而生新血。杀小虫，通月水，治血结、血燥、血秘、癥瘕。热入血室，损伤积血，咳逆上气。消心下坚硬，除卒暴击血，皮肤血热燥痒，蓄血发热如狂。血滞风痹骨蒸，肝疟寒热，鬼疰痛，及产后血病。行血连皮，润燥去皮用。血不足者禁。

妇人难产，数日不出：桃仁一个，劈开两片，一片书“可”字，一片书“出”字，吞之即生。

产后阴肿：桃仁，烧炭，研傅。

妇人阴痒：桃仁，研，棉裹塞。

卒然心痛：桃仁七枚，去皮，研，水服。

尸疰鬼疰：乃五尸之一，挟鬼邪为祟。其病变动，有三十六种至九十九种。使人寒热淋沥，沉默，无处不恶。积久，死，死后传人。急以桃仁五十枚，水煮汁服，取吐。吐不尽，三、四日再吐，效。

风虫牙痛：针刺桃仁，灯上烧烟出吹灭，安痛齿上咬之。数次，愈。

男子阴肿作痒：桃仁，炒，末，酒服。小儿卵癞，同方。

唇裂：桃仁研，猪脂调傅。

实 辛、酸、甘，热，微毒。肺之果也。作脯食，益颜色。冬桃，食之解劳热。生者多食，损人。

集[①]注：生桃多食，发寒热膨胀，生痈疖，患淋。与鳖同食，患心痛。五果列桃为下。

桃毛桃实上毛，刮下取用 辛，平，微毒。破血闭，下血瘕。疗崩中，破癖气。治恶鬼邪气。妇人寒热积聚，无子，带下诸疾。

桃奴桃枭、神桃 苦，微温，有小毒。破血，疗心痛，止邪疟，杀百鬼精魅。辟五毒不祥，治中恶腹痛。肺气腰痛，伏梁结气，小儿虚汗，妊娠下血。烧炭，末，米饮服，止吐血立效。油调，傅小儿头上肥疮软疖。烧烟熏痔疮。

此是桃实著树，经冬不落，正月采。时珍曰：桃干悬如枭首著

---

① 集：原作“焦”，据文义改。

木，故名。奴者，言其不能成实也。

伏梁结气，在心下不散：桃奴三两，末，空心酒服二钱。

五种疟疾：桃奴十四枚，巴豆仁七个，黑豆一两，末，冷水叠丸弹大，朱砂为衣。发日五更念药王菩萨七遍，井华水下一丸，立瘥。

食桃过多成病：桃奴，烧灰，水服二钱，取吐出愈。

妊娠下血不止：桃奴，烧炭，末，水服二钱。

盗汗不止：桃奴一个，盐梅二个，葱根七个，灯心二长茎，陈皮一钱，稻根、麦芽各一撮，水煎服。

小儿头疮：桃奴，烧炭，轻粉少许，末，麻油调，频搽。

白秃头疮：桃奴一两，黑豆一合，末，腊猪脂调搽。

花　苦，平。性走泄下降，利大肠甚快。治气实人病宿水痰饮肿满，下积滞殊功。定风狂，下恶气，破石淋，下三虫，除心腹痛，利大小便。为末，傅头秃肥疮，手足瘑疮。久服，耗阴血，损元气。

《别录》曰：三月三采，拣净，阴干用。敩曰：桃花勿用千叶者，服之，令人鼻衄不止，目黄。

产后秘塞，二便不通：桃花、葵子、滑石、槟榔等分，末。每葱白汤服二钱，即通。

脚气肿痛：桃花一升，阴干末。每温酒细呷之，一宿即消。

干粪塞肠，胀痛不通：鲜桃花一两，和面三两，作馄饨煮熟，空心服。日午腹鸣，当下恶物。

雀卵面皰：桃花、冬瓜仁，研末，等分，蜜调傅之。

叶　苦，平。除恶气，疗头风。除尸虫，出疮中小虫。治伤寒、时气、风痹无汗。小儿寒热客忤。止霍乱腹痛，通大小便。

颂曰：采嫩者名桃心，入药尤胜。

桃叶蒸汗法：桃叶七斗，煎水一石。令病人卧床上，将水安床箦下，厚盖，乘热熏。少时当雨汗，汗遍去汤，速粉之，并灸大椎穴，愈。又桃叶蒸法云：连发汗，汗不出者死，可蒸之。烧地令热，去火，以少水洒之，布干桃叶于上，厚二三寸，安席叶上卧，温覆得大汗，被中傅粉极燥，便瘥。凡柏叶、麦麸、蚕沙，皆可如此法用。

风袭项强，不得顾视：穿地作坑，如上桃叶蒸法，汗出瘥。

肠痔出虫①：桃叶一斛杵，纳小口器中坐熏之，有虫自出。

女人阴疮，如虫咬痒痛：桃叶生捣，棉裹纳之，日数易。

除三尸虫：桃叶杵汁，服一升。

鼻内生疮：桃叶嫩心，杵烂塞之。无叶用枝。

身面癣疮：每日午，捣桃叶汁搽。

茎及根白皮　苦，平。除邪鬼，辟疫疠，解蛊毒，疗黄疸身目如金。治中恶腹痛，去胃中热。疰忤心腹痛，杀诸疮虫。

解中蛊毒：取东引桃茎②白皮焙、大戟、斑蝥去足翅，等分，末。冷水服半匙，即出。不出再服。

卒患瘰疬，不痛者：桃树白皮，贴疮上，灸二七壮。

卒得心痛：东引桃枝一握，去粗皮，酒煎服。

下部䘌疮：桃白皮，煎膏，入熊胆少许，以棉蘸药，纳下部。

妇人经闭数年，面黄，腹块，肚上筋起，腿胫肿：桃根、牛蒡根、马鞭草根、牛膝、蓬虆各一斤，熬膏。每热酒调服一匙。

黄疸如金：择天晴，早晨勿令妇人、鸡、犬见，取东引桃根细如箸、钗股者一握，切细，水煎，空腹服。三五日，其黄离离如薄云散开，百日平。忌热面、猪血③。

桃胶　苦，平。和血益气，破血，止痛。治中恶疰忤，恶鬼邪气。疗下痢，下血④淋。

---

① 虫：金陵本第二十九卷桃条作“血”。

② 茎：金陵本第二十九卷桃条无此字。

③ 血：金陵本第二十九卷桃条作“鱼”。

④ 血：金陵本第二十九卷桃条作“石”。

时珍曰：当桃茂盛时，以刀刮树皮，久则胶溢出，采收，以桑灰汤浸过，曝干。

石淋作痛：桃胶取如枣大，夏月以冷水送，冬月则热水服。当下石，石尽止服。

血淋作痛：桃胶炒、木通、石膏各一钱，水煎，食后服。

生产后，下痢赤白，里急后重，腹痛：桃胶焙干、沉香、蒲黄炒，等分，末。每服二钱，食前米饮下。

桃 符

治中恶，精魅邪气。水煮汁服。此是门上户内书符，以辟邪者。

桃 橛

治卒心腹痛，鬼疰，破血，辟邪恶气胀满。煮汁服，与桃符同功。今人书符，作钉于地上，以镇家宅者。

栗

咸，温。属水。益气，肾之果也。厚肠胃，补肾气。煨熟食，止内寒暴泻。生食，疗腰脚不遂。治筋骨断碎，肿痛瘀血，生嚼涂之良。

诜①曰：生食，多则发气，煮蒸炒熟②食，多则壅气。宗奭曰：小儿不可多食。生则难化，熟则滞气，膈食生虫，往往致病。《纂要》云：一种芧栗。芧，音序。小栗也，功同。俗名茅栗，字讹传。

栗楔　治筋骨风痛。活血尤效。每日生食七枚，破冷痃癖。生嚼，罯恶刺，出箭头，傅瘰疬肿毒痛。

时珍曰：一球三颗，其中扁者名栗楔。

小儿疳疮：每生嚼栗楔，傅。苇刺入肉，方同。马汗入肉成疮，

---

①　诜：原作"铣"，金陵本同。据刘校本第二十九卷栗条改。

②　熟：金陵本第二十九卷栗条作"热"。

方同。

马咬成疮：独颗栗子，烧末傅。熊虎爪伤，同方。

小儿口疮：大栗煮熟，日食，勿多，效。

衄血不止：大栗七枚，刺破，连皮烧炭，出火毒，入麝少许，研匀。每服二钱，温水下。

栗荴栗内薄皮

甘，平，涩。研末，和蜜涂面，去皱文，令光泽。

骨哽在咽：栗内薄皮，烧炭，末，吹咽中即下。又方：栗荴半两，鲇鱼肝一具，乳香二钱半，共捣，丸豆大。看哽远近，以线系棉裹一丸，水吞，提线钩出。

栗壳栗之黑壳　煮汁服，止泻血、反胃消渴。

鼻衄不止，俱药不效：栗壳，烧炭，末，粥饮服二钱。

毛球栗蒲外利包　煎，洗火丹毒肿。

根　治偏肾气，酒煎服之。

树皮　煎①洗疮毒、沙虱、溪毒。丹毒五色。

花　治瘰疬。

大枣晒干大枣

甘，温。脾经血分药。补中益气，坚志强力。益脾平胃，补五脏，通九窍。和阴阳，调营卫。润心肺，止咳嗽，除烦闷。助十二经，和百药。补少气、少津液。伤寒及补剂加用之，生发脾胃升腾之气。疗心下悬，及大惊四肢重。治虚损，除肠胃癖气。和光粉烧，治疳痢。小儿患秋痢，与蛀枣食之良。杀乌头、附子毒。多食损齿。中满症忌之。

大明曰：齿病、疳病、虫䘌人，不宜啖枣，小儿亦不宜。时珍曰：

---

① 煎：原作“前”，据文义改。

今人蒸枣多用糖拌蒸过，久食损脾助湿热。《纂要》云：一种芊屎枣，甘、涩，温。补肾固精。其树小叶细繁密，实圆小。葆按：此即乡俗名米枣也。五月结实，处暑后收采，乡人蒸晒陈久。煮食，治小儿久泻秋痢，试之屡效。虫蛀者，煎水食亦良。又按：南枣产旌德县，其核内双仁，名玉枣。补益功胜，效符参术，俗又名人参枣。

小肠气痛：大枣一枚，去核，斑蝥一个，去头翅，入枣内，纸包煨熟，去蝥食枣。以肉桂、毕澄茄汤下。

妇人脏躁：悲伤欲哭，象若神灵，数欠伸者，甘麦大枣汤：大枣十枚，小麦一升，甘草一①两，分五服，水煎。亦补脾气。

咒枣②治疟：执枣一枚，向咒曰：吾有枣一枚，一心归大道，优他或优降，或劈火烧之。念七遍，吹枣上，与病人食之，即愈。葆按：此临发早一时用，效。

耳聋鼻塞，不知香臭：大枣十五枚，去皮，蓖麻子三百粒，去壳，和捣。棉裹塞耳、鼻，日一换。月馀，闻声，知香臭。先治耳，后治鼻，不可并塞。

下部虫痒：蒸大枣取膏，以水银和捻，长三寸，棉裹，夜纳下部中，明日虫皆出。

走马牙疳：枣肉一枚，黄柏等分，烧炭，砒霜少许，末傅。

卒急心痛：乌梅二③个，枣四④枚，杏仁十四⑤粒，捣酒下。

生枣 甘、辛，热。多食令人寒热。羸瘦人不可食。

思邈曰：生枣，多食令人热渴膨胀，动脏腑，损脾元，助湿热。

核 烧研，掺胫疮良。

① 一：金陵本第二十九卷枣条作“二”。

② 咒枣：古时道士、方士等对枣念咒，谓能用以袪邪治病。

③ 二：金陵本第二十九卷枣条作“一”。

④ 四：金陵本第二十九卷枣条作“二”。

⑤ 十四：金陵本第二十九卷枣条作“七”。

核中仁 苦，平。治腹痛邪气，恶气卒疰忤。炒食陈者良。

时珍曰：常服枣核中仁，百邪不敢忤。仲阳已服有效，则知枣核仁可治邪。

叶 甘，温，微毒。小儿壮热，煎汤浴之。和葛粉，揩热痱疮，良。

反胃呕哕：干枣叶一两，藿香半两，丁香二钱半，每服二钱，姜三片，水一盏煎服。

木心 甘、涩，温，有小毒。治中蛊腹痛，面目青黄，淋露骨立。剉一斛，水淹三寸厚，煮五升，澄清。旦服，取吐愈。

梨

甘、微酸，寒。润肺凉心，清痰降火。止渴，利大小便。治伤寒热发，热嗽，反胃。解丹石热气、惊邪。止心烦气喘狂热。烦躁津枯，神昏谵语。频饮浆沃之。葆元。解酒毒、疮毒。清蕴热肺痈。切片贴汤火伤，止痛不烂。多食，令人寒中冷痢。金疮、乳妇、血虚人忌。

葆按：梨产处多。山东梨为最。近处，唯歙县梨，其味甘淡，清薄不酸。他处者，味带酸涩，只可充果食，不堪入药。先严年登八旬，每至季冬，痰喘气壅，卧不安枕。以开水送米糕数块，稍寐片时，又作，又进糕。待至春后方平。葆以梨汁熬膏，进半匙，和参耆膏一匙，冲水食糕，渐安枕而寐。按：梨性润肺清痰，凉心降火。凡人寐则肺气归肾，藉水而养。水枯肺失所养，则受火刑，是致气喘难卧。梨性寒，经火熬去其寒，又和参耆扶其气，是以奏效。后以是法，年老服之俱验。

消渴饮水：取梨汁熬膏，少加蜜收。无时，热水调服。

小儿风热昏懵，躁闷不食：梨三枚，煮取汁，入糯米，煮粥食。

痰喘气急：梨，剜空去子，纳料豆，令填满，留盖合住，糯糠火煨熟，捣饼。每日食之。

反胃转食，药物不下：梨一个，丁香十粒，刺入梨内，纸包四五重，打湿，煨熟食之。

赤目弩肉，日夜痛：取梨一枚，捣绞汁，棉裹黄连一钱，切，浸汁，仰卧点之。

叶 煎服，治风。止霍乱吐利，小儿寒疝。捣汁服，解中菌毒。

木皮 煎服，解伤寒时气，霍乱吐利。

气积郁冒：有气从脐左右起上冲，胸满气促，郁冒厥者。梨木灰、伏出鸡卵壳中白皮、紫菀、麻黄等分，末，糊丸梧子大。每酒下十丸。结气咳逆，同方，亦可为末服。

棠梨

酸、甘、涩，寒。烧食，止滑痢。

时珍曰：棠梨，野梨也。处处有之。霜后可食，子多酸，实如楝子大。

枝叶 治霍乱吐泻，转筋腹痛，取一握，和木瓜三①两煎汁，细呷之。

反胃吐食：棠梨叶，油炒，去刺，为末，每日②酒服一钱。

木瓜

酸、咸，温，涩。入脾、肺血分。益肺，和胃，滋脾，伐肝，消食，止渴。调营卫，助谷气。强筋骨，下冷痢。治湿痹，脚气冲心，腹胀善噫，心下痞满，霍乱吐下，转筋不止。止呕逆，心膈痰唾。疗吐泻奔豚，及水肿冷热痢，心腹痛。多食，损齿骨，病癃闭。

反花痔疮：木瓜为末，鳝鱼身上涎调，贴之。

---

① 三：金陵本第三十卷棠梨条作“二”。

② 日：金陵本第三十卷棠梨条作“旦”。

项强筋急，不可转侧，肝肾两脏受风：木瓜二个，取盖去瓤，没药二两，乳香二钱半，入木瓜内，缚定，饭上蒸三次，捣成膏。入生地汁半杯，酒二盏，暖化温服三钱。

脚筋挛痛：木瓜数枚，酒、水煮烂，乘热贴痛处，以帛裹之。冷即易换，日三五度。

霍乱转筋：木瓜一两，煎汤服。仍煎汤浸青皮，裹其足。

木瓜核　治霍乱烦躁气急，每嚼七粒，温水咽下。

枝叶皮根　并酸、涩，温。煎汁饮，止霍乱吐下转筋，疗脚气。煎淋汁，可以已蹶。枝、叶煎汁饮，治热痢。其粗枝作杖，利筋脉。

材木　作桶濯足，甚益人。

山楂猴楂、棠梂子

酸、甘，微温。活血，消积，健胃，补脾。行结气，止水痢。治癥瘕，痰饮痞满吞酸，滞血痛胀。小肠疝气，发小儿痘疹，理老人腰痛。产后儿枕痛，恶露不尽，煎汁入砂糖服之。化血块、气块，消食积、肉积。煮汁，洗漆疮。沐身，治疮痒。生者多食，令人嘈烦易饥，损齿。凡用，蒸熟曝干。

震亨曰：山楂大能克化饮食。若胃中无食积，及脾虚不能运化而不思食者，多服之，反伐脾胃生发之气。

偏坠疝气：山楂、小茴炒，末，糊丸梧子大。每服百丸，空心白汤下。

老人腰痛：山楂、鹿茸等分，末，蜜丸梧子大。每白汤服百丸。

核　吞之，化食磨积，治癞疝，下产难。

难产：山楂核七七枚，百草霜为衣，酒吞下。

木　苦，寒。治水痢，水煎服。煎洗，头风身痒。

根　消积①，治反胃，煎服。

---

①　积：原作“种”，据金陵本第三十卷山楂条改。

茎叶 煮汁，洗漆疮。

林 檎

酸、甘，温。下气消痰，治霍乱肚痛。水谷下痢，消渴泄精。小儿闪癖。

志曰：多食发热涩气，生冷痰，发疮疖。其子食之，烦心。

水痢不止：林檎半熟者十枚，水煮食，并饮汤。

小儿下痢：林檎、构子，同杵汁，任意服。

小儿闪癖，头发竖黄，瘰疬瘦①弱者：干林檎脯，研末，醋和傅。

东行根 煎服，治白虫、蛔虫，消渴好睡。

柰

甘、酸、苦，寒。和脾耐饥，生津止渴，益心气，补中焦诸不足。治卒食饱，气壅不通者，捣汁服之。多食，令人肺壅，胪胀病人忌之。

士良曰：此有三种。大而长者为柰，圆者为林檎，皆夏熟；小者味涩为梣，至秋熟而柰，西土最多。

生柿烘柿

甘，寒。解酒毒，止口干，通耳鼻气，压胃间热。续经脉气。治肠胃不足。

时珍曰：烘柿，非谓火烘。取青柿，收置器中，自然红熟如烘成，涩味尽去，其甘如蜜。性冷，食多，令人腹痛引痰。一人食蟹，多食生柿，至夜大吐，继之以血，昏迷。一道人，教磨木香汁灌之，即渐醒而愈。

白柿干柿 甘，平，涩。脾、肺血分之果。开胃涩肠，消痰止渴，健脾胃气，补虚劳不足，消腹中宿血。杀虫，厚肠。去面皯，

---

① 瘦：原作“痪”，据金陵本第三十卷林檎条改。

润声喉，治吐血，润心肺。治肺痿心热咳嗽。反胃咯血，血淋肠澼，痔漏下血。

时珍曰：白干林生霜者，用生柿去皮捻扁，日晒夜露至干，内瓮中，待柿即霜乃取出。今人名柿饼。葆按：专取柿霜法：将干柿饼白霜收取，又复晒露，瓮收取霜。如此数次，其柿内汁尽吐出为霜，而甘味则大减矣。

肠风脏毒，下血不止，诸药不效：干柿，烧炭，饮服二钱，数服愈。小便血淋，同方。

痰嗽带血：干柿，饭上蒸熟批开。每一枚，掺青黛一钱，藕节汤①下。

耳聋鼻塞：干柿三枚，细切，豆豉少许，和粳米煮粥，日日空心食。

面上鼾黵：日食干柿自退。解桐油毒，同上方。

产后咳逆，气乱心烦：干柿切碎，水②煮汁呷。

小儿秋痢：以粳米煮粥，熟时入干柿末，再煮二三沸食之。奶母亦食。

反胃吐食：干柿三枚，连蒂捣烂，酒服甚效。

妇人蒜发：用陈干柿五枚，茅香煮、枸杞焙，等分，末，捣丸梧子大。每服五十丸，茅香汤下。

柿霜葆增　乃柿晒露，其津液尽泄于外，体轻气浮。生津止渴，宁嗽化痰，能清上焦心肺客热，治咽喉口舌疮痛。

乌柿火熏干者　甘，温。杀虫，治金疮、火疮、狗啮疮，生肉止痛，断下痢。服药口苦及呕逆者，食少许即止。

醂柿水藏柿　涩下焦，健脾胃，消宿食③。

---

① 藕节汤：金陵本第三十卷柿条作“薄荷汤”。

② 水：原作“小”，据金陵本第三十卷柿条改。

③ 食：金陵本第三十卷柿条作“血”。

时珍曰：醂，藏柿也，以水收、盐浸之。

柿糕 捣和粳米粉作糗蒸，与小儿食，止下痢下血。作饼、作糕与食，止秋痢。

时珍曰：作糕法：糯米一斗，干柿五十个，同捣粉蒸。如干，乃煮大枣，捣泥和拌作糕。

柿蒂 苦，温。能降逆气，治咳逆哕气。俗名呃逆。

咳逆不止，济生柿蒂散：柿蒂、丁香各二钱，生姜五片，煎服。洁古加人参一钱。王氏加半夏或末服。

木皮 止下血。晒焙末，米饮下二钱。汤火疮，烧炭，麻油调傅。

根 煎服，止血崩，血痢下血。

椑柿漆柿、椑漆

甘，寒，涩。止烦渴，润心肺，去胃中热，利水，解酒毒，除腹脏冷热，压丹石药发热。生啖，性冷涩。多食寒中。忌蟹同食。

牛奶柿君迁子、丁香柿

甘、涩，平。镇心，止消渴，去烦热。久服，悦人颜色，令轻健。

时珍曰：牛奶柿，其木类柿而叶长。但结实小而长，状如牛奶，干熟紫黑色。

甘石榴

甘、酸，温，涩。治咽喉燥渴。理乳石毒。制三尸虫。多食损人肺。

酸石榴 酸，温，涩。止泻痢崩中带下。治赤白痢，连子捣汁，顿服一枚。

诜曰：多食损齿令黑。其汁酸性，滞恋成痰。

肠滑久痢：酸石榴一个，煅炭，末，仍以酸石榴皮一块，煎汤服，神效。久泻不止，同方。

痢血五色，或脓或水，冷热不调：酸石榴二枚，连子捣汁服之。

酸榴皮 下蛔虫，涩大肠，收脱肛。止下痢漏精。治筋骨风，腰脚不遂，行步挛急疼痛。止泻痢，下血，崩中带下。俱煎服。取汁点目，止泪下。

赤白痢，腹痛，食不消：酸榴皮，炙黄，末，枣肉或粟米饭丸梧子大。每空腹米饮下三十丸，日三。如寒滑，加附子、赤石脂。

粪前有血，令人面黄：酸石榴皮，炙，末。每以茄子枝煎汤服二钱。

小儿风痫：酸石榴皮一枚，割盖剜空，入全蝎五枚，盖合，黄泥固济，煅炭。每服半钱，乳汁送或防风汤下。

脚肚生疮：初起如粟，搔之黄水流，渐开，溃烂，绕胫而成痼疾。酸石榴皮，煎汁洗，愈乃止。

疔肿恶毒：以针刺四畔，榴皮安疮上，以面围四畔灸，内榴末傅裹，经宿棍①自出。

酸榴东行根 煎服。下蛔虫、寸白。治口齿病，止泻痢、带下，功与皮同。青者，染须用。

金蚕蛊毒：吮白矾味甘，嚼黑豆不腥，即是中蛊。石榴根皮，煎脓汁服，即吐出活蛊而愈。

寸白蛔虫：酸石榴根一握，洗，水煎，五更服，取下虫大团，除根。

女子经闭：酸石榴根，煎，空心服。未通再服。

榴花 千叶者，治心热吐血。研末吹鼻，止衄血。亦傅金疮，止血。

---

① 棍：金陵本第三十卷安石榴条作“根”。

金疮出血：榴花半斤，石灰一斤，捣和，干，末傅。

鼻出衄血：酸榴花二钱，黄蜀葵花一钱，末。每水煎服一钱。效乃止。

陈皮黄橘皮

辛能散，苦能燥能泻，温能补能和，为脾、肺二经气分药。以脾为元气之母，肺乃摄气之籥①。故能从补泻升降②药而随其所用。调中快膈，下气止呕，导滞消痰。利水谷，清痰涎，利小便，去寸白虫，开胃，主气痢，破癥瘕痃癖。治上气咳嗽，气冲胸中，吐逆霍乱，反胃嘈杂，时吐清水，痰痞痎疟，大肠闭塞，膀胱留热停水，患淋，及妇人乳痈。能宣通五脏，统治百病，皆取其燥湿理气之功。入食料，解鱼腥毒。多食，单服，亦损元气。留白和中理胃，去白，下气消痰。

脚气冲心，心下硬，腹中冷：陈皮一斤，杏仁五两，去皮，少加蜜捣，丸梧子大，每食前米饮下三十丸。老人气闭，同方。

小儿疳瘦：陈皮一两，黄连一两半，米泔水浸一日，焙，麝香三分，末，用猪胆盛药，以浆水煮熟取出，粟米饭和，丸绿豆大。每米饮服一二十丸。

聤耳出汁：陈皮，烧炭，一钱，麝香少许，末，日掺。

嵌甲作痛，难行履：陈皮煎汤浸，久，甲肉自离，轻手剪去，虎骨末傅。

产后吹奶：陈皮一两，甘草一钱，水煎服，即散。

云红皮去皮陈皮。葆增　苦、辛，平。发表宽胸，消痰行气。治大人腹寒积痛，婴孩客忤胎风。

产后尿闭不通：云红末，每空心温酒服二钱，即通。未通再服。

---

① 籥（yuè 月）：古同“钥”，锁钥。

② 降：原作“除”，据金陵本第三十卷橘条改。

妇人乳痈，未成即消，已成即溃：云红皮，麸炒香，去麸，末。每服二钱，香附酒下，初起一服效。葆按：验方：一少年体弱，由病后患腹疼，在膈下脐上，诸药不效。有教食建龙眼肉，痛稍缓。教吸烟数口，即痛止，渐要多吸方可。彼爱体面，恳予拟方，名乌梅丸。云红二两，九香虫八钱，乌梅、雷丸各四钱，蜜丸。每服四十丸。常服可保不痛。但积冷虫固，难以除根。又婴孩百日内病，及初生开口，俱可服。云红、虫退尾各三分，防风、荆芥、钩藤各五分，薄荷二分，水顿热服。

青皮青橘皮　辛、苦而温。色青气烈，入肝、胆气分。泻肺气，疏肝气，散滞气，破坚癖。治伤寒疟疾，胸膈气逆，左胁肝经积气，及多怒胁疼，腹痛疝气，消乳肿、乳岩，去下焦诸湿。最能发汗，汗多及无滞气者，勿用。

伤寒呃逆，声闻四邻：青皮研末，白汤服二钱。

妇人乳岩：久积忧郁，乳房内有核如指头，不痛痒，五七年成痈，名乳岩，不治。青皮四钱，水煎，徐徐服，日一服。

唇燥生疮：青皮烧末，猪脂调涂。

橘实　甘者润肺，酸者聚痰。止消渴，开胃气，除胸中膈气。多食恋膈生痰，滞肺气。

橘瓤上筋膜　治口渴、吐酒。炒香煎汤饮，甚效。

橘核　苦，平。入足厥阴经，与青皮同功。治肾疰腰疼，膀胱气痛，小肠疝气，阴核内癀肿硬至溃，盐酒煎服。治酒齇风鼻赤。炒末，每用一钱，胡桃肉一个，同擂酒服。

腰痛：橘核、杜仲等分，炒，末。每盐酒服二钱。

叶　苦，平。入厥阴经。行肝气，导胸膈逆气，消肿散毒，乳痈胁疼，用之行经。

肺痈：绿橘叶洗，捣绞汁一盏服之。吐出脓血，即愈。经验方。

柑

甘，大寒。利肠胃中热毒，止暴渴，利小便，解丹石。多食，冷肺生痰，冷脾发痼癖，泻痢，阴汗。

妇人难产：干橘瓤，阴干，烧灰，研末，温酒服二钱。

皮 辛、甘，寒。下气调中。解酒毒酒渴，去白焙末，点汤入盐饮之。产后肌浮，为末酒服。治伤寒食复劳复，及咽喉痛，俱浓煎汁服。

时珍曰：橘皮苦辛温，柑皮辛甘寒。外形虽似，而气味不同。多食令肺燥。

核 作涂面药。

叶 治聤耳流水或脓血。取嫩头七个，水润，杵取汁涂，愈。

橙

酸，寒。洗去酸汁，切，和盐、蜜煎藏食，止恶心，能去胃中浮风恶气。行风气，消瘿气瘰疬，杀鱼、蟹毒。生多食，伤肝气，发虚热。

皮 苦、辛，温。消食下气，散肠胃中恶气，去胃中浮风气，作酱、醋香美。和盐藏食，止恶心，解酒病。糖作橙丁，甘美，消痰下气，利膈宽中。宿酒未解，食之速醒。

香橙汤：消酒宽中，快气。橙皮二斤，生姜五两擂烂，入炙甘草末半①两，和作小饼。每嚼一饼，沸汤入盐送下。

痔疮肿痛：隔年封②干橙子，桶内烧烟熏之。

葆验：治年老痰喘：橙皮、陈皮、甘草、干姜等分，同捣布包，揉洗去汁，用渣研细末。每早、晚用末和白糖各一匙，开水服。

核 治闪挫腰痛，炒末，酒服三钱。面皯粉刺，湿研，夜夜

---

① 半：金陵本第三十卷橙条作“一”。

② 封：金陵本第三十卷橙条作“风”。

涂之。

柚臭橙

酸，寒。消食，解酒毒，治饮酒人口气，去肠胃中恶气，疗妊妇口淡不思食。

皮 苦、辛。下气，化痰，消食快膈，散愤懑之气。宜食，不入药。

叶 治头风痛，同葱白捣泥，贴太阳穴。

花 蒸麻油作香泽面脂，长发润燥。

佛手柑枸橼

辛、酸。下气，除心头痰水。煎酒饮，治痰气咳嗽。煎汤服，治心下气痛。

金　橘

酸、甘，温。下气快膈，止渴解酲①，辟臭。食皮尤佳。

葆按：俗名金枣。皮香美，肉酸涩，人多食皮去肉。其皮漂净，糖淹藏，晒干作茶点，名橘饼。福建造者为最。我婺又有山橘，俗名金豆，如樱桃大，肉厚，只一核。水漂净微煮，少加铜绿作色，晒微干，糖渍②，曝干，食美，性同。

枇杷叶

苦，平。气薄味厚，阳中之阴。清肺和胃而降气，气下则火降痰消，咳逆自止而呕渴平。治肺气热嗽，呕哕不止，产后口干。疗肺风疮，胸面风疮，酒皶鼻赤。主渴疾，理脚气，解暑毒，止鼻衄。拭去毛用。肺病蜜炙，胃病姜汁炒。

温病发哕，因饮水多：枇杷叶，去毛，炙，香茅根，等分。每服四钱，水煎缓饮。

---

① 酲：原作“醒”，据金陵本第三十卷金橘条改。

② 渍：原作“溃”，据文义改。

酒齄鼻赤：枇杷叶、栀子等分。每酒煎服二钱。面上风疮，同方。

衄血不止：枇杷叶末，茶服二钱。

反胃哕呕：枇杷叶炙、丁香各一两，人参二两。每服三钱，生姜三片，煎服愈。

肺热嗽久，身如火炙，肌瘦将成劳：枇杷叶、木通、冬花、紫菀、杏仁、桑皮等分，大黄减半，为末，蜜丸樱桃大。食后、夜卧各含化一丸。

实 甘、酸。止渴下气，润五脏，利肺气，止吐逆，解上焦热。多食伤脾，发痰热。同炙肉、热面食，令人发黄疸。

花 治头风，鼻流清涕。和辛夷等分，末，每酒服二钱。

木白皮 生嚼咽汁，止吐逆不下食。煎汁冷服尤佳。

杨梅

酸、甘，温。盐藏食，利五脏，止呕哕，去痰，消食下酒，止渴。常含一枚，咽汁下气，能荡肠胃滞，除烦愦恶气。干作屑，临饮酒时服少许，止吐酒。烧灰服，断下痢甚验。性热，微毒。多食令人发热生痰，伤筋损齿。忌葱同食。

一切损伤，止血生肌，令无瘢痕：盐藏杨梅，和核捣泥，做挺子，竹筒收藏。凡遇破伤，研末傅之，神效。

头风作痛：杨梅为末，每食后薄荷茶服二钱。或以消风散同煎服。或同研末，以白梅肉和，丸弹子大，每食后葱茶嚼一丸。

核仁 治脚气，为末，酒服。神效。取仁法：以椑①漆拌核曝之，则自裂出仁也。

树皮及根 煎服，解砒毒。洗恶疮疥癣。漱口，止牙疼。烧灰油调，涂汤火伤。

---

① 椑：金陵本第三十卷杨梅条作“柹”。椑，即椑柹，柹之短而小者。

食中砒毒，心腹绞痛，面青肢冷，欲吐不吐：杨梅树皮，煎汤二碗，服愈。

风虫牙痛：杨梅根皮一两，川芎五钱，麝香少许，末。以半钱嗜鼻内，口含水，涎出愈。又杨梅根皮、韭菜根、肉案上油泥等分捣，贴两腮，虫从眼角出。

樱 桃

甘，热，涩。调中，益脾气。止泄精，水谷痢。多食伤筋骨，败血气。热病喘嗽，暗风人，尤忌。小儿多食，无不作热病。

《儒门事亲》云：舞水一富家有二子，好食樱桃，每日啖一二升。半月后，长者发肺痈，幼者发肺痿，相继而死。

核 煎服，治麻疹闭标不出，及出复没者，佐解表松肌药服之，亦立出。

葆按：《本草》失载。原予弟芝田用此治麻疹，活人无算。而予试用亦验。考究其果性，得正阳之气，小儿多食，无不发热。而疹出自心肺，以其核直达所出之处，鼓舞阳邪外解，内标不闭，疹自外出，可救治矣。

叶 治蛇咬，捣汁饮，并傅之。

根 煮服，下寸白蛔虫。

枝 治雀卵斑点①。同紫萍、牙皂、白梅肉研和，日用洗面良。

银杏白果

甘、苦而温，性涩而收，色白属金，而入肺经。润肺定喘。生食，降痰，解酒，消毒杀虫。熟食，温肺益气，定痰哮，宁喘嗽，止滞浊，缩小便。多食则收令太过，令人壅气胪胀动风，小儿昏霍，

---

① 点：金陵本第三十卷樱桃条作“鼾”。

发惊引痟。嚼浆涂面鼻手足，去皻皰䵟贈，及疥癣阴䖟疳蚀。

咳嗽失声：白果仁四两，茯苓、桑皮各二两，乌豆半升，白蜜半斤，煮熟日干，末，以乳汁半碗拌湿，九蒸九晒，丸如豆大。每白汤下三十丸。

赤白带下，下元虚惫：白果、莲肉、芡实①各五钱，胡椒一钱半，末。乌骨鸡一只，去肠毛，盛药肚内，煮烂食。

胡桃仁

味甘气热，皮涩肉润。益命门，利三焦，温肺润肠，补气养血，润燥化痰。通润血脉，骨肉细腻。治虚寒咳嗽，腰脚重痛，心腹疝痛，血痢肠风，石淋五痔。同故纸蜜丸服，一水一火，为补下焦肾命之药。利小便，散肿毒，发痘疮，制铜毒。烧炭，和松脂研，傅瘰疬。其性热，能入肺肾，唯虚寒者宜之。而痰火积热者，勿多食。

消肾溢精，胡桃丸：治房欲无节，或失志伤肾，致水亏火强，口舌干，精自溢。胡桃肉、茯苓各四两，附子，泡去皮，一两切片，姜汁、蛤粉同焙，末，蜜丸梧子大。每米饮服三十丸。

老人喘嗽，气促，睡卧不得：胡桃、杏仁，俱去皮，生姜，各一两，研膏，入炼蜜少许，丸弹子大。每卧时嚼一丸，姜汤下。或噙咽津下。

急心气痛：胡桃肉一枚研，枣子一枚，去核夹胡桃肉，纸包煨熟，细嚼，以生姜汤送下。

小儿头疮：胡桃肉，灯上烧炭，入轻粉少许，末，菜油调涂。

误吞铜钱：胡桃肉多食，自出。

消痰止嗽：胡桃肉三枚，生姜三片，卧时嚼细，即饮汤两三呷，再嚼桃、姜如前，饮汤，静卧必愈。

---

① 芡实：金陵本第三十卷银杏条作“江米”。

痰喘咳嗽，昼夜不宁：胡桃肉一枚，连皮，人参寸许，煎汤，徐徐服之，喘嗽自定。

聤耳出汁：胡桃仁，烧研，狗胆汁和作挺子，棉裹塞。

伤耳成疮，出汁：胡桃杵取油纳入。葆按：取油法：胡桃，杵碎，绸片裹，以手指捻之，其油自出。器盛，加片脑末少许，尤效。

油胡桃 辛，热，有毒。能攻毒杀虫。治痈肿、疠风、疥癣、杨梅、白秃诸疮，润须发。

壳 烧炭，入下血、崩中药，良。

榛　仁

甘，平。调中开胃，止饥，健行，益气力，实肠胃，令人不饥。

陆机诗疏云：榛有两种。一种大小枝叶皆如栗，而子小，形如橡子，味亦如栗，枝茎可为烛。《纂要》云：形似鸡心，俗名鸡心栗。一种高丈馀，枝叶如木①蓼，子作胡桃味。辽、代、上党甚多，久留亦易油坏。我婺亦有。

槠子仁苦槠子

苦、涩，平。止渴，止泻痢，破恶血。食之不饥，令人健行。

皮叶 煮汁饮，止产妇血。嫩叶贴臁疮，一日三换，良。

钩栗巢槠子、甜槠子

甘，平。厚肠胃，令人肥健，不饥。

橡实橡斗栎

实 苦，微温。治下痢，充肠胃，肥健人。涩肠止泻。煮食，止饥，御歉岁。

时珍曰：橡实，四、五月开花如栗，黄色。结实如荔枝核有尖。其蒂有斗，包其半截。其仁如老莲肉。山人歉岁采为饭，或浸捣取粉

---

① 木：原作“水”，金陵本缺，江西等各本作“水”。今据刘校本改。

食。又名橡斗、皂斗，谓其斗，刓剜[1]象斗，可以染皂。

水谷下[2]痢，日夜百馀行：橡斗二两，楮叶炙一两，末。每乌梅汤服一钱。血痢不止，同方，加砂仁半两。

下痢脱肛：橡斗，烧炭，末，猪油调傅。

石痈坚硬如石，不作脓：橡斗，以醋于石上磨汁涂。干则易，数十度平。

痔疮出血：橡斗粉、糯米粉各一升，炒黄，滚水作条，饭上蒸熟食。不过四五次，效。

斗壳　涩，温。止下痢肠风，崩中带下，冷热泻痢，煮汁或为散服。并可染皂，亦染髭发。

下痢脱肛：橡斗壳，烧炭，末。猪脂调涂，或煮汁洗。

肠风下血：橡斗壳数个，白梅肉填满，铁线扎定，煅炭，末。每米饮服二钱。

走马牙疳：橡斗壳入盐填满，合定煅炭，入麝香少许，末。先以米泔漱过，搽之。

风虫牙痛：橡斗壳五个，皂角一条，切五片，入内盐填满，煅过研末。日搽三四次，荆芥煎汤漱之，然后搽。

木皮根皮　苦，平。止水痢，消瘰疬。治恶疮，因风犯露致肿者，煎汁日洗，令脓血尽乃止。

槲实栎橿[3]子、槲樕

仁　苦、涩，平。蒸煮作粉，涩肠止痢。功同橡子。

颂曰：槲，处处山林有之。木高丈馀，与栎相类。九月结实似橡实而稍短小。其蒂亦有斗，但小不中用。其实荒岁人亦食之，但味苦

---

① 刓剜（wánwān 玩弯）：刻挖。

② 下：原作“不”，据金陵本第三十卷橡实条改。

③ 橿（jiāng 江）：原作“梚”，据金陵本第三十卷槲实条改。

涩耳。

叶 甘、苦，平。活血，止血，疗痔，止渴，利小便，治血痢，除面上皻赤。入药，炙焦用。

鼻衄不止：槲叶捣汁，顿服即止。

肠风血痔：槲叶、槐米等分，炒焦，末。每米饮服二钱。

鼻皻生鼻，上出脓血：以米泔水煎洗，拭干，槲叶烧炭，末傅。

冷淋茎痛：槲叶末，每服二①钱，葱白七寸，煎汤调送。

木皮赤龙皮 苦，涩。煎服，除虫治瘘，涩五脏，吐瘰疬。止赤白痢，肠风下血。煎汤，洗恶疮。

一切瘘疾：槲树皮三十斤，熬去渣，再熬成膏。取雄鼠屎、雌鼠屎各十四枚，烧炭，末，和，纳温酒一升，匀。每服五合，后当有虫出，效。又方：槲白皮五斤，水煎成膏。日服一匙，并涂疮上。

小儿瘰疬：槲白皮煎汤频洗。

附②骨疽疮：槲皮，烧炭，每米饮服一匙。

荔 枝

实 甘，平。益智，通神，健气。止呃逆，止烦渴，治头重心躁，背膊劳闷。瘰疬瘤赘，赤肿疔肿，发小儿痘疮。其性纯阳，生者多食，则发热烦渴，龈肿口痛，衄血。火病人尤忌之。

颂曰：多食不伤人，如过度，饮蜜浆解之。《物类相感志》云：食荔枝多则醉，以壳浸水饮之即解。

呃逆不止：荔枝七个，连壳核烧炭。白汤调下，立止。

疔疮恶肿：荔枝肉、白梅肉各三个，捣饼。贴疮上，根即出。又方：荔枝五个，以狗粪中米淘净，末，糯米粥同研成膏，摊纸上贴。留孔出毒气。

---

① 二：金陵本第三十卷槲实条作“三”。

② 附：原作“肘”，据金陵本第三十卷槲实条改。

风虫牙痛：荔枝连壳烧炭，研末，搽牙即止。又方：荔枝一个，剔开填盐满，煅末，搽即愈。

核 甘、涩而温。入厥阴经。行散滞气。治心气痛，小肠气、疝气痛，及妇人血气刺疼。烧研，酒服。其实双结而核似睾丸，故治㿗疝卵肿，述类象形之义。

心脾气痛①不通：荔枝核，末，醋服二钱即愈。

妇人血气刺痛：荔枝核，煨焦，半两，香附一两，末。每盐汤服二钱。

疝气㿗肿，来笑丹：荔枝核四十九个，陈皮九钱，硫黄四钱，为末，盐水打面糊丸绿豆大。遇痛时，酒服十丸，良久再服。三服，神效。亦治诸气痛。

肾肿如斗：荔枝核、青皮、小茴等分，炒，末。每酒服二钱。

壳 治痘疮出不爽快，煎汤饮之。又解食荔枝发热，浸水饮之。

赤白痢：荔枝壳、橡斗壳炒、石榴皮炒、甘草炙，等分，每以半两，水煎温服。

花及皮根 治喉痹肿痛，水煮汁，细细含咽之。

龙眼圆眼

实 甘，平。开胃益脾，补虚长智。安志厌食。除蛊毒，去三虫。解五脏邪气。久服强神②聪明，轻身不老，通神明。

时珍曰：食品以荔枝为贵，而资益则龙眼为良。荔枝性热，而龙眼性和平。《济生方》治思虑劳伤心脾，有归脾汤。

核 治胡臭。用六枚，同胡椒二七枚研末，遇汗出擦之。

---

① 心脾气痛：金陵本第三十一卷荔枝条作“脾痛不止”。

② 神：金陵本第三十一卷龙眼条作“魂”。

橄榄青果

实　酸、涩、甘，温。开胃下气，止泻。生津液，止烦渴，治咽喉痛。生食、煎饮，并消酒毒，解河豚鱼毒。咀嚼咽汁，治鱼骨哽，能解一切鱼、鳖毒。

初生胎毒：小儿落地时，用橄榄一个，烧研，漂朱砂末五分，和匀，嚼生脂麻一口，吐唾和药，绢包如枣大，安儿口中，待咂一个时顷，方可与乳。能取下肠胃秽毒，令儿少疾，及出痘稀。

唇裂生疮：橄榄，炒，末，猪脂调涂。

下部疳疮：橄榄，炭，末，油调傅。或加儿茶五分。

牙齿风疳，脓血有虫：橄榄，烧炭，末，入麝香少许，匀贴。

核　甘、涩，温。磨汁服，治诸鱼骨哽，及食鲙成积，小儿痘疮倒靥。烧研服之。

肠风下血：橄榄核，灯上烧炭，研末。每服二钱，陈米饮调下。

阴肾㿗肿：橄榄核、荔枝核、山楂核等分，俱烧炭，末。每空心小茴汤服二钱。

耳足冻疮：青果核，烧炭，油调涂。

橄榄核仁　甘，平。治唇吻燥痛，研烂傅之。

集注：橄榄核，两头尖，有棱，内有三窍，中有仁，可食。

榧　实

甘，平，涩。肺之果也。润肺滑肠，明目轻身，令人能食。行营卫，助筋骨。壮阳道，治咳嗽，白浊。常食，疗五痔，去三虫、寸白，蛊毒，鬼疰恶毒。多食滑肠，五痔人宜之。炒食香美。久食引火入肺，大肠受伤。其皮反绿豆。

寸白虫：日食榧子七枚，满七日，虫尽化为水。

好食茶叶，面黄者：每日食榧子七枚，以愈为度。

令发不落：榧子三个，胡桃二个，侧柏叶一两，捣浸雪水梳头，发永不落且润黑。

尸咽痛痒，语言不出：榧实半两，芜荑一两，杏仁、桂各半两，末，蜜丸弹子大，含咽。

花 治水气，去赤虫，令人好色，不可久服。

海松子

仁 甘，小温。温肠胃，润皮肤，肥五脏，散水气，主诸风，去死肌。能润肺，治燥结咳嗽。疗虚羸少气，补不足，逐风痹寒气，去骨节风，头眩。同柏子仁，治虚秘。多食发热毒。

肺燥咳嗽：松子仁一两，胡桃肉二两，研膏，和熟蜜半两，收之。每食后沸汤点，服二钱。

小儿寒嗽，或作壅喘：松子仁五个炒，百部、麻黄各二钱①，末，杏仁四十个，去皮水煮，化白糖丸芡子大。每食后噙化十丸。

大便虚秘：松子仁、柏子仁、火麻仁等分，研泥，溶黄蜡和丸梧子大。每服五十丸，黄耆煎汤下。

槟　榔

苦温破滞，辛温散邪。通关节，利九窍。宣利五脏六腑壅滞。能泻胸中至高逆气，使之下行。性如铁石，又能坠诸药至于下极。攻坚去胀，消食行痰，健脾调中。除一切风，下一切气。杀三虫，伏尸，寸白，破癥结，除痰癖。治痰气喘急，心痛积聚，瘴疠，诸疟，水肿，脚气，腹痛。奔豚膀胱诸气，五膈气，风冷气，大小便气秘。冲脉为病，气逆里急。泻痢后重。过服损真气。傅疮，生肌止痛。烧灰，傅口吻疮。

心脾作痛：鸡心槟榔、良姜各一钱半，陈米百粒，水煎服。

干霍乱症：心腹胀痛，不吐不利，烦闷欲死。槟榔末五钱，童便

① 二钱：金陵本第三十一卷海松子条作“三分”。

半盏，水煎服。

血淋痛：槟榔一枚，麦冬煎汤，磨汁，空心服。

口吻生疮：槟榔烧炭，轻粉少许末，傅。

醋心吐水：槟榔四两，橘皮一两，末。每空心生姜汤①服一匙。

小儿头疮：水磨槟榔，晒粉，麻油调涂。

大腹皮

辛，微温。健脾，下气行水，止霍乱，降逆气，治冷热气攻心腹，大肠②，痰膈酸③心，通大小肠，下一切气。消肌肤中水气浮肿，脚气壅逆。瘴疟，蛊毒，胎气恶阻，痞满，胀闷。凡用，洗晒干。

子 辛、涩，温。与槟榔同功。

思邈曰：鸩鸟多集其树。凡用腹皮，先酒洗，后以黑豆汁洗，晒用。

乌癞风疮：大腹皮连子勿伤动，以酒一升浸之，慢火熬干为末，腊猪脂和傅。

漏疮恶秽：大腹皮煎汤洗之。

无花果映日果、优昙钵

甘，平。开胃，止泻痢。治五痔，咽喉痛。

叶 甘、微辛，有小毒。五痔肿痛，煎汤，先熏后洗。

枳椇子

甘，平。润五脏，解酒毒，止呕逆，辟虫毒，止渴除烦，去膈上热，治头风，小腹拘急，利大小便。功同蜂蜜，枝、叶熬膏

---

① 生姜汤：金陵本第三十一卷槟榔条作“蜜汤”。

② 大肠：金陵本第三十一卷大腹子条此后有“壅毒”二字。

③ 酸：金陵本第三十一卷大腹子条作“醋”。

亦同。

木皮 甘，温。和五脏，治五痔。

腋下狐臭：用枳椇树凿孔，取汁一二碗，青木香、东边桃枝、西边柳枝、七姓妇人乳，和煎一二沸。就热，于五月五日鸡叫时洗净，将水倾十字路口，速回勿顾，即愈。只是他人先遇，必带去。

川花椒蜀椒

辛，温，有毒。纯阳之品，乃脾、肺、命门气分之药。禀南方之阳，受西方之阴，故入肺散寒。开腠理，宽胸膈，解郁结，消宿食，止呕逆，治寒热咳嗽，腹内冷痛，头风下泪，温疟，无汗，心胸留饮。入脾除湿，温脾胃，通血脉，调关节，破癥结，杀蛔虫，止泄泻，逐骨节皮肤死肌，寒热痹痛，水肿黄疸，下痢肠澼。入命门补火，壮阳痿，通三焦，暖腰膝，缩小便，除六腑寒冷，腰脚不遂，虚损留结，阴汗泄精，阳衰溲数，冷痛久痢，女子字乳馀疾，产后宿血。坚齿，明目，破血，通经，灭瘢，下乳。杀虫、鱼毒，鬼疰蛊毒。脾胃素热者忌。

冷虫心痛：川椒四两，炒出汗，酒一杯，淋之，服酒。

传尸劳疰，最杀劳虫：川椒不拘多少，去目及合口，黄草纸二重隔之，炒出汗，安地上，以砂盆盖定，以火炭密遮四旁，纳①一时许，为末，老酒浸白糕，丸梧子大。每食前盐汤下四十丸。服至一斤，其疾自愈。此方亦治痹痛，历节风痛，半身不遂，以肉桂汤下；治腰痛，茴香汤下；治肾冷，盐汤下。

囊疮痛痒：川椒七粒，葱头七个，煎水洗之。

肾风囊痒：川椒、杏仁等分，研膏，涂掌心，合阴囊而卧。

漆疮作痒：川椒煎汤洗。凡人忌漆，至漆所，嚼川椒涂鼻上，不生漆疮。

---

① 纳：金陵本第三十二卷蜀椒条作“约”。义胜。

食茶面黄：川椒，炒，末，糊丸梧子大。每茶汤下十丸。

蛇入人口，不得出者：用刀破蛇尾，以川椒二三粒，裹定，须臾自退出。此因天热取凉，卧地上，有蛇过而入人口，不得出法。

心腹冷痛：以布裹川椒安痛处，用熨斗熨，令椒出汗，即止。

阴冷入腹，渐渐冷气入阴囊肿满，痛闷欲死：以布裹椒包囊下，热气大通，愈。日再易。

寒湿脚气：川椒三升，布裹盛之，日以踏脚。

足上湿疮：痒极，搔之流水皮破，乃湿热生虫。川椒炒、甲珠、白芷各一钱，龙骨、黄草纸灰各二钱，末，先洗拭，以桐油扫疮，搽药。葆验。

椒目 苦，寒。其性下达，能行渗道，不行谷道，所以能下水、燥湿，治水蛊。利小便，止气喘，主十二种水，疗水腹胀满，膀胱拘急，肾虚耳卒鸣聋。

肾虚耳鸣：如风水鸣响，或如打钟磬声。椒目、巴豆霜、菖蒲等分，研末，以松香、黄蜡溶和作挺，纳耳中，日一易。

止盗汗：椒目，微炒，末，以猪上唇煎汤，临卧服半钱。

眼生黑花，年久难治者：炒椒目、炒苍术各一两，末，醋糊丸豆大。每醋汤服二十丸。

痔漏肿痛：椒目末，空心水服三钱。

崩中带下：椒目，炒，末，每温酒服一钱。

叶 辛，热。杀虫，治奔豚、伏梁气，及内外肾钓，并霍乱转筋，和艾及葱研，以酸拌罨之。煎洗脚气及漆疮。

根 辛，热，微毒。治肾与膀胱虚冷，血淋色瘀者，煎饮。色鲜者，勿服。

秦椒花椒、土椒

辛，温，有毒。除风邪，去寒痹，能下肿湿气，恶风，四肢瘰痹。口齿浮肿摇动，疝痛①，久痢，腹中冷痛，妇人月事不通，产后恶血血痢。生毛发，灭瘢痕。煎洗疥癣诸疮，脚气浮肿，囊痈囊风。葆元增。

时珍曰：秦椒，花椒也。始产于秦，今处处种之，最易蕃衍。生青熟淡红，其目不及蜀椒目光黑也。

手足心肿，乃风也：花椒、盐等分，末，醋和傅之。

牙齿风痛：花椒，醋煎含漱。

胡椒

辛，热。纯阳。快膈，下气温中去痰，调五脏，壮肾气，暖肠胃，去寒湿。除脏腑风冷，去胃中冷气，宿食不消，霍乱气逆，心腹卒痛，冷气上冲。胃寒吐水，肠滑，冷痢，反胃虚胀，冷积阴毒，牙齿浮热作痛。杀一切鱼、肉、鳖、蕈毒。多食助火，损肺，昏目发疮，令人吐血。

赤白下痢：胡椒、绿豆，照一岁各一粒，末，糊丸梧子大。红用姜汤，白用米汤下。

房劳阴毒：胡椒七粒，葱心三寸，麝香一分，末，黄蜡溶和，做小条，插入阴内，少顷汗出愈。

沙石淋痛：胡椒、朴硝等分，末。每白汤服二钱。

心腹冷痛：胡椒三七粒，清酒吞之。

蜈蚣咬伤：嚼胡椒封之。

虚寒积癖：在背膜之外，流于两胁，气逆喘急，久则营卫凝滞，发为痈疽，多不救。胡椒二百五十粒，蝎尾四个，木香二钱半，为末，粟米饭丸绿豆大。每橘皮汤下二十丸，名磨积丸。

阿伽陀丸，治妇人血痛：胡椒、檀香、郁金、茜草、小蘖皮等分，末，水叠丸梧子大。阿胶汤下二十丸。按：胡椒出摩伽国，故名。

---

① 疝痛：金陵本第三十二卷秦椒条作“疝瘕”。

毕澄茄

辛，温。下气消食，暖脾胃，辟鬼气，止呕吐哕逆。治冷气痃澼，霍乱吐泻，腹疼。去皮肤风，心腹间气胀，肾气膀胱冷。令人能食，能染发及香身。

珣曰：生南海诸国。向阳者胡椒，向阴者澄茄。又老为胡椒，嫩澄茄。时珍曰：胡椒与澄茄，亦犹大腹皮同槟榔也。

噎食不纳：澄茄、白蔻等分，末。舔咽。

鼻塞不通，肺气上攻所致：澄茄半两，薄荷三钱，荆芥一钱，末，蜜丸弹大。时时含咽。

反胃吐食，吐出黑汁，治不愈者：澄茄末，米糊丸豆大。姜汤下。愈后，服平胃散。

吴茱萸

辛、苦，大热，有小毒。入足太阴血分，少阴、厥阴气分。润肝燥脾，温中下气，除湿开郁。去痰，杀虫，开腠理，厚肠胃，通关节，逐风邪，治厥阴经痰涎头痛，阴毒腹痛，疝气血痢，呕逆，吞酸，痞满塞胸，咽膈不通。去痰冷逆气，食饮不消，心腹绞痛，中恶腹疼，胃冷吐泻，产后心痛，遍身㿗痹，腰脚软弱，肠风痔疾，肾气、脚气水肿，霍乱转筋，喉舌口疮，牙齿虫䘌，鬼魅疰气。性虽热，而能引热下行，利大肠壅气，下产后馀血。然走气动火，昏目发疮。血虚有火者，禁用。

吴茱萸汤：治时发头痛背寒，呕吐酸汁，不食。吴萸泡、茯苓等分，蜜丸梧子大，每热水服五十丸。

咽喉口舌生疮：此虚火上炎。吴萸末，醋调，贴两足心，或津唾调，移夜便愈。

小儿肾缩：乃初生受寒所致。吴萸、硫黄各半两，同大蒜研，涂其腹。仍以蛇床子烧烟熏之。

妇人阴寒，十年无子：吴萸、川椒各一升，末，炼蜜丸弹大，棉裹纳阴户中，日再易。

食已吞酸，胃中虚冷：吴萸泡七次、干姜等分，末，汤服一钱。

阴下湿痒：吴萸煎汤频洗。

小肠疝气，夺命丹：治疝气偏坠，脐下掣痛，外肾肿硬，日渐滋长，及湿痒成疮。吴萸一斤，作四分：一分酒浸，一分醋浸，一分汤浸，一分童便浸。俱浸一宿，同焙干，泽泻一①两，共为末，酒糊丸梧子大。每空心姜汤或酒下五十丸。

寒热怪病：寒热不止，四肢坚如石，击之以钟磬声，日渐瘦。吴萸、木香等分，煎汤饮。

叶 辛、苦，热。下气，治霍乱，止心腹痛冷气，及内外肾钓痛，和盐研罨之，干则易。转筋者，同艾捣，醋和罨之。又治大寒犯脑头痛。以酒拌叶，袋盛蒸熟，更互熨之。

枝 治大小便卒关格不通。取向南行枝三寸，含之立通。

根及白皮 止泻，消食，杀三虫。蛲虫。治喉痹咳逆，中恶腹痛，牙齿虫痛，下痢不禁，女子经产馀血。擦白癣，洗漆疮。

肝劳生虫，眼中赤脉：吴萸根末一两半，粳米半合，鸡子白三个，同化蜡一两半和，丸小豆大。每米汤下三十丸，当自下虫。

盐麸子

酸、咸，微寒。生津降火，润肺化痰，止唾滋肾，收汗止痢，止渴消毒，除痰饮瘴疟，解酒毒黄疸，飞丝②蛊毒，天行寒热，咳嗽，喉中热结喉痹，风湿眼疾。生毛发，去头白屑，捣末服之。

藏器曰：树状如椿。七月子成穗，粒如小豆。有盐似雪，可为羹用。其叶上有虫，结成五倍子。

---

① 一：金陵本第三十二卷吴茱萸条作“二”。
② 丝：金陵本第三十二卷盐麸子条作“尸”。

树白皮 破血止血，蛊毒血痢，杀蛔虫，并煎服之。

根白皮 治酒疸，捣碎，米泔浸一宿，平旦空腹服。诸骨哽，以醋煎浓汁，时呷之。

岑公云：有人被鸡骨哽，项肿可畏。用此根，醋煎，啜三碗，鸡骨便吐出。

茶叶茗、苦槚

苦、甘，微寒。下气消食，解暑，止渴。破热气，除瘴气，利大小肠。去痰热，清头目，令人少睡。解酒、油腻、炙煿之毒。治中风昏愦，多睡不醒。浓煎饮，吐风热痰涎，及热毒赤白痢。和川芎、葱白煎服，止头痛。多食，嗜食，寒胃消脂，成瘘痹、痰泻诸病。酒后饮茶，引入膀胱经，患瘕疝水肿。空心，及服土茯苓、威灵仙者，忌。

产后秘塞：以葱涎调好茶为末，丸豆大，茶服百丸，自通。不可用大黄通利药。

嗜茶成癖：以新鞋盛茶令满，任意食，食尽，再盛一鞋食，愈则止。男用女鞋，女用男鞋。

痰喘咳嗽，不能卧：好茶、僵蚕各一两，为末，盖碗盛汤，泡浸盖定。临卧，添沸汤点服。

大便下血：好茶叶一斤，五倍子五个，烧炭，共末，每米饮服二钱。

阴囊生疮：先以甘草水洗，后以茶叶研末，掺之。

霍乱烦闷：好茶、干姜各一钱，末，水调服。

脚桠湿烂：茶叶嚼烂傅，效。

茶花葆补 甘，淡，微苦。花白蕊黄，入手、足太阴经。清肺燥，渗脾湿，生津止渴，清热除烦，治胸膈留邪，往来寒热，渴欲饮水，热壅痰涎。去头目风，利大小便。

茶子 苦，寒，有毒。去痰垢，治喘急咳嗽。捣仁洗衣，除油腻。

上气喘急，时咳：茶子、百合等分，末，蜜丸梧子大。每新汲水服七丸。

喘嗽齁䶎：不拘大小，用米泔少许磨茶子，滴鼻中，令汲入口服之。口咬竹筒，少顷涎出如线，不过数次绝根。

头脑鸣响，状如虫蛀，名天白蚁：茶子末吹鼻中，取效。

皋芦苦薆

叶　苦，平。煎饮，止渴明目除烦，令人不睡，消痰利水。通小肠，治淋，止头痛烦热。噙咽，清上膈，利咽喉。

时珍曰：皋芦木，其叶状如茗，而大如手掌。挼碎泡饮，最苦而色浊，风味比茶大不及。今广人用之，名苦薆。葆按：吾乡名苦茶。

甜瓜瓤

甘，寒，滑，有小毒。解暑，止渴，除烦热，利小便，通三焦间壅塞气。治口鼻疮。暑月食之，永不中暑。然多食，至深秋作痢，发黄疸脚气。凡食瓜过多，但饮酒及水，送麝香少许，服便消。

时珍曰：甜瓜，北土、中州种莳，二、三月下种，延蔓而生，六月花开黄色，七月瓜熟。有圆有长，有尖有扁。大或径尺，小或一捻。

瓜子仁　甘，寒。清肺润肠，和中止渴。治腹内结聚，破溃脓血。最为肠胃脾三经内壅要药。止月经太过，研末去油，水调服。炒食，补中宜人。

敩曰：凡用，曝干，研粉，以纸三重裹去油。不去油，其力短。西瓜子仁同。

肠痈已成，少腹肿痛，小便淋，大便涩，下脓：甜瓜子一合，当归炒一两，蛇退一条，为末。每服四钱，水煎，食前服，利下恶物，效。

腰眼疼痛：甜瓜子三两，酒浸十日，曝，末。每酒服三钱。

解口臭气：甜瓜子末，蜜丸。每旦漱口含一丸。亦可贴齿。

瓜蒂瓜丁、苦丁香　苦，寒，有毒。乃阳明经去湿热之药，能引去风热痰涎。治风眩头痛，癫痫喉痹，头目湿气，皮肤水肿。主大水，身面四肢浮肿。鼻中瘜肉。脑寒热齆，眼昏吐痰。咳逆上气，疗黄疸，杀蛊毒，及食诸果，病在胸腹中，皆吐下之。合麝香、细辛，治鼻不闻香臭。凡胃弱及病后、产后、亡血家，尺脉绝，上部无实邪者，俱忌用。

瓜蒂散：瓜蒂炒、赤小豆各二钱半，末。每用一钱，以豉一合，汤煎去滓，和服。少少加之，快吐乃止。

风痫喉风：咳嗽，遍身风疹，急中涎潮等症。此药不大吐逆，只出涎水。瓜蒂末，壮年服一字，小儿、老人半字，早晨井水下。一食顷，含冰糖一块。良久涎如水出，年深者出墨涎，有块布水上。涎尽食粥两日。如吐多，人困甚，麝香少许泡水饮，即止。

遍身如金：瓜蒂、公丁香等分，末，吹鼻取黄水。亦可揩牙取涎。

十种蛊毒：瓜蒂末，枣肉丸梧子大。每枣汤服三十丸。

发狂欲走：瓜蒂末，井水服一钱，取吐愈。

齁喘痰气：瓜蒂三个，末。水调服，吐痰即止。

鼻中瘜肉：瓜蒂末，吹之，日三。又方：和白矾等分，末，猪脂调作挺塞之。

黄疸瘖黄：瓜蒂、丁香、赤小豆各七枚，末，吹豆许鼻中，黄水出愈。身面浮肿，同方。

蔓阴干用　治女人月经断绝，同使君子肉各半两，甘草六钱，为末，每酒服二钱。

花　治心痛咳逆。

叶 补中，去瘀血，治小儿疳，及打伤损折，为末酒服。人无发者，捣汁涂之即生。

面上黡子：七夕日午时，取瓜叶七片，直入北堂中，向南立，逐片拭黡，即灭。

西瓜瓤

甘，淡，寒。宽中下气。消烦止渴，疗喉痹，解暑热，利小水，解酒毒，治血痢。含汁，治口疮。

颂曰①：西瓜性寒解热，有天生白虎汤之号。然亦不宜多食。

皮 甘，凉。治口、舌、唇内生疮。烧研噙之。

闪挫腰痛：西瓜青皮，阴干为末，每服三钱，盐酒调下。

食瓜过伤：用瓜皮煎汤饮。解诸瓜皆同。

翠衣葆增 甘，凉，味淡，气薄。解暑热，清膜原。治暑热时邪弥漫气分，汗出神昏，舌白，谵语，大热烦渴，二便不利。能堵截阳明，免邪入腑，防守膻中，庶不逆传。功同白虎汤，无妨胃气之患。若邪热入营，舌苔绛燥，非所宜也。

葆按：翠衣，是西瓜青皮，用刀轻刮下者。《本草》失载，唯《叶氏医案》《温病条辨》取用，未详主治之性。愚治暑热时邪，屡试有效，故补之，俟考。

瓜仁葆增 甘，寒。安血络，润肺燥，化痰解烦，和中止渴。功同甜瓜子。治劳损失血，喉疼失音，曝末，去油服。炒食者，徒适口味，反耗津液，动火生痰。葆元屡用效验，故亦增之。

葡萄

实 甘、涩。属土。下走渗道。除烦解渴。调中治淋，益气倍力强志，逐水，利小便，除肠间水，治筋骨湿痹。时气痘疮不

---

① 颂曰：金陵本第三十三卷西瓜条作“颖曰”。

出，食之，或研酒饮，甚效。

热淋涩痛：葡萄汁、藕汁、生地汁、白蜜各五合。每服一盏，石器温服。

除烦止渴：生葡萄，捣滤取汁，以瓦器熬稠，蜜少许收。点汤饮甚良。

胎上冲心：葡萄煎汤饮之。

根及藤叶 煎汁饮。止呕哕，通小肠，利小便，消肿满。治霍乱后恶心，孕妇子气上冲心，饮之即下而胎安。腰脚肢腿痛，煎汤淋洗。

水肿：葡萄嫩心十四个，蝼蛄七个，去头尾，同研，露七日，曝干末。每淡酒调服半钱。暑月尤佳。

阳桃猕猴桃

酸、甘，寒。调中下气。止暴渴，解烦热，压丹石，下淋石热壅。治骨节风，瘫缓①不随，野鸡内痔病。曝干，煎服并熏洗。多食冷脾胃，令人脏寒作泻。

妒乳乳痈：取干阳桃煎汤，乘热熏，后服。葆验方。

藤中汁 甘，滑，寒。治反胃，和生姜汁服之。又下石淋。

枝叶 杀虫。煎汁饲狗，治瘑疥。

甘　蔗

甘，平，涩。脾之果也。下气和中，消痰止渴，利大小肠，除心胸烦热，止呕哕反胃，和②脾气，宽胸膈，解酒毒，通大肠。多食，发虚热，动衄血。共酒食，生痰。同榧子食，则渣软。

反胃吐食：朝食暮吐，暮食朝吐。甘蔗汁七升，生姜汁一升，和匀，日日细呷之。干呕不止，同方。

---

① 缓：原作"煖"，据金陵本第三十三卷猕猴桃条改。

② 和：金陵本第三十三卷甘蔗条作"助"。

虚热咳嗽，口干涕唾：甘蔗汁升半，青粱米四合，煮粥食。

小儿口疳：蔗皮烧末，掺之。

酒病腹疼，大便闭：甘蔗，取干者煎汤频饮，便通痛止。葆验方。

发热口干，小便赤涩：甘蔗去皮，嚼汁噙咽。饮浆亦可。

痁疟疲瘵：蔗汁频饮自愈。

眼暴赤肿：甘蔗汁二合，黄连半两，入铜器内慢火熬浓汁，点之。按：《晁氏客语》云：甘草遇火则热，麻油遇火则冷，甘蔗煎饴则热，泡汤则冷。此物性之异，医者可不知乎？

滓 烧炭，研末，乌桕油调，傅小儿头疮白秃。烧烟勿令入目，能使目暗。

葆验方：治奔走远路，足背肿，足板心痛。甘蔗滓，烧烟频熏，效。又草鞋走路，押破。蔗滓烧炭末，油调傅。

砂糖

甘，温。和中助脾，暖肝气。润心肺，解酒毒，散瘀血，利大小肠热。治心腹热胀，口干燥渴。腊月瓶盛封固安窖粪坑中，至春取出收藏。患天行热狂者，绞汁服，甚良。多食损齿生虫，发疳及心气痛。

噤口痢：砂糖半斤，乌梅一个，水煎，时时呷之。

上气咳嗽，烦热，食则吐逆：砂糖、姜汁等分，慢煎。每噙半匙服。

食韭口臭：砂糖食则解。

虎伤人疮：砂糖涂之，并冲水服。

葆验方：治产后腹疼，瘀血不下，少腹块痛。砂糖一两，楂肉五钱，拌匀入锅内，炒焦起烟，入酒、水各一碗，煎数沸取起，滤去滓服。或用煎生化汤服之，更良。

白糖冰糖同

甘，平。理嗽消痰，解酒和中，明目止渴，助脾气，缓肝气，治心腹热胀，目中热膜。和枣肉、脂麻捣丸噙之，润心肺燥热，助五脏，生津。和生姜、葱白泡汤饮，能发表散寒。白糖、冰糖，气清味平，润肺化痰力胜。而砂糖气浊味厚，消食下瘀功良。葆元。然多食亦助热、损齿、生虫。

莲　子

甘，温而涩。脾之果也。脾者黄宫，故能交水火而媾心肾，安靖上下君相火邪。主五脏不足，伤中，益十二经脉血气。安心，养神，止渴去热，补虚损，厚肠胃，固精气，强筋骨，利耳目，除寒湿，止脾泻久痢，赤白浊，腰痛泄精，女人崩带及诸血病。捣碎和米作粥饭食，轻身益气，令人强健。生食过多，动气发胀。蒸食良。大便燥结者，勿食。

补中强志：莲子半两，去皮心，研末，粳米煮粥和搅食。

补虚益损：莲子半升，酒浸二宿，猪肚一具，洗净，入莲子内，缝定煮熟，晒干，末，酒煮米糊丸梧子大。每温酒服五十丸。小便频数，同方，醋糊丸。

小儿热渴：莲子二十枚，炒，浮萍二钱半，生姜三片，水煎，分二服。

石莲子　甘，平，性温。清心宁神，除烦开胃，进食止吐。为治噤口痢要药。

藏器曰：石莲，经秋正黑，入水必沉，唯煎盐卤能浮之。此物居山海间，百年不坏。人多得食，令发黑不老。时珍曰：莲子，六、七月收，至秋房枯子黑，其坚如石，故名石莲。入九月收，剥去黑壳，以水浸去黑皮及青心，生食佳。入药蒸熟用。葆按：今药肆中石莲味苦色黑，中空无青心，系产树间，非真石莲也。用者宜审。

久痢噤口：石莲肉，炒，末。每服二钱，陈仓米煎汤调下，便觉思食，甚妙。加入香连丸内服，尤妙。脾泻肠滑，方同。

反胃吐食：石莲肉末，入肉豆蔻少许，匀，米汤调服。

白浊遗精：石莲肉、龙骨、益智仁炒、茯苓等分，为末，每空心米饮服二钱。

产后咳逆，呕吐，心忡目眩：石莲肉一两半，茯苓一两，丁香五钱，末。每米饮服二钱。

心虚赤浊：石莲子六两，甘草一两，末。每灯心汤服一钱。

莲子心莲薏　**苦，寒。清心去热。解血渴，止霍乱，治产后发渴，生研末，米饮服二钱，立愈。**

劳心吐血：莲子心七个，糯米二十一粒，末，酒服。

小便①遗精：莲子心一撮，为末，入辰砂一分，匀。每服一钱，汤下，日二。

《纂要》云：莲心色青入肝，其心极于上，能反向下，可能留肝血之散，使血得所藏。

莲房莲蓬壳

苦、涩，温。入厥阴血分。消瘀散血，与荷叶同功。生者，破血消瘀。炒焦，则止血。酒煎服，治血胀腹痛，及产后胎衣不下。水煎服，解野菌毒，止血崩、下血、溺血。陈者良。

经血不止：莲房炭，酒服二钱。

血崩不止：莲蓬炭、荆芥炭等分，末。每米饮服二钱。

产后血崩：莲房五个，香附二两，共烧炭末，每米饮服二钱。

小便血淋：莲房炭，末，入麝香少许②，每米饮服二钱。

漏胎下血：莲房炭，末，面糊丸豆大，汤下百丸。

天泡湿疮：莲蓬炭，井泥调涂。

---

① 小便：原作“小儿”，据金陵本第三十三卷莲藕条改。

② 少许：金陵本第三十三卷莲藕条作“二两”。

莲蕊须　甘、涩，温。清心通肾，固精气，乌髭发，悦颜，益血，止血崩、吐血。忌地黄、葱、蒜。

久近痔漏，三服除根：莲须、牵牛，取头，末，各两半，当归五钱，末。每空心，酒服二钱。

莲花　苦、甘，温。镇心益色，驻颜身轻。忌地黄、葱、蒜。

难产催生：取莲花一叶，书人字，吞水送，即产。

天泡湿疮：莲花贴之。

坠损呕血：积血心胃，呕血不止。干莲花末，每酒服一匙，神效。

藕

甘，平。散留血，解酒毒，除热渴，开胃消食，止怒止泄，解闷除烦。治霍乱后虚渴，破产后血闷，解病后干渴，血淋诸淋。为治心、脾经血分药。久服令人心欢。捣汁饮，解射罔①毒、蟹毒。捣罯金疮伤折。蒸食，大能开胃。补五脏，实下焦。同蜜食，令腹脏肥，不生诸虫。忌铁器。澄粉食，安神益胃，轻身延年。

诜曰：产后忌生冷，独藕不忌，为能破血也。

坠马血瘀：积在胸腹，唾血无数。干藕根末，每酒服一匙，日二。

小便热淋：藕汁、生地汁、葡萄汁等分，每用半②盏，入蜜温服。

血淋胀痛，诸药不效，欲死：发烧炭二钱，藕汁调下，日二，数日愈。

产后闷乱，血气上冲，口干腹痛：藕汁三升饮。又方：藕汁、生地汁、童便等分，煎服。

霍乱烦渴：藕汁一钟，姜汁半钟，匀，服。

---

① 罔：原作“茵”，据金陵本第三十三卷莲藕条改。

② 半：金陵本第三十三卷莲藕条作“一”。

上焦痰热：藕汁、梨汁各半盏，服。

藕蔤① 甘，平。生食，解烦毒，下瘀血，治霍乱后虚渴烦心不能食，解酒食毒。馀功与藕同。又名藕丝菜。此是五、六月嫩时，采为蔬茹，老则为藕，味不堪矣。

藕节 涩，平。捣汁饮，主吐血不止，及口鼻出血。消瘀血，解热毒，产后血闷，和地黄汁，入热酒、童便饮。能止咳血、唾血，血淋、溺血，下血、血痢、血崩。

卒暴吐血，双荷散：藕节、荷叶蒂各七个，入蜜少许，擂，水煎服。

鼻渊脑泻：藕节、川芎等分，末。每米饮服二钱。

鼻衄不止：藕节捣汁饮，并滴入鼻中。

遗精白浊，心虚不宁，金锁玉关丸：藕节、莲须、莲子、芡实、山药、茯苓、茯神各二两，金樱子二斤，熬膏，入少面和药捣，丸梧子大。每服七十丸，米饮下。

荷 叶

苦，平。其色青，其形仰，其中空，其象震。感少阳甲胆之气。烧饭合药，俾助脾胃而升发阳气②。涩精滑，散瘀血，发痘疮，消水肿痈肿，治吐咯衄血，下血溺血血淋，崩中，血胀腹痛，胎衣不下，产后恶血，口干，躁烦，损伤败血，雷头风肿。煎洗肾囊风。

脚膝浮肿：荷叶心、藁本，煎汤漱洗。

痘疮倒黡，南金散：治风寒外袭，倒靥势危。霜后荷叶，贴水紫背者，炙，僵蚕，炒去丝，等分末。每服半钱，芫荽泡汤或温酒下。

产后心痛，恶血不尽：荷叶，炒香，末，沸汤或童便下。胎衣不

① 蔤：金陵本第三十三卷莲藕条作“蔤”。

② 升发阳气：刘校本第三十三卷莲藕条作“生发元气”。

下，同方。

吐血咯血：荷叶，焙，末，每米饮汤服二钱。

吐血衄血，四生丸：生荷叶、生柏叶、生艾叶、生地等分，捣烂，丸鸡子大。每以一丸，水煎，去滓服。

崩中下血：荷叶，烧炭，半两，蒲黄、黄芩各一两，末。每空心，酒服三钱。

阴肿痛痒：荷叶、浮萍、蛇床子等分，煎洗。

漆疮痒：荷叶煎汤洗。

赤游火丹：荷叶，捣烂，入盐匀涂。

妊妇伤寒，热渴，恐伤胎：嫩卷荷叶，焙，半两，蚌粉二钱半，末。每服三钱，新汲水入蜜调服，并涂腹上，名罩胎散。

产后伤寒，血闷欲死：荷叶、红花、姜黄等分，炒末。童便调服二钱。

脱肛不收：贴水荷叶，焙，末，酒服二钱，仍以荷叶盛末坐之。

遍身风疠：荷叶三十枚，石灰一斗，淋汁同煮。渍之，半日乃出。数日一作，良。

偏头风痛：荷叶一枚，烧炭，苍术、升麻各五钱①，煎水调服。

吐血不止：嫩荷叶七枚，擂汁水服。

荷叶蒂荷鼻　**与叶同功，尤能安胎，去恶血，留好血，止血痢，杀菌蕈毒。**

妊娠胎动，已见黄水：干荷叶蒂一枚，炙，末。糯米淘汁，煎热调服。

血痢不止：荷叶蒂，煎汁服。

菱角菱实

甘，平。安中，解暑，补五脏，不饥。解伤寒积热，止消渴，

---

① 五钱：金陵本第三十三卷莲藕条作“一两”。

解酒毒、射罔毒、丹石毒。其性冷利，生食过多，伤脏腑，损阳气，痿茎，生蛲虫。捣澄粉食，补中延年。

乌菱角壳 煎服，止泻痢，入染髭发方，亦用。

芡 实

甘，平。开胃助气，止渴益肾，去湿痹，益精气，强志。久服，令耳目聪明。治腰脊膝痛，小便不禁，梦遗滑精，白浊带下。生食过多难化，动风，不益脾胃。澄粉食，功胜菱粉。

鸡头粥：益脾强志，利耳目。芡实三合，先煮，入粳米一合煮粥，空心食。

四精丸：治思虑、色欲过度，损心气，小便数，遗精。芡实、秋石、茯苓、莲子各二两，末，枣肉蒸捣，丸梧子大。每空心盐汤下三十丸。

分清丸：治浊病。芡实、茯苓各半斤，黄蜡化蜜和丸梧子大，每盐汤服百丸。

鸡头菜菜 芡实茎 咸、甘，平。止烦渴，除虚热。生熟皆宜。

根 煮食，治小腹结气。

偏坠气块：鸡头根，切片煮熟，和盐、醋食之。

荸脐乌芋、地栗

甘，微寒，滑。温中益气，开胃下食。解风毒，消黄疸，辟蛊毒。除胸中实热气，治消渴痹热，下血血痢，妇人血崩。疗五种膈气，能消宿食，饭后宜食之。又能毁铜，治误吞铜物。其性冷，多食令人腹胀气满。小儿秋月食，多脐下结痛。捣澄粉食，厚肠胃，不饥，能解毒，服丹石人宜之。

《集验方》：荸脐晒干末，白糖服二钱，能辟蛊毒。传闻下蛊之家，知有此物，蛊不敢下。

大便下血：荸脐汁、好酒各半钟，空心温服。

下痢赤白：端午午时取完好葧脐，洗，拭干，勿令损破，置瓶内烧酒浸，黄泥密封。遇患者，取二枚空心细嚼，原浸酒送下。

妇人血崩：葧脐，烧炭，一岁一个，末，酒服。

小儿口疮：葧脐，烧炭，研末，掺之。

误吞铜钱：葧脐，捣汁，细呷，自化。

慈　姑

甘、苦，微寒。解百毒，治产后血运①，攻心欲死，产难胞衣不出，下石淋。捣汁服之。妊妇忌。

时珍曰：慈姑生浅水中，人亦种之。三月生苗，青茎中空，有棱。叶如燕尾，前尖后歧。霜后叶枯，根乃结，冬及春初，掘取。洗②灰汤煮熟，去皮食，乃不麻人。葆按：慈姑有二种。一种详草部慈姑，有毛裹之，市肆名毛慈姑，是野生者。此生浅水中，或种或野生，无毛裹，俗名光慈姑。

叶　治诸恶疮肿，小儿游瘤丹毒，捣烂涂之，即便消退。蛇、虫咬伤，捣烂封之。研泥调蚌粉，涂瘙痱。

诸果有毒

凡果未成核者，食之令人发痈疖及发寒热。

凡果落地有恶虫缘过者，食之令人患九漏。

凡果有双仁者，有毒杀人。

凡瓜双蒂者，有毒杀人。沉水者，杀人。

凡果忽有异常者，根下必有毒蛇，食之杀人。

---

① 运：金陵本第三十三卷慈姑条作“闷”。

② 洗：金陵本第三十三卷慈姑条作“须”。

卷　四

木　部

柏子仁柏实

辛、甘而润，肝经气分药。其气清香，不寒不燥，又能通心肾而益脾胃，养心气，润肾燥，定惊悸，除风湿，安魂定魄，益智宁神，润肝兴阳，益血止汗。治头风腰肾冷，恍惚虚损，膀胱冷脓宿水，历节风痛，小儿惊痫，老人虚秘。益寿悦颜，聪耳明目，去百邪鬼魅。凡用，蒸曝取仁，炒。生，烧沥，泽头发，擦疥癣。

老人虚闭：柏子仁、松子仁、火麻仁等分，同研，溶蜜蜡丸梧子大。以少黄丹汤，食前调服二三十丸，日二服。

侧柏叶　苦、涩，微寒。养阴滋肺而燥土，最清血分，为补阴要药。止吐衄血痢，肠风尿血，崩中赤白，去冷风湿痹，历节疼痛。杀五脏虫，疗蛊痢，傅汤火伤，止痛灭瘢。炙，罯冻疮。烧汁，涂黑鬓发。

中风不省：涎潮口噤，语言不出，手足觯曳，得病之日便服，可使风退气和，不成废人。柏叶、葱白各一握，共研泥，酒一升煎汁，温服。如不饮酒，水服。

小便血淋：柏叶、黄连等分，焙研，酒服三钱。

月水不断：柏叶、白芍等分，末，酒水各半，服三钱。

汤火伤：柏叶捣涂，系定三日，止痛灭瘢。

大风疠疾，眉落不生：侧柏叶九蒸晒，末，蜜丸豆大，每服十丸①，日三、夜一服，百日即生。

鼠瘘核痛，未成脓：柏叶捣涂，炒盐熨之，气下即消。

吐血不止：柏叶一把，干姜二片，阿胶三钱，水煎一升，去滓，入马通一升，合煎一升，棉滤，服。

霍乱转筋：柏叶捣，裹脚上，及煎汁淋之。

蛊痢下血：男妇大小②大腹，下黑血茶脚色，或脓血如淀。柏叶焙末，黄连减半，煎服。

头发黄赤：柏叶末、猪膏，丸弹大。每以布裹一丸，纳泔汁中化开，沐，自黑润。

枝节 煮汁酿酒，去风痹、历节风。烧取㴲油，涂瘑疥及虫癞。

脂 身面疣目，同松脂等分，研匀涂之，数夕自失。

根白皮 苦，平。治火灼烂疮，长毛发。

热油灼伤：以腊猪脂煎根皮油，涂。

松香松脂

苦、甘，温。炼服，润心肺，利耳目，强筋骨，止崩带，除邪下气，辟谷延年，除胃中胀热，咽干消渴，历节诸风，风痹死肌，及痈疽恶疮，头疮白秃，疥瘙风癞。煎膏贴，生肌止痛，排脓抽风，诸疮毒脓血瘘烂。塞牙孔，杀虫。

炼法：大釜内安甑，用白茅安甑底，上盖黄沙寸许，安松香沙上，炊以桑柴。候松香尽，入水中取出，投冷水内，候凝又蒸。如此三次，其白如玉则可服。

软疖频发翠玉膏：明松香八两，铜绿二两，麻油三钱，雄猪胆汁三个。先溶松香，乃下油、胆、铜绿末，倾水中扯拔，器盛。每用摊

① 十丸：金陵本第三十四卷柏条作“五丸至十丸”。

② 男妇大小：金陵本第三十四卷柏条作“男子、妇人、小儿”。

绢贴。

金丝膏①：治一切疮疖肿毒。松香、白胶香各二两，没药一两，乳香二钱，黄蜡、麻油各三钱，同熬至滴水②不散，倾水中，扯千遍收藏。每捻作饼贴。

历节诸风：百节酸痛不可忍。松脂三十斤，炼五十遍。以炼酥三升，和脂三斤，搅令稠。每空心酒服一匙，日三。忌血腥、生冷、醋物，常食面粥佳。

妇人白带：炼松香五两，酒二斤，煮干，末，酒糊丸梧子大。每酒服五十③丸。

阴囊湿痒欲溃：松香末，纸作卷筒，每筒入花椒三粒，浸灯盏油内，取出点烧，滴下油，器盛，搽。先以米泔洗。

小儿秃疮：松香五钱，猪油一两，熬，搽。

一切肿毒：松香八两，铜青二钱，蓖麻仁五钱，同捣作膏，摊贴。

久聋不听：炼松脂三两，巴豆一两，捣作挺。棉裹塞，日二。

松节 苦，温。松之骨也。质坚气劲，能燥血中之湿，治百节久风，风虚脚痹疼痛。酿酒饮，主脚弱，骨节风，及颠扑损伤。煎水含漱，风蛀牙痛，或烧灰日揩。

历节风痛，四肢如解脱：松节五④斤，酒五斗，浸三七日。每服一合，日五服。

转筋挛急：松节一两，剉如米大，乳香一钱，瓦石器慢火炒焦，研末。每服木瓜酒下二钱。筋病皆统治。

松䏰音诣，火烧松枝取液 治疮疥，及涂马牛疮。

---

① 金丝膏：金陵本第三十四卷松条作“小金丝膏”。

② 水：金陵本第三十四卷松条作“下”。

③ 五十：金陵本第三十四卷松条作“百”。

④ 五：金陵本第三十四卷松条作“二十”。

松叶松毛　苦，温。生毛发，安五脏，杀米虫，守中不饥，治风湿疮，去风痛脚痹。细切，以水及面饮服，或捣末丸服，辟谷延年，及治恶疾。炙署冻疮风疮。煎洗阴囊湿痒。

汤火灼伤：葆元验方，治已破未破俱效。嫩松毛取净一握，细剉，和水磨，如磨米浆法，澄硬，去浮水，带湿涂之。止痛生肌，神效。

风牙肿痛：松毛一握，盐一合，酒三升煎汁，漱。

大风恶疮：松毛二斤，麻油五两，绢袋盛，清酒二斗浸，春夏五日，秋冬七日。每温服小盏，常饮令醺醺，愈即止。

脚气风痹松叶酒，治十二风痹不能行：松叶六十斤剉，水四石，煮五斗汁，以糯米五斗，酿如常法。酒熟饮，常令醉。

三年中风：松叶一斤切细，以酒一斗，煮取三升。顿服，汗出立瘥。

历节风痛：松叶捣汁一升，酒三升，浸七日。每服一合。

松花松黄　甘，温。润心肺，益气除风止血，可酿酒饮，亦可和白糖印糕，充果食，但难久藏，易败。

颂曰：松花上黄粉，山人及时拂取，正似蒲黄。葆按：今市亦从外贩来者，名松花粉，防痘疮破烂者，扑之，易结靥①。不堪食。

产后壮热：头痛颊赤，口干唇焦，烦满昏闷。松花、蒲黄、川芎、当归、石膏等分，末。每以红花二捻，煎水服二钱。

头旋脑肿：三月收松花如鼠尾者，切一升，浸酒三升，封五日。空心温服。

根白皮　苦，温。益气，补五劳，辟谷不饥。

木皮赤龙皮　生肌②止血，治痈疽疮口不合，白秃、杖疮、汤

① 结靥：即收靥。指痘毒透尽将愈，疮面收缩结痂。

② 肌：原作“饥”，据文义改。

火疮。

肠风下血：松木皮，去外粗皮，取里白者，切焙研末。每腊茶汤服一钱。

金疮杖疮：赤龙皮煅炭，末。搽之，最止痛。

小儿头疮：浸湿，名胎风疮。老松赤龙皮，入豆豉少许，瓦上煅炭，加轻粉少许，末，麻油调傅。

杉材杉木

辛，微温。去恶气，治心腹胀痛，风毒奔豚，霍乱上气，并煎汤服。煎汁，浸捋脚气肿满。漆疮，煎汤洗之，立瘥。

小儿阴肿：赤痛，日夜啼叫，愈而复作。老杉木烧炭，入轻粉少许，末，清油调傅。

肺壅失音：杉木烧炭，淋汁饮，音出止服。不出又服。

臁疮黑烂：老杉木节烧炭，麻油调傅，箬叶隔之，绢帛包定，效。

皮　治金疮血出，汤火灼伤，烧炭研傅。或鸡子清调傅。

葆验方：治囊痈溃烂，睾丸欲出流水。老杉木皮炭，研末傅，紫苏叶裹布包。

叶　治风、虫牙痛，同川芎、细辛酒煎，含漱。

子　治疝气痛，一岁一粒，烧研酒服。

肉　桂

辛、甘，大热，纯阳，入足少阴、太阴血分。补三焦命门不足，去痼冷沉寒，利肝肺气，益火消阴，温中止渴，坚筋骨，通血脉，理疏不足，宣导百药，无所畏。去营卫中风寒，表虚自汗，头痛腰痛，腹中冷痛，寒热冷痰，霍乱转筋。春夏慎用，秋冬下部腹痛，非此莫止。木得桂而枯，能抑肝风而扶脾土。从治目赤肿痛，阴盛失血，脾虚恶食，泻痢惊痫，寒痹风痞，止烦止唾咳嗽，通经坠胎，开喉痹鼻齆。忌生葱、石脂。去粗皮用。

足躄筋急：桂研末，酒和涂。

中风失音：肉桂切片着舌下，咽汁。喉痹不语，方同。

九种心痛：桂心末，酒服二钱。

产后心痛：恶血冲心，气闷欲绝。桂心末，狗胆汁丸芡子大。每酒送一丸。

死胎不下：肉桂末二钱，待痛紧时，童便荡①热酒下。产难横生，同方，加麝香少许，酒下。

小儿遗尿：桂末、雄鸡肝等分，捣丸小豆大。早晚温水下。

外肾偏肿：桂末，水调涂。

寒疝心痛：四肢逆冷，不食。肉桂末，热酒调服。

小儿久痢赤白：肉桂，去皮，以姜汁炙，黄连，以吴萸炒，等分，末。紫苏、木瓜煎汤服。

食果腹胀，不拘多少：桂末，饭丸绿豆大。白汤送六丸。未消再服。

乳痈肿痛：肉桂、甘草各六②分，乌豆③三④分炒，末，醋调涂，纸覆住，脓化为水。

重舌鹅口：肉桂末，姜汁调涂。

血崩不止：肉桂，砂锅煅炭末。每空腹水饮服一二钱。名神应散，屡验。

桂心 苦、辛，入手少阴经血分。暖腰膝，续筋骨，通九窍，利关节，止下痢，杀三虫，益精明目，消瘀生肌。治风痹骨节挛缩，破痃癖癥瘕，通利月闭，胞衣不下。疗一切风气，补五劳七

---

① 荡：摇动。

② 六：金陵本第三十四卷桂、牡桂条作“二”。

③ 乌豆：金陵本第三十四卷桂、牡桂条作“乌头”。

④ 三：金陵本第三十四卷桂、牡桂条作“一”。

伤，治九种心痛，腹内冷气，痛不可忍，咳逆结气，脚痹不仁，鼻中瘜肉，失音喉痹，阳虚失血，内托痈疽、痘疮，能引血化汗化脓，杀草木毒，解蛇蝮毒。

敩曰：用肉桂紫色厚者，去外粗皮并内薄皮，取中心味辛者，谓之桂心。附方述前。

筒桂小桂　辛，温。治百病，养精神，和颜色，为诸药先聘通使。

恭曰：此桂嫩而易卷如筒，故名筒桂。以其小，名小桂。

桂枝牡桂

辛，温，气薄，体轻上浮，入足太阳经。利肺气，开腠理，通血脉，宣导百药。佐以辛苦，治伤风头痛，解表发汗，调和营卫，温筋通脉而利关节。佐以酸甘，治伤风表虚，止烦出汗。去皮肤风湿，冷风疼痛，咳逆上气，结气喉痹，心疼痰饮，胁疼胁风，泄奔豚，散下焦蓄血。又能横行手臂，治痛风。

仲景云太阳病发热汗出者，此为营弱卫强，阴虚阳必凑之，故用桂枝发其汗。此乃调其营气，则卫气自和，风邪无所容，遂自汗而解，非桂枝能开腠理，发出其汗也。汗多用桂枝者，以之调和营卫，则邪从汗出而汗自止，非桂枝能闭汗孔也。时珍曰：麻黄遍彻皮毛，故专于发汗而寒邪散；桂枝透达营卫，故能解肌而风邪去。

山桂皮

辛，温，香窜。食料用之，不入药。

葆按：桂皮处处有之，其树虽去皮，木亦不死。

木犀花桂花

辛，温。同百药煎、儿茶作膏饼噙，生津辟臭化痰，治风虫牙痛。同麻油蒸熟，润发，及作面脂。

辛　夷

辛，温，轻浮，入肺胃气分。能助胃中清阳上行，通于头脑，温中解肌，明目下气，通关节，利九窍，通鼻塞涕出，治头痛寒热，体噤瘙痒，面肿引齿痛，眩冒身兀兀如坐车船上，去白虫，生毛发，疗面䵟。入面脂，生光泽。治鼻渊鼻鼽①、鼻窒鼻疮，及痘后鼻疮，并用研末，入麝香少许，葱白蘸入数次，良。其性香窜，气虚火盛者忌。

沉　香

辛、苦，微温。俱木皆浮，而沉香独沉，故能下逆气而坠痰涎，能降亦能升，故统理诸气而调中。补五脏，去恶气，治上热下寒，气逆喘急，大肠虚闭，小便气淋，男子精冷，痰涎血出，霍乱中恶，邪鬼疰气。补右肾命门，助精壮阳，益气和神，补脾胃，暖腰膝，止转筋，破癥癖。行气不伤气，温中不助火。治噤口毒痢，吐泻冷气，冷风麻痹，骨节不任，皮肤瘙痒，气痢疮肿。以沉水、味香甜、海南者良。磨汁用。忌火。

胃冷久呃：沉香、紫苏、白蔻等分，末。以柿蒂汤每服八分。

胞转不通：非小肠、膀胱受病，乃强忍房事，或过忍小便所致，非利水可通，当治其气。沉香、木香各二钱，末。白汤空腹服，以通为度。

大肠虚闭，因汗多，津液耗：沉香一两，苁蓉，酒浸焙，二两，麻仁研汁，丸豆大。每蜜汤下百丸。

公丁香丁子香

辛，温，纯阳，入肺、肾、胃三经。温脾暖胃，辟谷②杀虫，

---

① 鼽（qiú求）：原作“鼽”，据金陵本第三十四卷辛夷条改。鼻塞不通；或鼻流清涕。

② 辟谷：疑为“辟恶”之误。

壮阳事，暖阴户，消痃癖，暖腰膝，去胃寒。治霍乱拥胀，呕哕呃逆，胃气奔豚，腹疼阴痛，风毒诸肿，齿䘌口气，骨槽劳臭，五色毒痢，五痔妒乳，小儿吐泻，及痘疮灰白，胃虚不食，杀酒毒鬼疰蛊毒。凡气血盛，及胃热火炽者忌。勿见火。

婴儿吐乳：小儿百日内吐乳，或粪青色。用年少妇人乳汁一盏，入公丁香十粒，陈皮去白一钱，瓷盛锅内炖汁，细细与服。

朝食暮吐：公丁香十五粒，研末，甘蔗汁、姜汁丸如莲子大。噙咽。

鼻中瘜肉：公丁香棉裹纳之。

乳头破裂：公丁香研末，傅。

妒乳乳痈：公丁香末，水服一匙。

食蟹致伤：公丁香末，姜汤服五分。

干霍乱，痛，不吐不泻：公丁香十四粒，末，沸汤服。不瘥再服。

小儿吐呕不止：公丁香、生半夏各三①钱，姜汁浸一宿，焙末，丸黍米大。姜汤下十丸。

反胃关格，气噎不通：公丁香、木香等分。每服四钱，水煎一盏。先以黄泥做碗，曝干，浸药汁于内，服，屡效。用土碗者，取其助脾也。

母丁香鸡舌香

辛，温。治风水毒肿，霍乱心痛，去恶热。吹鼻，杀脑疳。姜汁调，涂拔白须孔中，即生黑者。

暴心气痛：母丁香末，酒服一钱。

小儿冷疳，面黄腹大，食则吐：母丁香末，乳汁和蒸三次，姜汤服一匙。

反胃吐食：母丁香末，以盐梅捣，丸芡子大。每噙一丸。

---

① 三：金陵本第三十四卷丁香条作“一”。

妇人产难：母丁香三十六粒，乳香三钱六分，末，用活兔胆和杵千下，作三十六丸。每用一丸，酒化下，神验。

妇人阴冷：母丁香末，纱囊盛，捻如指大，纳入阴中。

风牙宣露，发歇口气：母丁香、射干各一两，麝香一分，末，日揩。

䘌齿黑臭：母丁香煎汁，噙之。

白檀香 旃檀

辛，温，色白，调气，杀虫，入手太阴、足少阴经。引芳香之物上至极高之分。佐以橘、橙、砂、蔻、葛根、益智、姜、枣等，通行阳明，能处胸膈咽嗌之间，为理气要药。止心腹痛，霍乱肾气，中恶鬼疰，去邪恶，散冷气，消风热肿毒，能引胃气上升，进饮食，治噎膈吐食。外肾及腰痛者，水磨涂之。面生黑子，每夜浆水洗拭令赤，磨汁涂之。

降真香

辛，温。室内烧之，辟天行时气，宅舍怪异。小儿带之，辟邪恶气。为末，傅折伤金疮，止血定痛，消肿生肌。治吐咯诸血，能化瘀安新，靖归血络。失血初起者最宜，虚者审①用。葆元。

金疮出血：降香、五倍子、铜花等分，末，傅之。

痈疽恶毒：降香、枫树胶等分，末，熏之。

楠　木

辛，微温。煎汁服，治霍乱吐下不止，及心腹胀痛。煎汤洗转筋及足肿。枝叶同功。

水肿自足起：楠木、桐木煎，渍足，日日用。

心胀腹痛：楠木三两，煎汤饮。

---

① 审：慎重。

皮 苦，温，暖胃正气，治霍乱吐泻，小儿吐乳，并煎服。

樟材

辛，温。去恶气，治中恶，心腹痛，鬼疰，霍乱腹胀，宿食不消，常吐酸臭水，酒煎服。煎汤，浴脚气疥癣风痒。作履，除脚气肿。

时珍曰：霍乱及干霍乱须吐者，以樟木屑煎浓汁取吐，良。又中恶鬼气卒死者，以樟木烧烟熏之，待苏用药。此物辛烈香窜，能去湿气、辟邪恶故也。

手足痛风，冷痛，如虎咬者：樟木屑一斗，水一石，煎极滚泡之，安足桶上，围住熏，勿令气入目。

乌药

根 辛、温，香窜，入足阳明、少阴经。能疏胸腹邪逆之气，一切病之属气者，皆可治。气能顺则风散，故用以治中气中风，及七情郁逆，气厥头痛，肿胀喘急，天行疫瘴，膀胱肾间冷气攻冲背膂，小便频数，白浊气淋，反胃吐食，中恶心腹痛，蛊毒鬼疰，宿食不消，霍乱泻痢，脚气疝气，女人血气，小儿腹中诸虫，及痈疖疥疠，并解冷热，功难尽悉。猫、犬百病，并可磨服。

一切气痛：不拘男女，冷气、血气、肥气、息贲、伏梁、奔豚，气抢于心，切痛冷汗，喘息欲死。乌药，小者，酒浸一宿，小茴，青皮，良姜，等分同炒，末。盐①酒、童便温服二钱。

咽喉闭痛：生乌药一枝，醋煎，先噙后咽，吐出痰涎愈。

乌沉汤：治一切气，一切冷，补五脏，暖腰膝，调中壮阳，去邪气，冷风麻痹，膀胱、肾间冷气，攻冲背膂，俯仰不利，风水毒肿，吐泻转筋，癥癖刺痛，中恶心腹痛，鬼疰瘴疫，妇人血气痛。乌药十两，

① 盐：金陵本第三十四卷乌药条作“温”。

沉香五两，人参三钱，炙甘草四钱，末。每服半钱，盐汤空心温服。

孕中有痛：乌药五钱，牛皮胶一钱，煎服。

气厥头痛：乌药、川芎等分，为末。每服二钱，茶清调服。产后头痛，同方。铁秤锤烧，淬酒服。

嫩叶 炙煎饮代茗，补中益气，止小便滑数。补阴丸加用之。

《纂要》云：叶名蒡箕茶。温中燥脾，消食杀蛔，治腹中寒痛，小儿尤宜。嫩者茸茸，色黄，炒干收藏。陈者良。

子 治阴毒伤寒，腹痛欲死。炒焦，煎服。汗出阳气回，便瘥。

时珍曰：乌药，吴、楚山中极多，人以为薪。根、叶有香气，根如芍药，嫩者白，老者褐色。其子如冬青子，生青色熟紫，核壳极薄。其仁亦香而苦。葆按：乌药，又名矮樟，近医用之治女科，理气郁，名樟榕子，即此也。

枫香脂白胶香

辛，苦。煮炼服，止吐咯衄血。外用，活血解毒，生肌止痛。一切痈疽疥癣金疮。治瘾疹风痒浮肿，煎水浴之。烧过揩牙，永无牙疾。

时珍曰：凡用，以齑水煮三十沸，入冷水中，揉扯数十次，晒干。内服者，再煮扯三次佳。

吐血衄血：白胶香、蛤粉等分，末。姜汁服二钱。

吐血不止：白胶香末，新汲水服二钱。

吐血咯血：白胶香、铜青各一钱，末。入干柿内，纸包煨熟，食。又方：白胶香，切片，炙黄，一两，新棉，烧炭，一两，末。每米饮服一钱。

便痈脓血：白胶香一两，末。入麝香、轻粉少许，匀，掺之。

瘰疬软疖：白胶一两化开，以蓖麻子六十四粒研入，待成胶，摊贴。

小儿奶疽，生面上：枫香为膏，摊贴。

一切恶疮：金丝膏①：白膏香②、沥青各一两，麻油、黄蜡各二钱半，同溶化，入冷水中扯千遍，摊贴。

大便不通：枫香半枣大许，鼠屎二枚，研匀，水和作挺。纳入肛门，良久自通。

鱼骨哽咽：白胶香，丸弹大，细细吞之。

木皮 辛、平，性涩。治水肿，下水气，止水痢，俱煎汁饮。止霍乱刺风冷风，煎汤浴之。

大风疮：枫木烧炭、轻粉等分，末，麻油调傅，效。

根叶 治痈疽已成，擂酒饮，以滓贴之。

菌 有毒，食之令人笑不止，饮地浆解之。

乳香熏陆香

辛，温，香窜。下气益精，入心补肾，通十二经，定诸经之痛，能去风伸筋，活血调气，消痈疽诸毒，托里护心。主风水毒肿，使诸疮令内消，能发酒，理风冷。治心腹诸痛，中风口噤不语，止大肠泻澼，治肾气，通耳聋，补腰膝，疗不眠，止霍乱冲恶，去恶气伏尸，瘾疹痒毒，中邪气疰气，心腹痛。亦治癫狂，妇人血气，产难折伤。煎膏，止痛长肉。入丸散，微炒，则不粘。

时珍曰：制乳香入丸药，以酒研如泥，水飞用。或研以灯心同研，则易细。或以糯米研，或人指甲数片研，或以乳钵坐热水中研，皆易细。葆按：今药肆中制者，和没药入铁锅，熬焦枯去油，名乳没子。制法以笋箨③作箕形，盛乳香，安文火上，焙其油尽，入笋

① 金丝膏：金陵本第三十四卷枫香脂条作“水沉金丝膏”。

② 白膏香：金陵本第三十四卷枫香脂条作“白胶香”。

③ 笋箨（tuò 拓）：竹笋皮。

铎，最易研细而性味不失。没药制法同。

妇人胎产，临产月服，令胎滑易产：制乳香半两，枳壳一两，末，炼蜜丸梧子大。每空心酒下三十丸。

癫狂病：漂辰砂一两，乳香、枣仁各五钱，酒下，恣饮沉醉，听睡一二日勿动，若惊醒则不可治。《本事方》加人参一两，名宁志膏。

小儿内钓①，腹痛：乳香、没药、木香等分，水煎服。

小儿夜啼：乳香一钱，灯花七枚，末。每服半字，乳汁下。

心气痛：乳香三两，真好茶四两，末，以腊月鹿血，丸弹子大。每温醋化，服一丸。

甲疽弩肉：乳香、胆矾等分，末，傅之，内消愈。

急慢惊风：乳香、甘遂等分，末。每服半钱，乳香汤下。

大风疠疾：乳香一斤细研，入牛乳五升，甘草末四两，瓷盒盛之，安桌上，置中庭，安剑一口。夜于北极下祝祷，去盒子盖，露一夜。次日入甑中蒸，炊三斗米熟即止。夜间依前祝露又蒸，如此三次乃止。每用一匙，空心及晚食前温酒调服。服后当有恶物出，至三日三夜乃愈。

没药

苦，平。通血滞，行气壅，散血消肿，定痛生肌。补心胆虚，肝血不足。治金疮杖疮，诸恶疮痔漏下血，目翳肤赤。坠胎妊，破癥瘕宿血，损伤瘀血，产后心腹血气痛。凡损伤踠跌坠马，伤筋骨，心腹血瘀，并宜研热酒服。制同乳香。

女人异疾：女人月事退出，皆如禽兽之形，欲来伤人。先将棉塞

---

① 内钓：原作“内钩”，据金陵本第三十四卷熏陆香（乳香）条改。指小儿由于胎寒或脾胃虚寒引起的一种病症，主要症状有腰背屈曲、腹痛多啼、唇黑囊肿。

阴户，顿服没药末一两，白汤调下。

产后恶血：没药、血竭末各一钱，童便酒服。

筋骨损伤：米粉四两炒黄，入没药、乳香各半两，酒调成膏，贴之。

历节诸风：骨节疼痛，昼夜不止。没药末半两，虎胫骨，酥炙末，三两。每温酒服二钱。

小儿盘肠气痛[1]：乳香、没药等分，为末。木香磨汁，调服一钱。

血竭骐麟竭

甘、咸，色赤。系木之脂液流结，如人之膏血，盖手、足厥阴经血分药。补心包络、肝血不足，益阳精，消阴滞气，破积血，止痛生肉，专散滞血诸痛，为和血之圣药。治心腹卒痛，金疮出血，妇人血气，小儿瘛疭，伤折打损，一切疼痛。血气搅刺，及内伤血聚，并宜酒服。为末，傅一切恶疮疥癣，久不合。性急，不可多使，却引脓。

白虎风痛，走注，两膝热肿：血竭、硫黄等分，末。每温酒服一钱。

慢惊瘛疭，安魂定魄：血竭半两，乳香二钱半，同捣，火上溶丸梧子大。每薄荷汤化一丸，麦冬人参汤下[2]。

产后血冲，心胸满喘，垂死：血竭、没药各一钱，研末，童便和酒调服。

腹中血块：血竭、没药各一两，丹皮、滑石同煮过，各一两，末，醋糊丸梧子大。每酒服三十丸。

收敛疮口：血竭末五分，麝香少许，大枣烧灰，半钱，同研。津

---

① 小儿盘肠气痛：以小儿突发性腹部绞痛、腰腿弯曲、啼哭不休为主要特征的病症。

② 麦冬人参汤下：金陵本第三十四卷骐驎竭条作“夏月用人参汤”。

唾调涂。

产后血运，不知人及狂语：血竭末，每温酒服二钱。

安息香

辛、苦，平。逐秽恶，辟蛊毒，治心腹鬼疰恶气，霍乱风痫[①]，男子遗精。暖肾气，妇人血噤，产后血运，中恶魇寐，劳瘵传尸，邪气魍魉，鬼胎血邪。妇人夜梦鬼交，同臭硫黄，烧熏丹穴，永断。又烧之，去鬼来神。

珣曰：安息香生南海波斯国，树中脂也，状若桃胶，秋月采取。

小儿肚痛，曲脚而啼，安息香丸：安息香酒蒸成膏，沉香、木香、丁香、藿香、大茴各三钱，香附、砂仁、炙甘草各五钱，末。以安息香和，炼蜜丸芡子大。每服一钱[②]，紫苏汤下。

历节风痛：用精猪肉四两，裹安息香二两，以瓶盛灰，大火上着一铜板隔之，安香于上烧之，以瓶口对痛处，熏之。

卒然心痛：或经年频发者。安息香酒服半钱。

小儿惊邪：安息香烧，自除。

苏合香

甘，温，香窜。辟恶除邪，通诸窍脏腑，辟一切不正之气。通神明，去三虫，杀鬼精物，令人无梦魇，治温疟蛊毒痫痓。

《寰宇志》云：苏合油出安南、三佛齐诸番，树生膏，以浓无滓者佳。又云出大秦国，被人采苏合香，先煎其汁为香膏，乃卖其滓，诸国转来中国，不大香也。

苏合香丸：治传尸骨蒸，殗殜[③]肺痿，疰忤鬼气，卒心气痛，霍

---

① 痫：金陵本第三十四卷安息香条作“痛”。

② 钱：金陵本第三十四卷安息香条作“丸”。

③ 殗殜（yèdié 业叠）：原作“殗滞”。据金陵本第三十四卷苏合香条改。指病不太重，时卧时起的样子。

乱吐利，时气瘴疟，赤白暴痢，瘀血月闭，疟[1]癖疔肿，小儿惊痫客忤，大人中风、中气、狐狸等病。苏合油一两，安息香末二两，好酒熬成膏，入苏合油匀，白术、香附、青木香、檀香、沉香、丁香、麝香、荜茇、诃子、朱砂、犀角各二两，龙脑、乳香各一两，共末，以香膏和，炼蜜丸弹大，蜡包收。

水气浮肿：苏合香、白轻粉、水银等分，擂匀，蜜丸豆大，每白汤下一[2]丸。当下水出。

龙脑香片脑、冰片

辛，温，香窜，善走能散，先入肺，传于心脾而透骨。通诸窍，散郁火，治惊痫痰迷，目赤肤翳，内外障眼，耳聋鼻塞，齿痛喉痹，头痛脑痛，心腹邪气，风湿积聚，伤寒舌出。疗三虫五痔，散心盛有热。入骨，治骨痛。小儿痘陷。妇人难产，研末，新汲水服少许，立下。镇心秘精，治大肠脱。

风热喉痹：灯心炭一钱，黄柏炭五分，枯矾七分，片脑三分，共末。每用少许，吹患处。

伤寒舌出寸许：每以片脑末，掺之即愈。

内外痔疮：片脑数分，葱汁化，搽。

中风牙噤，无门下药者，开关散效。端午午时，片脑、南星等分，末。每以少许揩齿二三十遍，其口自开。

目赤目膜：雄雀屎，水漂净，五分，片脑一分[3]，末，乳汁调成膏。日日点，效。

头痛脑痛：片脑一钱，纸卷作捻[4]，烧烟熏鼻。吐出痰涎，即愈。

---

① 疟：金陵本第三十四卷苏合香条作“痃”。

② 一：金陵本第三十四卷苏合香条作“二”。

③ 雄雀屎……片脑一分：金陵本第三十四卷龙脑香条作“龙脑、雄鼠屎各八分”。

④ 捻：原作“燃”。据金陵本第三十四卷龙脑香条改。指揉搓而成的卷儿。

樟脑

辛，热，香窜，纯阳，与焰硝同性。能于水中发火，通关窍，利滞气，治中恶邪气，霍乱腹疼，寒湿脚气，疥癣风瘙，龋齿虫痛，杀虫辟蠹。置鞋中，去脚气。熏衣箧，辟疰虫。安被席，辟壁虱。

小儿秃疮：樟脑一钱，花椒二钱，脂麻二两，为末。以退猪汤洗净，拭干搽。

牙齿虫痛：樟脑、朱砂等分，末，搽，效。

脚气肿痛：樟脑二两，乌头三两，末，醋糊丸弹大。每置一丸于足心踏之，下以微火烘之，衣被围覆，汗出如涎为效。

阿魏

辛，平，入脾胃。消肉积，杀诸小虫，去臭气，破癥积，下恶气，辟瘟治疟，除邪鬼蛊毒，治风邪鬼疰，心腹中冷，霍乱心腹痛，肾气瘟瘴。御一切蕈、菜毒。解自死牛、马肉诸毒。

癞疝疼痛：败精恶血，结在阴囊所致。阿魏二两，醋和荞麦粉作饼裹之煨熟，大槟榔二枚钻孔，溶乳香填满，亦以荞麦粉裹煨熟，共末，入硇砂末一钱，赤芍末一钱①，匀，糊丸梧子大。每食前酒下三十丸。

痞块有积：阿魏、五灵脂炭各五钱，末，黄雄狗胆汁，丸黍米大。每空心津唾送三十丸。噎膈气，方同。

尸疰中恶，近死尸，恶气入腹，终身不愈：阿魏三两。每用二钱，拌面裹作馄饨十馀枚，煮熟食，日三服。至三七日除根。忌五辛、油物。

---

① 钱：金陵本第三十四卷阿魏条作“两”。

小儿盘肠内吊，腹疼不止：阿魏末，大蒜半瓣煨熟捣泥，丸麻子大。每艾汤服五丸。

脾积结块：鸡子五个，阿魏五分，黄蜡一两，同煎化，分十服。每空心细嚼，流①水下。十日后，大便下血，乃积化也。

芦荟

苦，寒，厥阴经药。其功专于杀虫，清热明目镇心，疗五疳，杀三虫。治热风烦闷，胸膈热气，小儿癫痫惊风，及诸疳热。傅䘌齿甚良。治湿癣出黄汁，及痔病疮瘘。吹鼻，杀脑疳，除鼻痒。解巴豆毒。小儿脾虚泻者勿服。

小儿脾疳：芦荟、使君子等分，为末，每米饮服一二钱。

癣疮延蔓，经年不愈：芦荟一两，炙甘草研末，先以温浆水洗癣，拭净傅之，立干便瘥。真神效。

胡桐泪

苦能杀虫，寒能清热，味咸又能入骨软坚。治大毒热，心腹烦满，风虫牙痛，风疳䘌齿，骨槽风劳。疗咽喉热痛，水磨扫之，取涎。瘰疬病非此莫除。治口齿家为要药。杀火毒、面毒。能软一切物。多服令人吐。

恭曰：胡桐泪，出肃州，是树脂沦入土石碱卤地，似黄矾而坚。其树高大，皮叶似白杨、青桐、桑辈，其脂见水便消。

走马牙疳：胡桐泪、黄丹等分，末，掺之。

牙疳宣露，脓血臭气：胡桐泪一两，枸杞根一升。每用一②钱，煎水漱。又方：胡桐泪、荸荠等分，末，掺。

牙齿蠹黑：胡桐泪一两，丹砂半两，麝香一分，为末，掺之。

---

① 流：金陵本第三十四卷阿魏条作“温”。

② 一：金陵本第三十四卷胡桐泪条作“五”。

黄蘗

苦，寒，微辛，沉阴下降，入肾经。为足太阳引经药，故能泻膀胱相火，而补肾水不足，疗下焦虚，坚肾壮①骨髓，泻伏火，救肾水，止泻痢消渴，杀蛀虫、疳虫。治诸痿瘫痪，骨蒸劳热，五脏肠胃中热结，黄疸，惊气在皮间，肌肤热赤，目热赤痛多泪，耳鸣鼻衄，蛔虫心痛，热疮泡②起，虫疮血痢，肠风痔血，下血如鸡鸭肝片。冲脉气逆，小便不通，及诸疮痛痒。傅小儿头疮。得知母，滋阴降火。得苍术，除湿清热，为治痿要药。得细辛，泻膀胱火，治口舌生疮。女子漏下赤白，阴阳③蚀疮。男子阴痿，傅玉茎上生疮。久服寒胃，尺脉弱者禁用。

小儿下血或血痢：黄柏半两，赤芍四钱，末，饭丸麻子大。每食前，米饮下二十丸。

赤白浊淫及梦泄：黄柏炒、蛤粉各一斤，末，糊丸豆大，空心酒下。又方：加知母、牡蛎粉、山药各四两，糊丸，盐汤下。

时行赤目：黄柏去粗皮，末，湿纸包，黄泥裹，煨。每用弹子大，纱帕包之，浸水一盏，饭上蒸，乘热熏洗，效。

婴儿赤目在蓐内：人乳浸黄柏汁点之。

小儿重舌：苦竹沥浸黄柏汁，点之。

口疳臭烂：黄柏五钱，铜绿二钱，末。掺之，去涎。

鼻中生疮：黄柏、槟榔等分，末，猪脂和傅。

唇疮痛痒：黄柏末，蔷薇根汁调涂。

小儿囟肿，生下则肿：黄柏末水调，贴足心。

男子阴疮有二种：一种阴蚀作白脓出；一种只生热疮。热疮用黄

---

① 壮：原作“肚”，据金陵本第三十五卷檗木条改。

② 泡：金陵本第三十五卷檗木条作“疱”。

③ 阳：金陵本第三十五卷檗木条作“伤”。

柏、黄芩等分煎汤，洗。仍以黄柏、黄连研末，傅。

小儿脐疮，不合：黄柏末涂之。

脏毒痔漏，下血不止，柏皮丸：黄柏一斤，分作四分，三分用酒、醋、童便各浸七日，晒焙，一分炒焦，末，炼蜜丸梧子大。每空心温酒下五十丸。又方：用猪脏头一条，入前药内，捣丸服。

妊娠下痢，白色，日夜三五十行：黄柏炒焦，末，大蒜煨熟，去皮捣烂，丸如梧子大。每空心米饮下五十丸，日三服，神效。

咽喉卒肿，食饮不通：黄柏末，醋调傅。

乳发初起：黄柏末、鸡子白，调涂。

火毒生疮：凡人冬月烘火，火气入内，两股生疮，其汁淋漓。黄柏末掺之。

小蘖山石榴

苦，大寒。治口疮疳䘌，杀诸虫，去心腹热气。

弘景曰：小蘖树小，状如石榴，其皮外白里黄；又一种多刺，皮亦黄。并主口疮。

厚朴

苦降能泻实满，辛温能散湿满，入足太阴、阳明经。平胃调中，消痰化食，明耳目，调关节，去结水，破宿血，化水谷，除三虫，杀肠中虫。治伤寒，头痛寒热惊悸，肺气胀满，膨而喘咳，反胃呕逆，霍乱转筋，血痹死肌，腹痛胀满，积年冷气，腹内雷鸣，宿食不消。止吐酸水，大温胃气，能导滞宽肠，为泻痢后重要药。泻膀胱及五脏一切气，妇人胎前产后腹脏不安。忌豆，犯之动气。凡用去外皮，姜汁炒。

大肠干结：厚朴，生研，猪脏头，煮烂，捣，丸梧子大。每姜水下三十丸。

尿浑白浊，心脾不调：厚朴，姜炒，一两，茯苓五①钱，末。酒水送三钱。

小儿吐泻，胃虚有痰：厚朴一两，半夏二②钱，同浸一百刻，水尽为度。未尽，用火熬干。去厚朴，只研半夏。每服半钱，薄荷汤下。

下利水谷，久不瘥：厚朴、黄连等分，水煎，空心服。

子逐节③　甘，温。明目益气，治鼠瘘，神效。

杜　仲

甘温能补，微辛能润，色紫入肝经气分。润肝燥，补肝虚，子能令母实，故亦补肾，益精气，坚筋骨，肝充则筋健，肾充则骨强，能使筋骨相着，治肾冷肾劳，腰脊挛痛，脚中酸疼，不欲践地，阴下湿痒，小便馀沥，妊娠体弱，胎漏胎坠。

频惯坠胎，或三四个月即坠：于两月前，预服杜仲八两，糯米煎汤浸透，盐酒水炒，续断二两，酒浸，焙，共末。以山药六两，末作糊，丸梧子大。每空心，米饮下五十丸。

肾虚腰痛：杜仲一斤，分作十剂。每夜取一剂，水二升，浸至五更，煎三分取汁，以羊肾三四枚切片，再煮五六沸，如作羹法，和川椒、盐，空腹服。葆验方：杜仲、故纸各二钱，川椒、青盐各五分，共研粗末，韭菜脑九个，捣匀，用牯猪腰子一对，劈半开，去内白膜，将药装入内，缚定，酒水各半，煮二时取起，去药，食腰子，以汁送。屡验神效。

椿樗椿香、樗臭

皮及根白皮　苦温能燥下湿，去肺胃陈积之痰，治大肠滑泻，

---

① 五：金陵本第三十五卷厚朴条作“一”。

② 二：金陵本第三十五卷厚朴条作“一”。

③ 逐节：金陵本第三十五卷厚朴条作“逐折”。

久痢肠红，湿气下痢，精滑梦遗，女子血崩，赤白浊带，产后血不止，赤带，肠风泻血不住。利溺涩，缩小便，去口臭①疳虫疥䘌，鬼疰传尸蛊毒，杀蛔虫，治疳䘌。樗皮②尤良。痢初起者，慎用。

时珍曰：椿皮色赤而香，樗皮色白而臭，多食微利人。椿皮入血分而性涩，樗皮入气分而性利，宜辨之。主治虽同，涩利则异，用者宜审。

肛痛痢久，嗜饮，喜食鲜味，蓄血③在脏，下痢脓血，延久，百药不效，肛门痛：樗根白皮、人参各一两，末。每空心，米饮调服二钱，药尽病愈。忌油腻、青菜、五荤、蒜、韭、面、甜物。

产后肠脱不收：樗枝，取皮，一握，葱五茎，川椒一撮，同煮去滓。乘热熏洗，洗后睡少时。忌盐、醋、酱、面、发物，及劳心用力。年久亦可治。

女人白带：椿根白皮、滑石等分，末，粥丸梧子大。每空腹汤下百丸。或加炮姜、白芍、黄柏，俱炒焦，等分，丸服。男子白浊，方同。

休息痢疾：日夜无度，腥臭。椿根白皮、诃子④各半两，母丁香十⑤粒，末，醋糊丸梧子大。每米饮下五十丸。

脏毒下血：椿根白皮酒浸，焙末，枣肉丸梧子大。每酒下五十丸。

小儿疳疾：椿白皮，曝，末，二两，粟米淘净研浓汁，丸豆大。十岁下，每饮服五丸。另用一丸吹鼻内，三度良。

---

① 臭：金陵本第三十五卷椿樗条作“鼻”。

② 樗皮：金陵本第三十五卷椿樗条作“樗根”。

③ 血：金陵本第三十五卷椿樗条作“毒”。

④ 诃子：原作“柯子”，金陵本第三十五卷椿樗条作“诃黎勒”。诃黎勒，即诃子。据改。

⑤ 十：金陵本第三十五卷椿樗条作“三十”。

叶 苦，温，有小毒。嫩芽瀹食，消风祛毒。多食，熏经脉脏腑，令人神昏。治白秃不生发，和桃、楸叶心捣汁，频涂。煎，洗疮疥风疽。樗木根、叶，尤良。

荚凤眼草 治大便下血。

肠风泻血：椿荚半生半烧炭，等分，末，每米饮服二钱。

误吞鱼刺：椿树子烧研，酒服二钱。又方：香椿树子，阴干，半碗，擂碎，热酒冲服，良久连骨吐出。

干 漆

辛，温。功专杀虫行血，削年深坚结之积滞，破日久凝结之瘀血。疗咳嗽，利小肠，去蛔虫，杀三虫，续筋骨绝伤，消瘀血痞结，腰痛风寒湿痹，传尸劳瘵，女人疝瘕，经脉不通。生漆有毒，性烈，须用干者，烧炭用。

小儿虫病，胃寒呕恶症，与痫相似者：干漆炭、芜荑等分，末。米饮服五分或一钱。

九种心痛及腹胁积聚：干漆炭一两，末，醋煮面糊丸梧子大。每热酒下五丸至九丸。

女人经闭，不来，及绕脐寒疝痛，产后血气不调，诸癥瘕等病：干漆炭、川膝末各一两，生地汁一升，入瓦器中爆火熬，俟可丸，丸如梧子大。每服三五丸，米饮、酒任下。

喉痹欲绝，不可药者：干漆烧烟，以竹筒吸之。

产后青肿疼痛，及血气水疾：干漆炭、大麦芽等分，末，入瓦器内，盐泥固济，煅赤取出，末。每酒下一二钱。是产后诸疾皆可服。

《相感志》云：漆得蟹而成水，物性相制也。凡人畏漆者，要至漆处，嚼川椒涂口鼻则可免。生漆疮者，杉木汤、紫苏汤、漆姑草汤、蟹汤浴洗，皆良。

漆叶 治五尸劳疾，杀虫。曝末，每日酒服一钱。

漆花 治小儿解颅、腹胀、交胫不行方中用之。

梓白皮

苦，寒。煎服，解热毒，去三虫，疗目中疾。治时气温病，吐逆反胃。煎，洗小儿壮热，一切疮疥，皮肤瘙痒。

时珍曰：梓木处处有之。有三种：木理白者为梓，赤者为楸，梓之美者为椅，楸之小者为榎桐，亦名椅，与此不同。

时气温病，头痛壮热：梓白皮煎服。

叶 捣傅猪疮，饲猪肥大。疗手脚火烂疮。

楸

木白皮 苦，微寒。消食涩肠下气，止吐逆，杀三虫及皮肤虫。治上气咳嗽。煎膏，粘傅恶疮疽瘘，痈肿疳痔。除脓血，生肌肤，壮筋骨，外科要药。亦入面脂。口吻生疮，贴之，频易，效。

时珍曰：楸有行列，茎干直耸可爱。至上①垂条如线，谓之楸线。其木湿时脆，燥则坚，良材也。

白癜风疮：楸白皮五斤，水熬膏。日三摩之。

叶 生者，捣傅疮肿。熬膏，贴发背痈疽。煎汤，洗疮疡脓血。

时珍曰：有人患发背溃坏，肠胃可窥，垂危，百方不瘥。立秋日太阳未升时，采楸树叶，熬去滓成膏，傅其外；内以云母膏作小丸服，不累日而愈。

上气咳嗽，腹满羸瘦：楸叶三斗，煎，去滓再煎，至可丸如枣大，以竹筒纳入下部中，立愈。

一切肿毒，不问硬软，取楸叶十重傅肿上，旧帛裹之，日三易。当重重有毒气为水，在②叶上。冬月取干叶，盐水浸软，或取根皮捣

---

① 上：金陵本第三十五卷楸条作“秋”。

② 在：金陵本第三十五卷楸条此前有“流”字。

烂傅，皆效。

瘰疬瘘疮：秋分前后，取净楸叶十五斤，以水一石，净釜中煎取三斗，换锅①煎取八升，又换锅煎取二升，乃纳不津器②中。用时取麻油半合，蜡一两，溶化，又取杏仁七粒，生姜少许，同研，入膏中和匀。先涂疮上，经二日拭却，以篦子匀涂。每日涂拭，不过半月，已破者即便生肌，未破即内消。采药熬膏时，忌妇人、鸡、犬见。

小儿目翳：嫩楸叶三两捣烂，纸包泥裹，烧干去泥，入水少许，捣汁，频点。

小儿秃疮：楸叶捣汁涂之。

桐白桐、椅桐

叶　苦，寒。治恶蚀疮着阴，消肿毒，生发。

弘景曰：桐树有四种：青桐，叶、皮青，似梧桐而无子；梧桐，皮白，叶似青桐而有子，子肥可食；白桐，一名椅桐，人家多植之，与冈桐无异，但有花、子，二月开花，黄紫色，礼云“三月桐始华”是③也，堪作琴瑟；冈桐无子。

手足肿浮：桐叶煮汁渍之。

痈疽发背，大如盘，臭腐不可近：桐叶醋蒸贴之，退热止痛，生肉收④口，屡效。

木皮　杀三虫，治五痔五淋，疗奔豚气病。沐发，去头风，生发滋润。治恶疮，小儿丹毒，煎汁涂之。

---

① 换锅：此下原衍“取”字，据金陵本第三十五卷楸条删。

② 不津器：不渗漏之器。范登脉《〈素问·宝命全形论〉校诂四则》（见《中医药文化》2006年第5期40页）曰：“不津器即不渗漏的器。《齐民要术·养羊第五十七》：‘盆中浮酥，得冷悉凝，以手接取，搦去水，作团，著铜器中，或不津瓦器亦得。’又：‘冬即内著羊肚中，夏盛不津器。’缪启愉《校释》：‘不津，不渗漏。’”

③ 是：金陵本第三十五卷桐条作“者”。

④ 收：原作“生”，据金陵本第三十五卷桐条改。

肿从脚起：削桐木煎汁，渍之，并少饮。

伤寒发狂，热极狂言，欲走：桐木白皮取四寸，煎服，当吐下青黄水，愈。

跌扑伤损：水桐树白皮，醋炒捣傅。

花 傅猪疮。饲猪，肥大三倍。

眼见诸物，禽虫飞走，乃肝胆之疾：青桐花、枣仁、元明粉、羌活各一两，为末。每服二钱，开水调下，日三服。

梧 桐

木白皮 烧研，和乳汁涂须发，变黄赤转黑。治肠痔。

叶 治发背，炙焦研末，蜜调傅，干即易。

子 甘，平。捣汁涂，拔去白发，根下必生黑者。又治小儿口疮，和鸡子烧炭，研掺。

《遁甲书》云：梧桐可知日月正闰。生十二叶，一边有六叶，从下数①一叶为一月，至上十二月；有闰十三叶，小馀者。视之，则知闰何月也。时珍曰：梧桐处处有之。树似桐而皮青，其木无节直生，理细而性紧，叶似桐而稍小，光滑有尖。其花细蕊，坠下如醭。其荚长三寸许，五片合成，老则裂开如箕，谓之橐鄂。其子缀于橐鄂上，多者五六，少或二三，子大如胡椒，其皮皱。《要术》云：梧桐生山石间者，为乐器更鸣响也。

桐子油罂子桐、荏桐

甘、微辛，寒，有毒。宣水肿，涂恶疮，吐风痰喉痹，及一切诸疾。以水和油，扫入喉中探吐；或以子研末，吹入喉中取吐。涂疥癣、虫疮、毒肿，及胫疮、汤火伤疮。涂鼠咬处，能辟鼠，亦毒鼠死。又点灯烧铜箸头，烙风热烂眼，妙。误食吐甚，得酒即解。

---

① 数：底本、金陵本均作“數”，据《大观本草》《政和本草》改。

脚肚风疮如癞：桐油、人乳等分，扫之。数次愈。

酒齄赤鼻：桐油调黄丹、雄黄，傅之。

冻疮皲裂：桐油一盏，发一握，熬化瓶收。每以温水洗令软，傅之即安。

解砒石毒：桐油二升，灌之。吐即毒解。

痈肿初起：桐油点灯，入竹筒内熏之，得出黄水即消。

血风臁疮：胡粉煅过细研，桐油调隔纸膏，贴之。

山人有无病暴卒者，旁居见其食桐子肉二枚，似亦毒人。

海桐皮刺桐

苦，平。去风杀虫，入血分，能行经络，达病所。治霍乱中恶，赤白久痢，腰脚不遂，血脉顽痹，腿膝疼痛，除疳䘌疥癣，牙齿虫痛，煎服及含之。煎汤，洗赤目，除肤赤。

腰膝痛甚，诸药不效：海桐皮、苡仁各二两，牛膝、川芎、羌活、骨皮、五加皮各一两，甘草半钱，生地十两，并焙干，以棉布包裹，入酒盛二斗浸之，冬二七，夏七日。每空心，早、午、晚各饮一盏，常令醺醺。此方勿添减，验效。

风癣有虫：海桐皮、蛇床子等分，末，以腊猪脂调傅。

风虫牙痛：海桐皮煎水，漱之。

中恶霍乱：海桐皮煮汁，服之。

海桐花　止金疮血，殊效。

苦楝子金铃子

苦，寒，有小毒。入肝舒筋，能导小肠，泻膀胱之热，因引心包相火下行，通利小便水道，为治热厥心痛、腹痛、疝气要药。治温疾伤寒，大热烦狂，失心燥闷，止上下部腹痛，杀三虫，疗疮疥虫痔。凡用，酒煮去皮核，杵碎。

热厥心痛，或发或止，身热足寒，久不愈：先灸太溪、昆仑，引热下行。金铃子、延胡各一两，末。每温酒服三钱。

癞疝肿痛楝实丸：川楝子五两，分作五分：一两用故纸二钱炒黄；一两用小茴三钱、食盐一钱，炒；一两用莱菔子二钱炒；一两用牵牛子三钱同炒；一两用斑蝥七个，去头、足，同炒。去食盐、菔子、牵牛、斑蝥，只留故纸、小茴，同研末，酒打面糊丸梧子大。每空心酒下五十丸。又方：加巴豆四个同炒，不用。加肉桂、木香各二钱，末，入内丸。

肾消膏淋：苦楝子、小茴等分，末，每酒服一钱。

丈夫疝气，水脏气伤，膀胱连小肠等气：苦楝子一百粒，温汤浸去皮，巴豆一①百粒，微打破，以面二升，同入铜锅内炒至苦楝赤皮为度。取出去核，巴豆、面不用，为末。每服三钱，热酒或醋汤调服。一方入盐炒小茴半两，末，匀。

根及木皮 苦，微寒，微毒。治蛔虫，利大肠。米醋和，涂疥癣良。游风热毒，风疹恶疮疥癞，小儿壮热，并煎汤洗。

小儿蛔虫：苦楝木皮去外苍皮，水煎汁饮。又，抵圣散：苦楝皮二两，芜荑半两，末。每水服二钱。

小儿诸疮：蠼螋疮、秃疮、浸淫疮，并以苦楝皮炭末，傅。

花 治热痱疮，焙末掺之。铺席下，杀蚤、虱。

叶 治疝入囊痛，临发煎酒饮。

槐角槐实

苦，寒。入肝经气分。明目益气，疏导风热，去风杀虫，催生坠胎。润肝燥，凉大肠，止涎唾，除热泪。治头脑身胸间热风烦闷，风眩欲倒，吐涎如醉，漾漾②如坐车船上，及肠风痔瘘，男子、女人阴疮阴痒，妇人乳瘕，子脏急痛，大热难产。治口齿风，

---

① 一：金陵本第三十五卷楝条作“二”。

② 漾漾：飘荡貌。

疗五痔疮瘘，以七月七日取之，捣汁入铜器内煎可，丸如鼠屎，纳窍中，日三易乃愈。冬月入牛胆中，阴干百日取出，饭后吞一枚，明目通神。有痔病及下血者，尤宜服。

槐角丸：治五种肠风泻血。粪前有血名外痔，粪后血名内痔，大肠不收名脱肛，谷道四面胬①肉如奶②名举痔，头上有孔名瘘疮，内有虫名虫痔，并治之。槐角一两炒，地榆、当归酒焙、防风、黄芩、枳壳面炒各半两，末，酒糊丸梧子大。每米饮服五十丸。

大肠脱肛：槐角、槐花等分，炒末，羊血蘸药，炙熟食，酒送。猪腰子蘸炙亦可。

内痔外痔：槐角一斗，捣汁晒稠，取地胆为末，同煎，丸梧子大。米饮服十丸。兼作挺子，纳下部，或以苦参末代地胆亦可。

目热昏暗：槐角、黄连各二两，末，蜜丸梧子大。每浆水下二十丸。

槐花 味苦，色黄，气凉，入肝及大肠经血分而凉血。去皮肤风热，凉大肠，杀腹脏虫。治肠风泻血，赤白下痢，五痔、心痛，血衄、眼赤，吐血、衄血，崩中、漏下，并炒研服。炒香频嚼，治失音及喉痹。入药炒用。

衄血不止：槐花、乌贼骨等分，半生半炒，末，吹之。

舌衄出血：槐花末，傅之。

小便尿血：槐花炒、郁金煨各一两，末。每豆豉汤服一③钱。

血崩不止：槐花三两，黄芩二两，末。每服半两，铜秤锤桑柴烧，浸酒一盏，调服。

痈疽发背：凡人觉心惊背热，四肢麻木，有红晕在背。即取槐花一把，铁杓炒褐色，好酒一碗煎之。乘热饮酒，一汗即愈。如未退，

① 胬：原作“弩”，据金陵本第三十五卷槐条改。

② 奶：原作“烂”，据金陵本第三十五卷槐条改。

③ 一：金陵本第三十五卷槐条作“二”。

再炒一服，神效。

发背散血：槐花、绿豆粉各一升，同炒象牙色，末。细茶煎汁一碗，露一宿，调末傅之，留孔出气。忌妇人手。

外痔长寸：槐花煎洗，并服。

下血血崩：槐花一两，棕炭五钱，盐一钱，水煎服。

白带不止：槐花炒、牡蛎煅等分，末。每酒服三钱。

暴热下血：猪脏一条，洗净控干，以槐花末填满扎定，米醋炒，锅内煮烂，捣丸弹子大。每空心，当归酒下二①丸。葆验方：加黄连一两。

咯血唾血：槐花炒末。每米饮服三钱。

杨梅疮毒：乃阳明积热所生。槐花四两略炒，酒煎服。

疔疮毒、肿毒及痈疽发背，已成未成，但焮痛者皆治：槐花炒、桃仁②各一③两，酒煎服。已成未成，俱效。

叶　苦，平。煎服，治小儿惊痫壮热，疥癣疔肿。皮、茎同用。邪气产难绝伤，及瘾疹牙痛诸风，采嫩叶食。

霍乱烦闷：槐叶、桑叶各一钱，炙甘草三分，水煎服。

肠风痔疾：槐叶蒸熟晒干，末，煎饮代茶。久服亦明目。

鼻气塞：槐叶，葱、豉调和，煎服。

枝　治赤目、崩漏。八月断大枝，候生嫩叶，煮汁酿酒饮，治大风痿痹。青枝烧沥，涂癣。煎，洗痔核，及阴囊湿痒。煅焦，揩牙去虫。烧灰，沐头长发。

《传信方》：治痔状如瓜，热气如火。槐枝浓煎汁先洗，便以艾灸其上三五壮，自觉热气入肠中，大便转泻，先血后秽，痛甚。泻后遂愈。

胎赤风眼：取槐枝如马鞭大，长二尺，作二段齐头。麻油一匙，置铜钵中。晨使童子一人，以其枝向钵研，暝乃止。令仰卧，以涂

① 二：金陵本第三十五卷槐条作“一”。

② 桃仁：金陵本第三十五卷槐条作“核桃仁”。

③ 一：金陵本第三十五卷槐条作“二”。

目，日三度。

风热牙疼：槐枝烧热烙之。

阴疮湿痒：槐枝煎汤洗，日三。

木皮及根白皮 苦，平。煎服，治烂疮，喉痹寒热，及下血，中风皮肤不仁。煎淋，男子阴囊坠肿，疝痛五痔，一切恶疮疥疮，妇人产门痒痛，汤火灼疮。浆水煮，漱口齿风疳䘌血。煎膏贴，止痛长肉，消痈肿。

痔疮有虫作痒，下脓血：多取槐白皮煎汁，先熏后洗。拭之，乃以皮研末，棉裹纳下部内。

破伤中风：避阴槐枝上皮，取大片，安伤处，艾灸皮上百壮。不痛灸痛，痛灸不痛为度。

阴下湿痒：槐白皮炒，煎水洗。

槐胶 苦，寒。治一切风，化涎，及肝脏风，筋脉抽掣，急风口噤，或四肢不收顽痹，或毒风周身如虫行，或破伤风，口眼偏斜，腰背强硬。任作汤、散、丸、煎，杂诸药用之，煨熟，棉裹塞耳，治风挟热聋闭。

葆按：此槐脂凝结如胶，故名槐胶。服者须水煮，扯拔如炼松脂法。

檀

木皮及根皮 辛，平，有小毒。和榆皮为粉食，可断谷救荒。根皮：捣涂疮疥，杀虫。

秦 皮

色青，气寒，味苦，性涩，入厥阴肝、少阳胆经，而益肾水。性能平木退热，故治目痛诸疾，小儿惊痫，热痢下重，风寒湿痹洗洗寒热①，目中久热，两目赤肿，风泪不止，白膜青翳，男子少精，女人带下，小儿身热，理下焦虚。久服肥健有子。煎汁澄清，洗赤眼。同叶煎汤洗蛇咬，并研末傅。

眼暴肿痛：秦皮、黄连各一两，苦竹叶半升，水煎服。

眼弦挑针：乃肝脾积热。秦皮、砂糖，水煎，调大黄末一钱服，微利愈。

血痢连年：秦皮、鼠尾草、蔷薇根，取汁熬干，可丸如梧子大。每服十丸。稍增，以知为度。

天蛇毒疮，以②癞非癞。天蛇，草间花蜘蛛。人被其螫，为露水所濡，乃成此疾：秦皮一升，煮汁一斗，饮作数次服，瘥。

赤眼生翳：秦皮一两，水煎汁，澄清。日洗。又方：加滑石、黄连。

合欢

木皮 甘，平，属土。明目和血，消肿止痛杀虫，和心志，安五脏，补阴之功甚捷，令人欢乐无忧。植之庭除，使人不忿。治肺痈浊唾，中风挛缩。研末酒服，疗折伤疼痛。煎膏，消痈肿，续筋骨。捣末，和铛下墨，油调，涂蜘蛛咬疮。用叶，洗衣垢。

肺痈唾浊：合欢木皮掌大，水煎服。

扑损接③骨：合欢木皮四两炒焦，芥菜子一两炒，共末。每卧时，温酒服二钱，以滓傅患处，接骨甚效。

小儿撮口：合欢枝煎汁，拭口中，并洗之。

中风挛缩：合欢枝、柏枝、槐枝、桑枝、石榴枝各五两，生剉糯米、黑豆各五升，羌活一④两，防风五钱，细曲七升半。先以水煎五

---

① 热：金陵本第三十五卷秦皮条作“气”。

② 以（sì 似）：通“似”。

③ 接：金陵本第三十五卷合欢条作“折”。

④ 一：金陵本第三十五卷合欢条作“二”。

枝，取二斗汁，浸米、豆蒸熟，入曲与防风、羌活如常酿酒法，封三七日，压汁。每饮五合，勿过醉致吐，常令有酒气。

皂荚皂角

辛、咸，温，有小毒。属金性燥，气浮而散，入手太阴、阳明经。金胜木，燥胜风，兼入厥阴经，为治风水①之病。搜肝风，泻肝气，利九窍，杀精物。嗃鼻立嚏，治中风口噤，咽喉痹塞。吹之导之，能通上下关窍而涌吐痰涎，通肺、大肠气。服之则除湿去垢，消痰破坚，杀虫坠胎，及妇人胎②不落。治风痹死肌，头风泪出，痰喘胀满，咳嗽囊结，癥坚腹痛，风疠疥癣。涂之，则散肿消毒。熬膏涂帛上，贴一切痛痹。烧烟，熏久痢脱肛。同苍术焚之，辟瘟疫邪及湿气。凡用，去子、弦，炙透。

元祐五年，自春至秋，蕲、黄二郡人患急喉痹症，十死八九。用黑龙膏救活无算。其方治九种喉痹：急喉痹、缠喉风、结喉、烂喉、遁虫、虫蝶、重舌、木舌、飞丝入口。大皂荚四十挺切碎，水三斗，浸一夜，煎至一斗半。入人参末半两，甘草末一两，煎至五升，去滓。入无灰酒一升，釜煤二汤匙，煎如饴，瓶盛，封埋地中一夜。每温酒化下一匙，或用扫入喉内，取涎尽为度。后含甘草片。

稀涎散：治卒中风，昏昏如醉，形体不收，或倒或不倒，口角涎出，不急治成大病，此乃风涎潮上，胸痹气不通，用此吹之。大皂荚肥实不蛀者四挺，去黑皮，白矾一两，末。每用半钱，温水调灌。不大呕吐，渐渐冷涎出，乃用药治③。

中风口噤不开，涎潮壅上：皂角一挺，去皮，猪脂涂炙黄色，末。每温酒服一钱，吐出风涎为度。

---

① 水：金陵本第三十五卷皂荚条作“木”。当从。

② 胎：金陵本第三十五卷皂荚条作“胞”。

③ 乃用药治：金陵本第三十五卷皂荚条此前有“当待惺惺”四字。

中风口㖞：皂角五两，末，陈醋调。左㖞涂右，右㖞涂左。

鬼魇不寤：皂角末吹之。自缢将死，同方。

水溺卒死一宿，尚可活：纸裹皂角末纳下部，须臾出水即活。

急喉痹塞，逡巡不救：皂角末少许点患处，外以醋调厚封项下。须臾便破，出血愈。

风痫诸痰，五痫膏：大皂角半斤，去皮、子，蜜四两涂上，慢火炙透捶碎，热水浸一时，挼①取汁，慢火熬成膏。入麝香少许，摊在夹棉纸上，晒干，剪作纸花。每用三四片，入淡浆水小盏中洗淋下，以筒吹汁入鼻内。待痰涎流尽，吃脂麻饼一个，涎尽自愈。

风邪痫疾：皂荚烧炭四两，苍耳茎、根、叶晒干四两，陀星一两，末，水糊丸梧子大，朱砂为衣。每枣汤下四十丸。稍退减半。

咳逆上气，唾浊不得卧，皂荚丸：皂荚去皮、子，末，蜜丸梧子大。每枣汤下三②丸。

脚气肿痛：皂角、赤小豆，末，酒、醋调，贴肿处。

鼻齆不通：皂角末吹之。

风热牙痛：皂角一挺，去子，入盐填满，仍加白矾少许，黄泥裹，煅研。日擦之。

大肠脱肛：皂角五挺捶碎，水挼取汁。浸之，自收上。收后以汤荡其腰肚，令皂角气行，不再作。仍以皂角去皮，炙末，枣肉丸豆大，米饮服三十丸。

妇人吹乳：猪牙皂角，去皮，蜜炙末。酒服一钱。

鱼骨哽咽：皂角末吹鼻取嚏。

咽喉骨哽：猪牙皂角二条，切碎，生绢袋盛满缝，线缚项中，立消。

---

① 挼（ruó）：揉搓；摩挲。

② 三：《金匮要略·肺痿肺痈咳嗽上气病脉证治》同。金陵本第三十五卷皂荚条、《大观本草》及《政和本草》卷十四皂荚条并作“一”。

大风诸癞：皂角二十条炙，去皮、子，酒煎滤过候冷，入雪糕，丸梧子大。每酒下五十丸。

中暑不省：皂荚一两烧炭，炒甘草一两，末。温水和灌之。

胸中痰结：皂角三十挺，去皮，水浸一夜，挼取汁，熬至可丸，如梧子大。每食后，盐浆水下十丸。

二便关①格：皂荚，焙研，粥饮下三钱，立通。又方：皂荚烧烟于桶内，坐上熏之，即通。

卒病头痛：皂角吹鼻取嚏。

脑宣不止：皂角去皮、子，蜜炙捶碎，取汁熬膏。嗃鼻内，口咬定，良久涎出，愈。

疔肿恶疮：皂角去皮，炙焦末，入麝香少许匀，和粪少许涂。五日后根出，愈。

外肾偏疼：皂角末，水调傅。

子 辛，温。炒，舂去赤皮，以水浸软，煮熟，糖渍食，疏导五脏风热壅。核中白肉，入治肺药。核中黄心，嚼食，治膈痰吞酸。

仁 和血润肠，治风热大肠虚秘，瘰疬肿毒疮癣。

敩曰：拣圆满坚硬不蛀者，以瓶煮熟，剥去硬皮，取向里白肉，去黄，晒干。

下痢不止，诸药不效，三服，宿垢去尽，即变黄粪，屡效：皂角子，瓦焙末，糊丸梧子大。每陈米汤下四十丸。

肠风下血：皂角子、槐实各一两，用糯米糖②炒香，去糖③，末。陈粟米饮下一钱。

小儿流涎，脾热有痰：皂角子仁半两，半夏，姜汤泡七次，暴，

---

① 关：原作“阁”，据金陵本第三十五卷皂荚条改。

② 糯米糖：金陵本第三十五卷皂荚条作“占谷糠”。当从。

③ 糖：金陵本第三十五卷皂荚条作“糠”。当从。

一钱半，共末，姜汁丸麻子大。每温水下五丸。

妇人难产：皂角子二枚，吞之。

风虫牙痛：皂角子末，棉裹弹子大两颗，醋煮热，更互熨痛处。

年久瘰疬：皂角子不蛀百粒，米醋一升，硇砂二钱，同煮干，炒令酥。看疬子多少，如一个服一粒，十个服十粒，细嚼米汤下。酒浸煮服亦可。

一切疔肿：皂角子末，傅之。

皂角刺 辛，温。治风杀虫，功同皂荚，但其锐利，能引诸药上行，为治上焦病。又能引至痈疽处，直达病所。治痈肿妒乳，风疠恶疮，胞衣不下。米醋熬嫩刺浓汁，涂癣疮有奇效。痈疽已溃勿用。妊妇忌之。

大风恶疮，目盲，眉发落，鼻梁崩，势难救：角刺三斤烧灰，蒸一时，日干末。每食后，煎大黄汤调一匙服。一旬外眉发生，肌肉润，目光明。《保命集》云：疠风乃营气热，风客于脉不去。先用桦皮散，方载桦木下查，服五七日后，灸承浆穴七壮。三灸后，每旦服桦皮散，午以升麻葛根汤下钱氏泻青丸。晚服二①圣散，一名追风再造散。大黄末半两煎汤，调皂角刺灰三钱，乃缓泻血中之风热也。戒房室三年。服药便出黑虫为验，直候虫尽为绝根。又选奇方神效散：黄柏末、皂角刺灰各三钱，空心酒调服。取下虫物，不损人。食白粥两三日，后接服补气药。忌一切鱼、肉、鸡发风物。

小儿重舌：角刺烧灰、朴硝等分，入片脑少许，匀末，先漱口，将末掺舌下，涎出自消。

肠风下血：角刺灰二两，胡桃肉、槐花炒、故纸各一两，末。每米饮下一钱。

胎衣不下：角刺灰酒服一钱。

---

① 二：原作“一”，金陵本同，据刘校本第三十五卷皂荚条改。

妇人乳痈：角刺炭一两，蚌粉一钱，匀。每酒服一钱。

乳汁结毒：产后乳汁不泄，结毒者，角刺、蔓荆子各烧炭等分，末。每酒服一①钱。

发背不溃：角刺麸炒、黄耆各一两，甘草、乳香各半两，为末。每酒煎服三②钱，去滓。

腹内生疮，在肠脏难用药：角刺三钱，酒一碗，煎服。其脓血从小便中出。

木皮　根皮　辛，温。杀虫，治风热痰气。

肺风恶疮：皂荚根皮，秋冬采如罗纹者，阴干炙黄，蒺藜炒，黄耆，人参，枳壳炒，甘草炙，等分，末。每沸汤服一钱。

产后肠脱不收：皂角树皮半斤，皂角子一合，川楝树皮③半斤，石莲子，炒，去心，一合，为粗末，以水煎汤，乘热倾盆内，以布物围定，坐熏洗。挹④干，便吃补气药一服，仰卧自收。

肥皂荚

辛，温，微毒。去风湿下痢便血，疮癣肿毒。

肠风下血：独子肥皂烧炭末，糊丸梧子大，米饮下一钱。

下痢噤口：肥皂一枚，以盐实其内，烧炭末。米粥调少许服。

风虚牙肿：老人肾虚，或凉药搽牙致痛。独子肥皂，以青盐实满，烧炭，研末掺之。或入樟脑匀。

头耳诸疮、眉癣、燕窝疮：并用肥皂煅炭一钱，枯矾二⑤分，末，麻油调涂。

腊梨头疮：独子肥皂一枚去核，入巴豆二枚，砂糖填满，盐泥

---

① 一：金陵本第三十五卷皂荚条作“二”。
② 三：金陵本第三十五卷皂荚条作“一大”。
③ 川楝树皮：原作“川椒树皮”，据金陵本第三十五卷皂荚条改。
④ 挹（yì义）：酌，以瓢舀取。
⑤ 二：金陵本第三十五卷肥皂荚条作“一”。

包，煅炭，轻粉、槟榔各七分，共研末，麻油调搽。先以灰汁洗，温水再洗，拭干时搽。

癣疮不愈：川槿皮煎汤，肥皂，去核及内膜，煎汤时搽。

便毒初起：肥皂，捣烂傅。

没石子无食子

苦，温。和中益血生精，和气安神，乌髭发，止牙疼，生肌肉。研末服，治肠虚冷痢，肠滑赤白，小儿疳䘌，冷滑不禁。研末，扑阴汗，搽阴疮。烧灰，治阴毒痿。

大小口疮：没石子三分，甘草一分，末，掺之。婴孩用，少许置乳上，令吮之，入口即啼，愈。

足趾肉刺：没石三枚①，烧炭末，傅。

牙齿痛：没石子末，棉裹一钱咬之，涎出愈。

血痢不止：没石子一两，末，饭丸小豆大。每食前米饮下五十丸。

产后下痢：没石子烧炭，研末。酒服一钱。

口臭②急疳：没石子末，吹下部，即瘥。

鼻面酒齄：没石子有孔者，水磨成膏。夜夜涂之。

小儿久痢：没石子二个，炒黄，末，作馄饨食。

诃子诃梨勒

苦以下气消痰，酸以敛肺降火，涩以收脱止泻，温以开胃化食。利津液，止水道，下宿物，止呕吐，实大肠，开音止渴，消痰下气，治水调中，破胸膈结气，止肠澼久泻，下痢赤白。治冷气腹胀，肺气喘急，及五膈气，霍乱心腹痛，肠风泻血，崩中带下，奔豚肾气。疗痰嗽咽喉不利者，含之殊胜。妊娠胎漏，胎动

---

① 没石三枚：金陵本第三十五卷无食子条此后有“肥皂荚一挺”五字。

② 臭：金陵本第三十五卷无食子条作“鼻”。

欲生，胀闷气喘。并患痢肛门急痛。产妇阴痛，和蜡烧烟熏之，及煎汤熏洗。其性涩，嗽痢初起者忌用。

小儿风痰，壅闭，语音不出，气促喘闷，手足动摇：诃子，半生半煨，去核，大腹皮，等分，水煎服。名二圣散。

水泻下痢：诃子煨二分，肉豆蔻一分，末。米饮每服二钱。

妒精下疳：诃子炭，入麝香少许，先以米泔水洗。或以荆芥、黄柏、甘草、马鞭草、葱白煎汤洗。拭干搽药。

核 止嗽止痢。磨白蜜注目中，去风火赤痛。

叶 下气消痰，止渴及泻痢，煎服，功同诃子。

榉鬼柳

木皮 苦，大寒。煮汁服，治时行头痛，热结在肠胃，疗水气，断痢。能安胎，止妊妇腹痛。夏月煎饮，去热。

通身水肿：榉树皮煎汁，日服。

毒气攻腹，手足肿痛：榉树皮和槲皮等分煮汁，煎如饴糖，以桦皮煎汤化服。

蛊毒下血：榉皮一尺，芦根五寸，水煎服。当下蛊物出。

飞丝赤目：榉皮，去粗皮，二两，古钱七文，煎洗。

小儿痢血：榉皮二十分，犀角十二分，水煎服，三服当瘥。

叶甜茶 炒香煎饮，去热。生挼贴火烂疮。治肿烂恶疮，盐捣罯之。

宗爽曰：其叶谓柳非柳，谓槐非槐。最大者，木高五六丈，合二三人抱。湖南北甚多，然不材也，不堪作器。时珍曰：榉材红紫，作箱、案之类甚佳。其实亦如榆钱之状。乡人采其叶为甜茶。

柳花①柳絮

苦，寒。止血。治吐血咯血，风水黄疸，面热带黑，湿痹膝

① 花：金陵本第三十五卷柳条作“华”。

疼，四肢挛急，痂疥恶疮金疮。焙末，和麝香少许，匀搽，走马牙疳，金疮血出，封之即止。

大风疠疾：柳花[1]四两，捣成饼，贴壁上，待干取下，米泔水浸一时取起，焙末二两，白花蛇、乌蛇各一条，去头尾，酒浸取肉，全蝎、蜈蚣、蟾酥、雄黄各五钱，苦参、天麻各一两，共末，麻黄取汁熬膏，为丸梧子大，朱砂为衣。每温酒服五十丸，日二，愈为度。

面上脓疮：柳絮、铅粉等分，末，灯盏油调下。

吐血：柳花[2]末，米饮服。

实 主溃痈，逐脓血。捣汁饮，治渴。

藏器曰：《本经》以柳絮为花，误矣。花则初发时黄蕊，其子为飞絮。时珍曰：《本经》治风水黄疸，柳花也。治恶疮金疮，疗痹，柳絮也。花乃嫩蕊，可捣汁服。子与絮连，难以分别。

叶 煎服，下水气，疗白浊，解丹毒，洗漆疮，治天行热病，传尸骨蒸，解汤火疮，及疔疮毒，入腹热闷。主服金石人发大热闷，能清心腹内血。煎洗恶疮痂疮马疥，立愈。熬膏，续筋骨，长肉止痛。

眉毛脱落：柳叶阴干，末，姜汁于铁器中调，夜夜摩之。

卒得恶疮，不可名识：柳叶或皮煮汁，入盐少许，匀，频洗。面上恶疮，方同。

痘烂生蛆：嫩柳叶铺席上卧之，蛆尽出，愈。

小便白浊：清明柳叶煎汤代茶，愈为度。

枝及根白皮 煎服，治痰热淋疾，黄疸白浊。作煎汤浴洗，风肿瘙痒。酒煎，漱齿痛。小儿间日、五日寒热，煎枝浴之。酒煮，熨诸痛肿，去风止痛消肿。削为牙杖，涤齿良。

---

① 柳花：金陵本第三十五卷柳条作“杨花”。

② 柳花：金陵本第三十五卷柳条作“柳絮”。

项下瘿气：取水涯柳三十斤煎汁，糯米三斗，如常酿酒，日饮。

齿龈肿痛：柳枝、槐白皮、桑皮、白杨皮等分，煎水，热含。

乳痈妒乳：初起坚紫。根捣泥烘热，棉裹熨之。

痔疮如瓜，肿痛：柳枝煎汤，渍并洗，以艾灸三壮、五壮。觉热气入肠，大下脓血，愈。

汤火灼疮：柳枝烧炭末，涂。

反花恶疮，肉突如饭粒，根深脓溃：柳枝叶三斤，煎熬如饴。日三涂。亦治疔疮。

走注气痛，不定，忽有一处如折扑，痛甚，静时其处冷如冰，此暴寒所伤，柳枝白皮酒煮，暖熨之。有黑点处，砭去血，愈。风毒卒肿，方同。

黄疸初起：柳枝煮汁服。

柽柳河柳、观音柳

枝　咸，温。消痞，解酒毒，利小便。治麻疹值暑热，毒盛热壅，标闭不出，神效。葆元。

木　剥驴马血入肉毒，取木片火炙熨，并煮汁浸之。

时珍曰：柽柳小干弱枝，叶如丝，婀娜可爱。原生河西，故名河柳。名观音柳，谓观音用此洒水也。皮赤，一年三次作花，穗长三四寸，水红色如蓼花。

麻疹，葆验案：治汪姓子，值暴热出麻，年五岁，延予时已三日，见其烦躁呕恶，渴甚不寐，以火照之，疹瘾皮肤中，标闭不出。闻所服辛散过剂，予曰：疹出于阳而收于阴，值此夏末，阳气泄于外，阴血耗于内，守成法辛散，是犹抱薪救火。《素问》云守其岁气，无伐天和是也。嘱以柽柳五钱煎汁，渴即与饮。半夜许，稍安，仍嘱照服。黎明，渴止呕平，汗出而寐。日出时，疹尽发出而安。嘱戒口调护，不须服药。

腹中痞积：柽柳煎汤，露一夜，五更服数次，消。

酒多致病：柽柳干末，酒服一钱。

水杨

枝叶 苦，平。捣汁服，治久痢赤白，主痈肿痘毒。

时珍曰：杨枝硬而扬起，故谓之杨。多宜水涘蒲萑之地。恭曰：水杨叶圆润而尖，枝条短硬。柳叶狭长，枝条长软。

木白皮及根 治金疮痛楚，乳痈诸肿毒，痘疮。

乳痈红肿初起：水杨根捣烂，傅，其热如火，再傅遂平。

金疮苦痛：杨白皮末，酒服一钱，仍末，傅之。

白杨

木皮 苦，寒。治毒风脚气肿，四肢缓弱不随，毒气游易在皮肤内，痰癖等证，及扑损瘀血，俱酒煎服。煎汤日饮，止妊痢。醋煎含漱，止牙痛。煎汁酿酒饮，消瘿气。浆水煎汁，入盐含漱，治口疮。又主风痹宿血，折伤，血沥在骨肉周①痛甚，及皮肤风瘙肿，俱杂五木煎汤，浸损处。煎膏贴，续筋骨。

时珍曰：白杨木高大。叶圆似梨，面青背白有锯齿。木肌细，性坚直，可为梁栱，终不挠曲。水杨叶长，茎可作矢，又与柳叶长而细迥异。

项下瘿气：秫米三斗蒸熟，取圆叶白杨木皮十两，勿令见风，切，煮汁二升，渍曲末五两，如常酿酒。日饮，自消。

妊娠下痢：白杨皮水煎，日服。

枝 消腹痛，治吻疮。

口吻烂疮：白杨嫩枝，铁上烧炭，猪脂和涂。

腹满癖坚如石，积年不损者必效方：白杨木东枝去粗皮，细剉，绢袋盛，纳酒煮，密封。日三服。

---

① 周：金陵本第三十五卷白杨条作“间”。

面色不白：白杨皮十八两，桃花一两，瓜子仁一①两，末。水服。

叶 治龋齿，煎水含漱。治骨疽久发，骨从中出，频捣傅之。

榆

白皮 甘，平，滑利下降，入大、小肠、膀胱经。利诸窍，渗湿热，利水道，除邪气，行津液，通经脉，滑胎产，疗肠胃邪热气，消有形留着之物。治二便不通，五淋肿满，齁喘不眠。捣涎，傅癣疮，小儿头疮痂疮。生皮捣，醋和封，暴患赤肿，及女人妒乳肿。凡气实作壅者宜之。若胃虚寒，久服渗利，恐泄真气。

小便气淋：榆皮、石燕煎水，日服。

五淋涩痛：榆白皮焙末。每以二钱，水煎如饴，服。

身体暴肿：榆皮末，和米煮粥食。

胎死腹中，或母病欲下胎：榆白皮煎服。

五色丹毒，俗名游肿，犯者多死：榆白皮末，鸡子白和，涂。

小儿瘰疬：榆白皮捣泥，封。

小儿秃疮：榆白皮末，涂，虫当出，愈。

痈疽发背：榆白皮捣烂，香油和傅，留头出气。若燥干以苦茶频润，不粘更换新者。将愈，以桑叶嚼烂贴之，口合乃止。

时珍曰：榆有数十种，不能尽别。唯取白者名枌，其木最高大。未生叶时，枝条间先生榆荚，形状似钱而小，色白成串，俗呼榆钱。后方生叶，炸浸淘过可食。三月采榆钱可作羹，晒至冬酿酒，瀹过晒干为酱。采白皮为榆面，粘滑胜漆。

叶 嫩叶作羹及炸食，消水肿，利小便，下石淋，压丹石。煎，洗酒齄鼻。同枣仁等分，治胆热虚劳不眠。

花 治小儿痫，及小便不利，伤热。

荚仁 微辛，平。作羹食，令人多睡。和牛肉作羹食，治妇

---

① 一：金陵本第三十五卷白杨条作“三”。

人白带。作酱，似芜荑，助肺下气，杀诸虫，令人能食，消心腹间恶气，卒心气痛，涂诸疮癣，陈者良。

芜荑

辛、苦而温。杀虫止痛，化食，逐寸白，去三虫，杀中恶虫毒，诸病不生，散肠中嗢嗢喘息，五脏肢节邪气，除皮肤骨节中风淫淫如虫行。主积冷气，心腹癥痛，肠风痔瘘，恶疮疥癣，妇人子宫风虚，孩子疳泻冷痢。得诃子、豆蔻良。长食，治五痔。研末和猪脂，涂热疮。和蜜调，涂湿癣。作酱香美，功胜榆仁。但宜少食。

脾胃有虫，食则作痛，面黄：芜荑二两，和面少许，炒黄为末。米饮服二钱。

疳热有虫，形瘦：芜荑、橘皮①、黄连各一两，末，猪胆汁七枚和，入碗内，饭上蒸之，计蒸九次，乃入麝香半钱，匀，蒸饼，丸绿豆大。每米饮服一二十丸。

小儿虫痛②：乃胃寒虫上诸症，与痫相似，芜荑、干漆炭等分，末。米饮每服一钱。

腹中鳖瘕：平时嗜酒，血入于酒为酒鳖；平时多气，入血于气为气鳖；虚劳痼冷，败血杂痰为血鳖。摇头掉尾，如虫之行，上侵人咽，下侵人肛，或附胁背，或隐胸腹，大如鳖，小如钱。治法唯用芜荑，炒，煎服，兼用暖胃益血理中之类，乃可杀之。若从事雷丸、锡灰等药，无益也。

婴孩惊瘖，风后瘖不能言，肥儿丸：芜荑、神曲、麦芽、黄连③俱炒，各一钱，为末，猪胆汁打糊丸黍米大。每服十丸，木通汤下。

---

① 芜荑橘皮：金陵本第三十五卷芜荑条作“榆仁”。

② 痛：金陵本第三十五卷芜荑条作“痫”。

③ 黄连：原脱，据金陵本第三十五卷芜荑条补。

内黄连能去心经恶血。

苏木

甘、咸、微酸、辛，凉。入三阴血分而破血，排脓止痛，消痈肿扑损瘀血。治霍乱呕逆，产后血癖气滞，破痈疡死血，产后败血，胀闷欲死，及恶露不安，心腹搅痛，经络不通及蓐劳。主妇人血气心腹痛，月候不调，失音口噤，赤白下痢，后重急痛。疗男女中风，口噤不语。酒煎，调乳香少许，末，立吐恶物。但少用和血，多用则破血。

产后血运：苏木三两，水五升，煎二升，分数次服。

金疮接指：凡指断及刀斧伤，苏木为末敷之，外以蚕茧包缚完固，数日平复。

产后气喘，面黑欲死，乃血入肺也：苏木二两，水煮，入人参末一两服，神效。

乌木

甘、咸。解毒，治霍乱吐利，取屑末，温酒服。

桦木

苦，平。煮汁饮，治诸黄疸，及伤寒时行热毒疮，良。即今豌豆疮也。

时珍曰：桦木生辽东、临洮、河州、西北诸地。其木色黄，有小斑点红色，能收肥腻。其皮厚而轻虚软柔，皮匠家用衬靴里，及为刀靶之类，谓之暖皮。胡人尤重。以皮卷蜡，可作烛点。

肺风毒疮，遍身疮疥如疠，及瘾疹瘙痒，男子面上风刺，女人粉刺，桦皮散主之：桦皮烧灰四两，枳壳烧四两，荆芥二两，炙甘草半两，共末，杏仁水煮去皮二两，研如泥，和前末，烂研匀。每食后，温酒调服二钱。甚者日三服。

乳痈初起，肿痛结硬欲破，一服即瘥。桦皮烧炭，研，酒服一匙，即卧，觉即瘥也。

乳痈腐烂：靴内年久桦皮，烧灰，酒服一钱。

小便热短：桦皮煎浓汁饮。

榈　木

辛，温。煮汁服，破血块，疗冷嗽。治产后恶露冲心，癥瘕结气，赤白漏下。为枕，令人头痛。

藏器曰：出安南及南海。用作床几，似紫檀而色赤，性坚牢固。

棕　榈

笋及子花　苦、涩，平。养血，涩肠，止泻痢肠风，崩中带下。

大肠下血：棕笋煮熟，切片晒干，末。蜜汤或酒，每服二钱。

皮　苦能泻热，涩可收脱。烧炭服，止血生肌破癥，止吐血鼻衄，崩带肠风，赤白下痢，金疮疥癣。血去过多者，宜之。若初起，未可据①用。

鼻血不止：棕灰随左右出吹之。

血淋不止：棕皮半炭半炒，末。每服二钱。

下血不止：棕皮半斤，栝楼一个，同烧炭。每米饮服二钱。

小便不通：棕皮炭，酒服二钱即通。

血崩不止：棕皮烧炭，酒服三钱。或加枯矾减半②。

乌柏木

根白皮　味苦，微温，性凉，有小毒。治暴水，癥结积聚。疗头风，通大小便。解蛇咬毒。炙用，其性沉降，利水消肿，功胜大戟。壮实者，捣少服，捷效。虚者忌用。

---

① 据：依据。

② 枯矾减半：金陵本第三十五卷棕榈条作“煅白矾等分”。

二便关格，二三日则杀人：乌桕东南根白皮，干末，热水服二钱。先以芒硝煎汤服，取吐甚效。

水气虚肿，小便涩：乌桕皮、槟榔、木通各一两，末。每米饮服二钱。

解鼠莽毒、砒毒：乌桕根半两，擂水服之。

暗疔昏狂，疮头凸红：桕树根经行路者，取二尺，去皮捣烂，井华水调一盏服。待泻过，以银杏仁浸油，捣罨①患处。

婴儿胎疮满头：用水边乌桕根晒干，末，入雄黄末少许，油调傅。

叶　治食牛马六畜肉毒，及生疔肿欲死者。捣汁顿服，大利去毒即愈。未利再服。冬用根。

桕油　甘，凉。涂头，变白发为黑，及涂一切肿毒疮疥。水调服，令人下利，去阴下水气。炒子煎汤亦可。

脓泡疥疮：桕油二两，水银二钱，樟脑五钱，同研，频入唾津，不见星乃止。温汤洗净，以药填入。

小儿虫疮：用旧绢作衣，化桕油涂之，与儿穿着。次日虫皆出油上，取下爁②之有声是也。别以旧绢涂油与穿，屡换，以虫尽为度。

巴　豆

辛，热，有大毒。生猛而制熟少缓，能吐能下，能止能行。除风补劳，健脾开胃，导气消积，去脏腑沉寒，开导闭塞，宣通一切病，而泻壅滞，为斩关夺门之将。破痰癖癥结，气痞食积，生冷硬物所伤。大腹水肿，惊痫泻痢，心腹疝气，风㖞耳聋，牙疼喉痹，虽通肠而又能止久泻痢。其毒性又能解毒杀虫，治疗肿疥癞，瘜肉恶疮，排脓消肿，通经烂胎，利水谷道，杀腹脏虫，

---

① 罨（ān 安）：覆盖。

② 爁（làn 烂）：焚烧，延烧。

除蛊毒鬼疰邪物，杀虫鱼斑蝥蛇虺毒。峻用，则有戡乱劫病之功；微用，亦有抚缓调中之妙。然性过猛，用之得宜，大能奏效；失宜，则亡血液、伤真阴之患。

时珍曰：巴豆有用仁者，用壳者，用油者，生用者，有面炒、醋煮者，烧炭者，有研烂纸包压去油者，谓之巴豆霜。然此物不去膜则伤胃，不去心则作呕。畏大黄、黄连，与牵牛相反。中其毒者，用冷水、黄连汁、黑豆汁解之。

水蛊腹大，动摇水声，皮肤黑色：巴豆九十枚，去心、皮，杏仁六十枚，去皮、尖，炒黄，捣丸豆大。水下一丸，以利为度。忌饮酒。

积滞泻痢，腹痛里急：杏仁去皮、巴豆去皮心各四十九粒，同烧炭，研泥，溶蜡和，丸绿豆大。每大黄汤下三四丸，间日一服。有加百草霜三钱。

泻血不止：巴豆一枚去皮，以鸡子开一孔纳入，纸封煨熟，去豆食之，其血即止。虚人分作两服。

干霍乱病，心腹胀痛，不吐不利，欲死：巴豆一枚，去皮心，热水研服，得吐利即定。

缠喉风痹：巴豆两粒，纸卷作角，切断两头，以针穿孔，纳入喉中，气透即通。

伤寒舌出：巴豆一粒，去油取霜，以纸捻卷入鼻中，舌即收上。

舌上出血如箸孔：巴豆一枚，乱发鸡子大，烧炭酒服。

中风口㖞：巴豆七枚去皮研，左㖞涂右手心，右㖞涂左手心，仍以热水一盏安药上。须臾即正，洗去。

天丝入咽：凡露地饮食，有飞丝入上，食之令人咽喉生疮。以白矾、巴豆烧灰，吹入即愈。

箭簇入肉，难拔出：巴豆仁炒、蜣螂同研涂，斯须痛定，微痒忍之，待极痒难忍，便撼动拔出，以生肌膏傅。

小儿痰喘：巴豆一个捣烂，棉裹塞鼻，男左女右，痰即自下。

喉痹垂死，只有馀气：巴豆去皮，线穿，纳入喉中，牵出即苏。

油 治中风痰厥气厥，中恶喉痹，一切急病，咽喉不通，牙关紧闭。以巴豆研烂，棉纸包，压取油作捻点灯，吹灭熏鼻中，或用热烟刺入喉内，即时出涎或出恶血便苏。舌上无故出血者，用此以熏舌之上下，自止。

壳 消积滞，治泻痢。

一切泻痢，脉浮洪，难愈；脉微小者，服之立止。名胜金膏：巴豆皮、楮叶等分，同烧炭，化蜡丸绿豆大。每甘草汤下五丸。

痢频脱肛，黑色坚硬：巴豆壳炭，芭蕉汁煮，入朴硝少许，洗软，用麻油点火滴于上，以枯矾、龙骨少许，末，掺肛上，用芭蕉叶托入。

大风子

辛，热，有毒。攻毒杀虫，治风癣疥癞，杨梅诸疮。但其性热，有劫毒燥痰之功而伤阴血，致有病将愈而先失明者，不可多服。用之外涂，其功胜也。

取大风子油法：用子三斤，去壳及黄油者，研极烂，瓷器盛之，封固入滚汤中，盖锅密闭，勿令透气，火煎至黑色如膏，名大风油，可以和药。

大风诸癞：大风子油一两，苦参末三两，入少酒，糊丸梧子大。空心温酒下五十丸。仍以苦参汤洗。

大风疮裂：大风子炭，和轻粉研，麻油调涂。用其壳煎汤洗。杨梅恶疮，同方。

风刺赤鼻：大风子仁、木鳖子仁、轻粉、硫黄共末，夜夜唾调涂。

手背皴裂：大风子捣泥涂，日三。

相思子

苦，平，有小毒。主吐人。通九窍，去心腹邪气，止热闷头痛，风痰瘴疟，杀腹脏及皮肤内一切虫，除蛊毒。取二七枚研服，当即吐出。

葆按：此豆半红半黑，用此和龙脑收藏，其香不走不耗，今市中讹此，作赤小豆。

瘴疟寒热：取相思豆十四粒，研服，取吐愈。

猫鬼野道，眼见猫鬼，及耳有所闻：相思子、蓖麻子、巴豆各一枚，朱砂末、蜡各四铢，合捣丸服之。即以火灰安患人面前，吐药入火中，沸即画十字于火上，其猫鬼者死也。

桑

白皮 甘、辛，寒，入肺经。泻肺火，利五脏，降气散血，利大小肠，消痰止渴，调中下气，开胃进食，补虚益气，杀腹脏虫，止霍乱吐泻。治肺气喘满，虚劳客热，肺中水气，唾血热渴，水肿腹胀，利水道，去寸白。入散用之，下一切风气水气。疗小儿天吊惊痫客忤。末，傅鹅口疮。捣捶作线，缝金疮。若脾肺虚，小便利，及风寒作嗽者，不宜用。

金疮肠出：以鲜桑白皮捶如棉，作线缝疮口，先将肠托进，外以热鸡血涂之。

小儿重舌：桑皮煮汁，涂乳上，令儿吮之。

小儿流涎，脾热，胸膈有痰：新桑根白皮捣自然汁涂之，效。

小儿天吊，惊痫客忤：桑东行根研汁服。

小儿火丹：桑根白皮煮汁浴之。或为末，羊脂膏和涂。

皮中白汁 治小儿口疮白漫，拭净涂之。又涂金刃所伤，血出燥痛，须臾血止，仍以白皮裹之。涂蛇咬、蜈蚣伤。

小儿鹅口：桑皮汁和胡粉涂之。

小儿唇肿：桑木取汁涂之，即愈。

桑椹　甘而微凉。色黑入肾补水，安魂镇神，利五脏关节，治血气痛。单食，止消渴。捣汁饮，解中酒毒。酿酒饮，利水气消肿。

葆按：桑椹，生青干黑，入肾壮水而涵木，木得水养则不燥，治风虚眩运，愚用之屡效。以其能柔肝，风自息也。

水肿胀满：水不下则满溢，水下则虚竭还胀，难治。桑心皮煮汁一斗，入桑椹再煮，取汁五升，以糯米五升，入曲酿酒饮。

瘰疬结核，文武膏：桑椹二斗，黑熟者，捣汁，瓦器熬，滤滓，再熬成膏。每白汤服一匙，日三。

小儿白秃：桑椹入罂中曝，化水，洗。

叶　苦、甘，寒。入手、足阳明经。利五脏，通关节，明目下气，利大小肠，除寒热出汗，霍乱腹疼，脚气水肿，头痛目赤，劳热咳嗽。末服，止盗汗。煎饮，代茶止渴。熬膏，去老风宿血。嫩叶煎酒服，治一切风。蒸熟，捣，罯风痛出汗，及扑损瘀血。研汁，傅金疮并小儿口吻疮。汁：解蜈蚣毒、蛇虫咬毒。凡服，经霜者良。

风眼下泪：腊月不落桑叶煎汤，日洗。或入芒硝。

血吐不止：桑叶焙研，凉茶服三钱，即止。

大肠脱肛：桑叶三升，水煮，带温①罨之。

穿掌肿毒：新桑叶研烂，盦之即愈。

手足麻木，不知痛痒：经霜桑叶煎汤，频洗。

汤火伤疮：桑叶烧炭，末，麻油调傅，愈。

枝　苦，平。利关节，养津液，明耳目，利小便，行水祛风，消食止渴。治风寒湿痹，偏枯风痒干燥，霍乱脚气风气，四肢拘挛，上气眼运，肺气咳嗽。疗口干及痈疽后渴，用嫩条枝细切一

① 温：原作“湿”，据金陵本第三十六卷桑条改。

升，煎汁饮。久服，终身不患偏风。又取嫩枝烧沥，治大风疮疥，能生眉发。

紫白癜风：桑枝十斤，益母草三斤，熬膏。每卧时温酒调服半合，以愈为度。

风热臂痛：桑枝一小升切炒，水煎服。

水气脚气：桑条二两炒香，水煎。空心煎服。

破伤中风：桑枝烧沥，酒和服，醉为度。醒服消风散。

桑柴灰 桑乃箕星之精，其木利关节，养津液，行水气，祛风邪。其火拔引毒气，祛湿痹，煎补药，熬诸膏，宜用桑柴，亦宜用桑枝搅。其灰辛寒，有小毒，蒸淋取汁煎，与冬灰等分，同灭痣疵黑子，蚀恶肉。煮赤小豆食，大下水胀。傅金疮，止血生肌。桑霜：治噎食积块。

桑柴灸法：以干桑木劈成细片，扎作小把，燃火吹息，灸患处。以瘀血①腐动为度，内服补托药。

目赤肿痛：桑灰一两，黄连半两，末。每以一钱泡汤，澄清洗之。

大风恶疮，眉发落：桑柴灰热汤淋取汁，澄，洗头面，以黑豆水研浆，解泽②灰味，弥佳。次用熟水，入绿豆粉濯之。三日一洗面，不过十度良。

白癜驳风：桑柴灰二斗，甑内蒸之，取釜内热汤洗。数度瘥。

头风白屑：桑灰淋汁洗之。

柘

木白皮　东行根白皮 甘，温。治妇人崩中血结，疟疾。煎汁酿酒服，去风虚耳聋，补劳损虚羸，腰肾冷，梦与人交接泄精。

---

① 血：金陵本第三十六卷桑条作“肉”。

② 泽：通“释”。松散，解散。

时珍曰：柘喜丛生。处处山中有之。干疏而直。叶丰而厚，有尖。其叶饲蚕，取丝作琴瑟，清响。其实如桑椹，而圆粒如椒。其木染黄赤色，谓之柘黄，天子所服。

飞丝入目：柘浆点之，以棉蘸水拭去。

小儿鹅口重舌：柘根五斤煎浓汁，频点。

楮

实 甘，寒。补虚劳，益颜色，壮筋骨，健腰膝，助阳气，起阴痿，益气轻身，明目耐饥。治目昏喉痹，水肿蛊胀。

水气蛊胀：楮实子丸：楮实二斗①熬膏。茯苓三两，白丁香一两半，末，以膏和，丸梧子大。从少至多，水送，小便胀减为度。后服治中汤。

喉痹喉风：五月五日、六月六、七月七日，取楮实阴干。每用二个②，井华水服之。

目昏难视：楮实、荆芥等分，末，蜜丸弹子大。每食后嚼一丸，薄荷汤下，日三。

身面石疽，状如痤疖而皮厚：楮实捣，傅之。

肝热生翳：楮实研细，蜜汤服一钱，日再服。

叶 甘，凉。利小便，去风湿肿胀，四肢风痹，白浊疝气，下痢赤白。捣汁服，止鼻衄过多。炒研和面，捣作馄饨食，止水痢。治小儿身热，食不生肌。可作浴汤，洗刺风身痒，疥癣恶疮。

一切眼翳：三月收楮叶，晒干，末，入麝香少许。每以黍米大注眦内，其翳自落。

木肾疝气：楮叶、雄黄等分，末，酒糊丸豆大。每酒③下三十丸。

---

① 楮实二斗：金陵本第三十六卷楮条作“楮实子一斗，水二斗”。
② 二个：金陵本第三十六卷楮条作“一个，重者以两个”。
③ 酒：金陵本第三十六卷楮条作“盐”。

通身水肿：楮叶熬膏。空腹服。

脱肛不收：楮叶末。米饮下二钱。

痔瘘肿痛：楮叶捣烂，封之。

癣疮湿痒：楮叶捣傅。

蝮蛇螫伤：楮叶、麻叶合捣，汁渍之。

疝气入囊：端午日采楮叶，阴干，末。每空心酒服二钱①。

鱼骨哽咽：楮叶捣汁啜之。

枝茎 治瘾疹痒，煎汤浴之。捣浓汁饮，治小便不通。

头风白屑：楮木作枕，二月一换新者。

暴赤眼痛，郁②涩：嫩楮枝去叶，放地上火烧，以碗覆一日，取灰泡汤，澄清温洗。

树白皮 甘，平。逐水，利小便。开喉痹。煮汁酿酒饮，治水肿入腹，短气咳嗽。末服，治下血血崩。

男妇肿疾，不拘久近，妇人新产上圊，风入脏内，腹中如马鞭，短气：楮皮枝叶一大束煮汁酿酒，时饮。数日即消。

风水肿浮，一身尽浮：楮皮、猪苓、木通各二钱，桑皮三钱，陈皮二③钱，生姜三片，煎服。

膀胱石水，四肢瘦，少腹肿：楮根白皮、桑皮各二两，白术四两，黑豆五升，流水煮四升，入酒二升，煮汁饮。

皮间白汁构胶 甘，平。治癣疮。傅蛇、虫、蜂、蝎、犬咬。

时珍曰：构胶最粘。今人用粘金薄。以汁和面调糊，接纸永不脱解。

天行病后胀满，两胁刺胀，脐下如水肿：楮树枝汁，随意服之。小便清利自消。

---

① 二钱：金陵本第三十六卷楮条作“一二匙”。

② 郁：金陵本第三十六卷楮条作“碜”。

③ 二：金陵本第三十六卷楮条作“一”。

枳　实

性寒，味苦，气薄，微辛。益气明目，安胃消食，利五脏，逐停水，止溏泻，消胀满，散败血，破坚积结实，去胃中湿热，除胸胁痰癖，心下急，痞痛逆气，胁风疼。大风在皮肤，如麻豆苦痒，止痢，除寒热结，解伤寒结胸，上气咳嗽，肾内伤冷，阴痿而有气，宜加用之。

元素曰：心下痞及宿食不消，宜枳实、黄连。洁古云脾经积血，无积则心下不痞。好古曰：益气则佐参、术、干姜，破气则和硝、黄、牵牛。

妇人阴肿，坚痛：枳实半斤碎炒，帛裹熨之。

积痢脱肛：枳实石上磨平，蜜炙黄，更互熨。

小儿头疮：枳实炭，猪脂调涂。

产后腹痛：枳实面炒、白芍酒炒各二钱，水煎服。亦可末服。

枳　壳

苦、酸，微寒。健脾开胃，下气消痰，除风逐水，通利关节，泻肺气，除胸痞，止吐逆，消肿胀。治胸痹结胸，食积五膈，痃癖癥结，霍乱泻痢，里急后重，呕逆咳嗽，水肿风疹，淋痹风痹，两胁虚胀，关膈壅塞，痔疾肠风。妊妇及气虚人，壳、实俱慎用。陈者良。

时珍曰：枳实、枳壳，古无分别。魏、晋以来始分之。其功皆能利气，气利则痰喘止，痞胀消，痛刺息，后重除。故以枳实①利胸膈，枳壳②宽肠胃。自飞门至魄门，皆肺主之，三焦相通，一气而已。二物分之可，不分亦可也。

产后肠出，不收：枳壳煎汤浸，久即入。

小儿软疖：大枳壳一个去白，磨口平，以面糊抹边合疖上。自出

---

①　实：刘校本第三十六卷枳条作“壳”。

②　壳：刘校本第三十六卷枳条作“实”。

脓血，愈。

痔疮肿痛：枳壳煨熟，熨数枚，立平。

伤寒呃噫：枳壳半两，木香一钱，末。每白汤服一钱。

消积顺气，不拘老幼皆治，及五积六聚，乃仙传方：枳壳三个，去穰，每个入巴豆仁一个，合定扎缚，慢火水煮一日。汤减再加热①汤，勿用冷水。待时足汁尽，去巴豆，切片晒干，末，勿炒，醋煮面糊丸梧子大。每服三四十丸，随病汤使。

胁骨疼痛，因惊伤肝者：枳壳一两麸炒，桂枝半两，为末。每服二钱，姜枣汤下。

枳茹树皮，或云枳壳上刮下皮　治中风身直，不得屈伸反复，及口僻眼斜。刮皮一升，酒煎服。树茎及皮：主水胀暴风，骨蒸疼急。

根皮　浸酒，漱齿痛。煮汁服，治大便下血。末服，治野鸡病。

嫩叶　煎汤代茶，去风。

枸橘臭橘

叶　辛，温。治下痢脓血后重。同萆薢等分炒末，每茶汤调服二钱。又治喉痹，消肿导毒。

时珍曰：臭橘处处有之，树、叶与橘同，但干多刺。二②月开白花，青蕊不香。结实如弹丸，形如枳实，不香。人家多种为藩篱，或伪充枳实、青皮，而壳薄不香。

咽喉怪症，咽喉生疮，层层如叠，不痛，日久有窍出臭气，废饮食：用臭橘叶煎汤连服，必愈。

刺　治风虫牙痛，煎汁含之。

---

① 热：原作“熟”，据金陵本第三十六卷枳条改。

② 二：金陵本第三十六卷枸橘条作“三”。

橘核　治肠风下血不止。同樗根白皮等分炒末，每服一钱，皂荚子煎汤服。

树皮　治中风强直，不得屈伸，切一升，酒二升，浸。每日温服。

栀　子

苦，寒。轻飘象肺，色赤属火，入肺经血分，泻肺中之邪热，清胃脘血，泻三焦火，使之屈曲下行，从小便泻去，解热郁，利五淋，止消渴，行结气。治吐衄血痢，下血血淋，损伤瘀血，心中烦闷，懊侬不眠，除时疾热，去热毒风，疗伤寒劳复，热厥心痛，头痛疝气，五种黄病，目赤热痛，酒疱鼻齇，白癞赤癞，疮疡，紫癜风。涂汤火伤，杀蛊虫毒，解羊踯躅毒。生用泻火，炒黑止血。内热用仁，表热用皮。

鼻中衄：山栀烧炭末，吹之。屡效。

小便不通：栀子十四枚，独头蒜一个，食盐少许，捣贴脐及囊，良久即通。

临产下痢：栀子炭末，空心热酒服一匙。甚者数服，效。

胃脘火痛：栀子九枚烧炭，水煎，入姜汁饮之，立止。复发者不效。用元明粉一钱服，立止。

盘肠吊气①：栀仁②半两，草乌少许，同炒，去草乌，入白芷一钱，末。每小茴、葱白，煎酒下一③钱。

吃饭直出：栀子二十个，微炒，去皮，水煎服。

鼻上酒齇：栀子炒，末，黄蜡丸弹子大。每嚼一丸，细茶下。忌酒、面、煎、炒。

---

① 吊气：金陵本第三十六卷卮子条作“钓气”。

② 栀仁：金陵本第三十六卷卮子条作“越桃仁”。

③ 一：金陵本第三十六卷卮子条作“半”。

眉中炼[1]癣：栀子炭，末，油调傅。

汤火伤：栀子末和鸡子清，浓扫即愈。

血淋涩痛：生栀子、漂滑石等分，末，汤服。

小儿狂躁，蓄热，身热，昏迷不食：栀子仁七枚，豆豉五钱，水煎服。或吐或不吐，效。

折伤肿痛：栀子、白面捣涂。

苦丁茶

苦、甘，大寒，治天行热狂。《医林纂要》。

葆按：苦丁茶，苦能泻热，甘不伤胃，治头目风眩。

酸枣仁

味酸，性收，其仁甘润，足厥阴、少阳药也。益肝气，坚筋骨，补五脏，助阴气，故主肝病。治心腹寒热，结气湿痹，四肢酸痛，烦心不眠，脐上下痛，血转久泄，虚汗烦渴，疗筋骨风。生用，疗胆热好眠。炒熟，治胆虚不眠。

时珍曰：枣仁主治，皆足厥阴、少阳药。今人专以补心，殊昧此理。

胆风沉睡：虚实不调，昏沉多睡。生枣仁一两，蜡茶二两，生姜汁拌，炙微焦，末。每水服二钱。

胆虚不眠，心多惊悸：炒枣仁、人参各一两，辰砂、乳香各二钱半[2]，末，炼蜜丸服。

振悸不眠：炒枣仁二升，人参、白术、茯苓、甘草各二两，生姜汁叠丸。每服三钱，大枣汤下。

---

① 炼：金陵本第三十六卷卮子条作“练”。

② 辰砂乳香各二钱半：金陵本第三十六卷酸枣条作“辰砂半两，乳香二钱半”。

虚烦不眠，枣仁汤：枣仁二升，知母①、干姜、茯苓、川芎各二两，甘草炙一两，水煎分服。

骨蒸不眠，心烦：枣仁一两，水研绞汁，粳米二合煮粥，候熟，入地黄汁一合再煮，匀食。

睡中汗出：炒枣仁、人参、茯神等分，末。每服一钱，米饮下。《经疏》云：服固表药而汗不止者，宜用生地、麦冬、白芍、五味子、竹叶、枣仁、龙眼肉，蜜丸，汤送自止。

蕤核仁内仁

甘，温。益气，强志，明耳目。治鼻衄，心腹邪热结气，破心下结痰痞气，齆鼻，目赤泪出，目肿眦烂。生治足睡，熟治不眠。

《传信方》治眼方：痒，或生翳，或赤眦。川连，末，蕤核仁，去核、皮，研膏，等分和匀，取虫不蛀干枣二枚，切去头、内核，以药填满，却以切头枣合定，薄棉裹之，大茶碗盛于银器中，文武火上煎，取起以棉滤罐收，点眼。屡试验方。

春雪膏：治肝虚，风热上攻，眼目昏晴②，赤肿羞明，不能远视，迎风有泪，多见黑花。蕤仁，取净仁，二两，脑片二钱半，研匀，生蜜六钱和收，点眼。

拨云膏：取翳膜。蕤仁，去核、皮，取净仁，去油，五分，青盐二③分，猪胰子五钱，共捣二千下如泥，罐收，点之。又方：蕤仁一两去油，硼砂一钱，麝香二分，研，罐收。点眼去翳，神效。

飞血眼：蕤仁一两去皮，细辛半两，苦丁叶④二握，煎滤汁，频用温洗。

---

① 知母：金陵本第三十六卷酸枣条作“蝭母”。

② 晴：金陵本第三十六卷蕤核条作“暗”。

③ 二：金陵本第三十六卷蕤核条作“一”。

④ 苦丁叶：金陵本第三十六卷蕤核条作“苦竹叶”。

赤烂眼：蕤仁四十九粒，去皮，胡粉煅金色，一鸡子大，研匀，入酥少许，片脑三分，研匀，油纸收。每以麻子许，涂大小眦上，频用效。

百点膏：治一切眼疾。蕤仁去油，净，三钱，甘草、防风各六钱，黄连五钱，三味熬取浓汁，次下蕤仁成膏，日点。

山茱萸

微温，酸、涩。入足少阴、厥阴气分。补肾温肝，强阴益精，温中明目。兴阳道，坚阴茎，添精髓，暖腰膝，安五脏，通九窍，破癥结，秘精气，去三虫，止小便利，治面上疮，止月水不定，老人尿不节，逐寒湿痹，除一切风，逐一切气。治肠胃风邪，寒热疝瘕，头风脑骨痛，鼻塞目黄，耳鸣耳聋，面疱酒皶。去核用，核能滑精。

草还丹：益阳补气，固精壮神，乃延年续嗣之至药。山茱萸，酒浸，一斤，故纸，酒浸，焙，半斤，当归四两，麝香一钱，为末，炼蜜丸梧子大。每服八十丸，临卧温酒下。

卢都子胡颓子、雀儿酥

酸，平。止水痢。有寒热病勿用。

根　水煎服，止吐血。喉痹痛塞，酒煎灌之。煎汤，洗恶疮疥并犬马瘑疮。

葆治汪某疸黄症，诸症除而黄月馀不退，嘱其停药勿服，有教每日以卢都根煎代茗，半月全黄退。

叶　治肺虚短气喘咳，焙末，每米饮服二钱。虚者加人参。

金樱子

酸、涩，平。涩精气，止小便利，治脾泻下痢。

补血益精：金樱子，去刺及子，焙，四两，砂仁二两，末，炼蜜丸如梧子大。每空心酒下五十丸。

久痢不止：粟壳醋炒、金樱子等分，末，蜜丸。陈每[①]汤下。

花 止冷热痢，杀寸白虫。和铁粉研匀，涂染髭发。

叶 治痈肿，取嫩叶研烂，入少盐和涂，留头泄气。端午日采，合桑叶、苎叶等分，末，傅金疮，能止血合口，军中名“一捻金”。

东行根 治寸白虫，取二两，入糯米三十粒煎，空心服，须臾泻下，神验。其皮炒用，止泻血及滑痢崩中带下。醋煎服，化骨哽[②]。

葆验：小儿胎疝：金樱根二两，小茴三钱，以猪尿胞一个洗净，同煮烂去根。令奶娘食胞饮汁半周，儿亦可饮汁数点。又治阴肿如斗，气胀时坠。金樱根一两，入盐酒少许煎服，渐消。

郁李仁

甘、苦而润，脾经气分药。其性降，能下气利水，破血润燥，专治大肠气滞，燥涩不通，疗大腹水气，面目四肢浮肿，利小便水道，肠中结气，关格不通。消宿食，破癖气，下四肢水，泻五脏膀胱急痛，宣腰胯冷脓。酒煎饮，能入胆，治因悸病后目张不得瞑。研和龙脑，点赤眼。然治标之剂，多服渗人津液。

小儿闭结：襁褓小儿，二便不通，并惊热痰实，欲得便溏。大黄酒浸炒、郁李仁去皮研各一钱，漂滑石一两，水叠丸黍米大。二岁小儿服三丸，量大小加除。

脚气浮肿：心腹满，二便闭，气急喘息。郁李仁捣烂，同苡仁等分，煮粥食。

皮肤血汗：郁李仁，去皮，研，一钱，雪梨汁调下。

---

① 每：金陵本第三十六卷金樱子条作“皮”。义胜。

② 哽：原作“硬”，据金陵本第三十六卷金樱子条改。

卒心痛刺：郁李仁三七枚嚼烂，新汲水或温汤下。须臾痛止，却①呷薄荷盐汤。

根 酸，凉。宣结气，破积聚，去白虫。治齿龈肿，风虫牙痛，浓煎含漱。小儿身热，作汤浴之。

女贞子

苦，温而平。少阴之精，隆冬不凋，故能益肾强阴，补中明目，安五脏，养精神，健腰膝，除百病，乌髭发。久服，肥健轻身不老。

二至丸：女贞子酒浸一日夜，布袋擦去皮，晒干，末。待旱莲草出，熬膏和丸梧子大。每夜酒送百丸。常服膂力更倍，老人服即不夜起小便。强腰膝，起阴气，变白发为黑。

虚损百病：女贞子，十月上巳日采，阴干，酒浸一日，蒸透晒干，一斤四两，旱莲草，五月收，阴干，十两，桑椹子，三月收，阴干，十两，共末，蜜丸梧子大。每服盐汤下七十丸。若四月收桑椹，七月收旱莲，俱用等分，捣汁熬稀膏和丸，则不用蜜。

风热赤眼：女贞子不拘多少，捣汁熬膏，瓶收密封。每用点眼。

叶 苦，平。除风散血，消肿定痛，治头目昏痛。诸恶疮肿，胻疮溃烂日久者，水煎乘热贴，频换瘥，醋煮亦可。口舌生疮，及舌肿胀出，捣汁含浸吐涎。

葆验：治胻骨疮烂，贫苦居乡落，痒极浸淫，经年不愈。女贞叶约百馀片，入白糖、白蜡各一两，同煮二时，和汁，瓶盛。先以银花叶、蜂房煎洗，拭干贴，日换，渐愈。

风热赤眼：女贞叶五斗捣汁，浸新砖数块，五日取起，掘坑，架砖于内盖之，日久生霜，刮下，入脑片少许，每日点之。又方：女贞

① 却：《大观本草》《政和本草》卷十四郁李人条附方此后有“热”字。

叶四两，黄连二两，水浸，熬膏点。

卫茅鬼箭、神箭

苦，寒。破陈血，通月经，落生胎，破癥结，除百邪鬼魅，杀鬼毒蛊疰，消风肤风毒肿，杀腹脏虫。治中恶腹痛，卒暴心痛，女子血气，崩中下血，腹满汗出，产后血运，血咬腹痛，儿枕块硬。拭去赤毛，酥拌炒用。

产后血运，血结聚胸，或偏少腹、胁肋：四物汤四两，倍当归，加鬼箭、红花、延胡各一两，末。每服三钱，酒水煎。食前服。

产后败血，儿枕块硬痛，及新产风寒，乘虚内搏，恶露不快，脐腹坚胀：当归炒、鬼箭羽去中心木、红花各一两。每服三钱，酒煎。食前服。

鬼疟日发：鬼箭羽、山甲炒等分，末。每以一字，发时嗃鼻。又方：鬼箭羽末五①分，砒霜一钱，五灵脂一两，末。发时冷水服一钱。

南烛子乌饭草

酸、甘，平。强筋骨，益气力，固精驻颜。

枝叶　苦，平。止泻除睡，强筋脉，益气力。久服，轻身永年。煮汁，造青精饭。

一切风疾，久服轻身明目：春夏取枝叶，秋冬取根皮，细剉五斤，熬去滓，煎如饴，瓷瓶盛。每酒服一匙，日三服。又方：加童便同煎。

误吞铜钱不下：南烛根烧灰，热水调服一钱，即下。

五　加

根皮　辛，温。补中益精，明目下气，坚筋骨，强志意，补五劳七伤，逐肌肤之瘀血，四肢不遂，疗筋骨之拘挛，贼风伤人。

---

①　五：金陵本第三十六卷卫矛条作“一”。可从。

治软脚瞀腰，五缓虚羸，腰脊脚痹，心腹疝痛，男子阴痿，囊下湿，小便馀沥，女人阴痒疮疽阴蚀。益气疗躄，小儿三岁不能行。酿酒饮，治风痹四肢挛急。作末浸酒饮，治目僻眼。

叶 作蔬食，去皮肤风湿。

小儿行迟，三岁不行，服此便走：五加皮五钱，牛膝、木瓜各二钱半，末。每服五分，米饮和酒调服。

妇人血劳，发热自汗，憔悴困倦，烦喘少气，不思饮食，名血风劳：五加皮、丹皮、赤芍、当归各一两，末。每用一钱，水一盏，用青钱一文，蘸麻油少许，入药煎服。

男妇脚气，骨节皮肤肿湿痛，服此追①饮食，健气力：五加皮四两，远志去心四两，俱酒浸，春秋三日，夏二日，冬四日，晒干，末，以浸药之酒糊丸梧子大。每空心温酒下五十丸。

火灶丹毒，从两脚起，如火烧：五加皮叶烧炭五两，取煅铁家槽中水和，涂之。

枸杞

子 甘，平②。滋肾润肺，益气生精，除风明目，强阴益阳，坚筋骨，去虚劳，补精气。主心病嗌干心痛，渴饮，肾病消中，利大小肠。凡用，酒润一宿，入药。

四神丸：治肾经虚损，眼目昏花，或云翳遮睛。枸杞子一斤，酒润透，分四分：四两用川椒一两炒，四两用小茴一两炒，四两用脂麻一两炒，四两用川楝子一两炒。去诸味，拣用枸杞，加熟地、白术、茯苓各一两，末，炼蜜丸，日服。

面皯③皯皰：枸杞十斤，生地三斤，末。每温酒服一匙，日三服。

---

① 追：金陵本第三十六卷五加条作“进”。
② 甘平：为甄权《古今录验方》所记，《本草纲目》为“苦，寒”。
③ 皯：原作“黑”，据金陵本第三十六卷枸杞、地骨皮条改。

久服则童颜。

苗 甘，凉[①]。除烦益智，去风明目，壮心气，益阳事，去上焦心肺客热，逐皮肤骨节间风，消热毒，散疮肿。作饮代茶，止渴，消热烦，解面毒。捣汁注目中，去风障赤膜昏痛。伏砒、砂，忌奶酪。

火赫毒疮：此患防毒气入心。枸杞叶捣汁服，立瘥。

目涩有翳：枸杞叶、车前叶，捣汁，以桑叶裹，悬阴地一夜。取汁点之。

地骨皮

甘、淡而寒，入足少阴、手少阳经。益精气，坚筋骨，降肺中伏火，去肝肾虚热，能凉血退热，而补正气。故内治五内胞中邪火，吐血尿血，咳嗽消渴，风湿痹痛。外治肌热虚汗，上除头风痛、齿痛、骨槽风，中平胸胁痛，下利大小肠。去肾家风，止金疮血，疗在表无定之风邪，传尸有汗之骨蒸。煎汤漱口，止齿血。制硫黄、丹砂。

肾虚腰痛：地骨皮、杜仲、萆薢各一斤，酒三斗渍，罂中封固，安锅中，水煮罂一日。任意饮。

小便出血：鲜骨皮捣汁，和酒少许服。

小儿耳疳，生于耳后，肾疳也。地骨皮煎水，频洗。骨皮末，麻油调搽。

妇人阴肿或生疮：骨皮煎水洗。男子下疳：浆水洗。俱搽地骨皮末，生肌止痛。

足趾鸡眼痛作疮：地骨皮、红花研傅，次日愈。

---

① 甘凉：为李时珍所述，甄权《古今录验方》记为“甘，平”，《本草纲目》为“苦，寒”。

石南

叶 辛、苦而平。养肾气，逐诸风，除热杀虫，补内伤阴衰，利筋骨皮毛，为治肾虚风痹、脚软脚弱之要药。女子不可久服，令思男。酒浸饮，治头风。

鼠瘘不合：石南、生地、茯苓、雄黄①、黄柏②等分，末，傅。

小儿通睛：小儿误跌，或打着头脑受惊，肝系受风，致瞳人不正，观东见西，观西见东，宜石南散吹鼻通顶。石南一两，藜芦三分，瓜蒂七个，末。每吹少许入鼻，一日三度。内服牛黄平肝药。

实一名鬼目 治虫蛊毒，破积聚，逐风痹。

黄荆③牡荆

子 苦，温。除骨间寒热，通利胃气，止咳逆，下气。炒焦末，饮服，治心气痛及妇人白带。用半升炒，入酒煎，热服，治小肠疝气。浸酒饮，治耳聋。得柏叶、青葙、术，疗风。

湿痰白浊：黄荆子炒末。每酒服三钱。

叶 苦，寒。治久病④霍乱转筋，小便血淋，下部疮䘌⑤，薄脚，治脚气肿满。

脚气诸痛：用荆茎于坛中烧烟，熏涌泉穴及痛处，汗出瘥。

毒蛇螫伤，满身洪肿发泡：黄荆嫩头捣汁涂泡上，渣盒咬处，即消。

九窍出血：荆叶捣汁，酒和，服。小便尿血，方同。

---

① 雄黄：金陵本第三十六卷石南条作“雌黄”。

② 黄柏：金陵本第三十六卷石南条作“黄伏”。

③ 黄荆：原作“黄荆子”，据金陵本第三十六卷牡荆条，“牡荆”即“黄荆”，故将原文“黄荆子”改为“黄荆”，将“子”移下。

④ 病：金陵本第三十六卷牡荆条同。刘校本第三十六卷牡荆条作“痢”。

⑤ 䘌：金陵本第三十六卷牡荆条此前有“湿”字。

根 苦，平。煎服，祛风化痰，解肌发汗，治心风头风，肢体诸风。

痛风经年：七叶黄荆根皮、五加根皮、接骨草等分，煎汤日服。

荆茎 治灼疮发热。同荆芥、荜茇煎水，漱风牙痛。

青盲内障：春间取黄荆嫩头，九蒸九晒，半斤，末，乌鸡一只，米饲五日，安板上，饲大麻仁三日，收粪炒黄，和荆头末，蜜丸豆大。每米饮下二十丸。

荆沥 甘，平。除风热，开经络，导痰涎，行血气，解热痢，止消渴，除痰唾，令人不睡。治心闷烦热，头风旋运目眩，心中漾漾渴吐，及卒失音，中风口噤，小儿心热惊痫，俱和姜汁饮，以免凝滞。凡寒多气实，能食者宜之；若热多气虚，不能食者，此非所宜，则用竹沥。

取荆沥法：新采荆茎，截尺五寸长，架两砖上，中间烧火炙之，两头以器承取，热服。又法：截四五寸长，束入瓶中，以一瓶合住固，外以糠火煨烧，其汁沥入下瓶中，亦妙。

喉痹疮肿：荆沥细细咽之。或以荆一握，煎水服。

中风口噤：荆沥，每服一钱①。

湿瘑疮癣：荆沥日涂之。

蔓荆

子 辛、苦，微寒，轻浮升散，入足太阳经。搜肝风，利九窍，去白虫，清头目，利关节，明目坚齿，凉诸经血。治筋骨间寒热，湿痹拘挛，太阳经头痛脑鸣，头沉昏闷，痫疾，目赤，目泪出多，目睛内痛，为头面风虚要药。治内风，除昏暗，散风邪，长髭发。胃虚人少服，恐生痰疾。

---

① 钱：金陵本第三十六卷牡荆条作“升”。

乳痈初起：蔓[1]荆子炒末。酒服三钱，以渣傅之。

头风作痛：蔓荆子一升末，绢袋盛，浸酒一斗，封七日。温服，日三次。

令发长黑：蔓荆子、熊脂等分，醋调涂。

紫荆

木并皮　气味寒，苦，色紫性降，入手、足厥阴血分。寒胜热，苦走骨，紫入营，故能活血行气，消肿解毒。治妇人血气痛，经水凝涩，破宿血，下五淋，通小肠，解诸毒物，疗痈疽喉痹，飞尸蛊毒，解蛇、虺、蚕、虫、狂犬毒，并煮汁服。以汁洗疮肿，除血长肤。

妇人血气：紫荆皮末，醋糊丸樱桃大。每酒化服二[2]丸。

鹤膝风：紫荆皮，酒煎服三钱，日二。

伤眼青肿：紫荆皮，小便浸七日，晒干，末，生地汁、姜汁调傅。

瘈犬咬伤：紫荆皮末，砂糖调傅，留口出毒。仍嚼杏仁去毒。

痔疮肿痛：紫荆皮五钱，水煎，食前服。

痈疽未成，冲和膏：紫荆皮三两，独活三两，赤芍二两，白芷、木瓜[3]各一两，炒末。葱汤调热敷。

产后诸淋：紫荆皮五钱半，水煎温服。

发背初起，一切痈疽皆治：紫荆皮末，酒调箍之，自然撮小不开。内服柞木饮。乃救贫之良剂。

木槿

花　甘，平。消疮肿，除湿热，化风痰，利小便。治肠风泻

---

① 蔓：原作“黄”，据金陵本第三十六卷蔓荆条改。

② 二：金陵本第三十六卷紫荆条无此字。

③ 木瓜：金陵本第三十六卷紫荆条作“木蜡”。

血，赤白下痢，并焙入药。作汤代茶，治风。

《纂要》云：木槿花色白轻浮，故入肺，肺热咳嗽者宜之，又治肺痈。分红、白，治赤、白痢。

反胃吐食：木槿花末。陈糯米汤调送又①三五口。不吐再服。

下痢噤口：红木槿花去蒂，阴干，末。先煎面饼，蘸末食。

风痰拥逆：木槿花干末。每空心汤服二钱下。

肺热吐血：雪梨一个剜空，以木槿花填满，蒸食。葆验。

皮并根 甘，平而滑。润燥活血，止肠风泻血，赤白带下，痢后热渴，疥癣痔疮。作饮服，令人得睡，并炒用。洗目，令目明。

赤白带下：槿根皮二两，酒煎空心服。

头面钱癣：槿树皮末，醋调，重汤顿如胶，傅之。

牛皮风癣：槿皮一两，大风子仁十五粒，生半夏五钱，河、井水各一盏，浸露七宿，轻粉一钱，研入药水中，秃笔扫涂，覆以青衣，数日有臭涎出，效。忌澡浴。夏月用尤妙。

癣疮有虫：木槿皮煎汁，入肥皂肉浸，频搽。或用汁磨雄黄，妙。

大肠脱肛：槿皮或叶煎汤熏洗，以白矾、五倍子末傅，自上。

痔疮肿痛：木槿根煎，先熏后洗。

肺痈肠痈：木槿根皮煎服。

叶 煮食，宜肠胃。煎汤，沐发去垢。《纂要》。

子 治偏正头风，烧烟熏患处。黄水脓疮，烧炭，猪骨髓调涂。

木芙蓉

叶并花 微辛，平，性滑涎粘。清肺凉血，散热解毒，消肿

---

① 又：金陵本第三十六卷木槿条无此字。

排脓止痛，傅一切大小痈肿毒疮，及乳痈发背。初起即消，已成易溃，已溃易敛，疡科秘称清凉膏。根皮、花、叶俱可，干者末，蜜调。加赤豆尤妙。

偏坠气作痛：芙蓉叶、黄柏各三钱，末。木鳖子仁一个磨醋，调匀涂，自愈。

杖疮肿痛：芙蓉花叶末，入皂角末少许，鸡子清调涂。

汤火灼疮：芙蓉叶末，油调傅。

疔疮恶肿：重九日采芙蓉叶，末，井水调傅。次日用蚰蜒一条[①]，捣傅。

赤眼肿痛：芙蓉叶末，水调，贴太阳穴。

经血不止：芙蓉花、莲蓬[②]俱炒焦，末。每日米饮下二钱。

山茶花

甘，寒，色赤入血分。治吐血衄血，肠风下血，童便、姜汁及酒调末服，可代郁金。汤火灼伤，研末，麻油调涂。

蜡梅花

辛，温。解暑生津。

伏牛花隔虎刺花

苦、甘，平。作汤，治风眩头痛，五痔下血，久风湿痹，四肢拘挛，骨肉疼痛。

颂曰：伏牛花处处有之，生川泽中。叶青细有刺。开花淡黄色，凌冬不凋。采其根、叶，治风肿疾。葆按：吾乡元旦团拜，采伏牛枝叶，小树蜡梅花，用穿此刺上，显若小梅一树，作盆境[③]祭祖，俗名“老虎刺”。

---

① 蚰蜒一条：金陵本第三十六卷木芙蓉条作“蚰蜒螺一个”。

② 莲蓬：金陵本第三十六卷木芙蓉条此后有“壳”字。

③ 盆境：即盆景。

伏牛花散：治男妇头风时发作，甚则便闭。伏牛花、茵陈、桑寄生、白丑牛①、僵蚕、全蝎各三钱，荆芥四钱，末。每用二钱，水煎，连滓服。

根叶枝 治一切肿痛风疾，每温酒服一钱。

密蒙花

甘，平，微寒。入肝经气、血分，而润肝燥。治青盲肤翳，赤肿多眵泪，消目中赤脉，小儿麸豆及疳气攻眼，羞明怕日。

目中障翳：蒙花、黄柏各一两，末，水叠丸豆大。每卧服十丸。

木　棉

花及布 甘，温。治血崩金疮，烧炭用。

子油用两饼合烧取沥 辛，热，微毒。治恶疮疥癣。燃灯，损目。

柞木凿子木

皮 苦，平。煎服，催生利窍，治鼠瘘难产。烧末，水服，治黄疸病。

妇人难产，催生柞木饮。不拘横生倒产，胎死腹中，屡效。大柞木一尺洗净，大甘草五寸，切寸长。新汲水三升，入砂罐内，以纸密封，文武火熬升半。待腰腹重痛，欲坐草时，温饮一小杯，便觉下开②，又饮一盏便生。切不可坐草太早，及听生婆乱为。

鼠瘘：柞木皮五升，水一斗，煎汁二升服。当有宿肉出而愈。

时珍曰：柞木处处山中有之，高者丈馀。叶小而有细齿，光滑而韧。其木及叶丫皆有针刺，经冬不凋。五月开碎白花，不结子。其木心理皆白色。

---

① 白丑牛：金陵本第三十六卷伏牛花条此后有"川芎䓖"。
② 下开：金陵本第三十六卷柞木条作"下开豁"。

叶　治肿毒痈疽。

柞木饮：治诸般痈肿发背。用干柞木叶、干荷叶蒂、干萱草根、甘草节、地榆各四两，细剉。每用半两，水煎，早晚服。未成者自消，已成者易敛。

黄杨木

苦，平。治妇人难产，达生散用之。暑月生疖，捣烂涂。

接骨木

甘、苦，平。疗折伤，续筋骨，除风痹，漱龋齿。治打伤瘀血及产妇恶血，一切血不行，或不止，并煮汁服。

根皮　主痰饮，下水肿及痰疟。煮汁服，当利下及吐出。不可多服。

恭曰：所在皆有。叶如陆英，花亦相似。树高一二丈许，木体轻虚无心。斫枝插之便活，人家亦种之。折[①]骨以其功名。

折伤接骨：接骨木半两，乳香半钱，芍药、当归、川芎、自然铜各一两，末。化黄蜡四两，投药搅匀，众手丸如芡子大。若治损伤，酒化一丸。若碎折筋骨，先用此傅贴，乃服。

产后血运，五心烦闷欲死，及寒热：接骨木破碎一握，水一升，煎半升，分服。或小便频数，恶血不止，即瘥。

叶　治痰疟，大人用七叶，小儿三叶，生捣汁服，取吐。

茯　苓

味甘益脾，色白入肺，泻热而下通膀胱，安魂定魄，益智养神，开胃止呕，平火导气，安心神，益气力，开腠理，调脏气，暖腰膝，伐肾邪，止健忘，开胸腑。治肾积奔豚，忧恚惊悸，心下结痛，五劳七伤，寒热烦满，口焦舌干，咳逆肺痿，胸胁逆气，

---

① 折：金陵本第三十六卷接骨木条作“接”。当从。

膈中痰水，心腹胀满，水肿淋沥，泻血遗精，小儿惊痫，女人热淋。小便结者能通，多者能止。生津止渴，退热安胎。系松根灵气聚结，有赤、白二种，白者入气分，赤者入血分。

浊遗带下，威喜丸：治丈夫元阳虚惫，精气不固，下浊遗溺，梦寐多惊，频遗泄精，及妇人带浊，并治。茯苓四两去皮作匮，以猪苓四钱半，入内煮三十沸，取出日干，择去猪苓，为末，化黄蜡搜①和，丸弹子大。每嚼一丸，空心津下，小便清为度。忌醋。

下虚消渴，心火炎烁，肾水枯涸，上盛下虚，不能交济而成渴：茯苓、黄连各一斤，为末，天花粉作糊，丸梧子大。每温汤下五十丸。

虚滑遗精：茯苓二两，砂仁一两，末，入盐二钱。精羊肉批片，掺药炙食，酒下。

小便频多：茯苓、山药，以白矾水瀹过，焙，等分，末。每米饮服二钱。

血馀怪病：手十指节断坏，唯有筋连，无节肉，虫出如灯心，长数寸。遍身绿毛卷，名曰血馀。茯苓、胡黄连煎汤，饮之愈。

赤茯苓　功同茯苓而益心脾，破结气，其性上行，生津液，开腠理，渗水之源而下降，故能泻心、小肠、膀胱湿热，虽利窍行水，而不走气。

妊妇水肿，小便不利：赤苓、葵子等分，末。每用新汲水下二钱。

痔漏神方：白茯苓、赤苓、没药各二两，故纸四两，石臼捣成块。春、秋酒浸三日，夏二日，冬五日。取出蒸，晒干末，糊丸豆大。每酒服二十丸，渐加至五十丸。

茯神　甘，平。主治同茯苓，但茯苓入脾肾之用，而茯神入

---

① 搜：原作“披”，据金陵本第三十七卷茯苓条改。

心之用。开心益智，安魂定魄，止惊悸，养精神，补劳乏，辟不祥。治风眩风虚，多怒善忘，心下急痛坚满。体虚、小肠不利，加用之。

养心安神，朱雀丸：治心神不安，恍惚健忘不乐，火不下降，水不上升，时复振跳。常服，消阴养火，保全心气。茯神二两，沉香半两，末，炼蜜丸小豆大。每次人参汤下三十丸。

神木茯神心内木。又名黄松节　治偏风，口面㖞斜，毒风，筋挛不语，心神惊掣，虚而健忘，脚气痹痛，诸筋牵缩。

黄松节散：治风寒冷湿搏于筋骨，足筋挛缩，行步艰难。黄松节一两，乳香一钱，石器内炒为末。每服二钱，木瓜酒煎送下。

茯苓皮　开腠理，利水道，治水肿肤胀。

水肿尿短：茯苓皮、川椒目等分，煎汤，每日饮之。

琥　珀

甘，平。以脂入土而成宝，故能通窍宁心，清肺燥脾，明目磨翳，安五脏，定魂魄，止心痛，疗癫邪，杀精魅邪鬼。其色赤，入手少阴、足厥阴血分。又能消瘀血，破癥结，治产后血枕痛，疗蛊毒，合金疮，止血生肌。其味淡上行，能使肺气下降，而通膀胱，利小便，通五淋。

敩曰：入药以侧柏子末水调，安瓷锅中，置琥珀于内煮半日，捣粉筛用。

琥珀散：镇心明目，止血生肌，破癥瘕气块，产后血运闷绝，儿枕痛，并服。琥珀、鳖甲、三棱各一两，延胡、没药各半两，大黄六钱，炒末。空心酒服三钱。神效。产后减大黄。

小儿胎惊：琥珀、防风等分，朱砂减半，末。猪乳调服一字，入口中。

小儿胎痫：琥珀、朱砂各一钱，全蝎一枚，末。麦冬汤调服一字。

小便转胞：真琥珀一两，末，葱白十茎，煮汁二升，入琥珀末二钱，温服。沙石诸淋，三服俱效。

小便淋沥：琥珀末二钱，麝香少许，白汤服，或萱草煎汤服。

小便尿血：琥珀末，灯心汤调服二钱。

从高坠下，有瘀血在内：琥珀，酒磨服。或入蒲黄末减半，日三服。

金疮闷绝，不识人：琥珀研末，童便调服一钱，日三服。

瑿[1]卜黟、瑿珀

甘，平。补心安神，破血生肌，治妇人癥瘕。小儿带之辟恶，磨滴目翳赤障。

瑿即琥珀之黑色者。时珍曰：相传琥珀千年为瑿，然或土色熏变，未必琥珀千年复化也。

猪苓

甘，平。气味俱薄，入足太阳、少阴经。升而能降，开腠理，泻膀胱，利小便，与茯苓同功，而不能补。治伤寒温疫，大热无汗，止渴除湿，去心中懊侬，解毒蛊疰不祥，治肿胀腹满急痛，泻痢痎疟，脚气淋肿，白浊带下，子淋胎肿，小便不利。然耗津液，多服损肾昏目。

小儿秘结：猪苓一两，以水少许，煮鸡屎白一钱，调服，立通。

通身肿满，小便不利：猪苓五两，为末。热水服一匙。妊娠肿渴，从脚至腹，小便不利，微渴，方同。妊娠子淋，方同。

雷丸

苦，寒，有小毒。杀三虫，逐毒气，治胃中热，逐邪气恶风汗出，主癫痫狂走，除皮中热结积蛊毒，白虫寸白自出不止。作

① 瑿（yī 一）：黑色的琥珀。

摩膏，除小儿百病。久服，令人阴痿。

异疾案：杨勔得异疾，每发语，腹中有小声应之，久渐声大。有道士见之，曰：此应声虫也。但读本草，取不应者治之。读至雷丸，不应。遂顿服数粒而愈。

下寸白虫：雷丸，水浸去皮，焙末。五更初，食炙肉少许，再以稀粥饮送末一钱。须要初十前服，虫乃下。

桑寄生

甘，平。助筋骨，充肌肤，益血脉，坚发齿，去痹安胎。治男妇人腰痛，小儿背强，女子崩中内伤不足，胎动腹痛，漏血不止，令胎牢固，疗产后馀疾，下乳汁，主金疮，散痈肿。

震亨曰：桑寄生，产近海州邑及海外之境。其地暖而不蚕，桑无采捋之苦，气厚汁浓，自然生出。时珍曰：今观蜀本①，产于蜀地有两种：一种大者，叶如石榴叶；一种小者，叶如麻黄叶。大者曰茑，小者曰女萝。

胎动腹痛：桑寄生一两半，阿胶炒半两，艾叶三钱②，水煎服。

毒痢脓血，脉缓小，无寒热：桑寄生二两，防风、川芎各二钱，炙甘草五分③，为末，热水调服。

下血后虚：下血止后，但觉丹田元气虚乏，腰膝沉重少力。桑寄生末。每服一钱，时白汤点服。

实 甘，平。明目，轻身，通神。

恭曰：此多生枫、槲、榉柳、水杨等树。叶无阴阳，如细柳叶而厚脆。茎粗短。子黄色，大如小枣。唯虢州有桑上者，子汁甚粘，核大似小豆，九月始熟，黄色。葆按：辛巳冬，承萧山任尧阶司马送桑

---

① 蜀本：原作“署本”，据金陵本第三十七卷桑上寄生条改。

② 三钱：金陵本第三十七卷桑上寄生条作“半两”。

③ 五分：金陵本第三十七卷桑上寄生条作“三铢”。

寄生膏一罐，云产广西梧州、浔州。曾经由其处，有小市，询之。居民云：近地三四十里内，植桑俱生寄生，其外值者不产，是以市人采办熬膏出售，以酒和服，补益功大。

松寄生松萝

苦，甘。平肝邪，利水道，止虚汗头风，解瞋怒邪气，女子阴寒肿痛，疗痰热温疟，可为吐汤。治寒热，胸中客热痰涎，去头疮、项上瘤瘿，令人得眠。

《千金方》断膈汤：治胸膈痰辟积热。松寄生、甘草各一两，常山三两，瓜蒂二十一枚，水、酒煮汁服。取吐。

枫寄生枫柳皮

辛，大热，有毒。治风，龋齿痛，积年痛风不可忍，久治无效。剉焙末，入脑片、麝香少许，浸酒常服，以醉为度。

桃寄生

苦，辛。治小儿中蛊毒，腹内坚痛，面目青黄，淋露骨立。为末，日四五次，如茶点食。

柳寄生

苦，平。治膈气刺痛，捣汁服一杯。

樟寄生占斯、良无极

苦，温。主脾热，止腹痛，治邪气湿①痹，寒热疽疮，除水坚积血瘕月闭，令女人有子，小儿躄不能行，消诸恶疮痈肿。洗手足水烂伤。解狼毒毒。

弘景曰：占斯，是樟树上寄生，树大衔枝在肌肉。今人以胡桃皮为伪。《采药录》云：生上洛。是木皮，状如厚朴，其理一纵一

---

① 湿：金陵本第三十七卷占斯条作“温”。

横，真。

木占斯散：治发背，肠痈疽痔，妇人乳痈，诸产癥瘕，无有不疗。服之肿去痛止，脓溃易敛。木占斯、炙甘草、厚朴、细辛、栝楼、防风、干姜、人参、桔梗、败酱各一两，为末。酒服一大匙，昼七夜四，多服妙。此药入咽，当觉流入疮中，令化为水。若内痈在上者，当吐脓血；在下者，当泻脓血，愈。

石刺木

根皮　苦，平。破血，治产后馀血结瘕，煮汁服，神验。

藏器曰：石刺木乃木上寄生也。生南方林莨间。其树江西人呼为靳刺，亦种为篱院，树似棘而大，枝上有逆钩①。

淡竹叶苗竹叶

辛，平，甘，寒。凉心经，益元气，止惊悸，杀小虫，缓脾除热，止消渴，压丹石毒，鬼疰恶气。治胸中痰热，咳逆上气，吐血，热毒风，中风失音不语，壮热头痛，头风喉痹，温疫迷闷，热狂昏愦，妊妇头旋倒地，小儿惊痫天吊。煎汁，漱齿中出血，洗脱肛不收。

牙齿宣露：竹叶、当归尾，研末，煎汤。入盐含漱。

时行发黄：竹叶五升切，小麦七升，石膏三两，水煎。分五服。

上气发热：因奔趁走马后，饮冷水所致者。竹叶三斤，橘皮三两，水煎。作三日服。

根　煎服，消痰去风热，除烦热，治惊悸迷闷，小儿惊痫，解丹石毒发热渴。同叶煎汤，洗妇人子宫下脱。

竹茹　甘，微寒。开胃土之郁，清肺金之燥。治呕啘噎膈，温邪寒热，伤寒劳复，吐血崩中，止肺痿唾血鼻衄，五痔，小儿

---

① 钩：原脱，金陵本第三十七卷石刺木条同，据刘校本第三十七卷石刺木条补。

惊痫，妇人胎动。

妇人劳复：病初愈劳动，致热气冲胸，手足搐搦拘急，如中风状。竹茹八两，栝楼二两，煎服。

产后烦热，内虚短气：竹茹汤：竹茹①、人参、茯苓、甘草、黄芩各二两，水煎服。

齿血不止：竹茹醋浸，令人含之，噀其背上三遍。以茗汁漱之。

伤损内痛：兵杖所加，木石所迮②，血在胸、背、胁下刺痛。竹茹、乱发各一两，炭火炙末。酒一升，煎三服。

竹沥 甘，寒而滑。消风降火，养血清痰，治暴中风风痹，胸中大热，止烦闷，消渴。治伤寒劳复，咳嗽肺痿，中风失音不语，风痰虚痰在胸膈，使人癫狂，痰在经络四肢及皮里膜外，非此不达不行。疗妇人胎动，子冒风痓，止产后虚汗。解射罔毒。凡因风火燥热有痰者，宜之。和姜汁服。若寒湿及胃虚肠滑者，忌用。

震亨曰：竹沥滑痰，非助以姜汁不能行。诸方治胎产金疮口噤，与血虚自汗，消渴小便多，俱属阴虚病，无不用。产后不碍虚，胎前不损子。本草言大寒，似与石膏、黄芩同类。而世俗因大寒两字弃而不用。经云阴虚则发热，竹沥味甘性缓，能除阴虚有大热者。寒而能补，与山药寒补同义。大寒言其功，非言其气。世人食笋，自幼至老，未有因寒而病者。沥即笋之液，又假于火而成，何寒之甚？但能食者用荆沥，不能食者用竹沥耳。

破伤中风：凡闪脱折骨诸疮，不可当风用扇，致中风则风痓，口噤，杀人。急饮竹沥升许。忌冷饮食及酒。

老幼中风，口噤身直，面青，手足反张：竹沥饮一升，即苏。

---

① 竹茹：金陵本第三十七卷竹条该药用量为“一升”。
② 迮（zé 则）：压。

妊妇子烦：竹沥频饮。或加茯苓煎水服。

咳嗽肺痿，大人、小儿咳逆短气，嗽出臭脓：竹沥频饮。

小儿吻疮：竹沥和黄连、黄柏、黄丹傅之。

产后虚汗：竹沥三合，温服。

小儿狂语，夜后便发：竹沥夜服二合。

小儿重舌：竹沥浸黄柏，以汁时时点之。

丹石毒发，头眩耳鸣，恐惧不安：竹沥频饮二升。

大人喉风：竹沥频饮之。

苦竹叶

苦，冷。除新久风邪之烦热，止喘促气胜之上冲。明目，杀虫，利九窍。治不睡，止消渴，解酒毒，除烦热，发汗，疗中风瘖痖，口疮目痛。烧末，和猪脂，涂小儿头疮、耳疮、疥癣；和鸡子白，涂一切恶疮，频用效。

竹根　下心肺五脏热毒气。剉一斤，煎汁分三服。

产后烦热逆气①：根一斗五升，切，煮汁去滓，入小麦二升，大枣二十枚，煮三四沸，入甘草一两，麦冬一升，再煮分三服。

竹茹苦竹　水煮服，止尿血，治下焦热壅。

竹沥苦竹　明目，利九窍，功同淡竹，治牙痛口疮目痛。

颂曰：竹类甚多，入药唯取淡竹、苦竹。葆按：淡竹，今俗名苗竹也。取竹沥法：将竹截尺许，中间留节，两头去节。洗，以砖两片对立，安竹于上。以火炙中间，沥滴两头，用碗承取；又或劈开，以火炙亦可。一法：以竹截长五六寸，以瓶盛，倒悬，下用一器承之，周围以炭火逼之，其沥滴于器中。用时，俱用白纸拖去上浮油。

赤目眦痛，不得开，肝经实热所致，或生障翳：苦竹沥五合，黄连二分，棉裹浸一宿。频点之，令热泪出，愈。

---

① 产后烦热逆气：原脱，据金陵本第三十七卷竹条补。

卒牙齿痛：苦竹烧一头，其一头汁出，热揩之，愈。

慈竹箨

治小儿头身恶疮，烧末和油涂之。或入轻粉少许。

山白竹山间小竹

烧灰，入腐烂痈疽药。

竹　黄

甘，寒。凉心经，去诸风热，滋养五脏，利窍豁痰，镇心明目，功同竹沥，而性和缓，无寒滑之患。治中风痰壅，失音不语，小儿客忤痫疾，惊风天吊。疗金疮，制药毒发热。

志曰：天竺黄生天竺国，今诸竹内往往得之。人多烧诸骨及葛粉伪之。宗奭曰：此是竹内所生，如黄土着竹成片块者。时珍曰：竹黄出于大竹之津气结成，功同竹沥，而不患寒滑。

小儿惊热：竹黄二钱，雄黄、牵牛各一钱，末，面糊丸粟米大。每服三五丸，薄荷汤下。

仙人杖

咸，平。治哕气呕逆，小儿吐乳，大人吐食反胃，辟痁疟，下鱼骨哽①，俱煮汁服。烧末水服，疗痔疾。忌牛肉。治小儿惊痫及夜啼，置身伴睡。

藏器曰：此是笋欲成竹时立死，色黑如漆，五六月收之。苦竹、桂竹多生此。

鬼齿鬼针

苦，平。煮汁服，治中恶注忤，心腹痛，下鱼骨哽，小便尿血。烧灰，入轻粉少许，末，油调，涂小儿头疮。

---

① 哽：原作“硬”，据金陵本第三十七卷仙人杖条改。

藏器曰：此腐竹根先入地者。为其贱恶，故隐其名。

鱼骨哽咽：篱脚朽竹去泥，末，蜜丸芡子大。棉裹含之，骨自消。

小便尿血：篱下竹根，入土多年者，煎汤服。

古厕木

治鬼魅传尸瘟疫，魍魉神祟，以太岁所在日时，当户烧熏。又熏杖疮，令冷风不入。

厕　筹

主产难，及霍乱身冷转筋，中恶鬼气。并于患者床下烧取热气微①上。物虽微贱，其功可录。

古榇板

治鬼气注忤中恶，心腹痛，背急气喘，恶梦惊悸，常为鬼神所祟挠者。酒和水，入东引桃枝煎服，当得吐下。小儿夜啼，朽棺木烧明照之，即止。

此古塚中棺木。弥久者佳，杉材者最良。千岁者通神，宜作琴底。

震烧木霹雳木

治火惊失心，煮汁服。又挂门户，大厌火灾。

此雷所击之木。方士取刻符印，以召鬼神。用击鸟影，其鸟必自坠也。

服器部

锦五色丝织成

故锦：煮汁服，疗蛊毒。烧灰服，止吐血下血，妇人血崩，

① 微：金陵本第三十七卷古厕木条作“彻”。

上气喘急。烧末，傅小儿口中热疮，脐疮湿肿，止金疮血。

黄　绢

煮汁服，止消渴，及产妇脬损，洗痘疮溃烂。烧灰服，止血痢、下血、吐血、血崩。

时珍曰：绢，疏帛也。生曰绢，熟曰练。入药用黄丝绢，乃蚕吐黄丝所织，非染色也。

妇人血崩：黄绢灰五分，棕灰一钱，贯众灰、京墨灰、荷叶灰各五分，水、酒调服，即止。

产妇脬损：小便淋沥不断。黄丝绢三尺，以炭灰淋汁，煮极烂，清水洗净。入黄蜡半两，蜜一两，茅根、马勃各二钱。水煎，空心顿服。服时勿作声，作声则不效。名固脬散。又方：产时损脬，终日不小便，只淋湿不断。生黄绢一尺，白牡丹根皮、白及各一钱，末。水煮至绢烂如饴，服。亦勿作声。

帛

绯帛：烧研服，止妇人血崩，傅初生儿脐未落时肿痛，止金疮血，擦白驳风，治恶疮疔肿，诸疮有根者，傅之膏盖。仍以掌大一片，同蜂房、棘刺钩、烂草节、乱发等分烧灰，空腹服。又主坠马及一切筋骨损。

时珍曰：素丝所织，长狭如巾，故帛字白巾。厚者曰缯，双丝者曰缣。后人以染丝造之，有五色帛。

五色帛　主盗汗，拭干讫，弃道路。

麻　布

新麻布　能逐瘀血，治妇人血闭腹痛，产后血瘀[①]。以数重包盐一合，煅研酒服。

---

① 瘀：金陵本第三十八卷布条作“痛”。

旧麻布　同旱莲草等分，入瓶内，泥固煅研。日用揩牙，能固齿乌髭。

时珍曰：布有麻布、丝布、木棉花布。此系苎麻所织，故曰麻布。其木棉及布已载木部，未分青白色，兹已下载，谅俱是麻布。

白布　治口唇紧小，不能开合饮食。不治杀人。作大炷安刀斧上，烧令汗出，拭涂之，日三五度。仍以青布烧灰，酒服。

青布　解诸物毒，天行烦毒，小儿寒热丹毒。取新染者，井①水渍，取汁饮。浸汁和姜汁服，止霍乱。烧灰，傅恶疮经年不瘥，及止灸疮出血，令不伤风、水。烧烟，熏嗽，杀虫，又熏虎狼咬疮，能出水毒。入诸膏药，疗疔肿、狐尿等恶疮。烧研酒服，主唇裂生疮口臭。仍和脂涂，与蓝靛同功。

臁疮溃烂：陈艾五钱，雄黄二钱，挼研匀，青布卷作大炷，点火熏之。热水流出数次愈。

霍乱转筋入腹，垂危：以醋煮青布擦之。

交接违②礼：女人血出不止。青布同发烧灰，纳之。

棉　花

新者　烧灰，酒服二钱，治五野鸡病。

衣中故棉花　止下血，及金疮出血不止，以一握煮汁服。烧灰服，止吐衄下血，崩中带下。烧末，傅疳疮及脐疮湿烂，聤耳出汁。

时珍曰：古之棉絮，乃茧丝缠延，不可纺织者。今之棉絮，多是木棉。入药仍用丝棉。

咯血吐血：新棉烧灰、白胶切片炙黄，等分，末，每米饮服一钱。

血崩不止：好棉、妇人发共烧炭，百草霜，等分，末。每酒服三

① 井：金陵本第三十八卷布条作“并”。

② 违：原作“遗”，据金陵本第三十八卷布条改。

钱。或加棕灰。东垣方：白棉[1]、莲花心、当归、茅花、红花各一两，白纸裹定，黄泥固济，煅，入麝香一分，共末。每食前酒服一钱。又方：新蚕棉、旧棉絮去灰土各一斤，陈莲房十个，旧炊甑箅[2]，各[3]烧炭。各取一钱，空心热酒下，日三。不过五日愈。

气结淋闭不通：好棉四两烧炭，麝香半分，共末。每葱酒服二钱，连进三服。

肠风泻血：旧破絮烧灰、枳壳麸炒等分，末。每米饮服一钱。

霍乱转筋腹痛：苦酒煮棉絮裹之，即平。

裤　裆

治阴阳易病，烧灰服。并取所交妇人衣覆之。疗女劳疸，并中恶鬼疰。洗裤汁：解毒箭及女劳复。

阴阳易病：男女病新瘥即交合，身体重，少气，腹[4]里急，或引阴中拘急，热上冲胸，头重难举，眼中生花，膝胫拘急。烧裈[5]散：取中裈近隐处烧灰，水服一匙，日三服。小便即利，阴头微肿则愈。男用女裈，女用男裈。

房劳黄病，体重不眠，眼赤如朱，心下块起若瘕，十死一生：宜烙舌下，灸心俞、关元二七壮。妇人内衣烧灰，酒服二钱。

中鬼昏厥，四股拳冷，口鼻出血：用久污溺衣烧灰，汤服二钱。男用女，女用男。

汗衫短衣曰衫

治卒中忤恶鬼气，卒倒不知人，逆冷，口鼻出清血，胸胁腹

---

① 棉：金陵本第三十八卷棉条此后有“子”字。

② 旧炊甑箅：金陵本第三十八卷棉条此后有“一枚”二字。当从。

③ 各：原脱，据金陵本第三十八卷棉条补。

④ 腹：刘校本第三十八卷裈裆条此前有“少”字。

⑤ 裈（kūn 昆）：原作“裙”，据金陵本第三十八卷裈裆条改。“裈”，满裆裤，以别于无裆的套裤而言。

内绞急切痛，如鬼击状，不可按摩，或吐血衄血。俱用久垢汗衫烧灰，热汤或酒服三钱。男用女衣，女用男衣。衬衣亦可。

病人衣

治天行瘟疫，取初病人衣服，甑上蒸过，则一家不染。

衣　带

煮汁服，治小儿下痢客忤，妊妇下痢难产者，及日月未至而产。临时取夫衣带五寸，烧末酒服。裤①带最佳。

小儿客忤卒中者：烧母衣带三寸，并发灰少许，乳汁灌之。

小儿下痢，腹大且坚：用多垢衣带数尺，切，煮服。

妊娠下痢：中衣带三寸，烧水服。

头　巾

治天行劳复后渴。取故巾多腻者浸汁，时服。

霍乱吐利：以本人头缯，百沸汤泡汁，服一呷，勿令知之。

卒忽心痛：三年头帑。沸汤淋汁饮之。以碗覆帑于闲②地。周时即愈。

恶气心痛：破网巾烧灰一钱，猫屎烧灰五分，温酒服。

下疳蚀疮：破丝网巾烧炭、儿茶等分，末。以浓茶洗擫③之，效。忌生冷、房事、发物。

幞　头

烧烟，熏产后血运。烧灰水服，治血病及妇人交肠病。

时珍曰：幞头，周武帝始用漆纱制之，至唐又有纱帽之制。陈总

① 裤：金陵本第三十八卷衣带条作“裈”。

② 闲：原作“间”，据金陵本第三十八卷头巾条改。

③ 擫（yè 业）：按压。

领方：治暴崩下血，琥珀散用漆纱①帽灰，取阳气冲上之义。夏子益奇疾方：妇人因生产，阴阳易位，前阴出粪，名曰交肠病。取旧幞头烧灰，酒服。仍间服五苓散，使其分利之。如无幞头，凡旧漆纱帽皆可代，取漆性能行败血。葆按：今戏班内旧纱帽亦可代。

裹脚布

治天行劳复，马骏风黑汗出，洗汁服。多垢者佳。妇人欲回乳，用男子裹脚布勒住，经宿即回。

败天公

治鬼疰精魅，烧灰酒服。陈者佳。

时珍曰：御雨之具。人所戴竹笠，取败者，以竹丝编圆为胎，夹箬叶内。葆按：经验方。败草帽顶，亦名败天公，治白浊白淫，小便淋闭。取久戴污垢中间帽顶水洗，盐酒水炒，每用五六寸，和药，或烧炭服。未详其性，葆故补述要，土造系麦稗所编，取其直入下焦，达阳明冲任，内饱渍汗汁，外蓄日精，引阳气上冲，浊阴自化，屡效，故载详悉。若外地来者，系草结，不用。

故蓑衣

治蠼螋溺疮，取旧蓑草结烧灰，油调傅。棕榈皮结者，治吐衄肠红，女人崩带，烧灰服。止金疮血，研末傅。

葆按：蓑衣，古用蓑草结之，农人以御雨具，今人用棕皮结草，与棕性别，治自异。草结者，与败草同治疮；棕结者，与败棕同治血，特补之。

毡　屉

治瘰疬及心痛，烧灰酒服。烘热，熨痔疮初起。

时珍曰：此履中荐，袜下毡，曰屉，可以代替也。

---

① 漆纱：原作“纱漆”，据金陵本第三十八卷幞头条改。

一切心痛：毡袜后跟一对，烧灰酒服。男用女，女用男。

断酒不饮：以酒渍毡屉一宿，平旦饮。

皮靴

治癣疮，取旧皮靴底烧灰，同皂矾末掺之。先以葱椒汤洗净。

牛皮癣疮：旧皮靴底烧灰，入轻粉少许，末，麻油调搽。小儿头疮，方同。

肠风下血：旧皮靴底、蚕茧脱①、核桃壳、红鸡冠花等分，烧炭。每酒服一钱。

瘰疬已溃：牛皮油靴底烧灰，麻油调傅。

身项粉瘤：旧皮靴底洗净，煮烂成冻子，常食之。瘤自破如豆腐汁，极臭。

麻鞋苎麻作鞋

旧底洗净煮服，止消渴及霍乱吐下不止，解食牛马肉毒，腹胀吐利不止。烧灰吹鼻，止衄及鼻塞不通。擦白驳癜风。解服紫石英毒发。

小便遗床：麻鞋尖头二七枚，烧灰，岁朝井华水服。

大肠脱肛：炙麻鞋底，频按入。仍以旧麻鞋底、鳖头各一枚，烧研傅之，按入即不出。

折伤接骨：市上乞儿破鞋底一只烧灰、白面等分，醋调成糊，敷患处，以绢束之，杉皮夹定。须臾痛止，骨节有声，为效。

夜卧禁魇：凡卧时，将鞋一仰一覆，则无魇，亦无恶梦。

子死腹中：取本妇鞋底炙热，熨腹上下，二七次即下。

霍乱转筋：故麻鞋底烧赤，投酒中，煮取汁饮。

草鞋

破草鞋，和人乱发烧灰，醋调，傅小儿热毒游肿。煎服，治

---

① 脱：同“蜕”。

霍乱，催生。

产妇催生：取路旁破草鞋一只，洗净烧灰，酒服二钱。如得左足穿者生男，右足穿者生女，覆者儿死，侧者有惊。

霍乱吐泻：用路旁破草鞋，去两头，洗净煎服。

行路足肿，被石垫伤：旧草鞋浸尿桶内半日，以砖一块烧红，置鞋于上，将足踏之，令热气入皮里即消。

臁疮溃烂：左足草鞋用棒挑，水中洗净，烧。入轻粉末。盐汤洗拭，傅。

屐屉鼻绳木屐

治哽咽，心痛，胸满，烧灰水服。

葆按：木屐无鼻绳，江南以桐①木为底，麻穿其鼻。附方：草鞋取鼻绳，不用底，亦然。

妇人难产：路旁破草鞋鼻子，烧灰酒服。

睡中尿床：麻鞋带及鼻根等，不用底，洗水煮服。

小儿头疮：草鞋鼻烧灰，麻油调傅。

咽痛痒，声音不出：履鼻绳烧灰，水服。

手足瘑疮：故履系烧灰，傅。

楮　纸

烧灰，止吐衄血崩，金疮出血。陈者良。楮树皮舂造，今人名皮纸。

竹　纸

包犬毛烧灰，酒服，止疟。取嫩竹发桠未叶时，斫倒，漂蒸，舂造。

---

① 桐：原作“铜”，据金陵本第三十八卷屐屉鼻绳条改。

藤　纸

烧灰，傅破伤出血，及小儿内热，衄血不止。故藤纸烧二钱，入麝香少许，酒服。仍以纸捻包麝香，烧烟熏鼻。

麻　纸

烧灰用，止诸失血。以苎麻造纸。

火　纸

取纸七层，泉、井水浸，贴囟门上，止鼻衄，干即易。卷作挺子，头上烧黑煤，水浸汁，塞鼻内，亦止。小儿头上肥疮，日用纸隔戴帽，日换自愈。葆元。

纸钱　治痈疽将溃，以纸烧入筒内，乘热吸患处，能拔毒。其灰止血。其烟久嗅，损人肺气。

葆按：近山居民，候嫩竹发桠即斫倒，起丝水浸漂蒸，入小便、石灰，춧舂造而成，名火纸、钱纸，即火纸所錾，并附主治。

草　纸

作捻，纴痈疽，最拔脓。蘸油燃灯，照诸恶疮浸淫湿烂，出黄水，数次愈。乡民用稻杆舂浸造。

青　纸

治妒精，以唾粘贴，数日愈，且护痛。陈久者良。上有青黛，能杀虫解毒。

印　纸

治①妇人断产无子，剪有印处烧灰，水服一匙。

桐油伞纸

治蛀干阴疮。烧灰，出火毒一夜，傅之，便结痂愈。

① 治：刘校本第三十八卷印纸条作“令”。当从。

疔疮发汗：旧黑伞纸烧一分①，作二服，先以畜水、麻油，各滴一点在末内，沸汤服。厚被盖，汗出。

历日

治邪疟。以隔年全历，端午午时烧灰，糊丸梧子大。发日早用无根水，下五十丸。

痘疮：受秽气倒陷。将全历点着，吹灭，用烟走痘上熏数次，痘即起。葆验。

钟馗

辟邪止疟。治妇人难产，取左脚烧灰，水服。

鬼疟来去：画钟馗纸烧灰，二钱，阿魏、砒霜、丹砂各五分，末，寒食面和，丸小豆大。每用一钱，发时冷水下。

桃符

治中恶，精魅邪气，煮汁服。

今人门上用桃符画神荼、郁垒以御凶鬼。钱乙桃符丸：治小儿积热、结胸。巴豆霜、黄柏、大黄各一钱，轻粉、硇砂各半钱，末，面糊丸粟米大。量儿大小服，桃符煎汤下。如无，以桃枝代。

桃橛

治卒心腹痛，鬼疰，破血，辟邪恶气，腹满，煮服，与桃符②同功。风虫牙痛，烧取汁，纳孔中，以蜡锢。人家以桃梗削钉于地下，辟邪镇宅。陈者良。

救月杖

治月蚀疮及月割耳，烧灰，油调傅之。乃治䘌之神药。

---

① 旧黑伞纸烧一分：金陵本第三十八卷桐油伞纸条此前有“千年石灰（炒）十分”七字。

② 桃符：原作“桃橛”，据金陵本第三十八卷桃橛条改。

此月食时，救月，击物之木也。

拨火杖

治蝎螫，以杖横井上立愈。其上立炭，刮傅金疮，止血生肉。带之，辟邪恶鬼。止小儿惊忤夜啼。火柴头同功。

时珍曰：拨火之杖，烧残之柴，同一理。

小儿客忤夜啼：用自家烧残火柴头一个，削平焦处。向上朱砂书云：拨火杖！拨火杖！天上五雷公，差来作神将。捉住夜啼鬼，打杀不要放。急急如律令。书毕，勿令人知，安立床前脚下，男左女右。神验。

吹火筒

治小儿阴被蚯蚓呵肿，令妇人以筒吹其肿处，即消。

凿柄木千槌①草

治难产。取入铁孔中木，烧末酒服。及治反胃吐食，刺在肉中。

反胃吐食：千槌草一枚烧灰，酒服。

铁捶②柄

治鬼打，及强鬼排突人中恶者，和桃奴、鬼箭，作丸服。

铳　楔

治难产，烧灰酒服。又辟忤恶邪气。

刀　鞘

治鬼打卒死，以二三寸烧末，水服。腰刀者弥佳。

---

① 槌：金陵本第三十八卷凿柄木条作“椎”。
② 捶：金陵本第三十八卷铁椎柄条作“椎”。

马　鞭

治马汗入疮或马毛入疮，及肿毒烦热，入腹防杀人，烧鞭皮末，和膏傅之。又治狐尿刺疮肿痛，取鞭梢二寸，鼠屎二七枚，烧研，和膏傅之。

箭笴及镞

治妇人产后腹中痒，密安所卧席下，勿令妇知。刺伤风水，刮箭下漆涂之。疔疮恶肿，刮箭笴茹作炷，灸二七壮。妇人难产：用箭簳[①]三寸，弓弦三寸，烧末酒服。

弓弩弦

治产难，及胞衣不出。以弓弦缚其腰，仍用烧灰，酒服二钱。或烧弩牙，酒服。鼻衄及口鼻大衄不止，取折弓弦烧灰，同枯矾等分吹之，即止。

时珍曰：弓弩弦催生，取其速离。折弓弦止血，取其断绝。《千金方》：妇人始觉有妊，取弓弩弦缝带盛，带左臂上，则转女为男。

纺车弦

治坐马痈，烧灰傅之。凡人逃走，取其发于纬车上逆转之，则彼迷乱不知所适。

梭　头

治失音不语，病吃者，用刺手心令痛即语。男左女右。

梳　篦

虱病，煮汁服之。及活虱入腹为病成癥瘕。主小便淋沥，乳汁不通，霍乱转筋，噎塞。

啮虱成瘕：山人好啮虱，在腹生长为虱瘕。用败梳、败篦各一

---

① 簳（gǎn 杆）：小竹。

枚，各破作二分，一分烧研末，一分煮汁调服，即虱从下出。

霍乱转筋入腹痛：用败小梳一枚烧灰，酒服，瘥。

噎塞不通：寡妇木梳一枚烧灰，锁匙煎汤，调下二钱。

发哽咽中：木梳烧灰，酒服。

小便淋痛：多年木梳烧灰，空心冷水服。男用女梳，女用男梳。

乳汁不行：内服通乳药。外用木梳梳乳，周回百馀遍，即通。

针线袋

治痔疮，用二十年者，取袋口烧灰，水服。又妇人产中肠痒不可忍，密安所卧褥下，勿令知之。

败蒲扇

烧灰酒服一钱，止盗汗，及妇人血崩，月水不断。和牡蛎粉，粉身止汗，弥败者佳。新造屋柱下四隅埋之，蚊永不入。

葆按：治肋疼，或由痰阻气塞者，葶苈大枣汤调服；若因跌折血阻，桃仁苏木汤调服。俱用败蒲扇烧灰，取义象形之意。

败蒲席

味平。主筋溢恶疮。单用破血。从高坠下，损瘀在腹刺痛，取久卧者烧灰，酒服二钱。或以蒲黄、当归、赤芍、大黄、朴硝，煎汤调服，血当下。

编荐索 烧灰，酒服钱许，治霍乱转筋入腹。

寡妇荐 治小儿吐利霍乱，取二七茎煮汁服。

小便不利：蒲席灰七分，滑石二分，煮汁服。

妇人血奔：败蒲席烧灰，酒服二钱。

五色丹游：多致杀人。蒲席烧灰，和鸡子白，涂之。

夜卧尿淋：取本人荐草烧灰，水服，立瘥。

痈疽不合：败蒲席烧灰，腊猪脂和，纳孔中。

簟

治蜘蛛尿，及蠷螋尿疮，取旧者烧灰傅之。

帘　箔

治产妇血满腹胀痛，血渴，恶露不尽，月闭，下恶血，止好血，去鬼气鬼疰痛癥结，酒煮汁服。或烧末酒服。陈故者良。

时珍曰：其形方帘而薄，故名帘箔，以竹及苇芒编成，其帛幕曰帣。

箔经绳　治痈疽有脓不溃，烧研，和腊猪脂傅下畔，即溃。

厕屋户帘　治小儿霍乱，烧灰，饮服一钱。

漆　器

治产后血运，烧烟熏之即苏。又杀诸虫。

血崩不止：漆器、败棕俱烧灰，各一钱，柏叶煎汤下。

蝎虿螫伤：以木漆盘合螫处，痛止，验。

白秃头疮：破朱红漆器，剥取漆破烧灰，麻油调傅之。

研朱砂锤①

治妒乳，煮热熨乳上，以二锤更互易，数十遍瘥。

灯　盏

上元节盗取富家灯盏，置床下，令有子。

灯盏油

辛、苦，有毒。治一切急病，中风、喉痹、痰厥，用鹅翎扫入喉内，取吐即效。涂一切恶疮疥癣。

乳上有痈：脂麻炒焦捣烂，灯盏内油脚调傅，即散。

---

① 锤：金陵本第三十八卷研朱石槌条作“槌”。

车　脂

味辛。定惊，除疟，催生，治霍乱、中蛊、卒心痛、中恶气，去鬼气，妊娠诸腹痛，俱热酒服。中风发狂，取膏如鸡子大，热醋搅化服。妇人妒乳、乳痈，熬热涂之，并和热酒服。消肿毒诸疮。

时珍曰：此乃裹轴头之铁，频涂以油，则滑而不涩。取其脂油用。

中恶蛊毒：车脂取如鸡子大，酒化服。

蛤蟆蛊毒及蝌蚪蛊，心腹胀痛，口干不食，闷乱大喘：车辖脂半斤，渐渐服之，其蛊即出。

妊妇腹痛：烧车缸脂末，和酒，随意饮。

妇人难产，三日不出：车辖脂吞大豆许二丸，即产。

妇人逆产：车缸脂画儿脚底，即正。

产后阴脱：烧车缸头脂，纳酒中服。

儿脐不合：车辖脂烧灰，傅。

聤耳脓血：棉裹车辖脂，塞之。

针刺入肉：车脂摊纸上，贴。二日一易，数易自出。

诸虫入耳：车脂涂耳孔中，自出。

霍乱转筋入腹痛：车脂涂足心。

败船茹

治妇人崩中、吐血、痢血不止。治金疮，刮取船茹灰傅，功同牛胆、石灰。

妇人遗尿：败船茹末，酒服三钱。

月水不断：败船茹一斤洗净，河水煎，分二服。

聤耳出脓：葆验。胭脂一张烧，败船茹、龙骨各一钱，枯矾三分，片脑一分，末。先以棉纸拭净，吹之。船茹，今以麻及葛渣，和油捣造船。

屠儿几垢

治干霍乱，不吐不利，烦胀欲死，或转筋入腹。取垢如鸡子大，温酒服，得吐即愈。烧灰，傅唇疮、虫牙、小儿耳疮。

唇紧疮裂：屠几垢烧炭，傅之。

小儿耳疮：屠几上垢，傅。

杓

人身上结筋，打之三下，自散。

筯快①子、箸

治吻上燕②口疮，取箸头烧灰，傅。狂狗咬者，乞取百家箸，煎汁服。咽喉痹塞，取漆箸烧烟，含咽下烟气入腹，发咳即破。

甑

治魇寐不寤，取覆其人面，疾打破之。

甑垢　口舌生疮，刮傅。

黄帝始作甑、釜。北人用瓦甑，南人用木，夷人用竹。术家云：凡甑鸣、釜鸣，勿惊。男作女拜，女作男拜，即止，亦无殃咎。

甑带　辛，温。煮汁服，除腹胀痛，肛脱，反胃，痁疾，淋沥，二便不通，小便失禁，中恶尸注，妇人带下。傅小儿重舌，脐疮口疮，及夜啼，大人癜风白驳。封金疮，止血，止痛，出刃。

志曰：江南以蒲为甑带，取久用败烂者。以其久被蒸气，故能散气。

小便不通：以水四升，洗甑带取汁，煮葵子二升半，分三服。

大小便闭：甑带取汁煮，和蒲灰末一匙服，日三。

---

① 快：同“筷”。

② 燕：原作“咽”，据金陵本第三十八卷箸条改。

小儿下血：甑带烧灰涂乳上，令儿吮。

小儿夜啼：甑带悬户上，即止。

小儿重舌：甑带烧灰，傅舌下。小儿鹅口，方同前。

小儿脐疮：甑带烧灰，傅之。

五色丹毒：甑带烧灰，鸡子白调涂。

故甑箅① 烧灰服，止盗汗，通石淋，下死胎，治喉痹咽痛，病后食复。

骨疽出骨，愈而复发，骨从孔中出，宜疮上灸之。乌雌鸡一只，去肉取骨，烧炭，以三家败甑蔽、三家砧木刮屑各一两，皆烧炭和匀，导疮中，碎骨当出尽，愈。

胎死腹中及胞衣不下：取甑箅，户前烧末，水服三钱即下。神效。

锅 盖

治牙疳、阴疳，取刮黑垢，和鸡内金、蚕茧，俱烧炭，枯矾，等分研末，米泔水洗净，频傅之。

饭箩饭箕

治时行病后食复、劳复，烧末，水服一匙。

蒸 笼

取年久竹片，同弊帚扎缚草、旧麻鞋底②、蛇蜕皮，俱各烧灰，等分，匀，搽白癜风。

炊单布

治坠马，及一切筋骨伤损。

《百一选方》：一人因开甑，热气蒸面，即浮肿眼闭。用炊布剪碎

① 箅：金陵本第三十八卷甑条作“蔽”。

② 旧麻鞋底：金陵本第三十八卷蒸笼条此后有“系”字。

炒末，随傅随消。此物受汤上之气多，用此引出阳毒。亦犹酒①盐水取咸味义。

簸箕舌捞饭箕

治重舌出涎，及月水不断，烧末酒服。

催生：捞箕淋汁一盏服。

鱼　笱

旧笱须，治鱼骨哽，烧灰，粥饮服一匙。

葆按：乡人竹丝编造，取鱼，名倒须。

鱼　网

治鱼骨哽咽，以网覆颈，或煮汁饮，自下。或烧灰，水服，或乳香汤服。甚者并进三服。

草麻绳索小曰索，大曰绳

治大腹水病，取数两去皮，研水三合，旦服，日中当吐下水汁。结囊若不尽，三日再作。未尽更作。瘥后，禁水饮、咸物。

消渴饮水：取七家井索，近瓶口结处，烧灰。新汲水服二钱，三五服效。

弊帚扫地帚

治白驳癞风，烧灰入药。

白驳风：弊帚、弊帛、鞋底、甑带、脯腊、蝉颈、蛇皮等分，以月食时合烧末。酒服一匙，日三服。仍以醋和涂。忌食发风物。

身面疣目：每月望子时，以秃帚扫疣。

马绊绳

煎水，洗小儿痫。烧灰，掺鼻中疮。

---

① 酒：金陵本第三十八卷炊单布条无此字。

缚猪绳

治小儿惊啼，发热①不定，用腊月者烧灰，水服少许。

尿桶旧板

治霍乱吐利，煎水服。

旧篰　脚缝搔痒，或疮有窍，出血不止，烧灰傅之。年久者佳。

虫部（一）

蜂　蜜

甘，平、微温。采无毒之花，酿以大②便而成蜜，有臭腐生神奇之妙。生，性凉能清热；熟，性温能补中。甘而和平，能解毒；柔而濡泽，能润燥。缓以去急，故止心腹、肌肉、疮疡之毒；甘以和中，故除众病，和百病，而与甘草同功。和营卫，润脏腑，通三焦，调脾胃，除心烦，止肠澼，益气强志，明目定惊，疗心腹邪气，诸惊痫痓，牙齿疳䘌，唇口生疮，目肤赤障。同生地汁服，除心腹血刺痛，及赤白痢。同薤白捣，涂汤火伤，即时痛止。熬炼作挺，导肛通大便。然能滑肠作壅，泄泻中满者忌之。多食亦生湿热虫䘌，小儿尤当戒。

思邈曰：不可与生葱、莴苣同食，令人利下。食蜜后不可食鲊，令人暴亡。

噎不下食：取蜜含，微微咽下。

产后口渴：用炼蜜，热水调服则止。

难产横生：蜜、麻油各半碗，煎减半服，立下。

---

① 热：金陵本第三十八卷缚猪绳条作“歇”。

② 大：金陵本第三十九卷蜂蜜条“集解”文作“小”。义胜。

肛门生疮：肛门属肺，肺热则阻塞肿缩生疮。白蜜一斤，猪胆汁一枚相和，微火煎令可丸，丸三寸长作挺，涂油纳下部，令卧，先后重，须臾通泄。

大风癞疮：白蜜一斤，生姜二斤捣取汁。先称铜锅斤两，下姜汁于蜜中消之，又称之，令知斤两。下蜜于锅中，微火煎令姜汁尽，蜜仍二斤不少，即成矣。患三十年癞者，平旦服枣许大一丸，一日三服，温酒下。忌生冷醋滑臭物。

误吞铜钱：炼蜜服二升，即出。

诸鱼骨哽：好蜜稍稍服之，令下。

五色丹毒：蜜和干姜末，傅。

口中生疮：蜜浸大青叶，含。

黄蜡蜜蜡、白蜡

甘，温。补中益气，续绝伤金疮，治下痢脓血，肠澼后重白脓，妊妇胎动，下血不绝，欲死。以鸡子大许，煎化，投美酒半斤服，立瘥。入药，须水煮数次去脚，其色转白者佳。

华佗治老少下痢，食入即吐：煮白黄蜡二钱，鸡子黄一枚，蜜、醋、发灰、黄连末各一钱。用鸡子壳先煎蜜、蜡、醋、鸡子黄四味，乃纳连、发，熬至可丸乃止。二日服尽，神效无比。

仲景补气丸：治赤白痢，少腹痛刺下重，或面青手足俱变。黄蜡、阿胶各三钱，溶化，入黄连末五钱，搅匀，分三次热服。

千金胶蜡汤：治热痢，及妇人产后下痢。黄蜡、阿胶各二钱，当归、黄连各二钱半，黄蘖一钱，陈廪米半升，水煮汁，去米入药，煎服。

急心痛：黄蜡灯上烧化，丸芡子大，百草霜为衣。井水服三丸。

肺虚咳嗽立效丸：治肺虚膈热，咳嗽气急烦满，咽干，渴欲饮冷水，发热肌瘦，音嘶不出。黄蜡，溶化，浆水煮过，八两，再化作一百二十丸，蛤粉四两为衣养丸。每服一丸，胡桃半个，细嚼温水下，闭口不语，日二服。

肝虚雀目：黄蜡不拘多少，溶化，入蛤粉和匀。每用刀切二钱，猪肝二两批开，掺药在内，麻绳扎定。水煮熟，取出乘热蒸眼。至温，食肝并饮汁，日二服，目自明。

汤火伤疮，焮赤腐脓，此能拔毒敛疮：麻油四两，当归一两，煎焦去滓。入黄蜡一两溶化，摊帛上贴之，效。葆验方：内加黑猪毛一两，同化。

蜜蜂子

甘，微寒。足阳明、太阴药。治头疯，除蛊毒，去浮血，下乳汁，补虚羸。轻身益气，利大小便涩，疗心腹痛，面目黄，大人小儿腹中五虫从口吐出。及丹毒风疹，腹内留热，大风疠疾，妇人带下病。

时珍曰：此即蜜蜂子未成时白蛹也。岭南人取头足未成者，油炒食之。大明曰：凉，有毒。食者须以冬瓜、苦荬、生姜、紫苏制其毒。

大风疠疾，须眉坠落，皮肉已烂成疮者，用蜜蜂子、胡蜂子、黄蜂子并炒①，乌蛇、白花蛇并酒浸，去皮、骨，炙干，全蝎去尾，炒，僵蚕炒，各一两，地龙去土，炒，半两，蝎虎炒、蜈蚣炒各十五枚，丹砂一两，雄黄醋熬一两②，龙脑半钱，共为末。每服一钱，温蜜汤下，日三五服

土　蜂

烧末，油和，傅蜘蛛咬疮。

此物能食蜘蛛，取其相制。颂曰：在地中作房者名马蜂、犬蜂。

蜂子　甘，平，有毒。治嗌痛痈肿，利大小便，及妇人带下。

---

① 并炒：金陵本第三十九卷蜜蜂条此后有“各一分”三字。

② 两：金陵本第三十九卷蜜蜂条作“分”。

功同蜜蜂子。

面黑令白：土蜂子未成头翅者，炒食，并以酒浸傅面。

蜂房　治痈肿不消。为末，醋调涂，干则易。

疔肿疮毒笃者，二服即愈：土蜂房一个，蛇蜕一条，黄泥固济，煅炭末。每空心好酒服一钱。少顷腹中痛，其疮已化为黄水矣。

大黄蜂子

甘，凉，有小毒。轻身益气，治心腹胀满痛，干呕。又治雀卵斑、面疱。功同蜜蜂子。

颂曰：此蜂在人家屋上作房，色黄色黑，一类二种。

雀斑面皰：七月七日取蜂子，于漆器碗中水酒浸，滤汁，调胡粉末傅之。

露蜂房

甘，平，有毒，阳明经药。治惊痫瘛疭，寒热邪气，癫疾，鬼精蛊毒，肠痔。火炙之良。合乱发、蛇皮烧灰酒服，治恶疮附骨，根在脏腑，历节肿出，丁肿恶脉，蜂毒毒肿。烧灰酒服，疗上气赤白痢，遗尿失禁，主阴痿，下乳石毒。煎洗，热病后毒气冲目，狐尿刺疮，及乳痈、蜂疔、恶疮。煎漱牙齿，止风虫牙痛。烧研，猪脂调，涂瘰疬成瘘。

恭曰：此蜂结房悬在树上得风露者。其蜂黄黑色，长寸许，螫牛、马及人，欲至死者。

小儿卒病：露蜂房煎汁，频洗。

脐风湿肿，久不瘥：烧末傅。

风气瘙痒及瘾疹：蜂房炙、虫退①等分，为末。酒服一钱，日三服。

---

① 虫退：即蝉蜕。

风热牙肿，连及头面：蜂房烧末，酒调，噙漱。

风虫牙痛：蜂房，盐填孔内烧，研末擦，盐汤漱去。又：蜂房、全蝎同研，擦。又：蜂房、乳香煎水，漱。又：同细辛煎水漱。

喉痹肿痛：蜂房烧灰、僵蚕等分，为末。每乳香汤服三钱。或烧灰吹入喉内。

重舌肿痛：蜂房炙研，酒和傅之。

舌上出血，窍如针孔：用露蜂房顶上实处一两，贝母四钱，芦荟三钱，末，蜜丸弹子大。每水服一丸。吐血衄血，方同前。

阴痿不兴：蜂房烧灰，水服二钱。若阴寒而痿者，用傅阴上，即热。

寸白蛔虫：蜂房炭，酒服一钱。虫即死出。

鼻外𪒠瘤，脓血出：蜂房炙，每酒服一钱。

头上疮癣：蜂房末，腊猪脂调涂。

软疖频作：蜂房烧炭，末。以巴豆二十一枚，煎香油数沸，去豆。用油调末傅。

女人妒乳，乳痛汁不出，内结成肿①：蜂房炭，水服二钱。

下部漏疮：蜂房炭末，傅。干则用菜油调傅。

蜂螫肿痛：蜂房末，猪脂调傅。或用煎水洗。

蠮螉 土蜂、蜾蠃

辛，平。治久聋，疗鼻窒，治呕逆、咳逆、毒气，出刺出汗。入药炒用。生研，能罯竹木刺。土蜂窠见土部。

虫白蜡

甘，温。生肌止血定痛，补虚续筋接骨。入丸散服，杀瘵虫。

---

① 肿：刘校本第三十九卷露蜂房条此前有“脓”字。

震亨曰：白蜡属金，禀受收敛坚强之气，为外科要药。长内膏用①，但未试可服否。

紫铆②卜矿、赤胶

甘、咸，平，有小毒。益阳精，去阴滞气，治五脏邪气，金疮带下，破积血，生肌止痛，与血竭同功。湿痒疮疥，宜入膏用。

时珍曰：九真移风县，有土赤色如胶。人视土知有蚁，因垦拨③，以木枝插其上，则蚁缘上，生漆胶即紫铆也。葆按：今市中名紫草茸，讹传紫草取汁熬成，治体弱，血分燥热，用紫草防泻，以此代之。附此以正讹。

齿缝出血：紫铆、乳香、白矾等分，麝香少许，末，掺之。

产后血运，狂言失志：紫铆一两，末，酒服二钱。

经水不止，日渐黄瘦：紫铆末，每空心白汤服二钱。

五倍子文蛤

其味酸、咸，能敛肺化痰，降火收汗，止渴止血；其气寒，能生津液，而解酒毒、肿毒；其性收，能除泻痢，而敛湿烂。治肺脏风毒流溢皮肤，癣疥疮痒，脓水浸淫，眼赤湿烂，五痔下血，肠风泻痢，呕吐失血，久痢黄病，心腹疼痛，消喉痹、肿毒，敛溃疮、金疮，解蛊毒，收脱肛、妇人子脏④脱下，小儿夜啼，面鼻疳疮，齿宣疳䘌。然嗽由外感，泻非虚脱者禁用。

虚劳遗浊，玉锁丹：治心肾虚损，思虑遗溺，小便膏浊，梦中频遗，骨痛肌瘦，盗汗虚烦，食减乏力。五倍子一斤，茯苓四两，龙骨

---

① 长内膏用：金陵本第三十九卷虫白蜡条作“与合欢皮同入长肌肉膏中，用之神效”。当从。

② 铆（kuàng矿）：原作“铆”，据金陵本第三十九卷紫铆条改。

③ 拨：金陵本第三十九卷紫铆条作“发”。

④ 脏：金陵本第三十九卷五倍子条作“肠”。

二两，末，水叠丸梧子大。食前盐汤下七十丸。

寐中盗汗：五倍子末、荞麦粉等分，作饼煨熟。夜卧待饥，吃三个，勿饮茶水。

自汗盗汗：五倍子末，津调填脐中，缚定，即止。小儿夜啼，方同。

泻痢不止：五倍子一两，半生半烧，末，糊丸梧子大。每服三十丸，赤痢烧酒下，白痢水酒下，水泻米汤下。

脾泻久痢：五倍子半斤，陈米一升炒，丁香、细辛、木香各三钱，花椒五钱，末。每蜜汤服一钱。忌生冷、鱼肉。

肠风下血：五倍子、白矾各半两，末，水叠丸梧子大。每米饮下七丸。热泻下痢，方同。

脏毒下血：五倍子末，大鲫鱼一尾，去肠鳞鳃，填末令满，入瓶内煅末。每酒服一钱。

小儿下血，脏毒：五味子末，炼蜜丸豆大。每米饮服十①丸。

大肠痔疮：五倍子煎汤熏洗，或烧烟熏，自收。

脱肛不收：五倍子末、白矾各三钱，煎汤洗，自收。或五倍子半斤，煎烂，盛②桶上熏之。待温，以手徐托上。内服参、耆、升麻药。

产后肠脱：五倍子末掺。或五倍子、白矾煎，熏洗。

女人阴血：因交接伤动，不止。五倍子末掺之。

妊妇漏胎：五倍子末，酒服二钱。

小便尿血：五倍子末，盐梅捣，丸豆大。空心酒服五十丸。

烂弦风眼：五倍子、铜青、白墡土等分，末，热汤泡，闭目淋洗。眼中胬肉，方同。

耳疮肿痛：五倍子末掺。干用冷水调涂。

鼻血不止：五倍子末，吹。聤耳出脓，方同。

---

① 十：金陵本第三十九卷五倍子条作“二十”。

② 盛：金陵本第三十九卷五倍子条此后有“坐”字。

风牙肿痛：五倍子一钱，黄丹、花椒各五分，末，掺。

唇紧作痛：五倍子、诃子[①]等分，末，傅。

咽中悬痈，舌肿塞痛：五倍子、僵蚕、甘草等分，末，白梅肉捣，丸豆大。噙咽，其痈自破[②]。

走马牙疳：五倍子、青黛、枯矾、黄药等分，末。先以盐汤洗，掺，效。

疳蚀口鼻：五倍子煅末，掺。

小儿口疳：白矾装入五倍子内，煅末，掺。

阴囊湿痒出水：五倍子、腊茶各五钱，铅粉少许，末。先以葱椒汤洗，香油调搽。

一切癣疮：五倍子、白矾等分，煅末，掺。干用油调。

癞头软疖及诸热疮：五倍子七个，香油四两，熬半焦，去渣，搽。勿用水洗。

手足皲裂：五倍子末，同牛骨髓捣，填裂缝中。

小儿脱肛：五倍子末。先以艾铺纸上，纳末卷筒，放便桶内，以瓦盛。令病者坐于桶上，以火点着纸筒，使烟熏入肛门，其肛自上。随将白矾末复搽肛门，自紧，再不脱。葆治朱姓儿，五龄，因泻后脱肛，出寸许，时流血水，叫哭。以麻油二两，入开水中搅匀，令儿坐桶上先熏。以手将水向肛门频洒微拭，用纸抹油，入五倍子、枯矾等分，末。于上徐徐用手将末托入。令睡一时，自收，不再脱下。

牙龈疳臭：五[③]倍子炒焦一两，枯矾、铜青各一钱，末。先以米泔水洗，掺，极效。

偏坠气痛：五倍子一个，入盐少许内，煅末，酒服。

百药煎　酸、咸、微甘。功同倍子。但经酿造，其体轻虚，

① 诃子：原作"柯子"，据金陵本第三十九卷五倍子条改。

② 破：原作"收"，据金陵本第三十九卷五倍子条改。

③ 五：原无此字，据金陵本第三十九卷五倍子条补。

其性浮收，而味带微甘，能入上焦心肺，定嗽解热，清肺化痰，生津止渴，解暑消酒，乌髭发，止下血血淋，久痢脱肛，牙齿宣䘌，面鼻疳蚀，口舌糜烂，风湿诸疮。

时珍曰：百药煎，以五倍子研粗末。每一斤，用细茶一两煎汁，入酵糟四两，捣烂拌和，器盛置糠缸①署之，待发起如发面状则成矣。捏作饼，晒干。

敛肺劫嗽：百药煎、诃子②、荆芥等分，末，姜汁和蜜，丸芡子大。时时噙之。又方：加海螵蛸减半。

定嗽化痰：百药煎、黄芩、桔③红、甘草等分，末，蒸饼丸。时时含咽数丸。

炼眉癣疮：小儿面漂④疮，乃母受胎时，食酸辣邪物所致。百药煎五钱，白矾二钱，末，油调傅。

男妇血淋：百药煎、车前、黄连各三钱半，木香二钱，滑石一钱，末。空心灯草汤服二钱。

下痢脱肛：百药煎五钱，陈白梅三个，木瓜一个，水煎服。

乳结硬痛：百药煎末。每服三钱，酒煎服。

脚肚生疮：初起如粟米，搔之不已，成片包脚相交，黄水出，痒不可忍，久成痼疾。百药煎末唾调，疮之四围涂之，自外入内，先以贯众煎汤洗。

大肠便血：百药煎、荆芥炭等分，末，蜜丸豆大。米饮下五十丸。

五倍子内虫　治赤眼烂弦，同炼甘石末乳调，点之。

---

① 缸：原作“钢”，据金陵本第三十九卷五倍子条改。
② 诃子：原作“柯子”，据金陵本第三十九卷五倍子条改。
③ 桔：同“橘”。
④ 漂：金陵本第三十九卷五倍子条作“湮”。

螳螂

治小儿急惊风搐搦，又出箭镞。生者能食疣目。

时珍曰：螳螂，深秋乳子作房，粘枝上，即桑螵蛸也。以桑枝上者良。至芒种节后齐出。能蚀疣。疣即小肉赘也。病疣者，捕以食蚀。

惊风定搐：螳螂一个，蜥蜴一条，蜈蚣一条，各中分之，随左右研末。记定男用左，女用右。每以一字吹鼻。

箭镞入肉，不可拔：用螳螂一个，巴豆半个，同研，傅伤处。微痒且忍，极痒乃撼拔之。以黄连、贯众煎汤洗，石灰傅之。

桑螵蛸

甘、咸，入肝、肾、命门。益精生子，固气养神。治男子肾衰阴痿，五脏气微，梦寐失精，遗溺白浊，伤中疝瘕，女子血闭，腰疼胎产，遗尿，通五淋，利小便。炮熟空心食之，止小便频利。

遗溺白浊，盗汗：桑螵蛸、白龙骨①等分，末。每空心盐汤送二钱。

妇人遗尿：桑螵蛸酒炒末，姜汤服二钱。妊娠遗尿不禁，方同，每②饮服。

产后遗尿或尿数：桑螵蛸炙半两，龙骨一两，末。每米饮服二钱。

妇人胞转，小便不通：桑螵蛸炙末，饮服一钱。

咽喉肿塞：桑螵蛸一两烧灰，马勃半两，末，蜜丸梧子大。犀角煎汤，服三五丸。

小儿软疖：桑螵蛸烧灰，末，油调傅。

---

① 白龙骨：原作“服龙骨”，据金陵本第三十九卷螳螂、桑螵蛸条改。

② 每：金陵本第三十九卷螳螂、桑螵蛸条作“米”。当从。

雀瓮红姑娘、天浆子

甘，平。治寒热结气，蛊毒鬼疰，撮口脐风，小儿惊痫。

藏器曰：此虫如蚕，面背有五色斑毛，有毒螫人。老者口吐白汁，凝聚渐硬。以瓮为茧，在中生蛹。夏月羽毛化出作蛾，放子叶间如蚕子。时珍曰：处处树有，牡丹上尤多。唯在石榴棘上、房内有蛹入药，如桑螵蛸取桑树上者。

小儿慢惊：雀瓮内有虫者、姜虫①、全蝎各三枚，微炒末。麻黄汤调服一字，大有效。

撮口噤风：雀瓮子未开口者，取内物和乳汁研，灌之。又方：撮口不得饮乳，但先釐②口旁见血。雀瓮研汁涂。或同鼠妇捣涂。又方：雀瓮子五枚，蜈蚣一条，烧末研匀，饭丸麻子大。每乳下三丸。

急慢惊风，口眼㖞斜，搐搦痰盛：雀瓮房去皮，三枚，生用，全蝎七枚，朱砂一钱，研末，饭丸粟丸大。每服二丸，荆芥汤下。

小儿痫疾：棘枝上雀瓮，研，其间虫出，取汁灌之。

乳蛾喉痹：雀瓮，徐徐嚼咽。

僵　蚕

辛、咸，微温。僵而不腐，得清化之气，故能治风化痰，散结行经，入肺、肝、胃三经，去皮肤诸风如虫行，治中风失音，头风口噤，风虫齿痛，皮肤风疮，喉痹咽肿，丹毒作痒，瘰疬结核，痰疟癥结，大头天行，男子风痔，阴中痒痛，妇人崩中赤白，乳汁不通，产后腹痛，小儿夜啼，客忤惊痫，疳蚀鳞体，去三虫，灭黑黯。为末，封疗肿，拔根。同白鱼、鹰屎白等分，治疮灭瘢痕。

---

① 姜虫：白僵蚕。

② 釐：分，分开。金陵本第三十九卷雀瓮条作“剺”。剺，割；划开。义胜。

小儿惊风：僵蚕、全蝎、附子尖等分，末。姜汤送五分。

喉风喉痹：僵蚕炒、白矾半生半烧等分，末。每以一字，姜汁调灌，得吐有痰，效。小儿加薄荷，或加白梅肉①捣丸，棉裹含咽。

急喉风痹：僵蚕、南星等分，生研末。每姜服一字，涎出即愈。后以生姜炙过，含之。

大头风及小儿惊风：并用大蒜七个，先烧红地，以蒜逐个地上磨膏。却以僵蚕一两②，去头、足，安蒜上，碗覆一夜，勿令泄气，只取僵蚕研末。每用嗃鼻，口内含水。

腹内龟病：诗云人间龟病不堪言，肚里生成硬似砖。僵蚕，白马尿和服，即愈，消化软如棉。

粉滓面䵟：僵蚕、黑牵牛等分，末如澡豆，日用之，令面光泽。

小儿鳞体：皮肤如蛇皮鳞甲状，由气血否涩，名胎垢，又名蛇体。僵蚕去嘴，末，煎汤浴之。或加蛇蜕。

重舌木舌：僵蚕末吹之。又：加黄连等分为末，掺之。俱涎出为效。

乌烂死蚕 有小毒。治蚀疮有根者，及野鸡病。白死者主白色游疹，赤死者主赤游疹。此蚕在簇中乌臭者。

蚕蛹 炒食，治风及劳瘦。研傅病疮恶疮。为末饮服，治小儿疳瘦，长肌退热，除蛔虫。煎汁酒服，止消渴。

缫丝后蛹子，今人食之，呼小蜂儿。

茧卤汁 治百虫入耳③，䘌蚀瘙疥，及牛马虫疮。为汤浴小儿疮疥，杀虫；以竹筒盛之，浸山蜍、山蛭入肉，蚊子诸虫咬毒。

藏器曰：此是茧中蛹汁，非咸④卤也。于茧瓮下收之。时珍曰：

① 肉：原作“鹿”，据金陵本第三十九卷蚕条改。

② 两：原作“而”，据金陵本第三十九卷蚕条改。

③ 耳：金陵本第三十九卷蚕条作“肉”。

④ 咸：金陵本第三十九卷蚕条作“碱”。

山蜍，山蜘蛛也。啮人甚毒。蛭，有水蛭、草蛭。此草蛭在深山草中，人行着胫股入肉，产育为害。苏恭云山人自有疗法。葆采蛭注：山人入山防山蜍、山蛭诸虫侵咬，以竹筒盛卤汁，随身有被啮处，以此汁擦之，则毒解无害。

蚕茧 烧灰酒服，治痈肿无头，次日即破。又疗诸疳疮，及下血血淋血崩。煮汁服，止消渴，除蛔虫。

时珍曰：此是已出蛾者。近世治痈疽代针，用一枚即出一头，二枚即出二头，神效。其性属火，有阴之用，能泻膀胱中相火，引清气上朝于口，故止渴。

大小便血，茧黄散：治肠风，小便血淋沥痛。用茧黄、蚕蜕纸并烧灰，蚕沙、姜虫并炒，等分，入麝香少许，末。每米饮服二钱，日三。妇人血崩，同方。

痘疮疳蚀：脓水不绝。蚕茧，生矾填满，煅末，擦。

口舌生疮：蚕茧五个，包硼砂，瓦上焙焦为末，抹之。神效。

蚕蜕马明退 甘，平。治盗病①，益妇人，疗妇人血风。治目中障翳及疳疮。

禹锡曰：蚕蜕，今医家多用初出蚕子壳在纸上者，东方医用老蚕眠起所蜕皮，功用相同，当以蜕纸②为正。炒用。

蚕连 治吐衄肠红，崩带下痢，妇人血露，难产断产，吹乳痔血，牙痛牙宣，牙痈牙疳，头疮喉痹，风癫狂祟，沙证腹疼，小便淋闭，解虫毒药毒，傅疔疮痈肿。

时珍曰：蚕蜕、蚕连纸功同，如蝉蜕、蛇蜕类。古方多用蚕连纸者，因其易得耳。葆按：附方未分别，因其功相仿也。

吐血不止：蚕蜕纸烧炭，蜜丸芡实子。含咽下。缠喉风疮，

---

① 盗病：金陵本第三十九卷蚕条作“血病”。

② 蜕纸：金陵本第三十九卷蚕条作“蜕皮”。

同方。

牙宣牙痛及口疮：蚕蜕纸烧灰，傅。

走马牙疳：蚕蜕纸灰，入麝香少许，贴之。

一切疳疮：蚕蜕烧灰，三钱，轻粉、乳香少许，末。以浆水洗净，傅。

吹奶疼痛：马明退烧灰，一钱半，轻粉五分，麝香少许，酒服。

小儿头疮：蚕连炭，入轻粉少许，末，麻油调傅。

癫狂邪祟：蚕连纸炭，酒、水下。

沙证壮热：蚕连，滚汤沃汁，热服。

中蛊药毒，面青脉绝，腹胀吐血，服之即活：蚕连纸烧灰。新汲水服一钱。中诸药毒，同方。

小便涩痛：蚕连纸烧灰、麝香少许，米饮服二钱。热淋如血，同方，水服。

崩中不止：蚕连纸一张剪碎，炒焦，槐子炒黄，等分，末。酒服。

妇人难产：蚕连纸一尺，蛇退一条，煅炭末。榆白皮煎汤服。

妇人断产：蚕连纸一尺，烧末酒服。永断。

痔漏下血：蚕连烧炭，酒服。

缫丝汤　止消渴，大验。

雄原蚕蛾　咸，温，有小毒。性淫，出茧即媾，至枯槁乃已，故能益精气，强阴道，壮阳事，交接不倦。又能暖水脏，止泄精、尿血。傅金疮、冻疮、汤火疮，灭瘢痕。

宗奭曰：蚕蛾用第二番者，取敏于生育也。

丈夫阴痿：未连蚕蛾二斤，去头、翅、足，炒末，蜜丸梧子大。每夜服一丸，可御十女。以菖蒲酒止之。

止血生肌，治刀斧伤，血出如箭：蚕蛾末，傅，血即止。

蛇虺咬伤：生蚕蛾捣傅。

小儿口疮，及百日内口疮：晚蚕蛾末，入麝香少许，傅。

竹刺入肉：午月午日，取晚蚕蛾生投竹筒中，干死，末。取少许，津和涂。

玉枕生疮：生枕骨上如痈，破后如箸头。原蚕蛾炒、石韦等分，为末。干贴，效。

原蚕沙　蚕属火性燥，其沙辛甘而温，能去风除湿。治肠鸣，热中消渴，癥结，风痹瘾疹，头风眼赤，妇人血崩。炒黄，酒浸服，去风缓，诸节不随，皮肤顽痹，腹内宿冷，冷血瘀血，腰脚冷痛。炒热袋盛，熨偏风，筋骨瘫痪，手足不随，腰脚软弱，皮肤顽痹。

烂弦风眼：蚕沙，麻油浸三宿，研细，以篦子涂患处。隔宿即愈。葆验方：蚕沙一钱，川连五分，煅甘石一钱，瓷碗盛人乳汁半盅，盖定密封，饭上蒸二炷香，取滤滓，入硼砂六分，片脑一分，研末，入内和匀。搽眼睑上，闭目半时。日二次，自愈。

风瘙瘾疹，作痒成疮：蚕沙一斤，煎汁洗浴。避风。

头风白屑：蚕沙烧灰，热水淋汁，洗。

妇人血崩：蚕沙末，酒服三钱。

月经久闭：蚕沙四两，炒黄色，酒煮去沙。服即通。

男妇心痛：蚕沙一两，滚汤泡，滤渣服。

跌仆损伤，扭闪出骨等证：蚕沙、绿豆粉各四两，俱炒黄，枯矾二两四钱，醋调傅，绢包缚定。换数次，愈。产妇忌见。

半身不遂：蚕沙二硕，以二袋盛，蒸熟，更互熨患处。以羊肚、粳米煮粥，日食。又方：好酒五升，拌蚕沙五斗，甑熟，于暖室中，铺油单上。令患风痹及近瘫风人，就以患处一边卧蚕沙上，厚盖取汗。若虚人须防大热昏闷，令露头面。未愈，间日再作。

转女为男：妇人始觉有妊，蚕沙，井水服一枚，日三。

九香虫

咸，温。调郁结，壮元阳。治膈脘滞气，脾胃亏损。

时珍曰：九香虫，产贵州永宁卫赤水河中。冬伏石下，取之。至惊蛰后即飞出。

乌龙丸：治上证，久服益人。九香虫一两半焙①，车前子炒、陈橘皮各四钱，白术炒五钱，杜仲盐炙八钱。为末，蜜丸梧子大。每早晚，盐汤服一钱五分，或盐酒汤服。

枸杞虫

咸，温。益阳道，令人悦泽有子。炙黄，和地黄末为丸服，大起阳益精，治肾家风虚。

藏器曰：此虫生枸杞上，食枸杞叶，状如蚕，作茧。为蛹时取之，爆用。

蘹香虫

治小肠疝气。

时珍曰：此虫生蘹香枝叶中。状如尺蠖，青色。

① 半焙：金陵本第三十九卷九香虫条作“半生、焙”。

卷　五

虫部（二）

蛱蝶蝴蝶

治小儿脱肛，阴干，末，唾调五分①，涂手心，瘥。

时珍曰：大曰蝶，小曰蛾，其种甚繁。蛱蝶轻薄夹翅，而飞蝶美于须，蛾美于眉，又名蝴蝶。

蜻　蛉

微寒，壮阳道，暖水脏，强阴止精。

时珍曰：蜻蛉大头露目，短颈长腰，六足四翼②辫尾，翼薄如纱，食蚊饮露，好飞水面③。入药用大而青者，房中术用红色者。

红娘子樗鸡

苦，平，有小毒，厥阴经药。能行血活血，补中轻身，益精志，起阴痿，生子，令好色。治腰痛下气，强阴多精，通血闭，行瘀血，主瘰疬，辟邪气，散目中结翳，疗瘈犬毒。然有毒，通瘀行血，妊妇忌之。

集注：樗，臭椿也，此物生樗木上，六月中出。

子宫虚寒，妇人无子，或经闭，或崩漏，或产后败血内结：红娘子六十枚，大枣④、皂荚、葶苈各一两，巴豆百枚，为末，枣肉丸，

---

① 五分：金陵本第四十卷蛱蝶条作“半钱”。

② 六足四翼：此四字在金陵本第四十卷蜻蛉条“保昇曰”后。

③ 好飞水面：此四字在金陵本第四十卷蜻蛉条“保昇曰”后。

④ 大枣：金陵本第四十卷红娘子条作“大黄”。

如弹子大，以棉裹，留系半外①，用竹筒送入阴户，一时许，发热渴，用热汤解之，后发寒，静睡。此丸要安内三日方取出，每日以鸡子三枚，胡椒末二分炒食补之，久则子宫暖。

瘰疬结核：红娘子十四枚，乳香、砒霜各一钱，硇砂一钱半，黄丹五分，末，糯米粥和，作饼贴，不过一月，其核自脱。

疯狗咬，不治即死：红娘二个，斑蝥五个，并去翅足，若四十岁者，各加二②个，海马半个，续随子一钱③，乳香、沉香、桔梗各八分④，共末，酥油少许，匀，作四服。

横痃便毒：鸡子二⑤个，开孔，入红娘六个，纸包煨熟，去红娘，食鸡子，酒下，小便淋出脓血即愈。

斑蝥

辛，寒，有毒。内用，通水道，破石癃，消瘰疬，解疔毒，坠生胎，下死胎。治疝瘕便毒，鼠瘘蛊毒，疯狗咬毒，沙虱毒，轻粉毒，皆取其以毒攻毒，直走溺处，蚀下恶败物从小便而出。外用，蚀死肌，傅疥癣恶疮。

弘景曰：此虫五变，主治略同。正二月，在芫花上，名芫青；四五月，在不留行草上，名不留行虫；六七月，在葛花上，名葛上亭长；八九月，在豆花上，名斑蝥；九十月，复还地，名地胆。时珍曰：斑蝥，人取之，尾后臭气射出难闻，其入药专走下窍，直至精溺之处，蚀下败物，痛不可当。

内消瘰疬：斑蝥一个⑥，去翅足，以粟米一升，同炒，米焦去粟

① 半外：金陵本第四十卷红娘子条无此二字。
② 二：金陵本第四十卷红娘子条作“一”。
③ 钱：金陵本第四十卷红娘子条作“分”。
④ 八分：金陵本第四十卷红娘子条作“半分”。
⑤ 二：金陵本第四十卷红娘子条作“一”。
⑥ 一个：金陵本第四十卷斑蝥条作“一两”。

米不用，入薄荷四两，末，乌鸡子清丸绿豆大，每空心腊茶下五①丸，以消为度。

疔肿拔根：斑蝥一枚捻破，以针划疮上十字形，安药封之，即出根。

血疝便毒：已成未成，随即消散。斑蝥三个，去翅足，炒，滑石三钱，研匀，分作三服，空心汤下，毒从小便出。如痛甚，加木通、车前、猪苓、泽泻，水煎服。

积年癣疮：斑蝥半两微炒，末，蜜调傅。又方：斑蝥七个，醋浸，露一夜，搽。

疯狗咬伤：乃九死一生。斑蝥七个，糯米炒黄，去糯米，为末，酒煎，空心温服，取下小狗三四十枚为尽。如数少，再服，七次无狗形，永不发。又方：斑蝥三七枚，去头翅足，糯米一筒，略炒，去斑蝥，别加七枚，如前炒色变，去斑蝥，又加七枚，如前炒至青烟为度，去斑蝥，只以糯米研，用冷水入清油少许，空心调一半②服，须臾再进一服，小便利下毒物。如不利，再照法进，利后肚疼，急用冷水调青黛服，解之。黄连水亦解之。忌食一切热物。

葆按：此方为体弱者设，似嫌性缓，然既受大毒药，有病当是，有故无陨，何须虑体之强弱，当以前方佳。

鲍太守伯熙治喉症经验神效方：凡遇喉烂、喉痧、喉风、喉闭、双单蛾，急用此散。约一粒黄豆粉之多，安放寻常小膏药中间，贴于肿痛处，左痛贴左，右痛贴右，中间痛贴中间，俟一二时，将膏药揭开，见白泡浮起，用银针挑破即愈。膏药揭起去之，切勿再贴此药，并忌入口要紧。斑蝥四钱，去翅足，糯米炒，去米，乳香、没药俱用竹箨盛，安文火上，制去油净，玄参、全蝎、血竭、麝香俱各六分，冰片三分，共碾细末，瓶盛待用，勿令泄气。

---

① 五：金陵本第四十卷斑蝥条作“三”。

② 一半：金陵本第四十卷斑蝥条无此二字。

蜘蛛

微寒，有小毒。治大人小儿㿗疝及小儿大腹丁奚①，三年不能行。主蛇毒温疟，止呕逆霍乱。取汁，涂蛇伤；蜈蚣、蜂螫人，取一枚置咬处，吸其毒。烧啖，治小儿腹疳。主口㖞、脱肛、疮肿、胡臭、齿䘌斑者，治疟疾疔肿。凡蜘蛛入饮食中，忌食。

敩曰：凡蜘蛛五色，及大身有刺毛生者，并薄小者，并不入药，唯取身小尻大，腹内有苍黄脓者用之。《传信》云：张延宾②被蜘蛛咬颈上，一宿有二赤脉绕颈下至心前，头面肿垂危，以蓝汁入雄黄、麝香点咬处，两日愈。贞元间，有人被蜘蛛咬，腹大如孕妇，有僧教饮羊乳，数日平。又方：蜘蛛咬人，遍身成疮，唯饮好酒至醉，则虫于肉中似小米而出，愈。又方：被咬者，以雄黄末，醋调涂。

恭曰：蜘蛛能制蛇，故治蛇毒。

仲景治疝气，偏有大小，时时上下者，蜘蛛散：蜘蛛十四枚炒焦，肉桂半两，为末，每服八分，日再。或蜜丸亦可。

干霍乱，腹中暴胀痛，不得吐下：蜘蛛，生，断脚，吞之即愈。

中风口㖞：向火取蜘蛛，摩偏急颊③上，候正则止。

小儿口噤，数日不能吮乳：蜘蛛一枚去足，炙焦研末，入猪乳一合，和匀，分三服，徐灌，神效。

泻痢脱肛已久者：大蜘蛛一枚，瓠叶包缚，烧炭，入黄丹，等分末，先以白矾、葱、椒煎汤洗，拭干，以药置帛上，托入收之，神效。

走马牙疳：蜘蛛一枚，铜绿半钱，麝香少许，研匀搽。无蜘蛛用蜘蛛壳，亦治齿䘌断烂。

---

① 丁奚：此处指小儿黄瘦腹大的病症。

② 宾：金陵本第四十卷蜘蛛条引《传信方》作“赏”。

③ 颊：金陵本第四十卷蜘蛛条作“颊车”。

聤耳出脓：蜘蛛一枚，胭脂坯半钱，麝香一字，末，吹之。

吹奶痛：蜘蛛二①枚，面裹烧炭，末，作二次酒服。

颏下结核：大蜘蛛不拘多少，酒浸，随酒研烂去滓，临卧服。

瘰疬结核，无问有头无头：蜘蛛，焙，去足，末，酥调涂。

鼠瘘肿核，出脓水：蜘蛛烧炭研傅。

疔肿拔根：蜘蛛捣烂醋调，先挑四畔出血，根稍露，傅之，干即易。

蛇虺咬伤：蜘蛛捣烂傅。

蜂蝎螫伤：蜘蛛研汁涂，并以活者安咬处吸毒。蜈蚣咬，同方。

蜕壳　治虫牙，牙疳。

虫牙有孔：蜘蛛壳棉裹塞之。

牙疳出血：蜘蛛壳，胭脂，入麝香少许，为末傅。

网　以缠疣赘，七日消落。用贴金疮，即止血。炒黄研末，酒服，治吐血。

疣赘初起：柳树上花蜘蛛网，缠久则自消。

反花疮：蜘蛛膜贴，数易愈。

肛门鼠痔：蜘蛛网丝缠，自落。

草蜘蛛

出疔肿根，捣膏涂之。

藏器曰：在孔穴中及草木密处作网。

丝　去瘤赘疣子，禳疟疾。

瘤疣：用稻上花蜘蛛十馀枚，安桃枝上，待丝垂下，捻为线，系之，七日自落。

截疟：端午日取花蜘蛛晒干，绛囊盛之，男左女右，临期系臂上，勿令知之。

---

① 二：金陵本第四十卷蜘蛛条作“一”。

壁　钱

治鼻衄及金疮出血不止，捺取虫汁，注鼻中及涂疮处。亦疗五野鸡病下血，治大人小儿急疳。牙蚀腐臭，以壁虫、人中白等分烧研贴之。又主喉痹。人被其咬或有至死者，唯以桑柴灰淋汁，调白矾末傅。

喉痹乳蛾，死者可活：墙上壁钱七枚，内要活者三①枚，捻作一处，白矾七分，化开，以壁钱惹②矾，烧存性，末，竹管吹入，立时就好。忌热肉硬物。

窠幕　治小儿呕逆，取二七枚，煮汁饮。产后咳逆，三五日不止，欲死，取三五个，煎汁呷之。止金疮、诸疮出血不止，及疮口不敛，取幕③频贴之。又止虫牙痛。

虫牙痛：以壁上白蟢窠四五个，去黑者，以铁刀烧出汗，将窠惹汗，丸，纳牙中。又方：乳香入蟢蟢④窠内，烧炭纳之。

螲　蛸

治一切疔肿，附骨疽蚀等疮，宿肉赘瘤，烧末，和腊猪脂傅，亦可同诸药傅疔肿出根。

《酉阳杂俎》云：斋前雨后多螲蛸。窠深如蚓穴，网丝其中，土盖与地平，大如榆荚。常探其盖，伺蝇蠖过，辄翻盖捕之入，复闭与地一色，无隙可寻，而蜂又能食之。

蝎蛜蝌

甘、辛，平，有毒。色青属木，肝经药也。治诸风瘾疹，掉眩搐掣，及中风语涩，半身不遂，口眼㖞斜，手足抽掣。小儿惊

---

① 三：金陵本第四十卷壁钱条作“二”。

② 惹：沾染，染上。

③ 幕：金陵本第四十卷壁钱条作“茧”。

④ 蟢蟢：金陵本第四十卷壁钱条无此二字。

痫风搐，大人痃疟，耳聋，疝气，及诸风疮，女人带下阴脱。去头足用。然此初病壮实者宜之。类中风及慢惊者，忌用。

小儿脐风，虚风散①：治初生断脐后伤风湿，唇青口撮，吐白沫，不乳。全蝎二十一个，酒涂，炙，入麝香少许，为细末，每用金银煎汤，调半字服。

小儿风痫：取蝎五枚，以大石榴割头剜空，纳蝎于中，以头盖之，纸筋和黄泥封裹，微火炙干，渐加火煅赤，候冷去泥，取中间黑者，研，乳汁调半钱灌之。儿稍大，以防风汤调服。

慢脾惊风：小儿久病后，或吐泻后生惊，转成慢脾。蝎一两为末，以石榴一枚剜空，用酒调蝎末填入，盖定，坐文武火上，时时搅动，熬膏，取出放冷。每服一字，金、银、薄荷汤调下半匙。又方：全蝎、白术、麻黄等分，末，三岁以上，薄荷汤下半钱，以下减半。

天钓惊风，翻眼向上：全蝎一枚瓦煅，漂朱砂等分末，饭丸绿豆大，每酒化服一丸。

小儿胎惊：蝎一枚，薄荷叶包，炙，入朱砂、麝香少许，末，麦冬煎汤下一字。

破伤中风：全蝎、麝香等分末，傅患处。又方：全蝎炒、天麻各半两，末，以蟾酥二钱，汤化，糊丸绿豆大，每服二丸，豆淋酒下。甚者加一丸，取汗效。

肾气冷痛：治肾脏虚，冷气攻脐腹，痛剧连胁。全蝎七钱半，焙末，酒及童便各三升，煎稠成膏，丸楮子大，每酒下二十丸。又方：全蝎三十枚，掘一地坑，深阔各五寸，用炭火五斤，烧赤，去火，淋醋一斤入内，待渗干，排蝎于坑底，碗盖一夜取出。木香、卜子炒，与蝎各等分，胡椒三十粒，槟榔、豆蔻各一个，共末，每热酒下一钱。

---

① 虚风散：金陵本第四十卷蝎条作“宣风散”。

肾虚耳聋：十年者，二服可愈。蝎四十九枚，生姜如蝎大，切四十九片，同炒，姜干为度，共末，温酒服，至二更又追服尽，至醉不妨，次日耳中似笙簧声即效。

脓耳疼痛：全蝎七枚焙，麝香一分，共末，挑少许入耳中，日三次，愈为度。

偏正头风：蝎二十一个，地龙六条，土狗三个，五倍子五钱，共末，酒调，摊贴太阳穴。

风虫牙痛：全蝎三个，蜂房二钱，炒末，搽之。

子肠不收：全蝎炒末，口噙水，鼻中嗜之。

水蛭马蟥、蜞

咸走血，苦胜血，有毒。肝经血分药，故能通肝经聚血，而逐恶血、瘀血，破血癥积聚，哑赤白游疹，利水道，坠胎妊。治女子月闭，欲成血劳，及痈肿毒肿，折伤坠蹼①。其性悍暴，唯攻蓄血有功，体弱挟虚者忌。

保昇曰：采得以竹筒盛，待干，用米泔水浸一夜，暴干，以腊猪脂煎，令焦黄用。时珍曰：有途行饮水，及食水菜，误吞水蛭入腹，生子为害，咬咂脏血，肠痛黄瘦，唯以田泥水或擂黄土水饮数升，即尽下出。盖蛭在人腹，忽得土气而自下。或以生羊热血一二升，同猪脂饮，亦下。

跌扑损伤：瘀血凝滞，心腹胀痛，二便闭，欲死。用红蛭，石灰炒，半两，大黄、牵牛各二两，末，每热酒服二钱，当下恶血，以尽为度，名夺命散。

产后血晕：血结聚胸中，或偏于少腹，连于胁肋。水蛭，依制炒黄，虻虫，去翅足，炒，没药、麝香各一钱，末，四物汤服一钱，血下痛止，乃单服四物汤。

---

① 蹼：用同“扑”。金陵本第四十卷水蛭条作“扑”。

独脚蚁

捣涂疔肿疽毒。诸蚁无取。

藏器云：岭南有独脚蚁，一足连树根下，止能动，不能去，亦异物。

青腰虫

有大毒。着人皮肉，肿起，剥人面皮，除印字，至骨者亦尽除。食恶疮瘜肉，杀癣虫。

藏器曰：虫大如中蚁，赤色腰青，似狗猲，一尾尖，短翅能飞，春夏有之。

粪中蛆五谷虫

治小儿诸疳积疳疮，热病谵妄，毒痢作吐。大人胃气不和，脾阳难化，及病后食复，取其荡涤疏通之意。葆元。

一切疳病：六月取粪坑中蛆，淘净，入竹筒中封之，待干研末，每用二钱，入麝香少许，米饮服。又方：粪蛆，米泔逐日换，浸五日，再以清水换浸三日，焙末，入黄连末等分，每半两入麝香二①分，豮猪胆汁丸黍米大，每米饮服三四十丸。

小儿热疳：尿如米泔，大便不调。粪蛆，洗净烧灰，杂物与食。

小儿诸疳积及无辜疳：一服热退，二服烦渴止，三服泻痢住。端午午时，取金眼蛤蟆，不跳不鸣者，捶死，置男人尿桶中，候生蛆食尽，取蛆入新布袋，悬长流水中三日，取出，新瓦焙干，入麝香少许，末，每空心砂糖水调服一钱，或粳米糊丸，每饮服三十丸。

齿鼻疳疮：粪蛆有尾者，烧灰，一钱，褐衣灰五分，末，频吹，效。

---

① 二：金陵本第四十卷蛆条作“五”。

泥中蛆

治目赤，洗净晒研，贴之。

眼目赤瞎：青泥中蛆，淘净，日干末，令患者仰卧，合目，每吹一钱散目上，须臾药行，待少时去药。青[①]瞎亦然。

马肉蛆

治针箭入肉中及取虫牙。

刮骨取牙[②]：用肥赤马肉一斤，入硇砂二两拌和，候生蛆，取出，晒干末，每一两入粉霜五分，研匀，先以针拨动牙根四畔，以灯心蘸末少许点之，良久自落。

蛤蟆肉蛆

治小儿诸疳。

葆按：以蛤蟆不拘多少，去皮肠，用物盛，待生蛆取出，晒焙用。

蝇

治拳毛倒睫，以腊月蛰蝇干研末，以鼻频嗅之即愈。

狗蝇生狗身上

治痰疟不止，活取一枚，去翅足，面裹为丸，衣以黄丹。发日早，米饮吞之，得吐即止。或蜡丸酒服亦可。又擂酒服，治痘疮倒靥。

壁虱臭虫

治毒蛇咬伤，取数十枚，生捣傅咬处，能拔毒出。葆验。

时珍曰：此物咂人血，与蚤为床榻之害，于席下置麝香、雄黄、

① 青：金陵本第四十卷蛆条作“赤”。

② 刮骨取牙：金陵本第四十卷蛆条作“利骨取牙”。

菖蒲末，或烧木瓜烟、黄柏烟、牛角烟、马蹄烟，俱可辟。葆验：以烟草铺席下，或新油纸亦可，虫嗅其气，老者蛰，新者不生，甚验。

牛虱牛蜱

预解痘疹毒，焙研服之。

预解痘毒：白水牛虱一岁一枚，焙，和米粉作饼①，与儿空腹食。又方：白水牛虱四十九枚，绿豆四十九粒，朱砂四分九厘，末，蜜丸小豆大，绿豆汤下。

人　虱

咸，平，微毒。治人大发头热，令脑缝裂开，取黑虱数百枚捣，傅之。又治疔肿，以十枚置疮上，用荻箔绳作炷，灸虱上，即根出。又治脚指肉刺及鸡眼，先挑破，以虱傅之，根自出。眼毛倒睫者，拔去毛，以虱血点上，数次愈。

蛴　螬

咸，温，有毒，入血分，散结滞。治恶血血瘀，气痹破折，血在胁下坚满痛，女子月闭，目中淫肤，青翳白膜。疗吐血在胸腹不去，破骨踒折血结，金疮内塞，产后中寒。和猪蹄作羹食，下乳汁。傅恶疮，散血止痛，及捣涂竹木入耳，芒物入目。取汁点喉痹，得下即开。滴目内，去翳障。赤白游疹，擦破涂之。

恭曰：此虫又名蛴蛴，有在粪聚中，或腐木中。其在腐柳中者，内外洁白；粪土中者，皮黄肉白②。当以木中者胜。冬月采。颂曰：今医家与蓐妇下乳，药用粪土中者，效殊速，苏恭之说不可据。

小儿脐疮：蛴螬研末傅之。

---

① 饼：原作“饮”，据金陵本第四十卷牛虱条改。

② 肉白：金陵本第四十一卷蛴螬条作“内黑黯”。

小儿唇紧：蛴螬研烂，猪脂调傅。

赤白口疮：蛴螬研汁频搽。

丹毒浸淫：走串皮中，名火丹。蛴螬捣烂涂。痈疽痔瘘，方同，及虎伤人疮，方同。

竹木入眼：蛴螬捣涂，自出。

麦芒入眼：以新布覆目中，持蛴螬从布上摩之，芒着布上出。

断酒不饮：蛴螬焙末，酒调服，即断。

破伤风疮：用蛴螬将驼脊背捏，待口中吐水，取沫[1]疮上，觉身麻汗出，死症可活。

时珍曰：蛴螬，其状如蚕而大，身短节促，足长有毛。生树根及粪土中者，外黄内黑；生旧茅屋上者，外白内黯，皆湿热之气熏蒸而化。诸方有焙末、生用、取汁用者。

桑蠹虫

甘，温。治心暴痛，胸下坚满，翳障瘀肿，风疹金疮，肉生不足。小儿惊风乳霍，口疮风疳。妇人崩中，漏下赤白，坠胎下血，产后下痢。

时珍曰：似蚕而在木中，食木者，名蝎；似蚕而在树上，食叶者，名蠋；似蠋而小，行则首尾相就，屈而后伸，名尺蠖；似尺蠖而青小，名螟蛉。三虫皆不能穴木，至夏羽化为蛾，唯穴木之蠹入药，但各木性味不同，所以其蠹亦异[2]。

崩中漏下：桑蝎烧灰酒服。

坠胎下血不止：桑木中蝎虫烧末酒服，虫屎亦可。

虫粪　治肠风下血，妇人崩中，产后下痢，小儿惊风胎癣。下咽喉骨哽。

---

① 沫：金陵本第四十一卷蛴螬条作“抹”。

② 时珍曰……所以其蠹亦异：此八十三字金陵本中在“木蠹虫”条下。

肠风下血：枯桑树下虫，烧炭，酒服一钱。

产后下痢：日五十行。用桑木里蠹虫粪，炒黄，急以水沃之，如糊服，以瘥为度。

小儿胎癣：小儿头上疮，手爬处即延生，名胎癣。先以葱盐汤洗净，用桑木蛀屑，入轻粉等分末，油调傅之。

咽喉骨哽：桑木上虫粪，米醋煎呷①。

柳蠹虫

甘、辛，平，有小毒。治瘀血，腰脊沥血痛，心腹血痛，风疹风毒，目中肤翳，功同桑蠹。

时珍曰：生柳木中甚多，内外洁白，至春夏化为天牛。

粪 治肠风下血，产后下痢，口疮耳肿，齿龈风毒。

口疮风疳：小儿病此，柳木蛀虫烧炭，入麝香少许，末，搽之。杂木中者亦可。

齿龈风肿：柳蠹屎②半合，赤小豆炒、黑豆炒各一合，柳枝、地骨皮各一两，末，每用三钱，煎水热漱。

耳肿风毒，肿起出血：柳虫屎滚水泡汁，澄清取汁，调白矾末少许，滴之。

桃蠹虫

辛，温。杀鬼邪恶不祥。食之肥人，悦颜色。食桃树虫也。

粪 辟温疫，令不相染，为末，水服一匙。

桂蠹虫

辛，温。去冷气，除寒痰澼饮冷痛。

藏器曰：此桂树中虫，辛美可啖。时珍曰：隋时始安献桂蠹四

---

① 呷：原作“曲”，据金陵本第四十一卷桑蠹虫条改。

② 柳蠹屎：金陵本第四十一卷柳蠹虫条“柳蠹末”。

瓶①，以蜜渍之，紫色，辛香有味，啖之去痰饮之疾。

粪 治兽骨哽，醋煎漱咽。

枣蠹虫

屎治聤耳出脓水，研末，同麝香少许吹。此即蛴螬在枣树中者。

竹蠹虫

治小儿蜡梨头疮，取慈竹内者，和牛溺涂之。

时珍曰：竹蠹虫，生诸竹中，状如小蚕，老则羽化为硬翅蛾。

蛀末 治聤耳出水，汤火伤疮。

聤耳出水：苦竹蛀屑、狼牙、白敛等分，共末，频掺之。

耳出臭脓：竹蛀虫末、胭脂坯末等分，麝香少许，末，吹之。

耳脓作痛：因水入耳内者。箭干内蛀末一钱，麝香半分，铅粉②一钱，末，以棉杖缴净，送药入内，以棉塞，定有恶物，放开流出。

汤火伤疮：竹蠹蛀末研傅。葆验。加脑片尤效。

湿毒臁疮：枯竹蛀屑、黄柏等分，末，先以葱椒茶汤洗净，搽之。

牙齿痛：竹蛀屑、陈皮各一两，末，乌梅肉和，研成泥，傅痛处。

芦蠹虫

甘，寒。治小儿饮乳后吐逆不入腹，取虫二枚，煮汁饮之。

集注：出芦节中，状如小蚕。又呕逆与哯乳不同，因乳饱后哯出者为哯乳，而吐逆吮乳即吐出。

苍耳蠹虫

治疔肿恶疮，烧炭，末，油调涂之，或取生者，麻油浸死，

---

① 四瓶：金陵本第四十一卷桂蠹虫条作“二器”。

② 铅粉：金陵本第四十一卷竹蠹虫条作“腻粉”。

收藏，每用一二枚捣傅，登时毒散，神效。

时珍曰：此虫生苍耳梗中，状如小蚕，取之但看梗有大①炷眼者，以刀截去两头不蛀，多取线缚挂檐下，虫在内，经年不死，用时取出。

一切疔肿及无名肿毒恶疾：苍耳虫二条，白梅肉三分，同捣泥贴之。又方：苍耳虫四十九条，人言②末少许，共捣成泥，刺疮破，傅，少时扯根出。

青蒿蠹虫

治急慢惊风，用虫十枚，和朱砂、轻粉各五分，丸粟粒大，一岁用一丸，乳汁下。

时珍曰：生青蒿梗间，状如小蚕，久亦成蛾。《保婴集》治惊风云：一半朱砂一半雪，其功只在青蒿节，任他死去也还魂，服时须用生人血③。

皂荚蠹虫

治蝇入人耳害人，研烂，和鳝鱼血，匀，点滴之。

茶蛀虫

治聤耳出汁，研末，日日缴净，掺。

时珍曰：此装茶笼内蛀虫也，取其屎用。

蝉　蜕

蝉　乃土木馀气所化，饮风吸露，其气清虚，所蜕之壳，味甘咸寒，故主疗皆一切风热症，治头风眩运，目昏障翳，皮肤风热，痘疹作痒，破伤风病，疔肿恶疮，大人失音，妇人生子不下。

---

① 大：原作“火”，据金陵本第四十一卷苍耳蠹虫条改。

② 人言：砒霜。

③ 生人血：人乳汁。

小儿壮热惊痫，噤风天吊，惊哭夜啼，阴肿，并痘疹出不快。研末，井华水服一钱，治哑病。烧灰水服，治久痢。

葆按：此蚱蝉蜕壳，俗名虫退。时珍曰：凡用蝉蜕，须洗去泥土，古人用身，后人用蜕，大抵治脏腑经络，当用蝉身，治皮肤风热疮疡，当用蝉蜕。主哑病、夜啼者，取其昼鸣夜息也。

小儿夜啼：在一百二十日内。蝉蜕四十九个，去前截，用后截，拭净，干末，分四服，钩藤汤调灌之。

小儿惊啼：凡啼而不哭，烦也；哭而不啼，躁也。蝉蜕二七枚，去翅足，漂朱砂一字，蜜调与吮。

小儿天吊：头目仰视，痰壅内热。虫退浆水洗净，研末，每用一字，冷水调下。

小儿噤风：初生口噤不乳。蝉蜕、全蝎洗各二七枚，入轻粉少许，共末，乳汁调灌。

破伤风病：虫退炒研，酒服一钱，外用葱延①调末涂伤处，即时去恶水，愈。

痘后目翳：蝉蜕研末，羊肝煎汤服一钱。

聤耳出脓：虫退末，入麝香少许，匀，棉裹塞之。

小儿阴肿：多因在地风袭及虫蚁所吹。蝉蜕半两煎洗，内服五苓散。

疔疮毒肿：不破则毒入腹。虫退末，蜜水调服一钱，外用虫退、僵蚕等分，末，醋调，涂疮四围，候根出，拔去再涂之，效。

蚱蝉 咸、甘，寒。杀疳虫，去壮热，治肠中幽幽作声，小儿惊痫夜啼，癫病寒热，惊悸，痫绝不能言，或惊哭不止，妇人产后胞衣不出，坠胎，皆取其退蜕之义。

---

① 延：金陵本第四十一卷蚱蝉条作“涎”。

百日发惊：蚱蝉去翅足，炙，三分，赤芍三分，黄芩二分，煎服。

破伤风病：角弓反张，无问表里。秋蚱蝉一个，地肤子炒八分，麝香少许，末，酒服。

头风疼痛：蚱蝉二枚，生研，入乳香、朱砂各半分，丸小豆大，每用一丸，随左右纳鼻中，出黄水愈。

蝉　花

甘，寒。治小儿惊痫瘛疭，夜啼心悸，功同蝉蜕，又能止疟。

时珍曰：蝉花，即冠蝉也。似蝉而小，鸣声清亮。宋祁云：蝉之不蜕者，至秋则花冠①。其头长一二寸，黄碧色。盖指此也。

蜣螂推车客

咸，寒，有毒。乃手足阳明、足厥阴药。治小儿惊痫瘛疭，腹胀寒热及疳蚀。大人癫疾狂阳，手足端寒，肢满奔豚。去大肠风热，二便不通，下痢赤白，脱肛。治疰忤，坠生胎，疗一切痔瘘丁肿，附骨疽疮，疬疡风，灸疮血出不止，鼻中瘜肉，小儿重舌。捣丸塞下部，引痔虫出尽，永瘥。和干姜捣，傅恶疮，出箭头。烧末，和醋傅蜂漏。凡用，火炙去足。

箭镞入骨，难移拔：巴豆微炒，同蜣螂捣涂，痛定必微痒，忍之，待极痒，乃撼动拔之立出，以生肌膏傅。

小儿重舌：蜣螂烧炭末，唾和，傅舌上。

大肠脱肛：蜣螂烧炭，入脑片研匀，掺肛上，托上即入。

小便转胞不通：蜣螂二枚烧炭②，井华水调服。

小便血淋：蜣螂研水服。

痔瘘出水：蜣螂阴干，入脑片和末，纸捻蘸末入孔内，渐渐生

---

① 冠：金陵本第四十一卷蝉花条无此字。

② 烧炭：金陵本第四十一卷蜣螂条作“烧末”。

肉，药自出，愈。

疔肿恶疮：蜣螂蜜汤浸死，瓦焙末，以烧过针拨开，醋调傅。

鼻中瘜肉：蜣螂十枚，纳青竹筒中，油纸密封，置厕缸中四十九日，晒干，入麝香少许，末，涂之当化水出，愈。

下部䘌疮：痛痒脓血，旁生孔窍。蜣螂七枚，新牛粪半两，肥羊肉一两炒黄，同捣，丸莲子大，炙热，棉裹纳肛中，半日即大便中虫出，四度，愈。

附骨疽漏：蜣螂七枚，同大枣①捣傅。

小儿惊风不拘急慢：蜣螂一枚，研烂，和水小盏，于百沸汤中荡热，去滓饮之。

小儿疳疾：土裹蜣螂，煨熟与食，量儿大小。

大肠秘塞：蜣螂，炒，去翅足，末，热酒服一钱。

心 **治疔疮百药不效，危笃，取蜣螂心，贴半日许，血出再贴，血尽根出即愈。**蜣螂心，在腹下度取之，其肉稍白是也。

天 牛

有毒。治疟疾寒热，小儿急惊风。疗疔肿，去痣靥，拔箭镞入肉。

时珍曰：天牛处处有之，状如蝉，黑甲，光如漆，甲上有黄白点，甲下有翅能飞，目前有二黑角，甚长，前向如水牛角，能动，其喙黑而扁，如钳甚利，亦似蜈蚣喙，六足在腹，乃诸树蠹虫所化。夏月有之，出则主雨。

疔肿恶毒：天牛四个，蟾酥半钱，巴豆仁一个，粉霜、雄黄各三分，麝香半分。先以天牛研泥和药，入黄蜡少许，溶化，同众药和作饼子，蜜藏。以针刺疮头出血，用榆条送药，麦粒大，入疮中，以雀粪两枚安疮口，疮回即止，勿再用。忌冷水。如针破无血，是着骨

---

① 大枣：金陵本第四十一卷蜣螂条作“大麦”。

疔，即男左女右中指甲末刺出血糊药，又无血，即刺足大拇指血糊药，如都无血，必难医也。

箭镞入肉：天牛取一角者，小瓶盛之，入硇砂一钱，用水滴数点内，待自然化水，取滴伤处，即自出。

寒热疟疾：天牛、独蒜头各一枚，猪膏二两，捣，棉裹系臂上。

蝼蛄土狗

咸，寒。其性急，又甚利，能消十种水病，治头面、四肢、腹内俱肿，瘰疬，骨哽下哽噎。通石淋，疗产难，下胞衣，溃痈肿，除恶疮，解毒，利大小便，出肉中刺，治口疮，甚效。

弘景曰：土狗，腰以前甚涩，能止大小便；腰以后甚利，能下大小便。震亨曰：蝼蛄治水甚效，但其性急，虚人戒之。

十种水病，腹满喘促，不得卧。《圣惠方》：蝼蛄五枚，焙末，食前白汤服一钱，小便利为效。杨氏：加甘遂末一钱，商陆汁一匙，下水为效，忌盐百日。

大腹水病，普济半边散：大戟、芫花、甘遂、大黄各三钱，末，以土狗七枚，五月能飞者，捣葱铺瓦上，焙之，待干去翅、足，各剪两半边，分记左右，欲先退左，则以左边七枚末，入前末二钱，以淡竹叶、天冬煎汤，五更调服，候左退三日后，服右边如前法。

嗜鼻消水，面浮甚者：土狗一枚，轻粉二分，末，每嗜少许入鼻内，黄水出尽浮自消。

石淋作痛：蝼蛄七枚，盐二两，新瓦上安铺，蝼上盐盖，焙末，每温酒下一钱，神效。

小便不通：蝼蛄二枚，水渍饮。或用后截四枚，车前草捣汁服。或土狗后截二个，麝香少许，匀捣纳脐中，缚定即通。

塞耳聋：蝼蛄、甲珠各五钱，麝香少许，末，葱汁和丸塞之，外以嗜鼻药，即通。

大小便闭，经月欲死：土狗、推车虫各七枚，男子用头，妇人用身，瓦焙末，以向南樗白皮煎汁服，神效。

颈项瘰疬：带壳蝼蛄七枚生取肉，丁香七粒，于壳内烧过，与肉同研，贴纸盖。

误吞钩线：蝼蛄去身，吞其头数枚，勿令本人知。

箭镞入肉：蝼蛄杵汁滴上，三五度自出。针刺在咽，同方。

胞衣不下，困极腹胀杀人：蝼蛄一枚水煮，灌入，下喉胞即出。

紧唇裂痛：蝼蛄烧灰傅之。

萤 火

辛，微温。明目。治青盲，通神精，疗小儿火疮伤，热气及蛊毒鬼疰。

明目丸：治劳伤肝气目暗。萤火二七枚，纳大鲤鱼胆中，阴干百日为末，每点少许，或用白犬胆。

务成子萤火丸：主辟疾病恶气，百鬼虎蛇，蜂虿诸毒，五兵白刃，盗贼凶害。萤火、鬼箭羽、刺蒺藜各一两，雄黄、雌黄、明矾烧各二两，羖羊角煅，铁锤柄入铁处烧焦各一两，共末，以鸡子黄、丹雄鸡冠一具和捣千下，丸如杏仁大，作三角绛囊盛五丸，带于左臂上，从军系腰中，居家挂户上，甚辟盗贼。

衣鱼蠹鱼

咸，温，手足太阳经药。通淋坠胎，主妇人疝瘕，小便不利，小儿脐风撮口，客忤天吊风痫，口祸，乳汁调服。小儿中风项强，背起摩之。小儿淋闭，以摩脐及小腹即通。傅重舌目翳，转胞尿血。合鹰屎、僵蚕，同傅疮瘢即灭。

小儿胎寒，腹痛汗出：衣鱼二七枚，绢包于儿腹，回转摩之。

小儿痫疾：衣鱼七枚，竹茹一握，酒煎服。

偏风口祸：取衣鱼摩耳，左祸摩右，右摩左，正乃止。

小儿重舌：衣鱼焙灰，傅舌上。

沙尘入目不出：衣鱼末乳汁调，滴目即出。目中浮翳，同方。

小便不通：衣鱼、滑石等分，末，饮服。

妇人尿血：衣鱼二十枚，纳阴中。

小便转胞不通：衣鱼一枚，纳茎中。

小儿撮口：衣鱼末，每以少许涂乳，令儿吮之。

小儿客忤，项强欲死：衣鱼十枚，研傅乳上，吮之入咽，立愈。

小儿天吊，目睛上视：衣鱼干者十枚，湿者五枚，乳和研灌之。

鼠妇

咸①，温，厥阴经药。利水道，坠胎。治气癃不得小便，久疟疟母，风虫牙痛，妇人月闭血瘕，痫痓寒热，小儿撮口惊风，痘疮倒靥，涂鹅口疮。解射工蜘蛛毒，蚰蜒入耳。

时珍曰：形似衣鱼，稍大，灰色。背有横纹蹙起，多生湿处及瓮气底。

产妇尿闭：鼠妇七枚，炒末，酒服。

撮口脐风：鼠妇绞汁灌之。

风牙痛：鼠妇、巴豆仁、胡椒等分，末，饭丸豆大，棉裹咬之，良久涎出，吐去痛止，效。

蚰蜒入耳：鼠妇捣，涂耳边，自出。或摊纸上作捻，安入耳中，亦出。

䗪虫土鳖

咸，寒，有毒。治心腹寒热洗洗，血积癥瘕，破坚，下血闭。月水不通，破留血积聚，通乳脉，行产后血积，及折伤瘀血，小儿腹痛夜啼，疗重舌、木舌、口疮。血虚者慎用。

木舌肿强，塞口，不治杀人：䗪虫五枚，食盐半两，和末，水煎

---

① 咸：金陵本第四十一卷鼠妇条作“酸”。

十沸，时时热含，吐涎瘥。

重舌：䗪虫和生薄荷研汁，帛包，捻舌下肿处。

折伤接骨：䗪虫，焙焦，末，每服二钱，接骨神效。葆验方：用鲜公䗪虫五枚，捣酒冲服，更效。试公母法：将活䗪虫刀斩两截，器盛一宿，公者复合，母者不能合。又方：䗪虫一枚阴干，临用入乳香、没药、龙骨、自然铜，煅，醋淬，等分，麝香少许，共末，每用药三分，入䗪虫一枚，末，匀，酒调下，预先整立骨，乃服药，否恐接挫也。

小儿腹痛夜啼：䗪虫炙、白芍、川芎各二钱，末，每乳汁调服一字。

蜚蠊油虫。俗名

咸，寒，有毒。治瘀血癥坚寒热，破积聚，咽喉闭，内寒无子。通利血脉。食之下气。

时珍曰：今人家壁间、灶下极多，腹背俱赤，两翅能飞，喜灯光，气臭，屎尤甚。

灶马灶鸡

治竹刺入肉，取一枚捣傅，自出。

蝗螽蚱蜢

辛，有毒。五月五日候交时收取，夫妇佩之，令相爱媚。

虻虫蜚虻

苦，微寒，有毒。苦走血，血结不行者，以苦攻之，故入肝经，而治蓄血之病，通利血脉九窍，逐瘀血，破血积坚痞，癥瘕寒热，女子月水不通，积聚。除贼血在胸腹、五脏，及喉痹结塞。消积脓，堕胎。

蛇螫血出，九窍皆有：虻虫三七枚，烧研，汤服。

扑坠瘀血：虻虫二十枚，丹皮一两，末，酒服一匙。

竹虱

有毒。治中风半身不遂，能透经络，追涎。

时珍曰：竹虱生诸竹，及草木上皆有，初生如粉，久便能动，形如虱，苍灰色。

中风偏痹：麻黄熬膏摊纸上，贴不病一边，上下令遍，但除七孔及其病处不糊，以竹虱焙末三钱，麝香三分，匀，热酒调服就卧，须臾，药行如风声，口吐出恶水，身出臭汗如胶，乃急去糊纸，别煎麻黄汤，浴之，暖卧将息，淡食十日，手足如故也。

蟾蜍

辛，凉，微毒。土之精也，上应月魄而性灵异，穴土食虫，伏山精而制蜈蚣，故能入阳明经，退虚热，行湿气，破癥结，杀䘌虫，为疳病痈疡要药。治阴蚀疽疠，鼠瘘恶疮，五疳八痢，脱肛挺出，破伤风病，瘈犬伤疮。能合玉石。主小儿劳瘦面黄，癖气疳疾，最良。又治温病发斑困笃者，去肠，生捣食一二枚，立瘥。烧灰傅疮，立验，及傅一切有虫恶疮①滋胤疮，端午日取干用。

小儿疳积，腹大，黄瘦骨立，头上生疮如麦穗：用立秋后蟾蜍，去首足肠，以清油涂，阴阳瓦②炙熟，食之。连服五六枚，积秽自下，一月后，体如初。

五疳八痢，面黄肌瘦，好食泥土，不思乳食：大蟾蜍一枚烧，皂角，去皮弦，烧炭，一钱，蛤粉，水飞，二钱，麝香二分，末，糊丸粟米大，每空心米饮下四十丸。

小儿疳泻下痢：干蟾炭，米饮服一钱。

走马牙疳，侵蚀口鼻：蟾蜍，黄泥裹，煅，黄连，各二钱半，青黛一钱，麝香少许，研末傅。

---

① 恶疮：金陵本第四十二卷蟾蜍条作“恶痒”。

② 阴阳瓦：盖房所用的一种瓦片，断面呈弧形，凸面为阳，凹面为阴。

疳蚀腮穿牙落：以凤凰衣①包活土狗一枚，放入蟾蜍口内，草缚泥裹，煅，取出，研末贴，以愈为度。

一切疳䘌：蟾蜍烧末，醋和傅。

小儿蓐疮：端午日取蟾蜍炙，研傅。小儿口疮，同方。

小儿脐疮出汁，久不瘥：干蟾烧末，牡蛎粉等分傅。

小儿癣疮：干蟾烧末，猪脂调傅。

癞风虫疮：干蟾一两，炙，肥皂一条，去皮子，蘸油炙，共末，以竹管引入羊肠内，系定，以麦麸铺甑底，置药麸上蒸熟，去麸入麝香半钱，匀，同捣丸，如梧子大，每温酒服三十丸。

附骨坏疮，久不瘥，脓不已，骨从疮孔出：用蟾蜍一枚，乱发鸡子大一丸，猪油四两，煎枯去滓，待凝如膏，先以乌头、桑根皮煎洗，拭干，煅龙骨末掺四边，以前膏贴。

发背肿毒初起：用活蟾一个，系放疮上半日，蟾必昏溃，置水中救其命，连易三个，则毒散。若毒热重者，以活蟾数个，破开连肚，乘热合疮上，不久必臭，再易数个，愈。

破伤风：蟾蜍二两半，切剁如泥，花椒一两，用酒炒，似酒煎服，少顷，通身出汗，效。

瘈犬咬伤，每七日一发：生食蟾蜍脍，亦可烧炙食，勿令本人知，自后再不发。

肠头挺出：蟾蜍皮瓶内烧烟熏，并傅。

折伤接骨：蟾蜍捣泥傅，劈竹裹缚，其骨自痊。

大肠痔疾：蟾蜍一个，泥裹煅末，以猪广肠一条，煮熟切片，蘸蟾蜍末食之，如此三五次，其痔自然落下。

蟾酥 甘、辛，温，有毒。其气辛烈。嗃鼻立嚏，故能通经络，引诸药，而利关窍。治小儿惊风，及解山岚障疠、发痧等证。

---

① 凤凰衣：鸡蛋壳内膜。

葆元。治小儿疳疾，脑疳，和牛酥，或吴茱萸苗汁，调摩腰眼、阴囊。治腰肾冷，并助阳气。虫牙牙疼，及齿缝出血，以纸纴少许，按之立止。傅发背疔疮，一切恶毒。

小儿疳瘦：蟾酥、朱砂、麝香为丸，麻子大，空心开水送二丸。如脑疳，以乳汁调滴鼻中，甚妙。葆按：蟾酥生蟾眉间，取法以小瓷碟二面，合口刮之，其浆入碟内，封干。又有作铜钳刮之，更便。时珍曰：其酥不可入目，令人赤肿目盲，以紫草浸汁洗，点之即消。

拔取疔黄：蟾酥以面丸，梧子大，每用一丸，安舌下即黄出也。

拔取疔毒：蟾酥、白面、黄丹搜作丸，麦粒大，以针挑破，纳之。

疔疮恶肿：蟾酥一钱，巴豆四个捣烂，饭丸绿豆大，每姜汤服一丸。良久，以扁蓄根，黄荆子，研酒半碗服，取行数次，以粥补之。

喉痹乳蛾：蟾酥、草乌、牙皂角等分，末，丸小豆大，每研一丸，点患处，神效。

破伤风病：蟾酥二钱汤化，全蝎酒炒、天麻各半两，末，捣，丸绿豆大，每用豆淋酒服二丸。

风虫牙痛甚者：蟾酥一片，水浸软，麝香少许，研匀，以米大，棉裹咬之，吐涎愈，或用胡椒代麝香。又蟾酥染少许棉上，纴入齿缝根，效。

蛤蟆①

味甘，性寒。属土与水。疗邪气，解烦热，破癥坚血，痈肿阴疮。治热狂，疗犬咬。辟百邪鬼魅，涂痈肿及热结肿。服之不患热病。头上软疖，剥其皮贴之即愈。

风邪热病：蛤蟆烧末、朱砂等分为末，每酒服一钱，日三，神验。

---

① 蛤蟆：原作“虾蟆”，据金陵本第四十二卷蛤蟆条改。

狂言鬼语，卒死：蛤蟆烧末，酒服一钱，日三。

噎膈吐食：用蛇含蛤蟆，泥包，煅炭，每酒服一钱。

瘰疬溃烂：黑色蛤蟆去肠，焙研，末，油调傅。

蝮蛇螫伤：生蛤蟆一枚，捣烂傅之。

肝 治蛇螫人，其牙入肉中，痛不可堪，捣傅之，立出。

胆 治小儿失音不语，取汁点舌上，立愈。

脑 治青盲，明目。

蛙田鸡、长股

甘，寒。产于水，与螺蚌同性，故能利水消肿，馔食补虚损。调疳瘦，解劳热，尤宜产妇。小儿赤气肌疮，热疮脐伤。止痛，杀尸疰病生①，去劳劣，解热毒。烧灰傅月蚀疮。捣汁服，治蛤蟆瘟病。

集诸注详明：蛤蟆，形似蟾蜍，但蟾蜍生人家荒地处，眉间有白肉，身大，背黑无点，不能跳，不作声。而蛤蟆生陂泽中，身较小，背有黑点，善跳，眉无白肉，作呷之声是也。蛙又名田鸡，谓其肉味似鸡，后脚长，善跳，大声则曰蛙，小声曰蛤，居陆地，似蛤蟆。而背青绿色，嘴尖细腹，俗名青蛙。亦有背作黄路，俗名金绿蛙，四月食羹，五月后渐老，不堪烹食，只入药，二物南人喜食，因《本草》言服补虚，不患热病。《本草》所用或炙，或干，或烧入药，非若今人，每用辛辣脂油煎炸而食，以其湿所化，大能发湿化热，是有损无益也。其骨热，若食，小便苦涩②。小蛙食，令人尿③闭至死，俱擂车前草，水饮之即解。

蛤馔：治水肿。用活蛙二个，每个口内用铜钱一个，上着胡黄连

① 生：金陵本第四十二卷蛙条作“虫”。义胜。

② 涩：金陵本第四十二卷蛙条作“淋”。

③ 尿：原作“屎”，据金陵本第四十二卷蛙条改。

五分，以雄猪肚一个，茶油洗净，包蛙扎定，煮一宿，取出，去蛙皮、肠，食肉并猪肚。忌酸咸鱼面、鸡鹅羊肉，宜食猪鸭。

水蛊腹大，动摇有水声，皮肤黑色：干青蛙二个，以酥炙①干，蝼蛄七个炒，苦葫芦半两炒，共末，每空心酒服二钱。

毒痢噤口：水蛙一个，并肠肚捣烂，瓦上焙热，入麝香五分，匀作饼，贴脐上，气通即能进食。

诸痔疼痛：青蛙长脚者一个，烧炭末，雪糕丸梧子大，每空心先吃饭二匙，以枳壳汤送下。

虫蚀肛门：虫蚀肾脏，肛尽肠穿。蛙二枚，鸡骨一钱，俱烧灰，吹入数次效。

癌疮如眼，上高下深，颗颗累垂，如瞽眼，其中带青，头上各露一舌，毒透里者是也。用生井蛙皮烧末，蜜水调傅。

山蛤②俗名石鸡

治小儿劳瘦及疳疾最良，泻痢者忌食。葆验。

颂曰：山蛤，在山石中藏蛰，似蛤蟆而大，青色，能吞气，饮风露，不食杂虫，山人取食。葆按：审其形藏，俗名石鸡，但其性沉寒，泻痢病忌。

蝌　斗

治火飚热疮及疥疮热毒，并捣傅之。和青胡桃肉上皮捣泥，染髭发，一染不变。

时珍曰：蝌斗生水田中，蛤蟆、蛙之子也。二、三月，蛙、蟆曳肠于水际草上，缠缴如索，日见黑点，至春水时，鸣以聒之，则蝌斗皆出，状如河豚，始出有尾。稍大，则足生尾脱。

染髭发：蝌斗、桑椹各半斤，瓶盛密封，悬屋东百日，化泥如

① 炙：金陵本第四十二卷蛙条作“炒”。

② 蛤：原作“哈”，据金陵本第四十二卷山蛤条改。

漆，取涂髭发，永黑不变。

卵 主明目。

蜈蚣

辛，温，有毒。以其制蛇，故能截风，盖厥阴经药也。疗温疟，除三虫，去恶血，堕胎妊。解鬼疰蛊毒，啖诸蛇虫鱼毒，杀鬼物老精。治心腹寒热、积聚癥结。小儿惊痫风搐，脐风噤口，丹毒秃疮瘰疬，便毒痔漏，蛇瘕，蛇瘴，蛇伤。

小儿撮口：但看舌上有疮如粟米及牙龈处，用银剜耳爬去，拭净恶血。蜈蚣研末①傅。

小儿急惊，乌金散②：蜈蚣全者一条，去足炙末，丹砂、轻粉等分，研匀，阴阳乳和，丸绿豆大，每岁一丸，乳汁下。

天吊惊风，目久不下，眼见白睛及角弓反张，声不出：大蜈蚣一条，去头足，酥炙，竹刀批开，记定左右，各用麝香二分，研末，瓶盛，记明，用左边者吹左鼻，右边者吹右鼻，各少许，勿多。若眼未下，再吹，眼下乃止。

破伤中风欲死：蜈蚣研末擦牙，追去涎，立瘥。又方：蜈蚣一条，乌头尖，附子尖③，全蝎，与蜈蚣等分，共末，每用二分，热酒调灌，仍贴疮上，取汗愈。

口眼㖞斜：口内麻木。蜈蚣三条，一蜜炙，一酒浸，一纸裹煨，并去头足，南星一个，切作四片，一生，一蜜炙，一酒浸，一纸裹煨，半夏、白芷各五钱，共为末，入麝香二分，匀，每服一钱，汤下。

腹内蛇癥：菜中蛇过泄精，人误食成瘕，或食蛇肉成瘕，腹内常

---

① 研末：金陵本第四十二卷蜈蚣条作“研汁”。

② 乌金散：金陵本第四十二卷蜈蚣条作“万金散”。

③ 附子尖：金陵本第四十二卷蜈蚣条作“附子底”。

饥，食物即吐。赤足蜈蚣一条炙，末，酒服。亦治蝮蛇螫伤，服并傅。

天蛇头疮，生手指头上：蜈蚣一条，烧烟，熏数次愈。葆验方：蜈蚣一条，雄黄、白芷各一钱，共末，用鸭子一枚，向头破眼，取白去黄，用白调末傅，以鸭子壳外套之，早夜一换，愈。

痔疮痛：蜈蚣一条，片脑半分，末，唾调傅。又方：蜈蚣四条，麻油四两，同煎，数沸，入五倍子末三钱，浸之，瓶收密封。过痛甚者，点油入痔上，痛即止。

女人趾疮，甲内恶肉突出：蜈蚣研末，傅上，外以南星末，醋调傅四围。

腹大如箕：蜈蚣数条，酒炙，研末，每用一钱，以鸡子二个，打开入末搅匀，纸蜜封，煮熟食。

马陆百足虫

辛，温，有毒。辟邪疟，治寒热痞结，胁下满。疗腹中大坚癥块，破积聚瘜肉，恶疮白秃。

时珍曰：形如蚰蜒，紫黑色，其足比比百数，皮极硬，节节有横纹如金线，首尾一般大，触之则侧卧局缩如环，能毒鸡犬，然毒物只外用，勿服。雷敩曰：凡用，糠头炒至糠焦，去糠及头足。

白颈蚯蚓老即白颈

性咸寒，属土，故能解热疾而利小水。又能通经络，故治脚风，诸药必须用之为使。治伤寒疟疾，大热狂烦，小便不利，大腹黄疸，中风痫疾，急慢惊风，温病大热狂言。主历节风痛，肾脏风注，头风齿痛，风热赤眼，木舌喉痹，鼻瘜聍耳，秃疮瘰疬，卵肿脱肛。治蛇瘕，主蛇伤毒。杀长虫，去三虫、蛔虫、伏尸鬼疰、蛊毒。或化为水，或炒末服。盐化为水，主天行诸热，小儿热病，癫痫，解蜘蛛咬毒，蚰蜒入耳，涂丹毒，傅漆疮。葱化为水，疗耳聋，解射罔毒。畏葱盐。

阳毒结胸，按之极痛，或通复结，喘促，大躁狂乱：取生蚯蚓四条，洗净研泥，入姜汁少许，蜜一匙，薄荷汁少许，新汲水服。若热炽者，加片脑少许，即与揉心下，片时自然汗出而解，未效再服。

小便不通：蚯蚓捣烂浸水，滤汁，服立通。

老人尿闭：蚯蚓、小茴等分，杵汁服。

小儿尿闭，乃热结：蚯蚓数条去泥，入蜜少许，研傅茎卵，仍烧蚕蜕纸，朱砂、龙脑、麝香少许，研，以麦冬、灯心煎汤服，立效。

小儿急惊：生蚯蚓一条，研入五福化毒丹一丸，匀，薄荷汤服。

慢惊虚风：生附子去皮脐，干末，以蚯蚓数条，于附子末滚之，候定，刮蚯上附子末，丸粟大，每米饮下十丸。

急慢惊风：端午日取蚯蚓，竹刀截两段，急跳者作一处，慢跳者作一处，入朱砂末和丸。记明：急跳治急惊，慢跳治慢惊，每薄荷汤下七丸。

小儿卵肿：用蚯蚓连土为末，津调傅。

劳复卵肿或缩入腹中绞痛，头身重，心腹急热，拘急欲死：蚯蚓二十四条，水煎二升服，取汗愈。

代指痛：蚯蚓杵傅。

齿缝出血不止：蚯蚓焙末、枯矾各一钱，麝香少许，末擦。

木舌肿痛①：蚯蚓一条，盐化水涂。

咽喉卒肿，不下食：蚯蚓十四条，捣涂喉外，用一条盐水化，和蜜服。

喉痹塞口：韭地红小蚯蚓数条，醋擂②服之，即吐痰血数升，愈。

鼻中瘜肉：蚯蚓一条，猪牙皂一挺，末，蜜调涂。

---

① 肿痛：金陵本第四十二卷蚯蚓条作“肿满”。

② 擂：研磨。

耳卒聋闭：蚯蚓入盐，安葱内，化水点之。

聤耳出脓：蚯蚓、釜上墨、生猪脂等分，研葱汁，作挺，棉裹塞之。

耳中聤聍，干结不出：蚯蚓入葱叶化水，滴耳令满，数度，易挑出。

蚰蜒入耳：蚯蚓末，入葱内，化水点入，蚰蜒亦化水出。

瘰疬溃烂流串者：用荆芥根下段，煎洗拭干，看疮破紫黑处，以针刺去血，再洗。用蚯蚓一把，择韭菜地上五更时收取，火煅末，每一匙，入乳香、没药、轻粉各半钱，炒山甲九片，共末，油调傅之，神效。

龙缠疮毒：水缸底蚯蚓，连泥捣傅。

蜘蛛咬疮，遍身皆有：葱一枝，去尖头，将蚯蚓入叶中，扎两头摇动，即化水点咬处。

伤寒热结，六七日狂乱，见鬼欲走：蚯蚓半斤去泥，入溺，煮汁饮或生绞汁饮。

偏正头痛，不可忍者：蚯蚓去土，焙，乳香，等分，末，每以一字，作纸捻，灯上烧烟，以鼻嗅之。

对口疮毒，已溃出脓：取韭地蚯蚓，捣细，凉水调傅，日换数次。

口舌糜疮：蚯蚓焙、吴茱萸共末，醋调，生面和药，涂足心，效。

蜗　牛

咸，寒，有小毒。功能解热消毒。治贼风喎僻，踠跌，脱肛，筋急。生研汁饮，止消渴。利小便，消喉痹。止鼻衄，通耳聋。治小儿惊痫，脐风撮口。涂诸肿毒，痔漏，及蜈蚣、蝎虿毒。

小便不通：蜗牛和麝香少许，捣贴脐下，以手摩之即通。

大肠脱肛：蜗牛烧灰，猪脂调傅。

痔疮肿痛：蜗牛浸油涂，或烧研傅。

发背初起：蜗牛二百个，新汲水一盏，汤瓶中封一夜，取涎水，入蛤粉调，扫疮上十馀度，热痛止疮便愈。

瘰疬未溃：连壳蜗牛七个，丁香七粒，同烧末，傅纸贴之。

喉风肿痛：端午午时，取蜒蚰十馀条，盐梅四五个，小瓶内封固，俟化水，收水点之。

喉塞口噤：蜒蚰炙、白梅肉炒各二七枚，白矾半生半烧二钱，末，每水调半钱服，得吐立通。

耳腮痄肿及喉下诸肿：蜗牛同面研傅。

面上毒疮初起：寻水蜒蚰二条，酱少许共捣，涂纸上，留一孔出气，贴之即退。

鼻衄不止：蜗牛一枚焙，乌贼骨半钱，共末吹之。

撮口脐风：乃胎热。蜗牛五枚，去壳，研汁涂口，效乃止。又方：加莳萝末半分，匀。

蜒蚰入耳：蜗牛椎烂置耳边，即出。

消渴引饮不止：蜗牛焙半两，蛤粉、胆草、桑皮炒各二钱半，每楮叶汤下。

蜗壳　治一切疳疾，牙䘌，面上赤疮，鼻上酒齄，久痢及脱肛。

一切疳疾：用自死蜗壳七枚，洗净，不得少有尘滓，日干，内酥蜜于壳中，瓷盏盛之，纸糊盏面，置饭上蒸之，连蒸数次，取出，研如泥，渐渐与吃。

牙䘌痛：蜗牛壳烧研，日日揩。

大肠脱肛：蜗壳研末，羊脂溶化调涂，送入即愈。

蛞蝓蜒蚰螺

咸，寒。治贼风㖞僻，轶筋及脱肛，惊痫挛缩。涂蜈蚣蝎毒，肿毒焮热，热疮肿痛。

宗奭曰：蛞蝓、蜗牛，二物也。蛞蝓二角，身肉只一段。蜗牛四角，背上别有肉，以负壳行。许慎《说文》云与蜗牛相似，背负壳者曰蜗牛，无壳者曰蛞蝓，一言决矣。葆元按：蜗牛又名蜒蚰蠃。蛞蝓又名蜒蚰螺，盖同类而实分。许慎文决矣。乡间俗名蜒蚰，生人家阴湿处，说春夏秋间天雨则出布墙间，至冬伏而不出，凡取用者，于湿处板底得之。有讹以蚰蜒名此者，但性殊，形亦异，附载于下，以明其讹。并附验案：一妇年五旬，由七情不舒，缺盆处结核，渐破流水，牵连数核，诸药不愈，教以蜒蚰三枚，古铜钱一枚，同捣烂敷，日换，渐愈。又治喉科，凡喉肿、喉痹、乳蛾等症俱效。鲜青梅肉去核，铺以蜒蚰盖面上，一层梅，一层蜒蚰，候蚰化水，取梅起，留原汁，将梅晒，浸汁又晒，浸以汁尽为度，曝干，瓶盛，硼砂一钱，牙硝五分，直僵蚕四条洗干，梅肉二钱，片脑七分，共研细末，密藏，用时以竹管吹，屡效验。

痔热肿痛：取蜒蚰一条，捣泥，入胭脂坯半钱，龙脑半分，和傅。

脚胫烂疮，臭秽难近：蜒蚰十条，瓦焙末，麻油调傅，立效。

蚰蜒 不入药用。

集注：蚰蜒处处有之，墙屋烂草中尤多，状如小蜈蚣，身圆不扁，尾秃无歧，多足。大者寸馀，死亦蜷屈如环。好脂油香，故入人耳及诸窍。以驴乳灌之，化为水。或入耳，龙脑、地龙、硇砂，末，吹，皆效。

蠼螋 不入药用。

时珍曰：蠼螋，喜伏氍毹之下，故得此名。隐居墙壁及器物下，长不及寸，状如小蜈蚣，青黑色，二须六足，足在腹前，尾有乂岐，能夹人物，俗名搜夹子。其溺射人影，令生疮，作寒热。用犀角汁、扁豆叶汁、鸡肠草汁、马鞭草汁、梨叶汁、茶叶末、紫草末、羊须灰、鹿角末、燕窠土，但得一味涂，皆效。

缘桑蠃[1]桑牛、天螺

治大肠脱肛，研和猪脂涂，立缩。小儿惊风，用七枚焙末，米饮服。

时珍曰：桑蠃，全似蜗牛，诸木皆有，独取桑上者，治惊，与僵蚕、螵蛸等意，以其入肝平风也。小儿惊风，以蜜丸通圣散服之，间以桑牛阴干焙末，服效。

蛔虫蛕—回、人龙

大寒。治目中肤赤热痛，取大者洗净断之，令汁滴目中，数十年肤赤亦瘥。眼生肤翳，赤白膜，小儿胎赤风赤眼，烧末傅之，或以小儿吐出者阴干为末，入汞粉少许，唾津调涂之，又治一切冷瘘。

巢元方《病源》云：人腹有九虫：伏虫长四分，群虫之主；蛔虫长数寸至一尺，发则心腹痛，伤心则死；白虫长一寸，色白头小，生育多，发则损精气、腰脚疼，至一尺，杀人；肉虫状如烂杏，令烦闷。肺虫状如蚕，令咳嗽成劳；胃虫状如蛤蟆，令人呕逆；鬲虫状如瓜瓣，令多唾；赤虫状如生肉，动则腹鸣；蛲虫至微，形如菜虫，居洞肠，令人生痈痔。

玉箸煎：治小儿胎赤眼，风赤眼：用小儿吐出蛔虫二条，瓷盒盛，密封埋湿地，五日取出，瓷瓶盛，每日点。

远年风眼，赤暗：蛔虫五条日干，腻粉一钱，石胆半钱，末，每日点，瘥。

一切冷瘘：吐蛔虫烧末，先以甘草汤洗净，涂之立瘥。

---

① 蠃（luó 罗）：原作“羸”，形近误。蠃，同“螺”。

鳞部

龙骨

甘、平而涩，入手足少阴、厥阴经。能收阳中之阴，而敛浮越之正气，益肾镇惊，健脾，涩肠胃，又主带脉为病。治心腹鬼疰，精物老魅，咳逆烦满，恚怒郁气伏在心下，不得喘息，肠痈内疽，阴蚀囊痒，四肢痿枯，夜卧自惊，汗多泄精，缩小便，止溺血，养精神，定魂魄，止夜梦鬼交，多梦纷纭，肠风下血，泻痢渴疾，吐血鼻洪。女子崩中带下，癥瘕坚结，怀妊漏胎，小儿热气惊痫。又止阴疟冷痢，收湿气脱肛，生肌敛疮。白者良，生煅听用，忌鱼及铁器。

劳神梦泄：龙骨、远志等分，蜜丸梧子大，朱砂为衣，每莲子汤下三十丸。

健忘：久服聪明益智慧。龙骨、远志等分，每食后酒服一匙。

遗尿淋沥：龙骨、桑螵蛸等分，末，每盐汤服二钱。

泄泻不止：龙骨、白石脂等分，末，水叠丸，紫苏、木瓜汤下。

久痢脱肛：龙骨末扑，托入。

耳中出血：龙骨末吹之。

小儿脐疮：龙骨煅傅。

阴囊汗痒：龙骨、牡蛎粉扑。

吐血鼻血，九窍出血：并用龙骨末，吹鼻中即止。昔有患鼻衄，众方不止，用此断止。

男妇溺血：龙骨末水服一匙。

睡即泄精：龙骨四两，韭子等分，空心酒服一匙。

热病下痢欲死：龙骨半斤，煮，候冷缓饮，得汗即愈。

龙齿　涩，凉。镇心安魂魄，杀蛊毒精物鬼魅。治烦闷热狂，骨间寒热，大人惊痫诸痉，癫疾狂走，心下结气，不得喘息，小儿身热不可近，及五惊十二痫。

鼍 龙[1]

甲 酸，微温，有毒，属厥阴。平肝木，除血积，治阴疟，功同鳖甲。杀虫辟蠹，治心腹癥瘕，伏坚积聚，寒热五邪，涕泣时惊，腰中重痛，牙齿疳䘌宣露，瘰疬瘘疮，风顽瘙疥，恶疮死肌。女子少腹阴中相引痛，崩中下血，五色带下，百邪魍魉。小儿气癃眦溃，小腹气疼，及惊恐。畏芫花、甘遂、狗胆。

时珍曰：鼍，性能横飞，不能直上。其身具十二肖，肉如蛇肉，其涎及尾最毒[2]。

肠风痔疾：用皮及骨烧灰，空心米饮服二钱。甚者，入红鸡冠花、白矾少许，末和服。

肉 甘，有小毒。治少气吸吸，足不立地，湿气邪气，诸虫，腹内癥瘕，恶疮。

颂曰：肉色似鸡而发冷气痼疾。梁周兴嗣嗜此肉，后为鼍所喷，便生恶疮。此物有灵，虽补益，不可食。

脂 摩风及恶疮。

肝 治五尸病，用一具炙熟，同蒜齑食。

鲮鲤穿山甲

甲 咸，微寒，有毒。穴山寓水，出阴入阳，厥阴、阳明经药。能窜经络，引诸药达于病所，为风疟疮疡、通经脉、下乳汁之要药。消痈排脓，通窍杀虫，治五邪，惊啼悲伤，痰疟寒热，山岚障疟，风痹强直，中风瘫痪，小儿惊邪，妇人鬼魅悲泣。傅蚁瘘、疮癞、疥癣、痔漏、恶疮。痈疽已溃者慎用，能生脓作痛。凡用，炙炒随方，未有生用。尾甲力胜。

---

① 鼍（tuó 陀）龙：扬子鳄，也称猪婆龙。

② 其身……最毒：此十六字，金陵本第四十三卷鼍龙条中为陆佃语，非李时珍语。

《多能鄙事》[①] 云：凡油龙渗漏，剥山甲里面肉靥投入，自至漏处补住，其性走窜可知。

经验方：凡风湿冷痹，上下强直，不得屈伸，痛甚。五积散，加山甲七片，看病在肢体何处，即于鲮鲤身上照取甲，全蝎，炒，十一个，葱、姜同水煎，酒和服，取汗，避风，良。

中风瘫痪，手足不举：用鲮鲤，左瘫用右甲，右瘫用左甲，川乌炮、红海蛤各二两，末，每用半两，葱白捣汁，和作厚饼，径寸半，随病左右，贴足心缚定，密室安坐，以脚浸热汤盆中，待身麻汗出，急去药，谨避风，自然手足可举，半月再行一次，除根。

肠痔气痔，出脓血：鲮鲤一两，肉豆蔻三枚，来[②]，每米饮服二钱。甚者加猬皮，烧灰，一两，中病即止。

鼠痔成疮，肿痛：山甲尾尖处一两炒，鳖甲一两炙，麝香二分[③]，末，每茶汤服一钱。

蚁瘘不愈：山甲炒末，猪脂调傅。

妇人阴㿉，硬如卵状，随病左右：取山甲之左右边，炒末，每酒服二钱。

乳汁不通：山甲炒末，酒服二钱，外以油梳梳乳，即通。乳岩、乳痈同方。

瘰疬溃坏：山甲烧研敷。

眉炼癣疮，生眉中者：山甲前膊，炙焦，末，入轻粉少许，清油调傅。

耳内疼痛：山甲二片，夹土狗二个，同炒焦，每用一字，吹耳内。聤耳脓，加麝香。

耳鸣耳聋及肾虚：耳内如风、水、钟、鼓声。山甲，蛤粉炒，三

---

① 多能鄙事：明代日用类书，共十二卷，作者刘基。

② 来：疑为“末”之误。

③ 二分：金陵本第四十三卷鲮鲤条作“半钱”。

片，蝎七个，麝香少许，末，麻油化蜡作挺，棉裹日塞。

倒睫拳毛：山甲刮净，以羊肾脂抹甲上，炙黄，如此七次，末，随左右眼，每用一字，嗃鼻内，口中噙水，日用三次，二月取效。

吹乳疼痛：山甲炒①焦、木通各一两，自然铜生用半两，末，每酒服三钱。

蚁入耳内：山甲烧末，水调，灌入耳即出。

肉 甘，涩，温，有毒。

时珍曰：鲮鲤肉最动风，风病人才食数脔，其疾一发，四肢频废，但此物性窜行血也。

石龙子蜥蜴、猪婆蛇

咸，寒，有小毒。其功长于利水。治癥结水肿，尸疰留饮，五癃邪结气，利小便水道，破石淋下血。消水饮阴㿗，滑窍破血，下胎。妊妇忌之。

时珍曰：石龙，名蜥蜴，俗呼猪婆蛇。似蛇，有四足，头扁尾长，形细，长七八寸，大者一二尺。有细鳞金碧色，其五色全者为雄，入药尤胜。葆按：山人俗名迅蜒，谓其疾走迅速意。

小儿阴㿗：蜥蜴一枚，烧灰酒服。

诸瘰②不愈：蜥蜴炙三枚，斑蝥炒四十枚，地胆炒三十丸，为末，蜜丸小豆大，每服二丸，白汤下。

肝 去生胎。

蜥蜴肝、蛇蜕皮等分，末，醋和，摩妊妇脐上及左右，令温，胎即下。

守宫壁虎

咸，寒，有小毒，入血分而祛风。治中风瘫痪，手足不举，

---

① 炒：金陵本第四十三卷鲮鲤条作“炙”。

② 瘰：金陵本第四十三卷石龙子条作“瘘”。

历节

风痛，风痓惊痫，小儿脐风，疳瘦疳痢，血积成痞，疠风瘰疬。傅趸蝎螫伤。

小儿脐风：用壁虎后半截，焙末，男用女乳，女用男乳，调匀，入稀鸡屎少许，掺舌根及牙关，仍以手蘸药摩儿，取汗出，愈。

小儿撮口：朱砂末安小瓶内，捕活壁虎一个，入瓶中，食朱砂末月馀，待体赤，阴干，末，每薄荷汤服三分。

久年惊痫：守宫一个，剪去四足，连血染，入朱砂①、麝香、龙脑各一分，末，薄荷汤调服，先用或吐或下法去痰涎，后服此，神效。

瘫痪走痛：壁虎一枚炙黄，陈皮五分，粟壳一钱，甘草、乳香、没药各二钱半，末，每水服三钱。

历节风痛难忍：壁虎三枚生研，蛴螬三枚纸包煨，地龙五条生研，草乌三枚生研，木香五钱，乳香二钱半，麝香一钱，脑片五分，合研泥，酒糊丸梧子大，每空心乳香酒下三十丸。

破伤中风，角弓反张，筋急口噤，守宫丸：守宫七枚，炙，去足，南星酒浸三日，晒干，一两，腻粉半钱，末，面糊丸绿豆大，每酒灌下七丸，少时汗出得解，更进一服，再汗，瘥。或加白附一两，蜜丸。

疠风成癞，祛风散：壁虎一枚，焙，蚕沙五升淘炒，各为末，以小麦粉四升，拌匀，曝干末，每服一合，煎柏叶汤下，日三。

瘰疬初起：壁虎一枚，焙末，每日酒服半分。

小儿疳疾，蝎虎丹：治一切疳瘦下痢，及无辜疳毒如邪病者。干壁虎一枚炙，蜗牛壳、兰香根、靛花、雄黄各一分，麝香、脑片各半分，共末，醋糊丸黍米大，每脂麻汤下十丸，日二。

---

① 朱砂：金陵本第四十三卷守宫条作“珍珠”。

反胃膈气：壁虎七个，砂锅炒焦，木香、人参、朱砂各一钱半，乳香一钱，共末，蜜丸梧子大，每服七丸，木香汤下，早晚一服。

蛤蚧

咸，平。补肺气，益精血，疗咳血，助阳道，定喘止嗽，利水通淋。治久咳嗽，肺劳传尸，肺痿咯血，咳嗽上气，肺痈，消渴。杀鬼物邪气，下石淋，通月经，治折伤。凡气液衰、阴血竭者宜之。其功在尾，其毒在眼，入药去头、鳞、甲，酒浸焙用。

时珍曰：蛤蚧补肺气，定喘止渴，功同人参，益阴血，助精扶羸①，功同羊肉。近世治劳损、痿弱、消渴，取其滋补。顾玠《海槎录》②云：广西横州甚多蛤蚧，牝牡上下相呼，累日情洽乃交，两相抱负③，人往捕之，亦不知觉，以手分劈，虽死不开。乃用草缠，蒸过曝干，炼为房中药。寻常捕者，不论牝牡，俱可入药。

久嗽肺痿，久嗽不愈，肺积虚热，成痈咳脓血，晓夕不止，喉中气塞，胸膈噎痛：蛤蚧、阿胶、犀角、羚羊角各二钱半，用河水，银石器内熬半升，滤汁，再熬稀膏，时时仰卧细呷。

喘嗽面浮，并四肢浮：蛤蚧，雄雌一对，酒蜜微火炙，人参半两，末，化蜡四两，和作六饼，每煮糯米稀粥一盏，投一饼化，细细温呷之。

颂曰：雄为蛤，皮粗口大，身小尾粗；雌为蚧，皮细口尖，身大尾小。葆按：世俗因阅顾玠海槎录云蛤蚧为房中术助阳药，病虚损者恐其强阳，畏不敢服，又不细审其所云者，取其情洽交合，虽死不开者之义，并非统言寻常所取也。果尔，李时珍何注其功也？故志之。

---

① 羸：原作“嬴”，据金陵本第四十三卷蛤蚧条改。
② 海槎录：金陵本同，刘校本作“海槎余录”。
③ 两相抱负：金陵本第四十三卷蛤蚧条此后有“自堕于地”四字。

蛇蜕

甘，平。辟恶去风，杀虫，止呕逆，退目翳，消木舌。治喉痹喉风，疔肿漏疮，肠痔，蛊毒五邪，言语僻越，及百鬼魅，妇人吹奶，小儿百二十种惊痫，蛇痫，癫疾瘛疭，弄舌摇头，惊悸客热，及傅重舌重腭，唇紧解颅，面疮月蚀，天泡头疮，疬疡白癜风。煎洗诸恶虫疮，催生止疟。孕妇忌服。

时珍曰：凡用，皂荚水洗，缠竹上，或酒，或醋，或蜜炙，或烧炭，或盐泥固煅。

小儿喉痹肿痛：蛇蜕烧末，乳服一分。小儿木舌，同方。

缠喉风：蛇蜕炙、当归等分，末，酒服一钱，取吐。又方：蛇蜕揉碎，烟筒内烧，吸入即破。又方：蛇蜕裹白梅肉一枚，噙咽。

小儿重舌重腭：并用蛇蜕烧灰，醋调傅。

小儿口紧不能开，饮食不语即死：蛇蜕烧灰，拭净傅。

小儿解颅：蛇蜕末，猪颊车髓调涂，日数易。

小儿头疮面疮，月蚀疮：并用蛇蜕，烧末，腊猪脂和涂。

痘后目翳：全蛇蜕一条，焙，花粉五分，共末，羊肝批开，夹药缚定，米泔水煮食，奇效。

横生逆产，及胞衣不下：蛇蜕煅末，酒服，或榆皮煎汤送。又治逆生方：蛇蜕一具，蝉退十四个，头发一握，并烧灰，酒下，分二服，仍以针刺儿足心三七下，擦盐少许，即顺生。

妇人吹乳：蛇蜕一尺七寸，烧末，酒服。

耳忽作痛，如有虫在内奔走，或干痛，或流血水，痛甚：蛇蜕烧末，鹅翎吹之，立愈。

陷甲入肉痛苦：蛇蜕一具，烧灰，雄黄一弹丸，末，温浆水先洗，针破贴之。

蚺蛇南蛇、埋头蛇

胆 甘、苦，寒，有小毒。禀己土①之气，其胆受甲乙风木，主厥阴、太阴之病。明目凉血，除疳杀虫，破血，止血痢，虫蛊下血，杀五疳，去翳膜，疗大风。治目肿痛，心腹䘌痛，下部䘌疮，小儿八痫。水化灌鼻中，除小儿脑热，疳疮䘌漏。灌下部，治小儿疳痢。同麝香，傅齿疳宣露。

颂曰：蚺蛇，弘景言出晋安，苏恭言出桂广以南高贺等州。今岭南诸郡皆有之，在地行，不举头者是真。时珍曰：蚺蛇，大者五六丈，小者三四丈，背有斑纹如锦，形似鳢，头似鼍，尾圆无鳞②。捕蛇满头插花，即注视不动，乃断其首。或采葛藤塞穴中，蛇嗅之即靡，乃发穴取之肉，极腴美，皮可饰刀剑乐器。其胆状若鸭子大，皮极薄，舐之甜苦，取胆，上旬近头，中旬近口，下旬近尾。试真伪法：刮胆少许，入净水中，浮游水上，回旋行走，真；其径沉者，伪也。

齿䘌宣露，出脓血：蚺蛇胆三钱，枯白矾一钱，杏仁四十九枚，研匀，以布揩龈，嗍③令血尽，日三掺，愈乃止。

痔疮肿痛：蚺蛇胆，研香油调傅。

顾含嫂失明，须用蚺蛇胆，求不得，一童以一合授含，视之，蚺蛇胆也，童子化去，嫂用目明。

肉 甘，温，有小毒。去死肌，杀三虫，疗疳疮，辟瘟疫瘴气，除手足风痛。治皮肤风毒疠风，疥癣恶疮，飞尸游蛊，喉中有物，吞吐不出。

时珍曰：按柳子厚《捕蛇说》“永州之野产异蛇”，即此也。

---

① 己土：阴土，指水边的湿润土壤。

② 形似鳢……无鳞：此十字，金陵本第四十三卷蚺蛇条在“恭曰”下。

③ 嗍（shuò 硕）：吮吸。

蚺蛇酒：治诸风瘫痪，筋挛骨痛，痹木瘙痒，杀虫辟瘴，及疠风疥癣恶疮。蚺蛇肉一斤，羌活一两，绢袋盛之，糯米二斗，蒸熟，安曲于缸底，置蛇于曲上，乃下饭，密盖，待酒成，取酒，以蛇焙研，和药酒，每随量饮，忌欲避风，亦可袋盛浸酒饮。

急疳蚀烂：蚺蛇肉，作脍食。

狂犬啮人：蚺蛇脯，水服。

膏 甘，平，有小毒。治皮肤风毒，伯牛疠疾，妇人产后腹痛馀疾，棉裹塞耳聋。

弘景曰：真膏，累累如梨豆子，着他蛇膏，皆大如梅李子也。

牙长六七寸 佩之，辟不祥，利远行。

白花蛇蕲蛇、褰鼻蛇

肉 甘、咸，温，有毒。其性善行数蜕，如风之善行数变，又食石南，所以能透骨搜风，截惊定搐，为风痹惊搐，癞癣恶疮要药。取其内走脏腑，外达皮肤，人身无处不到。治中风湿痹不仁，筋脉拘急，口面㖞斜，半身不遂，骨节寒痛，脚弱不能久立，暴风瘙痒，大风疥癣，肺风鼻塞，浮风瘾疹，身上白驳风，疬疡斑点。通治诸风，破伤风，小儿风热，急慢惊风，搐搦，瘰疬漏疾，杨梅疮毒，痘疮倒陷。

集注：诸蛇鼻向下，独此蛇鼻向上，故名褰鼻。又凡服蛇酒药，切忌见风。时珍曰：蕲蛇，黔蜀湖俱有，今以蕲蛇擅名，然蕲地亦不多得，市肆所货，官司所取，皆兴国州诸山中来，其蛇龙头虎口，黑质白花，胁有二十四个方胜纹，腹有念珠斑，尾有佛指甲，长一二分，虽死干枯而眼光不陷，他产则否。多在石南藤上，食其花叶，人以此寻获，先撒沙土一把，则蟠而不动，以叉取之。凡用，春秋酒浸三日，夏一宿，冬五宿，取出，炭火焙干，以瓶盛，埋地一宿，出火气，去皮骨，取肉用。

驱风膏：治风瘫疠风，遍身疥癣。蕲蛇肉四两酒炙，天麻七钱半，薄荷、荆芥各二钱半，共末，酒五升，蜜四两，石器熬成膏，每温酒服一盏，于暖处出汗，十日效。

世传白花蛇酒：治诸风，无论新久。手足缓弱，口眼㖞斜，语言謇涩，或筋脉挛急，肌肉顽痹，皮肤燥痒，骨节疼痛，或生疥癞。白花蛇一条，温水洗净，头尾各去三寸，酒浸，去骨，取肉一两，全蝎、当归、防风、羌活各一钱，赤芍、白芷、独活、天麻、甘草、升麻各五钱，剉碎，绢袋盛，糯米二斗，蒸熟，如常造酒，以绢袋，药置内，待成取酒，同袋密封，煮熟，置阴地七日，出火气，每温饮数杯，常令相续。

濒湖白花蛇酒：治中风伤酒，半身不遂，口目㖞斜，肤肉顽痹，骨节痛，及年久疥癣，恶疮风癞。白花蛇一条，酒洗润，去骨刺，取肉四两，羌活、当归、天麻、秦艽、五加皮各二两，防风一两，剉，绢袋盛，安置金华酒坛内，入糯米酒未下水者五壶浸袋，箬叶密封，安坛于大锅内，水煮一日取起，埋阴地七日，取出，每饮数杯，酒尽以滓暴干末，酒糊丸梧子大，每酒下五十丸。忌见风犯欲，戒鱼、羊、鹅、面发物。

治癞白花蛇膏：白花蛇五寸，酒浸，去皮骨，炙干，雄黄一两，末，水飞，和白蜜一斤，杏仁一升，去皮研，同炼，每酒服一钱，日三。先服通天再造散，下去虫物，乃服此，除根。

圣济白花蛇散：治脑风头痛，时作时止，及偏头风。白花蛇，酒浸，去皮骨，南星，浆水煮，切片炒，各一两，石膏、荆芥各二两，骨皮二钱半，为末，每服一钱，茶下，日三。

头 有毒。治紫癜风，毒癞。

除风散：蕲蛇头二枚酒浸，炙，蝎梢炒，防风各一两，末，每温酒服一钱。

目睛 治小儿夜啼，以一只为末，竹沥调少许，灌之。

乌梢蛇乌蛇、黑花蛇

肉 甘，平。治诸风顽痹，皮肤不仁，风瘙瘾疹，疥癣，热毒风，紫白癜风，大风疠疾，皮肌生癞，眉髭脱落，瘑疥等疮，功与白花蛇同，而性善无毒。

集注：乌蛇，生商洛山，背有三棱，色黑如漆，今蕲州、黄州之中有之，不食生命，不害人，多在芦丛中，剑脊头圆，尾尖细，能穿小钱百文者佳，眼有赤光，至枯死眼不陷如活者，秤之身重七钱至一两者为上，斤许及粗大力减。凡用，去头及皮鳞、带子，剉断，苦酒浸一宿，漉出，柳炭火炙，再以酥炙用。

大风疾：商州有人患大风，家人恶之，山中为起茅屋。有乌蛇缠死酒坛中，病人不知，饮酒，渐瘥。坛底见蛇骨，始知其由。又方：乌蛇三条蒸熟，取肉焙研，蒸饼丸米粒大，以喂乌鸡。待尽，杀鸡烹熟，取肉焙研，末，酒服一钱，或蒸饼为丸服。

紫白癜风：乌蛇肉酒炙六两，枳壳麸炒，牛膝、天麻、白蒺藜炒、五加皮、防风、桂心各二两，熟地四两，剉匀，绢袋盛。二斗酒中浸，密封七日，每服一盏。忌鸡鹅鱼肉发物。

破伤中风，项强身直：蕲蛇、乌蛇并取向后二寸，酒润取肉，蜈蚣一条，炙，共末，每温酒服三钱。

膏 治耳聋，棉裹豆许塞之，神效。

胆 治大风疠疾，木舌胀塞。

大风龙胆膏：治大风疾，神效。用冬瓜一个，截去五寸，去穰，掘地坑深三尺，令净，安瓜于内。以乌蛇胆一枚，消梨一个置于瓜内①，以物隔土盖之，至三七日看一度，瓜未甚坏，候七七日，三物俱化为水，在瓜皮内，取出，每用一匙，酒和服，数次愈。

木舌塞胀，不治杀人：乌蛇胆一枚，焙干末，傅舌上，涎出吐去。

皮 治风毒气，眼生翳，唇紧，唇疮。

---

① 内：金陵本第四十三卷乌蛇条作“上”。

小儿唇紧唇疮：并用乌蛇皮烧灰，酥和傅。

卵 治大风癞疾，和诸药为丸服，与乌蛇肉同功。

水蛇公蛎蛇

甘、咸，寒。治消渴烦热，毒痢。

水蛇丸：治消渴烦热，口干心燥。水蛇一条活者，剥皮炙黄为末，蜗牛五十个，水浸五日取涎，以花粉末煎稠，入麝香一分，粟饭和丸豆大，每姜汤服十丸。

皮 烧灰油调，傅小儿骨疽脓血不止，及手指天蛇毒疮。

天蛇毒：用水蛇一条，去头尾，取中截如手指长，刮去骨肉，勿令病者见，以蛇皮包手指，自束紧，外用纸裹，顿觉身凉，愈。

黄颔蛇黄喉蛇、桑根蛇

肉 甘，温，有小毒。酿酒，或入丸散服，治风癞顽癣恶疮。自死者渍汁，涂大疥。煮汁，浸臂腕作痛。烧灰，猪脂调，涂风癣漏疮，妇人妒乳，瘈犬咬伤。

颔，喉下也，此蛇喉下色黄，丐儿养弄，不甚毒，死即食之。时珍曰：古方用自死蛇，当是此蛇，蜕亦多此。

恶疮似癞，及马疥大如钱：自死蛇一条，水煮烂，取汁涂，随手瘥。

猫鬼野道，歌笑①不自由：午月午日②，取自死蛇，烧灰，井华水服，七日一服。

瘈犬啮伤：自死蛇一条，烧焦，末，纳入疮孔中。

蛇头 烧灰，治久疟及小肠痈，入丸散用。

发背肿毒：蛇头烧末，醋和傅，日三易。

骨 治久疟劳疟，炙，入丸散用。

---

① 笑：金陵本第四十三卷水蛇条作“哭”。

② 午月午日：即五月五日，端午日。

一切冷漏：自死蛇取骨末，封之。大痛，以杏仁膏摩之即止。

涎 有大毒。

江南山间一种蛊毒，以蛇涎合药，着饮食中，使人病瘕，积年乃死，以雄黄蜈蚣之药治，瘥。葆按：此统言诸蛇涎也。又集注：竹根蛇，谓之青蝰蛇，不入药用，最毒，俗名青竹蛇，喜缘竹木，与竹同色，大者长四五尺，其尾三四寸有异点者，名熇尾蛇，毒尤猛烈，被咬者，急灸三四壮，毒即不行，乃以药傅之。

蛇吞鼠 治鼠瘘蚁瘘，有细孔如针，腊猪脂煎焦，去滓涂之。

蛇吞蛙 治噎膈，劳嗽，蛇瘘。

噎膈：用蛇含蛤蟆，泥包烧炭，末，米饮服。

久劳咳嗽，吐臭痰：寻水边蛇吞青蛙未咽者，连蛇打死，取蛙，黄泥固，煅，空心服一匙，忌生冷，七日除根。

蛇瘘不愈：蛇腹蛤蟆，烧灰封之。

鲤鱼

肉 甘，平。煮食，止渴，下水气，利小便。治咳逆上气，黄疸，水肿脚满，下气。怀妊身肿，及胎气不安。作鲙食，温补，去冷气，痃癖气块，横关伏梁，结在心腹。烧末服，能发汗，定气喘咳嗽，下乳汁，消肿。米饮调服，治大人小儿暴痢。童便浸煨，研服，止反胃及恶风入腹。然能动风，发热风病人忌食。

诜曰：鲤脊上两筋及黑血有毒，溪涧中者毒在脑，俱不可食。

水肿：鲤鱼一尾，赤豆一升，水煮食饮汁，一顿食尽，当下痢，瘥。妊妇水肿，同方。

水肿胀满：赤尾鲤鱼，取一斤重者，破开，不见水，忌盐，以生矾五钱研末，入腹内，火纸包，外以黄土泥裹灶内煨熟，取出去纸泥，粥送食即消，屡验。

胎动不安及妇人数伤胎，下血不止：鲤鱼一尾治净，阿胶炒一两，糯米二合，入葱姜、橘皮，盐少许，煮臛食。

恶风入腹，久肿，及妇人新产，风入产户内，如马鞭，嘘吸短气咳嗽：鲤鱼一尾长尺许，尿浸一宿，平旦以木篦从头贯至尾，文火炙熟，去皮，空心顿食，勿用盐、醋。

反胃吐食：鲤鱼一尾，童便浸一宿，炮焦，末，和米煮粥食。

小儿木舌：长大满口。鲤鱼肉生切片，贴之，帛系定。

咳嗽气喘：鲤鱼一尾去鳞，纸裹煨熟，去骨刺，末，同糯米煮粥，空心食。

乳汁不通：鲤鱼一尾烧末，每酒下二钱①。

积年骨疽：一捏一汁出。熬饴糖，勃疮上。破生鲤鱼湁之，顷时刮视虫出，更洗，照傅，虫尽则愈。

胆 苦，寒，明目。治目热赤痛、青盲。久服强悍，益志气。点雀目燥痛，赤肿翳痛。涂小儿热肿，滴耳治聋。

小儿咽肿痒痛：鲤鱼胆十枚，和灶泥土，涂咽外，立效。

大人阴痿：鲤鱼胆、雄鸡肝各一枚，干末，雀卵和，丸豆大，每吞一丸。

眼上生晕：不问新久，取大鲤鱼胆滴铜镜上，阴干，竹刀刮下，每点少许。

赤眼肿痛：鲤鱼胆五枚，黄连末半两，和匀，入蜜少许，瓶盛，饭上蒸，用贴目眦，日二②。

脂 食之，治小儿惊忤诸痫。

脑髓 疗诸痫。煮粥食，治暴聋。和胆等分，频点目眦，治青盲。

血 治小儿火疮，丹肿疮毒，涂之立瘥。

肠 治小儿肌疮，聤耳有虫，同酢捣烂，帛裹塞之。痔瘘有

---

① 二钱：金陵本第四十四卷鲤鱼条作“一钱”。
② 日二：金陵本第四十四卷鲤鱼条作“日五七度”。

虫，切断炙熟，帛裹坐之。俱以虫尽为度。

子 食之动风，助火损目。葆验。弘景曰：同猪肝食，害人。

目 治刺疮，伤风伤水作肿，烧灰傅之，汗出即愈。

齿 治石淋。

用齿一升，研末，三年陈醋调和，分三服。《外台》：治卒淋，酒服。

骨 烧灰，水服，治女子赤白带下，阴疮，及鱼哽不出。

皮 治瘾疹。烧灰水服，治鱼哽六七日不出者，日二服。

鳞 治产妇滞血腹痛，烧灰酒服，亦治血气。烧灰水服，治吐血，崩中漏下，带下痔漏，诸鱼骨哽。

痔漏疼痛：鲤鱼鳞数片，棉裹如枣形，纳入坐之，痛即止。

诸鱼骨哽：鲤鱼鳞焙研，凉水服，其刺自跳出，神效。

鼻衄不止：鲤鱼鳞烧灰，冷水服二钱。

鲢鱼鱮鱼

肉 甘，温。温中益气，多食令人热中发渴，又发疮疥。

时珍曰：鲢鱼处处有之，状如鳙而头小形扁，细鳞肥腹，其色最白，失水易死。

鳙鱼鱃鱼

甘，温。暖胃益人，食之已疣，多食动风热，发疮疥。

时珍曰：鳙鱼，处处江湖有之，似鲢而色黑，其头最大，有至四五十斤者，味亚于鲢，鲢之美在腹，鳙之美在头，非一类也。

鳟鱼赤眼鱼

肉 甘，温。暖胃和中，多食动风热，发疥癣。

时珍曰：鳟鱼处处有之，状似鲻而小，赤眼贯瞳，身圆而长，鳞细青，质赤章，好食螺蚌，善于遁网。

鲩鱼草鱼

肉 甘，温。暖胃和中。

李廷飞云：能发诸疮。葆按：我婺山人于夏初至九江办鱼苗，约分许，挑养至家，择水缓掘池养之，稍大，择去杂鱼，放入塘养，每日刈嫩草及溪边水藻饲之。其塘水来路远近河者，谓之热水，其鱼易涨价廉，俗传不益人。其塘水由石泉涉近者，谓之冷水，价昂，云大补益。甚有养数十年，重仅数斤者。相传云：炖熟食，治病虚羸瘦，胃不纳食，阴疟肿满，痘疮痈疽，及产后浮喘等症。以其性温，又藉涵养，故能补益，然食亦有应效不效者。

胆 苦，寒。治喉痹飞尸，水和搅服。一切骨哽，及竹木刺在喉中，以酒化二枚，温呷取吐，出。腊月收取，阴干待用。

青鱼

肉 甘，平。益气力，除烦闷。治脚气湿痹，脚弱烦闷，俱和韭白煮食。服白术时忌服。

眼睛汁 注目中，能夜视。

头中枕 水磨服，平水气，治心腹卒气痛，血气心痛。作饮器，解蛊毒。

颂曰：头中枕骨，蒸冷气通曝干，状如琥珀，荆楚人拍作酒器及梳篦，甚佳。

胆 甘①，寒。点暗目，涂热疮，能消赤目肿痛，吐喉痹痰涎，化鱼骨哽，疗诸恶疮。

乳蛾喉痹：青鱼胆含咽，又用汁灌鼻中，取吐。万氏方：胆矾入青鱼胆中，阴干，每用少许点喉内，取吐。

赤目障翳：青鱼胆频点，或加黄连，海螵蛸等分，末。或黄连熬

① 甘：金陵本第四十四卷青鱼条作“苦”。义胜。

膏，青鱼胆汁和片脑少许，瓶盛密封，每日点。

鲻鱼子鱼

肉 甘，平。开胃，利五脏，令人肥健，与百药无忌。

志曰：生江河浅水中，似鲤，身圆头扁骨软，喜食泥。时珍曰：生东海，状如青鱼，长者尺馀，子满腹，有黄脂，味美，吴越人为佳品，腌为鲞腊月。

白鱼鱎鱼

肉 甘，平。开胃下气，补肝明目，助脾气，去水气，调五脏，助血脉，理十二经络，舒展不相及气。治肝气不足，灸疮不发者，作鲙食之，良。患疮疖人食，作脓。

时珍曰：白形窄，腹扁鳞细，头尾俱向上，肉中有细刺，武王白鱼入舟，即此。虽比他鱼似可食，亦能热中发疮，生痰，所谓补肝明目，未足尽信。

鯼 鱼

肉 甘，平。补五脏，益筋骨，和脾胃。多食宜人，作鲙①良，曝干美，亦不发病。

鯼，生江湖，圆厚而长似鳡，腹稍起，扁额长喙，细鳞腹白，背微黄，口在颔下，性啖鱼，大二三十斤。

鳡鱼黄颊、䱡鱼

肉 甘，平。暖中益胃，食之已呕。

时珍曰：鳡似鯼而腹平，重者数十斤，啖鱼，最毒，池中有此鱼，难畜。《异苑》云：诸鱼欲产，鳡以头冲其腹，世谓众鱼生母，然诸鱼生子，必雄鱼冲腹，尿白盖子，未必尽是鳡鱼。

---

① 鲙：金陵本第四十四卷鯼鱼条作“鲊”。

石首鱼

肉　甘，平。合莼菜作羹，开胃益气。

时珍曰：生东南海中，形如白鱼，扁身，弱骨，细鳞，首有白石二枚，莹洁如玉，至秋化为凫，即野鸭有冠者，腹中白，鳔可作胶。每岁四月，来自海洋，棉亘数里，其声如雷，海人以竹筒探水底，闻其声，乃下网，截流取之，泼以淡水，皆圉圉无力，初水来者甚佳，二水三水来者，鱼渐小，味渐减矣。

鲞

炙食，能消瓜成水，治暴下痢，及卒腹胀不消。消宿食，主中恶，鲜者不及。

此石首鱼干者，名鲞鱼。时珍曰：鲞能养人，人恒想之。诸鱼干皆为鲞，其美不及石首，故独专称。白者佳，痢疾忌油腻生冷，唯白鲞宜食。盖鲞饮咸水，性不热，且无脂不腻，故无热中患，而消食理肠胃也。

头中石魫　水磨服，下石淋，或烧灰饮服。研末或烧炭末，水服，治淋沥，小便不通。煮汁服，解砒霜毒，野菌毒，蛊毒。

石淋诸淋：石首鱼头石十四枚，当归等分，末，水煮顿服，立愈。

聤耳出脓：石首魫末，或烧末掺。

蜈蚣咬伤：白鲞皮贴之。

勒　鱼

肉　甘，平。开胃暖中，作鲞尤良。干者，俗谓之勒鲞。

时珍曰：勒鱼出东南海中，以四月至，渔人设网候之，听水中有声，则鱼至矣。有一次、二次、三次乃止，头上有骨，合之如鹤喙形。

鳃　治疟痢，以一寸，和七宝饮，酒水各半，煎，露一夜服。

鲚鱼

甘，温。多食发疥。助火，动痰，发疾。

时珍曰：鲚生江湖，常以三月始出，状狭而长薄，如削木片，亦如长薄尖刀。形细，鳞白色，吻上有二硬须，腮下有长鬣如麦芒，腹下有硬角，利。葆按：俗名拖薄屑。

鲊 贴痔瘘。瘘有数孔，用耕垡①土烧赤，以醋浸，合壁土，令热，以鲚鲊和匀，贴之。

鲥鱼

肉 甘，平。补虚劳。蒸下油，以瓶盛，埋土中，涂汤火伤，效。

鲫鱼

肉 甘，温。诸鱼属火，独鲫属土，土能制水，有调胃实肠行水之功。和五味煮食，益五脏，补虚羸。温中下气，止下痢，肠痔排脓，托痘疮。合莼菜作羹，主胃弱不下食，能调中，益五脏。合茭首作羹，主丹石发热。合赤小豆煮食，消水肿。以猪脂煎灰服，治肠痈。和盐花烧炭研，掺齿疼。炙油，涂妇人阴疳诸疮，杀虫止痛。忌麦冬、芥菜、砂糖、猪肝。然多食亦能动火。

反胃吐食：大鲫鱼一尾，去肠留鳞，入绿矾填满，泥固，煅炭末，每米饮下一钱。

鹘突羹：治脾胃虚冷，不下食。鲫鱼半斤去肠，切，沸豉汁投之，入胡椒、莳萝、姜、橘，末，空心食之。

卒病水肿：鲫鱼三尾，去肠留鳞，以商陆、赤小豆等分，填满扎定，煮糜去鱼，食豆饮汁，数服，愈。

---

① 耕垡：原作“耕岱”，金陵本作“耕垡”。据《备急千金要方》宋版配补本卷二十三改。垡，翻地。

肠风下血：大鲫鱼一尾，去肠留鳞，入五倍子填满，泥裹，煅炭末，每酒服一钱，或饭丸服，日二。

肠风血痔：鲫鱼一尾，去肠留鳞，入白矾末二钱，以棕包纸裹，烧炭末，每饮下二钱。

酒积下血：常以鲫鱼酒煮食。肠痔滴血同，或作羹食。

消渴饮水：鲫鱼一尾，去肠留鳞，以茶叶填满，纸包煨熟，食数尾，愈。

小肠疝气：鲫鱼同小茴煮食，久食，愈。

妇人血崩：鲫鱼一尾，去肠，入血竭，乳香等分，内棉包，烧炭末，每热酒下二钱。

膈气吐食：大鲫鱼一尾，去肠，大蒜切片，填满，纸包，十重泥裹，炭火煨熟，取肉，和平胃散末二两，杵丸梧子大，每米饮服三十丸。

小儿齁喘：活鲫鱼七尾，器盛，令儿自小便养之，待变红，煨熟食。

小儿舌肿：鲫鱼切片贴，频换。

小儿丹毒：从髀起，流下阴头。鲫鱼肉五合，赤小豆末二合，捣匀，水和傅。

妇人阴疳诸疮：鲫鱼炙出油，涂。

小儿秃疮：鲫鱼去肠，入皂矾填满，煅末傅。又方：乱发填满，煅，雄黄末一钱，和匀，先以虀水洗净，傅。

走马牙疳：鲫鱼一尾，去肠，入砒二分，生地一两，纸包烧炭，入枯矾，麝香少许，研匀掺之。

骻上便毒：鲫鱼一尾，山药五钱，野者佳，同捣敷之。对口毒，同方。

手足瘭疽，累累如赤豆，剥之汁出：鲫鱼一尾，长三寸者，乱发一鸡子大，猪脂一升，同煎熬膏涂。

刮骨取牙：鲫鱼一尾，去肠，入砒肉，露于阴地，待有霜，刮下，瓶妆，针撬牙根，点少许，咳嗽自落。

鲙 温脾胃，去寒结气。治久痢赤白，肠澼痔疾，丹毒风眩，脚风上气。

葆按：此鱼生也，详看鲙下，勿食为是。

鲊 治瘑疮，批片贴之，或用桃叶捣傅，杀其虫。

葆按：此鱼鲊也，鲊酝也，以盐掺酝酸而成，详看鱼鲊下。

赤痢不止：鲫鱼鲊二脔，切片，秫米一把，薤白一虎口，切，合煮粥，食之。

头 烧研饮服，治咳嗽下痢，小儿头疮口疮，重舌目翳。酒服，治脱肛，及女人阴脱，仍以油调傅之。酱汁和，涂小儿面上黄水疮。

子 调中，益肝气。

骨 烧灰，研傅䘌疮，数次即愈。

胆 取汁，涂痟疮、阴蚀疮，杀虫止痛。点喉中，治骨哽及竹刺不出。

小儿脑疳：鼻痒，毛发作穗，黄瘦。鲫鱼胆滴鼻中，数次效。

滴耳治聋：鲫鱼胆一枚，乌驴脂少许，麻油半两，和匀，纳葱管中，七日取，滴耳中，日二次。

消渴饮水：用浮石、蛤蚧、蝉蜕等分，末，以鲫鱼胆七枚，调服三钱，神效。

脑 治耳聋，以竹筒盛，蒸过，滴入耳中。

鳊鱼鲂鱼

肉 甘，温。调胃气，利五脏。和芥食之，助脾气，去胃风，消谷。作鲙食之，助脾气，令人能食，功同鲫鱼，但疳痢病勿食。

鲈鱼四鳃鱼

甘，平，有小毒。补五脏，益筋骨，和肠胃。治水气，益肝肾，安胎，补中。作鲙作鲊食俱良。曝干甚香美，虽有小毒，不甚发病，然多食亦发疮癖疮肿，忌同乳酪食。

鳜　鱼

肉　甘，平。补虚劳，益脾胃，助气力，令人肥健。治腹内恶血，去腹内小虫及肠风泻血。鲙食，愈劳瘵。

尾　小儿软疖，贴之即消。

胆腊月阴干　苦，寒。治骨哽不拘久近。

骨哽及竹木刺入咽喉：不拘大人小儿久近，或入脏腑，痛刺黄瘦，甚者，服之皆出。腊月收胆悬干，每用少许，煎酒温呷，得吐则哽随出，未吐再服，无不出者，蠡、鲩、鲫胆俱可。

黄鮈①鱼杜父鱼、船碇鱼

甘，温。色黄。治小儿差颓，用此鱼擘开，口咬之七下即消。

藏器曰：生溪涧中，长三四②寸，大头阔口，尾歧，色黄黑，有斑，脊背有鬐刺，螫人。差颓，阴核大小子也。

石斑鱼

性淫，与蛇交，子及肠有毒，食令吐泻，鱼尾草解之。

白鲦鱼

肉　甘、温。煮食，已忧暖胃，止冷泻。

银鱼鲙残鱼

肉　甘，平。作羹，宽中健胃。

鱵鱼针公姜公鱼

甘，平。食之无疫。

---

① 鮈：金陵本第四十四卷杜父鱼条作“鲴”

② 三四：金陵本第四十四卷杜父鱼条作“二三”。

金鱼

肉 甘、咸，平。有鲤、鳌①、鲫、鳅数种，金鲤鱼治久痢。金鳌鱼解砒石及鸦片烟毒。

葆验附方：鸦片烟毒，一时气愤，吞鸦片烟寻死，急觅人家缸养鳌形三尾鱼一尾，生捣汁，和阴阳水，滤汁，灌之，使上吐下泻，屡效，不吐泻者，难救。解砒石毒，同方。

久痢噤口欲死：红鲤鱼一尾，约重一二斤，如常治净，烹用盐酱葱。必要入胡椒末三四钱，煮熟，置病人前嗅之，欲吃随意，连汤食，病除进食，屡效。金丝鲤亦可。

鳢鱼蠡鱼

肉 甘，寒。煮食，疗五痔，下大水。治湿痹，面目浮肿，下大小便，壅塞气。作鲙，与脚气风气人食，良。又主妊娠有水气。能发痼疾。及有疮者勿食，令瘢白。

十种水气垂死：鳢鱼一斤，煮汁，和冬瓜、葱白作羹食。

下一切气：大鳢一尾，破肚，入胡椒末一两，大蒜片三颗，缝合，赤小豆一升，煮熟，入萝卜三五个，葱一握，切，再煮，空心食之，并饮汁，至饱，到夜得下恶气，五日更一服。

一切风疮顽癣、疥癞年久不愈：不过三服，效。鳢鱼一头，去肠肚，以苍耳叶填满，外以苍耳安锅底，置鱼于上，少少着水，慢火煮熟，去皮骨，淡食，勿入盐酱，效。

浴身儿出痘：除夕黄昏时，用大鳢鱼一尾，若小者，用二三尾，煮汤，浴儿遍身，七窍俱到，不可嫌腥，以清水洗去。如不信，留一处不洗，倘出痘时，此处偏多。

胆 甘，平。诸鱼胆苦，唯此胆独甘。喉痹将死者，点入少

---

① 鳌：金陵本第四十四卷金鱼条作“鳘”。

许即瘥。深者，水调灌之。腊月收取，阴干待用。

肠及肝 治冷败疮中生虫，以五味炙香，贴痔瘘及蛀骭疮，引虫尽为度。

鳗鲡鱼白鳝、蛇鱼

肉 甘，平，有毒。煮食，杀诸虫，愈劳瘵，补虚损，暖腰膝，起阳事。疗恶疮，治五痔疮瘘，传尸骨蒸，疰气劳损，风湿脚气，腰肾间湿风痹，常如水洗，小儿疳劳及虫心痛。妇人带下，及阴疮虫痒。疗一切风瘙如虫行，压诸草石药毒，不能为害。以五味煮食，甚补益。患诸疮瘘疬疡风人，宜常食之。

《夷坚志》云：鳗鲡，四月无鳃，背有白点，腹有黑斑，及重二三斤，水行昂头，食之杀人。葆按：鳗鲡，产山溪小河清水中者，色青，两目腮小，腹白，重十数两，食之甚补益。若产江河中者，色黄，重数斤。相传喜穿死尸腹中，大毒，食者无益有损。

膏 涂诸瘘疮，滴耳中，治虫痛。曝干微炙，取油，涂白驳风，瘥。

白驳风生头面上，浸淫似癣，刮令燥痛。炙熟①脂揩之，三度即瘥。

骨及头 炙研入药，治疳痢肠风，崩带。烧灰敷恶疮。烧熏痔瘘，杀虫。

张鼎云：烧骨烟熏蚊，冷化为水，置骨于衣箱，断诸蠹虫。

一切恶②疮：鳗鲡骨炙研，入诸色膏药贴之。

鳝鱼黄䱇

肉 甘，大温。补中益血，培五脏，补虚损，疗沛唇。治妇人产后恶露淋沥，血气不调，羸瘦，止血，除腹中冷气肠鸣，湿

---

① 熟：金陵本第四十四卷鳗鲡鱼条作“热”。

② 恶：原作“要”，据本书卷八及文义改。

痹。善补气，产后宜食。逐十二经风邪。患湿风恶气人，作臛，空腹饱食，暖卧取汗如胶，从腰脚中出，候汗干，暖五枝汤浴之，避风，三日一作，甚妙。专贴一切冷漏、痔漏、臁疮引虫。

臁疮蛀烂：鳝鱼数条，打死，香油抹腹，蟠疮上系定，顷刻痛不可忍，然后取下，看腹有针眼，皆虫也，未尽更作，后搽生肌化瘀药。

血 涂癣及瘘，和麝香少许，涂口眼㖞斜，右㖞涂左，左㖞涂右，正即洗去。滴耳治耳聋，滴鼻止鼻衄。治疹后生翳，点少许入目。治赤疵，和蒜汁、墨汁频涂之，又涂赤游风。

头 甘，平。烧服，止痢。主消渴。去冷气，除痞癥，食不消。同蛇头、地龙头烧灰酒服，治小肠痈。百虫入耳，烧末，棉裹塞，立出。

皮 治妇人乳核硬疼，烧灰，空心温酒服。

泥鳅鳛鱼

甘，平。暖中益气，醒酒，解消渴，起阳事。同米粉煮食，调中收痔。其性沉泥，涎滑难握。脾虚便溏者勿食。葆元验。

消渴饮水：泥鳅，阴干，去头尾，焙，烧灰，干荷叶，等分，末，每新汲水服二钱。

喉中物哽：生泥鳅用线缚其头，以尾先入喉中，牵拽出之。

鳣鱼鲟鳇、黄鱼

肉 甘，平，有小毒。肥美，利五脏。多食难克化，发疮，生热痰。

时珍曰：生江河，无鳞，色灰白，背有骨甲三行，鼻长有须，口在颔下，其尾歧。其出以三月，逆水而生①，其食张口接物，听其自

① 生：金陵本第四十四卷鳣鱼条作“上”。

入。世俗谓鲟鳇鱼吃自来食，其行在水底，渔人以小钩近千沉而取之，一钩着身，诸钩皆着，待其困惫，方敢掣取。小者百斤，大者重一二千斤，长二三丈。气腥，脂与肉层层相间，肉白脂黄，逆上龙门，能化为龙，其脊骨及鼻并鬐与腮皆脆软，可食。其肚及子，盐藏食亦佳，其鳔亦可作胶。葆按：俗名黄鱼肚。附载验。

鳔黄鱼肚。葆增　甘，温。壮阳事，暖子宫，益精强阴，调经种子。治丈夫肝肾不足，腰脊骨痿，梦遗淋浊，劳伤虚损，女子冲任俱衰，赤白漏下，经闭寒热，阴冷无子。古方失载，今种子丸用之多效。

葆按：初诊临症，意谓《本草》不载，未敢据用。承庭训先严述其功，旋因一妇，年三十六，未受孕，培补药服罔效，求治，予仿种子丸，倍鱼鳔常服，连举二子。一许姓妇，带浊年久，补之不应，滋之益甚，教以黄鱼鳔，每早切数片，饭上蒸软如麻糍，白糖调，点食渐愈。一余叟，年已登古稀，每动，脑后枕骨渍渍辄响，亦教照法食，俱服斤许，愈。故特列名，并附验。

肝　治恶血疥癣。炙食勿用盐。

鲟鱼鲔鱼、碧鱼

肉　甘，平。补虚益气，令人肥健。煮汁饮，治血淋。

时珍曰：鲟出江淮、辽海，至春始出如浮阳，见日则目眩，其状如鳣而背上无甲，色青碧，腹白，鼻长与身等，口在颔下，颊下有青斑纹如梅花状，尾歧如丙，长一二丈，亦能化龙，味亚于鳣，鬐骨不脆，其鳔亦可作胶，与鳣同，亦补益。

鼻肉　补虚下气，作脯食，名鹿头、鹿肉，言其美也。

子状如小豆　食之肥美，杀腹内小虫。

鮧鱼鲇鱼

肉　甘，温。作臛补人。治百病，疗水肿，利小便。治五痔下血，肛痛，同葱煮食之。治口眼㖞邪，切尾尖，朝吻贴之即正。

时珍曰：鲇乃无鳞之鱼，大首偃额，大口大腹，鮠身鳢尾，有齿，有胃，有须，生流水者，色青白，生止水者，色青黄，亦至三四十斤。

身面白驳：鲇鱼半斤一头，去肠，以粳饭、盐、椒，如常作鲊，以荷叶作三包，更以荷叶重包，令臭烂，先以布白驳处拭赤，乃炙鲊①包，乘热熨，令汗出，以棉衣包之，勿令见风，以瘥为度。

涎 治消渴疾，和黄连末为丸，乌梅汤，每服五七丸，日三。

目 治刺伤中水作痛，烧灰涂之。

肝 治骨哽在喉。方在栗部下。

鯑鱼人鱼、孩儿鱼

味甘，有毒。食之，疗瘕疾，无蛊疾。

弘景曰：人鱼，似鳀有足，声如小儿啼。其膏燃之不消。秦始皇骊山塚中，所用人膏，是此也。时珍曰：人鱼有二种，生江湖中者，腹下翅形似足，其腮颊轧轧如儿啼，故名啼鱼。一生溪涧中，形声皆同，但能上树，乃鲵鱼也。

河豚鯸鮧

甘，温，有②毒。补虚杀虫，去湿气，理腰脚，去痔疾，伏硇砂。

时珍曰：生海中者，大毒，江河中者，次之③。今吴越最多，状如蝌斗，大者尺馀，背青白，无鳞鳃，胆腹下白而不光，食腴美，呼为西施，乳以三头相从为一部，煮食不可近锅，当以物悬之，忌煤

---

① 鲊：金陵本第四十四卷鳀鱼条作“鲜”。

② 有：金陵本第四十四卷作“无”。

③ 生海中者……次之：此十二字，金陵本第四十四卷河豚条在“藏器曰”下，而非“时珍曰”下。

炲，落中杀人，及荆芥、菊花、桔梗、甘草、附子中其毒者，以甘蔗、橄榄、芦根、粪汁解之。子不可食，以水浸一夜，大如芡实，或至宝丹、龙脑浸水灌，又炒槐花，干胭脂等分，浸捣灌之，亦解。

子及肝　大毒，治疥癣，虫疮，用子同蜈蚣烧研，香油调搽。

海豚海豨

肉　咸，腥味，如水牛肉，无毒。治飞尸蛊毒，瘴疟。作脯食之。

时珍曰：形如猪大者，数百斤，青黑如鲇鱼，有雌雄，两乳类人，俗言懒妇所化。数枚同行，一浮一没，谓之拜风。生江中者名江豚，状如海豚而小，出没水上，舟人候之。占风骨硬，其肉肥，不中食。膏多，和石灰艌①船良。

肪　杀虫，摩恶疮、疥癣、痔瘘、犬马瘑疥。

比目鱼鞋底鱼

甘，平。补虚，益气力，多食动气。

时珍曰：比，并也，鱼各一目，相并而行，状如牛脾及女人鞋底，细鳞白色两片，相合乃得行，其合处半边平，无鳞，口近腹下。

沙鱼鲛鱼

肉　甘，平。作鲙，补五脏，功亚于鲫，亦可作鱐、鲊，甚益人。

时珍曰：东南近海俱有之，形似鱼，青目赤颊，背上有鬣，腹下有翅，味并肥美，大者形长数尺，能伤人。皮皆有沙，如真珠斑，可饰刀靶。刮治去沙，煎作鲙为食品，美味益人。

皮　甘，咸。治心气鬼疰，蛊毒吐血，虫气蛊疰。烧灰水服，主食鱼中毒，解食河豚鱼毒，及食鱼鲙，成积不消。

---

①　艌：用麻絮油灰嵌塞船缝。

鲛鱼皮散：治五尸鬼疰，百毒恶气。鲛鱼皮炙，朱砂、雄黄、川椒、金牙，细辛、鬼臼、干姜、莽草、天雄、麝香、龙脑①，各一两，贝母半两，蜈蚣、蜥蜴各炙二枚，末，每温酒服半钱，亦可佩之。又方：鲛鱼皮炙、龙角、鹿角、犀角、麝香、蜈蚣、雄黄、朱砂、干姜、川椒、蘘荷根②等分末，每酒服一匙，亦可佩。

胆腊月收干　治喉痹。和白矾，末，丸，棉裹纳喉中，吐去恶涎，即愈。

乌贼鱼

骨海螵蛸　咸，温。厥阴血分药。疗疟，消瘿，止血，点翳。久服益精，令人有子。治女子赤白漏下，血闭，寒热癥瘕，无子，血枯伤肝，唾血下血，惊气入腹，腹痛环脐，血崩，血瘕，阴蚀肿痛。丈夫阴肿，小儿下痢。杀小虫。烧灰酒服，治女子水户嫁痛。研末和蜜，点眼中热泪，一切浮翳。傅小儿疳疮及痘疮臭烂，丈夫阴疮，汤火灼伤，跌伤血出，并止疮脓汁不干。同鸡子黄，涂小儿重舌、鹅口。同蒲黄，傅舌肿，血出如泉，及扑阴囊湿痒。同槐花末吹鼻，止衄血。同朱砂末吹鼻，治喉痹。同枯矾末吹鼻，治蝎螫痛。同麝香吹耳，治耳聋及聤耳出脓。

女子血枯病：《素问》有病胸胁支满，妨于食，病至则先闻腥臊臭，出清液，先唾血，支满目眩，时时前后血，病名曰血枯。得之年少时，有所大脱血，或醉入房中，气竭肝伤，故月事衰少不来。治之：乌贼骨四分，一藘茹为末，雀卵丸如小豆大，每服五丸，鲍鱼汁下，所以利肠中，及伤肝也。

赤白目翳：伤寒热毒，攻眼而生。乌贼骨、五灵脂等分末，熟猪肝切片，蘸食。

---

① 龙脑：金陵本第四十四卷沙鱼条作“鸡舌香”。

② 蘘荷根：原作“蓑荷根”，据金陵本第四十四卷沙鱼条改。

赤翳攀睛：照水丹，唯厚者尤效。海螵蛸一钱，辰砂半钱，末，水飞澄，黄蜡溶化少许，和作黍米大，临卧揉入眦中，天明温水洗下。

雀目夜视①：乌贼骨半斤，末，黄蜡三两，化作钱大饼子，每用一饼，猪肝批开，夹药扎定，二次米泔，煮熟食，以汁送。

血风赤眼：女人多此。乌贼骨二钱，铜绿一钱，末，每用一钱，热汤泡洗。

疳眼流泪：乌贼骨、牡蛎等分，末，糊丸皂子大，每用一丸，猪肝一叶，米泔煮熟食，饮汁。

鼻疮疳䘌：乌贼骨、白及各一钱，轻粉二分，末，搽。

小儿脐疮，出血及脓：海螵蛸，胭脂末，油调傅之。

头上生疮：乌贼骨、白胶香各二钱，轻粉五分，末，先以油润，后搽，数次愈。

小便血淋：乌贼骨、生地、赤苓等分，末，每用一钱，柏叶、车前汤下。

肉墨鱼　**咸②，平。益气强志，益人，通月经。治男子梦泄遗精，妇人崩带赤白。**

葆验按：一妇久患赤白带下，教食墨鱼，和肉煮食，渐愈。一种柔鱼，性味俱同，无骨，产自福建，臛食佳。

腹中墨　**治血刺心痛，醋磨服。**

集注：腹中血及胆黑如墨，可书字，逾年则迹灭，唯存空纸。

海鹞鱼

肉　**甘、咸。治男子白浊膏淋，玉茎涩痛。**

时珍曰：有小毒，海中颇多，江湖亦时有。状如荷叶，大者七八

① 夜视：金陵本第四十四卷乌贼鱼条作“夜眼”。
② 咸：金陵本第四十四卷乌贼鱼条作“酸”。

尺围，无足无鳞，背青腹白，口在腹下，目在额上，尾长有节，螫人甚毒，有风即乘风飞海上。

齿治瘴疟，烧末酒服。**尾** 有毒，治齿痛。

海蛇水母、海折

咸，温。治妇人劳损，积血带下，小儿风疾丹毒，汤火伤。疗河鱼之疾，消时毒发颐，及项瘿瘰疬。葆验。

时珍曰：水母，形浑然凝结，其色红紫，无口眼，腹下有物如悬絮，群虾附咂其涎沫，浮汎如飞，为潮拥，虾去蛇不得归，人因割，取石灰、矾，水浸色白。南人讹海折。

虾

甘，温，有小毒。作羹食，治鳖瘕，托痘疮，下乳汁，壮阳道，吐风痰。捣傅五野鸡病，小儿赤白游肿，及傅虫疽。能动风热，发疮疥冷积，宜勿食。

《类编》云：陈拱病鳖瘕，隐隐见皮内，痛难忍。外医洪氏曰：可以鲜虾作羹，食之久痛止。明年又作，再如前食，愈除根。

补肾兴阳：鲜虾米一斤，蛤蚧一对，小茴、川椒各四两，以青盐化，酒炙，木香一两，共末，每空心盐酒汤下一匙。

宣吐风痰：连壳鲜虾半斤，入葱、姜，酱汁煮，吃虾，后饮汁，以翎探引吐。

海 虾

鲊 甘，平，有小毒。治飞尸蛔虫，口中疳䘌，龋齿，头疮，去疥癣风，疗身痒。

时珍曰：生海中，头可作杯，须可作簪、杖。小者数尺，大者丈馀，肉为鲙，甚美。同猪肉食，令人多唾。

海 马

甘，温，平。暖水脏，壮阳道，消瘸块。主产难及血气痛。

治疔疮肿毒。妇人难产，带之于身，临时烧末饮服，并手握之，易产。

海马汤：治远年虚实癥块。海马雌雄各一枚，雌者黄色，雄者青色，木香一两，大黄炒，白牵牛炒，各二两，巴豆四十九粒，青皮二两，童便浸软，包巴豆扎定，入童便内再浸，七日取出麸炒黄，去巴豆，用青皮，和前药末，临卧温水服二钱。

海马拔毒散：治疔疮发背，恶疮。海马炙黄一对，朱砂、山甲炒、水银各一钱，龙脑、麝香各一分，研水银不见星，每以少许点，毒自出。

鲍鱼晒干、干鱼

辛，臭，温。治坠堕腿蹶踠折，瘀血，血痹在四肢不散，女子崩血不止。煮汁和药，治女子血枯病伤肝，利肠。同麻仁、葱、豉煮羹，通乳汁。米粉拌蒸食，治暴水泻。葆元。妊娠感寒腹痛，烧灰酒服一匙，取汗瘥。

时珍曰：鲍鱼，即今之干鱼也。以石首鲫鱼为胜，其淡压为腊者，名淡鱼，名绣①鱼；以物穿，风干者，曰法鱼，曰鮿鱼；以盐渍成者，曰腌鱼，曰鲃鱼。《明道志》云：武昌多鱼，土人剖之，不用盐，暴干作淡鱼，至江西卖，祭享无此非盛礼，是鲍即干淡鱼也。葆按：《素问》治肝伤病，治之以四乌侧骨、一藘茹，丸以雀卵，饮以鲍鱼，亦干鱼也。近医不详《本草》，以市肆由广东来者，其形方，长二寸，厚六七分，紫色，无鳞骨。烹食，切薄片，以五味入锅，作热汤，滚数沸，取起，食，味鲜脆，查《本草》无此鱼，不能妄借，以正今用鲍鱼之误。

杂物眯②目：干鱼头二枚，地肤子半合，水煮取汁，滴目中，

---

① 绣：金陵本第四十四卷鲍鱼条作“鳙”。

② 眯：原作“昧”，据金陵本第四十四卷鲍鲦改。

即出。

鱼脐疔疮，俗名红丝疔：以针刺疮四边赤，中央黑可刺之，刺不痛，即杀人，取腊月干鱼头灰、发灰等分，鸡溏屎和涂。

鲍鱼盐腌鱼　咸，温。治小儿头疮出脓水，以麻油煎熟，取油频涂。

鱁鮧逐夷、鳔

甘，平。治竹木入肉，经久不出，取白脬傅疮上四边，肉烂自出。止折伤血出不止。烧灰，傅阴疮、瘘疮、月蚀疮。

集注：鳔，即诸鱼之白脬，其中空如泡，故曰鳔。可治为胶，曰鳔胶，而海鱼人多以石首鳔作之，名江鳔。葆按：即今俗片鱼肚名也。宁波近海处，造以鱼白脬剪开裹帖而成。用板压紧，微蒸取起。如生就无痕，剪圆如盘者，名片肚，筵席用；剪长如带者，名鱼鳔，入药用。及工匠用为胶物，甚牢固。又有岳州产者，名荷肚，以其形似荷包。照见内有山字，云鮰鱼脬。又广东产者，坚厚，小者一个数两，大者数斤，名广肚，云是鳣鲟鱼脬也，性味、主治附载鳣鱼下，俟考。

鳔胶　甘、咸，平。止呕血，散瘀血，消肿毒，伏硇砂。烧存性，治妇人难产，产后风搐，破伤风痉。

产难：鱼胶五寸，烧炭，温酒服。

产后搐搦：强直不可便作风中，乃风入于①脏，与破伤风同。鱼胶一两，以螺粉炒焦，去粉为末，分三服，蝉蜕汤下。

产后血运：鳔胶烧炭，酒和童便服三钱。

经血逆行：鱼胶切炒、新棉烧炭等分，每米饮服二钱。

破伤风搐，口噤强直：鱼胶一两烧炭，麝香少许，末，每苏木煎汤服二钱，外酒调一钱，封疮口。或表症未解者，鱼胶一两炒焦，蜈

---

① 于：金陵本第四十四卷鱁鮧条作“子”。当从。

蚣一对炙，共末，防风、羌活、独活、川芎等分，煎汤服一钱。

呕血不止：鳔胶炙黄，末，甘蔗节三十五个，取汁下二钱。

赤白崩中：鳔胶炙黄，末，每用三钱，同鸡子煎饼，酒和食。

鱼鲙鱼生

甘，温。开胃口，补腰脚，起阳道，利大小肠，除膀胱水，去冷气湿痹，伏梁气块，痃癖疝气，喉中气结，心下酸水，上气喘咳。宜脚气风气人。

时珍曰：剑切而成，故谓之鲙。凡诸鱼取鲜活者，薄切，洗净血，鲜沃以蒜齑姜椒五味食之。按：《食治》云：烹炙不熟食，犹害人，况鱼鲙生食，损人尤甚，为癥瘕，为痼疾，为奇病，皆可验其害也。

鱼　鲊

甘、咸，平。主下痢脓血，聤耳，痔瘘，诸疮有虫。治癣疮，和柳叶捣碎，炙热傅之。取酸臭者，连糁和屋上尘，傅虫疮及马痫疮。

集注：鲊，酝也。以盐糁酝酿①而成，诸鱼皆可为之。鲊不熟，损人脾胃，反致病也。

代指痛：先刺去②血，炙鲊皮裹之。

白驳风：以荷叶裹鲊令臭，拭热，频频擦之，取效乃止。

鱼脂鱼油

甘，温，有小毒。治癥疾，和石灰捣如泥，腥臭，取二斤，

---

① 酿：原作“酸”，据金陵本第四十四卷鱼酢条改。

② 血：刘校本据《备急千金要方》卷二十二认为金陵本此字前脱一“脓”字，并补之。义胜。

安铜器内，燃火①炷令暖，隔纸熨癥上，昼夜勿息。又涂牛狗生疥，立愈。

时珍曰：鱼脂点灯，盲人目。

鱼魫

能消毒，解蛊毒，作器盛饮食，遇蛊辄裂破也。

诸鱼脑骨曰魫。

鱼鳞

食鱼中毒，烦乱或成癥积，及诸鱼骨哽，烧灰，水服二钱。

鱼子

治目中障翳，有决明散。

时珍曰：凡鱼，皆冬月孕子，至春末夏初，则于湍水草际生子，有牡鱼随之洒白盖其子，数日即化出，谓鱼苗，易长大。但鱼子古方未见用，唯此决明散，《圣济》用之，不言是何鱼之子，大抵取青鲤鲫之属。葆按：此取鱼生下之子，若是诸鱼腹内子，烹食者，动风助火，发目疾。咽痛牙疼、咳嗽吐血，尤忌，岂能治目疾。

决明散：治远年障翳，弩肉赤肿疼痛。用鱼子，取活水生下者，半两，以硫黄煎水，温洗净，石决明、草决明、青葙子、谷精草、枸杞、黄连、甘草炙、枳实麸炒、牡蛎煅、蛇蜕烧、白芷、龙骨、黄柏各一两，白附炮、白蒺藜，黄芩炒、羌活各半两，虎眼睛一只，切作七片，文武火炙，每一料用一片，共为末，每服三钱，五更时茶服，午、夜再服。赤白翳膜，七日减半②，弩肉赤肿痛不可忍，三五日见效。忌猪、鱼、鸡荤物，酒、面、辛辣、色欲。凡遇恼怒、酒色、风热即疼，是活眼，尚可医治；如不疼，是死眼，不必医也。

---

① 火：刘校本认为《本草纲目》各本作“火”，按《大观本草》《政和本草》作“大火”。

② 半：金陵本第四十四卷鱼子条作“去”。

介部

龟板

甘，平。至阴之物而性灵，属金与水。补肾宁心，益气资智。主阴气不足，而通任脉，续筋骨，主产难，去瘀血，消痈肿，益大肠，止血痢。治漏下赤白，惊恚气，心腹痛，不可久立，骨中寒热，伤寒劳复，或肌体寒热，久嗽泻痢，癥瘕痎疟，湿痹肢重，腰脚酸痛，五痔阴蚀，小儿囟不合。烧灰，傅脱肛，女人阴疮，小儿头疮及臁疮。

集注：古法上壳下甲通用，《日华》始用下甲为龟板，后人宗之。时珍曰：陶氏用生龟，炙取，《日华》用灼多者，皆以其有生性神灵也。曰败者，谓钻灼陈久如败也。吴氏不达此理，而用自死枯败之版，复谓灼者失性，谬矣，立异误世，故正之。

胎产下痢：龟板醋炙一枚，末，米饮每服一钱。

难产催生：三五日不下，垂死，及矮小女子交骨不开。干龟壳全者一个酥炙，妇人头发一握烧灰，川芎、当归各一两，分二服，初服已下，停二服。

人咬伤疮：龟版、鳖肚骨各一片，烧研，油调傅。

猪咬成疮：龟板烧研，香油调傅。

臁疮朽臭：生龟一枚，取壳，醋炙黄，更煅存性，出火气，入轻粉、麝香末，葱汤洗净，搽之。

小儿头疮：龟甲烧灰傅。月蚀耳疮，口吻疮，同方。

肿毒初起：龟甲烧炭，研末，酒服四钱。妇人乳毒，同方。

壳　主久嗽，断疟。炙末酒服，主风脚弱。葆按：壳者，系龟之上甲下板统称，俱用也。

肉　甘、酸，温。煮食，除湿痹风痹，身肿踒折，筋骨疼痛，及一二十年寒嗽，劳瘵失血，年久痔漏，止泻血血痢。酿酒饮，治大风缓急，四肢拘挛，瘫痪不收，皆瘥。

一二十年咳嗽，医不效：生龟三枚，治如食法，去肠，水五升，煮汁三升，浸曲酿，糯米饭四升，酒熟①如常饮，令尽，不发。

年久痔漏：龟三四个，煮取肉，入茴香、葱酱，常食，屡效。忌糟醋等热物。

劳瘵失血：龟，煮取肉，和葱椒、酱油煮食，能补阴降火。虚劳失血，咯血，咳嗽寒热，累用验效。

筋骨疼痛：龟一个，分作四脚，作四服，每用一脚，入花粉、枸杞各一钱二分，雄黄五分，麝香一分，槐花二钱，水煎温服。

思邈曰：六甲日，及十二月，俱不可食，损人神，不可合猪肉、菰米、瓜、苋食，害人。

血 咸，寒。涂脱肛。治打扑伤损，和酒服，捣生龟肉涂患处。

胆汁 苦，寒。治痘后目肿，经月不开，取汁点之。

溺 滴耳治聋。点舌下，治大人中风舌瘖，小儿惊风不语。摩胸背，治龟胸龟背，其性走窍透骨，用磨瓷器，能令软，磨墨书字石上，能入内数分。

颂曰：龟性妒而与蛇交，取龟置瓦盆中，以镜照之，龟见其影，则淫发失尿，急以物收取之。今人唯以猪鬃或松叶刺其鼻，即出尿，似彼更简捷。

瑇瑁玳瑁

甲 甘，寒。镇心神，止惊痫，疗心风，解烦热，行气血，破癥结，消痈毒，利大小肠，功与肉同。治小儿急惊客忤，伤寒热结，狂言，解岭南百药毒。磨汁服，解痘毒蛊毒②。生佩之，辟

① 酒熟：金陵本第四十五卷水龟条无此字。
② 蛊毒：金陵本第四十五卷瑇瑁条无此二字。

蛊毒。

时珍曰：瑇瑁生海洋深处，大如龟鼋，而壳稍长，背有甲十二片，黑白斑文，老者甲厚色明，小者甲薄色暗，取时倒悬其身，用滚醋泼之，则甲逐片应手落下，煮柔饰器物。入药须用生者。凡遇饮食有毒则自摇动。一经煮拍，灵性失则不能神矣。

迎风目泪：乃心肾虚热。生玳瑁、羚羊角各一两，石燕一对，末，每服一钱，薄荷汤下。

痘疮黑陷：乃心热血凝。生玳瑁、生犀角同磨汁一合，入猪心血少许，紫草汤五匙，和匀，温服。

解蛊毒：生玳瑁磨浓汁，水服一盏，即消。

肉 甘，平。镇心神，行气血，逐邪热。治诸风毒，去风膈风热，利大小肠，通妇人经脉。

血 解诸药毒，刺血饮之。

绿毛龟绿衣使者

甘、咸①，平。通任脉，助阳道，补阴血，益精气，疗痿弱。缚置额端，截邪疟。收藏书笥，可辟蠹虫②。

时珍曰：绿毛龟出南海之内乡及塘县③，今唯蕲州以充方物。养鬻者，取自溪涧，畜水缸中，饲以鱼虾，冬则除水，久久生毛，长四五寸。毛中有金线，脊骨有三棱，底中④如象牙色，其大如五铢钱者，真。他龟久养，亦生毛，但大而无金线，底色黄黑为异。古方无用者，近世滋补方用，功与龟甲同。

摄龟呷蛇龟

肉 甘，寒，有毒。生捣，涂扑损筋脉伤，及詈蛇螫伤，以

---

① 咸：金陵本第四十五卷绿毛龟条作“酸”。

② 虫：原作“鱼”，据金陵本第四十五卷绿毛龟条改。

③ 塘县：金陵本第四十五卷绿毛龟条作“唐县”。

④ 底中：金陵本第四十五卷绿毛龟条作“底甲”。

其食蛇也。

保昇曰：摄龟，小龟也，处处有之①。腹小而长尾，中心横折，能自开阖，好食蛇肉。毒，勿食，壳亦不用。

尾 佩之辟蛇。蛇咬，则刮末傅之便愈。

甲 治人咬疮溃烂，烧灰敷之。

鳖甲

咸，平。属阴，色青入肝，厥阴血分药。治劳瘦骨蒸，结实壅塞，心腹癥瘕，坚精寒热。下瘀血，化痞疾瘜肉，阴蚀痔核。去血气，破癥结恶血，痃癖冷瘕，宿食癥块，下气坠胎，消疮肿肠痈，扑损瘀血。老疟疟母，温疟血瘕，腰痛胁坚，阴毒腹痛，劳复食复，斑痘烦喘，小儿惊痫，妇人漏下五色，经闭产难，产后阴脱，丈夫阴疮石淋，敛溃痈，醋抹炙用，九肋者良，若治劳退热，童便炙用。

奔豚气痛，上冲心腹：鳖甲醋炙三两，三棱煨二两末，桃仁四两去皮，汤浸研汁，煎二升，入前末，再煎，下醋一升，熬如饴，瓶盛，每空心酒服半匙。

吐血不止：鳖甲、蛤粉各一两，同炒黄色，熟地一两半，同晒干，末，每服二钱，食后茶下。

肠痈内痛：鳖甲烧炭，水服一钱。

阴头生疮：鳖甲烧研，鸡子白调傅。

人咬指烂，久欲脱者：鳖甲烧炭，末，敷。

肉 甘，平。煮食，益气补阴，疗久痢，去血热。治热气湿痹，腹中激热，虚劳痃癖，寒湿脚气，妇人漏下五色，羸瘦，带下，血瘕腰疼。久食性冷损人，忌苋菜鸡子。

---

① 摄龟……处处有之：此九字，金陵本第四十五卷绿毛龟条在“弘景曰”下。

藏器曰：凡鳖三足赤足，独目，头足不缩，其自凹陷，腹下有王字，及有蛇纹，是蛇所化。在山上者名旱鳖，并有毒，食之杀人。又言薄荷煮鳖能害人，不可合鸡子苋菜食。有人剉鳖，以苋菜包，置湿地，旬日皆成小①鳖。

痃癖气块：大鳖一枚，蚕沙一斗，桑紫灰一斗，淋汁五度，同煮如泥，去骨再煮成膏，捣丸梧子大，每服十丸，日三。

骨蒸咳嗽：鳖一枚，柴胡、前胡、知母、贝母、杏仁各五钱，同煮，待烂去骨甲裙，再煮，食肉饮汁，将药焙末，仍以骨甲裙煮烂汁和，丸梧子大，空心，黄耆汤下三十丸，日二，后以参耆药调之。

湿寒脚气，痛甚：鳖二个，水煮一斗，去鳖取汁，加苍耳、苍术、寻风藤各半斤，煎七升，去滓，以盆盛，先熏后浸尤效。

头 **烧灰，疗小儿诸疮②，妇人产后阴脱下坠，尸疰心腹痛，傅历年脱肛不愈。**

小儿尸疰劳瘦，或时寒热：鳖头一枚，烧灰，新汲水服半钱。

产后阴脱：鳖头三枝③，烧研，井华水服一匙，日三。

大肠脱肛，久积虚冷：鳖头炙研，米饮服，日二，仍以末涂肠头上。

头血 **涂脱肛及风中血脉，口眼㖞邪，小儿疳劳潮热。**

《千金方》：治目瞤唇动口㖞，皆风入血脉，以小续命汤服，外用鳖血调伏龙肝，或鸡冠血调涂，干则再上。

小儿疳劳，潮热烦躁，盗汗咳嗽：鳖血丸。黄连、胡连各一两④，鳖血一盏，吴萸一两，入内浸一宿，炒干，去吴萸，用血，入柴胡、川芎、芜荑各一两，人参半两，使君子肉二十个，共末，煮粟米粉糊

① 小：金陵本第四十五卷鳖条作“生”。
② 疮：金陵本第四十五卷鳖条作“疾”。
③ 三枝：金陵本第四十五卷鳖条作“五枚”。
④ 一两：金陵本第四十五卷鳖条作“二两”。

丸，黍米大，每熟水送一钱。

卵 盐藏煨食，止小儿下痢。

鼋

甲 甘，平。炙黄酒浸，疗瘰疬，续筋骨，杀虫逐风。治五脏邪气，恶疮痔漏，风顽疥瘙，妇人血热。功同鳖甲，杀百虫毒，百药毒。

时珍曰：鼋，如鳖而大，背有䵹䵷，青黄色，大头黄颈，肠属于首，以鳖为雌，卵生，故鼋鸣鳖应，其脂摩铁则明。

肉 甘，平，微毒。治湿气邪气，诸虫。食之补益。

胆 苦，寒，有毒。治喉痹，以姜汁、薄荷汁化少许服，取吐效。

脂 摩风及恶疮。

蟹

咸，寒，有小毒。去胸中邪气，热结痛，㖞僻面肿，消食通经，解结散血，养筋益气，散诸热，治胃气，理经脉，利肢节，除五脏中烦闷气，疗疟疾黄疸，产后肚痛，血不下，以酒服之。筋骨折伤者，生捣炒罯之。能续断绝筋骨，去壳，同黄捣烂，微炒，纳入患处，筋即连也。小儿解颅不合，同白及末捣涂，以合为度。能败漆，捣汁傅漆疮，滴耳聋，涂疥癣，杀莨菪毒，解鳝鱼毒。然性寒，极动风，风疾人忌，嗜食令人腹痛。

集注：蟹，雄者脐长，雌者脐团，腹中之黄应月盈亏，用酒盐藏，久留或见灯火易生沙土，用川椒或皂荚、韶粉、大蒜藏，可免沙，用白芷则黄不散，同柿及荆芥食，发霍乱动风，木香汁可解。中食蟹毒者，紫苏、冬瓜、蒜汁、豆豉汁、芦根汁，皆解之。孕妇忌食，令子横生。

蟹爪 破胞坠胎，辟邪魅，堕生胎，下死胎，破宿血。止产后血闭，酒、醋汤煎服。

千金神造汤：治子死腹中，或胎有一死一生，服之令死者出，生者安，神验方也。蟹爪一升，甘草二尺，东流水一斗，用苇薪煮二升，入黄明胶三两，令化，顿服，或分二服。若人困不能服者，灌入即活。

下胎蟹爪散：治妊妇有病欲去胎。蟹爪二合，桂心、瞿麦各一两，牛膝二两，为末，空心温酒服一钱。

壳 烧末，酒服，治妇人儿枕痛，及血崩腹痛。消积用蜜调，涂冻疮蜂虿伤。

熏辟壁虱：蟹壳烧烟熏之。

崩中腹痛：蟹壳烧炭，米饮服二①钱。

漆疮：蟹壳烧炭，麻油调傅。

盐蟹汁 治喉风肿痛，满含细咽即消。

石蟹 捣傅年久疽疮，无不瘥。

集注：生溪涧石穴中，小而壳坚、赤者名石蟹，山野人食之。

鲎鱼后鱼

辛、咸，平，微毒。治痔杀虫，多食发嗽及疮癣。

时珍曰：鲎鱼，状如惠文冠及熨斗形，生南海，广馀尺，其甲莹滑，青黑色，鳌背骨眼，眼在背上，口在腹下，头如蜣螂，十二足，似蟹在腹两旁，长五六尺，尾长一二尺，有三棱如棕茎，背上有骨如角，高七八寸，如石珊瑚状，每过海，相负示背，乘风而游，俗呼鲎帆。其血碧色，腹有子如粟米，可为醯酱，尾有珠如粟，其行雌负雄，失其雌则雄不动，渔人取之必得其双。雄小雌大，置水中，雄浮雌沉，皮壳甚坚，可为冠，亦屈为杓，入香中能发香气，尾可为小如意。脂烧之，可集鼠，畏蚊，螫之即死。小者名鬼鲎，食之害人。

---

① 二：金陵本第四十五卷蟹条作“一”。

尾 烧焦，治肠风泻血，崩中带下，及产后痢。

藏器曰：骨及尾，烧灰，米饮服，大主产后痢，神效。须先服生地，蜜煎，然后服此，无不断根。

胆 杀虫，治大风癞疾。

鲎胆散，治大风癞疾：鲎鱼胆，生白蒺、绿矾、铅粉、水银各半两，麝香五分，研不见星，每服一钱，井华水服，取下五色恶涎，愈。

壳 治积年呷嗽。

积年咳嗽，呀呷有声：鲎鱼壳半两，贝母一两，桔梗一钱半，牙皂一钱半，去皮酥炙，为末，炼蜜丸，弹子大，每含一丸，咽汁服三丸，即吐出恶涎，瘥。

牡蛎蠔

咸，平，微寒。能消胸膈烦满，以泻水气，使痞者消，硬者软，入少阴经血分。生用散邪，强骨节，杀邪鬼，清热除湿，化痰软坚。治伤寒寒热，温疟洒洒，咳嗽喉痹，惊恚怒气，消项腮瘰疬，鼠瘘，散胁肋坚满，气痹。除留热在关节，营卫虚热，去来不定，烦满气结，风热风疟。煅用，止汗涩精，补肾安神，治男子虚劳烦闷，消渴饮水，自汗盗汗，梦遗便溏，鬼交精出，止心脾气痛，痢下赤白。消疝瘕积块，涩大小肠，止大小便。女子崩中带下，小儿惊痫。同龙骨①粉身，止大人小儿盗汗。麻黄根、蛇床子、干姜，为粉，扑阴汗。

好古曰：牡蛎入足少阴，为软坚之剂。以柴胡引，能去胁下硬；以茶引，能消项核；以大黄引，能去股间肿；以地黄为使，能益精收涩，止小便。

心脾气痛，气实有痰：牡蛎粉二钱，酒服。

① 同龙骨：金陵本第四十六卷牡蛎条无此三字。

产后盗汗：牡蛎粉、麦麸炒黄等分，每猪肉汤送一钱。

病后常衄，小劳即出：牡蛎粉一两①，石膏五钱②，末，酒服一钱③，亦可蜜丸。

水病囊肿：牡蛎粉三两，炮姜末，冷水调，扫上，须臾，囊热如火，干则再上，小便利即愈。一方用葱白面调。小儿不用炮姜。

男女瘰疬：牡蛎四两，玄参三两，末，糊丸，梧子大，每酒下三十丸，服尽除根。一方加甘草一两。

消渴饮水：牡蛎粉，每鲫鱼汤送一钱。

小便淋闭：服血药不效。牡蛎粉、黄柏炒等分，末，每小茴汤服一钱。

梦遗便溏：牡蛎粉，醋糊，丸梧子大，每米饮下三十丸。

肉 甘，温。煮食解丹毒，治虚损，止渴调中，妇人血气。以姜醋生食，疗酒后烦热。炙食甚美，令人细肌肤，美颜色。

颂曰：今海旁皆有，南海闽中尤多。附石而生，止如拳石，四面渐长，至一二丈，崭严如山，俗呼蚝山，每一房内有肉一块，大房如马蹄，小房如人指，每潮来，诸房皆开，有小虫入则合之，以充腹，海人取者，凿房以烈火逼之，挑取其肉，当食品，味美有益。

蚌

肉 甘，咸，微冷。煮食，止渴，清热明目，除湿去烦，解酒毒，去眼赤。解热毒。主妇人劳损下血，崩带，痔瘘。压丹石毒。以黄连末纳入，取汁点赤眼，眼暗。多食发风，动冷气，停湿化热而生痰。

时珍曰：蚌与蛤同类异形，长者通曰蚌，圆者通曰蛤，大者长七

---

① 一两：金陵本第四十六卷牡蛎条作“十分”。

② 钱：金陵本第四十六卷牡蛎条作“分”。

③ 一钱：金陵本第四十六卷牡蛎条作“方寸匕”。

寸，小者三四寸，其肉可食，其壳可为粉，古用饰墙粉壁。

蚌粉 咸，寒。解热燥湿，消积化痰，明目止痢。米饮服，治反胃吐食，心胸痰饮。白浊带下，水嗽呕逆。除湿肿，疗诸疳。醋调，涂痈肿。擦阴疮、湿疮、痱痒。

反胃吐食：蚌粉二钱，姜汁调，入米醋少许，匀送。

痰饮咳嗽：蚌粉，瓦上炒红，入青黛少许，齑水入麻油数点调服一钱。徽宗时，李防御为内医，宠妃病痰嗽，终夕不寐，面浮如盘，呼李治，诸药不效，惧诛，教以此方照服，是夜嗽止，得睡面消，愈。

雀目夜盲，遇夜难视物：蚌粉三钱水飞，猪肝一具，批开纳粉，扎定，以二次米泔煮熟，别以蚌粉蘸食，用汁送。

积聚痰涎，结在胸膈，心腹痛不止，或干呕哕，炒粉丸：蚌粉一两，巴豆七粒，同炒赤，去豆，醋丸梧子大，每服二十丸，姜酒下。男子脐腹痛，小茴汤下。女人血气痛，童便和酒下。

脚指湿烂：蚌粉干搽之。

马蛤马刀、蠯①

咸，微寒，有毒。补中，去厥痹，利机关，止烦满，破石淋。治妇人漏下赤白，寒热。消水瘿、气瘿、痰饮。能除五脏间热，杀禽兽贼鼠，其肉性同蚌肉。

保昇曰：生江湖中，细长，小蚌也，长三四寸，阔五六分。颂曰：多在沙泥中，头小锐。时珍曰：马刀似蚌而小，形狭而长，其类甚多，长短、大小、厚薄、斜正虽有不同，而性味、功用大抵则一。

蚬

肉 甘，咸，冷。明目，通乳，去暴热，利小便，止消渴。治时气，开胃，下湿气、热气、脚气、湿毒。解酒毒目黄，压丹

① 蠯（pí 皮）：原作“蠯”，据金陵本第四十六卷马刀条改。

石药毒。生者浸水取汁，洗疔疮，及洗痘痈，无瘢痕。

藏器曰：蚬处处有之，小如蚌，黑色，能候风雨，以壳飞。时珍曰：蚬，䁱[①]也，壳内光耀，如初出日采，溪湖中多有之，其类有大小不一。多食发嗽，冷气消肾。

烂壳　咸，温。烧灰饮服，治失精、反胃，除心胸痰水，止呕，止痢，化痰，疗暴嗽，及吞酸心痛。烧灰，涂阴疮，一切湿疮，功同蚌粉。

反胃吐食：蚬壳、田螺壳，并取久在泥中者，等分，炒成白灰，每二两入白梅肉四个，捣和丸，入砂罐，泥固，煅末，每服二钱，人参、砂仁[②]汤调服，或米饮服。凡觉心腹胀，将发反胃，即以此服。

痰喘咳嗽：蚬壳，取陈久者，烧灰，末，饮服一钱。卒嗽，同方。

真珠珍珠、蚌珠[③]

甘，咸而寒。感月而胎，水精所孕，入厥阴肝经。镇心安神，坠痰磨翳，止泻定惊，安魂魄，止遗精白浊，主产难，下死胎胞衣。解痘疔毒，除小儿惊热。合知母，疗烦热消渴。合左缠根，治小儿麸痘疮入眼。点目，去肤翳障膜。涂面，除皮皯，令人润泽。涂手足，去皮肤逆胪。棉裹塞耳，治聋。

李珣曰：真珠出南海，石决明产也。蜀中西路女瓜出者，是蚌蛤产，虽光白，不及舶上者采耀。欲穿用金刚钻。颂曰：今出廉州，北海亦有，生于珠牡蚌类也。时珍曰：凡用药，不用首饰及见尸气者，以人乳浸三日，煮研。一法以绢袋盛，入豆腐中，煮一炷香，研如飞面。不极细，伤人脏腑。

安魂定魄：真珠一粒，照制末，蜜少许，和服，日三，小儿

---

① 䁱（xiàn 现）：金陵本作“晛”。

② 砂仁：金陵本作“缩砂”。

③ 珠：原作“诛”，据金陵本第四十六卷真珠条改。

尤宜。

卒忤不言：真珠，研末，鸡肝①血丸豆大，取三四粒，纳口中。

妇人产难：真珠末一两，酒服立出。子死腹中，胞衣不下，俱同方。

肝虚目暗：真珠末一两，白蜜二合，青②鱼胆二枚，和，合铜器煎至一半，新棉滤过，瓶盛，频点，瘥。

小儿中风，手足拘急：真珠末一两，石膏末一钱，匀，每服一钱。

石决明千里光、九孔螺

咸，平。益精明目，磨障轻身，清肝肺风热。治青盲内障，骨蒸劳热，通五淋，解酒酸。研水飞，点外障翳。

珣曰：凡用，以面裹煨透，磨去粗皮，研如飞面入药。

痘后目翳：石决明煅、谷精草等分，末，猪肝蒸熟，蘸食。

羞明怕日：石决明、黄菊花、甘草各一钱，水煎，冷服。

小便五淋：石决明，去粗皮，末，飞过，热水每服二钱。

青盲雀目：石决明煅一两，苍术三两去皮，末，每用三钱，以猪肝批开，入药内扎定，砂罐煮熟，先用熏目，待冷，食肝饮汁。

解酒酸③：石决明煅，末，酒盪④热，入末，搅定，饮即不酸。

海　蛤

苦、咸，平。清热利湿，化痰饮，消积聚，润五脏，起阴痿，止消渴，疗呕逆。治咳逆上气，喘息烦满，胸痛寒热，胁胀腰疼，项下瘿瘤，血痢五痔，伤寒搐搦，中风瘫痪，主十二水满急痛，

---

① 肝：金陵本第四十六卷真珠条作“冠”。

② 青：金陵本第四十六卷真珠条作“鲤”。

③ 酸：原作“醋”，据金陵本第四十六卷石决明条改。

④ 盪：用同“烫”。金陵本作“烫”，刘校本作“荡”。

利膀胱大小肠，疗水气浮肿，从下小便，妇人带下崩中，及血结胸，服丹石人有疮。

沈存中《笔谈》云：海蛤，即海边沙泥中得之，大者如棋子，半杏仁①，小者如油麻粒，黄白色，光净莹滑，盖非一类，乃诸蛤壳为海水砻砺，日久光莹，都无旧质，故功用同。敩曰：凡用海蛤，浆水煮，每一两，用柏叶、骨皮各二两，水再煮，流水淘，捣粉用。

水瘾肿满：海蛤、防已、杏仁、枣肉各二两，葶苈六两，末，水叠丸，梧子大，每服十丸，利下水，妙。

水肿发热，小便不通：海蛤、木通、猪苓、泽泻、滑石、黄蜀葵子、桑皮各一钱，灯心三分，水煎服。

石水，肢瘦腹大：海蛤煅、防已各七钱，葶苈、茯苓、桑皮各一两，橘皮、郁李仁各半两，末，蜜丸，梧子大，每米饮下五十丸。

气肿湿肿：海蛤、海带、海藻、昆布、海螵蛸、荸荠、荔枝壳等分，流水煎服。

衄血不止：海蛤粉一两，槐米半两炒焦，末，每新汲水下一钱。

伤寒血结，胸胀痛，不可近：海蛤、滑石、甘草各一两，芒硝半两，末，每鸡子清调服二钱，更服桂枝红花汤，发其汗，血行胸膈利，并刺期门穴。

文蛤花蛤

咸，平。化痰软坚，止烦渴，利小便，疗恶疮，蚀五痔。治咳逆胸痹，腰疼胁急，鼠瘘大孔出血，女人崩中漏下，傅口鼻中蚀疳。

《笔谈》云：文蛤，即今吴人所食花蛤，其形一头大一头小，壳有花斑便是。

疳蚀口鼻欲尽：文蛤烧，腊猪脂调涂。

---

① 半杏仁：金陵本无此三字，疑衍文。

蛤　蜊

肉　咸，冷。煮食，润五脏，止消渴，开胃醒酒。治老癖为寒热，妇人血块。

机曰：生东南海中，白壳紫唇，大二三寸，闽浙人以其肉充海错①，亦作为酱醯②。

蛤蜊壳粉海蛤粉　咸，寒。清热利湿，化痰饮，定喘嗽，止呕逆，消浮肿，利小便，化积块，解结气，消瘿核，散肿毒。治热痰，湿痰，老痰，顽痰，疝气，白浊带下。同香附等分，末，姜汁调服，主心气痛，止遗精白浊，治妇人血痞。油调，涂汤火伤。

蛤蜊壳火煅作粉，名蛤蜊粉。

气虚水肿：大蒜十个，捣泥，入蛤蜊粉和丸，梧子大，每食前白汤下三③十丸，小便下数桶，愈。

雀目夜盲：蛤蜊粉炒黄，末，以蜜蜡溶化丸，皂子大，内于猪腰子中，扎定蒸食。

白浊遗精，阳盛阴虚：蛤粉煅、黄柏炒各一斤，水丸，梧子大，每空酒下百丸，日二。

蛏

肉　甘，温。煮食补虚，主冷痢，治妇人产后虚损，饭后食，去胸中邪热烦闷，与服丹石人相宜。

时珍曰：形似马刀，浙④人以田种之，候潮泥壅沃生，谓蛏田。

瓦垄子魁蛤、蚶

肉　甘，平。温中消食，健胃壮阳，益血色，润五脏，止消

---

① 海错：泛指海产品。

② 酱醯（xī 西）：也称醯酱，指醋和酱，亦指酱醋拌和的调料。醯，醋。

③ 三：金陵本第四十六卷蛤蜊条附方作“二”。

④ 浙：金陵本第四十六卷蛏条作“闽粤”。

渴，利关节。治痿痹，泻痢，便下脓血，心腹冷气，腰脊冷风。服丹石人宜食，免生疮肿热毒，虽益人，多食亦壅气。

时珍曰：魁蛤①，即今之蚶也，状如小蛤而圆厚，背上沟纹似瓦屋之垄，肉味美，浙东以近海田种之，谓蚶田。

壳 甘，咸，平。走血分而软坚，故能消血块，化痰积，治一切血气，冷气，癥癖，心脾气痛连肉。烧炭研，傅小儿走马牙疳。

凡用，炭火煅，醋淬研粉。

葆按：治一妇，五旬，心气痛，日久诸药罔效，由七情郁逆痛起，以新方消遥煎加瓦垄子煅三钱，服数剂，愈。

车渠海扇

壳 甘，咸，大寒。安神镇宅，解诸毒药及虫螫，同玳瑁等分，磨人乳服之，极验。

时珍曰：车渠，大蛤也。大者长一二尺，阔尺许，厚二三寸，壳外沟垄如蚶壳而深大，皆纹如瓦沟，无横纹，壳内白皙如玉，作杯注酒，满过一分不溢，试之果然。此盖瓦垄之大者，故其功用亦相仿佛。

贝子贝齿

咸，平，有毒。解肌，散结热，利水道，鬼疰蛊毒，腹痛下血。治伤寒热狂，温疰寒热，五癃下痢，下水气浮肿，疗鼻渊出脓血，男子阴疮，小儿疳蚀吐乳，解漏脯、面臛诸毒，射罔毒，药箭毒。烧研，点目去翳，入药煅用。

时珍曰：贝子，小白贝也，最小若蜗状，大如拇指顶，长寸许，背腹皆白，背隆如龟背，腹下两开，相向有齿，刺如鱼齿。生东海池

---

① 蛤：金陵本第四十六卷魁蛤条作“陆”。

泽，南海亦出，云南极多。用为钱货交易，南人穿与小儿戏弄。

二便关格不通二三日，杀人：贝子三枚，甘遂三条①，末，浆水服即通。

下疳阴疮：贝子煅，末，搽。

食物中毒：贝子一枚，含之自吐。漏脯毒、面臞毒及射罔在诸肉有毒，并贝子烧末，水服半钱。药箭簇毒，服三钱。

鼻渊脓血：贝子烧末，酒服二钱。

淡菜海蜌、东海夫人

甘，温。煮食，补五脏，益阳事，消瘿气，理腰脚气，能消宿食，除腹中冷气，痃癖癥瘕，补虚劳伤惫，精血衰少，吐血，久痢，肠鸣腹痛，妇人崩带，产后瘦脊，血结冷痛。

按阮氏云：淡菜，生海藻上，故治瘿，与海藻同功。《日华》曰：不宜多食，令人头目闷暗，发丹石，令人肠结。

海蠃②海螺

肉　甘，冷。治目痛，累年或三四十年者，取汁洗之，或入黄连末在内，取汁点之。合菜煮食，治心痛。

颂曰：海螺，生南海，今闽中明州皆有，大如小拳，长四五寸，诸螺中此肉味厚。其厣③名甲香，杂众香烧则香，独烧则臭，作杯器物及释子④所吹者，皆不入药。

甲香　咸，平。和气清神，止痢下淋。治心腹满痛，气急，肠风痔瘘，瘘疮疥癣，头疮馋疮，甲疽，蛇、蝎、蜂螫。

《经验方》：凡甲香，用黄泥水煮一日，再以米泔或灰汁煮一日，

---

① 三条：金陵本第四十六卷贝子附方引《肘后方》作“二铢”。

② 蠃：原作“蠃”，据金陵本第四十六卷海螺条改。

③ 厣（yǎn 眼）：螺类介壳口圆片状的盖。

④ 释子：僧徒的通称。

以蜜和酒煮一日，焙干用。

田蠃田螺

肉 甘，大寒。煮食，清热醒酒，利大小便，去腹中结热，脚气冲上，小腹急硬，小便赤涩，手足浮肿。生捣汁饮，止消渴，利湿热，消黄疸，压丹石毒，傅热疮。捣烂敷脐上，引热下行，治禁口毒痢，下水气淋闭。取汁水，搽痔疮、胡臭。纳真珠、黄连末入内，取汁，点目赤痛。烧研，傅瘰疬、癣疮。

弘景曰：生水田中及湖渎，大如桃李，形圆，人取去壳食。

肝热目赤：田螺七枚，洗净，新汲水养，去泥，换水再洗，取起于净器中，着少盐于甲内，取自然汁点目，用了放生。烂弦风眼，同方，以铜绿代盐。

小便不通，腹胀如鼓：田螺一枚，盐一匙，同捣，傅脐下一寸①，即通。

噤口痢疾：大田螺二枚，捣烂，入麝香二②分，作饼，烘热，点脐间半日，热气下行，即思食矣。

水气浮肿：田螺、大蒜、车前子等分，捣膏，摊贴脐上，水从便旋而下。

痔漏疮痛：田螺，用针刺破靥，入白矾末同埋一夜，取汁扫疮上，即止痛。又方：田螺一个，入片脑一分在内，取水搽，先以冬瓜汤洗净。

腋气胡臭：田螺一枚，水养，俟靥开，挑巴豆仁一个在内，安盆内，夏一夜，冬七夜，自成水，常取搽，自断根。

风虫癣疮：田螺肉十枚，槿树皮一两，同入碗内蒸熟，捣入矾红三钱，以盐水调搽。

---

① 一寸：金陵本第四十六卷田螺条附方作“一寸三分”。

② 二：金陵本第四十六卷田螺条附方作“三”。

瘰疬溃破：田螺连肉烧炭，麻油调搽。

疔疮恶肿：田螺，入冰片化水，搽疔疮上。

消渴饮水，日夜不止，小便数：田螺五升，水一斗，浸一夜，渴即饮之，每日换水及螺，或煮食饮汁，亦妙。又方：糯米二升，煮稀粥一斗，冷定，入田螺活者三升在内，任食粥尽，吐沫出，乃收饮之，立效。

大肠脱肛，脱下三五寸：田螺三五①枚，投井水养三日，去泥，用黄连末入靥内，待化水，以浓茶洗肛门，用鸡翎蘸扫肛上，以软棉托上，不复下也。

酒疸诸黄：田螺水养数日，去泥，取出生捣，入酒内，用帛滤，取汁饮，日三服。

壳 甘，平。烧研水服，主尸疰，心腹痛，反胃，下血失精，止泻，去卒心痛，小儿惊风有痰，疮疡脓水。

心脾痛：田螺壳，溪涧中者，以松叶层叠夹烧，吹去柴灰，取壳研，以乌沉汤及宽中散类调服。

小儿急惊：田螺壳，远年者，烧灰，入麝香少许服。

小儿头疮：田螺壳煅，油调傅。

蜗蠃水螺蛳

肉 甘，寒。煮食，明目止渴，解热醒酒，下水气，通淋浊，利大小便，消黄瘅水肿。治反胃，痢疾，脱肛痔漏，痘疹后目翳。

时珍曰：蜗蠃，处处溪涧中有之，大如指头，壳厚于田螺，春月采食，清明后其中有虫，勿食，只入药。此物难死，泥入壁中，数年犹活。

黄疸酒疸：水螺狮，养去泥土，择净，日煮食，饮汁。

黄疸吐血，由病后起，诸药不效：蜗蠃十个，水漂去泥，捣烂，

---

① 三五：金陵本第四十六卷田螺条附方作“二三”。

露一夜，五更取清汁服。

五淋白浊：蜗蠃一碗，连壳炒热，入酒三碗，煎一碗，挑肉食，以此酒汁下。

烂壳 治痰饮积及胃脘①痛，反胃膈气，痰嗽，鼻渊，脱肛痔疾。研末，傅下疳疮疖。油调，涂汤火伤疮。

此取在泥中，或土墙间，年久者良，火煅用。

杨梅烂疮：土墙败螺壳煅、朱砂等分，片脑少许，末，傅。

小儿软疖：土墙败螺壳煅、倒挂尘等分，末，油调涂。

瘰疬已破：土墙败螺壳煅，末，日傅。痘疮不收，同方。

阴头生疮：年久败螺壳煅，傅。

湿痰心痛：烂螺壳煅，末，酒服一匙。卒得咳嗽，同方。

海月 江珧柱、玉珧

甘、辛，平。下气调中。治消渴，利五脏，止小便，消腹中宿物，令人易饥能食，以姜酱和食，良。

《宛委录》云：奉化县，四月南风起，江珧一上，可得数百，其形如蚌稍大，肉腥不堪食，唯四肉柱长寸许，白如珂雪，鸡汁瀹②食美，过火则味尽。段成式《杂俎》云：玉珧，形似蚌，长二三寸，广五寸，上大下小，壳中柱炙食，味如牛头胘③。

海 燕

咸，温。治阴雨发损痛，煮汁服，取汗即解，亦入滋阳药。

时珍曰：海燕，出东海，大一寸，状扁而④圆，背青黑，腹下白脆，似海螵蛸，口在腹下，食细砂，口旁有五路正钩，即其足也。

---

① 脘：原作“腕”，据金陵本第四十六卷蜗螺条改。

② 瀹（yuè 越）：煮。

③ 牛头胘（xián 闲）：金陵本作“牛头胘项”。胘，牛百叶。

④ 而：原作“面”，据金陵本第四十六卷海燕条改。

郎君子

治妇人难产，手把之便生，极验。

珣曰：生南海，有雌雄，状如杏仁，青碧色，欲验真假，口内含热，放醋中，雌雄相逐，逡巡便合，即下卵如粟状。

禽部

白鹤

血 咸，平。补虚乏，益气力，去风益肺。

时珍曰：鹤大于鹄，长三尺，高三尺，喙长四寸，丹顶赤目，赤颊青脚，修颈凋尾，粗膝纤指，白羽黑领，亦有灰苍色者，皆以夜半鸣，声唳云霄，雄鸣上风，雌鸣下风，百六十年相视而孕，亦啖蛇虺，闻降真香烟则降，其粪能化石，皆物类相感，一千六百年，形始定，饮而不食，乃胎化也。

脑 和天雄、葱实服之，令人明目，夜能书字。

卵 甘、咸，平。预解痘毒，用一枚煮，与小儿食，多减少，少不出。

骨 酥炙，入滋补药中。作为笛，吹声甚清越。

肫中砂石子 磨水服，解蛊毒邪。

鹳

骨 甘，大寒。治鬼蛊诸疰毒，五尸心腹痛，炙黄，空心暖酒服。

脚骨及嘴 治喉痹，飞尸，蛇虺咬，及小儿闪癖，大腹痞满，并煮汁服，亦烧灰饮服。

卵 预解痘毒，水煮一枚，与小儿食，令不出痘，或出亦稀。

屎 治小儿天钓惊风，发歇不定。炒，研末，半钱，入牛黄、麝香一分，蝎五枚，炒，共末，每服半钱，新汲水下。

鹅

肉 甘，平。利五脏，解五脏热。煮汁饮，止消渴，服丹石人宜之。性淡[1]蛇及蚓，制射工，故养之者，能辟蛇虫，嫩者微毒，老者及白毛者良。

集注：鹅肉，动风发疮，多食令人霍乱，发痼疾，火熏食者尤甚。

白鹅膏腊月炼收 甘，微寒。灌耳，治卒聋，润皮肤。合面脂涂面，急令人悦白，涂沛唇及手足皱[2]裂，消痈肿，解礜[3]石毒。

臎尾肉 涂手足皱裂，纳耳中，治聋及聤耳。

血 咸，平，微毒。能解药毒、中射工毒者，饮之，并涂其身。

胆 苦，寒。解热毒痔疮初起，频涂之，自消。

痔疮有核：白鹅胆二三枚，取汁，入熊胆二分，片脑半分，研匀，瓷罐密藏，勿令泄气，用时手指涂之，效。

涎 治咽喉谷贼，涂小儿鹅口疮。

时珍曰：小儿误吞稻芒，着咽不能出，名谷贼。以鹅涎灌之，即愈。葆按：小儿鹅口疮，满口白漫，以蚕沙泡汤洗。不退，以鹅涎，绢蘸频擦，效。取法：用鹅吊脚，使头向下，以器盛涎。

毛 治射工水毒，小儿惊痫。烧灰酒服，治噎疾。择腹下毳毛为衣被，柔暖性冷，婴儿宜之。

通气散：治误吞铜钱及钩绳。鹅毛烧灰、磁石煅、象牙烧炭各一钱，为末，每服半钱，新汲水下。

噎食病：白鹅尾毛烧灰，每服一钱，米汤下。

---

① 淡：金陵本第四十七卷鹅条作“啖”。
② 皱：金陵本第四十七卷鹅条作“皴”。
③ 礜：原作“礬”，据金陵本第四十七卷鹅条改。

卵 甘，温。补中益气，多食发痼疾。

掌上黄皮 焙研，搽脚指缝湿烂。油调，涂冻疮，鹅掌风。

葆按：予侄殿臣，中年秋末冬初，手掌起顽皮，痒极，须抓破血出，痒止，痛又作。予曰：此症经受疠风，初起于掌，渐涎遍身似癞，冬寒即发，春暖渐愈，体弱，内服固元，外用柏油、麻油、牛油各二两，乱发大团，苍耳、浮萍、当归、白芷、白及各二钱，和油熬药焦，去滓，复熬数沸，下黄蜡五钱，溶化，取起，再入鹅掌上黄皮一副，焙，白敛三钱，共末，入内匀，每手见水，拭干，以膏薄擦，甚效验。

屎 绞汁服，治小儿鹅口疮。苍鹅屎，傅蛇虫咬毒。

鹅口疮，自内生出，可治；自外生入，不可治。用食草白鹅清粪汁，入砂糖少许，匀搽，或雄鹅粪眠倒者，烧灰，入麝香少许，末搽，俱效验。

雁

肉 甘，平。壮筋骨，利脏腑。治诸风麻痹，解丹石毒，久食动气。

小为雁，大者为鸿。思邈曰：七月勿食雁，伤人神。礼云：食雁须去肾，不利人也。

肪脂也，炼用 甘，平。酒服，治风挛拘急，偏枯，血气不通利，热结胸痞，呕吐，耳聋，杀诸石药毒。和豆黄作丸服，补劳瘦。涂耳疳及痈肿。久服益气不饥，长毛发须眉。生发，膏用之。

毛 取喉下白毛，疗小儿痫疾。自落翎毛，小儿佩之，辟惊痫，鸿毛作囊，可以渡江，凡水行者不可不知。

鹄天鹅

肉 甘，平。腌炙食，利脏腑，益人气力。

油冬月取肪炼收　治小儿聤耳，涂痈肿。

聤耳出脓：鹄油调草乌末，入龙脑少许，傅，立效。雁油亦可。

绒毛　刀杖金疮，贴之立愈。

凫野鸭

肉　甘，凉。补中益气，平胃消食。治热毒风，杀腹脏一切虫，疗水肿及恶疮疖，除十二种虫，身上有诸小热疮，年久不愈者，但多食之，即瘥。

血　解桃生蛊毒，热饮探吐。

鸭家凫、鹜

肉　甘，冷，微毒。补虚，除客热，和脏腑，利水道，疗小儿惊痫。解丹毒，止热痢，治头上疮肿。和葱豉煮汁饮，去卒然烦热。黄雌肉补，白鸭最良，嫩者毒，老者良，黑鸭有毒，目白者杀人，多食滑中，发冷利，患脚气人勿食。

白凤膏：治久虚发热，咳嗽痰血，火乘金者。黑嘴白鸭一只，取血入酒冲饮，便直入肺，将鸭干挦去毛，胁下开窍，去肠，入大枣肉二斤，参苓平胃末一升，缚定，砂瓮置鸭，炭火慢焙，陈酒一瓶，作三次添入，酒干为度，食鸭及枣，数作服，效。

大腹水肿：白鸭一只治净，豆豉半升，同姜、椒入鸭腹，缝定煮食。

肪白鸭良，脂炼　甘，大寒。治风虚寒热，水肿。

瘰疬汁出不止：用鸭脂，调半夏末，傅之。

头雄鸭良　煮服，治水肿，通利小便。

鸭头丸：治阳水暴肿，面赤烦喘，小便涩。葶苈炒、防已①各二

---

① 已：原作“杞”，据文义改。

两，末，以绿头鸭血同①头一枚全者捣，丸梧子大，每木通汤下七十丸，日三。或加猪苓一两。

脑 治冻疮，取涂之，良。

舌 治痔疮，杀虫，取相制也。

血白鸭良 咸，冷。热饮，解诸毒及野葛毒。死者，灌入咽即活，并中生金、生银、丹石、砒霜、鸦片诸毒，射工毒。治中恶及溺水死者，灌之亦活。蚯蚓咬疮，涂之即愈。

卒中恶死，或先有病，或卧而忽绝：并取雄鸭，向死人口断其颈②，滴③血入口，以竹筒吹其下部，极则易入，气通即活。

小儿白痢，似鱼冻：白鸭血，热酒服。

解蛊毒：白鸭血热饮。

涎 治小儿痉风，头及四肢皆往后，以鸭涎滴之。治小儿被蚯蚓咬阴肿，取雄鸭抹之，即消。

葆按验：小儿阴头肿，将鸭以手掀开嘴，向肿处呵气，自消。

胆 苦、辛，寒。用涂痔核，良。又点赤目初起，亦效。

肫衣鸭内金、膍胵 治诸骨哽，炙研，水服一钱，即愈。取其消导也。

卵 甘、咸，微寒。治心腹胸膈热，盐藏食，宜之。

集注：多食发冷气，令人气短背闷，小儿多食脚软。生疮毒者食之，令恶肉突出。不可合鳖肉、李子食，害人。

白鸭通鸭屎 性冷，解热毒，散畜热，杀石药毒。绞汁服，解金银铜铁毒。研末，和鸡子白，涂热疮肿毒，即消，蚯蚓咬，涂之亦效。

---

① 同：原作“用”，据金陵本第四十七卷鹜条改。
② 颈：金陵本第四十七卷鹜条作“头”。
③ 滴：金陵本第四十七卷鹜条作“沥”。

石药过剂：白鸭屎，末，水服二钱。

乳石发动，烦热：白鸭屎一合，汤一盏，渍之，澄冷服。

鹈鹕水鶵鳿、鹭梯

甘，平。补中益气，五味炙食，甚美。

膏 滴耳中，治聋。取涂刀不锈。

鸳鸯匹鸟、黄鸭

肉 咸，平，有小毒。炙食，治梦寐思慕。酒炙食，治瘘疮。作羹臛食，令人肥丽。夫妇不和者，私与食之，即相爱①怜。疗诸瘘疥癣，以酒浸，炙令热，贴疮上，冷即易。

血出②不止：鸳鸯一只，洗净，五味、椒、盐，炙，空心食。

鹭鸶

咸，平。治虚瘦，益脾补气，炙熟食之。

头 治破伤风，肢强口紧，连尾烧，研末，腊猪脂调涂疮口。

鸬鹚

酸、咸，冷，微毒。利水道，治大腹鼓胀，烧末，米饮下。

头 微寒。治哽及噎，烧研，酒服。

骨 烧灰，水服，下鱼骨哽。

《外台》云：凡鱼骨哽，密念鸬鹚不已，即自下，此乃厌伏③之意。

丹雄鸡

肉 甘，微温。补肺补虚，温中止血，通神，杀恶毒，辟不祥。治女人崩漏，赤白沃，能愈久伤乏疮不瘥者。风病人忌食。

---

① 爱：原作"受"，据金陵本第四十七卷鸳鸯条改。

② 血出：金陵本第四十七卷鸳鸯条作"血痔"。

③ 厌（yā丫）伏：用巫术镇伏邪祟。

白雄鸡

肉 酸，微温。调中下气，除邪，安五脏，疗癫狂，利小便，消浮肿。治伤中消渴，去丹毒风。

惊愤邪僻：因急忧情迫，或激愤惆怅，致志气错越，心行远僻。白雄鸡一头，治净，真珠四两，薤白四两，水煮，食鸡饮汁，去珠、薤。

肉坏怪病，口鼻出腥臭水，以碗盛之，状如铁色，似虾鱼走跃，捉之化水，此名肉坏，但多食鸡馔，即愈。

癫邪狂妄：自贤自圣，行走不休。白雄鸡一只，和五味煮作羹粥食。

卒然心痛：白雄鸡一只，治净，水煮，去鸡，入苦酒六合，真珠一钱，再煎，纳麝香少许，服。

赤白下痢：白雄鸡一只，作臛食。

乌雄鸡

肉 甘，微温。补中止痛，培诸虚羸①，安胎滑产，止肚痛、心腹恶气，除风湿麻痹，治折伤并痈疽。生捣，涂竹木刺入肉。

《纂要》云：产死，多是富贵家扰坏，致妇惊悸气乱，唯宜屏除一切人，令其独产。煮牡鸡取汁，作粳米粥食，待时至自产。取鸡汁性滑而濡，不食其肉者，恐难消化也。今人产后，即食鸡啖卵，气壮者，幸无恙，气弱者，因而成疾者，多矣。

反胃吐食：乌雄鸡一只，治净，入胡荽子半斤在腹内，烹食。

打伤颠扑，及牛马触伤，胸腹破②，四肢摧折：乌鸡一只活者，连

---

① 羸：原作“嬴”，据金陵本第四十八卷鸡条改。

② 破：金陵本第四十八卷鸡条附方此后有“血”字。刘校本据《大观本草》《政和本草》卷十九丹雄鸡条附方将“血”改为“陷”。

毛，杵一千①下，苦酒三升，匀，以新布搨病处，鸡膏涂布上，觉寒振欲吐，徐徐取下，须臾，再上一鸡，少顷，又再作，以愈为度。

寒疝绞痛：乌鸡一头，治如食法，生地七斤，同剉，入甑中蒸之，以器盛取汁，清旦温服，至晚令尽，当下诸寒澼。以白粥食，久疝三服可瘥。

猫眼睛疮：身面上②疮，似猫儿眼有光彩，无脓血，但痛痒，不嗜饮食，又名寒疮。多食鸡、葱、韭愈。

黑雌鸡

肉 甘、酸，温，平。黑属水，牝象，阴主血分病，安心安胎，定志助气。作羹食，治风寒湿痹，五缓六急，反胃腹痛，踒折骨痛，乳痈痈疽，排脓除邪，辟恶气，治血邪，补新血，破心中宿血，产后虚羸。疗新产妇，以一只治净，和五味炒香，投二升酒中，封一宿，取饮，或和乌脂麻二升，炒香，入酒中，极效。

虚损劳积：男女因积虚或久病后虚损，沉困酸疼，盗汗少气，心悸气喘，或少腹拘急，胃弱多卧，渐至瘦削，若久延五脏，气竭难治。乌雌鸡一头，治净，生地一斤切片，饴糖半斤，同纳腹内，缚定，铜器盛，饭上蒸熟，取出，食肉饮汁，勿用盐，一月一作食，效。

黄雌鸡

肉 黄者土色，雌属坤象，味甘，归脾，气温益胃，而兼酸咸，故能补肝肾，添精髓，助阳气，疗五劳，暖小肠，止泄精，补丈夫阳气，通老人噎食。治伤中消渴、肠澼泻痢、小便数而不禁，治产后虚羸，煮汁煎药服，佳。冷气疾着床者，渐渐食之。以光粉诸石末饲鸡，治食，甚补益。骨热人勿食。

产后虚羸：黄雌鸡一只，治净，背上开破，入生百合三枚、粳米

---

① 一千：金陵本第四十八卷鸡条作“一千二百”。

② 上：金陵本第四十八卷鸡条作“生”。

半升，缝合，和五味汁，煮熟食。

病后虚汗，伤寒后虚弱，日夜汗出不止，口干心燥：黄雌鸡一只，治净，入麻黄根一两，同煮汁，去滓及鸡，苁蓉酒浸一宿，刮净一两，牡蛎煅二两，再入煮，取汁，一日服尽。

老人噎食不通：黄雌鸡肉四两，茯苓二两，白面六两，作馄饨，入豉汁煮食。

下痢噤口：黄肥雌鸡肉，为臛，作馄饨，空心食。

脾胃弱乏，人痿黄瘦：黄雌鸡肉五两，白面六两，作馄饨，空心食。

消渴饮水，小便数：黄雌鸡，煮，冷饮。

百虫入耳：鸡肉炙，塞耳，立出。

乌骨鸡要舌黑者

甘，平。鸡属巽，而骨乌者，巽变坎也，受水木之精气，故治肝肾血分之病，补虚劳羸弱，消渴遗精，崩中带下，补益产妇，一切虚损诸病。大人小儿下痢噤口，煮食饮汁，亦可捣，和丸药服。中恶鬼击，心腹痛欲死者，取血或肉贴心下，即瘥。

时珍曰：鸡，虽属巽木，若分而配之，则丹雄鸡属离火，阳明之象；白雄鸡得庚金，太白之象，故俱解邪恶；乌雄鸡属木，乌雌鸡属水，故安胎产；黄雌鸡属土，故补脾胃；乌骨鸡得水木气，故清虚热。各从其类。

赤白带下：白果、莲肉、江米各五钱，胡椒一钱，末，乌骨鸡一只，治净，入末鸡腹，煮熟，空心食。遗精白浊，同方。

脾虚滑①泻：乌骨鸡一只，治净，肉豆蔻一两面包，煨去油，草果仁二枚，烧炭，入鸡腹，扎定煮熟，空心食。

《御览》云：夏侯弘行江陵，逢大鬼引小鬼，各持弓箭，弘潜捉

---

① 滑：原作“骨”，据金陵本第四十八卷鸡条改。

末后一鬼，问之，曰：此荆、杨大疫，持此，中人心腹死。弘曰：治之有方乎？曰：但杀白乌骨鸡，导心，即瘥。时荆、杨病心腹死众，弘以此治愈。

反毛鸡

治反胃，以一只煮烂，去骨，入人参，当归、食盐各半两，再回煮，食之瘥。

鸡头丹白雄鸡者良　治蛊禳恶，辟瘟杀鬼，取东向屋者良。

鸡冠血三年雄鸡者良　咸，平。乌鸡者，通乳难，点目泪不止，亦点目暴。赤丹鸡者，治白癜风，并疗经络间风热，涂颊，正口㖞；涂面，治中恶；卒饮之，治缢死欲绝，及小儿卒惊客忤。涂诸疮癣，蜈蚣、蜘蛛咬毒，马啮疮、百虫入耳。女人交接违①理，血出，用涂产门。

鬼击卒死：乌鸡冠血，滴②口中，令咽。仍破此鸡搨心下，冷，乃弃之道僻③。

卒死寝死：治卒死或寝卧忽而气绝者，皆是中恶。用雄鸡冠血涂面上，干则再涂，仍以吹鼻中，以灰营④死者一周。忌火照。

卒死忤死，不能言：鸡冠血，和真珠末，丸豆大，纳三丸入口中。

小儿解颅：丹鸡冠血滴，以赤芍末粉之。

中蜈蚣毒，舌胀出口是也：鸡冠血浸舌，令咽。

卒缢垂死，心中犹温：取下，勿断绳，刺鸡冠血滴口中，以安心神，缓缓解绳。

小儿卒惊，似有痛处，不知疾状：用雄鸡冠血少许，滴口

---

① 违：原作"遗"，据金陵本第四十八卷鸡条改。

② 滴：金陵本第四十八卷鸡条作"沥"。

③ 僻：金陵本第四十八卷鸡条作"边妙"。

④ 营：原作"管"，据金陵本第四十八卷鸡条改。

中，效。

鸡血乌白鸡良　咸，平。安神定志，治踒折骨痛及痿痹，中恶腹痛，乳难，小儿下血及惊风不醒，解丹毒、蛊毒、鬼排阴毒，剥驴马被伤及马咬人，以热血浸之，白癜风及疬疡风，以雄鸡翅下，取血涂之。

鬼痱①卒死：乌雄鸡血涂心下，即苏。

惊风不醒②：白毛乌骨鸡血抹眉心③，即醒。

缢死未绝：鸡血涂喉下。

黄疸困笃：取半斤重雄鸡，背上破开，不去毛，带血，合病人胸前，冷则换之，日换数鸡，拔去积毒，愈。此鸡宜弃僻地，有毒，忌食。

金疮肠出：人干屎末抹入，桑皮线缝合，取热鸡血涂。

杂物眯目不出：以鸡血滴少许，即出。

肪乌雄鸡良　甘，寒。搽头秃发落，年久耳聋。

年久耳聋：用炼成鸡油五两，桂心十八铢，野葛六铢，用文火煎三沸，去滓，每用枣许，溶化，倾入耳中，如此十日，耵聍自出寸许。

脑白雄鸡良　治小儿惊痫。烧灰酒服，治产难。

心乌雄鸡者良　治五邪。

肝雄鸡良　甘、苦，温。补肾，起阴痿。治心腹痛，安漏胎下血，以一具，和酒煮服。治女人阴蚀疮，切片纳入，引虫出尽，良。

阴痿不起：雄鸡肝三具，菟丝子一升，末，雀卵和丸，豆大，每酒服百丸。

---

① 痱：原作“排”，据刘校本改。痱，中风，偏瘫。

② 醒：原作“腥”，据金陵本第四十八卷鸡条改。

③ 眉心：金陵本第四十八卷鸡条作“唇上”。

睡中遗尿：雄鸡肝、桂心等分，捣丸，小豆大，每米饮下五丸，日三服。遗精，加龙骨。

老人肝虚目暗：乌雄鸡肝三具，切碎，以豉和米作羹粥食。葆按：小儿疳积目盲。夜明砂、谷精草各一钱，芦荟、胡连各四分，研末，和雄鸡肝一具，炖一时许，食肝饮汁，作三次，愈。

胆乌雄鸡　苦，微寒。治目不明，胎赤眼，灯心蘸，点之。涂肌疮及月蚀疮，绕耳根，日三涂，水化，搽痔疮亦效。

沙石淋沥：雄鸡胆半两，干者，鸡屎白炒一两，研末，温酒服一钱，以利为度。

眼热流泪：五倍子、蔓荆子，煎洗，以雄鸡胆点。

尘沙眯目：鸡胆汁点之。

肾乌雄鸡良　治鼻齆作臭，用一对，同脖前肉等分，入豉七粒，新瓦焙研，鸡子清和饼，安鼻前，引虫出，忌女人①、鸡、犬见。

嗉喉咙管　治小便不禁及气噎、食不消。

气噎不通：鸡嗉二枚，连食，以纸色黄泥固，煅炭，入木香、沉香、丁香各一钱，末，枣肉丸，梧子大，每服三丸。

小便不禁：雄鸡喉嗉及膍胵，并屎白等分，末，麦粥清调服。

鸡内金膍胵内黄皮　甘，平，性涩，鸡之脾也。清水谷，消酒积，除热止烦，通小肠膀胱。治反胃泻痢，小便频遗，止泄精尿血，崩中带下，肠风泻血，小儿食疟，大人淋漓。焙末，吹喉痹乳蛾，一切口疮，及牙疳诸疮。

小便遗失：鸡内金一具，并肠烧炭，酒服。凡用，男用雌，女用雄。

膈消饮水：鸡内金、花粉炒等分，末，糊丸，豆大，每温水下三

① 女人：金陵本第四十八卷鸡条作“阴人”。

十丸。

消导酒积：鸡内金、葛花等分，末，面糊丸，豆大，每酒下五十丸。

反胃吐食：鸡内金烧末，每酒服一具。

噤口痢：鸡内金焙末，乳汁服。小儿疟疾，同方。

喉痹乳蛾：鸡内金勿下水洗者，焙末，竹管吹，即破。

一切口疮：鸡内金①，烧末，傅。

鹅口疮：鸡内金，末，乳服半钱。

走马牙疳：鸡内金，末，经落水洗者五具，枯矾五钱，末，搽。又方：鸡内金烧炭，枯矾、黄柏等分，麝香少许，共末，先以米泔洗漱，后搽。

阴头疳蚀：鸡内金，不落水，瓦焙末，先以米泔洗，后搽。谷道生疮及口疳，同方。

脚胫生疮：鸡内金，洗，贴之。疮口不合，同方。

金腮疮蚀，初生如米豆，久则穿蚀：鸡内金焙、郁金等分，末，盐浆漱，傅。

小儿疣目：鸡内金，为末，擦，自落。

鸡骨哽咽：活鸡一只，打死，取出鸡内金，灯草裹，煅末，吹入咽，即消。

肠 烧末，酒服，治消渴，止遗溺、小便数不禁，及遗精白浊。

肋骨乌骨鸡良 治小儿羸瘦，食不生肌，及囟陷。

小儿囟陷，脏腑热壅，气血不荣：乌骨鸡肋骨一两酥炙，生地一两焙，共末，每米饮服半钱。

疮中朽骨，久疽久漏，中蓄有朽骨：乌骨鸡胫骨，实以砒石填

---

① 金：原脱，据金陵本第四十八卷鸡条补。

满，盐泥固，煅，研末，饭丸粟米大，每纸捻送一粒，入窍内以拔毒，膏药封，数次，骨自出。

距白雄鸡良　治产难，烧研，酒服。下骨哽，以鸡足一双，烧灰，水服。

翮翔白雄鸡良　下血闭，消阴癞，疗骨哽，蚀痈疽。左翅毛能起阴，治妇人小便不禁，止小儿夜啼，安席下，勿令母知。凡服，烧用。

时珍曰：翮翔，形锐飞扬，乃其致力之处，故能破血、消肿、溃痈。葛洪云：凡古井及五月井中有毒，不可辄，入即杀人，先以鸡翅毛试之，直下者无毒，回旋者有毒。

阴肿如斗：鸡翅毛一孔生两茎者，烧灰，饮服。左肿用右，右肿用左。

阴卒肿痛：鸡翅毛六枝，烧灰，蛇床子等分，末，傅。

妇人遗尿：雄鸡翅毛，烧灰，酒服。

肠内生痈：雄鸡顶上毛，并屎，烧末，空心酒服。

尾毛　治刺入肉中，以二七枝，捣，和男孩乳，封之，当出。解蜀椒毒，烧烟吸之，并井水调服。小儿痘疮后生痈，烧灰，水调傅。

小便不禁：雄鸡翎，烧研，酒服。

屎白　微寒。破血下气，治消渴，破石淋，止遗尿，消癥瘕，灭瘢痕，通利大小便。治伤寒寒热，中风失音痰迷，贼风风痹，心腹鼓胀，转筋入腹，蛊毒及虫咬毒，破伤中风，白虎风，贴风痛，小儿客忤及惊啼。水淋汁服，解金银毒。醋和，涂蜈蚣、蚯蚓咬毒。

取雄鸡白毛乌骨者良，腊月收干用。

鸡矢醴：治鼓胀，旦食，不能暮食。由脾胃不能运水谷，气不宣流，故令中满。腊月干鸡屎白，凡雄鸡有屎白，雌鸡无，半斤，袋盛，以酒一斗渍七日，温服三杯，日三。或为末服，或沸汤淋屎汁，调木香、槟榔末，各二钱服。又方：屎白、桃仁、大黄各一钱，水煎服。

小儿腹胀，黄瘦：干鸡屎一两炙，丁香一钱，末，蒸饼丸豆大，每米服饮十丸。

心腹鳖瘕及宿癥卒癥：以饭饲白雄鸡，取屎，用小便入瓦器中，熬干，末，每温酒服一钱，以消为度。

食米成瘕：好食生米，口出清水。鸡屎、白米等分，炒，末，水调服二钱，吐出如米形，止服，瘥。

反胃吐食：乌骨鸡一只，与水饮四五日，勿与食。将五蒲蛇三条，竹刀切与食，待鸡下屎，取，阴干，末，水叠丸粟大，每服一分，桃仁汤下，十日愈。

中诸菜毒发狂，吐下欲死：鸡屎烧末，水服一匙。

石淋痛：鸡屎白，日干，末，酸浆饮服一匙，当下石出。

小儿血淋：鸡屎尖白如粉者，研，糊丸绿豆大，每酒下五丸。

转筋入腹，其人背脚直，脉弦：鸡屎焙末，水服一匙。

破伤中风，腰脊反张，牙紧口噤，四肢强直：鸡屎白一升，黑豆五升，炒黄，以酒沃之，微煮，令豆澄下，随量饮，取汗避风。

产后中风，口噤瘛疭，角弓反张：黑豆二升半，鸡屎白一升，炒熟，入酒升半，浸取一升，入竹沥服，取汗。

鼻血不止：鸡屎取有白色半截者，烧灰吹之。

耳聋不听：鸡屎白半升，乌豆一升，炒，酒二升，乘热投入服，取汗。耳如鼓鼙，勿讶。

面目黄疸：鸡屎白、赤豆、秫米各二钱，末，水下，分三服。

妒乳乳痈：鸡屎白，炒研，酒服一匙。乳头破裂，同方。

金银中毒已死：鸡屎半斤①，水淋取汁，饮之可生。

小儿心痛：白毛乌骨鸡屎焙、松脂制各五钱，末，葱白汁丸梧子大，黄丹为衣，每醋汤服五丸。忌生冷硬物，三服效。

阴毒腹痛：鸡矢、乌豆、地肤子各一两，乳发一团，同炒烟起，

① 斤：金陵本第四十八卷鸡条作“升”。

入好酒一碗浸之，去滓热服。

缢气未绝：鸡屎白如枣大，酒煎，灌口鼻。

内痈未成：伏鸡屎，水和服。

消瘢灭痕：猪脂三升，饲乌鸡一只，三日后取屎，同白芷、当归各一两，煎十沸，去滓，入鹰屎白半两，末，傅，日二。

鸡子黄雌鸡良　甘，平。镇心益气，安胎止惊，安五脏，开喉音，暖水脏，缩小便。治贼风麻痹，耳鸣耳聋，男子阴囊湿痒，妇人白带阴疮，妊娠天行，热病狂走，及胎动下血，产后血运，小儿发热疳痢。醋煮食，止赤白久痢，及心气痛，产后虚痢，解野葛、胡蔓草毒。多食令腹中有声，动风气。小儿痘疹忌食。

三十六黄：鸡子一个，连壳烧炭，醋一合，和服，鼻中虫出为效。

小儿疳痢，肚胀：鸡子一枚，开小孔，入巴豆一粒，轻粉一钱，用纸包五十重，饭上蒸三度，去壳研，入麝香少许，糊丸米粒大，每食后温汤下二丸。

腋下胡臭：鸡子二枚，煮熟，去壳，乘热夹腋下，冷弃三叉路口，勿回顾，三次除根。

胡蔓草毒：即断肠草，一叶入口，百窍流血。急取凤凰胎卵，系鸡子抱未成鸡者，已成者不用，研，和麻油灌之，吐出毒物乃生，稍迟不救。

蛛蝎蛇伤：鸡子一个，轻敲小孔，合之，瘥。

解野葛毒已死者：撬开口，灌鸡子三个，须臾，吐出野葛，乃生。

子死腹中：用三家鸡子各三①枚，三家水，各一升，三家盐，各一撮，同煮，令妇东向食饮。

---

① 三：金陵本第四十八卷鸡条作“一”。

卵白 甘，微寒。治目热赤痛，心下伏热，烦满咳逆，小儿下泻，妇人产难，胞衣不出，并生吞之。醋浸一宿服，消黄疸，解大烦热，产后血闭不下。取白一枚，入醋少许，搅服，调赤小豆末，涂一切热毒，丹肿腮肿。冬月取新者，生酒渍之，封七日，取出，每夜涂面，去皯䵳皻皰。

产后血运，身痉直，口目向上，牵急，不知人：取鸡子清一枚，以荆芥末二钱调服即安，屡效。乌鸡子尤良。

时行发黄：醋酒浸鸡子一宿，吞其白数枚，效。

汤火伤灼：鸡子白和酒调洗，则易生肌，忌发物。

头发垢脏：鸡子白涂，少顷，洗去，光泽不燥。

蛔虫攻心，口吐清水：鸡子一枚，去黄，纳好漆入鸡子壳中和合，仰头吞之，虫即出。

面生皰疮：鸡子以陈醋浸三日，待软，取白涂之。

卵黄 甘，温。补阴血，解热毒，治下痢，疗疝气，和诸药，能补形，与阿胶同功。醋煮，治产后虚痢，小儿发热。煎食，除烦热；炼过，治呕逆。和常山末等分，丸，竹叶汤下，治久疟。生吞之，治卒干呕，及小便不通。

汤火伤疮：鸡子黄，炒，取油，入铅粉搅匀，扫三五日，永除瘢痕。

杖疮已破：鸡子黄熬油，搽。天泡水疮，同方。及消灭瘢痕，耳疳出汁，鼠瘘已溃，俱同方。

妊娠胎漏，血下不止，尽则子死：鸡子黄十四枚，酒二升，煮如饴服，立瘥。

赤白下痢：鸡子黄一枚，胡粉减半，调，煅炭，每酒服一钱。

子死腹中：鸡子黄一枚，姜汁一合，和服当下。

小儿痫疾：鸡子黄乳汁搅服，数服自定。

小儿头疮：鸡子黄熬取油，麻油、铅粉和搽。

脚上臭疮：鸡子黄一枚，炒，取油，黄蜡一钱，溶化，涂。

乱发膏，治孩子热疮：煮熟鸡子黄五枚，乱发如鸡子大，入铁铫中同熬，发焦乃液出，碗盛，涂疮上，以苦参末粉之。

妊娠下痢绞痛：乌骨鸡子一枚，开孔，去白，入黄丹一钱在内，匀，厚纸包，泥固，煨干末，每米饮服三钱。

卵壳中白皮 治久嗽气结，同麻黄、紫菀服，立效。

《仙传外科》：有人含刀在口，误割舌，已垂未断。以鸡子白皮袋之，掺止血药于舌根，血止，以蜡化蜜调冲和膏，敷鸡子皮上，三日接住，乃去卵白皮，只用蜜蜡勤敷，七日全安。用鸡子壳皮者，取其软薄，护舌而透药也。葆按：取壳皮法，用醋浸鸡子一宿，其皮自脱壳，易取。

咳嗽日久：鸡子白皮，炒，十四枚，麻黄三两焙，末，每饮服一钱。

风眼肿痛：鸡子白皮、枸杞根皮等分，末，吹鼻中。

㷅鸡汤 治消渴，饮水无度，汤滤过，澄清服，神效。脚上鸡眼作痛，剥去皮，用汤洗之。

抱出鸡卵壳混沌池、凤凰蜕 治伤寒劳复，炒黄末，热汤服，取汗愈。治反胃，酒服二钱。研末，磨障翳。烧灰油调，涂癣疮，及小儿头身诸疮。

小便不通：抱鸡子壳、海蛤、滑石等分，末，每米饮服半钱。

头疮白秃：鸡子壳七个，炒研，油调傅。

头上软疖：鸡卵壳，炒黄，末，入轻粉少许，清油调傅。

耳疳出脓：鸡卵壳，炒黄，末，油调灌入，痛即止。

玉茎下疳：鸡卵壳，炒，研，油调傅。

外肾痈疮：抱出鸡卵壳，焙，黄连、轻粉共末，炼过，香油调涂，日二。

雉野鸡

酸，微寒。补中益气力，止泻痢，除蚁瘘。春夏有毒，勿食，秋冬宜之。多食，发痔疮及疮疥。

脾虚下痢，日夜不止：野鸡一只，如食法，入橘皮、葱、椒，和五味，作馄饨，空心煮食。

产后下痢：雉一只，作馄饨食。

消渴饮水，小便数：野禽①一只，五味煮熟，食肉饮汁。

嘴 治蚁瘘。

屎 治久疟。

久疟：雉屎、熊胆、五灵脂、常山等分，末，醋丸，豆大。发时水服一丸。

脑 涂冻疮。

尾 烧灰，和麻油调，傅天火丹毒。

鸐雉山鸡、山雉

肉 甘，平，有小毒。炙食，补中益气。作羹臛食，治五脏气喘，不得息。

诜曰：久食发痔，和荞麦食生肌②虫，忌葱、豉。时珍曰：山雉有四种，名同物异，似雉而尾长三四尺者，鸐雉也；似鸐而尾长五六尺，能走且鸣者，鷮雉也；其二则鷩雉、锦鸡也。鷮、鸐皆勇健，自爱其尾，不入丛林，雨雪则岩伏木栖，不敢下食，往往饿死。

鷩雉锦鸡

肉 甘，温，微毒。食之令人聪慧，养之禳火灾。

鹧鸪越雉

肉 甘，温。利五脏，益心力，聪明。治岭南野葛菌子毒，生金毒及温疟。久病欲死者，合毛熬酒渍服之，或生捣汁服。蛊

① 禽：金陵本第四十八卷雉条作“鸡”。义胜。

② 肌：金陵本第四十八卷鸐雉条作“肥”。

气欲死，酒服。

颂曰：今江西、蜀夔皆有，形似母鸡，头如鹑，臆前有白点如真珠，背毛有紫赤浪文。时珍曰：性畏霜露，早晚稀出，夜栖木叶蔽身，多对啼鸣“行不得歌”，好洁，人以竿粘，或媒诱取。又生江南，鸣“钩辀格磔”，不作此鸣者，非。

竹鸡

肉 甘，平。杀虫，治野鸡病，煮食。

时珍曰：多居竹林，形比鹧鸪差小，褐色多斑，赤纹，其性好啼，见其俦①必斗，捕者以媒诱网之。谚云：家有竹鸡啼，白蚁化为泥。好食蚁，亦辟壁虱，南人呼为泥滑滑，因其声也。

鹑

肉 甘，平。益中续气，补五脏，实筋骨，耐寒暑，消结热，下大腹鼓胀。和小豆、生姜煮食，止泻痢。酥煎食，令人下焦肥。小儿患疳，及痢下五色，旦旦食之，效。

时珍曰：鹑，大如鸡雏，头细，无尾毛，有斑点，雄者足高，雌者足卑，畏寒，人能以声呼取之，畜养令斗搏。或云：蛤蟆所化，终以卵生，炙食肥美，四月以前不堪食，忌猪肝。

鸽勃鸽。白毛良

肉 咸，平。调精益气，解诸药毒，及人马久患疥，食之立愈。恶疮疥癣，风疮白癜，疬疡风，炒熟酒服。虽益人，食多恐减药力。

宗奭曰：鸽毛最杂，唯白毛入药。凡鸟，皆雄乘雌，此独雌乘雄，其性最淫，处处人家畜之，亦有野者，与鸠为匹偶。

消渴饮水：白鸽一只，切小片，以酥煎，含咽。

---

① 俦：原作“偶”，据金陵本第四十八卷竹鸡条改。俦，即同类。

预解痘毒：每至除夜，以白鸽煮，饲儿，仍以毛煎汤浴，则出痘稀。

血 解诸药毒，百蛊毒。

卵 解疮毒，痘毒。

预解痘毒，小儿食之不出痘，纵出亦稀：白鸽卵一对，入竹筒封，置厕中，半月取出，以卵白和辰砂三钱，丸绿豆大，每服三十丸，三豆饮下，毒从大小便出。

左盘龙鸽屎。野鸽尤良 辛，温，微毒。炒服，消肿杀虫。治腹中痞块，消瘰疬诸疮，破伤风及阴毒，腹痛垂死，人马疮疥，炒研傅之。其屎皆左盘，故名。

妇人带下排脓：野鸽粪一两炒微焦，延胡炒一两，赤芍、青木香各半两，柴胡三钱①，白术一钱，麝香二②分，为末，每温酒服一钱，脓尽止服，后服补子脏药。

破伤中风：野鸽粪、鱼鳔、僵蚕。炒各半钱，雄黄一钱，末，蒸饼，丸梧子大，每温酒下十五丸。

阴症腹痛，面黄垂死：鸽屎，炒，末，热酒服一钱。冷气心痛，同方。蛔虫腹痛，同方，饮服。

项上瘰疬：左盘龙，炒，末，饭丸梧子大，每米饮下三十③丸。

头疮白秃：鸽粪，烧末傅，先以酸米泔洗。

反花疮毒，初生恶肉，如米粒，破之血出，肉随生，反出于外：鸽屎，炒末傅，温浆水洗之。

鹅掌风：鸽屎、白雄鸡屎，炒研，煎水日洗。

雀瓦雀、麻雀

肉 甘，温。冬三月食之，起阳道，令人有子，壮阳益气，

① 钱：金陵本第四十八卷鸽条作“分”。

② 二：金陵本第四十八卷鸽条作“一”。

③ 三十：金陵本第四十八卷鸽条作“三五十”。

益精髓，暖腰膝，缩小便，续五脏不足气，宜常食，勿停辍。

补益老人，治老人脏腑虚损，阳气乏弱：雀五只，如常治，粟米一合，葱白十茎，先炒雀熟，入酒煮，少时，入粟、葱，作粥食。

心气劳伤，恐变诸症：雄雀一只，取肉炙，赤小豆一合，人参、茯苓、北①枣肉、紫石英、小麦各一两，紫菀、远志、丹参各半两，炙甘草二钱半，共末，每服三钱。

肾冷偏坠疝气：雀三枚，去毛、肠，勿洗，小茴三钱，胡椒一钱，砂仁、肉桂各二钱，匀，入雀三枚肚内，湿纸重裹，煨熟，空心食，酒下。

赤白痢：腊月取雀，去肠肚、毛，勿洗，以巴豆仁一枚入肚内，瓶固，煅末，以酒化黄蜡和，丸梧子大，每服二十丸。红痢，甘草汤下；白痢，干姜汤下。

内外目障，治目昏生翳，远视黑花，及不见物：雀十只，去毛、翅、足、嘴，连肠胃、骨肉捣烂，磁石，煅，醋淬，计七次，水飞神曲，用青盐炒，苁蓉，酒浸，炙，各一两，菟丝子三两，酒炒，末，蜜丸梧子大，每盐酒汤下二十丸。

雀卵　酸，温。益男子阳虚，疗女人血枯，益精血，除疝瘕。和天雄菟丝子丸，酒下，治男子阴痿不起，强之令热，多精有子。女子带下，便溺不痢。主下气，五月取之。

肝　治肾虚阳弱。

头血　治雀盲。

弘景曰：雀盲，乃人至黄昏时，患目不见，如雀目夜盲也。日取血，点之。

脑　棉裹塞耳，治聋，又涂冻疮。

张子和冻疮方：取腊月雀脑，烧炭涂。油调亦可。

---

① 北：金陵本第四十八卷雀条附方作“大”。

喙及脚胫骨　小儿乳癖，每用一具，煮汁服，或烧灰，米饮服。

雄雀屎白丁香、雀酥　苦，温。消积除障，磨翳溃痈，除疝瘕，疗龋齿，通咽塞口噤，女人乳肿疮疡，中风，风虫牙痛，女子带下，溺涩不利。和蜜，丸服，治癥瘕久痼诸证，及治腹中痃癖，伏梁诸块。和干姜桂心艾叶丸服之，能令消烂。和天雄干姜丸服，能强阴，大肥，悦人。急黄欲死者，汤化服之，立苏。痈疖不溃者，点涂即溃。和首生男孩乳，点目中努肉及赤脉贯瞳子，即消，神效。

《日华》曰：凡鸟，左翼掩右是雄。雄雀屎形尖挺直，腊月采，去两畔附着者，钵中研细，以甘草水浸一夜，去水，暴干用。

目中翳膜：白丁香，研，和人乳点。

风虫牙痛：雄雀屎，棉裹塞孔中，日二。

咽喉噤塞：雄雀屎，末，温水调，灌半钱。

破伤风，白痂无血者，杀人：白丁香，末，热酒服半钱。

喉痹乳蛾：白丁香十①颗，砂糖和作三丸，棉裹，每以一丸含咽，即时愈。

巧妇鸟鷦鹩、黄脰雀

肉　甘，温。炙食甚美，令人聪明。

时珍曰：巧妇鸟，生蒿木间，居藩篱上，似雀，面小，灰色有斑，声如吹嘘，喙如利锥，取毛苇毛毳为窠，大如鸡卵，系以麻绳，悬于树上，人畜驯，教其作戏。

---

① 十：金陵本第四十八卷雀条作“二十”。

窠 治膈气噎疾，取一枚烧灰，酒服。烧烟熏手，令妇巧蚕①。

燕

肉 酸，平，有毒。出痔虫，疮虫。

弘景曰：燕有两种，紫胸轻小者，是越燕，不入药；斑黑而声大者，是胡燕，入药。胡燕作窠，长能容二匹绢者，令人家富，其肉勿食，损人神气，入水为蛟龙所吞，亦不宜杀之。

卵黄 治卒水肿，每吞十枚。

屎 辛，平，有毒。治蛊毒鬼疰，逐不祥邪气，破五癃，利小便。熬香用之，杀痔虫，去目翳，治口疮，厌②疟邪疾。作汤，浴小儿卒惊。

解蛊毒：燕屎三合炒，独蒜头十枚，去皮和捣，丸豆大，每服五丸，蛊随利出。

石淋痛：燕屎炒末，冷水调五钱，旦服，下午当尿，自下。

厌疟法：燕屎一杯，发日平旦酒煎一碗，令病人吸气，勿入口。

止牙痛：燕屎丸梧子大，于疼处咬之，即止。

燕窝葆补 甘，淡而平，气薄味厚，可升可降，养脏汁，涤腑燥，入脾胃经，为清虚痰、保肺气之妙品。肺主朝百脉，胃为水谷海，故治五劳七伤，虚咳喘促，吐衄烦躁，痿痹骨蒸，噎膈反胃，小儿痘疹。凡肺胃弱，则清肃之气失于宣布，故又治崩带遗精，痔漏肠红，五淋黄疸，消渴便闭，及补诸虚不足。然此物质薄，须按日常服，自有功效。若饮其汁，而不食其滓，或食旬日

---

① 蚕：刘校本校云：“《大观》《政和本草》卷十九巧妇鸟条俱无此字。按《大观》《政和本草》卷十九巧妇鸟条云：‘妇人巧，吞其卵。小于雀……’政和明坊及富等本‘吞’误作‘蚕’。”据此可知，“蚕”疑为“吞”之误。

② 厌：原作“压”，据下附方“厌疟法”及金陵本第四十八卷燕条改。

而止，则冀其奏功，

难矣。便溏及虚寒者慎用。

葆按：此系海燕冬间结窠海岛，罗布御寒，伏气其中，口内流涎，旋绕周密，至春飞去。近海居民负至哄门，分贩广、闽，市人用缸漂浸，拣择，分上中下三等以售。但此物系有情精气所化，非比草木无情。凡劳伤、胃气虚、难运药及不能受峻补者，最宜。然其力和缓无汁，须炖烂食，良。

石燕土燕

肉　甘，暖。益气壮阳，添精补髓，暖腰膝，润皮肤，缩小便，御风寒、风瘴疫气。

诜曰：石燕，在乳穴石涧中，似蝙蝠，口方，食石乳汁，冬月采可食，馀月治病。服法，用石燕二七枚，和五味炒熟，以酒一斗，浸三日，每夜卧时饮一二杯，甚补，令人健力。葆按：石燕有二种，其一详“石部”。

蝙蝠伏翼

肉　咸，平，入厥阴经。通五淋，利水道，能明目，夜视有精光。久服令人喜乐，媚好无忧。治目瞑①痒痛，久咳上气，久疟瘰疬，及金疮内漏，女人生子馀疾，带下病，无子，小儿魃病惊风。

久咳上气一二十年，诸药不效：蝙蝠除翅足，烧末，米饮服。

久疟不止：蝙蝠一枚炙，蛇蜕一条烧，蜘蛛一枚去足，别甲一枚炙，麝香半钱，末，蜜丸，豆大，每酒服五丸。

小儿惊痫：蛰蝙蝠一枚，入仑②朱砂三钱在③腹内，煅末，空心

---

① 瞑：昏暗。

② 仑：金陵本第四十八卷伏翼条作“成块”。

③ 在：原脱，据金陵本第四十八卷伏翼条补。

白汤下，分六服①。

小儿慢惊，及天吊夜啼：蝙蝠一个，去肠、翅，炒焦，人中白、全蝎焙各一钱，麝香一分，末，炼蜜丸豆大，乳汁下五丸。

多年瘰疬不愈：蝙蝠一枚，猫头一个，俱撒黑豆铺，煅，去豆为末，麻油调傅，内服连翘汤。

妇人断产：蝙蝠一个，煅末，酒酵下②。

脑 涂面，去女子面疱。服之令人不忘。

血及胆 滴目，令人不睡，夜中见物。

夜明砂蝙蝠屎、黑砂星

辛，寒，入肝经血分。活血消积，明目除疟，定惊悸，下死胎，疗疳积，消瘰疬。治面痈肿，去面黑皯，皮肤洗洗痛，腹中血气，破寒热积聚，目盲障翳。以一合，投热酒一升，取清汁服，治马扑损痛。炒末，拌饭，与小儿食，治无辜、疳病。

时珍曰：凡用，水淘去灰土恶气，取细砂晒干，焙，其砂乃蚊眼也。

内外障翳：夜明砂末，入猪肝，批开内，水煮食饮汁。

青盲不见：夜明砂一两，用糯米炒黄色，柏叶一两炙，末，牛胆汁丸小豆大，灯前竹叶汤下，五更，米饮俱服二十丸。又方：黄芩等分末，米泔煮猪胆③，汁服半钱。④

小儿魃病：以红沙袋盛夜明砂，佩。

一切疳毒：夜明砂五钱，猪精肉四两，瓦瓶煮熟，食肉饮汁，取下胎毒，再用生姜四两，黄连一两，同捣，焙末，丸豆大，每饮下

---

① 分六服：金陵本第四十八卷伏翼条作“分四服（儿小，分五服）”。

② 酒酵下：金陵本第四十八卷伏翼条作“五朝酒浮调下”。

③ 胆：金陵本第四十八卷伏翼条附方作“肝”。

④ 又方……服半钱：此十六字在金陵本第四十八卷伏翼条“小儿雀目”附方下。

五丸。

风虫牙痛：夜明砂、吴茱泡等分，蟾酥少许，末，糊丸麻子大，用棉裹二丸，含。

聤耳出汁：夜明砂一钱，麝香少许，拭净，掺之。

小儿雀目：夜明砂，炒，研，猪胆汁，丸小豆大，米饮下十丸。

五灵脂寒号虫屎

甘，温。纯阴，气、味俱厚，入肝经血分。辟疫杀虫，治心腹冷气，及伤冷积，通利气脉。女子血行，凡血崩过多者，半炒半生，酒服，能行血止血，治血气刺痛，止经水过多，赤带下血，胎前产后，血气诸痛。男子一切心腹、胁肋、少腹、疝气诸痛，血痢肠红，血痹身痛，肝疟寒热，反胃，消渴，及痰涎挟血成窠，血贯瞳子，齿疼重舌，小儿惊风并五疳、五痫、癫疾。解药毒，及蛇、蝎、蜈蚣伤。

产后血运，不知人事：五灵脂，半生半炒，为末，每水服一钱。如口噤，撬牙灌之，入喉可活。

产后腹痛：灵脂、香附、桃仁等分，末，脂①糊丸小豆大，每陈米汤下五十丸。或加神曲。

儿枕痛及血气刺痛：五灵脂，研末，酒服二钱。

卒暴心痛：五灵脂，炒，一钱半，炮姜三分，末，热酒服。

胞衣不下，恶血冲心：五灵脂，半生半炒，末，酒服二钱。

子肠脱出：五灵脂烧烟熏之。

手足冷麻，风冷气血闭，疼痛：灵脂二两，没药一两，乳香半两，乌头一两半炮去皮，末，水叠丸弹大，每生姜温酒磨服一丸。

损伤接骨：五灵脂一两②，小茴一钱，末，先以乳香末，于极痛

---

① 脂：金陵本第四十八卷寒号虫条附方作“醋”。义胜。

② 一两：原脱，据金陵本第四十八卷寒号虫条附方补。

处傅上，以小黄米粥涂之，乃掺二末于粥上，帛裹束，竹片夹定，三五日效。

痰血凝结：五灵脂、半夏制等分，末，姜汁浸，蒸饼丸梧子大，每米饮下二十丸。

重舌胀痛：灵脂一两，末，醋煎漱。恶血齿痛，同方。

毒蛇伤螫，昏愦：灵脂一两，雄黄半两，末，酒调服二钱，仍调傅咬处。

血溃怪病：凡人目中白珠浑黑，视物如常，毛发坚直如铁条，能饮食而不语，如醉，名血溃。灵脂，末，汤服二钱，渐愈。

心脾虫痛，不拘男妇：灵脂、槟榔等分，末，菖蒲汤调服三钱，先食①猪肉数片。

小儿蛔虫：灵脂二钱，青矾②煅，半钱，末，每开水服一钱，当吐虫出。

骨节肿痛：灵脂、白及各一两，乳香、没药各三钱，末，开水和，香油调涂。

五疳潮热，肚胀发焦：不可用大黄、黄芩，伤胃寒。灵脂水飞一两，胡连五钱，末，雄猪胆汁丸米大，每米饮下二十丸。

咳嗽肺胀，皱肺丸：灵脂、胡桃肉各一两③，柏子仁半两，末，水叠丸小豆大，每甘草汤下二十丸。

血痣溃血，因旧血痣，偶抓破，血出一线，七日不止，死：灵脂末掺，止。

寒号虫曷旦　**肉**　甘，温。食之，补益人。

---

① 食：金陵本第四十八卷寒号虫条作“嚼”。

② 青矾：绿矾。

③ 灵脂、胡桃肉各一两：金陵本第四十八卷寒号虫条附方作“五灵脂二两，胡桃仁八个”。

时珍曰：寒号，又名曷旦，其屎名五灵脂。乃候[1]时之鸟，五台诸山甚多，其状如小鸡，四足两翅，夏月毛采五色，鸣曰：凤凰不如我。至冬毛落如鸟雏，忍寒而号鸣曰：得过且过。

斑鸠鹁鸠

肉 甘，平。明目，多食益气，助阴阳。久病虚损人食之，补气。其性不噎，病人宜常食之。

血 热饮，解蛊毒。

屎 聤耳出脓痛，及耳中生耵聍，和夜明砂等分，末，吹效。

鸣鸠布谷

肉 甘，温。安神定志，令人少睡。

《毛诗疏义》云：鸣鸠大于斑鸠，带黄色，不能为巢，多居树穴及空鹊窠。谷雨后始鸣，夏至后乃止。其鸣"阿公阿婆割麦种禾"。仲春鹰化为鸠，仲秋鸠复化鹰。生三子，一为鹗。

脚胫骨 令人夫妻相爱，五月五日，取带之各一，男用左，女用右。云置水，自能相随也。

鸜鹆八哥

肉 甘，平。治五痔止血。炙食，或为散饮。炙食一枚，治吃噫，下气，通灵，又治老嗽。腊八日取，腌炙食，非此取食不可。

目睛 和乳汁研，滴目中，令人目明，能见霄外之物。

百舌反舌、鹊鵙

肉 炙食，治小儿久不语，又能杀虫。

《易通》云：百舌，能反复，如百鸟之音，故名。其名鹊鵙，亦

---

① 候：原作"喉"，据金陵本第四十八卷寒号虫条改。

象声也。今俗呼牛屎哵哥①，言其气臭。行则头俯②，好食蚯蚓，立春后则鸣，夏至后无声。

窠及粪 治诸虫咬，焙，研末涂之。

伯劳 䴗鶪③

毛 平，有毒。治小儿继病，取毛带之。

继病者，母有妊乳儿，儿病如疟痢也，他日相继腹大，或瘥或发。时珍曰：亦名魃病。魃，乃小鬼之名，谓儿瘦如鬼魃，大抵亦丁奚疳病。诸家论议不一，据郭说：此即今之苦鸟。大如鸠，黑色，以四月鸣，其鸣苦苦，又名姑恶，人多恶之，俗以妇被其姑苦死所化，其血涂金，人不敢取。

踏枝 治小儿语迟，鞭之即速语。

集注：令儿速语者，以其当万物不能鸣，而此独鸣之。

练 鹊

肉 甘，温。益气，治风疾，细剉，炒香，袋盛，酒浸，每日取酒温饮。

时珍曰：练鹊，其尾有④长白练如带，今俗呼拖白练。冬春间采食。

莺 黄鹂、黄鸟

肉 甘，温。助脾，补益阳，气虚食之不妒。

时珍曰：莺，处处有之，大如八哥，雌雄双飞，毛黄色，羽及尾黑色相间，眉黑，嘴尖，青脚。立春后鸣，音圆滑如织机声，冬月藏

---

① 哥：原脱，据金陵本第四十九卷百舌条补。

② 俯：原作“腑”，据金陵本第四十九卷鸜鹆条改。

③ 鶪：原作“鶍”，据金陵本第四十九卷伯劳条改。

④ 有：原作“鸽”，刘校本认为在金陵本中两字紧邻致错，当改之。据理从之。

蛰入田塘中，以泥自裹如卵，立春始出。

啄木鸟

肉 甘、酸，平。追劳虫，疗风痫，治痔瘘，及牙疳䘌虫牙，烧炭，研末，纳孔中，不过三次，愈。

瘘疮，脓水不止不合：啄木鸟一只，盐泥固，煅，末，每酒下二钱。

多年痫疾：取腊月啄木鸟一只，以瓦罐铺荆芥于底，寸厚，安鸟于上，再以荆芥盖一寸，倾酒三升入内，盐泥固济，煅，酒干为度，取出，入石膏二两，铁粉一两，附子炮一两，龙脑一钱，朱砂、麝香各一分，共研末，每服一钱，先饮温水数口，再以温酒一盏调服，即卧，发时又一服，服完可愈。

追劳取虫：啄木鸟一只，活者，令饿一日，朱砂四两，精肉四两，切匀，饲之尽，罐盛，盐泥固济，煅一夜，取起连罐埋土中二尺，次日破开取出，银石器内研末，入麝香少许，和作一服，待虫出，钳入油锅内煎死，后服局方嘉禾散，一剂而痊。

舌 治龋齿作痛，以棉裹尖，咬之。

啄木散，治虫牙：啄木舌一条，巴豆一枚，研末，每以猪鬃一茎，点少许于牙根上，立瘥。

慈乌①孝乌、燕鸦

肉 酸、咸，平。补劳治瘦，助气止咳嗽。骨蒸羸弱，煮，和五味腌，炙食之，良。

时珍曰：慈乌，北土极多，似乌鸦而小，多群飞，作鸦鸦声，不膻臭，可食。此鸟初生，母哺六十日，长则反哺六十日，可谓慈孝矣。北人谓寒鸦，冬月尤甚。

---

① 乌：原作“鸟”，据金陵本第四十九卷慈乌条改。

乌鸦老鸦

肉　酸，涩。杀虫通经，治瘦病咳嗽，骨蒸劳疾，腊月取，入瓦瓶，泥固烧炭，末，每饮服一钱，又治小儿痫疾，及鬼魅，五劳七伤，吐血咳嗽。

诜曰：肉涩臭，不堪食，只可治病。

五劳七伤，吐血咳嗽：乌鸦一只，栝楼穣一枚，白矾少许，入鸦肚缝密，煮熟，作四服。

暗风痫疾：腊月乌鸦一个，盐泥固济瓶中，煅，取出，入朱砂半两，共末，每酒服一钱，日三，十日愈。

疝气偏坠：乌鸦一只，瓶固，煅，入胡桃肉七枚，苍耳心子七枚，末，每空心，酒下钱半。又方：加新生胞衣一具，煅匀。

经脉不通，积血不散：乌鸦一只①，去毛尖，当归、好墨各一两②，延胡炒、蒲黄炒、水蛭糯米炒焦各半两，巴豆③糯米炒三钱，末，每酒服一钱。

虚劳瘵疾：乌鸦一只，绞死，去毛肠，入人参、花椒各五钱，缝合，煮熟，食肉饮汤，参、椒、鸦骨，焙末，枣肉捣丸服。

目睛　吞之，令人见诸魅。研汁，注目中，夜能见鬼。

头　治土蜂瘘，烧灰傅。

胆　点风眼红烂。

心　治卒咳嗽，炙熟食之。

翅羽　治从高坠下，瘀血抢心，面青气短，取左④翅羽七片，烧研末，酒服，当吐血便愈，针刺入肉数片，炙焦末，醋调傅，即出。

---

① 一只：金陵本第四十九卷乌鸦条作“三分”。

② 一两：金陵本第四十九卷乌鸦条作“三分”。

③ 巴豆：金陵本第四十九卷乌鸦条作“芫青”。

④ 左：金陵本第四十九卷乌鸦条作“右”。

痘疮内陷，出而复没：腊月取鸦左翅，辰日烧灰，积猪血丸芡子大，每服一丸，豮猪尾血和温水化服一丸，当出。

鹊飞驳鸟、喜鹊

肉　甘，平。下石淋，消结热，烧灰，淋汁服，去风，治消渴疾，及大小肠涩，并四肢烦热，胸膈痰结，妇人不可食，脑更甚，令相思。冬至，埋鹊于圊①前，辟时疫湿气。凡用，俱取雄者为良。

弘景曰：凡鸟翼，左覆右是雄，右覆左是雌。又烧毛作屑，纳水中，浮者是雄，沉者是雌。

窠　取多年者，烧灰水服，疗癫狂鬼魅，及蛊毒，仍呼祟物名号。亦傅瘘疮，良。正旦，烧灰撒门内，辟盗。其重巢，柴烧，研，饮服，治积年漏下不断，困笃者，一月取效。

《洞天录》云：重巢者，连年重产之巢也。

小便不禁：重巢中草一握，烧灰，每以二钱，蔷薇根皮二钱，煎汤服。

杜鹃子规

肉　甘，平。治瘘疮有虫，薄切片，炙热贴之，虫尽乃止。

时珍曰：杜鹃，出蜀，今南方多有，状如雀鹞，而色惨黑，赤口，有小冠，春暮则鸣，夜啼达旦，鸣必向北，至夏尤甚，昼夜不止，其鸣曰：不如归去。其声哀切，田家候之，以兴农事，唯食虫，不能为巢，居他巢生子，冬月藏蛰。

鹦哥鹦姆

甘、酸，温。食之，已劳嗽。

---

① 圊（qīng 青）：厕所。

时珍曰：鹦姆，出陇蜀、滇①南、交广，近海诸地尤多，白鹦哥出西洋。

凤凰台

辛，平。安神，利血脉。治劳损积血，惊邪，癫痫鸡痫，发热狂走，水磨服之。

藏器曰：凤凰虽灵鸟，时或来仪，候其栖止处，掘土二三尺，取之，状如圆石，白似卵者，是也。

孔雀越鸟

肉 咸，凉，微毒。能解药毒、蛊毒。

时珍曰：出交趾。食其肉者，日后服药，不见效。

血 生饮，解蛊毒。

太古云：孔雀与蛇交，血及胆毒，大与本文解毒相背，犹雉与蛇交时有毒，蛇蛰无毒。

屎 微寒。治女子崩中带下，小便不利，焙服。研末，傅恶疮。

尾 有毒，不可入目，令人昏翳。

鹰

肉 食之，治野狐邪魅。

嘴及爪 治五痔狐魅，烧末，水服。

头 治五痔，烧灰，饮服，又治痔瘘，入麝香少许，酥酒和服，治头风眩运，以一枚烧灰，酒服。

头目虚运：鹰头一枚，去毛，净，焙，川芎一两，共末，酒服三钱。

骨 治损伤接骨，烧灰，每酒服二钱，随病上下，食前食

① 滇：原作“填”，据金陵本第四十九卷鹦姆条改。

后服。

毛 治断酒不饮，水煮汁服，即止酒也。

屎白 微寒，有小毒。消虚积，杀劳虫，解食哽，烧灰酒服，治中恶，去邪恶，傅伤挞灭痕，搽面皰皯䵳。

奶癖：凡治小儿膈下哽如有物，俗名奶癖，宜温脾化积，不可下泻。鹰屎一钱，陀星一两，舶硫黄一钱①，丁香二十个，末，每服一分②，三岁上服半钱，乳汁或白面汤下，并不转泻，半日取下青黑物，接服酸石榴皮，炙焦，半两，全蝎、木香各一两，麝香半钱，末，薄酒下一钱，连吃三③服，后服补药。

面皰：鹰屎白一钱④，铅粉半钱⑤，研，蜜调傅。

灭瘢痕：鹰屎白、僵蚕等分，末，蜜调傅。又鹰屎白、白附等分，末，醋调傅，痕灭即止。

鹗鱼鹰、下窟乌⑥

嘴 治蛇咬，烧炭，末，酒服一半，半涂咬处。

时珍曰：鹗，雕类也，似鹰而毛色土黄，深目，能入穴取食，谓下窟乌。翱翔水上捕鱼食，谓沸波。禽经云⑦：鸠生三子，一子为鹗是也。

骨 功能接骨。

接骨方：鹗乌一只烧炭，古铜钱，煅，醋淬七次，各末等分，匀，每酒服一钱，勿多。病在下，空心服；在上，食后服。须先用木

---

① 钱：金陵本第四十九卷鹰条作“分”。
② 分：金陵本第四十九卷鹰条作“字”。
③ 三：金陵本第四十九卷鹰条作“二”。
④ 一钱：金陵本第四十九卷鹰条作“二分”。
⑤ 铅粉半钱：金陵本第四十九卷鹰条作“胡粉一分”。
⑥ 下窟乌：原作“下窟鸟”，据金陵本第四十九卷鹗条改。
⑦ 经云：原脱，据金陵本第四十九卷鹗条补。

片夹定损处，乃服此，极效。唐蔺道人方。

鸱雀鹰鸡

咸，平。治头风目眩，癫倒痫疾。

时珍曰：鸱，似鹰而稍小，其尾如舵，极善高翔，专捉鸡、雀。然不击伏，隼不击胎，鹊[①]握鸠而自暖，至旦而释，此皆杀中有仁也。

癫痫瘈疭：鸱头三枚，铅丹一斤，末，蜜丸，豆大，每酒下三丸，日三服。

旋风眩运：鸱头一枚炒黄，蔺茹、白术各一两，川椒半两炒汗出，末，蜜丸，豆大，每酒服二十丸。

肉　食之，治癫痫，消鸡肉、食鹑成积。

骨　治鼻衄不止，取老鸱翅关大骨，微炙，研末吹之。

鸱鸺角鸱、猫头鸡

肉　治疟疾，去毛肠，油炸食之，疗风虚眩运，煮食之，仍以

骨烧末，酒服。

时珍曰：鸱鸺，大如鸱鹰，黄黑斑色，头目如猫，有毛角两耳，昼伏夜出，鸣则雌雄相唤，其声如老人，初若呼，后若笑，所至多不祥，主有人死。

鸮枭鸱

肉　甘，温。治鼠瘘，炙食之。风痫噎食，煅服。

时珍曰：鸮，处处山林有，少美长丑恶，状如母鸡，有斑文，头鸲鹆[②]，目如猫目，其名自呼，其肉美，人多食。北方枭鸣，人以为怪，南中不忌，甑瓦投即止，性相制也。

---

① 鹊：金陵本第四十九卷鸱条作“鹘”。

② 鸲鹆：金陵本第四十九卷鸮条作“如鸲鹆”。鸲鹆，即八哥。当从。

风痫病：神应丹，查《宝鉴》九卷。煋神散，载《医方大成》下册。

噎食症：取鹗未生毛者一对，黄泥固济，煅，末，每酒服一匙。

头 治痘疮黑陷，腊月取一二枚，烧灰酒服，当起。

目 吞之，能令人夜见鬼物。

鸩

毛 性善，啖蛇，有大毒。入人腹，烂五脏死，唯磨犀角服，解之。

喙 带之，杀蝮蛇毒。被蛇咬，刮末涂之，即愈。

时珍曰：鸩，似鹰而大，状如鹗，紫黑色，赤喙黑目，颈长七八寸，雄名运日，雌名阴谐。运日鸣则晴，阴谐鸣则雨。食蛇及①橡实，知木石有蛇，即为禹步以禁之，须臾，木倒石崩而蛇出。其屎着石，石烂。饮水处有虫，吸之皆死，唯磨犀角可解。

附诸鸟有毒者勿食

凡鸟自死目②闭、自死足不伸，白鸟玄首、玄鸟白首，三足、四距、六指四翼、异形异色，并不可食，食之杀人。

---

① 及：原作“反”，据金陵本第四十九卷鸩条改。

② 目：金陵本第四十九卷诸鸟有毒条作“相”。《大观本草》作“目不”。

卷　六

兽　部

豭猪入药用纯黑豭

肉　酸，冷。治狂病久不愈，补肾气虚竭，疗水银风，并中土坑恶气，压丹石，解热毒。生用，切片贴小儿火丹，及破伤风肿，打伤青肿，竹刺入肉。猪之毒在头，少食。而肉亦勿多食，作湿热，生痰，动风疾①，闭血脉，弱筋骨，杀药力，病人忌之。反乌梅、桔梗、黄连、胡黄连，犯之作泻。

噤口痢：腊月盐肉，煨熟食。

风狂歌笑，行走不休：猪肉一斤煮熟，切，和酱食。

解丹石毒：肥猪肉五斤，葱、薤各半斤，煮食。必腹鸣毒下。

鱼脐疮：肿而黑，状狭而长。用腊猪头烧灰，鸡卵白调傅。

酒积，面黄腹胀：猪项肉一两切如泥，甘遂末一钱，和作丸，纸裹煨香食。当利下酒布袋而愈。

脂膏　甘，微寒。润肺杀虫，利肠胃，通小便，利血脉，生毛发，破冷结，散宿血，解风热。除五疳②水肿，下咽喉骨哽，及误吞钉铁。胞衣不出，酒服自下。去皮肤风，涂恶疮。作手膏，不皲裂。入煎膏药，主诸疮，解斑蝥、野葛、硫黄、诸肝毒物。反乌梅。

时珍曰：凝者为肪为脂，释者为膏为油，腊月炼净，历年不坏。

---

①　疾：金陵本第五十卷豕条此前有“发”字。

②　疳：金陵本第五十卷豕条作“疸”。

食发成瘕：心腹作痛，心①中如有虫上下，嗜食与油者是也。猪脂二斤，酒三斤，煮三沸，服。

肺热暴瘖：猪油膏、白蜜各一斤，炖热，匀，冷定。不时挑一匙服。

代指痛：猪脂调白土②傅。

口疮塞咽：猪膏、白蜜各一斤，入黄连一两，合煎去滓。每服枣许，日五服。

杂物入目：猪脂煮取水面如油者，令患者仰卧，去枕，用点鼻中。不过数度，与物俱出。

蜈蚣入耳：炙猪肪，掩耳自出。虫蚁入耳，方同。

咽喉骨哽：吞猪膏一团，不瘥更吞之。

脑髓　甘，寒，有毒。治风眩脑鸣，酒煮服。冻疮痈肿，涂纸上贴之，干即易。手足皲裂出血，酒化洗，并涂之。猪属水畜，脑髓最冷，损男子阳道，临房不能行事。酒后尤忌，宜少食之。

喉痹已破，疮口痛：猪脑髓蒸熟，和入姜、醋吃之，愈。

脊髓　甘，寒。食之补骨髓，益虚劳。和药丸服，取其骨入骨，髓补髓义。治扑损恶疮，涂小儿颅解、脐肿、眉疮、头疮、瘑疥。

骨蒸劳伤：猪脊髓一条，猪胆汁一枚，童便一盏，柴胡、前胡、乌梅、胡黄连各一钱，韭白七根，煎服。三服愈。

小儿颅解：猪牙车骨煎，取髓傅之。

小儿脐肿：猪颊车髓、杏仁等分，研傅。

小儿眉疮：猪颈骨髓六枚，白胶香二钱，入铜器熬稠，待冷，末，麻油调傅。

---

① 心：金陵本第五十卷豕条作“咽”。

② 白土：金陵本第五十卷豕条此后有“白墡土”三字。墡，即白土。

小儿头疮：猪䯒骨①中髓调作饼，煨香，末。先以盐水洗，傅。小儿疳疮、肥疮，同方。

血 咸，平。生血，疗贲豚暴气，海外瘴气，中风绝伤，头风眩运，及淋沥。卒下血不止，酒和炒食之。以清油炒食，治嘈杂有虫。压丹石，解诸毒。能损阳气，服地黄、首乌补药人忌。

交接阴毒，腹痛欲死：豭猪血，乘热和酒饮。

中满腹胀：旦食不能暮食。猪血不着盐，晒干，末，酒服取泻。

杖疮出血：猪血一碗，石灰七碗，和剂烧灰，再以水和丸，又烧灰，凡三次，末敷之。

中射罔毒：猪血饮之即解。

蜈蚣入腹：猪血灌之。饱食，少顷桐油灌之，吐出。

心血 调朱砂末服，治急痫癫疾。取其心入心、血导血，引药②入本经。又治卒中恶死，痘疮倒靥。

心病邪热，蕊珠丸：猪心一个③，靛花二钱，朱砂一两，共末，和丸豆大。每酒服二十丸。

痘疮黑陷：腊月取豭猪心血，瓶干之。每用一钱，入熊胆④少许，匀，酒服。须臾红活，神效。无干者，则用生血。

妇人催生，开骨膏：猪心血和乳香末，丸如梧子大，朱砂为衣。面东酒服一丸。未下再服。

尾血 治痘疮倒靥，用一匙，调龙脑少许，新汲水服。又治卒中恶死，断猪尾血与饮，并缚猪豚枕之，即活。

蛇入七孔：割猪尾血，滴入即出。

---

① 䯒骨：筒骨。

② 药：原脱，据金陵本第五十卷豕条补。

③ 猪心一个：金陵本第五十卷豕条此后有“取血”二字。

④ 熊胆：金陵本第五十卷豕条作“龙脑”。

心 甘、咸，平。补血虚，镇恍惚。治惊邪忧恚，虚悸气逆，产后中风，血气惊恐，小儿惊痫，出汗。多食，耗心气。

心虚自汗不寐：豮猪心连血一个，破开，入人参、当归各二两，煮熟去药食，饮汁。

心虚咳血：沉香末一钱，半夏七枚制，入猪心中，以小便浸纸包煨熟[①]，去半夏食之。

产后风邪，心虚惊悸：猪心一枚，豆豉汁煮食。

急心痛：猪心一枚，每岁入胡椒一粒，盐、酒煮食。

肝入药用子肝　苦，温。补肝明目，治冷劳脏虚，冷泻久滑，赤白带下，以一叶薄批，揾[②]着诃子末炙之。再揾再炙，尽末半两，空腹细嚼，陈米饮下。疗肝虚浮肿，小儿惊痫。切作生，以姜、醋食，治脚气，当微泻。若先利，勿服。

《延寿书》云：猪临杀，惊气入心，绝气归肝，不可食[③]，多食必伤人。

女人阴痒：炙猪肝纳入，当虫出，愈。

休息痢疾：豮猪肝一具切片，杏仁去皮一两，于砂锅内，一重肝，一重杏仁，入童便二升，文火煮干，取食。

身面浮肿：生猪肝一具细切，醋洗，入醋、蒜食。忌盐。肿自脚起，同方。

目难远视，肝虚：猪肝一具切片，葱白一握去皮，用豉汁作羹，待熟入鸡子三个，食之。

中虫[④]腹痛：猪肝一具，蜜一斤，炙干，分二十服，或九服。

牙疳危急：猪肝一具，煮熟，蘸赤芍末，任意食。后服平胃散数

---

① 熟：原作“热”，据金陵本第五十卷豕条改。下据文义改，不出校。

② 揾（wèn 问）：浸没。

③ 不可食：金陵本第五十卷豕条作“不可多食”。

④ 虫：金陵本第五十卷豕条作“蛊”。义胜。

贴，愈。

脾俗名联贴　**涩，平。治脾胃虚热，同橘红、人参、生姜、葱白、陈米煮熟食之。**

思邈曰：凡六畜脾，人一生莫食之。

脾积痞块：猪脾七个，每个以针刺烂，皮硝一钱擦之，七个并同。瓷器盛七日，铁器焙干。水红花子七钱，同捣末，酒调下。病起一年者一服，十五年者三服，断根。

疟发无时：胡椒、吴萸、良姜各二钱，末。以猪脾一条，作脍炒熟，一半滚药，一半不滚，以墨记定，并作馄饨煮熟。有药者吞之，无药者嚼之，一服即效。

肺　甘，微寒。补肺，疗肺虚咳嗽，以一具切片，麻油炒熟，同粥食。又治肺虚咳血，水煮蘸苡仁末食。

葆按：治病食须水煮，去白沫，挑筋膜，洗净，淡吃。

肾腰子　**咸，冷。补虚壮气，理肾气，通膀胱，补水脏，暖腰膝，消积滞，除冷痢，治耳聋，止消渴，疗肾虚腰痛，卒然肿满，妇人赤白带下，产后蓐劳虚汗，下痢崩中。然久食冷精，反伤肾，令无子。**

遗精多汗，夜梦鬼交：猪肾一枚，切开去膜，入附子末一钱，纸裹煨熟，空心食，酒下。

肾虚阴痿，羸瘦精衰：猪肾一对切片，枸杞四两，豉汁一盏，和椒、盐煮食。

肾虚腰痛：腰子一枚切片，以椒、盐腌去腥水，入杜仲三钱末，内荷叶包煨食，酒下。

闪朒腰痛：治法同上法，以甘遂换杜仲。

卒然肿满：猪肾一枚批开，入甘遂末一钱，纸裹煨熟食，小便利，效。否，再作服。

传尸劳瘵：猪肾一对，童便二盏，酒一盏，瓦瓶盛，泥封，微火煮，自戌至子时止。取开饮汁，食腰子，数服效。

产后蓐劳及虚汗寒热：腰子一对，粳米、椒、盐、葱白煮粥食。

老人耳聋：猪肾一对①，葱白二茎，薤白七根，人参二钱②，防风一钱③，末，煮粥食。

脏肾脂 甘，平，微毒。治肺痿咳嗽，痃癖羸瘦，和枣肉酒浸顿服。润五脏，通乳汁，疗远年肺气，干胀喘急，及冷痢成虚，一切肺病，咳嗽脓血。以筒盛，炉火中煨熟，食后④啖之，良。去皴皰皯䵟，杀斑蝥、地胆毒。

脏，音夷。

时珍曰：又名肾脂。生两肾中间，似脂非脂，似肉非肉。葆按：系每个中、外垂下数分，靠脂，屠人用刀割下，非肾内白膜也。肥则多，瘦则少。乃人畜之命门，三焦发原处。

膜内气块：猪脏一具，炙，蘸延胡末食。

远年咳嗽：猪脏三具，北枣百枚，酒五升渍之，秋冬七日，春夏五日，去滓。七日服尽，忌盐。

拨云去翳：猪脏一枚，配五钱，蕤仁，去壳净仁，五分，青盐⑤一钱，共捣泥。每点少许，效。

赤白癜风：猪脏一具，酒浸，饭上蒸熟食。

唇燥紧裂：猪脏，浸酒，搽，日三。手足皴裂，同方，并傅。

肚 甘，微温。猪，水畜，胃属土，取其以胃扶胃之义。补中益气，培虚损，杀劳虫，消积聚癥瘕，断暴痢虚弱，骨蒸劳热，血脉不行，消渴恶疮，小儿疳蛔黄瘦病，年老脚气，培养胎气，

---

① 猪肾一对：金陵本第五十卷豕条此后有“粳米二合”四字。

② 钱：金陵本第五十卷豕条作“分”。

③ 钱：金陵本第五十卷豕条作“分”。

④ 后：金陵本第五十卷豕条作“上”。

⑤ 青盐：原作“毒盐”，据金陵本第五十卷豕条改。

能补羸助气，四季宜食。

补虚羸：猪肚一具治净，党参五两，川椒、干姜各一两半，葱白七茎，粳米半升，入纳缝定，煮食。

水泻不止：猪肚一具，入蒜煮烂，纳平胃散末三两，同捣泥，丸豆大。每米饮服三十丸。

消渴饮水，仲景猪肚黄连丸：雄猪肚一个，入黄连末五两，花粉、白粱米各四两，知母三两，麦冬一①两，入内缝定蒸熟，捣丸梧子大。每米饮服三十丸。

温养胎气：胎至八九个月，猪肚为常煮食。老人脚气，同方。

虫牙疼痛：新杀猪肚尖上涎，绢包咬之。数次虫尽自愈。

肠 甘，微寒。润肠治燥，调血痢脏毒，解虚渴，止小便数，补下焦虚渴②，去大小肠风热。然性壅滞，动气发疾，体弱病人忌。葆元。

洞肠大肠头、广肠 治肠风脏毒，及洞肠挺出，血多。和药食，取其直达病所。葆元。

肠风脏毒：脏头一条，洗净，入槐米末填，煮烂捣丸。又方：用黄连末填，煮烂，捣丸如梧子大，每米饮服三十丸。葆验方：洞肠一条，洗净，入槐米四两，黄连一两，吴萸泡一两，合酒炒，水煮烂，取起，去药食脏头。加五倍子一两，和前药焙末，醋和前汁，丸豆大。每空心柿果一只泡汁，送三十丸。后空心食柿果二枚。断根。屡效。

脏寒泻：脏头一条，洗净去脂，吴茱萸末填满，缚定蒸熟，捣丸梧子大。每米饮送下五十丸。

脬尿胞 甘、咸，寒。治梦中遗溺，疝气坠痛，阴囊湿痒，玉

① 一：金陵本第五十卷豕条作“二”。
② 渴：金陵本第五十卷豕条作“竭”。

茎生疮。

时珍曰：猪脬所主，皆下焦病，亦以类从尔。治一妓，病转脬，小便不通，腹胀如鼓数月，垂危。教以猪脬吹胀，以翎管或竹筒安上，插入阴孔，捻脬气吹入，即大尿而愈。

产后遗尿：猪脬、猪肚各一具。糯米半升，入脬内，更以脬入肚内，同五味煮食。产后尿床、梦中遗溺，俱同方。

疝气坠痛：猪脬一枚洗，入大、小茴香、川楝子、故纸等分填满，入青盐一块缚定，酒煮食，饮汁。其药焙末，酒糊丸服。

消渴无度：干猪脬十个，剪破去蒂，烧炭末。每酒服一钱。

肾风囊痒：猪尿胞火炙，盐酒食。

玉茎生疮，臭腐：猪脬一个，连尿，去一半，留一半，以煅红新砖焙干，入黄丹一钱，匀，掺之。先以葱、椒汤洗净，后掺。

胆 苦入心而通脉，寒胜热而润燥。仲景治阴盛格阳，厥逆无脉，佐四逆汤，取其寒热并行，不致拒格，以疗少阴下痢，干呕之症。治伤寒热渴，骨蒸劳极，又能明目杀虫，退目赤目翳。清心脾而去肝胆之火，故又治小儿五疳，杀疳䘌，止消渴，开喉痹，通小便。大便不通者，以苇筒纳入下部三寸灌入，立下。敷小儿头疮。涂汤火，斑疔。入汤沐发，去腻光泽。

火眼赤痛：猪胆一枚，铜钱三个，同置盏内蒸干，取胆丸粟米大，安眼内。

产妇风疮，因出房早，经风：猪胆一枚，柏子油一两，和傅。

汤火灼伤：猪胆调黄柏末，涂。

瘭疽出汁，累累如赤豆：剥净，以猪胆涂。

喉风痹塞：腊月初一，取猪胆五六枚，不拘大小，黄连、青黛、薄荷、僵蚕、白矾、朴硝各五钱，装入胆内，青纸包。将地掘一孔，方、深各一尺。以胆每个用线扎定口，留尾，以竹穿胆尾内，横悬坑内，以物盖之。候立春取出，待风吹，去胆皮、青纸，研末，瓶密收。每用吹少许，神验。

胆皮 曝干，烧灰出火毒，点目翳，重者，不过数度瘥。

肤 甘，寒。治少阴下痢，咽痛。

张仲景猪肤汤：治少阴下痢，咽痛，腹满心烦。猪肤一斤，煎取汁五升，入白蜜一升，白米粉五合，熬膏，分六服。汪机曰：猪肤，王好古云是猪皮，吴绶云是焊猪时刮下黑肤，二说不同。今考《礼运》疏云：革是肤内厚皮，肤是革厚皮。则以吴说为是，取浅肤之义。

唇 取上唇，治冻疮痛痒。煎汤，调下椒目末半钱，治盗汗。

鼻 治目中风翳，烧灰水服。

耳垢 治蛇伤狗咬，涂之。

舌 健脾补不足，令人能食，和五味煮汁食。

靥 治项下瘿气，瓦焙研末，每夜酒服一钱。

靥，音掩，俗名咽舌，又名猪气子。在猪喉系下，肉团一枚，大如枣，微扁色红。

瘿气：猪靥七枚，酒熬，入瓶中露一夜，炙食。又，开结散：猪靥四十九枚焙，乳香二钱，朱砂罐煅二钱，沉香二钱，橘红四钱，为末。临卧，冷酒徐徐服二钱。五服见效。除日合之。忌酸、咸、油腻。

齿 甘，平。治小儿惊痫，五月五日，烧灰服。又治痘疮倒陷，并蛇咬毒，中牛肉毒，俱烧灰水服一钱。

骨 治中马肝、漏脯、果、菜诸毒，烧灰水服一匙。**颊骨**烧灰，治痘陷。解丹药毒，煎汁服。

消渴疾，猪脊汤：猪脊骨一尺二寸，大枣四十九枚，莲肉四十九粒，炙草二两，木香一钱，水五碗，煎汁，渴则饮之。

下痢红白：腊猪骨烧灰，研末，温酒调服三钱。

豚卵猪石子 甘，温。治惊痫癫疾，鬼疰蛊毒，除寒热，贲豚五瘥，邪气挛缩，产后蓐劳，阴茎中痛。阴阳易病，少腹急痛，用热酒泡，吞二枚，即瘥。

时珍曰：豚卵，即牡猪外肾。牡猪小时割去卵，故名豚卵，《济生方》谓之猪石子。《三因》治消渴有石子荠苨汤，产后蓐劳有石子汤，今人用腰子，误矣。取时阴干，藏。

惊痫中风，壮热掣疭，吐舌出沫：豚卵一只，当归二分，以卵切碎，入醇酒三升，煮一升，分服。

母猪乳 甘、咸，寒。治小儿惊痫，及鬼毒去来，寒热五瘥①，棉蘸吮之，及小儿天吊口噤，大人猪、鸡痫病。

时珍曰：取法：须驯猪，待豚儿饮乳时提后脚，急以手捋而承之，非此法不得也。原小儿体属纯阳，其惊痫亦生于风热。猪乳气寒，以寒治热，谓之正治。钱乙云：初生小儿至满月，猪乳频滴最佳。张焕云：小儿初生无乳，以猪乳代，出月可免惊痫痘疹。杨士瀛云：小儿口噤不开，猪乳饮之，良。月内胎惊，同朱砂、牛乳少许，抹口中，良。此法予屡用验。

断酒：白猪乳一升饮之。

蹄已下用母猪良 甘、咸，小寒。煮食，通乳脉，下乳汁，滑肌肤，去寒热，托痈疽，压丹石，解百药毒。煮清汁，洗痈疽热毒溃烂，及伤挞诸败疮，能消毒气，去恶肉。

洗方：猪蹄煮汁去油，煎药。

妇人无乳：母猪蹄四枚，煮，入土瓜根、通草、漏芦各三两，再煮去滓，纳葱、豉作羹，或作粥食。或身微热，有少汗出，佳。未通再作。葆验方：黄耆、白芷、当归、川芎各三钱，漏芦、通草、不留行各二钱，薄酒一壶，煎取汁碗许。再用水煎，取汁碗许。以前脚母

---

① 及鬼毒去来寒热五瘥：刘校本第五十卷豕条认为，“鬼毒去来，寒热五瘥”乃乳头所主而非乳汁所主。可参。

猪蹄二枚，洗净，先用药水汁煮半干，渐添薄酒，煮极烂，纳葱、豉和，食肉饮汁，其乳立下。

天行热毒攻手足，肿痛欲断：猪蹄一具，以水一斗，葱白一握，煮汁，入少盐渍之。

硇砂损阴：猪蹄一具，浮萍三两，煮汁半升，渍之。冷即出，以粉傅之。

悬蹄甲又名猪退　咸，平。治五痔，伏热在腹中，肠痈内蚀。同赤木烧烟熏，辟一切恶气。

定喘化痰：猪蹄甲四十九个，洗净。每甲纳半夏、白矾各一字，罐盛固济，煅末，入麝香一小匙。每用糯米饮下半钱。

痘疮入目：猪蹄爪甲烧灰，浸汤滤净，洗之。

瘢痘生翳：半年取效，一年外不治。悬蹄甲三两，瓦罐固济，煅，蝉蜕一两，羚羊角一钱①，末。每岁一字，三岁上温水送服二钱，日三。

小儿白秃：猪蹄甲七个，每个入白矾一块，枣肉一个，烧炭，入轻粉少许，末，麻油调搽，数次愈。

尾　取腊月者，烧灰水服，治喉痹。和猪油调，涂赤秃发落。

毛　烧灰，麻油调，涂汤火伤，留窍出毒气则无痕。黑猪者良。

赤白崩中：猪毛，烧炭，三钱，黑豆一碗，好酒一碗，煮一碗，调服。

屎　味寒，治寒热黄疸，湿痹蛊毒，天行热病，取一升浸汁服。烧灰服，发痘疮，除热解毒，治小儿惊痫。血溜出血不止者，取新屎餾之。

葆按：予年壮喜饮，不无留湿，及六旬外初受水湿，旋因冬左足

---

① 钱：金陵本第五十卷豕条作“分”。

胫内侧被物触破成疮，因天严寒，而疮不起伏，自不在意，失于搽洗，而亦不戒酒食。讵知因伤引动留湿，开春徂①秋，遍脚水流，湿透鞋袜。以靛汁调金黄散搽之，冬间稍平，春至如故，经涎三载。所幸体健如常，所嫌碍于应对，偶检金鉴龙骨散、黄蜡膏二方，甚合贱恙，制此傅之，应手取效，推其功，皆猪屎之力也。制此送人，凡脚疾者皆效，故载之。豭猪屎，新瓦上煅末，二钱，龙骨、血竭、赤石脂各三钱，轻粉、槟榔各一钱，共研细末。先以麻油二两，入乱发一团煎化，再入白胶香三钱，黄蜡一两，溶化取起，入前末和，乘热搅匀，瓶盛。用时以竹批挑涂疮上，油纸盖。甚者先以蜂房三钱，黄柏、大黄、黄芩、腹皮、木瓜、白芷各一钱半，银花、苓皮各三钱，葱三枝，煎洗拭干，搽之。

小儿阴肿：猪屎五升，煮熟②袋盛，乘热安肿上。冷则易。

中猪肉毒：猪屎烧灰水服。

妇人血崩：老母猪屎烧灰，酒服三钱。

十年恶疮：母猪屎烧灰，傅。

消蚀恶肉：腊月豭猪屎，烧灰，一两，雄黄、槟榔各一钱，末，敷，洗。

胻疽青烂，生腨胫间，恶水淋漓，经年疮冷，色青黑，好肉肿，百药不瘥：先以药蚀去恶肉，以猪屎煅末，纳疮孔令满，白汁出，拭去更傅。有恶肉，再拭去又傅，以平为度，有验。

男女下疳：母猪屎，黄泥包，煅炭末，以米泔洗净，搽。

赤游丹：猪屎绞汁，傅。

焊猪汤 解诸毒虫魇，产后血刺，心痛欲死，及治消渴，俱滤净，温饮一碗，勿令病人知，又洗诸疮，良。

猪窠中草 治小儿夜啼，密安席下，勿令母知。

---

① 徂（cú 殂）：至。

② 熟：金陵本第五十卷豕条作“热”。

狗

肉 咸、酸，温。属艮木，应娄宿。性温暖，能培脾胃虚寒，轻身益气，宜肾，安五脏，补绝伤，暖腰膝，壮阳道，益气力，厚肠胃，补血脉，填精髓，实下焦，补五劳七伤，和五味煮，空心食。凡食犬勿去血，则力减不益人。反商陆，畏杏仁。若体壮多火，病后形衰，俱宜忌戒。产妇食，令子无声。同蒜食，损人。

卒中恶死：破白狗搨心上，即活。

痔漏有虫：狗肉煮汁，空腹服，能引虫。危氏：用熟犬肉蘸蓝汁，空心食。

蹄肉 酸，平。煮汁饮，能下乳汁。

血 咸，温。安五脏，辟诸邪魅。白狗血：治癫疾发作。乌狗血：治产难横生，血上抢心，和酒服之。热饮，治虚劳吐血，解射罔毒。点眼，治痘疮入目。又治伤寒热病，发狂见鬼及鬼击病。

热病发狂：伤寒、温病，热极发狂，见鬼乱走。取白狗从背破取血，乘热摊病者胸上，冷乃去。垂死亦活。

鬼击之病：胁腹绞痛，或吐衄下血。白犬头取热血饮。

小儿卒痫：取白犬血饮。并涂身上。

心血 治心痹心痛。和川椒末，丸梧子大。每服五丸，日五。

乳汁 治十年青盲。取白犬生子目未开时，用乳频点。狗子目开即瘥。赤秃发落，频涂亦妙。和酒服，能断酒不饮。

脂并脂白犬良 涂手足皴皱。入面脂，去皯䵳。柔五金。

脑 治头风痹，鼻中瘜肉，下部䘌疮。被瘈犬咬伤，取本犬脑敷，之后不复发。

眉发火瘢，不生者：蒲灰，正月狗脑，和敷则生。

涎　治诸骨哽，大肠脱肛，及误吞水蛭。

误吞水蛭：以蒸饼半个，绞出狗涎，吃之。连食数个，其物自散。

大肠脱肛：狗涎抹之，自上。

诸骨哽咽：狗涎频滴骨上，自下。

心　除邪，解忧恚气。治风痹鼻衄，及下部疮，狂犬咬。

肾　微毒。治妇人产后，肾劳如疟。

妇人体热用①猪肾，体冷用狗肾。又，食犬去肾，为不利人。

肝　治脚气攻心，切片，以姜、醋，微炙食，取泻。已泻者勿用。同心、肾捣，涂狂犬咬。

心风发狂，黄石散：用狗肝一具，批开，以黄丹、硝石各一钱半，研匀擦在肝内，用麻缚定。水煮熟。细嚼，以本汁送。

下痢腹痛：狗肝一具，切，入米一升煮粥，食。

胆　苦，平，有小毒。明目，杀虫除积，止消渴，敷痂疡恶疮，除鼻齆瘜肉，鼻衄聤耳。又能破血，凡血气痛及损伤者，热酒服半个，瘀血尽下。涂刀箭疮，去肠中脓水，痞块疳积。

肝虚目暗：白犬胆一枚，萤火虫二七枚，阴干，末，点之。

聤耳出脓：狗胆一枚，枯矾一钱，调匀。棉裹塞耳内，数次瘥。

反胃吐食：不拘男妇老少，远年近日。五灵脂末，狗胆汁和，丸龙眼大。每用一丸，酒磨化服。不过三日，效。

痞块疳积：五灵脂炒烟尽、阿魏去砂等分，研末，黄狗胆汁和，丸黍米大。空心津咽三十丸。忌羊肉、醋、面。

牡②狗阴茎　咸，平。补精髓，治伤中，阴痿不起，令强热大，生子，除女子带下十二疾，及男子绝阳，妇人阴痿。六月上伏

---

① 用：原脱，据金陵本第五十卷狗条补。

② 牡：原作“壮”，据金陵本第五十卷狗条改。

日取，阴干百日用。

阴卵 治妇人十二疾，烧灰服。

皮 治腰痛，炙热黄狗皮裹之，频用，瘥。烧灰，治诸风。

毛 治产难，邪疟，烧灰汤服。颈下毛：主小儿夜啼，以绛囊盛，系儿背上。尾：烧灰，敷犬咬伤。

汤火伤疮：狗毛细剪，以烊胶和毛敷之。痂落即瘥。

葆验，截疟法：乌狗尾毛剪小团，桃树枝七个约寸许，大蒜五瓣，豆豉、胡椒各七粒，共捣泥，分作两敷。发日五更时，一敷脉门上，男左女右，一敷脐下一寸，俱用巾裹。次日，弃三叉路口，勿回顾。此法，无论老弱男妇俱效。

齿 微毒。磨汁服，疗犬痫。烧末服，治癫痫寒热，卒风痱，伏日取之。烧和醋，敷发背及马鞍疮。痘疮倒陷，和人齿烧灰汤服。

头骨黄狗良 甘、酸，平。烧灰服，壮阳止疟。治女人崩带，久痢，劳痢。和干姜、莨菪炒焦，为丸服。烧灰，傅痈疽恶疮，止金疮血。颔骨：治小儿诸痫、诸瘘，烧灰酒服。

产后血乱，奔入四肢：狗头骨，烧灰，酒服二钱。赤白带下，同方。

小儿解颅：黄狗头骨，炙末，鸡子白和涂。

头风白屑作痒：狗头骨，烧灰，淋汁沐之。

打损接骨：狗头骨，烧炭为末，热醋调涂，暖卧。

附骨疽疮：狗头骨烧烟，日熏。

鼻中瘜肉：狗头烧、苦丁香等分，末，吹之即化水。或加硇砂少许，尤妙。

骨白狗良 甘，平。烧灰，米饮服，治休息久痢，小儿惊痫客忤。煎汁，同米煮粥食，补妇人，令有子。烧灰，傅诸疮瘘，妒乳痈肿，能生肌，敷马疮。猪脂调，敷鼻中疮。

产后烦满不食：白犬骨烧研，水服。

桃李哽咽：狗骨煮汤，摩头。

屎白狗良　热，有小毒。治疔疮，水绞汁服。烧灰服，发痘疮倒陷，及霍乱癥瘕，止心腹痛，解一切毒。涂瘭疽彻骨痒。猪脂调，涂瘘疮肿毒，疔肿出根。

心痛欲死：狗屎炒研，酒服二钱，神效。

鱼肉成癥：狗屎五升，烧灰，棉裹，于五升酒中浸二宿，三服即便出也。并治诸毒。

漏脯中毒：狗屎烧末，酒服。

屎中粟白狗良。白龙沙　治噎膈风病，痘疮倒陷，能解毒也。

取粟米法：令犬干饿数日①，用生粟或作米干饲之。俟其下粪，淘洗粟米令净，用。

噎膈不食：用黄犬者粟米，煮粥，入薤白一握，泡热去薤，入沉香末二钱，和，食之。

痘疮倒陷：用白狗或黑狗者粟米，洗净，末，入麝香少许，匀，新汲水服二钱。

屎中骨　治寒热，小儿惊痫，焙焦服。

羊

肉　苦、甘，大热。卦兑属火，外柔内刚，补中益气，壮阳益肾，开胃健脾，安心止惊，补益虚寒，利产妇，止虚痛。治风眩瘦病，头脑大风汗出，虚劳寒冷，五劳七伤。主产乳馀疾，小儿惊痫。忌铜器煮。和醋食，伤人心。

时珍曰：热病及天行病、疟疾病后食，必发热致危。妊妇食，令子多热。白羊黑头、黑羊白头及独角者，并有毒，食之生痈。葆按：羊属火，其肉腥膻，所食野草。南方地卑多湿，唯冬月食相宜。若在

---

① 日：此后原衍“日”字，据金陵本第五十卷狗条删。

三季食多，定发脚气、疮疡、痼疾。

羊肉汤：张仲景治寒劳虚羸，及产后心腹痛、疝痛。肥羊肉一斤，水煎汁，入当归五两，黄耆八两，生姜六两，再煮，分四服。《千金方》加芍药，无黄耆。

产后虚羸，腹痛，冷气不调，及脑中风汗自出：羊肉一斤切，如常食。

产后大虚，心腹绞痛，厥逆：羊肉一斤煮汁，入当归、芍药、甘草各七钱，再煮服。

崩中垂死：羊肉三斤，入生地八两①，干姜、当归各三两，煮，分三服。

补益虚寒：精羊肉一斤，碎白石英三两，以羊肉包之，外用荷叶裹定，于一石米下蒸熟，取出，去石英，和葱、姜作馄饨。每日空心，米稀饮吞百粒。

老人膈痞，不下食：羊肉四两切，白面六两，橘皮末一钱②，姜汁搜如常法。入五味作臛食。

小儿嗜土：市中买羊肉一斤，令人以绳系，于地上拽③至家，洗净，炒炙食。

伤目青肿：羊肉煮熟，频熨之。

头蹄白羊良　甘，平。安心止惊，缓中止汗补胃。治五劳骨蒸，风眩瘦疾，脑热头眩，肾虚精竭。冷病人勿多食，水肿病亦忌之。

老人风眩：白羊头一枚，煮食。

五劳七伤：白羊头一枚及蹄一具洗净，以稻草烧烟熏，令黄色，水煎半熟，纳胡椒、荜茇、干姜各一两，葱、豉各一升，再煮去药

---

① 生地八两：金陵本第五十卷羊条作“生地黄一升”。

② 钱：金陵本第五十卷羊条作“分”。

③ 拽：原作“搜”，据金陵本第五十卷羊条改。

食。日一具，七日愈。

虚寒腰痛：羊头、蹄全具，草果仁四枚，桂一两，姜半斤，煮，入胡椒食。

皮 补虚劳，治一切风，及脚中虚风，去毛作羹、脯①食。湿皮卧之，散打伤青肿；干皮烧服，疗虫②毒下血。

脂青羊良 甘，热。生脂：煮食，去风毒，治鬼疰，止下痢脱肛，产后腹中绞痛，涂黑䵟，去游风。熟脂膏：润肌肤，止劳痢，摩飞尸，辟温气，杀虫治疮癣，主贼风痿痹。入膏药，透肌肉经络，彻风热毒气。

下痢腹痛：羊脂、阿胶煅③各二两，黍米二升，煮粥食。

卒汗不止：牛、羊脂，温酒频化，服。

妊娠下痢：羊脂如棋子大十枚，温酒一升，服。

产后虚羸：羊脂二斤，生地汁四斤④，姜汁一斤⑤，白蜜二斤，煎如饴。温酒服一杯，日三。

误吞钉针：羊脂、猪脂，多食自出。

小儿口疮：羊脂煎苡仁根涂。

赤丹如疥，不治杀人：煎青羊脂摩之。

妇人阴脱：煎羊脂频涂之。

血白羊良 咸，平。生热饮，下胞衣，治卒惊，九窍出血，产后血攻。女人血虚中风，及产后血闷欲绝者，热饮一升即活。及解莽草毒、胡蔓草毒，又解一切丹石毒发。服地黄、首乌补药人，忌。

---

① 脯：金陵本第五十卷羊条作“臛”。
② 虫：金陵本第五十卷羊条作“蛊”。
③ 煅：金陵本第五十卷羊条作“蜡”。
④ 四斤：金陵本第五十卷羊条作“一斗”。
⑤ 一斤：金陵本第五十卷羊条作“五升”。

时珍曰：此物能制丹砂、水银、轻粉、生银、砒霜、硫黄、硇砂乳①、石钟乳、空青、云母石、阳起石、孔公孽等毒。凡食者觉毒发，刺羊血生热饮一升即解。

食菹吞蛭：蛭啖人脏血，肠痛，令人黄瘦。热饮生血一二升，次早化猪脂一升饮之，蛭即下也。

误吞蜈蚣：刺羊血灌之，即吐出。猪生血亦可。

大便下血：羊血煮熟，拌醋食，最效。

妊娠胎死及胞衣不下，产后诸疾：刺羊血热饮一盏，俱效。

衄血一月不止：刺羊血生热饮，即止。

夏子益《奇疾方》：凡猪、羊血，人久食，则鼻中毛出，昼夜长五寸，渐如绳，痛不可忍，摘去复生。唯用乳石、硇砂等分末，丸。临卧服十丸，自落。

乳 甘，温。润心肺，益精气，疗虚劳，治消渴，利大肠，和小肠气，补肺、肾虚，培寒冷虚乏。男女中风，心中卒痛，小儿惊痫。舌脤②口疮，时时含呷。凡反胃干呕，老人痞膈，小儿哕啘，宜时时温服，取其开胃脘，润大肠枯燥。涂漆疮作痒，解蜘蛛咬毒。蜒蚰入耳，灌之即化成水。

脑 有毒。入面脂手膏，润皮肤，去皯䵳，涂损伤、丹瘤、肉刺。勿食。

诜曰：和酒食，迷人心，成风疾。男子食，损精气，少子。

发丹如瘤：羊脑、朴硝，研涂。

足指③肉刺：刺破，酒、醋和脑涂。

髓 甘，温。利血脉，益经气。和酒服，补血。主女人血虚风闷，男子女人伤中、阴阳气不足，润肺气，泽皮毛，灭瘢痕，

① 乳：疑衍文。

② 脤（shèn 渗）：疑为“唇”之误。脤，古代祭社用的生肉。

③ 指：原作“脂”，据金陵本第五十卷羊条改。

却风热，止毒。久服不损人。

肺痿骨蒸：炼羊髓、炼羊脂各五两，煎沸，下炼蜜及生地汁各五合，生姜汁一合，不住手搅，微火熬成膏。每空心温酒服一匙，或入粥食。

目中赤翳：白羊髓傅。

舌上生疮：羊胫骨中髓，和铅粉傅。

白秃头疮：生羊骨髓，调轻粉末搽。先以米泔洗。一日二次。

痘痂不落：羊䯒骨髓，炼，一两，轻粉一钱，调稀，涂。可灭瘢痕。

心 甘，温。补心，止忧恚膈气。

心气郁结：羊心一枚，回回红花浸水，入盐，徐徐涂心上，炙熟食。

肺 甘，温。补肺①，止咳嗽，去风邪，通肺气，利小便，行水解毒。主伤中，补不足。治渴，止小便数，同小豆叶煮食之。

诜曰：三月至五月，其中有虫，状如马尾，长二三寸。须去之，不去令人下痢。

久嗽肺痿作燥：羊肺一具，洗净，杏仁、柿霜、真豆粉、真酥各一两，白蜜二两，和，灌肺中，水煮食。

水肿尿短：青羖羊肺一具，洗，微炸，切，曝末，莨菪子一升陈醋炙，捣烂，蜜丸小豆大。食后麦冬汤下四丸，日三。小便利，愈。

解中蛊毒：羊肺一具，割开，入雄黄、麝香等分，吞之。

渴利不止：羊肺一具，和盐、豉作羹食。小便频数，同方。

鼻中瘜肉：封干羊肺一具，白术一两，苁蓉、通草、干姜、川芎各二两，末。食后米饮服二钱。

肾 甘，温。补肾气虚弱，益精髓，止小便，壮阳益胃。治

① 肺：原脱，据金陵本第五十卷羊条补。

肾虚耳聋，消渴除①弱，虚损盗汗。合脂作羹食，止劳痢。合蒜、薤食，消癥瘕。

五劳七伤，阳虚无力：羊肾一对，去脂切，苁蓉一两，酒浸洗，除皮，作羹，和葱、豉食。《正要》：治劳伤、阳衰、腰脚痛。羊肾三对，羊肉半斤，枸杞叶一斤，葱白一茎，和五味，入米煮粥食。

老人肾硬，系虚寒，内肾结硬，服补药难入：羊肾一对，杜仲，长二寸，阔一寸，煮熟，空心食。令人内肾柔软，后服补药。

胁破肠出：以香油抹手送入，煎人参、枸杞汁温淋之。吃羊肾和米煮粥，十日愈。

葆按：治腰痛由肾虚或闪挫，俱效。羊腰子一对，批开，去脂，杜仲、故纸各一钱半，川椒、青盐各五分，研粗末，入内，线扎。入葱白三茎，酒半壶，豉汁一盏，煮熟。食肾饮汁，将药曝研末，分四服，酒下。猪肾亦可。

羊石子即羖羊外肾　**治肾虚精滑，金锁丹用之。**

肝青羖羊　**苦，寒。补肝，治肝风虚热，目赤暗痛，热病后失明，并用子肝七枚，生食神效。亦可切片水浸贴之。解蛊毒。**

思邈曰：合苦笋食，病青盲。妊妇食，令子多厄。

翳膜羞明，多泪，肝经热：青羊子肝一具，竹刀切，和黄连四两，捣丸豆大。食后茶下五十丸。忌铁器、猪肉②。

青盲内障：白羊子肝一具，黄连一两，熟地二两，同捣，丸豆大。食后茶服七十丸。

休息痢，五③日以上，一二年不瘥，下如泔淀：生羊肝一具切丝，

---

① 除：金陵本第五十卷羊条作“阴”。

② 猪肉：金陵本第五十卷羊条此后有“冷水”二字。

③ 五：金陵本第五十卷羊条此后有“十”字。

入酒①、醋中吞之。心闷则止，不闷更服。一日勿食物。

妇人阴匶作痒：羊肝纳之引虫。

胆青羯羊　苦，寒。肝开②窍于目，胆汁减则目暗。目者，肝之外候，胆之精华。凡胆皆能治目疾，而羊胆尤良，取其食百草。入白蜜内蒸之，封干研膏，点赤障、白翳、烂弦风眼有效，解蛊毒。疗疳疮，治时行热熛疮，和醋服之。导大便，治诸疮，能生人身血脉。

目为物伤：羊胆、鲤鱼胆各二枚，鸡胆三枚，匀，日日点之。

代指作痛，乃五脏热注：刺热汤中七度，刺冷水两度，羊胆涂，愈。

胃羊膍胵　甘，温。疗反胃，止虚汗，治久病虚羸，小便频数，作羹食，三五瘥。

补中益气：羊肚一枚，羊肾四枚，地黄三两，干姜、昆布、骨皮各二两，白术、桂心、人参、厚朴、海藻各一两半，甘草、川椒各六钱，为末，同肾入肚中，缝合蒸熟，捣晒末。酒服一匙。

下虚尿床：羊肚盛水煮熟，空腹食之，作瘥。

蛇伤手肿：新宰羊肚一个，带粪，割一口，将肿手入内浸，即时痛止肿消。

胃虚消渴：羊肚煮烂，空腹食之。

项下瘰疬：羊肚烧灰，香油调敷。

久病虚羸，不生肌肉，水气在胁下，不饮食，四肢烦热：羊肚一枚，白术一升，水煎，分九服，日三。

脬　治下虚遗溺。以水盛入，炙熟，空腹食之，四五次愈。

胣白羊良　润肺燥，涂诸疮疡。入面脂，去皯黵，泽肌肤，灭

---

① 酒：金陵本第五十卷羊条无该字。

② 开：原脱，据金陵本第五十卷羊条补。

瘢痕。

远年咳嗽：羊①胰三具，大枣百枚，酒五升，浸七日，饮。

妇人带下：羊胰一具，以醋洗净，空心蒸食。忌鱼肉滑物，犯之则死。

舌 补中益气。和羊肾、羊皮、菰、糟、姜作羹，肉汁食。

靥即会咽 甘、淡，温。治气瘿。

时珍曰：瘿，有气、血、肉、筋、石五种也。而靥属肺，司气，故治气瘿。

项下气瘿：《外台》用羊靥一具，去脂，酒浸，炙熟，含之咽汁。日一具，七日瘥。《千金》用羊靥一具阴干，海藻、干姜各二两，桂心、昆布、逆流水边柳发②各一两，为末，蜜丸芡子大。每含一丸，咽津。《杂病治例》用羊靥、猪靥各二枚，昆布、海藻、海带各二钱，洗，焙，牛蒡子，炒，四钱，为末，捣二靥和，丸弹子大。每服一丸，含化咽汁。

睛 曝干为末，点目赤翳膜。取眼中白珠二枚，煮熟，于细石上和枣核磨汁，点目翳羞明，频用效。

时珍曰：羊眼无瞳，其睛不治目，岂其神藏内耶？

筋 治尘物入目，熟嚼纳眦中，仰卧即出。

羖羊角青色者良 咸，温。烧灰，久服，安心益气，明目轻身，治漏下，疗青盲，杀虫疥，止惊悸寒泻。疗百节中结气，风头痛，蛊毒吐血，产后馀痛，小儿痫疾，俱酒服。入山烧之，辟恶鬼虎蛇，及山障溪毒。

风疾恍惚，心烦腹痛，或时闷绝复苏：青羊角屑，微炒，末，无时温酒服一钱。

---

① 羊：原作“半”，据金陵本第五十卷羊条改。

② 发：金陵本第五十卷羊条作“须”。

产后寒热，心闷极胀：羖羊角，烧末，酒服一匙。

脚气疼痛：羊角一副，烧炭末，热酒调涂，以帛裹之，取汗，永不发。

打扑伤痛：羊角锉灰，砂糖水拌，瓦焙焦，为末。每热酒下二钱，仍擦痛处。

赤斑瘰子，身面卒得赤斑，或瘰子肿起，不治杀人：羖羊角，烧灰，鸡子清和涂。

齿 性温。治小儿羊痫，寒热，煅服。

头骨已下用①羖羊 甘，平。治风眩瘦疾，小儿惊痫。

《注》② 云：羊头骨，能消铁。羊角灰，能缩锡。

脊骨 甘，热。补肾虚，通血脉，治虚劳寒中羸瘦，腰痛下痢。

肾虚腰痛：羊脊骨一具，捶碎，苁蓉一两，草果五枚去壳，水煮汁，葱、酱作羹食。

肾虚耳聋：羊脊骨一具，炙研，磁石，煅，醋淬七次，白术、黄耆、炮姜、茯苓各一两，桂三钱③，末。每水服五钱。

虚劳白浊：羊脊骨，焙末，酒服二钱。

小便膏淋：羊脊骨，烧灰，榆白皮汤服二钱。

洞注下痢：羊脊骨灰，水服一匙。

疳疮成漏，脓水不止：羊羔儿骨，盐泥固济，煅末，五钱，入麝香、雄黄末各一钱，填疮口。三日必合。

老人胃弱：羊脊骨一具，捶，煎汁二升，入青粱米煮粥，常食。

尾骨 益肾明目，补下焦虚冷。

虚损昏聋：羊尾骨一条，煮半熟，入葱白五茎，荆芥五钱，陈皮

---

① 用：原作“角”，据金陵本第五十卷羊条改。

② 注：刘校本第五十卷羊条考证为李周翰《六臣注文选》，可参。

③ 钱：金陵本第五十卷羊条作“分”。

一两，再煮，取汁搜面数两，作索饼，同羊肉四两煮熟，和五味食。

胫骨脚䯄骨　**甘，温。除湿热，健腰脚，固牙齿，去䵟䵳。治虚冷劳损脾弱，肾虚不能摄精，白浊梦遗。煅灰，可磨镜。**

《名医录》云：张女七岁，误吞金镇子一只，胸膈痛不可忍，忧惶无措。教以羊胫骨，炒黄，末，三钱，米饮下，次早大便取下而安。又，误吞金器，葆验方：千金子，去壳，净肉，枳实、槟榔各二钱，牵牛子五钱，共研细末。先以羊前蹄胫骨一只，用水煮汁二碗，去滓，用汁送前末，分两次服。半周许，当大便，嘱另下净桶中，用物拨开，其金随粪下。未尽，再服。此予屡验，故附。

擦牙固齿：羊胫骨煅一副，入食盐二钱，研匀，日擦。

湿热牙疼：羊胫骨灰二钱，白芷、当归、牙皂、香附炒炭①、食盐各一钱，末擦。

脾虚白浊，过虑伤脾所致：羊胫骨一两，厚朴姜汁炒、茯苓各二钱②，末，面糊丸梧子大。米饮下五十③丸。

筋骨挛痛：羊胫骨，酒浸服。

月水不断：羊前左脚胫骨一条，纸裹泥包，煅，棕炭等分。每温酒服一钱。

䵟䵳丑陋：治人面体黧黑，皮厚状丑。羖羊胫骨烧末，鸡子白和傅，以白米泔洗。

误吞铜钱：羊胫骨烧灰，和煮粥食。

咽喉骨哽：羊胫骨，米饮服一钱。

毛　治转筋，醋煮裹脚。

须羖羊良　**治小儿口疮，蠼螋尿疮，烧灰和油搽。**

---

①　香附炒炭：金陵本第五十卷羊条无此四字。

②　厚朴……各二钱：金陵本第五十卷羊条作“厚朴二两，茯苓一两半”。

③　五十：金陵本第五十卷羊条作“一百”。

香瓣疮：生面上耳疮，浸淫水出，久不愈。羖羊须、荆芥、枣肉各二钱，烧炭，轻粉半钱，末。每洗净，清油调搽。二三次立愈。口吻疮，方同前。

溺　治伤寒热毒攻手足，肿痛欲断。以一升，和盐、豉捣，渍。

屎青羖羊　苦，平。燔之，主小儿泻痢，肠鸣惊痫。煮汤灌下部，治大人小儿腹中诸疾，及疳热，二便不通。烧烟熏鼻，治中恶心腹刺痛，及熏诸疮中毒、痔疮等。治骨蒸弥良。烧灰，理聤耳，并署竹刺入肉，及箭镞不出。淋汁沐头，即生发长黑。

颂曰：羊屎纳鲫鱼腹中，瓦煅，末，涂发，易生并黑。

疳痢欲死：羊屎一升，水一升，渍一夜，绞汁顿服，效。

小儿流涎：白羊屎焙灰，频纳口中。

心气痛，不问远近：山羊屎七枚，须一团，烧灰酒服。断根。

妊娠热病：青羊屎研烂涂脐，安胎。

时疾阴肿，囊及茎皆热肿：羊屎、黄柏煎汁洗。

疔疮恶肿：青羊屎一升，水渍少时，绞汁服。

里外臁疮：羊屎烧炭、轻粉少许，末，搽。

反花恶疮：鲫鱼一尾去肠，以羯羊屎填满，烧炭。先以米泔洗，搽。

瘰疬已破：羊屎炭、杏仁炭各五钱，研末，猪骨髓调搽。

雷头风：羊屎焙研，酒服二钱。

慢脾惊风，活脾散：羊屎二十一粒，炮丁香百粒，胡椒五十粒，末。每服半钱，用六年东日照壁土煎汤调下。

木刺入肉：干羊屎烧灰，猪脂和涂，不觉自出。箭镞入肉，方同前。

羊胲子　治翻胃病。煅存性，每一斤入枣肉、平胃散末一半，和匀。每服一钱，空心沸汤调下。

此是羊腹内草积块，形圆体轻色青，大小如羊桃。葆元识。

黄牛

肉 甘，温。卦坤属土，其性顺而和缓。安中益气，养脾胃，壮腰脚，止消渴、唾涎。

集注：黑牛白头、病死俱有毒，忌食。

腹中癖积：黄牛肉一斤，常山三钱，同煮。食肉饮汁，癖自消。

腹中痞积：牛肉四两，以风化石灰一钱搽上，蒸。常食自消。

牛皮风癣：每五更炙牛肉一斤食。轻粉酒调搽。

水牛

肉 甘，平。安中益气，补虚壮健，养脾胃，强筋骨，疗消渴，止啘①泄，除湿气，消水肿。

水肿尿涩：牛肉一斤蒸熟，以姜、醋空心食。

手足肿痛，伤寒时气，毒攻手足，肿痛欲断：用牛肉切，裹之，肿消痛止。

白虎风痛，寒热发歇，骨节微肿：水牛肉一两炙黄，燕窝土、伏龙肝、飞罗面各二两，砒黄一钱，为末。各少许，新汲水，丸如弹子大，于痛处摩之。痛止，即取药抛于热油当中。

头蹄水牛良 凉。下热风，治水肿。

《食经》云：寒冷人勿食蹄中巨筋，以其性冷。而多食令人生肉刺。

水肿胀满，小便涩：水牛蹄一具去毛，煮汁作羹食。或水牛尾一条，腩食。

鼻水牛良 治消渴，同石燕煮汁服。治妇人无乳，作羹食，不过两日，乳下无限。口眼㖞斜，以火炙熟②，于不患㖞处熨之，

---

① 啘（yè 叶）：干呕。

② 熟：金陵本第五十卷牛条作“热”。

即止。

皮水牛良　洗去毛，豉汁煮食。治水气浮肿，小便涩少。熬膏良。

乳　甘，微寒。补虚羸，止消渴，养心肺，润皮肤，治气痢，除疸黄，润大肠，解蛊①毒，补益劳损，治反胃热哕，及病后虚弱，患热风人宜常饮之。入姜、葱，止小儿吐乳。和蒜煎沸，去冷气痃癖。老人煮食有益，和米煮粥甚宜。患冷气人忌。

藏器曰：水②牛乳胜黄牛。凡饮乳，必煮一二沸，停冷啜之。生饮令人利，热饮令人壅。与酸物相反，令人腹结癥块。凡取，以物撞之易得。

气痢时发：牛乳半斤，荜茇三钱，同煎，空腹服。

反胃噎膈：震亨曰：此症多大便燥结，宜牛、羊乳时时咽之，并服四物汤。勿服人乳，内有七情之火、饮食之毒。

补益损劳：钟乳粉一两，袋盛，入牛乳一升，煎，去袋饮乳。又方：白石英末三斤和黑豆，与牸牛③食，每日与一两。七日取牛乳，或热饮，或煮粥食。

脚气痹弱：牛乳五升，硫黄三两，煮，每服一盅。或以牛乳五合，调硫黄末一两同煮，取乳饮。羊乳亦可。

肉人怪病：人顶上生疮五色，如樱桃状，破则自顶分裂，连皮剥脱至足，名曰肉人。常饮牛乳自消。

蚰蜒入耳：牛乳滴即出。若入腹者，饮一升即化水。

下虚消渴：心脾热，下焦冷，小便多。日饮牛羊乳。

重舌出涎：牛乳饮之。

血　咸，平。解毒利肠。治金疮折伤垂死者，剖其腹，纳伤

---

① 蛊：金陵本第五十卷牛条作“热”。
② 水：金陵本第五十卷牛条作“黑”。
③ 牸（zì 自）牛：母牛。

者于牛腹内，浸热血中，移时遂苏。煮拌醋食，治血痢便血。

误吞水蛭，令人肠痛黄瘦：牛血饮一二升，次早化猪脂一升饮之，即化蛭出也。

脂黄牛，炼用　甘，温，微毒。治诸疮疥、白秃，亦入面脂。

消渴不止：生栝楼根十斤，切，煎，去滓熬，入炼净黄牛脂一合，慢火熬膏，瓶收。每酒服一杯。

食物入鼻，介介作痛不出：牛脂一枣大，纳鼻中吸入，脂消则物随出。

腋下胡臭：牛脂和铅粉涂。

走精黄病：面目黄，舌紫黑，爪甲黑者死。牛脂一两，豉半两，煎过，棉裹烙舌，去黑皮一重，浓煎豉汤饮之，即瘥。三十六黄方。

脑　甘，温，微毒。治风眩消渴，脾积痞气。润皲裂，入面脂用。

集注：水牛、黄牛俱良。凡牛热病死者，勿食脑，令人生肠痈。

吐血咯血，五劳七伤：水牛脑一枚，涂纸上阴干，杏仁去皮、胡桃仁、白蜜各一斤，麻油四两，同熬干为末。每空心，酒服一匙。

偏正头风，不拘远近，诸药不效：白芷、川芎各三钱，末。以黄牛脑用末搽上，瓷器盛，加酒顿熟，乘热食之，尽量一醉。醒则病失。

脾积痞气：黄牛脑一个，去皮、筋，擂烂，皮硝一斤，蒸饼六个，共捣，晒干，末，糊丸梧子大。每空心酒下三十丸。

气积成块：牛脑子一个去筋，雄鸡肫一个，连黄皮，酒浸一宿，入木香、沉香、砂仁各三两，皮硝一碗，杵千下，同入铜锅，焙干，再入轻粉三钱，共末。每服二钱，空心烧酒服，日三服。

髓黄、水牛俱良，炼　甘，温。补中润肺，益精补肾，泽肌悦面，填骨髓，安五脏，平三焦，止泻痢，去消渴，续绝伤，益气力，平胃气，通十二经脉，久服增年，俱宜酒暖服。治瘦病，和地黄汁、白蜜等分，煎服。敷手足皱裂，擦折伤损痛。

补精润肺，壮阳助胃：炼牛髓、胡桃肉、杏仁去皮各四两，共捣泥，山药末半斤，炼蜜一斤，同捣成膏，瓶盛汤煮一日。每空心服一匙。

劳损风湿，陆杭膏①：牛髓、羊脂各二斤，白蜜、姜汁、酥各三斤，煎三上三下，令成膏，随意温酒和服。葆制加减天真二仙丸：治詹总戎剿贼被炮子伤，穿足胫，虽已平复，遞年②伤处发损痛。用羯精羊肉四斤，地黄、天冬、党参、当归各一斤，先将羊肉酒煮半时，去汁，和地黄四味以长流水煮二时，取汁再煮，如此三次，以羊肉溶化为度。去滓，以三次汁新布滤过，入铜锅熬成稀膏，入鹿胶四两，龟胶、虎胶各二两溶化，取起听用。先以黄耆六两，苁蓉八两，酒浸一宿，去甲切片，曝，山药、枸杞各五两，附片、广皮、砂仁、杜仲、牛膝、狗脊、茯神木、萆薢各三两，共捣粗末。以羯羊胫骨髓全具，雄水牛胫骨脊髓全付，炼净，和粗末捣，焙干，共研细末，入安边桂一两二钱，研末，和匀诸药末。将前膏炖热，和末，入石臼内杵千下。如不沾，少加绍兴酒再杵，丸梧子大。每早临卧，酒下二钱。忌败血、鸡、鱼、芥、姜。

心黄牛良　补心。治虚忘。

肾水牛良　益精，补肾气。治湿痹。

脾黄牛良　补脾。治痔瘘③，腊月淡煮，常食。和朴硝脯食，消痞块。

肝水牛良　补肝④，明目。治疟及痢，醋煮食之。妇人阴蚀，纳之引虫。

---

① 陆杭膏：金陵本第五十卷牛条同。刘校本第五十卷牛条作“陆抗膏”，因三国时期吴国陆抗传方得名。可参。

② 遞年：一年又一年，年年。

③ 瘘：原作“痿”，据金陵本第五十卷牛条改。

④ 肝：原作“脾”，据金陵本第五十卷牛条改。

肺水牛良　补肺。洗净去筋膜，水煮淡食，治久嗽。葆元。

胃黄、水牛俱良　甘，温。解毒，补五脏，养脾胃，调中益气，醋煮食之。

啖蛇牛毒：牛肚细切，水煮食之，取汗即瘥。

膍一名百叶　治热气水气及痢，解酒毒、药毒、丹石毒发热，同肝作生，以姜、醋食之。

时珍曰：牛羊食百草，其胃有膍，有胘，有蜂窠，与他兽异也。胘即胃之厚处。

胆黄牛、青牛良　苦，大寒。杀虫除黄，益目睛，涂痈肿，止下痢，除心腹热渴，及口焦燥。腊月酿槐子服，能明目，治疳湿弥佳。酿黑豆内①，百日取出，每夜吞一枚，镇肝明目。酿南星，名胆星，治惊风有奇功，化热痰亦捷效。

谷胆食黄：牛胆汁一枚，苦参三两，胆草一两，末，蜜丸梧子大。每姜汤下五十丸。

痔瘘出水：牛胆、猬胆各一枚，铅粉②三两③，麝香一分④，研，入二胆汁匀，同入牛胆中，悬风处四十九日取出，丸如大麦粒。以纸捻送疮孔中，有恶涎流出，愈。

男子阴冷：以食茱萸纳牛胆中，百日令干。每取二七枚，嚼纳阴中，良久如火热。

胞衣　治臁疮不敛，取一具煅炭，研末掺。

喉水牛　治小儿呷气。疗反胃吐食，取一具去膜及两头，逐节以醋浸炙燥，烧存性，每米饮服一钱，神效。

靥　煮食，治喉痹气瘿，古方多用之。

---

① 内：金陵本第五十卷牛条无此字，疑衍。
② 铅粉：金陵本第五十卷牛条作“腻粉”。
③ 三两：金陵本第五十卷牛条作“五十文”。
④ 一分：金陵本第五十卷牛条作“二十文”。

齿 治小儿牛痫，煅末服。

固牙法：牛齿三十六枚，煅末。每用二钱，煎熟[①]含漱。齿有损动者，末揩。

牛角䚡[②] 苦，温。䚡乃角之精，厥阴、少阴血分药。燔之，酒服。消水肿，下血闭、瘀血疼痛。烧之则性涩，能止血，治大肠冷痢，水泻便血，妇人血崩，赤白带下。煅末，醋调，傅蜂、虿螫疮。

集注：此即角中坚骨。水牛、黄牛俱可。久在粪土烂白者，亦佳。葆按：予侄幼时因病后，头生腊梨痒极，浸淫流水，诸药不效，延缠数年。教以牛角䚡烧炭，研末，麻油调搽。先以米泔洗，半月而愈。

赤白带下：牛角䚡炭、附子，盐水浸七次，去皮，等分，末。每空心酒服二钱。

大便下血：牛角䚡炭，豉汁服二钱。

大肠冷痢：牛角䚡炭，饮服二钱。

痔疾鼠乳：牛角䚡炭，酒服。

角 苦，寒。水牛者，燔之，治时气寒热头痛。煎汁，治热毒风及壮热。烧灰酒服，治血上逆心，烦闷刺痛，及下石淋破血。黄牛者，治喉痹肿塞欲死，烧灰，酒服一钱。疗小儿饮乳不快似喉痹者，取煅灰涂乳上，令咽下即瘥。

赤秃发落：牛角、羊角等分，烧灰，猪脂调涂。

骨 甘，温。烧灰服，治吐血鼻红，崩中带下，肠风泻血，水泻，邪疟。腊猪脂调，涂疳疮蚀人口鼻，有效。亦涂鼻中生疮。

蹄甲青牛[③]良 烧灰，水服，治牛痫，及妇人崩中，漏下赤

---

① 熟：金陵本第五十卷牛条作“热”。

② 䚡：金陵本第五十卷牛条作“䚡”。

③ 牛：原作“羊”，据金陵本第五十卷牛条改。

白。研末贴脐，止小儿夜啼。煅末，麻油调，傅玉茎生疮；桐油调，傅脐疮胫烂。

卒魇不寤：以青牛[1]蹄或马蹄临人头上，即活。

损伤接骨：牛蹄甲一个，乳香、没药各一钱，为末，入甲内烧灰，以粟米粉糊和成膏，敷之。

牛皮风癣：牛蹄甲、驴粪各一两，烧炭末，油调，抓[2]破敷之，数日愈。

阴茎黄、水牛俱良　治妇人漏下赤白，无子。

牯牛卵囊　治疝气。取一具煮烂，入小茴香，盐少许拌食。

毛　脐毛，治小儿久不行。耳毛、尾毛、阴毛，并通淋闭。

卒患淋闭：牛耳中毛，烧，半钱，水服。尾毛亦可。

小儿石淋：特牛阴头毛烧灰，浆水服半匙，日再。

邪气疟疾：黑牛尾烧末，酒服一匙，日二。

口涎　治反胃呕吐。水服二匙[3]，终身不噎。吮小儿，治客忤。治小儿霍乱，灌一合即止。治喉痹口噤，入盐少许，顿服一盏。

取涎法：以水洗牛口，用盐涂，少顷即出。或荷叶包牛口使耕，力乏涎出，取之。

噎膈反胃：用糯米，末，以牛涎拌作小丸，煮熟食。危氏方：用牛涎一盏，入麝香少许，银盏顿热。以帛紧束胃脘，令气喘，解开，乘热饮之。仍以丁香汁入粥内食。

小儿流涎：取牛涎涂口中及颐上，自愈。小儿口噤，同方。

损目破睛：牛口涎频点，避风。黑睛破亦瘥。

---

① 牛：原作“羊”，据金陵本第五十卷牛条改。

② 抓：原作“爪”，据金陵本第五十卷牛条改。

③ 水服二匙：原作“日水服二匙”，据金陵本第五十卷牛条改。

身面疣目：牛涎涂，自落。

鼻津 小儿中客忤，水和少许服。又涂小儿鼻疮及湿癣。

耳垢 治痈肿未成脓，封之即散。疳疮蚀鼻生疮，及毒蛇螫人，并傅之。

疔疮恶肿：耳垢敷之。

胁漏出水不止：乌牛耳垢傅。

鼻衄不止：牛耳中垢、车前子等分，末，塞之。

溺黄犍牛、黑牯牛 苦、辛，微温。利小便，治水肿，腹胀脚满。

水肿尿涩：乌犍牛尿半升，空腹饮。脚气胀满，同方。

癥瘕鼓胀：乌牛尿一升，煎如稠饴，空心服枣许，当鸣转病出。更服。

水气喘促，小便涩少：牛尿一升，诃子皮，末，半斤。以铜器熬尿至三升，入末熬可丸梧桐子大。每服茶下三十丸。当下水。

霍乱厥逆：乌牛尿服之。

屎稀者名牛洞。黄、水牯俱良 苦，寒。绞汁服，治消渴黄疸，脚气霍乱，小便不通，水肿溲涩。干者燔之，敷鼠瘘恶疮。烧灰，敷灸疮不瘥，傅小儿烂疮烂痘，及痈肿不合，能灭瘢痕。

湿热黄疸：黄牛粪晒干，末，面糊丸梧子大。每食前空心，白汤下七十丸。

卒死不省，四肢不收：取牛屎一升，和温酒灌之。或以湿者酒①绞汁服，亦可。

卒阴肾痛：牛屎烧灰，酒和敷。

脚跟肿痛，不能立地：黄牛屎入盐炒熟②，罨之。

子死腹中：湿牛粪涂腹上，良。

---

① 酒：金陵本第五十卷牛条无此字。

② 熟：金陵本第五十卷牛条作“热”。

小儿头疮：野外久干不坏牛屎烧灰，入轻粉少许，麻油调搽。

小儿白秃：牛屎厚封之。

鼠瘘瘰疬：白牛屎、白马屎、白羊屎、白鸡屎、白猪屎等分，于石上烧灰，各五钱①，入漏芦一②两，末，匀。先以猪膏一斤熬，乱发一两溶化，入末，熬五六沸涂之，神验。

乳痈初起：牛屎和酒敷之，即消。

恶犬咬伤：以热牛屎敷，即止痛。

汤火伤灼：湿牛屎涂之。

霍乱吐下不止，四肢厥冷：黄牛屎半升，水二升，煎汁服。

妊娠腰痛：牛屎烧末，水服一匙。

小儿口噤：白牛屎涂口中，瘥。

止血神效：葆验。治一吴姓，因受师责，误以铜烟筒头伤脑顶，血出一昼夜不止，诸末药傅，即荡出不受，面白如纸，气息奄奄。予曰：此伤血孔也，须汁填。可受以湿牛屎敷血口，立止。然血虽止，其人自汗昏闷，东洋参三钱顿服而睡，半日而安。

痈肿不合：牛屎，烧末，鸡子白调傅，干即易之。

黄犊子脐屎新生未食草者，收干　治九窍、四肢、指歧间血出，乃暴怒所致。烧末，水服一匙，日四五服。又治中恶霍乱，及鬼击吐血。以一升，和酒三升，煮汁服。

屎中大豆　治小儿惊痫，妇人难产。

其法用生豆饲牛，候下粪，淘洗，取豆曝干。

小儿牛痫：牛屎中豆，日日服。白牛良。

妇人难产：取牛屎中大豆一枚，劈分两片：一书父，一书子。仍合住，水吞之，立产。

齿落不生：牛屎中大豆十四枚，小开豆头，以注齿根，数度

---

① 五钱：金陵本第五十卷牛条作“一升”。

② 一：金陵本第五十卷牛条作“二”。

即生。

圣齑 治食牛肉作胀，解牛肉毒。

圣齑如青苔状，乃牛肠胃中未化草也。《岭表录》① 云：广之容南好食牛肉，食讫即啜圣齑消之，调以姜、桂、盐、醋，腹遂不胀。

齝草—痴 绞汁服，止哕，疗反胃霍乱，小儿口噤风。

一名牛转草，则牛食而复出者，俗名回噍。

反胃噎膈，大立夺命丸：牛转草、杵头糠各半斤，糯米一升，为末，取黄母牛涎，和丸龙眼大，煮熟食。入砂糖二两，尤妙。

霍乱吐痢不止：乌牛齝草一团，人参、生姜各三两，甜浆水一升，煮汁服。

小儿流涎：齝草绞汁，少少与服。

初生口噤，十日内者：用牛口齝草绞汁灌之。

鼻拳②穿鼻绳木 木拳：治小儿痫及消渴，煎汁饮之，或烧灰酒服。草拳：烧灰，傅小儿鼻下疮，吹缠喉风，甚效。

消渴症：水牛拳三个，洗剉，男用牝牛，女用牡牛，人参、甘草各半两，大白梅一个，水煎三碗，热服。

马

肉 辛、苦，冷，有毒。卦乾属火③，主伤中，除热下气，长筋骨，强腰脊，壮健，强志轻身，不饥。作脯食，治寒热痿痹。煮汁，洗头疮白秃。然此畜有毒，不可食。中其毒者，饮萝菔④

---

① 岭表录：金陵本第五十卷作“岭表录异”。

② 拳（quàn 劝）：原作“拳”，据金陵本第五十卷牛条改。拳，穿在牛鼻上的环。

③ 火：金陵本第五十卷马条作“金”。但时珍又云：“在畜属火，在辰属午。”

④ 萝菔：金陵本第五十卷马条作“芦菔”。本书本卷末“解诸肉毒”条作“芦根”，与金陵本第十五卷芦条根笋段附方及第五十卷末“解诸肉毒”条合。

汁、食杏仁可解。

乳 甘，冷。止渴，治热。作酪，性温，饮之消肉。

鬐膏鬐，项上，白马良 甘，平，有小毒。涂发生发。治面皯，手足皴粗，入脂泽。用疗偏风口㖞僻，用膏摩之。

心 治心昏多忘。合牛、猪、鸡各心，干之末。酒服，可闻一知十。

肺 煮食，治寒热，及茎萎。

肝 有大毒，及马鞍下肉食之，杀人。以豉汁、鼠屎解之。

月水不通，心腹闷绝，四肢疼痛：马肝，炙，研末，热酒服一钱。

肾 无取。

时珍曰：熊太古云：马有墨在肾，牛有黄在胆，亦造物所钟。犹牛黄、狗宝类，当有功。前人不知，载以俟。

白马阴茎 甘，咸。强志益气，长肌肉，主伤中绝脉，阴痿不起，及疗小儿惊痫，益丈夫阴气，令肥健，生子。

藏器曰：阴茎当取银色无病白马，春月游牝时，力势正强者，生卵阴干。敩曰：用时以铜刀破作七片，将生羊血拌蒸半日，晒干，以粗布去皮及干血，锉用。诜曰：阴干，用肉苁蓉等分，末，蜜丸梧子大。每空心酒下，日再。百日效。甄权曰：主男子阴痿，房中术偏用之。

驹胞衣 治妇人天癸不通。煅末，每服二钱，入麝香少许，空腹新汲水下，不过三服，良。

眼白马良，生杀取之 治惊痫腹满疟疾。小儿魃病，与母带之。

夜眼 治卒死尸厥，及龋齿痛。

夜眼，在马足膝上。马有此能夜行，故名。

卒死尸厥：白马前脚夜眼两枚，白马尾十四茎，合烧，以苦酒丸豆大。白汤灌下二丸，须臾再服，即苏。

牙虫龋痛：用马夜眼如米大，棉裹纳孔中，有涎出吐去，永断根。或夜眼烧灰敷之，立效。

牙齿 甘，平，有小毒。治小儿马痫，水磨服。烧灰，唾和，涂痈肿疔肿，出根。

肠痈未成：马牙，烧灰，鸡子白调涂。

虫牙痛：马牙，煅，投醋中，煅、投醋计七次，含之。或末傅。

疔肿未破：白马齿，烧灰，先以针刺破，灰封之，湿面围肿处，根出，醋洗去之。

赤根疔肿：马齿，研末，腊猪脂和敷，根即出。烧灰亦可。

骨 有毒。烧灰涂乳头，令儿吮，止夜啼。醋调，傅小儿头疮及身上疮，止邪疟。和油调，傅小儿耳疮、头疮、阴疮、瘭疮有浆如火灼。

辟瘟疫气：绛囊盛马骨佩之，男左女右。

头骨 甘，微寒，有小毒。治喜眠，又治令人不眠。烧灰，水服一匙。作枕亦良。又治齿痛。傅头、耳疮，及马汗气入疮痛肿，俱烧灰傅，白汁出，良。

胆虚不眠：马头骨灰、乳香各一两，枣仁，炒，二两，末，每酒服二钱。

胆热好眠：马头骨灰、铁粉各一两，朱砂半两，龙脑半分，末，炼蜜丸豆大。竹叶汤下三十丸。

臁疮溃烂：马牙匡骨，煅末，先以土窖退火，尿洗数①次，搽。

胫骨 甘，寒。煅服，降阴火，中气不足者用之，可代芩、连。

悬蹄 甘，平。煅用，杀虫止衄，治惊邪瘛疭乳难，内漏，

① 数：原脱，据金陵本第五十卷马条补。

龋齿，辟恶气鬼毒，蛊疰不祥，疗肠痈、癫痫、齿痛，下瘀血，带下。赤马者辟温疟，治妇人赤崩；白马者治白崩。烧灰入盐少许，擦走马牙疳，甚良。

扑损瘀血在腹：白马蹄，煅炭，末，酒服一匙，日三夜一次，恶血自化水。妇人血病，方同。五色带下，方同。

肠痈腹痛：其状两耳轮甲错，腹痛，或绕脐有疮如粟，下脓血。马蹄，煅灰，和鸡子白涂，即拔毒气出。

虫蚀肛烂，见五脏即死：以猪脂和马蹄灰，棉裹导入下部，数次瘥。

龋齿疼痛：削白马蹄塞之，不过三度，愈。

赤秃头疮出脓，昼开夜合：马蹄，烧灰，油调涂。

小儿夜啼：煅马蹄，末，涂乳上，令儿吮。

辟瘟疫：以绛囊盛马蹄屑佩之，男左女右。

走马牙疳：葆屡验。附案：治江姓子，予同怀姊氏之侄孙也，年六龄，由热病后不戒口味，陡发牙疳，不急清解，有教以姜炭灰傅，约二时许，势甚猖獗，烦躁不眠，坐卧难安。请予不及，其祖母觅飞轿抱至予处就医。此抱下轿时，臭唠异常，口内渍渍，声如虫蛀松木，面红口黑。据陈：日来难下米粒，躁极似狂。予曰：此走马牙疳，难治症也。再三陈情，勉力救挽，嘱曰：势急须以分理，以药汤洗，后服药，接搽末药。若稳睡一时，可救。但其黑处形难全，嘴要缺矣。洗药方：黄连、大黄、黄芩、黄柏、石膏、桑皮、薄荷泡浓汁，用新笔蘸汁频洗。服方：犀角、地黄，合栀子、金花加减。末药方：白马蹄，焙半焦，一钱半，蛔虫两条，一条上吐出，一条下吐出，焙鸡内金，取下未经水者，川柏，各一钱半，胡连、黄连各一钱，雄黄、薄荷、龙骨、儿茶、青黛、芦荟、人中白、硼砂各五分，真珠、熊胆、片脑各三分，共研末，瓶盛。每日三次，夜一次，先洗后搽。半月许，自鼻至下颏皮肉尽脱，仅露牙龈。所脱之皮，翻转形似蜂窠，而鼻下靠左龈骨脱下，是以嘴缺。自此照法，新肉渐生，约年许平复，不反复矣。予[1]家祖传秘方，附案载之，以公救世。

皮 治妇人临产，赤马皮覆，催生，良。小儿赤秃，以赤马皮、白马蹄，合烧灰，和腊猪脂傅之，良。

鬐毛马鬉，又鬣 有毒。烧灰，服止血，傅恶疮。治小儿惊痫，女子崩中。

尾 治女人崩中，小儿客忤，烧灰服。

小儿客忤：小儿由中马毒客忤。烧马毛[2]烟于前，每日熏之。

腹皮蛇癥：白马尾切细，酒服。每次服一分，缓缓服，不可多服。

脑 有毒，食之令人癫。能断酒，腊月者温酒浸服。

血 有大毒。

诜曰：凡生马血入人肉中，一二日便肿起，连心即死。

汗 有大毒。

诜曰：马汗入疮，毒攻心欲死，烧粟干[3]灰淋汁浸洗，出白沫，解，乃毒气出也。

黥刺雕青：以白马汗搽上，再以汗调水蛭末涂。

饮酒欲断：刮马汗少许，和酒服。

白马溺马尿 辛，微寒，有毒。治消渴，破癥坚积聚，男子伏梁积疝，女人瘕积，铜器承饮。热饮，治反胃杀虫。洗头疮白秃。渍恶刺疮，愈乃止。

时珍曰：有人与其奴皆患心腹痛病。奴死剖腹，得一鳖，仍活。以诸药纳口，皆不死。有人牵白马，尿坠鳖，鳖缩。遂灌之，即化水。其人乃服白马尿而疾愈。

---

① 予：原作“子”，据文义改。

② 毛：金陵本第五十卷马条作“尾”。

③ 干：金陵本第五十卷马条作“秆”。

肉癥思肉：白马溺三升灌之。当吐肉出，不出者死。

食发成瘕①：咽中如有虫上下。白马尿饮之，愈。

伏梁心痛：铜器盛白马尿，旦旦饮之。

妇人乳肿：马尿涂之，立愈。

虫牙痛：马尿随左右痛处含之，愈。

利骨取牙：白马尿浸茄科三日，焙末，点牙即落。或尿煎巴豆，点牙亦落。勿近好牙。

痞块心痛：僵蚕，末，二钱，白马尿调服。并傅块上。

狐②尿刺疮痛甚：热白马尿渍之。

白马通马屎　微温。止渴，止吐血、下血、鼻衄、金疮出血、妇人崩中。绞汁服，治产后诸血气，伤寒时疾当吐下者。时行病起合阴阳垂死者，俱绞汁三升灌之。卒中恶死，酒和服。产后寒热闷胀，烧灰酒服。久痢赤白，水服。湿敷顶上，止衄。和猪脂，涂马咬人疮，及马汗入疮，剥死马骨刺伤人，毒攻欲死。又治杖疮、打损伤疮中风作痛者，炒热，包熨数十遍，极效。

吐血不止：白马通水和，绞汁服。

衄血不止：棉裹白马屎塞之。又绞汁滴鼻内。

口鼻③出血：赤马屎烧灰，服一钱。

绞肠痧痛欲死者：马屎研汁饮之。

小儿卒忤：马屎三升烧末，酒二斗，煮沸，浴儿。避风。

小儿躽④啼：面青腹强，是忤客气。马屎绞汁，灌之。

伤寒劳复：马屎烧灰，酒服。

---

① 瘕：原作“徽”，据金陵本第五十卷马条改。

② 狐：原作“瓜”，据金陵本第五十卷马条改。

③ 鼻：原作“臭”，据金陵本第五十卷马条改。

④ 躽（yǎn 眼）：原谓曲身向前，此指躽气，即气虚下陷，致小腹睾丸下坠疼痛。

热毒攻肢：手足肿痛欲脱。水煮马屎汁渍之。

积聚胀痛：白马屎同蒜捣膏，傅患处。

筋骨伤破：以热白马屎傅之，无瘢。

疔肿伤风作肿：马屎炒，熨五十遍，效。

冻指欲堕：马屎煮汁，渍半日，愈。

屎中粟 治小儿胁痛，及寒热、客忤不食，疗金疮。

取法：如狗中粟。

剥马中毒：被马骨刺破欲死①。以马肠中粟屎捣傅，以屎洗之，大效。绞②汁服之亦可。

马绊绳 煎水，洗小儿痫疾。烧灰，掺鼻中生疮。

驴

肉 甘，凉。补血益气，解心烦，能安心气，止风狂，解忧愁不乐。同五味煮食，或以汁作粥食。并治远年劳损，煮汁空心饮。疗痔引虫。性能动风，风疾人勿食。妊娠食之难产。忌荆芥。

头肉 煮汁，服二三升，治多年消渴，立瘥。渍曲酝酒服，去大风动摇不伏者。煎汁，洗头风、风屑。同姜齑煮汁日服，治黄疸百药不治者。

中风头眩，心肺浮热，肢软骨疼，语蹇身颤：用乌驴头一枚，豉汁煮食。

脂 酒和服，治卒咳嗽，及狂癫，不能语，不识人。和乌梅丸，治多年疟，未发时服二十丸。棉裹塞耳，治积年聋疾。涂恶疮、疥癣。和盐，涂身体、手足风肿。

滴耳治聋：乌驴脂少许，鲫鱼胆一个，生油半两，和匀，纳葱管中，七日取滴耳中，日二。

---

① 死：原脱，据金陵本第五十卷马条补。

② 绞：原脱，据金陵本第五十卷马条补。

眼中瘜肉：驴脂、白①盐等分，匀，注两目眦头，日三。

髓 甘，温。治多年耳聋。

用前脚胫骨打破，向日中沥出髓，瓷盒盛。棉点少许入耳内，侧卧，数次愈。

血 咸，凉。润燥结，下热气，利大小肠。

乳 甘，寒、冷利。热饮，治气郁，疗大热，止消渴，治卒心痛连腰脐者，小儿痫疾、客忤、天吊风疾、急惊、急黄，赤痢、口噤，又能解热毒，而稀痘疹。浸黄连取汁，点风热赤眼。蜘蛛咬伤，器盛浸之。蚰蜒咬，及飞虫入耳，滴之当化成水。

小儿口噤：驴乳、猪乳各二升，煎服。重舌出涎，同方。

撮口脐风：先灸两乳中三壮，后用乌驴乳一合，以东引槐枝，三寸长，十根，火煨，一头出津，拭净，浸乳中。取乳滴口中，神效。

心热气痫：黑驴乳，暖服三合。

阴茎 甘，温。强阴壮筋。

驹衣 煅研，酒服，能断酒。

皮 煎胶食之，主鼻红吐血，肠风血痢，崩中带下，又治一切风毒，骨节痛，呻吟不止。和酒服，良。其生皮，覆疟疾人，断疟。

中风㖞僻，骨疼烦躁：乌驴皮，焊毛，治净，煮熟，入豉汁，和五味食。

牛皮风癣：生驴皮一块，朴硝腌过，烧灰，以香油调傅。

毛 治骨头中一切风病，取一斤炒黄，浸酒一斗，渍三日。空心饮令醉，暖卧取汗。忌陈仓米及面。

小儿客忤：剪驴膊上旋毛一弹子大，乳汁煎服。

襁褓中风：取驴背前交脊中毛一拇指大，乳汁和，铜锅中炒末，

① 白：原作“食”，据金陵本第五十卷驴条改。

入麝香一厘，匀。乳汁调下。

骨 煮汤，浴历节风。牡①驴骨，煮汁服，治多年消渴，极效。

头骨 烧灰和油，涂小儿解颅。

悬蹄 烧灰，傅痈疽，散脓水。和油，傅小儿解颅，以瘥为度。

肾风下注生疮：驴蹄二十片烧灰，陀星、轻粉各一钱，麝香一分②，末傅。

天柱毒疮，生背脊大椎上，大如钱，赤色，出水：驴蹄二片，铅粉一钱③，麝香半分，醋调涂。干则掺之。

饮酒穿肠：系饮酒过度。驴蹄硬处削下，水煎汁饮。

鬼疟不止：白驴蹄炒、砒霜各二钱④，大黄四两，绿豆三钱⑤，雄黄一钱⑥，朱砂五⑦分，末，丸梧子大。发日⑧平旦冷水服二丸，即止。忌油七日。

溺 辛，寒，有小毒。治反胃噎病，顿热服二合，深者七日照服，当效。狂犬咬伤，癣疠恶疮，并多饮，瘥。器盛，浸蜘蛛咬疮。风虫牙痛，频含漱之，良。

狐尿刺疮：乌驴尿顿⑨热渍之。

白玷风：驴尿、姜汁等分，和匀频洗。

---

① 牡：金陵本第五十卷驴条作“牝”。
② 一分：金陵本第五十卷驴条作“半钱”。
③ 钱：金陵本第五十卷驴条作“分”。
④ 钱：金陵本第五十卷驴条作“分”。
⑤ 钱：金陵本第五十卷驴条作“分”。
⑥ 钱：金陵本第五十卷驴条作“分”。
⑦ 五：金陵本第五十卷驴条作“半”。
⑧ 发日：金陵本第五十卷驴条作“未发”。
⑨ 顿：原作“频”，据金陵本第五十卷驴条改。

耳聋：人中白一钱[1]，地龙一条，末，以乌驴驹尿一盆和匀，瓷瓶盛之。每滴少许入耳，效。

屎 绞汁服，治心腹痛，诸疰忤癥癖，水肿，牙疼，反胃不止[2]。炒热，熨风肿漏疮，疗疮中风。烧灰吹鼻，止衄甚效。油调，涂恶疮湿癣。

卒心气痛：驴屎绞汁，热服。

经水不止及血崩：黑驴屎，烧炭，面糊丸梧子大。每空心酒下五十丸。

小儿眉疮：驴屎，烧，研末，麻油调涂，立效。

耳垢 刮取，涂蝎螫。

骡

肉 辛、苦，温，有小毒。

宁原[3]曰：骡性顽劣，肉不益人，妊妇食难产。时珍曰：驴与马交而生，曰骡。大于驴健于马，其力在腰。其后有锁骨不能开，故不孳乳。古方骡少用。

蹄 治难产。烧灰，入麝香少许，酒服一钱。

屎 治打损，诸疮，破伤中风，肿痛。炒焦，布裹熨之，冷则易。

驼骆驼

肉 甘，温。壮筋骨，润肌肤，主恶疮，治诸风下气。

脂 甘，温。主虚劳风，有冷积者，烧酒服调之。和米粉作煎饼食，疗痔疾。治顽痹风瘙，恶疮毒肿死肌，筋皮挛缩，踠损

---

① 钱：金陵本第五十卷驴条作“分”。

② 癥癖……反胃不止：刘校本第五十卷驴条考证，此十字应在“驴溺”条下。

③ 宁原：金陵本第五十卷骡条作“宁源”。

筋骨，俱火炙熨之，取热气透内。一切风疾，皮肤痹急，及恶疮肿漏烂，并和药傅之。

集注：驼峰脂，在驼峰内，谓之峰子油。其内最精，人多煮熟糟食。能柔五金。入药，野驼良。

乳 甘，冷。壮筋骨，补中益气，令人不饥。

驼黄 苦，平，微毒。治风热惊疾。

时珍曰：驼黄，似牛黄而不香。戎人以乱牛黄，而功力不及。

毛 烧服，治妇人赤白带下。颔毛，烧灰酒服，疗痔。

阴上疳疮：驼绒，烧灰，水澄过，入炒黄丹等分，末，抹之效。

屎 干研末嗃鼻，止衄。烧烟，杀蚊虱。

酪

甘、酸，寒。止渴润燥利肠，摩肿，生精血，补虚损，壮颜色，消热毒，止烦渴热闷，除胸中虚热，身面上热疮、肌疮。患冷及患痢人，勿食。

《饮膳正要》① 云：造酪法：用牛、羊乳半杓，锅内炒过，入馀乳熬数十沸，常以杓纵横搅之，乃倾出罐盛。待冷，掠去浮皮以为酥。入旧酪少许，纸封放之，即成矣。又造干酪法：以酪晒结，掠去浮皮再晒，至皮尽，却入釜中炒少时，器盛曝之，令可作块收用。时珍曰：潼北人多造之。水牛、黄牛、羊、马、驼等之乳，皆可作之。入药以牛乳胜。

火丹瘾疹：以酪和盐煮熟，摩之即消。

蚰蜒入耳：牛酪灌入即出。若入腹，则饮二升，即化为水。

酥沙②牛、白羊

甘，微寒。补五脏，益心肺，润脏腑，泽肌肤，益虚劳，和

---

① 饮膳正要：刘校本云：“今检《饮膳正要》未见此文，文见《臞仙神隐》卷三造酪。”可参。

② 沙：金陵本第五十卷酥条作“牮”。

血脉，止嗽止渴，利大小肠，治口疮，止吐血，除心热，疗肺痿，润毛发，止急痛，除胸中客热，愈诸疮。温酒化服，良。

牦牛酥 甘，平。去诸风湿痹，除热，利大便，去宿食。合诸膏，摩风肿踠跌血瘀。

《臞仙神隐》① 云：造酥法：以乳入锅煎二三沸，倾入盆内冷定，待面结皮，再煎②，油出去渣，入在锅内，即成酥矣。时珍曰：酥乃酪之浮面所成，今人多以白羊脂杂之，不可不辨。弘景曰：酥原出外国，从益州而来。本牛、羊乳所作。汪机③曰：牛乳冷，寒病之兼热者宜之；羊乳温，温病之兼寒者宜之。葆按：今出上海，市人豢牛百头，饲以米浆，其乳最多。造成罐盛，封固而售，可藏年许不坏。久者色黄，味浊不堪；新者色白，味平。向牧牛佚窃卖者，九成形似豆渣，较硬味腥，色白不甜。相传用罐盛者，熬去渣，再和冰糖化也。葆夫妇俱老，幸得少子，雇乳媪养。其乳虽足，所嫌年近四旬，其乳较年壮者力稍逊，见其德性浑厚，不忍更换。是以早晚服酥一大匙，儿至周半发胎疝，始则少腹扛起，两月一发，渐痛下囊，旬日便作，体觉羸瘦。因忆予夫妇衰年所育，先天固不足，又查《本草》，牛酥性冷，待长至节④阳生前后十日，每日以高丽五分，血鹿茸一分，炖汁，分早晚服，痛渐减半，照服数载，偏坠气消，其病如失。后有婴孩病胎疝，教服无不愈，故载附案。

阿 胶

甘，平，入足厥阴、手足少阴经。清肺养肝，益气和血，滋阴润燥，除风化痰，止血安胎，利小便，调大肠，圣药。治虚劳咳嗽喘急，肺痿咳唾脓血，吐衄血淋，尿血血痔，下痢肠风，腰

① 臞仙神隐：原作“罗仙神隐”，据金陵本第五十卷酥条改。
② 再煎：金陵本第五十卷酥条此前有“取皮”二字。
③ 机：原作“乳”，据文义改。
④ 长至节：冬至。

腹作痛，四肢酸疼，劳极寒热洒洒①如疟，瘫痪偏风。丈夫少腹痛，虚劳羸瘦，阴气不足，脚酸不能久立。女人下血、血痛、血枯，经水不调，无子，崩中带下，及胎前产后诸疾。男女一切风痛，骨节疼痛，水气浮肿，痈疽肿毒。泻者忌用。

老人虚闭：阿胶二钱，葱白三茎，水煎化，入蜜二匙，温服。

吐血不止：阿胶、生地各二钱②，蒲黄炭八分③，水煎服。衄血不止，同方。

妊娠下血：阿胶二钱④，生地四钱⑤，捣汁酒服。

摊缓偏风及诸风：手脚不遂，腰足无力。先煎葱豉粥一升，又以水煮豉二合，入阿胶三钱，溶化如饴，顿服乃暖。吃葱豉粥，如此数服即止。食粥宜滚，若冷吃，令呕吐。

赤白痢疾，黄连阿胶丸：治肠胃气虚，冷热不调，下痢赤白，里急后重腹痛，小便不利。阿胶一两，微炒，顿化，黄连三两，茯苓二两，为末，捣丸梧子大。每粟米汤下五十丸，日三。

肺损呕血：阿胶，炒，三钱，木香一钱，糯米一合半，为末。每日沸汤下一钱。

大衄不止，目耳俱出：阿胶炙、蒲黄炒，各半两，每服二钱，水一盏，生地汁一合，煎服。急以帛系两乳。

产后虚闷⑥：阿胶炒、枳壳炒，各一两，滑石二钱半，末，蜜丸梧子大。每温水服五十丸。

妊娠胎动：阿胶炙二两，香豉一升，葱一握，水煎一升，入胶

---

① 洒（xiǎn 鲜）洒：寒栗貌。

② 阿胶生地各二钱：金陵本第五十卷阿胶条作“阿胶二两，生地三升”。

③ 蒲黄炭八分：金陵本第五十卷阿胶条作“蒲黄六合”。

④ 钱：金陵本第五十卷阿胶条作“两”。

⑤ 四钱：金陵本第五十卷阿胶条作“半斤”。

⑥ 闷（bì 闭）：原作“闷”，据金陵本第五十卷阿胶条改。闷，大小便不通。

化服。

妊娠尿血：阿胶，炒，末，粥饮下二钱。若下血、血痢，酒服一两。

黄明胶牛皮胶

甘，平。补虚润燥，活血止痛，利大小肠，功同阿胶。治肺痿咳嗽，肺破出血、吐衄、下血、血淋、下痢，妊妇胎动血下，风湿走注，打扑伤损，汤火灼伤，一切痈疽肿毒。

肺痿吐血：黄明胶炙、冬桑叶各二两，研末。生地汁调下二钱。

风湿走痛：牛皮胶一两，姜汁半杯，同化，摊纸上，热贴之。或加乳香、没药各一钱。

脚底木硬：牛皮胶，姜汁化开，调南星末涂上，烘物熨之。

汤火灼伤：水煎牛皮胶如饴，令扫涂之。

乳疖初发：牛胶醋化，涂立消。

瘰疬结核：牛胶溶化，作膏贴之。已溃者，将胶搓作线，长寸许，纴入孔中，频换效。

肺破出血，或嗽血不止：牛胶，炙，涂酥再炙。白汤化服三钱，即止。

吐血咯血：黄明胶一两切，炙黄，新棉一两烧灰，共末。每服一钱，食后米饮下，日再。

牛　黄

苦，平。益肝胆，定精神，安魂定魄，除邪逐鬼，清心化热，利痰凉惊。治中风失音，口噤惊悸，天行时疾，健忘虚乏。大人癫狂，小儿夜啼，惊痫寒热，热盛狂痓，及卒中恶，小儿百病，诸痫热，口不开，痘疮紫黑，发狂谵语，坠胎，除百病。凡风中入脏者宜之；若风中腑忌用，反引入骨髓也。

七日口噤：牛黄，为末，以竹沥化一字，灌之。更以猪乳滴之。

小儿热惊：牛黄，一杏仁大，竹沥，姜汁，各一合，和匀与服。

惊痫嚼舌，迷闷仰目：牛黄，豆许，研，和蜜水灌之。

痘疮黑陷：牛黄、朱砂各一分，末。蜜浸胭脂，取汁调搽，一日一上。

鲊苔①

甘、咸，平。治惊痫毒疮，功类牛黄、狗宝。

时珍曰：鲊荅，生走兽、牛、马诸畜肝胆之间，有肉囊裹之，大者如鸡子，小者如粟米如豆。其状白色，似石非石，似骨非骨，打碎肉层叠。可能祈雨。亦难得物，同牛黄、狗宝类。诸畜皆有，唯牛者最佳。蒙古人祷雨，唯以净水一盆，浸鲊荅数枚，淘漉玩弄，密念咒语，辄雨。

狗 宝

甘、咸，平，有小毒。治噎膈反胃，及痈疽疮疡。

时珍曰：生癞狗腹中，状如白色，微青，其理层叠，亦难得之物。

噎食病数月不愈者：狗宝，为末。每服一分，以威灵仙二两，盐二两，捣泥，将水一盅搅匀，取汁调服，日二。不过三日，愈。后服补药。

赤疔疮：狗宝八分，蟾酥二钱，龙脑二钱，麝香一钱，为末，酒丸麻子大。每服三丸，以生葱三寸同嚼细，用熟②葱酒送下，暖卧汗出。后服流气追毒药，贴拔毒膏。

反胃膈气，狗宝丸：硫黄、水银各一钱，同炒成金色，入狗宝三钱，为末。以鸡子一枚，去白留黄，和药匀，纸封泥固，糠火煨半

---

① 荅：金陵本第五十卷鲊荅条同，刘校本作“答”。

② 熟：金陵本第五十卷狗宝条作“热”。

日，取出为末。烧酒调服半①分，三服效。

雷震诸畜肉

治小儿夜惊，大人因惊失心，作脯食。

藏器曰：此六畜为天雷所霹雳者，因其事而用之也。时珍曰：按《雷书》云：雷震六畜肉，不可食，令人成大②风疾。

败鼓皮

烧灰水服，治中蛊毒，及小便淋沥。烧末，涂月蚀耳疮。

中蛊毒，或下血如鹅肝，或吐血，或心腹切痛，如有物咬，不即治，食人五脏死。欲知是蛊，令病人吐水中，沉者是，浮者非也。用败鼓皮烧灰，酒服方寸匕，须臾，自呼蛊主姓名。《外台秘要》：治蛊，取败鼓皮广五寸，长一尺，蔷薇根五寸，如拇指大，水一升，酒三升，煎服。当下蛊毒，愈。

月蚀疮：用救月蚀鼓皮，掌大一片，苦酒三升，渍一宿，涂之。或烧灰，猪脂调涂。

毡

治产后血下不止，烧灰，酒服二钱。止血，除贼风，涂火烧生疮，令不着水风。然久卧，吸人脂血，损颜色，上气。

时珍曰：毡属多出③西北，畜毛所作。乌、白本色，馀色染造。入药不甚相远。

堕损疼痛：故马毡两段，酒五升，盐一抄，同煮热裹之，冷即易。

牙疳鼻疳：毡褐，不拘红黑，烧炭，枯矾，各一钱，尿桶白碱一钱半，煅研搽，神效。

---

① 半：金陵本第五十卷狗宝条作“五”。

② 大：原作“天”，据金陵本第五十卷震肉条改。

③ 出：原作“火”，据金陵本第五十卷毡条改。

赤白崩漏：毡，烧灰，酒服二钱。白崩用白毡，红崩红毡。

诸肉有毒

牛独肝	黑牛白头	牛马生疔死
羊独角	黑羊白头	猪羊心肝有孔
马生角	白羊黑头	马鞍下黑肉
马肝	白马黑头	六畜自死首北向
马无夜眼	白马青蹄	六畜自死口不开①
瘈犬肉	犬有悬蹄	六畜疫病疮疥死
鹿白臆	鹿纹如豹	诸畜带兽②形
兽岐尾	诸兽赤足	诸畜肉中有米星
兽并头	禽兽肝青	六畜肉热血不断
脯沾屋漏	米瓮中肉脯	诸兽中毒箭死
祭肉自动	诸肉经宿未煮	
脯曝不燥	六畜五脏着草自动	
生肉不敛水	六畜肉得咸、醋不变色	
肉煮不熟	肉煮熟不敛水	
肉落水浮	六畜肉坠地不染尘	
乳酪煎脍	六畜肉与犬，犬不食者	

肉汁气③盛闭气

以上之肉并不可食，食之杀人病人，令人生痈肿疔毒。

诸心损心	诸脑损阳滑精
诸肝损肝	六畜脾一生不可食
鱼馁肉败	诸血损血败阳

① 开：金陵本第五十卷诸肉有毒条作“闭”。

② 兽：金陵本第五十卷诸肉有毒条作“龙”。

③ 气：金陵本第五十卷诸肉有毒条作“器”。

诸脂燃灯损目　经夏臭脯，痿人阴，成水病

四季不食脾　本生命肉食，令人神魂不安

春不食肝　秋不食肺

夏不食心　冬不食肾

解诸肉毒

中六畜肉毒：六畜干屎末，伏龙肝，黄蘗末，赤小豆烧末，白扁豆，东尘①土末，并水服。

饮人乳汁，豆豉捣汁服，头垢一钱，水服，能起死人。

马肉毒：芦根汁，甘草汁，嚼杏仁，饮美酒。

马肝毒：猪骨灰，牡鼠屎，豆豉汁，狗屎灰，人头垢，并水服。

牛马生疔肉：泽兰根擂汁，猪牙灰，水服。甘草煎汤服。生菖蒲擂酒，甘菊根擂水，取汁服。

牛肉毒：猪脂化汤服。甘草煎汤服。猪牙灰，水服。

独肝牛毒：人乳服之。

狗肉毒：杏仁，研水服。

羊肉毒：甘草，煎水服。

猪肉毒：杏仁研汁，猪屎绞汁服。韭菜汁，朴硝煎汁，猪骨灰，水服。大黄汤。

药箭肉毒：黑豆煎汁，盐汤。

诸肉过伤：芫荽煎汁，生韭汁，本畜骨灰，水服。

食肉不消：还饮本汁即消。食本兽脑亦消。

虎

骨　辛，微热。虎属金，而制木，啸则风生，故能追风定痛健骨，止惊悸，辟邪恶气，杀鬼疰毒，治筋骨毒风挛急，屈伸不

---

① 尘：金陵本第五十卷解诸肉毒条作“壁”。

得，走注疼痛，尸疰腹疼，伤寒温疟，久痢脱肛，杀犬咬毒，及兽骨哽咽。杂朱画符，疗邪。置户上辟鬼。头骨作枕，辟恶梦魇。煮汁浴之，去骨节风毒。和醋浸膝，止脚痛肿，胫骨尤良。初生小儿煎汤浴之，辟恶气，去疮疥，惊痫鬼疰，长大无病。凡用，捶碎去髓，涂酥或酒或醋，炭火炙黄用。

时珍曰：虎骨通可用。凡辟邪疰，治惊痫温疟，疮疽头风，当用头骨；手足诸风，当用胫骨；腰背诸风，当用脊骨。各从其类。然虎之一身筋节气力，皆出于①足，故以胫骨为胜。

健忘惊悸：虎骨酥炙、龙骨、远志等分，为末，生姜汤服。久则令聪慧。

白虎风痛走注，两膝热肿：虎胫骨酥炙、炮附子去皮各一两，末。每酒服二钱。

休息痢，经年不愈：虎骨，炙黄，捣末，饮服一匙。

痔漏脱肛：虎胫骨两节，以蜜二两炙赤，捣末，蒸饼丸梧子大。每早晨，酒下五十②丸。

肛门凸出：虎骨，烧灰，水服一钱。恶犬咬伤，同方。

历节风痛：虎胫骨酥炙三两，没药七两，末。每酒服二钱。

足疮嵌甲：以橘皮汤浸洗，轻剪去。虎骨末敷之，效。

月蚀疳疮：虎头骨，末，猪脂调涂。

威骨　令人有威，带之临官佳。小儿佩之，辟惊悸。葆元验。

藏器曰：虎有威骨如乙字，长一寸，在胁两傍，破肉取之。尾端亦有，不及胁骨。

肉　酸，平。食之治疟，益气力，止多唾，疗恶心欲呕，辟三十六种精魅。入山，虎见畏之。

---

① 于：金陵本第五十一卷虎条作“前”。

② 五十：金陵本第五十一卷虎条作“二十”。

脾胃虚弱，恶心：虎肉半斤，切片，以葱、椒、酱调，炙熟，空心冷食之。

膏 服之，治反胃。纳下部，治五痔下血。煎消，涂狗啮疮，及小儿头疮白秃。

一切反胃：虎脂半斤，清油一斤，瓦瓶浸一月，蜜封勿泄气。以油一两，酒一盏，和服。油尽再添。

血 热饮，壮神强志。心血更佳。

肚 治反胃吐食。取生者勿洗，存滓秽，新瓦煅存性，入平胃散末一两和匀。每白汤服三钱，神效。

肾 治瘰疬。

《千金方》雌黄芍药丸中用之。

胆[①] 治小儿惊痫，及疳痢，神惊不安，曝末，水服之。

睛 镇心安神，明目去翳。治癫疾邪疟，小儿热疾、惊悸、惊啼、客忤、疳气。

敩曰：凡使虎睛，唯中毒自死者勿用，能伤人。以生羊血浸一宿漉出，焙干。《千金》治狂邪，虎睛汤，酒浸，炙干用[②]。

虎睛丸：治痫疾发作，涎潮搐搦，时作谵语。虎睛一对，犀角、大黄、远志各一两，栀子仁半两，共末，蜜丸梧子大。每温酒服二十丸。

小儿惊痫掣疭：虎睛，研细，水调灌之。

小儿夜啼：虎睛，末，竹沥调少许服。

邪疟时作：虎睛一只，腊月猪血少许，朱砂、阿魏各一分，末。端午日取粽尖七枚，和丸黍米大。每发时，棉包一丸，塞耳中，男左女右。

---

① 胆：原作“心”，据金陵本第五十一卷虎条改。

② 千金治狂邪……炙干用：此句语义不甚明了，金陵本第五十一卷虎条作“《千金》治狂邪，有虎睛汤、虎睛丸，并用酒浸炙干用”。义明。

虎魄　治惊邪，辟恶镇心。

时珍曰：猎人杀虎，记其头顶之处，月黑掘下尺馀方得，状如石子、琥珀，此是虎之精魄轮①入地下，故治小儿惊痫。

鼻　治癫疾，小儿惊痫。悬户上，令生男。

《河鱼图》云：虎鼻悬门中一年，取熬作屑，与妇饮，便生贵子。勿令人及妇知，知则不验，又云：悬于门上，宜子孙带印绶，取勇壮之义。

牙　治丈夫阴疮及疽瘘，杀劳虫，瘈犬伤，发狂。刮末酒服。

白虎风痛：大虎牙一副四个，蜈蚣十条，酒浸三日，曝，天麻二两，乳香、没药各一两，麝香一钱②，为末。每温酒服二钱，日三。

爪　系小儿臂，辟恶魅。

颂曰：爪并指、骨、毛俱可用，雄虎胜。《外台》辟恶魅，用虎爪、蟹爪、赤朱、雄黄为末，松脂和丸。每正旦焚之。

皮　治疟疾，辟邪魅。

时珍曰：卒中恶病，烧皮饮之，或系衣服，甚验。《杂记》云：虎豹皮上睡，令人神惊。

须　治齿痛。用虎须令插之，痛即愈。

屎　治恶疮，鬼气，瘭疽痔漏。烧研酒服，治兽骨哽。

瘭疽：著手、足、肩、背，累累如米粒，色白，刮之汁出，愈而复发。用虎屎白者，以马屎③和之，烧灰掺之。

豹

肉　酸，平。猛捷过虎，能安五脏，补绝伤，壮筋骨，强志气，耐寒暑，辟鬼魅神邪，宜肾，轻身益气。食之令人猛健，志

---

① 轮：金陵本第五十一卷虎条作“沦”。

② 一钱：金陵本第五十一卷虎条作“半两”。

③ 屎：金陵本第五十一卷虎条作“尿”。

性粗豪。冬食利人，虎、豹肉正月俱勿食，损寿伤神。

时珍曰：豹，辽东及西南有之。状似虎而小，白面团头，自惜其毛。其文如钱者，曰金钱豹，宜为裘。如艾叶者，曰艾叶豹，次之。畏蛇与鼩鼠，而狮、狻、渠搜能食之。豹胎至美，为八珍之一。《虫述》① 云：虎生三子，一为豹。则豹有变者。

脂 合生发膏，朝涂暮生。亦入面脂。

鼻 治梦与鬼交，及狐狸精魅。同狐鼻，水煮服。

头骨 作枕辟邪。烧灰淋汁，去头风白屑。身骨无取。

皮 不可藉睡，令人神惊。其毛入疮，有毒。虎毛同。

象

牙 甘，寒。治风痫惊悸，一切邪魅精物迷惑，热疾骨蒸及诸疮，诸兽骨哽，诸物刺咽中，并水磨服之，自出。诸铁及诸杂物入肉，刮牙屑和水敷之，立出。

痘疹不收：象牙屑，铜锅炒黄，末，每水服一钱。

骨刺入肉：象牙刮末，水煮白梅肉调涂，自软。

铁②箭入肉：象牙刮末，水敷，即出。

小便不通，胀急者：象牙生煎饮之。

肉 甘、淡，平。生煮汁服，性滑，治小便不通。烧灰从火化，米饮服，又能止小便过多。研末，油调涂秃疮。多食，令人体重。

胆 苦，寒，微毒。明目治疳。疗疮肿，以水化涂之。治口臭，棉裹少许贴齿根，平旦漱去，数度即瘥。

徐铉曰：象胆不附肝，而随四时，春在前左足，夏在前右足，秋在后左足，冬在后右足。

---

① 虫述：即明代袁达所撰《禽虫述》。

② 铁：金陵本第五十一卷象条作“针”。

内障目翳，如偃月，或如枣花：象胆半两，鲤鱼胆七枚，熊胆一钱①，牛胆半两，麝香五分，石决明一两，共末，蜜丸绿豆大。每茶下十丸，日二。

睛 治目疾，和人乳滴目中。

皮 治下疳，烧灰和油敷之。又治金疮不合。

象肉壅肿，刃刺即合，故治金疮。

骨 解毒。胸前小横骨，烧灰酒服，令人能浮。

象骨散：治脾胃虚弱，噫气吞酸，霍乱腹疼，里急泻血。象骨炒四两，肉豆蔻煨、枳壳炒各一两，诃子煨、甘草各二两，炮姜半两，共末。每食前，热水服三钱。

犀

角 苦、酸、咸，寒，入足阳明经。泻肝凉心，清胃解毒，辟邪止惊，退热消痰，明目散痈，镇心神，安五脏，解大热，散风毒。治伤寒温疫，头痛寒热，时疾热毒，大热如火，烦毒入心，狂言妄语，风毒攻心，热闷赤痢，小儿麸痘，风热惊痫，发背痈疽，化脓作水。磨汁服，治吐衄下血，伤寒蓄血，发狂谵语，发斑发黄，小儿风热惊痫，痘疮稠密，内热黑陷，或不结痂。烧灰水服，治卒中恶心痛，饮食中毒，菜②毒热毒，筋骨中风，心风烦闷，中风失音。解山岚瘴溪毒，百毒鬼疰，杀钩吻、鸩羽、蛇毒，除邪，不迷或魇寐。久服轻身。忌盐。妊妇勿服，能消胎气。

时珍曰：犀角，乃犀之精灵所聚，阳明胃经药也。胃为水谷之海，凡饮食药物，风邪热毒，必先干受。而犀食百草之毒，众木之棘，所以能解毒。凡蛊毒之乡，饮食中以此角搅之，有毒则生白沫，无毒则否。凡中毒箭，以犀角刺疮中，立愈。昔温峤过牛渚矶，多

---

① 钱：金陵本第五十一卷象条作“分”。
② 菜：金陵本第五十一卷犀条作“药”。

怪。燃犀角照之，水族见形。又云：犀角置穴，狐不敢归。其辟邪解毒，可知矣。

中忤中恶鬼气：其证或夜登厕，或出郊外，蓦然倒地，厥冷屈拳，口鼻出青血，须臾不救，似尸厥，但腹不鸣，心腹暖。勿移动，令人围烧①，烧火打鼓，或烧苏合香、安息香，候醒乃移动。用犀角五钱，麝香、朱砂各二钱五分，末。每水服二钱，效。

卧忽不寤②：若以火照则死。但唾其面，痛啮其踵及大脚指甲际，即活。后以犀角为枕，则令不魇。

下痢鲜血：犀角、地榆、生地等分，末，蜜丸弹子大。每水服一丸。

食雉中毒，吐下不止：新汲水送犀角末一匙，即瘥。

瘭疽毒疮，喜着十指，状如代指，根深至肌，能坏筋骨，毒气入脏杀人：宜烧铁烙之，或灸百壮，日饮犀角磨水，取瘥。

野马

肉 甘，平，有小毒。治人病马痫，筋脉不能自收，周痹骨肉不仁。

郭璞云：野马似马而小，出塞外。今西夏、甘肃山中有之。取其皮如裘。食其肉，如家马肉，但落地不沾沙尘耳。

阴茎 酸、咸，温。治男子阴痿缩，少精。

野猪

肉 甘，平。治癫痫，补肌肤，益五脏，令人虚肥，不发风虚气。炙食，治肠风泻血，频用，效。

久痔下血：野猪肉二斤，著五味炙，空腹食。作羹亦可。

脂 悦颜色，治疥癣，除风肿毒。炼净和酒日三服，令妇人

---

① 烧：金陵本第五十一卷犀条作“绕”。

② 寤：原作“寐”，据金陵本第五十一卷犀条改。

多乳，十日后，可供数儿。则素无乳者亦下。

黄 甘，平。研水服，疗癫痫，恶毒风，治血痢疰病，小儿疳气，客忤天吊。傅金疮，止血生肉。

诜曰：其黄在胆中，三岁者乃有之，亦不常得。

齿 烧灰水服，治蛇咬毒。

皮 烧灰，涂鼠瘘恶疮。

头骨 烧灰，治邪疟。

积年下血：野猪头一枚，桑枝一握，附子一枚，用瓶内，煅末。每空心，粥饮下二钱。

胆 治恶热毒气。鬼疰癫痫，小儿诸疳，研水服。

外肾 治崩中带下，肠风泻血，血痢。连皮烧末，米饮服。

豪猪

肉 甘，大寒，有毒。多膏，利大肠。勿多食。发风，令人虚羸。

肚及屎 味寒。连屎烧研，水服，治黄疸；酒服，治水病、热风、鼓胀、水肿、脚气、奔豚。

诜曰：豪猪多食苦参，治热风水胀有效，而不能治冷胀。

熊

脂 甘，微寒。炼酒服，疗风，补虚损，杀劳虫。治风痹不仁筋急，五脏腹中积聚，寒热羸瘦，饮食呕吐。久服轻身长年，强志不饥。涂白秃头癣，面上皯黯及疮。

《尔雅·翼》云：熊有猪熊，形似猪；有马熊，形如马，即罴也。或云罴即熊之雄者，春月乃出，冬蛰入穴，热①时不食，饥则舐其掌，故美其掌，谓之熊蹯。时珍曰：熊、罴、魋，三种一类也。如豕色黑

① 热：金陵本第五十一卷熊条同，张本作“蛰”。义胜。

者，熊也；大而色黄白者，罴也；小而色黄赤者，魋也。建平人呼魋为赤熊，陆机谓罴为黄熊，是矣。罴，头长脚高，猛憨多力，能拔树木，虎亦畏之，遇人则人立而攫之，故俗名为人熊。弘景曰：脂即熊白，乃背上肪，色白如玉，味甚美，寒月则有，夏月则无。其腹中脂及身中脂，炼过入药，不中啖。敩曰：凡取，每一斤入生椒十四粒，同炼，器盛。脂燃灯，损人目，令失明。

发毛黄色：以熊脂涂发梳散，入床底，伏地一食顷，即出，便尽黑。不过，用脂一升效。

令①发长黑：熊脂、蔓荆子等分，末，醋涂。

肉 甘，平。补虚羸，治风痹，筋骨不仁，功与脂同。

中风痹疾：心肺风热，手足风痹不随，筋脉五缓，恍惚烦躁。熊肉一斤，入豉汁、葱、姜、椒、盐作腌腊，空心食。脚气风痹，同方。

掌 食之益气力，可御风寒。

《圣惠方》云：熊掌难胹②，得酒、醋、水三件煮，则大如皮球。

胆 苦，寒。清心平肝，杀虫退热，明目去翳，杀蛔、蛲虫。化服，治时气热盛，变为黄疸，暑月久痢，疳䘌心痛疰忤。搽诸疳、耳鼻疮、恶疮。小儿惊痫瘛疭，以竹沥化两豆许服，去心中涎，甚良。

颂曰：熊胆多伪者，取一粟许滴水中，一道若线不散者真。时珍曰：以熊胆米粒许点水中，运转如飞者真。馀胆亦转，但缓耳。又善辟尘，试之净水，尘幕其上，投胆米许，则凝尘豁然而开也。陆佃《埤雅》云：其胆春在首，夏在腹，秋在左足，冬在右足。

赤目障翳：以胆少许化开，入冰片少许，铜器点之。或多泪作痒，加生姜粉些须。

初生目闭，由胎中受热也：熊胆少许，蒸水洗之，日七八次。三

① 令：原无此字，据金陵本第五十一卷熊条补。

② 胹（ér 而）：通“胹”，煮熟。

日不开，服四物汤加甘草、天花粉。

小儿鼻蚀：熊胆半分，汤化抹之。

肠风痔瘘：熊胆一钱①，冰片少许，研，和猪胆汁涂之。风虫牙痛，同方。

诸疳羸瘦：熊胆、使君子等分，为末，蒸饼化丸麻子大。每米饮下二十丸。

脑髓 治诸聋，及头旋。摩顶，去白秃风屑，生发。

血 治小儿客忤。

骨 煎汤，浴历节风，及小儿客忤。

羚羊麢羊、九尾羊

角 咸，寒。诸羊属火，而羚羊属木，入厥阴肝经。益气起阴，平肝舒筋，定风明目安魂，散血下气，辟恶，解诸毒，坚筋骨。治伤寒时气寒热，热在肌肤，湿风注毒伏在骨间，及食噎不通，中风筋挛，附骨疼痛。作末蜜服，治卒热闷，及热毒②痢血，疝气。一切热毒风攻注，中恶毒风，卒死昏乱不识人，惊悸烦闷，心胸恶气，瘰疬恶疮，子痫痉疾，小儿惊痫，散产后恶血冲心烦闷，烧灰酒服之。主恶血注下，除邪气惊梦，狂越僻谬，山瘴溪毒，僻蛊毒鬼疰不祥，常不魇寐。

弘景曰：出诸蛮山中及西域，两角者多，一角者胜。多节，蹙蹙围绕。别有山羊角极长，唯一边有节，节亦疏大，不入药。《寰宇志》云：出安南，一角者极坚，能碎金刚石。其石出西域，状如紫石英，百炼不消，物莫能击；唯羚羊角叩之，自然冰泮。又貘骨伪充佛牙，物亦不能破，此角击之而碎，皆相畏耳。

坠胎腹痛，血出不止：羚羊角，烧灰，黑豆淋酒下三钱。

---

① 一钱：金陵本第五十一卷熊条作“半两”。

② 毒：原作“骨”，据金陵本第五十一卷麢羊条改。

产后烦闷汗出，不识人：羚羊角，烧末，东流水服一匙。又方：加芍药、枳壳炒等分，末，服。

小儿下痢：羚羊角中骨，烧末，饮服一匙。

遍身赤丹：羚羊角，烧灰，鸡子清调涂。内服清解药。

肉 甘，平。和五味炒熟，投酒中，经宿饮之，治筋骨急强、中风及恶疮。北人常食，南人食之，免蛇、虫伤。

肺 甘，平。治水肿鼓胀，小便不利。

胆 苦，寒。涂面上䵟䵳，如雀卵色。

面䵟方：羚羊胆、牛胆各一枚，醋二升，同煮三沸，频涂。

鼻 炙研，治五尸遁尸邪气。

山羊野羊、羱羊

甘，热。补虚益气，男子食之，肥软益人，治冷劳山岚疟痢，筋骨急强，妇人赤白带下，利产妇。

葆按：此则羚羊注山羊，其角一边有节而疏。伪羚羊角者，今外贩来锡薄片者，名羚羊角花即此，不堪用。又俗传其心血及血治心气痛，而《本草》不载述，此以辨伪传讹。

鹿斑龙

茸 甘，温，纯阳。生精补髓，养血益阳，强筋健骨，安胎下气，益气强志，杀鬼精物。治虚劳，洒洒羸瘦如疟，漏下恶血，寒热惊痫，小便数利，泄精尿血，破瘀血在腹，散石淋痈肿，骨中热疽。补①男子腰脊虚冷，脚膝无力，四肢痠疼，夜梦鬼交，精溢自出，眩运虚痢，耳聋目暗。女子崩中漏血，赤白带下，及培一切虚损劳伤，精血耗涸。唯脉沉细，相火衰者宜之；若少壮体强者忌此物。勿近丈夫阴，令痿。

---

① 补：原作“痒”，据金陵本第五十一卷鹿条改。

葆按：此物勿近鼻嗅，内有细虫，恐发脑疳。又制鹿茸法：用线条点着，燃其毛，新布拭净，器盛，安饭上微蒸，切片，好酒微拌匀，铺瓷盆中，饭上又微蒸，以受酒摊干，铜锅内微火焙干，勿焦，研末用。

斑龙丸，治诸虚不足：鹿茸制、鹿胶炒、鹿角霜、阳起石煅酒淬、苁蓉酒洗去衣、枣仁炒、柏子仁、黄耆蜜炙各一两，当归、附子炮、熟地九蒸晒各八钱，朱砂研漂半钱，共末，酒糊丸梧子大。每温酒下五十丸。

阴虚腰痛，不能反侧：鹿茸制、菟丝子各一两，小茴半两，共末，羊肾两对去肉膜，酒煮烂，捣泥，和丸梧子大，阴干。每温酒下五十丸。

虚痢危困，气血衰弱者：鹿茸酥炙一两，末，入麝香五分，以灯心煮枣肉捣泥，丸梧子大。每空心米饮下四十丸。

室女白带，因冲任虚寒者：鹿茸，酒蒸，焙，二两，狗脊、白敛各一两，为末，用艾叶煎醋汁，打糯米糊丸梧子大。每酒下五十丸，日二。

角 咸，温。生用则散热行血，消肿辟邪；制熟用则益肾补虚，强精活血；炼膏则专滋补。治恶疮痈肿，逐邪恶气，折伤恶血，留血在阴中，除少腹血痛，腰脊痛，猫鬼中恶，心腹疼痛。水磨汁服，治男子脱精尿血，夜梦鬼交。醋磨汁，涂疮疡痈肿热毒。火炙，熨小儿重舌、鹅口疮。蜜炙，研末，酒服，强骨髓，补阳道绝伤。又治妇人梦与鬼交者，炼末，酒服三钱，即出鬼交，神效。烧灰，治妇人胞中馀血不尽欲死，以酒下一匙，日三服。

诜曰：凡用鹿角、麋角，并截断错屑，以蜜浸过，微火焙，令变色，末。或以鹿角寸截，泥裹，于器中火煅一日，研如玉粉也。

服鹿角法：鹿角屑十两，生附子三两去皮脐，末。每服二钱，空心温酒下。

肾消尿数：鹿角炙，研末，温酒服二钱。肾虚腰痛，同方。

妊娠腰痛：鹿角五寸长，烧赤，投酒中。又烧又浸，如此三次，研末。空心酒服。

妊娠下血不止：鹿角屑、当归各半两，煎服。

胎死腹中：鹿角屑三钱，葱、豉煮服，立出。

坠胎血瘀不下，狂闷烦①热：鹿角屑一两末，每豉汤服一钱。

胞衣不下：鹿角屑一钱②，姜汤下。

产后血运：鹿角烧炭，酒下二钱，即醒。

小儿重舌：鹿角末涂舌下。

小儿流涎，脾③热也：鹿角末，米饮每服一字。

发背初起：鹿角烧灰，醋和涂。

乳发初起，不治杀人：鹿角磨浓汁涂，并令人嗍去黄水，即散。

吹奶掀痛：鹿角炒，末，酒服二钱。以梳梳乳。

妖魅猫鬼，病人不肯言鬼：鹿角屑末，水服一匙，即言害也。

骨虚劳极，面肿垢黑，脊痛难久立，血气衰，发落齿枯，喜唾：鹿角屑二两，牛膝，酒浸两半，焙末，蜜丸豆大。每空心盐汤下五十丸。

妇人白浊虚冷：鹿角炒，末，酒服一④钱。

鹿角胶鹿角霜　甘，平。补虚劳，壮督脉，悦颜色，补中益气，长肌益髓，止痛安胎，疗吐血下血，腰疼羸瘦，四肢作痛，多汗淋露，折跌损伤。男子损脏气，气弱劳损，吐血，尿精尿血。女子崩中不止，漏下赤白，及血闭无子，服之令有子。肥健延年，疗疮疡肿毒，涂汤火灼伤。

《卫生方》云：鹿角，米泔浸七日令软，入急流水中浸七日，去粗皮，以东流水、桑柴火煮七日，旋旋添水，取出入醋少许，捣成霜

---

① 烦：金陵本第五十一卷鹿条作“寒”。

② 一钱：金陵本第五十一卷鹿条作“三分”。

③ 脾：原作“肺”，据金陵本第五十一卷鹿条改。

④ 一：金陵本第五十一卷鹿条作“二”。

用。其汁，加酒熬成胶。韩懋《医通》制鹿霜：鹿角寸截，囊盛，于流水中浸七日，瓦器盛，入水，桑柴火煮。每一斤，入黄蜡半斤，以壶掩住，水渐添。其角软，以竹刀刮净，为霜用。葆按：鹿角，须用对角，要脑门全者，是猎人获其鹿，连脑门劈下而售，名血角，制服益人。今市从贩售者，系外地来，无脑者名解角，其质枯气弱，服食无益。

异类有情丸：凡丈夫中年觉衰，可服。鹿角制、龟板酒浸七日，炙，各三两六钱，鹿茸制、虎胫①骨，长流水浸七日，蜜涂酥炙，各三两四钱，共末，炼蜜，入猪脊髓九条同捣，丸梧子大。每空心盐汤下五十丸。

盗汗遗精：鹿角霜二两，生龙骨、牡蛎煅各一两，末，酒糊丸梧子大。每盐汤下四十丸。

小便频数：鹿角霜、茯苓等分，末，酒糊丸梧子大。每盐汤下三十丸。

虚劳尿精：鹿角胶二两，牡蛎粉末②，酒和作四服。

小便不禁，上热下虚③：鹿角霜，末，酒糊丸豆大。每酒下四十丸。

齿 治鼠瘘，留血，心腹痛。不可近丈夫阴，令痿。

骨 甘，微热。安胎下气④，补骨除风，主内虚，续绝伤，益虚羸，杀鬼精物⑤，久服健老⑥，俱酒浸服。烧灰水服，治小儿洞注下痢。

补益虚羸：鹿骨煎：用鹿骨全具，枸杞根三升，水煎汁如饴，

① 胫：原作“脑”，据金陵本第五十一卷鹿条改。
② 牡蛎粉末：金陵本第五十一卷鹿条无此四字。
③ 虚：金陵本第五十一卷鹿条作“寒”。
④ 安胎下气：刘校本第五十一卷鹿条认为，此四字应为鹿茸之主治。
⑤ 杀鬼精物：刘校本第五十一卷鹿条认为，此四字应为鹿茸之主治。
⑥ 久服健老：刘校本第五十一卷鹿条认为，此四字应为鹿茸之主治。

日服。

肉　甘，温。鹿乃仙兽，纯阳多寿，能通督脉，所食者良草，故其肉及角、骨等服食有益无损。补中，益血，生容，益气力，强五脏，调血脉，补虚瘦弱，治产后风虚邪僻。生者疗中风口①僻，割片薄贴之。

华佗云：中风口偏者，以生肉同川椒捣贴，正则除之。

头肉　味平，治消渴，夜梦鬼物，煎汁服，作胶弥善。亦可酿酒。

老人消渴：鹿头一枚，去毛煮烂，和五味。空心食，以汁咽之。

蹄肉　治诸风痹，脚膝拘挛，骨中疼痛，不能践地，同豉汁、五味煮食。

葆按：近俗取净鹿脚筋，和蹄封干，售之。治筋骨虚风、膝软脚痹、体弱，俱效。但由粤东来者价廉，食之者无效，恐以他兽筋伪之。须猎户取鲜蹄筋，自封干者，良。兹查《本草》失载，故补之。

脂　温中，通腠理，清头风，治四肢不随，涂痈肿死肌，面上皯皰。亦不可近阴。麋脂功同。

髓炼净入药　甘，温。补阴强阳，生精益髓，润燥泽肌。同地黄汁熬膏服，填骨髓，壮筋骨。同蜜煎服，壮阳道，令有子。酒和服，治呕吐②，男女伤中绝脉，筋急，咳逆。

鹿髓煎：治肺痿咳嗽，伤中绝脉。鹿髓、生地汁各七合，酥、蜜各一两，杏仁、桃仁去皮各三两，酒一升，同捣，桃、杏泥先煎减半，入地黄汁熬，再下三味，煎如稀饴。每咽下一匙。

脑　入面脂，令人悦泽。刺入肉不出，以脑敷，燥则易，自出。

---

① 口：原脱，据金陵本第五十一卷鹿条补。

② 治呕吐：金陵本第五十一卷鹿条此三字在“壮筋骨”之下。

精　补虚羸劳损。功同人参，力倍鹿茸。

韩懋云：医书称鹿茸、角、血、髓大有补益，而以鹿峻丸则入神矣。其法：用初生牡鹿三五支，苑囿[①]驯养。每日以参煎汤，同一切补药，任其食饮。久之，以硫黄细末和入，从少至多，燥则渐减，周而复始。约三年内，一旦毛脱筋露，气盛阳极。以牝鹿隔苑诱之，欲交不得，则精泄于外；或令其交，即设法取其精，瓦器收之，香粘如饴，是为峻也。和鹿角霜一味为丸，空心盐酒下，大起胎羸、虚瘵危疾。凡入补药服，皆妙。

血　益精血，起阴痿，大补虚损，止腰痛、鼻衄，损伤，狂犬伤，解痘毒、药毒。和酒服，治肺痿吐血，及崩中带下。诸气痛欲危者，饮之立愈。

阴阳二血丸：治小儿痘，未出服稀，已出服减。鹿血，兔血，纸盛，置灰上，晒干，乳香，没药，各一两，雄黄、黄连各五钱，朱砂、麝香各一钱，为末，蜜丸绿豆大。每酒下十丸，空心服。小儿减之。

鼻血时作：鹿血炒枯，酒酵半杯，和服。

乳葆补　甘，平。填冲任，益精血，补劳损虚羸，起痘疮顶陷。治劳伤咳嗽，肺痿吐血，白浊遗精，骨蒸虚汗，女子崩中带下，胎漏胎坠。与血同功，其补益较胜。

葆按：鹿乳系血所化，补益之功较甚于血，起发痘疮效比鹿茸，而无燥热之患，屡验，附之。并取乳法：探鹿夜宿处，其母鹿早晨乳小鹿即出打食，置鹿宿处，夜居，俟其鹿出，将小鹿捉住，破肚，其乳结腹内，成块，而嫩草不混，取出摊纸上，曝干。须以午时取则有，至午后则腐化矣。

肾　甘，平。补中，安五脏，壮阳气，补肾气，作酒及煮粥

---

① 囿：原作“圃”，金陵本同，刘校本据《韩氏医通》卷下鹿峻丸改。

食之。

肾虚耳聋：用鹿肾一对，切，以豉汁入粳米二合煮粥食。亦作羹。

胆 苦，寒。消肿散毒。

筋 治劳损续绝。沙尘眯目，嚼烂挼入目中，则粘出。

骨哽①：鹿筋渍软，搓索令紧，大如弹丸。持筋端吞至哽处，徐徐引之，哽着筋出。葆按：此统言筋，非蹄肉上筋，《本草》故不载，治筋脚痛。

靥 治气瘿，以酒渍，炙干，再浸酒中，含咽汁，味尽易，十具愈。

皮 治一切漏疮，烧灰和猪脂纳之。

粪 主治经日不产，取干、湿各三钱，研末，姜汤服，立产。

胎粪 解诸毒。以其食药草，其胎粪可疗毒。

麋

茸 甘，温，纯阴。滋阴益肾，治筋骨腰膝酸痛，阴虚劳损，一切血病。

葆按：鹿属阳，夏至角解，补督脉，暖丹田，益丈夫阴气。麋属阴，冬至角解，暖冲气，填血海，补妇人子宫，令人有子。

角 甘，热。酒服，补虚劳。暖腰膝，益血脉，疗风痹，添精益髓。滋阴养血，功与茸同。壮阳悦色，止血，疗风气。刮屑熬香，酒服，大益人。作粉霜常服，治丈夫冷气诸风，筋骨疼痛。若卒心痛，一服立瘥。浆水磨洗涂面，令人光华如玉。鹿、麋相似而用殊：鹿属阳，精气不足者宜之，宜乎男子。麋属阴，阴液不充者宜之，利于妇人。

时珍曰：鹿、麋同类，麋虽似鹿而色青，大如小牛，肉蹄，下有

---

① 骨哽：此后原衍“目中”二字，据金陵本第五十一卷鹿条删。

二窍为夜目。牡者有角，牝无角，牡少牝多。鹿喜山居而属阳，麋喜泽住而属阴。今猎人多不分别，通目为鹿矣。

粉霜法：麋角水浸七日，刮去皮，错屑。瓶盛牛乳浸一日，乳耗加，至不耗乃止。用油纸密封瓶口。以大麦铺釜中三寸，上安瓶，再以大麦四围填满。入水浸一伏时，不住火煮，水耗渐加，待屑软如泥取，焙研成霜用。其麋角二至等丸，查《纲目》全卷便知。

脂 辛，温。通腠理，柔皮肤。治痈肿，恶疮，死肌，寒热风寒湿痹，四肢拘挛不收，头风肿风。涂少年气盛，面生疮皰。不可近阴，令痿。

弘景曰：麋性淫，一牡能交十馀牝。又云：不可近阴，令阴不痿。

肉 甘，温。益气补中，治腰脚弱①，补五脏不足气。多食，令人弱房事，发脚气。妊妇食，令子目疾。

骨 治虚劳最良。煮汁酿酒饮，令人肥白，美颜色。

皮 作靴、袜，除脚气。

麂

肉 甘，平。治五痔病。炸熟，以姜、醋和食，大有效。

皮 作靴、袜，除湿气脚痹。

头骨 辛，平。烧灰服，治飞尸。

獐

肉 甘，温。益气力②，补益五脏，悦泽人面③。酿酒饮，有祛风之功。

诜曰：八月至十一月食之，胜羊肉；十二月至七月食之，动气。

---

① 弱：金陵本第五十一卷麋条无此字。

② 益气力：此三字在金陵本第五十一卷獐条髓脑项内。

③ 悦泽人面：此四字在金陵本第五十一卷獐条髓脑项内。

令人消渴。发痼疾[1]。时珍曰：獐胆白性怯，饮水见形辄奔。

通乳汁：獐肉煮食，勿令妇知。

消瘤[2]：獐肉剖如厚脯，炙热搨之。可四炙四易，出脓瘥。不消，再用肉炙之。

髓脑 益气力，悦泽人面，治虚风。

《千金》治暗风，薯蓣煎，治虚损，天门冬煎，俱并用之。

骨 甘，温。益精髓，悦颜色，治虚损泄精。

心肝 曝末，酒服，便即小胆。

藏器曰：人心粗豪者，以其心肝一具，曝干为末，温酒服一钱，日二。服完，便即小胆；若素胆怯煮食之，则转怯不知所为。

麝香獐、脐香

辛，温，香窜。镇心安神，通诸窍，开经络，透肌骨，解酒毒，消瓜果食积，杀鬼精物，止小便利，去三虫蛊毒，辟诸凶邪鬼气恶气。治中风，中气，中恶，痰厥，心腹暴痛，胀急痞满，积聚癥瘕，温疟惊痫。久服，除邪，不梦寤魇寐。去风毒，除面䵟[3]，退目中肤翳，通鼻窒不闻香臭，吐风痰，解疟疾，疗一切虚损恶病，妇人产难坠胎，小儿惊痫客忤。杀脏腑虫，蚀痈疮脓水。纳子宫，暖水脏，止冷带下。佩之及置枕间，辟恶梦，尸疰鬼气。又疗蛇毒及蚕咬，沙虫溪瘴毒，除百病一切恶气，惊怖恍惚。

李杲曰：麝香入脾治内病。凡风病在骨髓者宜用，使风邪得出。若在肌肉内用，反引风入骨，如油入面不能出矣。朱震亨曰：五脏之风，不可用麝香以泻卫气。又口鼻[4]出血，乃阴盛阳虚，有升无降，当补阳抑阴，亦勿用。妇人血海虚而寒热盗汗者，宜补养之，亦勿

---

① 发痼疾：金陵本第五十一卷獐条此前有“若瘦恶者食之”六字。

② 瘤：原作“瘘”，据金陵本第五十一卷獐条改。

③ 䵟（zēng 增）：原作“绳”，据文义改。

④ 鼻：原作“臭”，据金陵本第五十一卷麝条改。

用。时珍曰：凡云当用、不可用，俱非通论。盖麝香走窍，能通窍之不利，开经络之壅遏。若诸风、诸气、诸痛、惊痫、癥瘕，经络壅闭，孔窍不利，安得不用为引导以开通？非不可用，但不可过耳。

中恶客忤，项强欲死：麝香少许，乳汁调少许，入口中效。

诸果成积，伤脾作胀，气急：麝香一钱，桂末一两，饭丸绿豆大。大人十五丸，小儿七丸，每日白汤下。

口内肉球，有根如棉五寸馀，如钗股，吐出复食物，捻之则痛彻心：麝香一钱，水服，日三，自消。

催生易产，治人弱难产：麝香一钱，盐豉一两，以旧青布裹之，烧红为末。以秤锤烧淬酒，服二钱即下。凡妇人难产、横生、逆生，乃儿枕破而败血裹子之故，服此逐其败血，自然易产下矣。

死胎不下：麝香三分，肉桂末二钱，温酒下。

鼠咬成疮：麝香封之。

肉 甘，温。治腹中癥病。

小儿癥病：麝肉二两，切，焙，川椒三百粒，炒末，鸡子白丸豆大。每汤下五丸。

猫

肉 甘、酸，温。作羹食，治劳疰、鼠瘘、蛊毒。

预防蛊毒：凡人自少食猫肉，则蛊不能害。

头骨 甘，温。治鬼疰蛊毒，心腹痛，杀虫疗疳，及痘疮变黑，心下鳖瘕。油调，涂瘰疬、鼠瘘、恶疮、被鼠咬疮。

多年瘰疬：猫头、蝙蝠各一枚，俱撒上黑豆，烧炭，末掺。干用油调。内服五香连翘饮。

收敛疮疽：猫头一个，煅末，以鸡子黄煮熟十个，煎油，入白蜡少许，溶化，调末傅，膏盖。

心下鳖瘕：猫头一枚，烧灰，酒服一匙，日二。

痰齁发喘：猫头骨，烧灰，酒服二钱，即止。

猫鬼野道病，歌笑不自由：腊月死猫头，烧灰，水服一匙。

走马牙疳：猫头，烧灰，酒服一匙。对口恶疮，同方，酒服三钱。

小儿阴疮：猫头，烧灰，傅之即愈。

鼠咬疮痛：猫头烧灰，油调傅之。

脑纸上阴干　治瘰疬、鼠瘘溃烂，同莽草等分末，纳孔中。

眼睛　治瘰疬、鼠瘘，烧灰，井华水服一匙。

牙　治小儿痘疮倒黡欲死，同人牙、猪牙、犬牙烧灰，等分末，蜜水服一字，即便起发。

舌　治瘰疬、鼠瘘，生晒研敷。

涎　治瘰疬，刺破涂之。

肝　治劳瘵杀虫，黑猫肝一具，生晒末，每朔、望五更酒服。

胞衣　治反胃吐食，烧灰，入朱砂末少许，压舌下，效。

皮毛　治瘰疬、诸瘘，乳痈溃烂。

乳痈溃烂见肉者：猫腹下毛，煅炭，入轻粉少许，末，油调傅。

瘰疬鼠瘘：石菖蒲生研盒之，破，以猫皮连毛烧灰，香油调傅。内服白敛末，酒下，日二服。仍以生白敛捣烂，入酒少许，傅。

鬓边生疖：猫头①上毛、猪颈上毛各一把，鼠屎一粒，同煅，末。油调傅之。

鼻擦②破伤：猫头上毛剪碎，唾粘傅之。

鼠咬成疮：猫毛烧灰，入麝香少许，唾和敷。猫须亦可。

鬼舐头疮：猫毛烧，膏和傅。

尿　治蜒蚰、诸虫入耳，滴入即出。

以姜或蒜擦牙、鼻，或生姜纴鼻中，即尿出。

---

① 头：金陵本第五十一卷猫条作“颈”。
② 擦：原作“瘵”，据金陵本第五十一卷猫条改。

屎　治痘疮倒陷不发，瘰疬溃烂，恶疮蛊疰，蝎螫鼠咬。烧灰水服，治寒热鬼疟，发无期度者，极验。

小儿疟疾：乌猫屎一钱，桃仁七粒，煎服。

鬼舐头疮①：猫屎烧，腊猪脂和，涂。

齁哮痰咳：猫屎烧，砂糖汤服一钱。

瘰疬溃烂：腊月猫屎，瓦罐盛，盐泥固济，煅末，油调搽。

鼠咬成疮：猫屎揉之，即愈。

蛊疰腹痛：雄猫屎烧灰，水服。

蝎螫：猫屎涂，即愈。

狸

肉　甘，平。补中益气，去游风，疗诸疰温，鬼毒气，皮中如针刺。作羹臛，治痔及鼠瘘，三顿瘥。反藜芦。

时珍曰：狸有数种：大小如狐，毛杂黄黑有斑，如猫善窃鸡鸭，其气臭，肉不可食。有斑如貙虎，食虫鼠果食，其肉不臭，可食。俱入药。有白面而尾似牛，名牛尾狸，又名白面狸，专上树食百果，冬月极肥，食味极美。又一种似猫狸而绝小，黄斑色，居泽中，食虫鼠及草根，名黄狈。俱不入药。

肠风痔瘘下血，年深。如圣散：腊月野狸一枚，蟠在罐内；红枣、枳壳各半斤，甘草四两，猪牙皂角二两，同入罐内，盐泥固济，煅。取出，末。每盐汤下二钱。

风冷下血，脱肛疼痛：野狸一枚，瓶盛，泥固济，煅。取出，入麝香二钱，共末。每食前服二钱，米饮下。

膏　治鼷鼠咬人成疮，用此摩之，并食狸肉。

肝　治鬼疟。

鬼疟经久，或发或止：狸肝一具，瓶盛，热猪血浸之，封口，悬

① 疮：金陵本第五十一卷猫条作“秃”。

干去血，取肝研末；猢狲[①]头骨、虎头骨、狗头骨各一两，麝香一分，共末，醋糊丸芡子大。发时手把一丸嗅之，仍以绛帛包一丸系中指上。

阴茎 治男子阴癞，女人月水不通，烧灰，东流水服。

骨头骨尤良 甘，温。杀虫，治疳疮[②]瘰疬，及风疰、尸疰、鬼疰、毒气，在皮中淫濯如针刺著，心腹痛，走无常处。炒末服，治噎病，不通饮食。烧灰酒服，治一切游风，及鼠瘘恶疮；水服，治食野鸟肉中毒。头骨烧灰，酒服二钱，治尸疰、邪气腹痛及痔瘘，十服效。

瘰疬肿痛：久不瘥。狸头、蹄骨，涂酥炙黄，末。每空心，米饮下一钱。若已溃，狸头烧灰，研末傅。

屎五月收干 烧灰，水服，治鬼疟寒热。腊猪脂调，涂小儿鬼舐头疮。

狐

肉 甘，温。作脍生食，暖中去风，补虚劳。煮炙食，补虚损；及五脏邪气，患蛊毒寒热者，宜多食之。同肠作臛食，治疮疥久不瘥。

诜曰：有小毒。《礼记》云“食狐去首”，为害人也。

狐肉羹：治惊病恍惚，语言错谬，歌笑无度，及五脏积冷，蛊毒寒热。狐肉及五脏治净，豉汁煮熟，和五味作羹，或煮粥食。

五脏及肠肚 苦，微寒，有小毒。生食，治狐魅。作羹臛，治大人见鬼。蛊毒寒热，小儿惊痫。补虚劳，随脏而补，治恶疮疥。

肝 烧灰，治风痫及破伤风，口噤搐强。

---

① 狲：原作“狮”，据金陵本第五十一卷狸条改。

② 疮：金陵本第五十一卷狸条作“痢”。

中恶蛊毒：腊月狐肠烧末服。亦治牛病疫疾。

鬼疟寒热：狐肝、胆各一具，新瓶内阴干，阿魏一钱，末，醋糊丸芡子大。发时男左女右把一丸嗅。仍以帛包一丸，系手中指。

劳疟瘴疟：野狐肝一具阴干，粳米粉作丸芡子大。发时，每以一丸系手中指。

胆腊月收干　辟邪疟，解酒毒。人卒暴亡，取雄狐胆温水化开，灌之，入喉即活。移时无及矣。

狐胆丸：治邪疟发作无时。狐胆一枚，朱砂、砒霜各半两，阿魏、麝香、黄丹、绿豆粉各一钱①，午日午时，粽子尖和丸梧子大。空心及发前，冷醋汤服二丸。忌热物。

阴茎　甘，微寒，有小毒。治女子绝产，阴中痒，及阴脱，小儿阴癞卵肿。炙末，空心酒服。

头　烧之辟邪。同狸头烧灰，傅瘰疬。

目　治破伤中风。腊月收取阴干，临用，烧末酒服，神效。

鼻　治狐魅病，同豹鼻煮食。

皮　辟邪疫。

唇　治恶刺入肉，杵烂，入盐封之。

尾　烧灰辟恶。又治牛疫，水调灌之。

口中涎液　入媚药。

嘉谟曰：取涎法：以小瓶盛猪肉，置狐常行处。狐难爪，徘徊于上，涎入瓶中，收之。

四足　治痔瘘下血。

治痔瘘翻花泻血者：狐手足一副阴干，山甲、猬皮各三两，黄明胶、白附、五灵脂、川乌、川芎、乳香各二两，入砂罐固济，煅末。

① 钱：金陵本第五十一卷狐条作“分”。

入木香末一两，匀，芫荽①煎酒调下二钱，日三。

雄狐屎 烧之辟恶。去瘟疫气。治肝气心痛，颜色苍苍如死灰，喉如喘息者，以二升烧灰，和姜黄三两末，每空腹酒下一匙，日再，甚效。

恭曰：其屎在竹、木及石上，尖头者是也。

鬼疟寒热：雄狐屎、蝙蝠屎等分，末，醋丸弹大。发时男左女右，手把一丸嗅之。

一切恶瘘，中有冷瘜肉者：用正月狐屎干，末，服一钱。

猪獾貒

肉 甘、酸，平。煮食，长肌肉。治上气虚乏，咳逆劳热，及服丹石动热，下痢赤白，疗水胀久不瘥、垂死者，作羹食，下水效。

膏 治蜣螂蛊毒，腹中哽噎怵怵如虫行，咳血，以酒和服，或下或吐或自消也。

胞 治蛊毒，腊月干者，汤摩如鸡子大许，空腹服之。

骨 治上气咳嗽，炙研，酒一②合，日二，取瘥。

豺狗獾

肉 酸，热，有毒。

集注：俗名豺狗，其形似狗而颇白，前矮后高而长尾，体细瘦而健猛，其毛黄褐色，牙如锥噬物，群行虎亦畏之。声如犬。世传狗为豺舅，见狗辄跪。其肉多食，损精神，消脂肉，令人瘦。

皮 热。治诸疳痢，腹中诸疮，煮汁饮，或烧灰酒服。研末，傅䘌齿疮。治冷痹软脚气，蒸热以缠裹病处，即瘥。小儿夜啼，同狼屎中骨烧灰等分，水服少许，即定。

---

① 荽：原作“须”，据金陵本第五十一卷狐条改。

② 一：金陵本第五十一卷貒条作“三”。

狼毛狗

肉 咸，热。补益五脏，厚肠胃，填骨髓，腹有冷积者宜之。

时珍曰：狼，豺属，处处有，北方尤多。形如犬。居有穴。锐[1]头尖喙，白颊骈胁，高前广后，脚不高。能食鸡、鸭、鼠物。其色杂黄，亦有苍灰色。其声能大小，能作儿啼魅人，冬鸣[2]。肠直，则粪为烽烟直上。颖曰：狈足前短，知食所在；狼足后短，负而行，故曰狼狈。

膏 补中益气，润燥泽皱，涂诸恶疮。

牙 佩之，辟邪恶。刮末水服，治瘈犬伤。烧水服，治食牛中毒。

喉靥 治噎病，日干为末，每以半钱和入饭内食之。

皮 暖人，辟邪恶气。

葆据楚军云：军中夜卧用此覆，有警，其毛刺人。须逐数日毙，箭毛尽拔外。甚验。

嗉下皮 搓作条，勒头，能去风止痛[3]。

尾 系马胸前，辟邪气，令马不惊。

葆验：小儿佩，辟邪恶。其皮暖，冬间置袖内，令手不冷。

屎 烧灰，水服下骨哽，油调傅瘰疬。

屎中骨 治小儿夜啼，烧灰，水服二黍米大，即定。又能断酒。

破伤风：用狼[4]穿肠骨四钱，炙黄，桑皮、蝉蜕各二钱，末。每米汤下一钱。若口干者，不治。

兔

肉 辛，平。补中益气，止渴健脾，凉血，解热毒，利大肠。

---

① 锐：原作“脱”，据金陵本第五十一卷狼条改。

② 冬鸣：金陵本第五十一卷狼条此前有“野俚尤恶其”五字。

③ 痛：金陵本第五十一卷狼条作“病”。

④ 狼：金陵本第五十一卷狼条此后有“虎”字。

治热气湿痹。炙食，压丹石毒。腊月作酱食，主小儿豌豆疮。妊妇忌之。

宗奭曰：兔者，明月之精。得金器[①]，全唯白毛者佳，入药。时珍曰：兔至冬龁[②]木皮，已得金器内实，故味美；至春食草麦，而金器衰，故不美。或谓兔无雄，中秋望月以孕，乃不经之说。今雄兔有二卵，《古乐府》有雄兔脚扑速，雌兔眼迷离，可破其疑也。

消渴羸瘦：兔一只，去皮[③]、五脏，水煎稠，去滓澄定，渴即饮之。极重者不过二兔。

血 咸，寒。凉血、活血，解胎中热毒，催生易产。

蟾宫丸：治小儿胎毒，遇风寒则发，及痘疹，服此亦稀。兔二只，腊月八日刺血于漆器内，以面炒熟，和丸绿豆大。每绿豆汤下三十丸。经验方：加[④]朱砂三钱。

兔血丸：小儿服之，不出痘，或出亦稀。兔一只，腊月八日刺血，和荞麦粉，少加雄黄四五分，候干，丸绿豆大。初生小儿，以乳送三丸。遍身发出红点为验。

催生丹：治产难。腊月兔血，以蒸饼研末调，纸裹阴干，末。每乳香汤下二钱。

心气痛：腊月取兔血，和茶末四两，乳香末二两，捣丸芡子大。每温醋化服一丸。

脑 催生滑胎。涂冻疮，同髓。滴耳聋。

催生丹：腊月取兔脑髓一个，摊纸上夹匀，阴干，入乳香二两，同研令匀。于腊日前夜，安桌上，露星月下。设茶果，斋戒焚香，望

① 器：金陵本第五十一卷兔条作“气”。

② 龁（hé和）：咬嚼。

③ 皮：金陵本第五十一卷兔条此后有“爪”字。

④ 加：原作“如”，据金陵本第五十一卷兔条改。

北拜告曰：大道弟子某，修和救世上难生妇人药，愿降威灵佑，取①此药速令生产。祷毕，以纸包药，露一夜，天未明时，以猪肉捣丸芡实大，纸袋盛，悬透风处。每服一丸，温醋汤下。未下，更用冷酒下一丸，即产。乃仙方也。

催生散：腊月取兔脑髓一个，摊纸上夹匀，阴干，剪作符条，面上书“生”字一个。候母痛极时，用钗股夹定，灯上烧灰，煎丁香酒调下。

发脑发背，及痈疽热疖恶疮：用腊月兔头捣烂，入瓶内密封，愈久佳。每用涂纸上厚封之，热痛定，如冰凉。频换，瘥。

手足皲裂：兔脑髓生捣，涂。

骨　煮汁服，治热中，消渴，止霍乱吐利。涂鬼疰、疮疥、刺风。

头骨腊月收干　甘、酸，平。煮汁服，治消渴不止。连皮毛烧灰，米饮服，治头眩痛，癫疾，天行呕吐不止。水服，治小儿疳痢。酒服，治产难下胎，及产后馀血不下。烧末，傅产后阴脱，痈疽恶疮。

预解痘毒：十二月取兔头煎汤浴小儿，清热去毒，令出痘稀。

产后腹痛：兔头煎热摩之，即定。

肝　明目补劳，治头旋眼眩。切洗生食如羊肝法，治丹石毒发上冲，目暗不见物。

风热目暗，肝肾气虚，风热上攻，目肿暗：用兔肝一具，米三合，和豉汁，煮粥食。

皮毛腊月收干　合烧灰酒服，治产难及胞衣不出，馀血抢心，胀刺欲死，极验。煎汤，洗豌豆疮。

头皮　烧灰，主鼠瘘，及鬼疰毒气在皮中如针刺者。

毛　烧灰，治小便不利，灸疮不瘥。馀见败笔下。

---

① 取：金陵本第五十一卷兔条作“助”。

皮灰　治妇人带下。烧灰，酒服一钱。

妇人带下：兔皮烧烟尽，为末。酒服一钱，以瘥为度。

火烧成疮：兔腹下白毛贴之，候毛落即瘥。

屎明月砂、望月砂　杀虫解毒，治目中浮翳，劳瘵五疳，疳疮痔瘘。

明月丹：治劳瘵，追虫。兔屎、硇砂等分，末，生蜜丸梧子大。初十前，以水浸甘草一夜，五更初取汁送下七丸。当有虫出，急钳入油锅内煎死。三日不下，再服。

五疳下痢：炒兔屎一①两，干蛤蟆一枚，烧末，棉裹如莲子大，纳下部，日三易。

痔疮下虫：炒兔屎二钱，乳香五分，共末，空心酒下。

月蚀耳疮：望夜，取兔屎纳蛤蟆腹中，烧灰，傅。

痘疮入目，生翳：兔屎日干，末。每茶服一钱。

大小便闭：兔屎末一匙，安脐中，冷水滴之，令透内有通。

败笔独取兔毫，他毛不用　微寒。烧灰水服，疗小便不通，及数而难，淋沥，阴肿脱肛，中恶。治男子交婚之夕茎萎，及妇人产难，俱酒服二钱。咽喉痛，不下饮食，浆饮服二钱。

心痛不止：败笔三个，烧灰，无根水服，立效。

小便不通，数而微肿：陈久笔头一枚，烧，水服。

难产催生：败笔头一枚，烧灰，末，生藕汁一盏调下，立产。

山　獭

阴茎　甘，热。治阳虚阴痿，精寒而清者，酒磨少许服。獠人为补助要药。

时珍曰：山獭出广之宜州嵠峒及南丹州。其性淫，山中有此物，

---

①　一：金陵本第五十一卷兔条作“半”。

则牝①兽皆避去，无偶则抱木枯死。淫②女春时成群入山，獭闻妇人声，必跃来抱之，次骨而入，牢不可脱，因抱③杀之。负归，取阴茎一枚，直金一两。若④枯木死者尤奇贵。獠人甚珍重。亦不常有。方士以鼠璞、猴胎伪之。试法：令妇人摩手极热，取置掌心，以气呵之，即趯然⑤动者，真也。

骨 解药箭毒，研少许敷之，立消。

水 獭

肉 甘、咸，寒。煮汁服，治疫气温病，牛马时行病。疗水气胀满，热毒风，骨蒸劳热，血脉不行，营卫虚满，女子经络不通，血热，大小肠闭。消男子阳气，勿多食。

热毒风水虚胀：水獭一头，去皮，连五脏及骨、头炙干，末。水服一匙，日二，十日瘥。冷气虚胀，无益。

折伤：水獭一头，支解，入罐，煅末。以黄米煮粥铺患处，掺獭末粥上，布裹，住痛。

肝 甘，温。杀劳虫，除鬼魅，止久嗽，解蛊毒，消鱼骨哽，治尸疰鬼疰，传尸劳极，上气咳嗽，虚汗客热，虚劳嗽病，四肢寒疟，及产蓐劳。

葛洪曰：疰病，一门悉患⑥。而尸乃五尸之一，挟诸鬼邪为害。使人寒热，沉沉默默，不知病苦，而无处不恶。积月累年而死，死后传人，乃至灭门。唯以獭肝一具，阴干，末，水服一匙，日三，以瘥为度。颂曰：诸畜肝叶，有定数。唯獭肝一月一叶，其间照月增减，

① 牝：原作“牡”，据金陵本第五十一卷山獭条改。
② 淫：金陵本第五十一卷山獭条作“瑶”。当从。
③ 抱：金陵本第五十一卷山獭条作“扼”。
④ 若：金陵本第五十一卷山獭条此后有“得抱”二字。
⑤ 趯（yuè 悦）然：跳跃貌。
⑥ 疰病一门悉患：为孟诜语。

十二月取者则有十二叶，其间又有退叶；正月取者则一叶。此验真伪。

痔血：獭肝，烧末，水服。

肾 甘、咸，寒。煮食，益男子。

胆 苦，寒。治眼翳黑花，飞蝇上下，视物不明。入点药中，佳。

月事不通，獭胆丸：干獭胆一枚，干狗胆，硇砂、川椒去汗，与狗胆等分，水蛭炒黄十枚，末，醋糊丸绿豆大。每当归汤下五丸。

髓 去瘢痕。

《异记》云：吴主邓夫人为如意伤颊，血流啼叫。太医以白獭髓，杂玉屑、琥珀，末，傅之，血止无痕。

骨 含之，下鱼骨哽。煮汁服，治呕噎①不止。

足 煮汁服，治鱼骨哽，并以爪爬喉下。涂手足皴裂，酒服亦可。为末酒服，杀劳瘵虫。

皮毛 煮汁服，治水阴病。亦作褥及履屉着。产妇带之，易产。

屎 治下痢，烧末，清旦饮服。鱼脐疮，研末和水敷，脓出痛止。

腽肭脐海狗肾

甘、咸，大热。补中益肾气，暖腰膝，助阳气，破癥结，治惊狂痫疾，五劳七伤，男子宿癥气块，积冷劳气，阴痿少力，背膊劳闷，肾精衰损，面黑精冷，多色劳悴，鬼气尸疰，梦与鬼交，鬼魅狐魅，心腹疼痛，中恶邪气，宿血结块，痃癖羸瘦。

时珍曰：以川椒、樟脑同收藏，不坏。敩曰：用之，酒浸一日，纸裹炙香剉捣。或银器中，酒煮熟合药。《临海志》云：出东海水中。

① 噎：金陵本第五十一卷水獭条作“哕”。

状若鹿形，头①似狗，长尾。每日出即浮在水面，昆仑家以弓矢射之，取外肾阴干。《一统志》云：出女直及三佛齐国，其毛形②似鹿似狐，其足似狗，其尾似鱼。入药用外肾而曰脐者，连脐取之也。敩曰：腽肭脐多伪。海中有兽名水乌龙，海人取其肾以充伪，其物自别。真者，有一对则两重薄皮裹丸核；其皮上自有肉黄毛，一穴三茎；收之器中，年年湿润如新；置睡犬头上，犬惊跳若狂者，真。

牡鼠牝鼠不入药

甘，微温。疗踒折，续筋骨，生捣傅之，三日一易。猪脂煎膏，治打仆折伤、冻疮、汤火伤及诸疮瘘。煎油，治小儿惊痫。午月五日，取未出毛鼠，同石灰捣末，傅金疮神效。腊月烧之，辟恶气。

葆按：此是鼠之全身用也。

鼠瘘溃烂：鼠一枚，乱发鸡子大，腊猪脂煎，令消尽，以半傅之，以半酒服。亦涂灭瘢痕。

破伤风病，角弓反张，牙噤肢强：鼠一枚，烧灰，腊猪脂和傅。

妇人狐瘕：因经水来时，或悲惊，或受风湿，致成狐瘕，精神恍惚，月水不通，胸、胁、腰、背痛，引阴中，小便难，嗜食欲呕，如有妊状。其瘕手足成者，杀人；未成，可治。鼠一枚，新絮裹之，黄泥包固，入地坎中，桑柴烧其上，一日夜取出，去絮，入桂心末六铢，研匀。每酒服一钱。数服当自下。

汤火伤疮：小鼠泥包烧研，菜油调涂。

杖疮肿痛：未出毛鼠同桑葚子入麻油浸酿。临时取涂，甚效。

蛇骨刺入：用死鼠烧灰，傅之。

鼠肉牝鼠不用　甘，热。治小儿哺露大腹，寒热诸疳，俱炙食

① 头：原脱，据金陵本第五十一卷腽肭兽条补。

② 形：金陵本第五十一卷腽肭兽条作“色”。

之。小儿疳疾腹大贪食者，黄泥裹肉，煨熟去骨，和豉汁作羹食。若食骨，瘦人。又主治骨蒸劳极，四肢劳瘦，杀虫及小儿疳瘦。酒熬入药。

水鼓石水，腹胀身肿：牡鼠肉取净一枚，煮粥。空心食之，顿愈。

小儿癥瘕：老鼠肉煮汁，和粳米作粥食。

乳汁不通：鼠①肉作羹食，勿令妇知。

箭镞入肉：大雄鼠肉焙研。每热酒服二钱，疮痒即止。

肝　箭镞不出，捣涂。聤耳出汁，用枣核大，乘热塞之，能引虫。

胆　点目，治目暗，及青盲雀目不见物。滴耳，治聋。

时珍曰：癸位在子，气通于肾，开窍于耳，注精于瞳，其标为齿。鼠亦属子宫癸水，其目夜明，在卦属艮，其精在胆。故其胆治目盲、耳聋。《肘后方》云：能治三十年老耳聋，若卒聋，三度愈。令患人侧卧，沥胆入耳，尽胆一个，须臾汁从下耳出。初益聋，旬日后瘥。鼠肝有七叶，胆在肝之短叶，大如黄豆，白色，贴而不垂。

老聋，透关散：活鼠一只系定，热汤浸死，破喉取胆，红色者是也；川乌、细辛各二钱，胆矾半钱，末，以胆汁匀，焙研，入麝香半分②，匀。鹅管吹入耳中，口含茶水，日二次。十日效。

青盲不见：雄鼠胆、鲤鱼胆各一枚，和匀，点目，效。葆按：鼠死则胆自破，难得。一法：取活鼠入冷水中浸死，照上取出，入香附研末，和匀，作枣核大，棉裹塞耳中，日左夜右，无间。照法塞，老聋半月愈，卒聋三日愈，神效。

鼠印即外肾　封干，系臂上，令人媚悦。治小儿初生开口，焙

---

① 鼠：原作“乳”，据金陵本第五十一卷鼠条改。

② 分：金陵本第五十一卷鼠条作“字”。

末水服，可免脐风。葆元屡验。

有生儿七日内，及三七，素患脐风难育者，教服，无不效验。

脂 滴耳聋，涂汤火伤。

耳聋：鼠脂半合，青盐半①钱，蚯蚓一条，和化，以棉蘸捻滴耳中，塞之。

脑 针棘竹木诸刺在肉中，捣烂涂即出。箭镝针刃在咽喉胸膈诸隐处，同肝捣涂之。涂小儿解颅。棉裹塞耳，治聋。

头 烧灰，傅瘘疮鼻齇，汤火伤疮。

鼻齇脓血：正月取鼠头烧灰，以腊猪脂调敷之。

汤火灼伤：鼠头以腊猪脂煎，令消尽，傅则不作瘢。

断酒不饮：腊月鼠头烧灰、柳花末等分。每睡时，酒调服一杯。

目 明目，能夜读书，术家用之。

目涩好睡：取一目烧研，和鱼膏点目眦。以绛囊盛两目佩。

涎 有毒。坠落食物内，人食之生鼠瘘、瘰疬、发黄。

脊骨 治齿折多年不生，研末，日日揩之。

牙齿疼痛：老鼠一个去皮，以硇砂擦上，三日肉烂化尽，取骨瓦焙末，入蟾酥二分，樟脑一钱。每用少许，点牙根上，立止。

四足及尾 治妇人坠胎易出。烧服，催生。

皮 烧灰，封痈疽口冷不合者。生剥，贴附骨疽，即追脓出。

粪牡鼠屎，两头尖 甘，微寒，入足厥阴经血分。明目，疗痫疾。煎服，治伤寒劳复发热，男子阴易腹痛，通女子月经，下死胎。又主血淋溺闭，少腹胀痛。葆元。用葱、豉煎服，治时行劳复，小儿疳疾大腹。焙研酒服，治吹奶乳痈初起，解食马肝毒。研末，傅鼠瘘溃坏。水调，涂毒蛇伤螫。烧末，麻油调，傅折伤、疔肿诸疮，及狂犬、猫、马咬疮。

---

① 半：金陵本第五十一卷鼠条作“一”。

伤寒劳伤：豭鼠屎二十枚，豉五合，水煎服。若劳复发热：雄鼠屎二七枚，栀子十四枚，枳壳三枚，为粗末。葱白三寸，豉三十粒，煎，分三服。

男子阴易及劳复：两头尖十四枚，韭根大把，水煎温服，得汗愈。

大小便闭：雄鼠屎敷脐中，立通。

室女经闭：雄鼠屎一两，炒，空心温酒下①。

子死腹中：雄鼠屎二七枚，煮汁，作羹食。

血淋溺闭，葆治验：由秋闱落第，回路受风湿，年少妇家不戒房事，血淋漓闭，管内痛极，点滴，脉弦，少腹苦胀。予曰：此湿郁乘虚，肝火作炽。雄鼠屎二七枚，韭根茎三钱，杜牛膝二钱，侧柏叶三钱，藕节一两，水煎四服，愈。

中马肝毒：雄鼠屎三七粒，和水研服。

产后虚②脱：以温水洗净，鼠屎烧烟熏之。

妇人吹奶：鼠屎、红枣肉各七枚，包屎，烧炭，入麝香少许，温酒服。

乳痈已成：鼠屎、黄连、大黄等分，末，以粟米粥清和，涂四边，即散。

鼠瘘溃坏：鼠屎百粒，收密器中浸两月，研傅。

疔疮恶肿：鼠屎、乱发等分烧灰，针破疮头，纳入。

毒蛇螫：野鼠屎末，水调傅之。

马咬踏疮，肿痛作热：鼠屎二七枚，故马鞘五寸，和烧末，猪脂调涂。

鼷鼠田鼠

肉 咸，寒。久食去风，主疮疥痔瘘。治风热久积，血脉不

① 下：金陵本第五十一卷鼠条此后有“二钱”二字。

② 虚：金陵本第五十一卷鼠条作“阴”。

行，结成痈疽，可消。小儿食之，杀蛔虫。燔之，疗痈疽、痔瘘、恶疮、阴䘌烂疮。

颂曰：鼹鼠，处处田陇有之。形类鼠而肥，多膏。旱[①]岁为田害。月令田鼠化鴽，即此。鴽乃鹑类。

粪 治蛇虺螫伤肿痛，研末，猪脂调涂。

膏 摩诸疮，效。

鼫鼠硕鼠

肚 甘，寒。治咽喉痹痛，一切热气，研末含咽之。

时珍曰：鼫鼠处处有之，居土穴、树孔中。形大于鼠，头似兔，尾有毛。能人立，交前两足而舞。好食粟、豆，与鼹鼠俱为田害。葆按：人家亦豢养。

貂 鼠

肉 甘，平。

毛皮 治尘沙眯目，以裘袖抆之，即去。

许慎《说文》：貂鼠，大而黄黑色，出丁零国。今辽东、高丽及女直皆有。其鼠大如獭而尾粗。其毛深寸许，紫黑色，蔚而不耀。用皮为裘、帽、风领，寒月服之，得风更暖，着水不濡，得雪即消，拂面如焰，拭眯即出，亦奇物也。唯近火毛易脱。

鼬鼠黄鼠狼

肉 甘，臭，温，有小毒。煎油，涂疮疥，杀虫。

时珍曰：鼬鼠，处处有之。状如鼠而身长尾大，黄色带赤，其气极臊臭。健于捕鼠及禽畜，又能制蛇虺。其毫与毛[②]可作笔，严冬用之不折。

---

① 旱：原脱，据金陵本第五十一卷鼹鼠条补。

② 毛：金陵本第五十一卷鼬鼠条作“尾”。

心肝 臭，微毒。杀虫，治心腹痛。

心腹痛：黄鼠心、肝、肺各一具，阴干，瓦焙，入乳香、没药、儿茶、血竭各五分，共末。每服一钱，烧酒下。

刺 猬

皮 苦，平。治肠风泻血，痔病①有头，多年不瘥，炙末，饮服。又治五痔阴蚀，下血赤白、五色血汁不止，阴肿，痛引腰背，酒煮杀之。腹痛疝积，烧灰酒服。烧灰吹鼻，止衄血。解一切药力。

五痔下血：猬皮、山甲等分，烧炭，入肉豆蔻减半，共末。空心热米饮下一钱。

肠痔有虫：猬皮烧，油和涂。

肠风下血：猬皮一枚，铫内熚焦，去皮用刺，木贼半两炒焦，为末。每热酒调服二钱。

大肠脱肛：猬皮一斤烧，磁石煅五钱，桂心五钱，共末。每米饮服二钱。

塞鼻止衄：猬皮烧炭，末，半钱，棉裹塞之。

鼻中瘜肉：猬皮炙，末，棉裹塞，日三。

眼睫倒刺：猬刺、枣针、白芷、青黛等分，末，随左右嗃鼻中，口含冷水。

反胃吐食：猬皮烧灰，酒服。

瘈犬伤人：猬皮、乱发等分，烧灰，水服。

肉 甘，平。炙食，肥下焦，理胃气，令人能食。治反胃，炙黄食之。亦煮汁饮。又主瘘。

脂煮五金八石，伏雄黄，柔铁 煮食，治肠风泻血。溶滴耳中，

① 病：底本、金陵本均作"痛"，刘校本据《大观本草》《政和本草》卷二十一猬皮条改。今从。

治聋。涂秃疮疥癣，杀虫。

虎爪伤人：刺猬脂，日日涂。内服香油。

脑 治狼瘘。

心肝 治蚁瘘蜂瘘，瘰疬恶疮，烧灰，酒服一钱。

胆 点目，止泪。化水，涂痔疮。治鹰食病。

痘后风眼：发则两睑红烂眵泪。用刺猬胆汁，用簪点入，痒不可当，二三次愈。尤胜乌鸦胆。

猕猴

肉 酸，平。治诸风劳，酿酒弥佳。作脯食，治久疟，辟瘴疫。

头骨 烧灰酒服，治瘴疟鬼疟。作汤，浴小儿惊痫，鬼魅寒热。

手 治小儿惊痫口噤。

屎 治小儿脐风撮口，及急惊风，和生蜜少许服。涂蜘蛛咬。

皮 治马疫气。

《马经》言：马厩畜母猴，辟马瘟疫。逐月有天癸流草上，马食之，永无疫病。

猩猩

肉 咸，温。食之不昧不饥，令人善走，穷年无厌，可以辟谷。

时珍曰：猩猩，出哀①牢夷及交趾封溪县山谷中。状如狗及猕猴，黄毛如猿，白耳如豕，人面人足，长发，头颜端正。声如儿啼，亦如犬吠。成群伏行。封溪俾②人以酒及草履置道侧，猩猩见即呼人祖先姓名，骂之而去。顷复相与尝酒着屐，因而被擒，槛而养之。将烹则

① 哀：原作“衰”，据金陵本第五十一卷猩猩条改。

② 俾：金陵本第五十一卷猩猩条作“俚”。

推其肥者，泣而遣之。西胡①取其血染毛则不黯，刺血必唾而问其数，至一斗而已。

狒狒人熊

肉 作脯，连脂薄割炙热，贴癣疥疮，能引虫出，频易，瘥。

藏器曰：狒狒出西南夷。如人披发，迅走食人。《山海经》云：狒狒，人面，长唇黑身，有毛反踵。见人则笑，笑则上唇掩目。郭璞云：交广及南康郡山中，亦有此物。大者长丈馀，俗呼为山都。宋建武②中，獠人进雌雄两头。帝问土人丁銮。曰：其面似人，红赤色，毛似猕猴，有尾。能人言，如鸟声。善知人死，力负千钧。反踵无膝，睡则倚物。获人则先笑而后食。猎人用以竹筒贯臂诱之，俟其笑时，抽手出，以锥钉其唇着额③，俟死而取之。发极长，可为头发。血堪染靴及绯，饮之使人见鬼也。

---

① 胡：原作“湖”，据金陵本第五十一卷猩猩条改。

② 建武：刘校本第五十一卷狒狒条作“孝建”，盖刘宋无“建武”年号。可参。

③ 额：金陵本第五十一卷狒狒条此后有“任其奔驰”四字。

卷　七

人　部

发髲 一被

苦，温。止血闷、血运，金疮、伤风，血痢，五癃、关格不通，利小便水道，治小儿惊、大人痉。仍自还神化。入药烧存性用。合鸡子黄煎，化为水，疗小儿惊热百病。同①煎膏。长肉消瘀血。

时珍曰：发髲，乃剪髢下发也；乱发，乃梳栉下发也。雷敩曰：发髲，乃二十男子顶心剪下发是也。

胎衣不下：将自头发撩结口中。葆验案：嘱产妇勿惊慌，用草履牵住胞带，勿使断缩。将自己发口中咬，使作呕，即下。

小儿客忤，因见生人所致：取其人囟上发十茎，断儿衣带少许，令烧末。和乳饮，即愈。

瘰疬恶疮：生发灰，米汤服二钱。外以生发灰三分，角刺灰二分，白及末一分，和匀。干掺，或猪胆汁调。

石淋痛涩：发髲烧末，井水服一钱。

伤寒黄病：发髲烧灰，水服一钱。

乱　发

苦，微温。发者，血之馀，入足少阴、阳明经。煅用，补阴甚捷。去心窍之血而消瘀血。治咳嗽、五淋、二便不通、小儿惊痫。止鼻血，烧灰吹之。疗转胞，小便不通，赤白痢，哽噎及痈

① 同：金陵本第五十二卷发髲条作“用”。

肿，狐尿刺疮，尸疰，疔肿骨疽、杂疮。

孩子热疮：乱发一团，鸡子十枚煮熟，去白用黄，同发入铫内熬，液出，置盏中。搽疮上，苦参粉傅。

小儿断脐：以清油调发灰傅。

小儿吻疮：发灰和猪脂涂。

鼻血眩运，欲死者：乱发烧灰，水服。若不止，吹之。或加人中白减半，麝香少许，末，嗜鼻，效。若孩儿出鼻血，男用母发，女用父发。

肌肤出血：胎发烧灰傅，即止。或吹入鼻中。

诸窍出血：乱发、败棕、莲蓬俱烧灰，等分，木香汤下三钱。

上下诸血：或吐血，或血衄，或舌上出血如簪孔，或内崩，或鼻衄，或尿血。并用乱发灰水服。

无故遗血：乱发、爪甲烧灰，酒服。

月水不通：童男、童女发各三两烧灰，斑蝥二十一枚，糯米炒黄，麝香一钱，末。每服一钱，食前姜枣下。

大便泻血：乱发半两烧净，鸡冠花、柏叶各一两，末。卧时酒服二钱。

破伤中风：乱发烧炭，酒一盏沃之，入首乌末二钱灌之。

擦落耳鼻：乘热以乱发灰缀定，软帛缚住，勿令动，自生合。

聤耳出脓：乱发裹杏仁，塞之。

吞发在咽：取自乱发烧灰，水服一钱。

疔疮恶肿：乱发、鼠屎烧灰。针刺疮口，纳入疮内。

大风疠疾：用新竹筒十个，内装黑豆一层，头发一层，至满，以稻糠火盆内煨之，候汁滴出，以盏接承，扫疮上，数日愈。

下疳湿疮：发灰一钱，枣核烧七个，研匀，先洗后搽。

妇人阴吹：《金匮》云胃气下泄，不走后而出前，阴①正喧，此谷气之实，猪膏发煎服。乱发鸡子大三枚，猪膏半斤，煎发，消尽取起。分再服，病从小便中出矣。

女劳黄疸：因大热大劳，交接后入水所致。身面俱黄，发热恶寒，小腹满急，小便难。同上方。

女人漏血：乱发烧研，空心酒服一钱。

血淋痛：乱发灰二钱，入麝香少许，米饮服。

小儿重舌：乱发灰，调舌下，时傅。

头垢梳篦上者名百齿霜

咸、苦，温，有毒。治淋闭不通。噎疾劳复，酸浆煎服。解中蛊毒、蕈毒、菜毒、脯毒、自死肉毒，米饮或酒下，取吐为度。

妇人吹乳：头垢，丸梧子大。每食后服三丸，屋上倒流水下，随左右暖卧亦可。或以胡椒七粒研，和头垢丸，热酒下，取汗愈。

妇人乳疖：头垢丸豆大，酒下五丸，即消。

菜毒脯毒：凡野菜、诸脯肉、马汗②、马肉毒。以头垢丸枣核大，含之咽汁，能起死人。或白汤下，取吐。自死肉毒，同方。

瘈犬毒人：头垢、猬皮等分烧灰，水服一杯。口噤者灌之。重者以头垢纳疮上，热牛屎封之。

诸蛇毒人：梳头垢一团，尿和傅。仍炙梳出汗，熨之。

小儿紧唇：头垢涂之。

下疳湿疮：蚕茧盛头垢，再以一茧合定，煅研，搽。

蜂虿虫蚁咬：头垢涂之。

蜈蚣螫：头垢、苦参末等分，酒调傅。

---

① 阴：金陵本第五十二卷乱发条此后有“吹而”二字，与《金匮要略·妇人杂病脉证并治》膏发煎方合。

② 汗：金陵本第五十二卷头垢条作“肝”。

妇人足疮：经年不愈，名裙风疮。男子头垢，桐油调作隔纸膏，贴之，效。

竹木刺肉不出：头垢涂，即出。

飞丝入目：头上白屑少许，揩之即出。

耳垢耳塞

咸、苦，温，有毒。治癫狂鬼神及嗜酒，涂蛇、虫、蜈蚣螫。

破伤中风：手、足指甲刮末，用病本人者，及耳中膜垢，唾调，涂疮口，立效。

小儿夜啼惊热：耳垢、石莲子心、人参各五分，乳香二分，灯花一字，丹砂一分，末。每薄荷汤下五分。

疔疽恶疮：耳垢、盐等分，研匀，蒲公英煎膏作调饼封。

膝头垢

治紧唇疮。以棉裹烧研傅之。

爪甲筋退①

治鼻衄，细刮甲末嗃之，立止。众人甲亦可。催生，下胞衣，利小便，治尿血，去目翳，及阴阳易病，破伤中风。

破伤中风：手足十指甲，香油炒，研，热酒调，呷服，出汗便好。《普济方》：破伤风，手足颤掉，搐摇不已。用手足指甲烧炭，六钱，南星姜制、独活、丹参②各二钱，末。酒下分二服。

阴阳易病：手足爪甲二十片，衣裆一片，烧灰。温酒下。男用女，女用男。

小便尿血：指甲半片，头发二钱，烧灰。每酒下一钱。

胞衣不下：取本妇手足爪甲，烧灰酒服。即令有力妇人抱起，将

---

① 筋退：原作“筋腿”，据金陵本第五十二卷爪甲条改。筋退，人的手指甲、脚趾甲的别称。

② 丹参：金陵本第五十二卷爪甲条作“丹砂”。

竹筒于胸中赶下。

诸痔肿痛：蚕茧纳入男子指甲令满，童子头发缠裹，烧炭，末，蜜调傅。仍日日吞牛胆制槐子，神效。

针刺入肉：凡针折入肉，及竹木刺。刮人指甲末，用酸枣捣烂，和涂。次日定出。

飞丝入目：刮爪甲末，和津液点之，其丝自聚拔出。

鼻出衄血：刀刮指甲，研细末，吹之即止。

目生珠管：手指甲烧灰、贝齿、煅龙骨各半两，为细末，日点二三次。

一切目疾：以木贼草擦取指甲末，朱砂等分，共研细，以露水搜丸芥子大。每用一粒，点入目内。

牙齿

甘、咸，热，有毒。治乳痈未溃，痘疮倒靥，除劳治疟，蛊毒气。入药烧用。

痘疮倒靥：人牙煅半钱，麝香少许，温酒服半钱。

聤耳出脓血水：人牙煅，麝香少许，末，吹之。

漏疮恶疮，干水生肌：人牙灰、发灰、雄鸡内金灰等分，末，入麝香、轻粉少许，油调傅。

阴疽不发：头凹沉黯，不疼无热，服内补散药不起。必用人牙煅、山甲炙各一钱①，共末。分两服，用当归、麻黄煎酒，下姜汁和面傅。

人屎

苦，寒。治骨蒸劳复，时行大热狂走，痈疽发背疮漏，痘疮不起，解诸毒。干者，捣末，汤沃服之；伤寒热毒，水渍服之。

---

① 钱：金陵本第五十二卷牙齿条作“分”。

新者，封疔肿，一日根烂。

粪清

苦，寒。治天行热狂热疾、中毒、蕈毒、恶疮、热毒、湿毒，大解五脏实热。饭和作丸，清痰，消食积，降阴火。

人中黄葆补

甘、淡而寒。入手足阳明经。降胃中伏火，解三焦实热，治天行热疾，大热发狂，温邪弥漫，神昏谵语，烦躁不眠，便闭自汗，鼻衄斑黄，汤饮呕吐及痘疮血热毒盛，黑陷不起，痈疽恶疮，疔肿发背，一切实热之证。功同粪清，得甘草之甘而不妨胃气。然虚者亦慎用。

大明曰：腊月截淡竹筒，去青皮，留两节，浸厕缸中，令渗入取汁，名粪清。汪机：用棕皮棉纸上铺黄土，浇粪汁入土上，滤取汁，入新瓮内，盖定，埋土中一年取出，清若泉水，全无秽气，年久弥佳，比竹筒法更妙。震亨曰：人中黄，以竹筒入甘草末于竹内，用木塞两头，冬月浸粪缸中，立春取出，水泼筒秽，悬风处阴干。破竹取甘草，晒干用。葆按：粪清与人中黄，主治虽同，愚意度之，性稍有别。粪清出于粪，又经埋土中，虽无气味，性属纯阴，体实者固宜，稍涉虚者，有妨胃沉伏之患。而人中黄，须经粪浸，得甘草之甘，冬浸春取，浊阴未久，经风又曝，阴中化阳，体实固宜，稍涉虚者，无寒胃之患。《本草》未分别，故补之以候博考。

劳复食复：人屎烧炭，酒服。

热病发狂：奔走如癫，如见鬼神，久不得汗，不知人事。人中黄入罐内，泥固济，煅半日，末。新汲水服三钱。

大热狂渴：干陈久人屎，末，于阴地净黄土中作五六寸小坑，用末三两匙于坑中，以新汲水调匀，良久澄清，细细与饮即解。

劳极骨蒸：人屎、小便各一升，新粟米饭五升，六月六日面半饼，瓶盛，封密室中，三七①日并消，亦无恶气。每旦服一合，日再。

呕血吐痰，心烦骨蒸：人中黄末，每服二钱，茜草汁、竹沥、姜汁和匀，服。

鼻衄不止：人屎末烧炭，水服二钱，并吹鼻中。

噎膈反胃，诸药不效：阿魏一钱，野外干人屎三钱，共末。五更姜汁蘸食。

噎食不下：人屎入萝卜内，火煅三炷香，取研。每酒下三分。

痘疮不起或倒靥，及灰白下陷：童子粪干者，新瓦煅过。每一两入脑片一分，研匀。每服半钱或一钱，蜜水下。

发背欲死：人屎烧灰，醋和傅。

疔肿初起：割破，以热屎傅，干即易。数易，根自出。

疳蚀口鼻，唇颊穿者：棉裹人屎贴之，必有虫出。

小儿阴疮：人屎烧灰傅之。

金疮肠出：干人屎末粉之，即入。

毒蛇咬螫：人屎厚封之，即消。

解药箭毒：毒箭有三种，交广夷人用焦铜作箭镞，岭北以毒蛇螫物汁著筒中渍箭镞，此二种才伤皮肉，使沸烂而死。又一种用射罔煎涂箭镞，见血立死。俱饮粪汁解并涂之。野葛芋毒、山中毒菌、鸦片烟毒，并灌之可解。

九漏有虫：干人屎、干牛屎，隔棉贴之，虫闻气则出。痒即易，虫尽乃止。

产后阴脱：人屎炒赤，末。酒服一匙。

心腹痛急欲死：人屎和蜜，水调服。

小儿胎屎

涂恶疮，馈②瘜肉，除面印字，一月即瘥。治小儿鬼舐头疮，

---

① 三七：金陵本第五十二卷人屎条作“二七”。

② 馈：金陵本第五十二卷小儿胎屎条作“食”。馈，疑为“蚀”之误。食，通“蚀”。

烧灰和猪脂涂之。

人尿轮回酒、还元汤

性温不寒，饮之入胃，随脾之气上归于肺，通调水道，下输膀胱。故治肺病，引热下行，从膀胱旧路而出，是以滋阴降火甚速。止劳渴，润心肺，泽肌肤，利大肠，解毒杀虫，明目益声，清暍①治疟，疗寒热头痛，温气，咽痛，久咳肺痿，上气失声，鬼气痓病，癥瘕腹满，止吐衄齿血，皮肤皲裂，血闷热狂，扑损，瘀血在内运绝，产难，胞衣不下，蛇犬咬伤。俱乘热饮，稍冷，和热汤服，能推陈致新。凡产后血运及败血入肺，阴虚火动，热蒸如燎，唯此可以治之。童便良，十岁以下者俱佳。

头痛至极：童便一盏，豆豉半合，同煎服。

久嗽涕唾及肺痿，时时寒热，颊赤气急：童便，去头尾，甘草四②寸，四破浸之，露一夜，去甘草，平旦顿服，一日一服。

吐血鼻红：童便、姜汁和匀，服。

绞肠痧症：童便温服。

下痢休息：杏仁去皮，面炒，猪肝一具切片，去血，置净锅中，一重肝，一重杏仁，铺尽，以童便二升同煮干，放冷，任意食。

中恶不醒：令人尿其面上，即苏。

中暑昏闷：夏月人在途中热死，急移阴处，就掬道上热土拥脐上作窝，令人溺满，暖气透脐即苏，乃服地浆、蒜水等味。

折伤扑损，或有无瘀血，或发热燥渴：唯以童便饮之，胜于他药。

火烧闷绝，不省人事：热尿顿服二三升。

人咬手指：瓶盛热尿，浸一宿，即愈。

---

① 暍（yē 椰）：暑热。

② 四：金陵本第五十二卷人尿条作“一”。

齿缝出血：童便热含之，立止。

癥积满腹，诸药不效：人尿服一升，下血片块，半①日愈。

打伤瘀血攻心：人尿服一升，日三。

蛇犬咬伤：以热尿淋患处。

蛇缠人足：就令尿之便解。

人中白溺白涂②

咸，平。降相火，消瘀血，泻肝经及三焦火，由膀胱小便出。煅用，治传尸热劳，肺痿，心膈热，羸瘦渴疾，咽喉口舌生疮，鼻瘜牙疳疳蚀，诸毒③出血，肌肤汗血，鼻衄不止，汤火灼疮及恶疮。

大衄久衄，及诸窍出血：人中白四两，棉五两，煅末。水服二钱。

血④衄不止，及肤出汗血，五七日不住者：人中白，新瓦焙，入麝香少许，末。温酒服二钱。

偏正头痛：人中白、地龙炒等分，末，羊胆汁丸芥子大。每新汲水化一丸，注鼻中嗜之。名一滴金。

脚气成漏：脚跟有一孔，深半寸，痛甚。人中白，煅，有水出，滴入疮口。

鼻中瘜肉：人中白，煅，每汤服一钱。

口舌生疮：人中白一钱，枯矾三分，末，掺。有涎拭去。

小儿口疮：人中白煅、黄柏蜜炙等分，冰片少许，共末。有涎拭之，掺，效。

走马牙疳：以小便桶内白屑取下，煅末，一钱，入麝香半分，

---

① 半：金陵本第五十二卷人尿条作“二十”。

② 涂：金陵本第五十二卷溺白垽条作“垽”。

③ 毒：金陵本第五十二卷溺白垽条作“窍”。义胜。

④ 血：金陵本第五十二卷溺白垽条作“鼻”。义胜。

末，掺。又方：加铜绿三分。

秋石

咸，温。滋肾水，养丹田，返本还元，归根复命，安五脏，润三焦，消痰咳，退骨蒸，软坚块，明目清心，延年益寿。治虚劳冷疾，小便遗数，漏精白浊，噎食反胃。肿胀病，以此代盐。为滋阴降火善剂。若煎炼失道，或藉服此壮阳，反生燥渴之患。

嘉谟曰：秋石须秋月取童子溺，每缸入石膏末七钱，桑条搅，澄定顷去清液。如此二三次，乃入秋露水一桶，搅澄。如此数次，滓秽涤净，咸味减①除。以重纸铺灰上晒干，完全取起，轻清在上者为秋石，重浊在下者刮去。男用童女溺，女用童男溺，亦阴阳之道。今市不取秋时，杂收人溺，但以皂荚水澄。晒为阴炼，煅为阳炼。尽失于道，安能治病？况乎火煅，性却变温邪？

直指秋石丸：治浊气干清，精散而成膏淋，黄白赤黯，如肥膏、蜜、油之状。秋石、鹿胶炒、桑螵蛸炙各半两，茯苓一两，共末，糕糊丸梧子大。每党参汤下五十丸。

秋石交感丸：治白浊遗精。秋石一两，茯苓、菟丝子各五钱，末，水糊丸豆大。每盐汤下五十丸。

秋石四精丸：治思虑色欲过度，损伤心气，遗精，小便数。秋石、茯苓各四两，莲肉、芡实各二两，末，枣肉丸梧子大。空心盐汤酒②下三十丸。

赤白带：秋石末，枣肉捣丸。空心醋汤下六十丸。

肿胀：忌盐，以秋石代。得肿消后，食盐须要火煅过，少食。

淋石

咸，温。治石淋，水磨服之，当化石随溺出。噎食吐食，俗

---

① 减：原作“咸”，据金陵本第五十二卷秋石条改。

② 酒：金陵本第五十二卷秋石条无此字。

名涩饭病，亦服之良。

藏器曰：此是患石淋人溺中所出者，正如小豆①，收干用。

乳汁

甘、咸，平。补五脏，益心气，止消渴。治瘦悴，悦皮肤，润毛发，益气补髓，令人肥白悦泽。疗目赤痛多泪，解独肝牛肉毒，合浓豉汁服之。和雀屎，点目中弩肉。然性寒滑，脏寒胃弱人不宜。色白而稠者佳。若赤②黄赤清而腥秽如涎者，勿服。有孕之乳，名忌奶，小儿饮之吐泻，成疳魅之病。

时珍曰：人乳无定性。其人和平，饮食冲淡，其乳平；其人暴躁，饮酒食辛，或有火病，乳必热。凡服乳，须热饮。若入药，晒曝为粉佳。

中风不语，舌根强硬：三年陈酱五合，乳汁五合，匀布绞汁。少少随时与服，良久当语。

卒不得语：人乳和酒，日服。

失音不语：人乳、竹沥各二合，温服。

眼热赤肿：人乳半合，古铜钱十个，入铜器中磨之变色，稀稠成③煎，瓶收，日点数次。或乳浸黄连，蒸热④点⑤之。

初生不尿：人乳一⑥合，葱白一寸，煎服。

啖蛇牛毒：凡牛啖蛇，毛发向后，食其肉杀人。饮乳效。

臁胫生疮：人乳、桐油等分，匀。鹅翎时扫涂。

---

① 豆：金陵本第五十二卷淋石条作“石”。
② 赤：金陵本第五十二卷乳汁条作“色”。
③ 成：原作“或”，据金陵本第五十二卷乳汁条改。
④ 热：原作“熟”，据金陵本第五十二卷乳汁条改。
⑤ 点：金陵本作“洗”。
⑥ 一：金陵本第五十二卷乳汁条作“四”。

妇人月水天癸、红铅

咸，平。解毒箭并女劳复。

月经衣　治金疮血涌出，炙热熨之。疗虎狼伤及箭镞入腹。

时珍曰：女人月水及月经衣腥秽，故君子远之。为其不洁，凡煎诸药、出痘皆避忌。近有方士邪术，鼓弄愚人，以法取童女初行经水，多方配合，与参同服，谓之先天红铅。愚人信之，吞咽秽滓，以为秘方，往往发出丹疹[①]废疾，深为叹息。葆志之，令人醒悟。

热病劳复：丈夫热病[②]后，交接复发，忽卵缩入肠，腹痛欲死。女人月经赤衣烧末，热水服。

女劳黄疸，气短声沉：女人月经和血衣烧灰，酒服。

男女阴疮：因不忌月事[③]行房，阴物溃烂。用室女血衲衣，瓦上煅末，麻油调傅。

解药箭毒：交州夷人，以焦铜为毒箭，以毒药涂镞锋，中人骨毒死。以月水、屎汁解。

箭镞入腹中，有聚血：妇人月经衣烧灰，酒服。

人　血

咸，平，有毒。刺人之血，补我羸瘦，仁者不为，能有益乎？治金疮、吐衄、产乳血运，俱取其所出之血，烧末服。勿令本人知。

葆按：《神农本草·人部》唯发一物，馀俱后医补入。兹《本草》载：人血治羸瘦病，其人皮肉干枯，身起麸皮，刺人血饮之。但此忍心害理，非仁者所为。是以人骨、天灵盖俱不载，意谓舍此数味则不救人耶？而先受残贼之害也！

---

① 丹疹：原作“舟疹”，据金陵本第五十二卷妇人月水条改。

② 热病：金陵本第五十二卷妇人月水条此后有“瘥”字。

③ 月事：原作“房事”，据金陵本第五十二卷妇人月水条改。

吐血不止：就用吐出血块，炒焦，末。每麦冬汤服三分。盖血不归元，则积而上逆；以血导血，使其归元，则止矣。

衄血不止：用白纸一张，接衄血令满，于灯上烧灰，水服。勿令知之。

产乳血运：醋和产妇血如枣大，服之。

人　精

甘，温。和鹰屎傅，灭瘢痕，涂金疮出血，汤火伤灼。

身面粉瘤：人精一合，青竹筒盛，于火上烧，以器承取汁，密封器中，涂效。

津唾　甘、咸，平。治疮肿、疥癣、皻皰。以五更未语者唾，频涂擦之。又明目退翳，消肿解毒。辟邪，粉水银。

时珍曰：唾津，乃人之精气所化。每旦漱口擦齿，以津洗目，常时以舌舐拇指甲，揩目，久令光明不昏。又能退翳。凡人魇死，切勿呼叫、火照，但痛咬脚跟及拇指甲际，多唾其面，徐徐唤之，自省。《日抄》云：定伯夜遇鬼，问其所恶，曰：恶唾耳。急持之，化为羊。恐变化，因大唾之。卖羊得千钱而归。

人齿垽一居、齿垢

咸，温。和黑虱研涂，出箭头及恶刺，破痈肿，涂蜂螫。

竹木刺肉，针拔不尽者：以齿垢封之即不烂。

毒蛇螫伤：先以小便洗去，再以齿垢封护，不肿痛，效。

人　汗

味咸，有毒。人饮食食之，令人生疔毒。

人　泪

咸，有毒。凡母哭泣坠入子目，令子伤睛生翳。

人　气

下元虚冷，日令童男童女，时隔衣进气脐中。凡身体骨节痹痛，令人更互呵熨，久久经络通。鼻衄金疮，嘘之令血断。

人　魄

镇心，安神魄，定惊悸癫狂，磨水服。

时珍曰：此是缢死人，其下有物如麸炭。即时掘取，稍迟则深入。不掘则必有再缢之祸。

阴　毛

男子阴毛　治蛇咬，口含二十茎咽汁，令毒不入腹。横生逆产，用夫阴毛二七茎烧研，猪膏作丸，吞之。

妇人阴毛　治五淋及阴阳易病。

阴阳易病：病后交接，卵肿或缩，绞痛欲死。取妇人阴毛烧灰饮服，仍以洗阴水饮之。

胞衣紫河车

甘、咸，温。安心养血，益气补精，治血气羸瘦，男女一切虚损劳极，大小癫痫，失志恍惚，妇人劳损，面皯皮黑，腹内诸病形体渐瘦。治净，以五味和，如饴餠①法与食，勿令妇知。

吴球曰：取初胎，或健壮无病者佳，否则有毒害。崔行功云：凡藏胞衣，宜安天德、月德方。深埋土中，令儿长寿。若弃污秽之地，或被猪狗禽鸟所食，令此儿多凶，况经炮炙乎！仁者当舍此勿食，必不得已要用，唯洗漂蒸熟晒干，方入药服。葆按：近见世俗取鲜者洗净，用银簪挑拨紫血，长流水漂过，入甘草、花椒，水泡滤净，和猪精肉，作馄饨食，皆谓功比参茸，大补精血。无分初残，殆不审本妇强弱，向稳婆买治食。予见其受益者少，受害者多。兽相食且人恶之，况人食人肉乎！凡草木精英，血气有情，补人诸物多矣，何必藉

① 饴餠（duījiá 堆颊）：原作“鎚钾”，据金陵本第五十二卷人胞条改。饴，古代的一种蒸饼。餠，饼也。

此流俗之见，以其价廉而功效大？葆业医有年，从未教人生食，则干者亦少用。故志之。

大小癫①疾：初生胞衣一具，长流水洗漂，仍以水浸，春三、夏一、秋五、冬七，焙末；羌活、天麻、防风各半两，姜虫②、白芷③各一两，南星二两，川乌一个泡，全蝎二十一枚，共末，糊丸，朱砂为衣。每酒服五十丸。

解诸蛊毒：不问草蛊、蛇蛊、蜣螂蛊，其状入咽刺痛欲死。取胞衣一具洗，曝干，末。每热水服一钱。

大造丸：紫河车一具，男用女胎，女用男胎，洗净，焙末，或淡酒蒸捣，晒末，龟板，童便、酒④酥炙，二两，黄柏去皮，盐酒浸，炒，一两半，牛膝⑤酒浸，一两二钱，大生地二两，砂仁六钱，茯苓二两，绢袋盛，入⑥瓦罐，酒煮半日，去茯苓、砂仁不用，杵地黄为膏，听用，天冬、麦冬去心、人参各一两二钱，夏月加五味七钱，勿犯铁器，为末，用地黄膏入酒，米糊丸如小豆大。每空心，盐酒下七十丸。女人去龟板，加当归；男子遗精，女白带，并加牡蛎一两。

胞衣水

辛，凉。治小儿丹毒，诸热毒，发寒热不歇，狂言乱语，头上无辜发竖，虚痞等症。天行热病，饮之立效。反胃久病，饮一钟当有虫出。

藏器曰：此是胞衣埋地中化水。南人以胞衣入甘草、升麻，同瓶盛，埋土中。三年后掘出，取为药。

---

① 癫：金陵本第五十二卷人胞条作“痫”。

② 姜虫：金陵本第五十二卷人胞条作“白僵蚕”。

③ 白芷：金陵本第五十二卷妇人月水条作“白附子”。

④ 酒：金陵本第五十二卷人胞条作“浸”。

⑤ 牛膝：金陵本第五十二卷人胞条此前有“杜仲（去皮，酥炙）一两半”九字。

⑥ 入：原无，据金陵本第五十二卷人胞条补。

初生脐带

烧末饮服，止疟，解胎毒，傅脐疮。

脐汁不干：落下脐带烧研，当归末一钱，麝香一字，匀傅之。

解胎毒：初生小儿十三日，以本身脐带烧灰，或入朱砂少许，乳汁调服，可免痘患。

人　胆

苦，凉，有毒。治鬼气、尸疰、伏连、久疟、噎食。傅金疮。

时珍曰：北虏战场中，多取人胆汁傅金疮，效；但不可用他药，必伤烂。葆闻，发逆剖人腹取胆，登时入纹银钱许内自化，封干用之，可比熊胆，生吞之，勇健胆壮。此逆所为，非仁者所敢用也。姑志之。而时珍集注，乃战场中救急法，无伤于天理也。

水　部

立春日雨水

夫妻各饮一杯，还房，当获①时有子。取其资始发育万物。宜煎发散及补中益气药，亦取春生升发之气。

梅雨水

洗疮疥，灭瘢痕，入酱易熟。

又名黴两，芒种后逢壬为入梅，小暑后逢壬为出梅。

液雨水

杀百虫，宜煎杀虫、消积药。

立冬后十日为入液，至小雪为出液，得雨谓之液雨。

潦　水

甘，平。煎调理脾胃、去湿热之药。

---

① 获：原作“护”，据金陵本第五卷雨水条改。

时珍曰：降注雨水谓潦，又淫雨为潦，谓无根源。

露　水

甘，平。秋露繁时，以盘收取，煎如饴服，令人延年不饥。禀肃杀之气。宜煎润肺杀祟药，及调疥癣虫癞诸散。

百草头上秋露

未晞时收取，愈百疾，止消渴，令人身轻不饥，悦泽。别有化云母作粉服法。八月朔日收取，摩墨点太阳穴，止头痛，点膏肓穴，治劳瘵，谓之天灸①。

百花上露　令人好颜色。

凌霄花上露　入目损目。

柏叶上露、菖蒲上露　并能明目，旦旦洗之。

韭叶上露　旦旦涂之，去白癜风。

甘　露

甘，大寒。食之润五脏，长年，不饥，神仙。

《瑞应图》云：甘露，美露也。神灵之精，仁瑞之泽，其凝如脂，其甘如饴。《晋中兴书》云：王者敬养耆老，则降松柏；尊贤容众，则降于竹苇。杜镐云：甘露非瑞也，乃草木将枯，精华顿发于外，谓之雀饧②，此理甚通。

甘露蜜

甘，平。明目止渴，治胸膈诸热。

《方国志》云：大食国秋时收露，朝阳曝之，即成糖霜，则此物也。《一统志》云：撒马儿罕地在西番，有小草丛生，叶细如蓝，秋

---

① 灸：原作“炙”，据金陵本第五卷露水条改。

② 雀饧（táng 糖）：原作“雀锡”，据金陵本第五卷甘露条改。雀饧，凝结在树木上的一种露水。

露凝其上，味如蜜甘，可熬如饧。

明水方诸水

甘，寒。明目定心，止渴，去小儿烦热。

藏器曰：方诸，大蚌也。熟摩令热，向月取之，得水二三合，亦如朝露。

冬霜

甘，寒。食之解酒热，伤寒鼻塞，寒热疟疾，及酒后诸热面赤者。和蚌①粉，傅暑月痱疮，及腋下赤肿，皆瘥。

收霜以鸡羽扫，瓶盛密封，不坏。

腊雪

甘，冷。解一切毒，治天行时疾温疫，小儿热痫狂啼，大人丹石发动，酒后暴热，黄疸，温服。洗目，退赤。煎茶煮粥，解热止渴。宜煎伤寒火暍药，抹痱亦良。

时珍曰：雪，洗也。洗除瘴疠虫蝗也。冬至后第三戊为腊。腊前三雪，大宜菜麦，又杀虫蝗，密封阴处，念年不坏；水浸五谷种，耐旱不生虫，洒几席，蝇自去；淹藏果食，不蛀蠹。春雪无用。

夏冰

甘，冷。去热烦，熨人服乳石发热肿。解烦渴，消暑毒。伤寒阳毒，热盛昏迷，以冰一块置膻中，亦解烧酒毒。

颢曰：今人冬月藏冰于窖，登之以盐是也。淮南万毕术，有凝水石作冰，非真也。藏器曰：夏月用冰，止可隐映饮食，令气凉，忌食。虽快当时，久皆成疾。

神水

甘，冷。饮之清热化痰，定惊安神。治心腹积聚及虫病，和

---

① 蚌：原作“蜂”，据金陵本第五卷冬霜条改。

獭肝为丸服。

端午日午时有雨，急伐竹竿，中必有神水，沥取为药。

半天河上池水

甘，微寒。饮之辟时疫，主蛊毒，杀鬼精，恍惚妄语，与饮，勿令知之。治鬼疰，狂，邪气，恶毒，洗诸疮。槐树间者，主诸疮恶疮，风瘙疥痒。

弘景曰：此竹篱头水及空树穴中水。《战国策》云：长桑君饮扁鹊以上池之水，能洞见脏腑。《注》云：上池水，半天河水也，然则有法。

身体白驳：取树木孔中水洗之，研桂末，唾和傅，日再上。

屋漏水

辛、苦，有毒。洗犬咬疮，更以水浇屋檐，取滴下土傅之，效。涂疣目，傅丹毒。

李鹏飞①曰：水滴脯肉，食之，生恶疮，结癥瘕。又檐下雨滴菜，亦有毒，不可食。

千里水、东流水、甘烂水

俱甘，平。主五劳七伤，肾虚脾弱，阳盛阴虚，目不得瞑，及霍乱吐泻，伤寒后欲作奔豚，病后虚弱。扬之万遍，煮药、禁咒最验。

逆流水　治中风、卒厥、头风、疟疾、咽喉诸病，宜吐痰饮。

藏器曰：千里水、东流水二水，皆堪荡涤邪秽，煎煮汤药，禁咒神鬼。潢污②行潦，尚可荐之王公，况其灵长哉！《本经》云：东流水为云母石所畏。炼云母石用之。思邈曰：江水，流泉远涉，顺势归

---

① 李鹏飞：原作“李廷飞”，据金陵本第五卷屋漏水条改。

② 潢污：聚积不流之水。

海，不逆上流，用以治头，必归于下。故治五劳七伤羸弱之病，煎药宜陈芦、劳水，取其水不强、火不盛。无江水，则以千里水、东流水代。时珍曰：劳水则扬泛水。张仲景谓之甘烂水，以流水置盆中，用勺高扬之千遍，有沸珠相逐。乃水性本咸而体重，劳之则甘而轻，取其不助肾气而益脾胃。《医学正传》云：甘烂水，甘温而性柔，煎伤寒阴证等药。顺流水，性顺而下流，故治下焦腰膝之症，及通大小便之药。急流水，湍上峻急，其性急速而下达，故通二便风痹①之药。逆流水，洄澜之水，其性逆而倒上，故煎发吐痰饮之药，取其回旋流止，上而不下，名倒流水。

井华水

甘，平。疗酒后热痢，洗目中肤翳，治人大惊九窍四肢指岐间出血，以水噀②其面。和朱砂服，令人好颜色，镇心安神。治口臭③，堪炼熬诸药石。投酒醋，令不腐。宜煎补阴，一切痰火气血药。

颖曰：井水新汲，疗病利人。平旦第一汲，为井华水，其功广，与诸水不同。凡井水有远从脉④而来为上；有从近处江河渗来次；其城市近沟渠污水杂渗入者成碱，用须煎滚⑤，停一时，候碱澄用，否则气味俱恶，不堪煎药食茶酒也。

新汲水 治消渴反胃，热痢热淋，小便赤涩，却邪调中，下热气，并宜饮之。射痈肿令散，洗漆疮。治坠损肠出，令⑥喷其

---

① 痹：原作“脾”，据金陵本第五卷流水条改。
② 噀（xùn 讯）：含水喷。
③ 臭：原作“鼻”，据金陵本第五卷井泉水条改。
④ 脉：金陵本第五卷井泉水条此前有“地”字。
⑤ 滚：原作“瀼”，据金陵本第五卷井泉水条改。
⑥ 令：金陵本第五卷井泉水条作“冷”。

面①，则肠自入。解闭口椒毒，下鱼骨哽，解马刀毒，及砒石、乌喙②、烧酒、煤炭毒。又治热闷昏瞀烦渴。

衄血不止：新汲水随左右洗足，即止。又：冷浸火纸数层，贴囟上，以熨斗熨之，立止。又，冷水一瓶，淋射顶上，亦止。

犬咬血出：新汲水洗至血止，棉裹之。

鱼骨哽咽：新汲水一大盏，令口向水，张口取水气，哽当自下。

中砒石毒：多饮新汲水，得吐利。解煤炭烟毒、乌喙毒，方同。

烧酒醉死：急以新汲水浸其发，外以故帛浸，贴其胸膈，仍细细灌之。

眼睛突出一二寸者：以新汲水灌渍睛中，数易，自入。

厌禳瘟疫：腊旦除夜，以小豆、川椒各四十九粒投井中，勿令人知。

疔毒疽疮：凡手指及诸处疮起，发痒，寒热，或麻木，此极毒重疮。用针刺，去恶血，口噙井凉水吮之，水温再投③，吮至痛痒俱住，愈。神效方。

立春、清明二节取水盛　谓之神水。宜浸造诸风药，并脾胃虚损诸丹丸散及药酒。久留不坏。

寒露、冬至、小寒、大寒四节及腊日水　宜浸造滋补五脏，及痰火积聚、虫毒诸丹丸，并煮酿药酒。与雪水同功。

立秋日五更井华水　长幼各饮一杯，能却疟痢百病。

端午日午时水　宜造疟痢、疮疡、金疮、百虫蛊毒诸丹丸。

小满、芒种、白露三节水　并有毒。造药，酿酒醋一应食物，皆易败坏。人饮之，亦生脾胃病。

---

① 面：金陵本第五卷井泉水条此前有“身”字。

② 乌喙：原作“乌啄”，据金陵本第五卷井泉水条改。乌喙，即乌头。

③ 投：金陵本第五卷井泉水条作“换”。

醴泉甘泉

甘，平。治心腹痛，疰忤鬼气邪秽之属，并就泉空腹饮之。又止热消渴及反胃霍乱，亦以新汲水佳。

《应图》① 云：醴泉，井②之精也，味甘如醴，流之所及，草木皆茂，饮之令人多寿，除痼疾。

玉井泉

甘，平。久服神仙，令人体润，毛发不白。

太华山有玉水溜下，人得服之，多长生。今人近山多寿者，岂非饮玉石津液之功乎？

乳穴水

甘，温。久服肥健人，能食，体润不老。与钟乳同功效。

藏器曰：近乳穴处流出之泉。人多取水酿酒，大有益。其水浓，称之重于他水。煎之上有盐花者，此真乳流也。

温汤温泉

辛，热，微毒。治诸风筋骨挛缩，及肌皮顽痹，手足不遂，无眉发，疥癣诸疾，在皮肤骨节者，入浴效。浴讫，当大虚惫，随病与药服，及饮食补养。非此等病人，不宜轻入。

此泉下有硫黄时令水热。颖曰：庐山有温泉，方士教患疥癣、风癞、杨梅者，饮食③入池，久浴汗出乃止。旬日自愈。服药调养。

盐卤水

咸、苦，有大毒。治蚀䘌疥癣，瘘疾虫咬，及涂马牛为虫蚀，毒虫入肉生子。六畜饮一合，当时死，人亦然。凡疮有血者，不

---

① 应图：即《瑞应图》。

② 井：金陵本第五卷醴泉条作“水”。

③ 饮食：金陵本第五卷温汤条作“饱食”。

可涂。痰厥不省，少少灌之，取吐良。

时珍曰：盐不沥水，不堪食。今人用此收豆腐。

阿井泉

甘、咸，平。下膈，疏痰，止吐。

时珍曰：阿井在今兖州阳谷县，即古东阿县也。沈括《笔谈》云：古说济水伏流地中，今历下凡发地下皆是流水。东阿亦济水所经，取井水煮胶谓之阿胶。其性趣下，清而且重，用搅浊水则清，故治瘀浊及逆上之痰。又青州范公泉，亦济水所注，其水用造白附子①，能利膈化痰。

山岩泉水

甘，平。治霍乱烦闷，呕吐腹空，转筋恐入腹，宜多服之，名曰洗肠，勿令腹空，空则更服。人多惧此，然尝试有效。但身冷力弱者，防脏寒，当以意消息之。

时珍曰：此山岩石间所出泉，流溪涧者。其泉源远清冷，或山有玉石美草者为良；其山有黑土毒石恶草勿用。又大雨洗出山谷中有蛇虫毒，杀人。

车辙中②水辙，乃车之行迹

治疡疡风③。端午日取，洗之。牛蹄迹中水洗亦可。

地　浆

甘，寒。治干霍乱及中暍卒死，饮一升，效。解中毒烦闷热渴，及鱼、肉、果、菜、药物、诸菌、砒霜毒。

弘景曰：此掘黄土地作坎，深三尺，新汲水沃入搅浊。少顷取清

---

① 白附子：金陵本第五卷阿井水条作“白丸子”。

② 中：原脱，据金陵本第五卷车辙中水条补。

③ 疡疡风：原作“疡肠风”，据金陵本第五卷车辙中水条改。

用。名地浆，又名土浆。

干霍乱病，不吐不痢，胀痛欲死：地浆三五盏服愈。大忌米汤。

闭口椒毒，吐白沫，身冷欲死：地浆饮之解。

中野芋毒：土浆饮之。

解砒霜毒：地浆调铅粉服，立解。

黄鲿鱼毒：食此鱼，犯荆芥，杀人。地浆解之。

热汤百沸汤、麻沸汤

甘，平。助阳气，行经络，熨霍乱转筋入腹及客忤死。

时珍曰：有患风疾数年，掘坑，坐坑内，解衣，以热汤淋之，良久以簟盖之，汗出而愈。珍推此法，治寒湿用艾，治风虚用五枝或五加皮煎汤淋洗，效。

伤寒初起：热汤饮，候吐则止。

忤恶卒死：铜器或瓦器盛热汤，熨腹上，冷则易。

火眼赤烂：紧闭目，热汤沃。或薄荷、防风、荆芥煎热汤沃之。

蛇绕不解：热汤淋之，即脱。

生熟汤阴阳水

甘、咸。调中消食。凡痰疟，及宿食毒恶之物，胪胀欲作霍乱者，取水，以盐投中，进数升，令吐尽痰食，便愈。又霍乱及呕吐，不能纳食及药，势危急者，饮数口即定。

时珍曰：新汲水、百沸汤合一盏和匀，故曰生熟，今名阴阳水。三焦失道，二气淆乱，浊阴不降，清阳不升，发为霍乱呕吐。饮此汤辄定，分阴阳，得平也。

齑　水

酸、咸。吐诸痰饮宿食①。取其酸苦涌泄为阴。

---

① 宿食：原作“食宿”，据金陵本第五卷齑水条乙正。

此是作黄畜菜中水。

浆水酸浆水

甘、酸，微温。调中引气，宣和强力，通关开胃止渴。治霍乱泻痢，消宿食。宜作粥，薄暮啜之，解烦去睡，调理脏腑。煎令酸，止呕哕，利小便，下骨哽，洗面黑子白，令人肤体如缯帛。

嘉谟曰：浆，酢也。炊粟米热，投冷水中，浸五日，味酢，生白花，色类浆，故名。若浸败者，害人。

滑胎易产：酸浆和水，少许服。

霍乱吐下：酸浆水，煎姜屑，呷之。

骨哽在咽：磁石，煅，醋淬，橘，细焙，多年浆水脚炒干，等分，末，别以浆水脚和丸芡子大。每含咽一丸。

手指肿痛：浆水入少盐，热渍之，冷即易。

面上黑子：每夜暖浆水洗面，以布揩赤，檀香磨汁涂之。

甑气水

以器承取，沐头，长发，令黑润；朝朝用梳蘸水摩小儿头，久觉有益。涂口角破烂。葆元。

小儿诸疰①，遍身或面上生疮，烂成孔，如大人杨梅疮。用蒸糯米时甑蓬四边滴下气水，以絮承取，扫疮上，不数日即愈。神效。

磨刀水

咸，寒。利小便，消热肿。

小便不通：磨刀交股水一盏，服。

肛门肿痛，欲作痔疮：取屠刀磨水服。

耳中卒痛：磨刀铁浆，滴入即愈。

---

① 疰：金陵本第五卷甑气水条作“疳”。

蛇咬毒攻入腹：以两刀于水中相磨，饮其汁。

盘肠生产，肠干不上者：以磨刀水润肠，煎好磁石一杯，温服，自然收上。

浸蓝水

辛、苦，寒。除热，解毒，杀虫。治误吞水蛭成积，胀①痛黄瘦，饮之取下愈。

染布水 治咽喉痛及噎疾，温服一钟良。

猪槽中水

服一盏，治蛊毒，蛇咬疮，浸之良。

葆验：手指肿痛，猪槽内宿渣敷，立消。

市门溺坑水

止消渴，重者服小盏，勿令知，三度瘥。

葆按：市中溺坑，每多抛死鼠秽物等件，恐污浊有害。《本草》治渴，拟是有水通行者。

洗儿汤

治胞衣不下，服一盏，勿令知之。

诸水有毒

水府龙宫，不可触犯。藏器曰：水之怪，温峤然犀照水，为神所怒。水中有赤脉，不可断之。

井中沸溢，不可饮。时珍曰：但于三十步内取青石一块投之，即止。

古井眢井②不可入，有毒杀人。时珍曰：夏月阴气在下，尤忌

---

① 胀：原作“服”，据金陵本第五卷浸蓝水条改。

② 眢（yuān 渊）井：废井；无水的井。

之。但以鸡毛投之，盘旋而舞不下者，必有毒也。以热醋数斗投之，则可入矣。古冢亦然。

古井不可塞，令人盲聋。

阴地流泉有毒，二、八月行人饮之，发瘴疟，损脚力。

泽中停水，五、六月有鱼鳖精，人饮之，成瘕病。

沙河中水，饮之令人喑。

两山夹水，其人多瘿。

又流水有声，其人多瘿。

花瓶水，饮之杀人，腊梅尤甚。

炊汤洗面，令人无颜色；洗体，令人发癣；洗脚，令人疼痛生疮。

铜器上汗，入食中，令人生疽，发恶疮。

冷水沐头，及热泔沐头，并成头风，女人尤忌之。

水经宿，面上有五色者，有毒，不可洗手。

时病后浴冷水，损心胞。

盛暑浴冷水，成伤寒。

汗后浴冷水，成骨痹。时珍曰：颜闵①远行，汗后渡水，遂成骨痹痿②蹶，数年而死。产后洗浴，成痉风，多死。

酒中饮冷水，成手颤。

酒后饮茶水，成酒癖。

饮水便睡，成水癖。

小儿就瓢及瓶饮水，令语讷。

夏月远行，勿以冷水濯足。

冬月远行，勿以热汤濯足。

---

① 颜闵：金陵本第五卷诸水有毒条作“顾闵”。

② 痿：原作“瘦”，据金陵本第五卷诸水有毒条改。

火部

桑柴火

治痈疽发背不起，瘀肉不腐，及阴疮瘰疬流注，臁疮顽疮。燃火吹灭，日灸二次，未溃，拔毒止痛，已溃，补接阳气，去腐生肌。凡一切补药诸膏，宜此火。灸之，但不可点艾，伤肌。

时珍曰：桑乃箕星之精，能助药力，除风寒痹诸痛。藏器曰：桑柴火炙蛇，则蛇足见矣。

炭火

栎炭火，煅炼一切金石药。烰①炭火，烹煎焙炙百药丸散。

白炭

治误吞金银铜铁在腹，烧红，为末，煎汤呷之；甚则刮末三钱，井水调服，未效再服。又解水银、轻粉毒。带火炭纳水底，能取水银出也。上立炭带之，辟邪恶鬼气。除夜立之户内，辟邪恶。

卒然咽塞：炭末蜜丸，含咽。

白虎风痛，日夜走注，百节如啮：炭灰五升，蚯蚓屎一升，红花七捻，和熬，以醋拌之。用故布包二包，更互熨痛处。

久近肠风下血：紧炭三钱，枳壳烧存性，五钱，为末。五更米饮服三钱，天明再服，即效。忌油腻毒物。

阴囊湿痒：麸炭、紫苏共末，扑之。

汤火灼疮：炭末，香油调傅。

白癞头疮：白炭烧红，投沸汤中，洗之。

---

① 烰（fū肤）炭：原作“浮炭”，据文义改。此为方言，指木柴经过燃烧后剩下的块状物，经闭熄后而成。

芦火、竹火

宜煎一切滋补药。

时珍曰：用陈芦柴、枯竹烧炭，取其不强，不损药力；用桑柴火，取其能助药力；烰炭，取其力慢；栎炭，取其力紧；温养用糠及马屎、牛屎，取其暖使药力匀偏①。

艾　火

灸百病。灸诸风冷疾，入硫黄末少许，尤良。

神针火

治心腹冷痛，风寒湿痹，附骨阴疽。凡在筋骨隐痛者，针之，火气直达病所，甚效。

时珍曰：神针火，五月五日取东引桃枝，削为木针，如鸡子大，长五六寸，干之。用时以棉纸三五层衬患处，将针蘸麻油点着，吹灭，乘热针之。又雷火神针法：熟蕲艾末二②两，乳香、没药、山甲炒、硫黄、雄黄、草乌、川乌、桃树皮各一钱，麝香五分，共末，拌艾匀，以厚纸裁成条，铺药艾于内，卷如拇指大，长三四寸，收藏瓶内，埋地中七七日，取出。用时于灯上点着，吹灭，隔纸十层，乘热针于患处，热气直入病处，其效更速。并忌冷水。

火针燔针、烧针

治风寒筋急挛引痹痛，或瘫缓不仁者，针下疾出，急按孔穴则疼止，不按则疼甚。癥块结积冷病者，针下慢出，仍转动，以发出污浊。痈疽发背有脓无头者，针令脓溃，勿按孔穴。凡用火针，太深则伤经络，太浅则不能去病，要在消息得中。针后发热恶寒，此为中病。凡面上及夏月湿热在两脚时，皆不可用此。

---

① 偏（biàn 遍）：通“遍”。普遍。

② 二：金陵本第六卷神针火条作“一”。

时珍曰：其针须用火箸[①]铁造。麻油满盏，灯草二七茎点灯，将针频涂麻油，灯上烧令通赤用之。不赤或冷，则反损人，且不能去病。所针之处，必先点穴墨记明白，差则无效。又凡肝虚目昏多泪，目赤，生翳膜顽厚，并宜熨烙法。盖气血得温则宣流，得寒则凝涩。其法用平头针如翳大小，烧赤，轻轻当翳中烙之，烙后翳破，即用退翳药点。

灯火

治小儿惊风、昏迷、搐搦、窜视诸病。又治头风胀痛，视头额太阳络脉盛处，以灯心蘸麻油点灯焠之。外痔肿痛，亦焠之。油能去风解毒，火能通经也。小儿初生，因冒寒气散绝者，切勿断脐，急烘絮包之，将胎衣烘热，用灯炷于脐下往来燎之，暖气入腹内，气回自苏。又烧铜匙柄，熨烙眼弦内，去风退赤，甚妙。

搅肠痧痛：阴阳腹痛，手足冷，但身上有红点。以灯草蘸油点火，焠于点上。

小儿诸惊：仰向后者，灯草焠其囟门、两眉齐之上下；眼翻不下者，焠其脐之上下；不省人事者，焠其手足心之上下；手拳不开，口往上者，焠其顶心、两手心；撮口出白沫者，焠其口上下、手足心。

杨梅毒疮：铅、水银各二钱，入锅内结砂，银珠二钱，白花蛇一钱，末，作纸捻七条。初日用三条，自后一日[②]用一条，麻油点灯于烘炉中，放被内盖卧，勿透风。须食饱，口含椒茶，热则吐去，再含。又神灯熏法：银珠二钱，儿茶、龙挂香、皂角子各一钱，末，以纸卷作灯心大，长三寸，每用一条，安灯盏内，麻油浸点，置水桶中，以被围坐，用鼻吸烟咽之。口含冷茶，热则吐去。日熏两次。三日后口破，以陈浆水漱之。又神灯照法：治杨梅疮，年久破烂坑陷

① 箸：原作“筯”，据金陵本改。

② 日：原脱，据金陵本第六卷灯火条补。

者。银珠、水银、线香各三钱，乳香、没药各五分，片脑二分，末，以纸卷作捻，浸油点灯照疮，日三次，七日见效。须先服防风通圣散数帖，临时口含椒茶，防毒入齿。

年深疥癣，延蔓遍身：硫黄、艾叶研匀作捻，浸油点灯，被中熏。油涂口鼻耳目，露之。

灯　花

治小儿邪热在心，夜啼不止，以二三颗灯心，汤调乳上，令儿吮之。研傅金疮，止血生肉。

烛　烬

治疔肿。同胡麻、针砂等分，为末，和醋傅之。治九漏，同阴干马齿苋等分，为末，先以泔水洗净，和腊猪脂傅之，日三上。

时珍曰：烛有蜜蜡烛、柏油烛、虫蜡烛、牛脂烛，唯蜜蜡、柏油者，烬可入药。

土　部

白土白垩土、白善土

苦，温。治鼻洪吐血，痔漏泄精，男子水脏冷，涩肠止痢，女子子宫冷，血结，寒热癥瘕，月闭积聚，阴肿痛，漏下，无子。合王瓜等分，末，汤服二钱，治头痛。

衄血不止：白土末五钱，井华水调服。

水泻，日夜不止：白土，煅，醋淬，炮姜，各一两，生楮叶二两，末，糊丸绿豆大。米饮下二十丸。

风赤烂眼，倒睫拳毛：白土一两，铜青一钱，共末。每用半钱泡汤洗。

小儿热丹：白土一两①，寒水石半两，末，新汲水调涂。

代指肿痛：猪膏和白善土调傅。

赤　土

甘，温。治汤火伤，研末涂之。

牙宣疳䘌：赤土、荆芥②同研，揩之。

风疹瘙痒甚，不能忍：赤土，研末。空心温酒服一钱。

身面印文：刺破，以醋调赤土傅，干即易。以印灭为度。

黄　土

甘，平。治泻痢冷热赤白，腹内热毒绞结痛，下血，取干者，水煮数沸，去滓，暖服。解诸药毒，及牛马诸肉毒，合口椒毒，野菌毒。

小儿吃土：干黄土一块，末，黄连煎汤服。

乌纱惊风：小儿惊风，遍身乌者。急推向下，将黄土一碗，末，入醋一钟，炒热包定熨之，引下至足，刺下效。

卒患心痛：画地作王字，撮取中央土，水和服。

目卒无见：黄土搅水中，澄清洗之。

牛马肉毒及牛肝毒：黄土三升，水煮澄清一升，服。又方：入头发寸截和服，发皆贯肝而出。

内痔痛肿：黄土、黄连、皮硝各一两，猪肝③汁同研，丸枣大。每日纳入肛门，过一夜，随大便而出。内服乌梅、黄连二味丸药。

攧扑欲死：一切损伤，从高坠下，及木石所迮④，落马扑车，瘀血凝滞，气绝欲死者，亦活。用净黄土五升蒸热，以故布重裹作二

---

① 两：金陵本第七卷白垩条作“分”。
② 荆芥：金陵本第七卷赤土条此后有“叶”字。
③ 肝：金陵本第七卷黄土条作“胆”。
④ 迮（zé 则）：砸。

包，更互熨之。勿大热，恐破肉，痛止则已，神效。

杖疮未破：干黄土末、童尿、鸡子清调刷上，干即以热水洗去，复刷复洗，数十次，以紫转红为度。仍刷两胯，以防血攻阴。

蜈蚣螫伤：画地作王字，内取土掺之。

张司空言：三尺以上曰粪，三尺以下曰土。凡用，当去上恶物。

铸钟黄土

治卒心痛，疰忤恶气，温酒服一钱。

铸铧锄孔中黄土

治丈夫阴囊湿痒，及阴汗，细末扑之。

东壁土

甘，温。取太阳先见所照，能引真火生发之气，而补土胜湿，止泻痢、霍乱、烦闷、温疟。疗下部疮，脱肛①。小儿风脐，摩干、湿二癣，点目去翳。同蚬②为末，傅豌豆疮。解川乌、草乌、六畜肉毒，汤泡服之。

弘景曰：此屋之东壁上土也，常先见日。又可除油垢衣，胜石灰、滑石。宗奭曰：东壁先得太阳真火烘照。日初出，少火之气壮，及当午则壮火气衰，故不用南壁而用东壁。

急心痛：五十年陈壁土、枯矾等分，蜜丸。艾汤服二钱。

肛门凸出：故屋东壁土末，以长皂荚挹末粉之，仍炙皂荚，更互熨之。

瘑破经年，脓水不绝：用百年茅屋厕③中壁土末，入轻粉少许，和傅。

耳疮唇疮：东壁土和铅粉调傅。

---

① 肛：原作“红”，据金陵本第七卷东壁土条改。

② 蚬：金陵本第七卷东壁土条此后有“壳”字。

③ 厕：金陵本第七卷东壁土条作“厨”。

痱子瘙痒：壁土傅，随手愈。

六畜肉毒：东壁土，水服一钱，即安。

解乌头毒：不拘川乌、草乌毒，陈壁土泡汤服。冷水亦可。

霍乱闷乱：向阳壁土煮汁服。药毒烦闷，同方。

道中热土

夏月暍死，以土积心口，少冷即易，气通则苏。亦可以热土围脐旁，令人尿脐中；仍用热土、大蒜等分，捣水去滓灌之，即活。

十字道上土 治头面黄烂疮，同灶心土等分傅。

车辇土

治恶疮出黄汁，取盐车边脂角上土涂之。行人暍死，取车轮土五钱，水调澄清服，即苏。小儿初生，无肤色赤，因受胎未得土气也。取车辇土研傅之，三日后生肤。

市门土

治妇人易产，八个月带之。产时，酒服一钱。日中为市处门栅也。

户限下土

治产后腹痛，热酒服一钱，又治吹奶，和雄雀尿，暖酒服一匙。

时珍曰：限，即门阈也。

鞋底下土

治适他方不伏水土，刮下，和水服，即安。

柱下土

治腹痛暴卒，水服一匙。胞衣不下，取宅中柱下土，研末，鸡子清和服。

床脚下土

治瘈犬咬，和水傅之，灸七壮。

桑根下土

治中恶风、恶水而肉肿者，水和傅之，灸二三十壮，热气透入，则平。

燕窝土

同屎作汤，浴小儿，去惊邪。治风瘙瘾疹，及恶刺疮，浸淫瘑疮遍身至心者死，水和傅，三日瘥，及傅口吻、白秃、诸疮，时毒头项肿。葆元。

口角烂疮：燕窝泥研傅。

白秃头疮：燕窝泥、土蜂窠等分，研，剃头后麻油调傅。

瘭疽恶疮，着手足肩背，累累如赤豆大：剥痂，米泔和醋洗净，燕窝土和百日小儿屎傅。

小儿丹毒：向阳燕窝土末，鸡子白和傅。

葆验：治时邪项外肿，饮食难下，顷刻杀人。燕窝土一两，枯矾、雄黄各三钱，共末，烧酒调稀，时扫项外、空咽门，出火毒。

百舌窠中土

治蚯蚓及诸恶虫咬疮，醋调傅之。

土蜂窠蠮螉窠，即细腰蜂窠

甘，平。治痈肿头风①，妇人难产，煎服。小儿霍乱吐泻，炙研，乳汁服一钱。点乳蛾，消疔肿，为末。醋调涂肿毒，及蜘蛛咬，蜂虿毒。

疔疮肿痛：蠮螉窠煅、蛇皮烧等分，酒服一钱。

---

① 头风：金陵本第七卷土蜂窠条作“风头”。

女人难产：土蜂窠，水泡汤饮之。取时逢单是男，双是女，最验。

咽喉乳蛾：土蜂窠一个，末。先用楮叶擦破病人舌，令血出。以醋和末，用翎点之。令痰涎出，效。后用竹根①擂水服。

手足发指毒，痛不可忍：壁间泥土蜂窠末，入乳香少许，匀，醋调傅，干即以醋润之。

蜣螂转丸

咸、苦，大寒。汤淋绞汁服，疗伤寒时气，黄疸烦热，及霍乱吐泻。烧灰酒服，治项瘿。涂一切瘘疮。

藏器曰：此蜣螂所作丸也。藏在土中，掘地得之，正圆如人捻作成，弥久者佳。

鼠壤土

治中风筋骨不随，冷痹骨节痛，手足拘急，风掣痛，偏枯死肌。多收曝，蒸熟袋盛，更互熨，效。和小儿屎②，涂疔肿。

蚁蛭土③

治死胎在腹，及胞衣不下，炒三升，袋盛，搨心下，自出。醋和，搽狐刺疮。

时珍曰：蛭，音迭，高起也。封，聚土也。

白蚁泥

治恶疮肿毒，取松木上者，同黄丹炒焦，末，麻油调涂。

蚯蚓泥

甘、酸，寒。治赤白久热痢，取一升炒烟尽，沃汁半升，滤

---

① 竹根：金陵本第七卷土蜂窠条此前有“扁”字。

② 屎：金陵本第七卷鼠壤土条作“尿”。义胜。

③ 蚁蛭（dié 迭）土：蚂蚁做窝时堆积在洞口周匝的浮土。蛭，通“垤”。

净饮之。小儿阴囊忽虚热肿痛，以甘草汁入轻粉末调涂。小儿卵肿，薄荷汁调涂。以盐研傅疮，去热毒，及蛇犬伤。又治狂犬伤，出犬毛，神效。

断截热疟：端午日午时取蚯蚓粪，面和丸豆大，朱砂为衣。每发日，早一时，水服三丸。或加菖蒲、独蒜和丸。

妇人吹乳：韭菜地中蚯蚓屎研末，醋调傅，干则换，愈。

脚心肿痛：因久行立者。水调蚯蚓泥傅。一切丹毒，同方。

耳后月蚀：蚯蚓粪烧炭，猪脂调涂。

聤耳出水成疮：蚯蚓粪末傅，并吹入。

齿龈宣露：蚯蚓泥烧炭，末，腊猪脂调傅。

解射罔毒：蚯蚓屎末，井水服二钱。

反胃转食：蚯蚓粪一两，木香三钱，大黄七钱，共末。水服五钱。忌煎炒酒醋椒姜热物。

外肾生疮：蚯蚓粪二钱①，绿豆粉一钱②，水研涂之。

时行腮肿：柏叶捣汁，调蚯蚓粪涂之。

小便不通：蚯蚓粪、朴硝等分，水和傅脐下，即通。

蜈蚣螫伤：蚯蚓粪涂之，效。

螺蛳泥

性凉。治反胃吐食，取螺蛳一斗，水浸，取泥晒干，每服一钱，火酒调下。

猪槽上垢土

治难产，取一合和面半升，乌豆二十粒，煎汁服。又治火焰丹毒，赤黑色，取槽下泥傅，干即易。

---

① 钱：金陵本第七卷蚯蚓泥条作“分”。

② 钱：金陵本第七卷蚯蚓泥条作“分”。

犬尿泥

治妊娠伤寒，令子不落，取涂腹上，干即愈[①]。

尿坑泥

治蜂蝎诸虫咬，取涂之。

粪坑底泥

治发背诸恶疮，阴干为末，新汲水调傅，即止痛。

疔肿恶疮：粪下土、蝉蜕、全蝎等分，捣作饼，香油煎滚，傅疮四围，疔根自出。

檐溜下泥

治猪咬、蜂螫、蚁叮、蛇伤，并取涂之。又和羊脂，涂肿毒、丹毒。

蝎螫蜂叮：蝎有雌雄，雌[②]者痛在一处，井底泥封之；雄[③]者痛牵诸处，瓦沟下泥封之。无雨，以水从屋上淋取。

田中泥

治蚂蝗入人耳，取一盆枕耳边，蝗嗅其气自出。误吞蚂蝗入腹者，酒和一二升服，当利出。

井底泥

治妊娠热病，取傅心下及丹田，可护胎气。涂汤火疮。

胎衣不下：井底泥一鸡子大，井华水服，即下。

卧忽不寤：勿以火照，但痛啮其踵及足趾甲际，而多唾其面，以井底泥涂其目，令人垂头入井中，呼其姓名，便苏也。

---

① 愈：金陵本第七卷犬尿泥条作“易”。

② 雌：金陵本第七卷檐溜下泥条作“雄”。

③ 雄：金陵本第七卷檐溜下泥条作“雌”。

小儿热疖：井底泥傅其四围。

孩儿茶乌爹泥、乌垒泥

苦、涩，平。化痰生津，清上膈热，涂金疮、一切诸疮，生肌定①痛，止血收湿。

时珍曰：儿茶，出南番暹罗诸国，今云南造之。云是细茶末入竹筒中，坚塞两头，埋污泥沟中，日久取出，捣汁熬制而成。

鼻渊流水：儿茶研末，吹之。

牙疳口疮：儿茶、硼砂等分，末，搽。若走马牙疳，加雄黄、贝母等分，先米泔洗净，搽。

下疳阴疮：儿茶、胡黄连各一钱。《纂奇方》② 加珍珠一分，龙脑半分，匀傅。

痔疮肿痛：儿茶二钱，麝香半分，末，唾津调傅。

脱肛气热：儿茶二分，熊胆五分，片脑一分，末，人乳调搽肛上，热汁下，肛自收。亦治痔疮。

伏龙肝灶心土

辛，微温。止咳逆吐血鼻衄，肠风尿血泄精，心痛狂癫，风邪蛊毒，反胃中恶，中风口噤，魇寐暴绝。妇人血漏，妊娠热病，护胎下胞。小儿夜啼风噤，重舌脐疮。醋调，傅痈肿诸毒。

弘景曰：此灶中对釜月下黄土也。

卒中恶气：伏龙肝一鸡子大，末，水服取吐。

吐血衄血：伏龙肝半斤，泡汁，澄，和蜜服。

吐血泻血，心腹痛：伏龙肝、地垆土、多年烟壁土等分，每用五钱，水煎澄清，空心服。

中风，口噤不语，心烦恍惚，手足不随，或腹痛满，或时绝而复

① 定：原作“生”，据金陵本第七卷乌爹泥条改。

② 纂奇方：金陵本第七卷乌爹泥条作“纂奇方”。

苏：伏龙肝末五升，水八升搅，澄清濯[1]之。

魇寐暴绝：灶心对锅底土研末，水服二钱，更吹入鼻。切忌火照。

妇人血漏：伏龙肝半两，阿胶、蚕沙炒各一两，末。每空心酒服三钱。

赤白带下，日久黄瘁，脉涩：伏龙肝、棕榈、梁土尘，俱炒炭，等分，入龙脑、麝香少许，末。每服三钱，温酒、淡醋汤下。一年者，半月可愈。

妊娠热病：伏龙肝一鸡子大，水调服之，仍以[2]和土涂母脐，干又上。

横生逆产：灶心土对锅底土，服一钱。仍以酒调搽母脐中，自顺。胞衣不出，同方。

狂癫谬乱，不识人：伏龙肝，水服三钱。

小儿夜啼：伏龙肝二钱，朱砂一钱，麝香少许，末，蜜丸豆大。每服五丸，桃符汤下。

小儿重舌：伏龙肝，醋和涂。

重舌肿木：伏龙肝末，牛蒡汁调涂。

小儿丹毒：灶心土末，鸡子白涂，或麻油、冷水调俱可。

子死腹中，母气欲绝：伏龙肝三钱，水调下。

小儿脐疮：伏龙肝末，傅之。

土墼[3]卜急、煤赭

治妇人鳖瘕，及头上诸疮。凡人生痰核如指大红肿者，为末，以菜油调搽，其肿即消；或出脓，以膏药贴之。

---

① 濯：金陵本第七卷伏龙肝条作“灌”。

② 以：金陵本第七卷伏龙肝条此后有“水”字。

③ 墼（jī基）：未烧的砖坯。亦指用泥土或炭屑抟成的圆块。

时珍曰：此是烧石灰窑中流结出渣，轻虚而色赭者。

白秃腊犁：土墼四两，百草霜、雄黄各一两，胆矾六钱，榆皮三钱，轻粉一钱，为末，猪胆汁调，剃头后搽之。百发百中，神方也。

甘锅销金银锅

治偏坠疝气，研末，热酒服二钱。疗炼眉疮、汤火疮，入轻粉少许，研末傅。

砂锅沙土烧成

消积块黄肿，取年久者，研末，水飞作丸，每酒服五钱。

白瓷器

味平。治妇人带下白崩，止呕吐，破血止血。水摩，涂疮灭瘢。研末，傅痈肿，可代针。点目，去翳。

鼻衄不止：白瓷细末，吹少许，立止。

吐血不止：白瓷器末二钱，皂荚子仁煎汤下，三服愈。

小便淋痛：白瓷器，煅研，二两，生、熟地黄各一两，末。每木通汤服二钱。

目生翳膜：细料白瓷，大火煅，研末，筛过，加雄黄少许，匀，早晚点少许，勿多。以牛角簪拨出翳膜。若红，用人指甲末点少许四角，愈。

赤黑丹疥，或痒或燥，不急治，遍身即死：白瓷末，猪脂调涂。

汤火疮：青瓷器末，过筛，水飞过，桐油调傅。

乌古瓦桀始以泥烧瓦

甘，寒。水煎、渍汁饮，止消渴，解心中大热，止小便。取屋上年深者良。研末油调，涂汤火伤。疗折伤接骨。

折伤筋骨，神效散：治跌扑伤损，骨折、骨碎、筋断，痛不可忍。路上墙脚下，往来人便溺处碎瓦，洗净火煅，醋淬五次，黄色为度，刀刮细末。每服三钱，酒调下，此方屡验，忽①以轻易贱之。

唇吻生疮：新瓦为末，麻油调涂。

瘢痕凸起：热瓦频熨之。

古砖

治哕气，煮汁服。久下白痢虚寒者，秋月少腹多冷者，并烧热，以布裹坐之，使热气入腹，良。妇人五色带下，以面②作煎饼七个，安烧赤砖上，以黄栝楼傅面饼上，安布两重，令患者坐之，使药气入腹熏之，当有虫出如蚕子者，不过数度良。

臀生湿疮：日以新砖坐，去湿气，效。

寒湿脚气：砖烧红，以陈臭米泔水淬之，乘热布包三块，用膝夹住，棉被覆之，数次愈。

烟胶

治头疮、白秃、疥疮、风癣，痒痛流水。研末，麻油调涂。或加轻粉少许。

时珍曰：此乃熏牛皮灶上及烧瓦窑上黑土也。

牛皮血癣：烟胶、寒水石、白矾各三钱，花椒一钱半，为末，腊猪脂调涂。

消渴引饮：瓦窑突出上黑煤，干似铁屎者，半斤，末，生姜四两，同捣，袋盛，水五升浸汁。每饮五合。

墨

辛，温。利小便，通月经，疗痈肿，止血，生肌肤，合金疮，治产后血晕，妇人崩中卒下血，醋磨服之。又止血痢，小儿客忤，初生开口，水磨，温水服。眯目物芒、飞丝入目，点磨瞳子上，

① 忽：金陵本第七卷乌古瓦条作“不可以”三字。

② 面：原作“曲”，据金陵本第七卷古砖条改。

自出。

吐血不止：陈金墨汁，同莱菔汁饮。或生地汁。

衄血不止，眩晕欲死：浓磨墨汁滴鼻中。

热病衄血，出数升者：好墨末，鸡子白丸梧子大。生地汁下一二十丸，少顷又服。仍以韭汁或葱汁磨墨，点滴鼻内，即止。

堕胎，血溢不止：墨三两，火烧醋淬三次，出火毒，没药一两，末。每醋汤下二钱。

妇人难产：墨一寸，末，水服。亦下死胎，及胞衣不出，酒服。

客忤中恶：多于道间、门外得之，令人心腹绞痛、胀痛，气冲心胸，不治杀人。捣墨二钱，水服。

产后血晕，心闷气绝：以丈夫小便研墨服。

飞丝尘物入目：磨浓墨点之，即出。

大小便血：好墨细末二钱，阿胶化汤调服。热多最宜。

釜脐墨锅底煤

辛，温。治中恶蛊毒，吐血血运，消食积，舌肿喉痹口疮，阳毒发狂。以酒或水温服二钱。涂金疮，止血生肌。

卒心气痛：釜底墨二钱，热小便调下。

中恶心痛：釜底煤五钱，盐一钱，匀。热水调服。

转筋入腹：釜底煤，酒服一钱。

霍乱吐下：釜底煤、灶头上煤各半钱，百沸汤一盏，急搅千下，以碗覆，通口服，立止。

吐血咯血：锅底煤炒过，研。井华水服二钱。

妇人逆产：以手中指取釜下墨，交画儿足下，即顺。

舌卒肿大，如猪脬状，满口，不治杀人：釜底煤和酒涂。

小儿口疮：釜底煤频涂之，效。

鼻气壅塞：釜底墨，水服一钱。鼻中瘜肉，同方。

百草霜灶额墨、灶突墨

辛，温。消化积滞，入下食药中用之。止上下诸血，妇人崩中带下、胎前产后诸病，治伤寒阳毒发狂、黄疸、疟痢、噎膈、咽喉口舌一切诸疮。

时珍曰：此乃灶额及烟炉中墨烟也。其质轻细，故谓之霜。

衄血不止：百草霜吹之，立止。

齿缝出血：百草霜末掺之，立止。

胎动下血，或胎已死：百草霜二钱，棕炭一钱，伏龙肝一[①]钱，共末。每服二钱，白汤入酒及童便调下。

胎前产后虚损，或月经不调，崩中及逆生横生等症：百草霜、白芷等分，末。每服二钱，童便、醋各少许调匀，热汤化服。

妇人白带：百草霜一两，金墨半两，末。猪肝一叶批开，入末二钱，扎紧，纸裹煨熟，细嚼，温酒送之。

脏毒下血：百草霜五钱，米汤调，露一夜，次早空心服。

阳毒发狂，黑奴丸：百草霜、釜底煤、梁上倒挂尘、麻黄、大黄等分，攻解三焦结热，兼取火化。

小儿积痢，驻车丸：百草霜二钱，巴豆仁，煨去油，一钱，研，飞罗面丸豆大。每服三五丸。赤痢，甘草汤，白痢，米饮下。

咽中结块，不通饮食，欲死：百草霜，蜜丸芡大。新汲水送一丸，甚者不过二丸。

妇人崩中：百草霜二钱，狗胆汁拌匀，分二服，当归酒下。

尸厥不醒，脉动如故：灶突墨取弹丸大，浆水服，仍针百会穴、足大拇趾甲侧。

瘰疽出汁，着手足胸背，累累如米粒：灶突墨、灶屋尘、釜下土等分，煮汁洗，日三。

---

① 一：金陵本第七卷百草霜条作“五”。

魇寐卒死：锅底墨，水调灌之，并吹入鼻。忌火照。

一切痢下初起，一服如神，名铁刷丸：百草霜三钱，金墨一钱，半夏七分，巴豆煮，十四粒，研匀，黄蜡三钱，同麻油化开，和药丸绿豆大。煎沸汤下一二十丸，效。

鼻疮脓臭：百草霜，冷水调服。

梁上尘乌龙尾、倒挂尘

辛、苦，微寒。治腹痛、噎膈、中恶、食积、妇人胎动、横生逆产。酒和，傅小儿软疖。止鼻衄、金疮、齿龈出血。

敩曰：凡梁上尘，须去烟火大远，高堂殿上拂下，烧令烟尽，研筛入药。

霍乱吐痢：取屋上尘，汤泡，澄清服。

小便不通：梁上尘，泡水服。

喉痹乳蛾：乌龙尾、枯矾、猪牙皂荚盐炒黄，等分，为末。或吹、点皆妙。

夜卧魇死：切忌火照，急取梁上尘纳鼻中，即活。

卒自缢死：取梁上尘如豆大，各纳一筒中，四人同时将筒极力吹两耳两鼻中，即活。

经血不止：梁上尘炭、荆芥炭等分，茶下二钱。

大肠脱肛：梁上尘同鼠屎烧烟于桶内，坐上熏之数次，上不脱。

妇人胎动，十月未足：梁上尘、灶突墨等分，酒服。

妇人妒乳：梁上尘醋调涂。

横生逆产：梁上尘酒服。

石痈不脓：梁上尘灰、葵根茎灰等分，醋傅。

赤丹：梁上尘油调傅。

门臼尘俗名门斗灰

止金疮出血。治诸般毒疮，切蒜蘸擦，出汗即消。

香炉灰

治跌扑金刃伤损，罨之，止血生肌。

锻灶灰

去邪恶气，治癥瘕坚积。

弘景曰：此锻铁灶中灰，得铁力故也。

产后阴脱：铁炉中紫尘、羊脂，二味和匀，布裹炙热，熨推纳上。

冬　灰

辛，微温，有毒。去黑子、疣、瘜肉、疽蚀、疥瘙。煮豆食，大下水肿。醋和热灰，熨心腹冷气痛，及血气绞痛，冷即易。治犬咬，热灰傅。及溺死、冻死，蚀诸痈疽恶肉。

时珍曰：冬灰，乃冬月灶中所烧薪柴之灰。取其晓夕烧灼，性燥烈。取冬者，体益重也。

人溺水死：用灶中灰一石埋之，从头至足，唯露七孔，良久即苏。盖灰性暖而能拔水也。

堕水冻死，只有微气者：勿以火炙，用布袋盛热灰，放在心头，冷即换，待眼开，以温酒与饮。

阴冷疼闷，冷气入腹，肿满杀人：醋调热灰，熨之。

汤火伤灼：饼炉中灰，麻油调傅。

犬咬伤人：醋和热灰傅，或热汤和。

石碱灰碱，凝结以①石

辛、苦，温，微毒。去湿热，止心痛，消痰，磨积块，化食滞，洗涤垢腻，杀齿虫，去目翳，治噎膈反胃。审虚实用，过服损人。同石灰烂肌肉，溃痈疽瘰疬，去瘀肉，点痣黡疣赘痔核，

① 以：通“似”。

神效。

溃积破气：石碱三钱，山楂三两，阿魏五钱，生半夏，用皂荚水煮过，一两，焙末，阿魏醋化煮糊丸。量病服。

拳毛倒睫：用刀微划动，以石碱、石灰各一钱，醋和涂之，睫自起也。

痣黡疣赘：石碱、矿石灰，以小麦秆灰汁煎二味，令干，等分，末，针刺患处，水调点之，三日三上，即去，须新合者。

虫牙痛：石碱填，立止。

一切目疾：白碱一块，纸包七层，挂风处七七日，研末点。

金部

金屑

辛，平，有毒。镇心安魂魄，定心志，壮①精神，坚骨髓，通利五脏邪气。治癫痫风热，上气咳嗽，伤寒肺损吐血，骨蒸劳极作渴。小儿惊伤五脏，风痫失志恍惚，并以造薄入丸散服。破冷气，除风。

珣曰：生者有毒，熟者无毒。宗奭曰：不直曰金而加屑字，必须炼煅屑为薄，方可入药中。其毒，唯鹧鸪肉可解。敩曰：凡药使金银铜铁，只可浑安在药中，借气生药力而已。勿入药末，服能消人脂。

风眼烂弦：金环烧红，掠上下睑肉，日数次，效。

轻粉破口：凡水肿广疮，服轻粉口疮龈烂。金器煮汁频含漱，能杀轻粉毒。

水银入耳，蚀人脑：以金器枕耳边，自出。

水银入肉，令人筋挛：以金物熨，水银当出蚀金，候金白色是也，频用取效。

---

① 壮：金陵本第八卷金条作“镇”。

牙齿风痛：火烧金钗针之，立止。

银屑熟银

辛，平，有毒。坚骨，镇心明目，定志，破冷除风，安五脏，定心神，止惊悸，除邪气，定癫痫，去风热，疗小儿癫疾狂走，妊妇腰痛胎动，造薄入丸散用。

时珍曰：《本草》言银屑有毒，生银无毒，释解者俱非。原生银初煎出如缦理，乃其天真，故无毒。熔者投以少铜，则成丝文金花，入铜多则反败银，去铜则复还银，其初入少铜终不能出，作伪者又制以药石铅锡。且古法煎销银薄，用水银成泥入药，所以银屑有毒。银本无毒，其毒则诸物炼之毒也。

生银　辛，寒，无毒。明目镇心、安神定志，治热狂惊悸，发痫恍惚。夜卧不安，谵语，邪气鬼祟。小儿中恶，热毒烦闷，及诸热丹毒，并以水磨服之，功胜紫雪。煎水入葱白、粳米作粥食，治胎动不安，漏血。

妊娠腰痛如折：银一两，煎汁服。

胎动欲坠，痛不可忍：银五两，苎根二两，酒、水各一盏，煎汁温服。

胎热横闷：银五两，葱白五寸，阿胶炒半两，入糯米作粥食。煎服亦可。

风牙痛：银一两，烧红淬烧酒一盏，热漱饮之，立止。

口鼻疳蚀，穿唇透颊：银一两，水三升，铜器煎二升，日洗三四次。

身面赤疵：常以银揩，令热，久久自消。

银　膏

辛，大寒，有毒。治热风，心虚惊①，恍惚狂走，膈上热，头

---

① 惊：金陵本第八卷银膏条作“惊悸”。

面热，风冲心上下，安神定志，镇心明目，利水道，治人心风健忘，亦补牙齿缺落。

恭曰：其法用白锡和银薄及水银合成之，凝硬如银，合炼有法。时珍曰：今方士家有银脆，恐即此也。葆按：近有以此作生银骗人者，当面煎炼成银，贪心坠术，或云买药煎炼，多方诱骗，倾家覆产。故志之，免受其害。

赤铜屑

苦，平，微毒。治贼风反折，熬极热，投酒中，服五合。或以五斤烧赤，纳二斗酒中百遍，服。又治腋臭，以醋和①麦饭，袋盛，先刺腋下脉去血，封之，效。明目，治风眼，能接骨焊齿，疗女人血气及心痛。同五倍子，染须发。

《朝野佥载》云：定州崔务坠马折足，医者取铜末和酒服之，遂瘥。亡后十年改葬，胫骨折处，犹有铜束之。

腋下狐臭②：清水洗净，又用酸浆水再洗，微揩破，取铜屑醋和热揩，甚验。

自然铜

辛、甘。安心，止惊悸，消瘀血，排脓，破积聚，化项瘿，治折伤扑损，能续筋骨，散血止痛，疗产后血邪。火炼醋淬七次，研水飞用。

时珍曰：自然铜接骨，功同赤铜屑，不可诬也。骨接后不可常服，便理气活血。

心气刺痛：自然铜，煅，醋淬九次，末，醋和服五分，痛止。

项下气瘿：自然铜安水瓮中，日饮食皆用此水，瘿自消。或置火烧烟，久吸亦消。

① 和：金陵本第八卷赤铜条此后有“如”字。

② 臭：原作“真”，据金陵本第八卷赤铜条改。

暑湿瘫痪，四肢难动：自然铜，煅，酒浸一夜，川乌炮、灵脂、苍术酒浸，各一两，当归二钱，末，酒糊丸梧子大。每酒服七丸，觉四肢麻即止。

铜绿铜青

酸，平，微毒。乃铜之液气所结，能入肝经，吐利风痰，明目杀疳虫。治妇人血气心痛。合金疮止血，去肤赤瘜肉，涂烂弦风眼泪出，恶疮、疳疮。

藏器曰：铜青则是铜器上绿色者，淘洗用之。时珍曰：近时人以醋制铜生绿，取生晒干货之。

风痰卒中，碧枯丹①：治痰涎潮盛，卒中不语，及一身风瘫。生铜绿二两，研细，水化去石，慢火熬干，取辰日辰时修合。入麝香一分研匀，糯米粉糊丸弹子大，阴干密藏。凡卒中，每丸作二服，薄荷酒下；馀风，朱砂酒下。使吐青涎，泻下恶物，效。

烂弦风眼：铜绿研末，水调涂碗内，以艾烧烟熏干，刮下，涂眼弦。

走马牙疳：铜绿、滑石、杏仁等分，末，擦之。

口鼻疳疮：铜绿、枯矾等分，研傅。又方：人中白一钱，铜绿三分，研傅。

臁疮顽疮：铜绿七分，研末，入黄蜡一两化熬，以厚纸拖过，表里别以纸隔贴之。出水妙。亦治杨梅疮及虫咬。

面黡黑痣：以草划皮，铜绿末傅，三日勿洗水，自落。

铅铅、黑锡

甘，寒。镇心安神，固牙明目，杀虫坠痰，疗风痫，乌髭发，治伤寒毒气，噎膈消渴，反胃呕哕，消瘰疬、瘿瘤、痈疽、痉忤。

---

① 碧枯丹：金陵本第八卷铜青条作“碧林丹”。

作条纴，穿女耳。作挺，开女阴实。解砒霜、硫黄、金石药毒。蛇蝎咬，炙热熨之。

黑锡灰 治积聚，杀虫，同槟榔等分，末，五更米饮下。

时珍曰：铅禀癸水之气，体重性濡色黑，内通于肾，故局方黑锡丹、补真丹。得汞交感，治阴阳混淆，上实下虚，气升不降，发呕吐眩运，噎膈反胃危笃之疾，所谓镇坠之剂，有反正之功。其性又能入肉，故女子以铅珠纴耳，即能自穿；室女阴无窍者，以铅作挺，逐日纴之，久久自开。但性阴毒，多服伤人心胃耳。

风痫吐沫，反目抽掣，久患者：黑铅、水银结砂、南星炮各一两，末，糯饭丸绿豆大。一岁一丸，乳汁下。

寸白虫：先食猪肉一片，乃以砂糖①调铅灰四钱，五更服之，虫尽下，食白粥一日。

瘰疬结核未破：铅二两，铁器炒取黑灰，醋和涂，故帛贴之，频换，去恶汁。如此半月，不破不硬，内消为水愈。

解砒霜毒：烦躁如狂，心腹痛，肢冷，命危。黑铅四两，磨水一碗灌之。

解硫黄毒：黑铅煎汤服，即解。

痈疽发背：铅一斤，甘草三两微炙，瓶盛酒三②斗浸甘草，以铅溶化投酒中，如此九次。饮酒醉卧愈。

水肿浮满：铅五两，皂荚一挺炙，酒二斗，煮沸频饮，至小便出二三升，即消。

小便不通：铅末一两，生姜半两，灯心一握，井水煎服，先以炒葱贴脐。

取轻粉毒：铅五斤，打壶一把，盛烧酒十五斤，纳土茯苓半斤，乳香三钱，封固，重汤煮一日夜，埋土中，出火毒。每日早晚任性饮

---

① 砂糖：金陵本第八卷铅条此后有“水”字。

② 三：金陵本第八卷铅条作“一”。

数杯，后用瓦盆接小便，自有轻粉出为验。须服至筋骨不痛，乃止。

肾脏气发攻心，面黑欲死，及诸气奔豚：铅二两，石亭脂二两，木香一两，麝香一钱。先溶铅炒干，入亭脂急炒①，焰起以醋喷之，倾入坑内覆住。待冷末，粟饭丸芡子大。每用二丸，热酒化服，取汗或下或通气即愈。如大便不通，再服一丸，入玄明粉五分服。妇人血气冷痛攻心，方同。葆按：黑锡灰，即溶铅罐内之灰。

铅霜

甘、酸，冷。消痰镇惊，去怯止渴。治咳逆，止惊悸，解酒毒，黑髭发，去胸膈烦闷，中风痰实，化膈热涎塞。

时珍曰：造法：以铅打成钱，穿成串，瓦盆盛醋，以串横盆中，离醋三寸，仍以瓦盆覆之，置阴处，候生霜刮下，仍合住。再生，再刮用。

小儿惊热，心肺积热，夜卧多惊：铅霜、牛黄各半分，铅粉②一分，研。每服一字，竹沥下。

惊风痫疾，喉闭牙紧：铅霜一字，蟾酥少许，乌梅蘸药于龈上揩之，仍吹通关药，良久自开。

喉痹肿痛：铅霜、甘草各半两，青黛一两，末，醋糊丸芡子大。每含咽一丸，效。

悬痈肿痛：铅霜、甘草，半生半炙，末，各等分，匀。棉裹一分含咽。

口疳龈烂，气臭血出，不拘大小：铅霜、铜绿各二钱，白矾豆许，共末扫之。

痔疮肿痛：铅霜、冰片等分，酒调涂，随手效。

室女经闭，恍惚烦热：铅霜半两，生地汁一合，调下，日三。

---

① 炒：原脱，据金陵本第八卷铅条补。

② 铅粉：金陵本第八卷铅霜条作“铁粉”。

衄血不止：铅霜末，新汲水服一字。

消渴烦热：铅霜、枯矾等分，末，蜜丸芡子大。棉裹，含化咽汁。

铅粉

辛，寒。杀三虫，去鳖瘕，疗恶疮，黑髭发，止泻痢，及久积痢，堕胎，堕痰消积，止小便利，治食复劳复，积聚不消，呕逆，癥瘕，小儿疳气。炒焦，止小儿疳痢。疗疥癣胡臭，痈肿瘘烂。

铅粉，又名粉锡、解锡、铅华、胡粉、定粉、瓦粉、光粉、白粉、水粉、官粉。葆因各方列别名，故详之。时珍曰：铅粉，入酒中去酸味，收蟹不沙。

小儿脾泻不止：红枣二十个去核，每个入铅粉内，以瓦焙干，去枣，研，每服三分，米汤下。

赤白下痢，肠痛：铅粉一两，鸡子清调，炙焦末，冷水服一钱。

小儿无辜疳，下痢赤白：铅粉蒸熟，炒变色，饮服半钱。

妇人心痛急者：铅粉，葱汁丸豆大。每酒下七丸，即止。

寸白虫：铅粉炒，五分，入肉脯中，空心服。

鼻衄不止：铅粉炒焦，醋服一钱即止。

腹中鳖瘕：铅粉一钱，粟米①淋汁服。

接骨续筋，止痛活血：铅粉、当归各一钱，硼砂一钱半，末。苏木汤下一钱。

杖疮肿痛：铅粉一两，生赤石脂一钱，水银五②分，以麻油杵成膏，摊油纸贴之。肉消者，填满紧缚。

抓伤面皮：香油调铅粉扑之，一夜愈。

---

① 粟米：金陵本第八卷粉锡条作“黍米”。

② 五：金陵本第八卷粉锡条作“一”。

腋下胡臭：取净牛脂煎，调铅粉傅。

干湿癣疮，及阴股常湿：铅粉涂之。

小儿疳疮：铅粉、猪脂调傅。

小儿耳疮月蚀：铅粉、灶心土等分，涂。

反花恶疮：铅粉，胭脂等分，末，盐汤洗净傅，日五。

齿缝出血：胡粉半两，麝香二分①，末，卧时揩牙。

痘疮瘢痕，或凸或凹：铅粉一两，轻粉一钱②，末，猪脂调傅。

妒精阴疮：铅粉二钱，银杏肉七个，铜铫内炒至银杏黄，去之，用铅粉，出火毒，研傅。

黄丹铅丹、朱粉

辛，微寒。体重性沉，味兼盐、矾而走血分，镇心安神，堕痰去怯，消积杀虫，除热下气，止痢明目。治吐逆反胃，温疟消渴，惊痫癫疾，惊悸狂走。止小便、吐血及嗽，除忤恶、毒热脐挛，金疮血溢。傅疮长肉，及汤火疮，染须。煎膏用，止痛生肌。

小儿吐逆，烧针丸：黄丹，枣肉丸芡子大。每以一丸，针签灯上烧过，末，乳汁送。一加朱砂、枯矾等分。

妊娠下痢：乌鸡蛋一个，去白留黄，入黄丹五钱调匀，泥裹煨干研末。每米饮服二钱。一服愈，是男；两服愈，是女。

风痫发止，驱风散：黄丹、白矾各二两，末。用三角砖相斗，以十层纸铺砖上，铺丹于纸上，矾铺丹上，以柳木柴十斤烧过为度，取研，每温酒服二钱。

小儿重舌：黄丹一豆大，安舌下。

小儿口疮：黄丹一钱，生蜜一两，和，蒸黑，每以鸡翎蘸搽。

赤白下痢：黄丹、黄连等分，炒末，糊丸麻子大。每服五十丸，

---

① 二分：金陵本第八卷粉锡条作“半钱”。

② 钱：金陵本第八卷粉锡条作“定”。

生姜、甘草汤下。

妇人逆产：黄丹涂儿足下，即顺。

眼生珠管：黄丹半两，猪①胆汁和如膏，日点三次。

密陀僧炉底

咸、辛，有小毒。其性重坠下沉，直走下焦，镇心堕痰，止吐止血，消痰杀虫。治惊痫咳嗽，呕逆吐痰，反胃消渴，疟疾下痢，五痔，金疮。补五脏，治诸疮，消肿毒，除胡臭，染髭发，去面上瘢䵟，面膏药用之。制狼毒。

《夷坚志》云：惊气入心络，喑不能语，密陀僧末一匙，茶调服，即愈。昔有人伐薪，为狼所逐而得是疾，授此方而愈。

肠风痔漏：铜绿、陀星各一钱，麝香少许，末，津唾调涂。

小儿初生，遍身如鱼脬，又如水晶，破则水流：陀星末撒之，内服苏合香丸。

鼻内生疮：陀星、白芷等分，末。柏油、蜡烛调涂。

鼻皶赤胞②：陀星二两，末，人乳调，夜涂旦洗。痘疮瘢点，䵟黯瘢点，方同。

小儿口疮，不能吮乳：陀星末醋调，涂足心，疮愈洗去。

夏月汗斑如疹：陀星八钱，雄黄四钱，先以姜片揩破③，仍以姜片蘸药擦，次日即愈。

阴汗湿痒：陀星、蛇床子等分，末傅。

骨疽，不时出细骨：乃母受胎未一月，与六亲交合，感其精气，故此有多骨名。陀星末，桐油调，摊贴愈。

腋下胡臭：浆水洗净，油调陀星末涂外。以一钱，用热蒸饼切开

---

① 猪：金陵本第八卷铅丹条作“鲤鱼”。

② 胞（pào泡）：皮肤上所起的水疱或脓疱。

③ 破：金陵本第八卷密陀僧条作“热”。

掺末挟之。时珍曰：陀星原取银冶者，今难得，乃取煎销银炉底用之。

锡鈏、贺

甘，寒，微毒。治恶疮风疮。

《土宿本草》云：锡受太阴之气而生，二百年不动成砒，砒成二百年而锡始生。锡禀阴气，故其质柔。过二百年不动，遇太阴①之气乃成银。今人置酒于新锡器，浸渍久或杀人者，以砒化锡，岁月尚近，其中有蕴毒故也。

杨梅毒疮：黑铅、广锡各二钱，结砂，蜈蚣二条，共为末，纸卷作小捻，麻油浸一夜，点灯日照疮二次，七日见效。

解砒霜毒：锡器，于粗石上磨水服之。

古　镜

辛，平。治惊痫邪气，小儿诸恶，及疝气肿硬，煮汁服，或和诸药煎服。弥古有文字者佳。辟一切邪魅，女人鬼交，飞尸蛊毒，催生。治暴心痛，烧淬酒服。百虫入耳鼻中，将镜就敲，即出。

锡铜镜鼻　酸，平。治女子血闭癥瘕，伏阳②绝妊，伏尸邪气。产后馀瘀③刺痛，取七枚投醋中熬，呷之。亦可入当归、芍药煎服。

志曰：凡铸镜，铜锡相和，不尔则不光明，是名锡铜镜鼻，今广东④铸者佳。

---

①　阴：金陵本第八卷锡条作“阳”。

②　伏阳：金陵本第八卷古镜条同，金陵本卷四妇人经水门活血流气段铜镜鼻项作“伏肠”。

③　瘀：金陵本第八卷古镜条作“疹”。

④　广东：金陵本第八卷古镜条作“广陵”。

小儿客忤，面青惊痛：铜镜鼻烧赤，酒淬，与儿饮。

镜锈　治腋臭，又疗下疳①，同五倍子末等分，米泔洗后傅之。

此即镜上绿也。俗名杨妃垢。

古文钱

辛，平，有毒。明目，点翳障，疗风赤眼，盐卤浸用。治妇人生产横逆，心腹痛，月隔五淋，烧赤醋淬用。

大青钱　煮汁服，通五淋；以钱刮姜汁，点赤目肿痛；磨入目，点盲障肤赤；和薏苡根煎服，止心腹痛。

葆按：干霍乱，欲吐不吐，欲泻不泻，腹中绞痛。取大青钱七个，芦穄一杯，净锅内同炒焦，入盐少许，煎汁服，得吐泻则安。屡验。

急心②痛：古文钱一个杵碎，胡桃肉三枚，同炒，入醋一杯冲服。

唇肿黑痛，痒不可忍：青钱数枚，于石上磨，猪脂调涂。

眼赤生疮，久不愈：古钱一个，生姜石一个，洗净，以钱于石上磨蜜，取浓汁三四滴在盏，覆瓦上，以艾炙瓦内七壮熏蜜，取点之效。

目卒不见：以钱于石上磨汁，注眦中。

目生珠管及肤翳：铜钱青一两，细墨半两，为末，醋丸白豆大。每以一丸，乳汁、新汲水各少许，浸化点之。

霍乱转筋：大青钱四十九个，木瓜一两，乌梅炒五枚，煎服。

跌扑损伤：半两钱五个，煅，醋淬四十九次，甜瓜子五钱，真珠二钱，研末。每服一字，好酒随上下，食前后服。

---

① 疳：金陵本第八卷古镜条此后有“疮”字。

② 心：金陵本第八卷古文钱条此后有“气”字。

误吞铜[1]钱：古铜钱十个，白梅肉十个，淹过即烂，捣丸绿豆大。每服一丸，流水吞下，即吐出。

铜弩牙

平，微毒。治妇人难产，血闭，月水不通，阴阳隔塞。俱烧赤纳酒中饮，古者佳[2]。

时珍曰：黄帝始作弩，其柄曰臂，似人臂也。钩弦曰牙，似人牙也。治难产者，以机发而不括，因其用而为使也。

误吞珠钱，哽在咽中：铜弩牙烧赤，纳水中，冷饮汁，立愈。

诸铜器

有毒。治霍乱转筋，肾虚[3]及脐下疰痛，并炙器热隔衣熨脐腹肾堂。

古铜器　畜之，辟邪祟。

时珍曰：铜器盛饮食、茶、酒，经夜有毒。煎汤饮，损人声。铜器上汗有毒，误入食，令人发恶疮内疽。

铜熨斗钴𬭁　治折损接骨，捣末研如飞面，和少酒服，不过二匙。又盛灰火，熨脐腹冷痛。

铜秤锤　治难产横生，烧赤滴[4]酒服。

铜匙柄　治风眼赤烂，及风热赤眼翳膜，烧热烙之，频用妙。

熟铁柔铁

辛，平，有毒。坚肌耐痛。

劳铁　疗贼风。烧赤投酒中饮。

《本经注》云：柔铁，即熟铁。经用辛苦，曰劳铁。

---

① 铜：金陵本第八卷古文钱条作“铁”。
② 佳：原作“往”，据文义改。
③ 肾虚：金陵本第八卷诸铜器条作“肾堂”。
④ 滴：金陵本第八卷诸铜器条作“淬”。

生铁 辛，微寒，微毒。煮汁饮，镇心安五脏，治痫疾，散瘀血，黑鬓发，消丹毒，疗下部及脱肛。疥疮恶疮，被蜘蛛咬，蒜磨，生油调傅之。

颂曰：初炼去矿，用以铸泻器物者，名生铁。再三销拍，可以作鍱①者，名熟铁，亦谓鍒铁②。以生熟铁和用相杂，以作刀剑锋刃者，名钢铁。炼家烧赤，立砧上打下细皮屑者，名铁落。灶户飞出如尘，紫色而轻虚，可以莹磨铜器者，名铁精。作针家磨鑢③细末者，名针砂。取诸铁于水中，水浸之，经久色青沫出可以染皂者，名铁浆。以铁拍作片段，置醋槽中积久衣生刮取者，名铁华粉。入火飞炼者，名铁粉。又马衔、秤锤，及锯、杵、刀、斧，并俗用有效。

脱肛历年，不收入者：生铁二斤，水一斗，煮汁洗，日再效。

热甚耳聋：烧铁赤投酒中饮之，仍以磁石塞耳，日用，夜去之。

打扑，瘀血在骨节及胁外不去：以生铁一斤，酒三升，煮汁饮。

熊虎伤毒：生铁煮令有味，洗之。

钢 铁

甘，平。治金疮，烦满热中，胸膈气塞，食不化。

铁粉 咸，平。化痰镇心，抑肝邪。疗惊痫，安心神，坚骨髓，润肌肤，除百病，令人不老，体健能食，久服令人身重肥黑。

恭曰：铁粉，乃钢铁飞炼而成。人多取杂铁作屑飞之，其体重，不堪用。

气急涎潮，壮热闷乱：铁粉二钱，朱砂一钱，末。每服一分④，薄荷汤下。

伤寒阳毒，狂言妄语乱走，毒气在脏：铁粉二两，胆草一两，

---

① 鍱（yè 业）：锤成的金属薄片。

② 鍒（róu 柔）铁：熟铁。

③ 鑢（lǜ 虑）：磋磨。

④ 分：金陵本第八卷钢铁条作“字”。

末。磨刀水调服一钱。

风热脱肛：铁粉、白敛等分，末，傅上，按入。

雄雌疔疮：铁粉一两，蔓菁根三两，捣封之，日二。

惊痫发热：铁粉水调，少许服。

针砂 功同铁粉。平肝气，散项瘿，消积聚肿满黄疸。和没食子染须发。

葆按：凡用针砂，器盛，火煅醋淬，又煅淬，计七次，水漂研澄干，再斫①如飞面，否则损人脂。

脾劳黄病：针砂四两，醋炒七次，干漆烧赤、香附各三钱，平胃散五钱，共末，蒸饼丸梧子大。汤送五十丸。

水肿尿少：针砂醋煮炒干、猪苓、地龙各三钱，末，葱涎和，傅脐中约一寸厚，缚之，待小便多为度，日三易。入甘遂更妙。

虚寒下痢，肠滑不禁：针砂七钱半，官桂、枯矾各二②钱，末，以冷水调摊贴脐上下，帛缚之。当觉大热，以水润之。可用三四次，名玉胞肚。

项下气瘿：针砂入水缸中浸之，饮食皆用此水，十日一换砂，半年自消散。

染白须发：针砂，醋炒七次，一两，诃子、白及各四钱，百药煎六钱，绿矾二钱，为末，用热醋调涂髭③发，菜叶包住，次早酸浆水洗去。不坏须，亦不作红。

铁 落

辛，平。平肝去怯，止烦，下气消食及冷气，去黑子，可以染皂。治善怒发狂，惊邪癫痫，小儿客忤，除胸膈中热气，不下

① 斫（zhuó 灼）：用刀斧等砍或削。
② 二：金陵本第八卷钢铁条作“一”。
③ 髭：金陵本第八卷钢铁条作“须”。

食，风热恶疮疽①疮痂，疥气在皮肤中，并煎服之。疗鬼打鬼疰邪气，水渍沫出，澄清，暖服一二杯，瘥。炒热投酒中饮，疗贼风痉。又裹以熨腋下，疗胡臭。小儿丹毒，煅研末，猪脂和傅。

铁精铁花

平、微温。明目，化铜。定心气，疗惊悸，治小儿风痫，阴㿗脱肛。

弘景曰：铁精，铁之精华。出煅灶中，如尘紫色，轻者佳，摩莹铜器亦用。

食中有蛊，腹内坚痞，面目青黄，淋露骨立，病变无常：铁精研末，鸡肝丸梧子大。食前酒下五丸，十日愈。

疔肿拔根：铁精一两，轻粉一钱，麝香少许，末。针划十字口，点药入内，醋调面糊傅之。

蛇骨刺人，毒痛：铁精粉少许，纳入疮内。

男子阴肿：铁精粉傅之。

女人阴脱：铁精粉，羊脂调，以布裹炙热，熨推之。

铁华粉

咸，平。安心神，坚骨髓，强志力，除风邪，镇五脏，养血气。止惊悸虚痫，治健忘，冷气心痛，痃癖癥结，脱肛痔瘘，化宿食。去邪气百病，随所冷热，和诸药，用之良，及傅竹木刺入肉。

志曰：作铁华粉法：取钢煅作叶如笏，磨错令光，以盐洒之，于醋瓮中，阴处埋百日，钢上生衣，则可成粉。刮取细捣筛，入乳钵研如飞面起，功效胜于铁粉。

① 疽：金陵本第八卷铁落条此前有“疡”字。

妇人阴挺：铁华粉二①钱，龙脑半钱，末，水调刷②产门。

铁锈铁衣

性沉重，煎水和诸药服。平肝堕热开结，消疮肿、口舌疮。醋磨，涂蜈蚣咬。恶疮疥癣，和油涂。蜘蛛咬毒，蒜磨涂之。

汤火伤疮：铁锈末，青竹烧沥，调搽。

疔肿初起：铁锈，煅，醋淬，刮下锈末。每用少许，人乳和，刺破傅之。仍炒二钱研，以齑水煎滚③，待冷调服。

脚腿红肿，热如火烧，俗名赤游风：铁锈水调涂。

妇人难产：杂草烧铁锈、白芷等分，末。每服半④钱，童便、米醋调服。

重舌肿胀：铁锈锁烧红，打下锈，水调二⑤钱，噙咽。

小儿口疮：铁锈末，水调傅之。

铁爇⑥刀烟、刀油

治恶疮蚀䘌，金疮毒物伤皮肉，止风水不入，入水不烂，手足皲折，疮根结筋，瘰疬毒肿，染髭发，令黑，及热未凝时涂之，少顷当干硬。用之须防水。又杀虫立效。

时珍曰：以竹木爇火，于刀斧上烧之，津出如漆者，是也。

项边疬子：以桃核于刀上烧烟熏之。

铁　浆

咸，寒。镇心明目。主癫痫发热，急黄狂走，及六畜癫狂，

---

① 二：金陵本第八卷铁华粉条作“一”。

② 刷：原作“制”，据金陵本第八卷铁华粉条改。

③ 滚：原作“服”，据金陵本第八卷铁锈条改。

④ 半：金陵本第八卷铁锈条作“一”。

⑤ 二：金陵本第八卷铁锈条作“一”。

⑥ 爇（ruò 若）：烧，焚烧。

人为蛇、犬、虎、狼毒刺，恶虫等啮，服之毒不入内。兼解诸毒入腹。消疔肿，洗漆疮。

承曰：铁浆，是以生铁渍水服饵者。旋入新水，日久铁上生黄膏，则力愈胜。陶氏谓水浸经久，青沫出，只堪染皂，其酸苦臭涩不可近，矧服食乎？

一切疔肿：铁浆日饮一升。

漆疮作痒：铁浆频洗，自愈。

铁药杵以下诸铁器物

治妇人横产，胞衣不下，烧赤淬酒服，自顺。

铁秤锤 辛，温。治贼风。通喉痹热塞，止产后血瘕腹痛，烧赤淬酒服。治男子疝痛，女人心腹痛，妊娠胀满，漏胎，卒下血。

喉痹肿痛：菖蒲[1]捣汁，烧秤锤淬一杯，饮。

舌肿咽痛，咽生瘜肉，舌肿：秤锤烧赤，淬醋一杯，咽下。

误吞竹木：秤锤烧红，淬酒饮之。

便毒初起：极力提起，令有声。以铁秤锤磨压一夜，散。

铁铳 催生，烧赤，淋酒入内，孔中流出，乘热饮之，即产。旧铳尤良。屡验。

铁斧 治妇人产难横逆，及胞衣不出，烧赤淬酒服。亦治产后血瘕，腰腹痛。

时珍曰：转女为男法：怀妊三月，名始胎，血脉未流，象形而变，是时宜服药。用斧置床底，系刃向下，勿令本妇知。恐不信，以鸡试，则所抱一窠皆雄。凡人身有胬肉，听人家钉棺木下斧声时，便手速擦二七遍，自消。

铁刀 治蛇咬毒入腹，取两刀水中相磨，饮其汁可解。百虫

① 菖蒲：金陵本第八卷诸铁器条此后有“根”字。

入耳，以两刀于耳门上摩敲作声，自出。

磨刀水 服之，利小便。涂脱肛痔核，产肠不上，耳中卒痛。

大刀环 治产难数日不出，烧赤淬酒一杯，顿服。

剪刀股 治小儿惊风。钱氏剪刀股丸：剪刀环头杵，和药服。

铁锯 治误吞竹木入咽，烧故锯令赤，渍酒热服。

布针 治妇人横产，取二七枚烧赤淬酒七遍，服。

眼生偷针：用布针一枚，对井睨视，已而折为两段，投井中，勿令人见。

铁镞 治胃热呃逆，用七十二个，煎汤啜之。

铁甲 治忧郁结滞，善怒狂易，入药煎服。

铁锁 治鼻齆不闻香①臭。用锁磨②上取末，和猪脂棉裹塞之，经日肉③腐出，瘥。

锁匙 治妇人血噤失音冲恶，以生姜、醋、小便同煎服。

铁钉 治酒醉齿漏出血不止，烧赤注孔中即止。

铁钟铁华 治心虚风邪，精神恍惚健忘，以久使者取四斤，烧赤投醋中七次，打成块，水二斗，浸二七日，每食后饮一盏。

铁犁镵尖 得水，制朱砂、水银、石亭脂毒。

车辖 治喉痹及喉中热塞，烧赤，投酒中热饮。小儿大便下血，烧赤，淬水服。

车辖，即车轴铁辖头，一名车缸。

走注气痛：车缸烧赤，湿布裹熨病上。

马衔马勒口铁 治小儿痫，妇人难产，临时持之，并煮汁服一盏。治马喉痹，肿连颊，吐血气数，煎水服。

---

① 香：此后原衍“香”字，据金陵本第八卷诸铁器条删。

② 磨：金陵本第八卷诸铁器条此后有“石”字。

③ 肉：原作“内”，据金陵本第八卷诸铁器条改。

马镫　田野磷火，人血所化，或出或没，来逼夺人精气。但以马镫相戛作声即灭。

张华云：金叶振，游光敛色。

石　部

玉　屑

甘，平。润心肺，滋毛发，助声喉，滋养五脏，止烦躁，久服长年，除胃中热，喘息烦满，止渴，屑如麦①豆大。宜共金、银、麦冬等同煎服，有益。

弘景曰：玉屑是以玉为屑，非别一物。《仙经》：服瑴玉②，有捣如米粒，乃以苦酒辈消令如泥，亦有合为浆者。凡服皆不得用已成器物，及冢中玉璞。恭曰：饵玉当以消作水者佳。屑如麻豆服，取其清润脏腑，滓秽当完出。为粉服，使人淋壅。屑麻豆者，其义深。化水法，在《淮南·三十六水法》中。

小儿惊啼：白玉二钱半，寒水石五钱，为末，水调涂心下。

面身瘢痕：真玉日日磨涂，久则自灭。

玉泉玉浆、琼浆　甘，平。柔筋强骨，益气延年，安魂魄，明耳目，长肌肉，利血脉，治血块，除气癃，疗五脏百病，及妇人带下。久服耐寒暑，不饥渴。人临死服五斤，三年色不变。

宗奭曰：泉字，乃浆字之误。《道藏经》有金饭玉浆之文，李商隐有“琼浆未饮结成冰”，是采玉为浆，断无疑矣。青露子③玉浆法：玉屑一升，地榆草一升，稻米一升，取白露二升，铜器中煮，米熟绞汁，玉屑化为水，以药纳入，所谓神仙玉浆也。

---

① 麦：金陵本第八卷玉条作“麻”。

② 瑴（jué 决）玉：玉名。瑴，同“珏”。

③ 青露子：金陵本第八卷玉条作“青霞子”。

珊瑚

甘，平。明目镇心，消宿食①，止惊痫，去目中翳。吹鼻，止鼻衄。点眼，去飞丝。

恭曰：珊瑚生南海，又从波斯及狮子国来。颂曰：今广州亦有，云生海底作枝柯状，明润如红玉，中多有孔，亦有无孔者，枝柯多者更难得。《海中经》云：取珊瑚，先作铁网沉水底，珊瑚贯中而生，岁高二三尺，有枝无叶，因绞网出之，皆摧折在网中，故难得完好者。

小儿麸翳未坚，勿妄用药：珊瑚研如粉，日少点之。

玛瑙

辛，寒。辟恶，熨目赤烂。治目生障翳。为末，日点。

集②注：玛瑙生西国玉石间。来中国，皆以为器。入日本国，用研木不热为上，热者非真也。又紫云玛瑙出和州，土玛瑙出山东沂州，亦有红色云头、缠丝、胡桃花者。竹叶玛瑙出淮右，花如竹叶，可作桌面、屏风。金陵雨花台玛瑙，止可充玩好耳。

宝石

去翳明目，入点药用之。灰尘入目，以珠拭拂即去。

时珍曰：宝石出西番、回鹘地方诸坑井内，云南、辽东亦有之。有红、绿、碧、紫数色。红者，名刺子；碧者，名靛子；翠者，名马价珠；黄者，名木难珠；紫者，名蜡子。碧者，唐人谓瑟瑟。红者③，宋人谓鞢鞨。今通呼宝石。以镶首饰器物。大者如指头，小者如豆粒，皆研成珠状。

---

① 宿食：金陵本第八卷珊瑚条作“宿血”。

② 集：原作“焦”，据文义改。

③ 红者：原脱，据金陵本第八卷宝石条补。

玻 璃

辛，寒。治惊悸心热，安心明目，去赤眼，熨热肿，摩障翳。

时珍曰：玻璃出南番。有酒色、紫色、白色，莹澈与水精相似，研开有雨点花者真。用药烧造者有气眼而轻，令充玩不入药。

水精水晶

辛，散。熨目，除热泪。亦入点目药中。穿串吞咽喉中，推引诸哽物。

时珍曰：水精亦玻璃之属，有黑、白二色。倭①国水精为第一。南水精白，北水晶黑，信州、武昌水精浊。性坚而脆，刀刮不动，色澈如泉，置水中无瑕、不见珠者真。古语云冰化，谬言也。药烧成者，有气眼，谓之硝子。

琉 璃

治身热目赤，以水浸冷熨之。

《魏略》云：大秦国出金银琉璃。有赤、白、黄、黑、青、绿、缥、绀、红、紫十种。此乃自然之物，泽润光彩，逾于众玉。可入药。今俗所用，皆冶石汁，以众药灌而为之，虚脆不真，不可入药用。

云 母

甘，平。属金，色白，主肺。下气止痢，坚肌续绝，补中明目，益子精，安五脏，补肾冷，除邪气。治身皮死肌，中风寒热，如在车船上。治五劳七伤，产②损少气，下痢肠澼。久服耐寒暑，延年。

---

① 倭：原作“矮”，据金陵本第八卷水精条改。

② 产：金陵本第八卷云母条作“虚”。

《荆南志》云：华容方台山出云母，土人候云母①出之处，于下掘取，无不大获，有长五六尺可为屏风者，但掘时忌作声也。据此石乃云母②之根，故得云母之名，而云母之根，即阳起石。《别录》云：云母生太山山谷、齐山、庐山、琅琊北定山石间，二月采。胡演曰：炼粉法：八、九月间取云母，以矾石拌匀，入瓦罐内封固，三伏时曝则自柔软，去矾，次日取百草头上露水渍之，百日，韦囊挺以为粉。时珍曰：道书云盐汤煮云母可为粉。又，云母一斤，白盐一斗渍之，铜器中蒸一日，臼中捣成粉。又，云母一斤，白盐一升，同捣细，入重布袋挼之，沃令盐味尽，悬高处风吹，自然成粉。

小儿下痢赤白及水痢：云母粉半两，煮白粥调食。

妇人带下：云母粉，温水和服二钱。小便淋疾，方同。

妇人难产，经日不生：云母粉半两，温酒调服，即产，不顺者亦顺。

粉滓面䵟：云母粉、杏仁等分，为末，牛乳拌，略蒸，每夜涂旦洗。

白石英

甘，微温。手足太阴、阳明气分药。湿可去枯，润以化燥。补五脏，止消渴，利小便，实大肠，治阴痿不足，咳逆，胸膈间久寒，益气，除风湿痹，肺痿，下气，肺痈吐脓，咳逆上气，疸黄，石水。但系石类，勿久服。火煅酒淬用。

石水，肿坚腹满：白石英十两，槌豆大，瓷瓶盛好酒三斗浸之，以泥重封，及③糠火烧，令小沸，从卯至午住火。次日每暖饮一盏，日三度。酒尽可再入酒，照此烧煮。

---

① 母：金陵本第八卷云母条无此字。

② 母：金陵本第八卷云母条无此字。

③ 及：金陵本第八卷白石英条此前有“将马粪”三字。

惊悸善忘，心脏不安，上膈风热，化痰安神：白石英煅、朱砂各一两，末。每服半钱，食后，金银器煎汤下。

风虚冷痹，及肾虚耳聋，益精保神：白石英三两，瓦罐内火煅酒淬三次，瓶盛密封。每早温酒服一钟，以少饭压之。又法：加磁①石等分，后绢袋盛，酒浸温饮。

紫石英

甘，温。入手少阴、足厥阴血分。上能镇心，重以去怯。下能益肝，湿以去枯。安魂魄，定惊悸，填下焦，养肺气，止消渴，散痈肿，令人悦泽。补心气不足，除胃中久寒，疗上气心腹痛，咳逆，寒热结气，惊痫邪气。其性温暖，故心神不安，肝血不足，及女子血海虚寒、子宫绝孕无子宜之。

时珍曰：凡服，火煅醋淬计七次，水飞，晒干用。

风热瘛疭，风引汤：并治惊痫。紫石英、白石英、寒水石、石膏、干姜、大黄、龙齿、牡蛎、甘草、滑石等分，水煎温呷。

丹砂朱砂

生则性寒，无毒。煅则性热，有毒，杀人。色赤属火，体阳性阴。镇心益气，定惊明目，润心肺，养精神，安魂魄，杀精鬼邪恶鬼，通血脉，止烦满消渴，主尸疰抽风，疗身体五脏百病，除中恶腹痛毒气，涂疮疥瘜肉，解胎毒痘毒，癫痫狂乱，驱邪疟，能发汗，下死胎。同远志、龙骨，养心气；同当归、丹参，养心血；同枸杞、地黄，养肾；和南星、川乌，祛风。研细，水飞，生用。

急惊搐搦：丹砂半两，南星一个，配一两重，泡制酒浸，全蝎二个，末。每服一字，薄荷汤下。

---

① 磁：原作“硇”，据金陵本第八卷白石英条改。

惊忤不语，或打扑，血入心窍：朱砂末，雄猪心血，丸麻子大。每枣①汤下七丸。

癫病②狂乱，归神丹：治惊忧思虑，心虚多忘。豮猪心二个，切，入朱砂二两、灯心三两在内，麻扎，入瓷瓦器煮一伏时，取末砂用，入茯神二两，为水、酒糊丸梧子大。每服十丸至二十丸，麦冬汤下，甚者乳香、人参汤下。

产后癫狂败血，及邪气入心，如见祟物：朱砂二钱，研水飞，乳汁调湿，以紫项地龙一条入砂内滚三滚，刮净砂，去地龙，每酒下四分。

离魂异病：凡人自觉身作两人，并行并卧，不分真假。人参、茯苓、朱砂同煎浓，日饮。真者气爽，假者自化。

心腹宿癥：朱砂研，拌饭，以雄鸡一只，饿三日，以此饭饲之，收粪曝末。温服③一匙，日三，尽。照制服，愈乃止。

妊妇胎动：朱砂末一钱，鸡子白三枚，搅匀顿热服。胎死即出，未死即安。

面上皯䵳：鸡子一枚去黄，朱砂末一两，和入鸡子壳内，封内，入伏雌下，抱至鸡出，取涂面即去。数度，面白如玉。

产后舌出不收：朱砂傅之，暗掷盆盎堕地声惊之，自收。

男妇心痛：朱砂、枯矾等分，末。沸汤服五分。

夜多恶梦不寐：取朱砂如箭镞者，绛囊盛，临睡安髻中即安。

水银汞

辛，寒，有毒。镇心安神，除风杀虫，利水道，去热毒，镇堕痰逆胎，天行热疾，呕逆反胃。小儿惊热涎潮，催生，下死胎，

① 枣：原作“早”，据金陵本第九卷丹砂条改。

② 癫病：金陵本第九卷丹砂条作“癫痫”。

③ 温服：金陵本第九卷丹砂条作“温酒服”。

杀皮肤中虱，傅疥瘘恶疮，白秃瘑疥，杀金银铜锡毒。熔化还复为丹，能倒阴阳①，堕胎绝孕，以傅男子阴，阴消无气。其性至阴沉着。火煅炼，则飞腾灵变；得人气熏蒸，则钻筋入骨，入耳食人脑至尽，入肉令百节挛缩。头疮忌用，恐入经络而缓筋骨，百药难治。外用傅疮，仍嫌体重，伤肌肉。误信制服成仙，无不伤躯殒命。养生者戒之。

时珍曰：水银固不可服食，而其治病之功，不可撩②也。同黑铅结砂，则镇坠痰涎；同硫黄结砂，则极③救危笃。此乃应变之兵，非久服成仙之比也。

精魅鬼病：水银一两，浆水一升，炭灰煎减三分。取水银一豆许，神符裹吞之，晚又照服。

反胃吐食，水不能停：黑铅、水银各一钱半，结砂，舶硫黄五钱，官桂一钱，末。每服六分，一半温汤，一半姜汁，调作一处服。

消渴烦热：水银、铅各一两，结砂，皂荚一挺酥炙，麝香一钱，末。每白汤下半钱。

胆热衄衊，血上妄行：水银、朱砂、麝香等分，末。每服半钱，新汲水下。血汗不止，同方。

妊妇胎动，母欲死，子尚在，以此下之救母：水银、朱砂各半两，研膏。牛膝半两，煎汁，入蜜调服半匙。

妇人断产：水银以麻油煎一日，空心服④枣大一丸，永断，不损人。

杨梅疮毒：水银、黑铅各一钱，结砂，黄丹一钱，乳香、没药各五分，末。纸卷作小捻，浸油点灯，日照三次，七日见效。

---

① 倒阴阳：金陵本第九卷水银条作“倒阴绝阳”。
② 撩：估量。金陵本第九卷水银条作“掩”。
③ 极：金陵本第九卷水银条作“拯”。义胜。
④ 服：原作“腹”，据金陵本第九卷水银条改。

痘后生翳：水银一钱，血丹五钱，研作六丸，罐盛糊定，煅一日取出，薄棉裹之。左翳塞右耳，右翳塞左耳，自然堕落。

轻粉水银粉、汞粉、腻粉

温、燥①，有毒。治痰涎积滞，水肿鼓胀，通大小②肠，疗小儿疳痹瘰疬，杀疮疥癣虫，涂鼻上酒皶，风疮瘙疥。其性善窜经络，不可多服。黄连、土苓、黑铅、铁浆、陈酱，俱可制其毒。

初生锁肚：由胎中热毒结于肛门，儿生后，大便闭不通三日。急令妇人吮儿前后心、手足心并脐七窍四五次。以轻粉半钱，蜜少许，拌湿，水化开，时时与少许，以通为度。

小儿嗜吃泥土：轻粉一钱，砂糖丸麻子大。空心米饮下一丸，泻出泥土，瘥。

大小便闭，胀闷欲死，二三日杀人：轻粉一钱，麻油一合，和，空心服。

水气肿满：轻粉一钱，乌鸡子一个去黄，盛粉，蒸饼包，蒸熟，葶苈炒一钱，同蒸饼杵丸绿豆大。每食前③汤下五丸。

抓破面皮：姜汁调轻粉末掺之，后无痕迹。

小儿耳烂：轻粉、枣子灰等分，研，油调傅。

杨梅毒疮：轻粉一钱，雄黄、朱砂各二钱半，槐米、龟板炙各一两，为末，糊丸梧子大。每早晚冷茶送一钱。

杨梅疮癣：轻粉、大枫子肉等分，涂。又方：轻粉二钱，杏仁四十九粒去皮，研，洗疮拭搽。干以鹅胆汁调。

粉霜水银霜

辛，温，有毒。下痰涎，消积滞，与轻粉同功。

---

① 温燥：金陵本第九卷水银粉条作“辛，冷”。

② 小：金陵本第九卷水银粉条无此字。

③ 食前：金陵本第九卷水银粉条作“车前”。

时珍曰：以轻粉转升成霜，故名粉霜。升炼法：真轻粉一两，入瓦罐内令匀，以灯盏仰盖罐口，盐泥涂缝。先以小炭火铺罐底四围，以水湿纸不住手在灯盏内擦，勿令间断，逐渐加火。冷定取出，即成霜如白蜡。

小儿急惊，搐搦涎盛：粉霜二钱，白牵牛炒、轻粉各一钱，末。每薄荷汤服一字，吐涎效。

风热惊狂，神白丹：治伤寒积热，及风生惊搐，或为狂病，诸药不效。粉霜一两，白面六钱，和作饼子，炙热同研，轻粉半两，铅白霜二钱半，末，水叠丸梧子大。每服十丸，米饮下。

杨梅恶疮：粉霜一味，末，搽之。

银　朱①

辛，温，有毒。破积滞，劫痰涎，散结胸，消水肿。治疥癣恶疮，杀虫及虱，功同粉霜。内服慎用。

正水肿病，大便利者：银朱半两，硫黄四两煅，末，面糊丸梧子大。每饮下三十丸。

咽喉痛初起：银朱、海螵蛸等分，末，吹之取涎。

杨梅毒疮：银朱、轻粉各一钱，黄蜡、麻油各一两，化开和收。油纸摊贴，疮痂自落。

血风臁疮，生脚股上，乃湿毒成风也：黄蜡一两溶，入银朱一两，搅摊纸上，刺孔贴。

头上生虱：包银朱纸，以碗覆烧之，茶清洗，将纸灰入发内揉之。包头一夜至旦，虱尽死。

癣疮有虫：银朱、牛骨髓，桐油调搽。

灵　砂

甘，温。养神，益气明目，安魂魄，通血脉，止烦渴②，益精

---

① 朱：原作“珠”，金陵本第九卷银朱条云：“昔人谓水银出于丹砂，熔化还原为朱者，即此也。名亦由此。”据此改。

② 渴：金陵本第九卷灵砂条作“满”。

神，杀精魅恶鬼气。久服通神明，令人心灵。主上盛下虚，痰涎壅盛，头旋吐逆，霍乱反胃，心腹冷痛。能升降阴阳，既济水火，调和五脏，补助元气。研末，糯粉糊丸，枣汤服，最能镇堕，真神丹也。

胡演《秘诀》升灵砂法：新锅安炉上，蜜揩锅底，文武[①]火下烧，入硫黄二两熔化，投水银半斤，以铁匙急搅，作青砂头。如有烟[②]起，喷醋解之。待汞不见星，取出细研，盛入水火鼎内，盐泥固济，下以自然火烧之，干水十二盏为度，取出如束针纹者，成矣。东坡言此药治久患反胃，及一切吐逆，小儿惊吐，其效如神，有配合阴阳之妙。时珍常以阴阳水送之，尤妙。但不可久服耳。

冷气心痛：灵砂三分，灵脂一分，米醋糊丸麻子大。每服二十丸，菖蒲和姜汤下。

九窍出血：因暴怒而得者，其脉虚。灵砂二十粒，人参汤下。此症勿错认作血得热则流，妄用凉药误人。

脾疼反胃：灵砂、蚌粉各一两，合炒，公丁香、胡椒各四十九粒，末，姜汁煮半夏糊丸梧子大。每姜汤下二十丸。

伏热吐泻，阴阳丸：硫黄半两，水银一钱，研不见星，姜汁丸豆大。三岁服三丸，大人服三十丸，冷水下。诸般吐逆，同方。

霍乱吐逆，不问虚实寒热：水银、硫黄等分，末。每姜汤下半钱。

雄　黄

辛，温[③]，微毒。得正阳之气，入肝经气分，搜肝气，泻肝风，消涎积。治疟疾寒热，伏暑泻痢，酒饮成澼，头风眩运，癫

① 武：金陵本第九卷灵砂条无此字。

② 烟：金陵本第九卷灵砂条作“焰”。

③ 辛温：金陵本第九卷雄黄条作“苦，平、寒”。

痈岚胀[①]，疥癣风邪，绝筋破骨，百节中大风，积聚癖气，中恶腹痛，鬼疰邪气，目痛牙疳，鼻中瘜肉。化腹中瘀血，杀劳虫疳虫，疗鼠瘘恶疮，疽疮死肌，杀精物恶鬼邪气，百虫毒，诸蛇虺毒，一切虫兽伤，解藜芦毒。

女人病邪：与邪物交通，自言，悲笑恍惚。雄黄一两，松香二两，溶化，以虎爪搅之，丸如弹子大。夜烧笼中，令女坐其上，以被蒙之，露头在外，不过三剂自断。仍以雄黄、人参、防风、五味等分，末，每旦以井水服一匙。

转女为男：妇人觉有妊，以雄黄一两，绛囊盛佩养胎，取阳精之全于地产也。

腹胁痞块：雄黄、白矾各一两，末，面糊，调膏摊贴。不效再贴。

饮酒成癖，酒癖丸[②]：治饮酒过度，头眩呕吐，系酒停胃间，久而成癖。雄黄，如皂子大，六粒，巴豆连皮油、全蝎各十五个，同研，入白面五两半，糊丸豌豆大，将干，入面内炒香。以一个放水中试，浮则取起收之。每温酒服二丸。

发癥，喜饮油数斤则快，否则病，此发入胃，气血裹之，化为虫：雄黄半两，水调服，虫自出。

阴肿如斗，痛甚：雄黄、白矾各二两，甘草二[③]尺，水煮浸之。

眉毛脱落：雄黄末，醋和涂之。

筋肉化虫：有虫如蟹走于皮下，作声如儿啼。雄黄、雷丸各一两，末，掺猪肉上炙热，吃尽自安。

---

① 胀：金陵本第九卷雄黄条作“瘴”。

② 酒癖丸：金陵本第九卷雄黄条作“酒癥丸”。

③ 二：金陵本第九卷雄黄条作“一”。

疳虫蚀臭[①]：雄黄、葶苈等分，末，猪肝汁[②]和，用桃[③]枝点之。

鼻准赤色：雄黄、硫黄各五钱，铅粉二钱，末。乳汁调傅，数次愈。

小儿痘疔：雄黄一钱，紫草三钱，末，胭脂汁调。先以银针挑破，搽。

卒中邪魇：雄黄末吹鼻中。

鬼击成病，腹中烦满欲绝：雄黄末，酒服一匙，三服，化血为水。

辟禳魇魔：以雄黄带头上，或以枣许系左腋下，终身不魇。

家有邪气：雄黄三钱，水一碗，以东南桃枝咒洒满屋，则绝迹。勿令妇女见。

伤寒狐惑，虫蚀下部，痛痒不止：雄黄十[④]两，烧瓶中，熏其下部。

偏头风痛：雄黄、细辛等分，末。每以一字吹鼻，左痛吹右，右吹左。

胁下痃癖，及伤饮食，煮黄丸：雄黄一两，巴豆一[⑤]钱，同研，入白面二两，水叠丸梧子大。每服二十四丸，浆水煎滚，退冷送下，以利为度。

虫毒蛊毒：雄黄、白矾等分，末，端午令化蜡丸梧子大。每药七丸，念药王菩萨七遍，热水下。

破伤中风：雄黄、白芷等分，末。酒煎二钱，灌下即苏。

广东恶疮：雄黄一钱半，杏仁三十粒去皮，轻粉一钱，末。雄猪

---

① 臭：金陵本第九卷雄黄条作“鼻”。
② 猪肝汁：金陵本第九卷雄黄条作“猎猪胆”。
③ 桃：金陵本第九卷雄黄条作“槐”。
④ 十：金陵本第九卷雄黄条作“半”。
⑤ 一：金陵本第九卷雄黄条作“五”。

胆汁调搽，三日愈。

蛇缠恶疮：雄黄末，醋调傅。

牙齿虫痛：雄黄末，枣肉和丸，塞孔中。

小儿牙疳：雄黄一钱，铜绿二钱，末，贴之。

走马牙疳，鼻①烂出血：雄黄豆大七粒，每以枣肉去核包，铁线穿，灯上烧红。以少许掺之。去涎愈。

小儿诸痫：雄黄、朱砂等分，为末。每服一钱，猪心血入齑水下。

石膏

甘、辛，微寒。体重而沉，入足阳明、手太阴、少阳经气分。清金降火，发汗解肌，缓脾益气，生津止渴，除胃热肺热，治伤寒头痛如裂，壮热如火②，热郁无汗，阳明本经头痛，发热恶寒，日晡潮热，大渴引饮，肌肉壮热，烦逆腹胀，气喘咽热，小便赤涩，中暑潮热，自汗，天行热狂，口干舌焦，头③旋，牙疼。除肠胃中结气，去三焦火热，产乳金疮，散阴邪，除邪鬼，为发斑发疹之要药。但用之少则难见功。然能寒胃，胃弱血虚人及病邪未入阳明者禁用。火煅则不伤胃。味薄汁难出，入药先煎，纳诸药。

伤寒发狂，逾垣上屋：石膏二钱，黄连一钱，末。甘草煎汤调，冷服。

胃火牙疼：煅石膏一两，末，入防风、荆芥、细辛、白芷各五分，研匀。日用搽牙，效。

鼻衄头痛心烦：石膏、牡蛎等分，末。新汲水每服二钱。并滴鼻内。

---

① 鼻：金陵本第九卷雄黄条作“臭”。

② 如火：金陵本第九卷石膏条作“皮如火燥”。

③ 头：金陵本第九卷石膏条此后有“风”字。

风热心躁，口干狂言，浑身壮热：石膏半斤，煨半日。安湿地内盆合，四面湿土拥，经宿取出。入甘草末、天竺黄各二两，龙脑二分，共末，糯米糊丸弹子大。蜜水。论症轻重服，解中。诸毒同方。

风邪眼寒，乃风入头系，败血凝滞，不能上下流通，故风寒客之而眼寒：石膏煅、川芎各二两，甘草炙半两，末。每茶葱汤调服一钱，日二。

口疮咽痛，上膈有热：石膏煅，三两，朱砂二钱半，片脑半分①，末，掺之。

寒水石方解石

苦、辛，大寒。通血脉，止消渴，利小便，去蛊毒，胸中留热结气，黄疸。

时珍曰：方解石与石膏硬相似，光凝如白石英，但以敲之段段片碎者为石膏，块块方棱者为方解石。其性俱寒，治热之功相同，但不能如石膏解肌发汗耳。葆按：石膏产于青州、徐州，而方解石处处有之，又与理石、长石有别。时珍注辨：理石即石膏中长纹细直如丝，色带青者。而长石似方解石，虽片横碎，烧煅但不能作方块耳，亦不烂。而石膏，《本草》又名寒水石。恐相混不明，兹见市中所用寒水石形质，即方解石，考注详明，令观者易晓。

滑　石

甘，寒。止渴燥湿，分水道，实大肠，化食毒，行积滞，逐凝血，解燥渴，补脾胃，降心火，利小便。上开腠理而发表，下走膀胱而行水，通九窍六腑津液，去留垢②，荡胃中积聚寒热，为足太阳经本药。治中暑寒热，呕吐饱闷，黄疸水肿，癃闭脚气，

---

① 分：金陵本第九卷石膏条作“字”。

② 垢：金陵本第九卷滑石条作“结”。

水泻热痢，吐血衄血，女子乳难，金疮血出，诸疮肿毒。为汤①热燥湿之剂。偏主石淋为要药。白润者良。研水漂用。

女劳黄疸：日晡发热恶寒，小腹急，大便溏，额上黑。滑石、石膏等分，末。大麦煎汁服一匙，日三，小便利愈。腹满者不治。

妇人转胞：因过忍小便所致。滑石末，葱汤服二钱。

小便不通：滑石，末，一升，以车前草汁和，涂脐之四畔，方四寸，干即易。冬用子水和。妊妇子淋，同方。

伏暑吐泻，或疟，小便赤，烦渴。玉液散：滑石，煨，四两，藿香、丁香各一钱，共末。每米汤服二钱。霍乱及疟，同方。

阴下湿痒：漂滑石一两，石膏半两，枯矾一钱，共末，掺。脚指缝烂，同方。

热毒怪病，目赤鼻胀，大喘，浑身出斑，毛发如铁，因中热，气②结于下焦：滑石、白矾各一两，末，水煎，不住饮之，作一服。

杖疮肿痛：漂滑石、赤石脂、大黄等分，为末③。茶汤洗④净，掺。

益元散 又名天水散、六一散、太白散。治中暑疫疠，饥饱劳伤，七情，传染，汗后遗热，劳复诸疾。兼解两感伤寒，百药酒食，邪热毒气，五劳七伤，一切虚损，阴痿，惊悸健忘，痫疭烦满，短气咳嗽，呕吐，肌肉疼痛，腹胀，淋闭，服石，石淋，泄泻，肠澼下痢赤白，胸中积聚，牙疼齿痛。妇人产后损液，血虚阴虚热甚，催生下乳，治吹乳乳痈。安魂定魄，强志轻身，通九窍六腑，耐劳役饥渴，益精血，壮筋骨，明耳目，除烦热，消水谷，去留结，正神验之仙药。滑石，研细，水飞，日干，六两，甘草一两，末。每服三钱，蜜

---

① 汤：通“荡”。荡涤。

② 气：金陵本第九卷滑石条作“毒气”。

③ 末：原作“走”，据金陵本第九卷滑石条改。

④ 洗：原作“末”，据金陵本第九卷滑石条改。

少许，温水调下。实热，新汲水送；解利，葱豉汤送；通乳，用猪蹄肉汤、面汤送；催生，香油下。凡难产、死胎不下，皆由风热燥涩，结滞紧敛，不能舒缓故也。此药力至，则结滞顿开而产矣。葆按：此散后人加漂朱砂一钱，名益元散，取其清心；加薄荷二钱，名鸡苏散，取其散肺；加青黛一钱，名碧玉散，取其凉肝。验治疯狗咬方：斑蝥七个，糯米同炒，米变色去米，用斑蝥，去翅，末，和六一散三钱，阴阳水调下，毒物从小便打出，七日一服，三七日服止，病根除。一年忌闻钟鼓。

白石脂

甘、酸，平。安心，厚肠，养肺气，涩大肠，补骨髓，止腹痛，治五脏惊悸不足，心下烦，下水。疗肠澼热溏，便脓血，女子崩中漏下，赤白沃，排痈疽疮痔。

小儿水痢，形乏不胜汤药：白石脂半两，研粉，和白粥空腹食。

小儿滑泻，白龙丸：白石脂、白龙骨等分，末，水叠丸黍米大。量儿大小服，木瓜、紫苏汤下。

儿脐汁出，及脐出血，赤肿：白石脂末炒温，扑之，勿揭动，日三。

粉滓面䵟：白石脂六两，白面①十二两，末，鸡子白和。夜涂旦洗。

赤石脂

甘、酸、辛，大温。养心气，补心血，手、足阳明经药。明目益精，止血固下，厚肠胃，除水湿，收脱肛，生肌肉，补五脏虚乏，疗腹痛肠澼，下痢赤白，痈疽疮痔，女子崩中漏下，产难胞衣不出。久服补髓，益智，延年。

---

① 白面：金陵本第九卷五色石脂条作“白敛”。

敩曰：凡用石脂，研如粉，新汲水飞过，曝干。时珍曰：亦有火煅水飞者。五色脂，皆手、足阳明药。味甘、气温、体重、性涩，故能收湿止血而固下，又能益气生肌而调中。固下者，肠澼泻痢崩带失精症；调中者，肠胃肌肉惊悸黄疸诸病。虽有青、黄、赤、白、黑五种，而性味主治亦不甚相远，但云各随五色补五脏。唯赤白二种，一入气分，一入血分，故时用尚之。

大肠寒滑，小便精出：赤石脂、干姜各一两，胡椒半两，末，醋糊丸梧子大。每空心米饮下五十丸。

痢后脱肛：赤石脂、伏龙肝，末傅。或加白矾少许。

经水过多：赤石脂煅、故纸炒等分，末。每米饮服二钱。

小便不禁：赤石脂、牡蛎煅各二两，青盐一两，末，糊丸梧子大。盐汤下二十丸。

老人气痢虚冷：赤石脂五两，研，水飞，白面六两，和水煮熟，入葱、酱作臛。空心食三四次愈。

炉甘石

甘，温。阳明经药，故能止血生肌，消肿毒。受金银之气久，又能明目去翳退赤，收湿，除烂弦风眼。一切目疾，同龙脑点之。

目中诸病，石连光明散：治眼中五轮八廓诸症，神效。甘石半斤，取如羊脑、鸭头色者佳，以桑柴炭火煅赤，末，黄连四两，煎汁浸研，漂去渣，晒干。用铅粉二定，以胡连、黄连水浸过，炒干。雄黄研末，俱听用。每用甘石、铅粉各三分，雄黄一分，片脑半分，研匀，点眼甚妙。

烂弦风眼：甘石，煅，二两。黄连一两，煎水去滓，入童尿半盏再熬，下朴硝一两又熬，以火煅甘石，淬七次，洗净，末，入密陀星末一两，研匀，收点之。葆按：每末二钱，加片脑、硼砂各一分，研匀，更效。

聤耳出汁：甘石、白矾各二钱，胭脂粉半钱，共末，入麝香半分，匀，缴净吹之。

下疳阴疮：甘石，煅，醋淬，一两，儿茶三钱，共末，麻油调傅，愈。

阴汗湿痒：甘石，煅，一钱①，蚌粉五②分，研末扑之。

无名异

甘，平。治金疮折伤内损。止痛，生肌肉，收湿气。消肿毒痈疽，醋摩傅之。

脚气痛楚：无名异末，牛皮胶调涂，频换。

打伤肿痛：无名异三钱，末，酒服，赶下四肢之末，血皆散矣。

损伤接骨：无名异、甜瓜子各二钱③，乳香、没药各一钱，末。每酒调服五钱，小儿减半。服毕，以粟米粥④涂纸上，掺牡蛎粉裹之，竹篦夹住。

临杖预服：无名异末三五钱，杖不甚痛，亦不受伤。

痔漏肿痛：无名异，醋淬七次，末，以温水洗痔，棉裹箸头填末入漏口，数次愈。

股阴痱疬：无名异二钱，麝香半分⑤，研末。午后空腹⑥酒半碗调服。

拳毛倒睫：无名异末，纸卷作捻，点灯吹杀熏之，睫自起。

石钟乳

甘，温。阳明经气分药。强阴补髓，益气延年，明目益精，通声下乳，安五脏，壮元阳，补虚损，益阳事，通百节，利九窍，

---

① 钱：金陵本第九卷炉甘石条作“分”。
② 五：金陵本第九卷炉甘石条作“半”。
③ 二钱：金陵本第九卷无名异条作“一两”。
④ 粟米粥：金陵本第九卷无名异条作“黄米粥”。
⑤ 半分：金陵本第九卷无名异条作“一字”。
⑥ 腹：原作“服”，据金陵本第九卷无名异条改。

治五劳七伤，咳逆上气，脚弱疼冷，下焦伤竭，泄精寒嗽，消渴引饮。须制炼服。其气慓疾，令人服之，阳气暴充。若藉肆淫泆，阴汁暗损，孤阳愈炽，发为淋渴、痈疽，多至丧身之祸。

志曰：乳石有三种：石乳者，其山洞纯石，以石津相滋，阴阳交备，蝉翼纹成，其性温；竹乳者，其山洞遍生小竹，以竹津相滋，乳如竹状，其性平；茅山之乳者，其山之上有土石相杂，遍生茅草，以茅津相滋为乳，乳石稍黑而滑润，其性微寒。一种之中，有上中下，其色皆以光泽为佳。敩曰：凡用须要鲜明、薄而有光润者，以鹅翎筒子为上，有长五六寸者。凡修事法：钟乳八两，用沉香、零陵①香、藿香、甘松、白茅各一两，水煮汁，去滓，再煮乳石，一伏时漉出。以甘草、紫背天葵各二两同煮，漉出拭干，缓火焙之。入臼杵粉，筛过入钵中。令力壮者数人更换不住手研，三日三夜勿歇。然后水澄过绢笼，暴干，入钵再缓研二万遍，乃以瓷盒收藏。忌羊血。《相感志》云：服乳石，忌参、术，犯者多死。

一切劳嗽，胸膈痞满：用生乳石、雄黄、佛耳草、冬花等分，末。每用一钱，安香炉上焚之。以筒吸烟入喉中，日二次。

肺虚喘急，连绵不息：生钟乳粉五钱，黄蜡二两化和，饭甑内蒸熟，研丸梧子大。每温水服二②丸。

大肠冷滑不止：钟乳粉一两，肉豆蔻半两，末，煮枣肉丸梧子大。每空心米饮送下七十丸。

孔公孽通石

辛，温。利九窍，下乳汁。主腰冷膝痹，毒气风气，及邪结气，伤食不化，常欲眠睡，男子阴疮，女人阴蚀。能使喉声圆亮，疗恶疮疽瘘痔疮。忌羊血。

---

① 陵：原作“陆”，据金陵本第九卷石钟乳条改。

② 二：金陵本第九卷石钟乳条作“一”。

风气脚弱：孔公孽二斤，石斛五两，酒三斗，浸服。

殷孽姜石

辛，温。下乳汁，治烂伤瘀血，泻痢寒热，鼠痔痔瘘，癥瘕结气，脚冷疼弱。熏筋骨弱。

弘景曰：二孽不堪丸散，止可水煮汤，并酒浸饮之，甚疗脚弱及脚气。时珍曰：以通石、姜石二石推之，以附石生而粗者，为姜石；接姜石而生，以渐空通者，为通石；又接通石而生者，为钟乳。盖①殷孽如人之乳根，而孔公孽如乳房，钟乳如乳头也。

石　花

甘，温。壮筋骨，助阳道。主腰脚风冷，功同殷孽。

时珍曰：石花是钟乳滴于石上，迸②散日久积成，散如霜雪及如花者。煮服。

土殷孽土乳

咸，平。治妇人阴蚀，大热，干痂。

时珍曰：此即钟乳之生于山崖③土中者，南方名山多有之。人亦掘为石山，货之充玩，不知其是土钟乳也。

煤炭石炭

甘、辛，温。有毒。治妇人血气痛，及诸疮毒、小儿痰痫，止金疮血。

腹中积滞：煤炭三两，自然铜，醋熬，一两，当归一两，大黄，童便浸晒，一两，共末。每服二钱，红花酒一盏，童尿半盏，同调，食前服，日二。

---

① 盖：原作“姜”，据金陵本第九卷孔公孽条改。

② 迸：原作“逆”，据金陵本第九卷殷孽条改。

③ 崖：原作“产”，据金陵本第九卷土殷孽条改。

金疮出血：急以煤炭研末傅之。疮深不宜速合者，加滑石。

误吞金银及钱，在腹中不下者：煤炭一杏核大，硫黄一皂子大，末，酒下。

产后儿枕刺痛，黑白散：煤炭，烧，以酒淬七次，寒水石，煅，等分，末。每粥饮服一钱。

石灰

辛，温，有毒。内服止水泻血痢，白带白淫，痁疾，酒痢，老幼暴嗽，卒暴吐血，误吞金银。外用，消积聚结核，收脱肛阴挺，白癜疬疡，瘢疵痔瘘，瘿赘疣痣，疽疮疥瘙。妇人粉刺，产后阴不能合。癞疾死肌堕眉，敷偏堕①，贴口㖞，蚀恶肉，杀痔虫，治酒毒，解酒酸，去黑子瘜肉，疗骨髓疽，堕胎，杀虫，散血生肌，傅汤火伤灼。止金疮血，甚良。

白带白淫：风化石灰一两，茯苓三两，末，糊丸梧子大。每空心服三十丸，米饮下。水泻不止，同方。

血痢十年：石灰三斗，炒黄色，水一斗投，澄清。分三服。

痁疾，或一日发，或三日一发：石灰二钱，头垢、灵脂各一钱，末，饭丸皂子大。每五更无根水送一丸，即止。

酒积下痢：石灰五两，水和作团，黄泥包，煅一日夜，去泥为末，醋糊丸梧子大。每空心姜汤下三十丸。

老嗽暴嗽：石灰一两，蛤粉四钱，末，蒸饼丸豌豆大。每齑汁下三十丸。

误吞金银或钱，在腹不下：石灰、硫黄等分，末。酒服一钱。

产门不闭，或阴脱出：石灰一斗熬黄，入水一斗投之，澄清熏之。

身面疣目：醋浸石灰六七日，取汁频点。

---

① 偏堕：金陵本第九卷石灰条作“偏坠”。

面黡疣痣：水调矿灰一盏，糯米数粒，半插灰内，半在灰外，经宿米色变为水晶取出。以针微拨动患处，点少许于上，半日汁出，去药，不得着水，二日愈。

疣痣瘤赘：石灰一两，用桑灰淋汁熬膏。剔破点之。

痰核红肿寒热：石灰，火煅，末，以白果肉同捣，贴。蜜调亦可。

偏堕气痛：石灰、五倍子、栀子等分，末。面和醋调，傅之即消。

中风口㖞：石灰，醋炒，调如泥，右㖞贴左，左㖞涂右，正即止。

止金疮血：取腊月黄牛胆汁，调石灰入胆中封干，研傅。

汤火灼：陈石灰，麻油调傅。

痄腮肿痛：醋调石灰傅。

产门生合不开：用铜钱磨利割开，以陈石灰细末傅，即愈。

古墓中石灰地龙骨　治顽疮瘘疮，浓①水淋漓，能敛诸疮口。棺材下者尤佳。

舱船油石灰水龙骨　止血杀虫，治金疮跌扑损伤，破皮出血，及诸疮瘘。

小儿软疖不愈：水龙骨研末，麻油调傅。

血风臁疮：船油灰，煅过，研末，入轻粉少许匀，先用苦茶洗净，后傅。

下体癣疮：舱船灰、牛粪烧烟熏之，数次愈。

海石浮石、水花

咸，寒②。乃水沫结成，色白体轻，肺之象也。故入肺而清上

---

① 浓：用同“脓”。

② 寒：金陵本第九卷浮石条作“平”。

焦痰热，止咳嗽而软坚。清金降火而止渴，化老痰，消积块，去目翳，消瘿瘤结核。咸润下，又能下气，通淋，治疝气痈肿，杀野兽毒。

消渴引饮：海石、青黛等分，麝香少许，汤服一钱。

血淋砂淋，小便涩痛：海石末，每甘草汤送二钱。

头核脑痹：头枕后生痰核，正者为脑，侧者为痹。海石，煅，入轻粉少许，末，麻油调，扫涂。勿用手按，则不涨。或加焙干牛粪尤妙。亦治头痹。

小肠疝气，茎缩囊肿：海石末，每服二钱。木通、赤苓、麦冬煎汤下。又海石、香附等分，末。姜汁下二钱。丹溪方。

阳起石

咸，微温。达命门，补不足，治下焦虚寒，补肾气精乏，阴痿不起，腰疼膝冷，男子茎头寒，阴下湿痒。女子崩漏，子宫久冷，冷癥寒瘕，破子脏中血，癥瘕结气，寒热腹痛，无子，止月水不定，带下温疫冷气，除湿痹，消水肿，去臭汗，散诸热肿。忌羊血。凡用，火煅酒淬七次。但系石类，不宜久服。

元气虚寒，精滑不禁，大便溏泻，手足厥冷：阳起石煅、钟乳粉等分，酒煮，附子末同面糊丸梧子大。每空心米饮服五十丸。

阴痿阴汗：阳起石，煅，末。每服二钱，盐酒下。

丹毒肿毒①：阳起石，煅，末，新汲水调涂。

慈　石

辛，寒。色黑属水而入肾，故能养肾脏，强骨气，通关节，收脱肛，益精除烦，聪耳明目，治风湿周痹，肢节中痛，不可持物，洗洗酸麻②，大热烦满，五劳七伤，眼花耳聋，筋骨羸弱，男

---

① 毒：金陵本第十卷阳起石条作“痒”。

② 麻：金陵本第十卷慈石条作“消”。

子肾虚，腰中不利，风虚身强。小儿惊痫，消痈肿鼠瘘，颈核喉痹，止金疮血。凡小儿误吞针铁等，研细，以筋肉莫令断，与末同吞，下之。凡服，煅、醋淬、水飞用。

耳卒聋闭：慈石半钱，入病耳内，铁砂末入不病耳内，自然通。

肾虚耳聋：慈石、山甲炒等分，研末，棉裹塞耳内，口含生铁一块，觉耳内如水雨声即通。

老人耳聋：慈石一斤，捣末，水淘去赤汁，棉裹之。猪肾一具，切碎水煮。慈石汁入肾，下盐豉作羹食。粥食亦可。

眼昏内障，慈朱丸：治神水宽散，昏视空花，及物成二体，并内障。淡绿、白色慈石，煅，醋淬①，二两，朱砂，研漂，一两，生神曲三两，共末。更以生神曲一两研粉煮糊，加蜜丸梧子大。每空心米饮下二十丸。

子宫不收，痛不可忍：慈石，煅，酒浸，当归，各半两，铁粉二钱，末。米汤服二钱，早服，名慈石散。临卧服慈石丸：慈石，煅，酒浸，日干，末，米糊丸梧子大。每卧时滑石汤下四十丸。

大肠脱肛：慈石，煅，醋淬七次，末。米汤空心服一钱。或慈石末，面糊调涂囟上。入后洗去。

金疮肠出：慈石、滑石各三两，末。每米饮服一钱。

慈石毛 咸，温。补绝伤，益阳道，止小便白数，治腰脚，去疮瘘，长肌肤，令人有子，宜入酒。

藏器曰：《本经》言石不言毛。葆按：慈石无毛，其毛系人以针砂养，生毛。

代赭石土朱、铁朱

苦，寒。手②、足厥阴血分药。平噫气，镇虚逆，除五脏血脉

① 淬：原作“碎”，据文义改。

② 手：金陵本第十卷代赭石条此后有“少阴”二字。

中热，血痹血瘀，惊气入腹，阴痿不起。安胎健脾，止反胃吐衄，月经不止，肠风痔瘘，泻痢脱精，遗溺夜多，小儿惊痫疳疾，女子血崩，赤沃漏下，带下百病，堕胎，养血气，产难胞衣不出，金疮长肉，杀精物，辟鬼魅，鬼疰蛊毒贼风，腹中毒邪气。火煅、醋淬用。

婴儿疟疾，无计可施：赭石五钱①，煅，醋淬，朱砂五分，砒霜一豆大，用纸包七重，打湿煨，入麝香少许，末。香油调一字于鼻尖上及眉心、四肢，神应。

急慢惊风，吊眼撮口，搐搦：赭石，煅，醋淬七次，水飞，晒干，末。金银煎汤服半钱，三服。儿脚胫上有赤斑，则是惊气出，病当安。无斑点者，不治。

慢惊风：小儿泻后面青、目吊、不乳，宜治肝经。赭石，煅，水飞，研末。冬瓜子煎汤调半钱服。

堕胎下血不止：赭石，煅，末，一钱，生地汁半盏调服。

妇人血崩：赭石，煅，醋淬，汤②服二钱。

肠风下血：赭石，煅，一两，醋淬，煅淬尽醋一升，捣烂如面。每白汤服一钱。吐血衄血，同方。

诸丹热毒：赭石、青黛各二钱，滑石、荆芥各一钱，末。每服一钱半，蜜水调下，仍外傅之。

喉痹肿痛：赭石煮汁饮。

禹馀粮

甘，寒。手、足阳明血分重剂药。其性涩，主下焦前后诸病。催生，固大肠，治呕③逆寒热烦满、肠泻、漏下赤白、血闭癥瘕、

---

① 钱：金陵本第十卷代赭石条作“枚”。
② 汤：金陵本第十卷代赭石条此前有“白”字。
③ 呕：金陵本第十卷代赭石条作“咳”。

骨节烦疼、四肢不仁、崩带痔瘘等疾。伏五金，制三黄。煅研、醋淬、水飞，曝用。

伤寒下痢不止，心下痞硬，痢在下焦，赤石脂禹馀粮汤：赤石脂、禹馀粮各一斤，并碎之，水六升，煮取一升，去滓，分数服。大肠咳嗽，咳则遗矢，同方。

冷劳肠泻不止：太乙丹①：禹馀粮四两，火煅，醋淬，川乌一两，冷水浸一夜，去皮脐焙，末，醋糊丸梧子大。每食前温水下五丸。

崩中漏下，青黄赤白，久则使人无子：禹馀粮、赤石脂，俱煅，醋淬，牡蛎煅、乌贼骨、伏龙肝炒、桂心等分，研末。温酒每服一钱。忌葱、蒜、辣物。

产后烦躁：禹馀粮拣大者一枚，入土地埋一半紧筑，炭火一斤煅之。湿土罨一宿，打破，去外面石，取内面细者研，水漂，曝干。甘草汤下二钱。

大风疠疾，眉发俱落，遍身顽痹：禹馀粮二斤，白矾、青盐各一斤，共末。入罐内，盐泥固济，煅，从辰至戌住。候冷，埋土中，三日取出。每一两，入九蒸九曝炒熟脂麻三两。每服二钱，荆芥茶下，日二。

遍身瘢痕：禹馀粮、半夏等分，末，鸡子黄和傅。先以布拭赤，避风，日三。

空青杨梅青

甘、酸，寒。镇肝明目，利九窍，通血脉，养精神，益肝气，去翳膜，止泪出，利水道，下乳汁，通关节，破坚积。疗目赤痛，头风耳聋。瞳人破者，得再见物。钻孔取浆，点多年青盲。其壳摩翳。中风口噤不正，以豆许含咽，甚效。

《庚辛玉册》云：空青，阴石也。产上饶，似钟乳者佳。有如拳

① 太乙丹：金陵本第十卷禹馀粮条作“神效太一丹”。

似卵，小如豆粒，或成片块，有金坑、银①坑两种，虽有精粗之异，皆以中空有浆如油者为上，不空无浆者为下。

一切目疾：雀目、赤目、青盲、内外障翳、风眼用此，觉目中凉冷为验。空青、胡黄连各二钱半，槐牙，日未出时勿语采之，入青竹筒内，垂于天德、月德方，候干，为末，一钱半，龙脑五分②，合前研匀，勿见鸡犬，密收。每卧时，漱口仰头，吹一字入两鼻内便睡，隔夜便用。

肤翳昏暗：空青二钱，蕤仁，去壳、皮，压去油，一两，片龙脑三钱，细研，日点，神验。

胆矾石胆、铜勒

气寒，味酸而辛，入足少阳胆经。其性收敛上行，能涌吐风热痰涎，发散风木相火，明目杀虫，治虫牙，散癥积，通喉痹，疗诸痉痫，傅瘜肉口疮，治咳逆上气，诸邪毒气，石淋寒热，目痛，金疮，鼠瘘恶疮，崩中下血，女子脏急，面黄，带下赤白，阴蚀疼痛。入吐风痰药最快。

《玉洞要诀》云：石胆，阳石也。出嵩岳及蒲州中条山。禀灵石异气，形如瑟瑟，其性流通，精感入石，能化五金，变化无穷。沈括《笔谈》载：铅山有苦泉，流为涧，挹水熬之，则成胆矾。所熬之釜，久亦化铜。此乃煎熬作伪，非真石胆，不可入药，误人。

喉痹喉风，二圣散：胆矾二钱半，僵蚕五钱，研末。吹之吐涎。

甲疽肿痛：胆矾一两烧烟尽，为末傅。风眼赤眼③，同方，泡水洗。小儿鼻疳蚀烂，同方，傅。

小儿齿疳：胆矾一钱匙上煅，麝香少许，研傅龈上。

---

① 银：金陵本第十卷空青条作“铜”。

② 五分：金陵本第十卷空青条作“一字”。

③ 眼：金陵本第十卷石胆条作“烂”。

走马牙疳：北枣一枚去核，入胆矾一两煅赤，研傅。

桃生蛊毒，胸口痛：胆矾二钱，茶清泡服，即吐出。

痔疮热肿：胆矾，煅，研，蜜水调傅，可消。

杨梅毒疮：胆矾末、乳香、没药减[1]半，研匀傅，愈。又：胆矾、白矾、水银各三钱半，研不见星，入香油、津唾各少许，研匀。坐帐内，取药涂两足心，以两手心对足心摩擦，良久再涂再擦，尽即卧。汗出，或大便去垢，口出秽涎为验。每一次，强者用四钱，弱者用三钱，连用三日。外服疏风散，并澡洗。

礜石石盐、太白石

辛，热，有毒。下气，除热明目，益肝气，止消渴，除膈中热，治寒热鼠瘘，蚀死肌风痹，除膈间积气，去鼻中瘜肉，破积聚，痼冷腹痛，腹中坚癖邪气，去冷湿风痹瘙痒。久服令人筋挛。须火炼百日服。不炼服，杀人及杀百兽。

《别录》曰：礜石生汉中山谷，今蜀汉亦有，及汶阳县、湖东新宁、零陵皆有。张仲景曰：生用，破人心肝。时珍曰：性与砒石相近，盖亦其类也。有数种：白礜石、苍礜石、紫礜石、红皮礜石、桃花礜石、金星、银星礜石、特生礜石俱是一物，以形立名。性热毒，可毒鼠制汞，唯苍、白二石入药用。诸礜生于山，则草木不生，霜雪不积；生于水，水不冰冻，其气热可知。有纹理，颇与方解石相似，但投水不冰者真。

砒石信石、人言

辛、酸，暖，大热，大毒。生者名砒黄。解热毒，疗痰壅，治疟疾，癖积气，除齁喘积痢，冷水磨服半分。外用，蚀烂肉，腐瘀瘰疬，带之辟蚤虱。此乃锡之苗，故新锡器盛酒日久杀人，为内蓄

---

① 减：原作“喊”，据文义改。

砒毒也。火炼名砒霜，其毒更甚。疗诸疟，风痰在胸膈，可作吐药。治妇人血气冲心痛，白汤服一分，多则杀人。落胎产，杀禽兽。外用蚀痈疽败肉，枯痔杀虫。中其毒，菠薐菜、莴苣、鹅不食草、水蓼、石蒜、常山、益母、绿豆、菖蒲、冷水等服，俱可解。

寒热疟疾：砒石一钱，绿豆末一两，共末，无根水或井水丸豆大，黄丹为衣，阴干。发日，冷水下五丸。

一切积痢年久，羸瘦衰弱：砒霜、黄丹等分，末，蜡化丸豆大。每米饮下三丸。

休息下痢，经数年不瘥：砒霜、黄丹各半两，末，化蜡入药，以柳条搅，焦则换，至七条，取起。旋丸梧子大，冷水送下六丸。小儿，黍米汤下二丸①。

心痛经年不愈：砒石半分，茶末一分，白汤调下。久者得吐血块愈。

项上瘰疬：砒石末，浓磨墨汁丸梧子大，铫内炒，竹筒②盛。每用针破，将药半丸贴之，自落，蚀尽为度。

走马牙疳：砒石、铜绿等分，末，摊纸上贴，神效。又：砒霜半两，末，醋调如糊，碗盛待干，刮下。丸粟米大，棉裹安蚀齿上，取虫愈。

土黄 辛、酸，热，有毒。枯瘤赘痔乳，食瘰疬诸疮恶肉。

时珍曰：造法：砒石二两，木鳖仁、巴豆仁各半两，硇砂二钱，末，木鳖子油、石脑油和成一块，埋土坑内，四十九日取出，劈作小块，瓷器收用。

金星石银星石功同

甘，寒。下热涎，解众毒，治脾肺壅毒，肺损吐血嗽血。水

---

① 黍米汤下二丸：金陵本第十卷砒石条作“黍米大”三字。
② 筒：原作“个”，据文义改。

磨少许服，镇心神不宁，亦治骨哽。

颂曰：金星石、银星石出濠州、并州。二石主治相同。葆按：此则市名金精石、银精石，字讹也。

大风虫疮，有五色虫取下，用诸石丸：金星石、银星石、云母、禹馀粮石、滑石、阳起石、慈石、凝水石、密陀星、自然铜、龙涎石等分，捣碎瓶盛，盐泥固济。以炭火十斤，煅过为末，醋糊丸小豆大。每服十五丸，白花蛇煎酒下，以愈为度。

礞　石

甘、咸，平。厥阴经药。其体重堕，制以硝石，性便疏快，使木平气下，而通利痰积，治积痰惊痫，咳嗽喘急，食积不消，留滞脏腑，宿食癥块。小儿食积羸瘦，妇人积年食癥，攻刺心腹。和巴豆、硇砂、大黄、三棱等丸服，良。然止用之救急，不宜久服，及气弱脾虚者忌。

时珍曰：用大坩锅，以礞石四两打碎，入硝石四两拌匀，安锅内。炭火十五斤簇定，煅至硝尽，其石色如金。取出研末，水飞去硝毒，晒干用。

急慢惊风，痰涎壅盛咽喉，垂危，服此堕风痰，乃治①利痰之圣药。夺命散：礞石一两，焰硝一两，同煅过为末。每服半钱或一钱。急惊痰热，薄荷汁入生蜜调下；慢惊脾虚，木香汤入熟蜜下。或雪糕丸绿豆大，每服三四丸。

滚痰丸：礞石、焰硝各二两，煅研水飞晒干，一两。大黄，酒蒸，八两，黄芩，酒洗，八两，沉香五钱。为末，水叠丸梧子大。常服二十丸，欲利大便服百丸。此方通治痰祟为百病，唯水泻有妊者不可服。

---

① 治：金陵本第十卷礞石条此后有“惊”字。

花乳石花蕊石

味酸、涩，平，厥阴血分药。其功专于止血，能使血化为水。疗一切失血伤损，内漏目翳。治妇人血运，去恶血，下死胎，落胞衣。煅用，合硫黄煅末，傅金疮，止血，即合，不作脓。

花乳石散：治五内崩损，喷血升斗。花乳石，煅，末，入童便一盅，男人酒和，女人醋和，每服三钱。瘀血化为水后，以参汤补之。一方：花乳石一两，硫黄四两，共研粗末，瓦罐盛，盐泥固济，煅一日取出，末。治金刃箭镞，及打扑损伤，狗咬至死，急以药掺伤处，其瘀化水。如内损血入脏腑，童便和酒，调服一钱。如破伤，肠出不损，急将肠纳入，桑皮捻线缝之，掺药于上，血止可活。如妇人产后败血不尽，血运，恶血奔心，及胎死腹中，胞衣不下，至死，但心头温者。急以童便调服一钱，取下恶物后，不患血风血气等病。

多年障翳：花乳石，火煅，水飞①，川芎②，白附，牛子，各一两，炙甘草半两，末。茶服一③钱。

胁④缝出水：黄丹、花乳石，末掺。

金刚石金钢钻

磨水涂汤火伤。作钗环佩之，辟邪恶毒气。

越砥羊肝石、磨刀石

磨汁点目，除障翳。烧赤投酒饮，破血瘕，治目盲，止痛，除热瘙。

《尚书》：荆州厥贡砥砺。《注》云：砥以细腻为名，砺以粗粝为称。越砥，今细腻磨刀石。

---

① 水飞：金陵本第十卷花乳石条此后有“防风”二字。

② 川芎：金陵本第十卷花乳石条此后有“甘菊花”三字。

③ 一：金陵本第十卷花乳石条作“半”。

④ 胁：金陵本第十卷花乳石条作“脚”。义胜。

砺　石

破宿血，下石淋，除结瘕，杀鬼物恶气。烧赤投酒中饮之。人言，踏之患带下，未知所由。

葆按：此磨刀石之粗粝者。

磨刀垽

傅蠷螋尿疮，涂瘰疬结核。

一名龙白泉粉。葆按：此即是今剃头磨刀石粉也。

姜石 礓砺石

咸，寒。治热豌豆疮，疔毒等肿。

恭曰：姜石所在有之，生土石间，状如姜，有五种，以色白而烂不碜良。

疔疮肿痛：白姜石末，和鸡子清傅，疔自出。乳痈肿，同方。

遍身水肿：姜石，烧赤，纳黑牛屎中，饮。

麦饭石 鹅卵石

甘，温。治一切痈疽发背。

麦饭石膏：治发背痈疽，甚效。鹅卵石，碎如棋子，煅赤投醋中，再煅再投，计十次，研细如面粉，四两，鹿角，要生取连脑门者一枝，烧令烟尽，白敛，各二两，共末，匀。以米醋入瓦器内，熬令鱼目沸，旋入药在内，竹杖不住搅，一二时，稀稠得所，倾入瓷碗内，待冷盖定收藏。用时，以鹅翎拂膏于肿上，中留钱大出气。脓成即溃，未成即消。若久肉烂见筋骨，涂细布上贴。凡用，先以猪蹄汤洗患处，一日一换，要研极细，有效。

水中白石

治嗜食鱼鲙，胀满成瘕，痛闷，渐瘦。取十数枚烧赤，投水中七遍，热饮。如此三五度，当利出瘕也。背上忽肿如盘，不识名者。取一二升，烧热投水中，频洗，立瘥。纳盐一合①，洗风瘙瘾疹。

时珍曰：此石处处溪涧中有。大如鸡卵，小如指头，有黑白数色，入药用白小者。

河砂

治五淋，取细白砂三升炒热，以酒三升淋汁饮，日再服。又治绞肠沙痛，炒赤，冷水淬之，澄清服。风湿顽痹不仁，筋骨挛缩，冷风瘫缓，血脉断绝。六月取河砂，烈日曝令极热，伏坐其中，冷即易。取热彻通汗，随病用药。忌风冷劳役。人溺水死，取砂炒热，覆死人身面上下，唯露七孔，冷湿即易。

石燕

味甘，性凉。乃利窍行湿热之品。诸般淋沥，煮汁饮之。妇人难产，两手各握一枚，立产。治眼目障翳、消渴、频泻、年久肠风痔瘘、妇人月水湛浊、赤白带下，为末，水飞，米饮服一钱。

拳毛倒睫：石燕子②一雌一雄，圆大者为雄，长小者为雌，共磨水点搽眼。先以镊子摘去拳毛，乃点药，后以黄连水洗。

小便淋痛不止：石燕七枚，桑皮三两，分作七帖。水煎，空心③服。

血淋心烦不止：石燕、商陆、赤小豆、红花等分，末。每服三④钱，汤⑤下。

石蟹

咸，寒。治青盲目淫，肤翳丁翳，天行热疾，催生落胎，疗

---

① 纳盐一合：金陵本第十卷水中白石条此前有“又烧淬水中”五字。

② 石燕子：原作“石盐”，据金陵本第十卷石燕条改。

③ 空心：金陵本第十卷石燕条此后有“午前各一”四字。

④ 三：金陵本第十卷石燕条作“一”。

⑤ 汤：金陵本第十卷石燕条作“葱白汤”。

血运，解一切药毒、蛊毒、服金石毒，并热水磨服。喉痹肿痛，磨水饮，并涂喉外。傅痈肿，涂漆疮。

蛇黄蛇含石

性冷。煅服镇心。治心痛疰忤，石淋血痢，小儿惊痫，妇人产难。磨汁，涂痈肿。

颂曰：今医所用，云是蛇冬蛰时所含土，到春发蛰时吐之而出。时珍曰：蛇黄生蛇腹中，如牛黄之意。因其难得，以蛇含石代之，以其同出于蛇故尔。

惊风痫疳，神穴丹：治急惊风痫，天吊、疳热等证。蛇黄四两煅，豮猪屎二两，须小者，泥固煅，铁粉一两，朱砂半两，麝香一钱，为末。糯米粉糊丸芡子大，漆盘晒干。看之每丸有一小穴，故名。每服一丸，薄荷酒化下，立苏。疳热，冷水化下。

霹雳砧

磨汁服，主大惊失心，恍惚不知人，治石淋。疗瘵疾，杀劳虫，下蛊毒，止泄泻。作枕，除魇梦不祥。置箱笥[①]不生蛀虫。诸雷物佩之，安神定志，治惊邪之疾。

按：《雷书》云：雷斧如斧，铜铁为之。雷砧似砧，乃石也，紫黑色。雷锤重数斤，雷钻长尺馀，皆如钢铁，雷神以劈物击物者。雷环如玉环，乃雷神所佩遗落者。雷珠乃神龙所含遗下者，夜光满室。

食　盐

甘、咸、辛，寒。解毒，凉血润燥，定痛杀虫止痒，明目止泪，坚肌骨，滋五味，疗疝气，利脏腑，消宿物，除风邪，助水脏。治伤寒寒热，霍乱心痛，吐胸中痰癖，止心腹卒痛，去皮肤

---

① 笥（sì 寺）：金陵本第十卷霹雳砧条作“箦”。笥，盛衣物或饭食等的方形竹器。箦（zé 责），用竹片芦苇编成的床垫子；泛指席子。

风热①，及一切时气痰饮，肠胃结热喘逆，关格诸病。通大小便，杀鬼蛊邪疰毒气，下部䘌疮。空心揩齿，吐水洗目，夜见小字。一切虫伤疮肿，金疮火灼。唯水肿、喘嗽、消渴、血病人忌。

干霍乱证，欲吐不吐，欲泻不泻，心腹绞痛欲绝：食盐一匙②炒黄，童便一升，合和温服，少顷吐下，自愈。

中恶心痛，或连腰股：取盐一盏，青布裹，烧赤，纳酒中服。当吐恶物愈。

霍乱转筋：欲死气绝，腹有暖气者。以盐填脐中，灸盐上七壮，即苏。

妊妇逆生：用盐摩产妇腹，并涂儿足底，仍急爪搔之，自顺。

小便不通：纸包盐，烧过，以少许入尿孔中，即通。

小儿不尿：安盐于脐中，以艾灸之，即尿。

病笑不休：盐，煅赤，河井水煎，啜之，探吐热痰数升，愈。

体如虫行，风热也：水一石，盐一斗，煎汤浴之。亦治一切风气。

虱出怪病：临卧浑身虱出，约至数升，随至血肉俱坏，痛痒，卧床，舌尖出血，身齿俱黑，唇动鼻开。但饮盐醋汤十数日，即安。

救溺水死：以大凳令其卧之，后足放高，用盐擦脐中，待水自流出，切勿倒提出水。

脱阳虚证，四肢厥冷，不省人事，或少腹紧痛，冷汗气喘：炒盐熨脐下气海，取暖。

妊娠心痛，不可忍：盐烧末，酒服。

小儿撮口：盐捣贴脐上，火灸之。

喉中生肉：棉裹箸头，抹盐揩之，日五六度。

---

① 热：金陵本第十一卷食盐条作“毒”。

② 匙：原作“盐”，据金陵本第十一卷食盐条改。

蒂肿①喉风，垂长半寸：煨食盐频点之，即消。

尘物眯目：以少盐并豉置水中，视之立出。

蚯蚓咬毒，形如大风，眉鬓皆落，甚每夕蚯蚓鸣遍体：浓煎盐汤，浸身数遍愈。蜈蚣咬人，方同。

葆按：予壮年牙齿时痛，每日以盐揩牙，冷水含漱，虽冬勿间，至今年已古稀，齿从不痛。

青盐戎盐

功同食盐，不经煎炼而成，味咸带甘，入药似胜。益气，固齿，明目，坚肌骨，益精气，助水脏，去毒蛊，除五脏癥结，心腹痛积聚，目赤涩痛，溺血吐血，齿舌出血，痔瘘疥癣。解斑蝥毒。

牢牙明目：青盐二两，食盐四两，川椒四两，煮汁拌二盐，炒干。日用揩牙洗目，永无齿疾目痛。

痔疮漏疮：白矾、青盐各四两，为末，猪尿脬一个盛之，封干。每服五钱，空心温水下。

小便不通：青盐弹丸一枚，茯苓一两②，白术五钱③，水煎服。

风热牙痛：青盐一斤，槐枝半斤，水煎汁二碗，煮盐干，炒研。日揩牙洗目。

风眼烂弦：以青盐化水，点之。

玄精石

禀太阴之精，与盐同性，其气寒而不温，其味甘咸而降。治阴证伤寒，指甲面青，心下胀满结硬，烦渴，虚汗不止，或时狂

---

① 蒂肿：金陵本第十一卷食盐条作“帝钟”。又作“帝中”，乃“悬雍”之别名。

② 一两：金陵本第十一卷戎盐条作“半斤”。

③ 五钱：金陵本第十一卷戎盐条作“二两”。

言，肢冷喉痛，脉沉细疾。又能解肌，止头痛，除风冷邪气湿痹。同硫黄、硝石炼，治上实下虚，救阴助阳，有扶危救逆之功。又合大药，涂大风疮。

正阳丹：治伤寒，头痛壮热，四肢不利。玄精石、硝石、硫黄各一①两，硇砂二②两，共研末，入瓦罐固济。火煅半日，候药青紫色③。取起，以腊雪水拌匀，罐盛阴干。又入地埋二七日，取出再研细，面糊丸鸡头实大。先以热水浴，后以艾汤下一丸。以被盖汗出愈。

赤目失明，内外障翳：玄精石煅、石决明煅各一两，蕤仁、黄连各二两，羊子肝七具，竹刀切，和，晒干，末，粟饭丸梧子大。每卧时茶服二十丸。至七日，烙顶心以助药力，一月效。

重舌涎出，水浆不入：玄精石二两，牛黄、朱砂、龙脑各二④分，末。以铁⑤针舌上去血，盐汤漱口，掺末咽津，神效。

朴　硝

芒硝　辛、苦、咸，寒。禀太阴之精，水之子也。通泻五脏百病，癥瘕积聚，结固留癖，荡涤三焦、肠胃实热，推陈致新。治天行热疾，头痛，寒热邪气，下胃中食饮热结，腹胀，停痰痞满，瘰疬黄疸。其性寒，能除实热，治阳强之病而折火邪。其味咸，又走血分而润下。下五淋，通大小便，破留血闭绝，女子月事不通。养胃消谷，消肿排脓。堕胎妊，下死胎胞衣，傅漆疮。

葆按：集注朴硝，未经煎炼，硝之粗砺者也。上有泥土，其质重浊。芒硝，将朴硝水煮，麻布滤，盆盛，硝结于上，泥土澄于下。硝

① 一：金陵本第十一卷玄精石条作“二”。
② 二：金陵本第十一卷玄精石条作“一”。
③ 色：原作“石”，据金陵本第十一卷玄精石条改。
④ 二：金陵本第十一卷玄精石条作“一”。
⑤ 铁：金陵本第十一卷玄精石条作“铍”。

稍精细，即今之市售者，其汁清明，再将芒硝水煎，盆盛，盖之。其所结者，凌空枝枝似牙，其体清润。又有甜硝、风化硝，则为芒硝、牙硝之去气味而甘缓轻爽者也。总之，胃气无实热，温邪未入阳明府，寒邪未入里，俱宜慎用。

时珍曰：朴硝止施于鲁莽强壮之人，及傅涂药；若汤散服饵，必须芒硝、牙硝。故仲景伤寒等证，用芒硝不用朴硝。

腹中痞块：朴硝一两，独蒜一个，大黄末一钱，同捣饼。贴患处，以消为度。

风眼赤烂：朴硝一两，煎水，露一夜，澄清滤汁。朝夕洗目，其红烂自除。

小儿重舌：牙硝擦舌上下，自消。鹅口疮，同方。

漆疮：朴硝煎汤渍洗。代指痛，同方。

妇人难产：芒硝三钱，童便调，温服。亦下死胎。

胞衣不出：葆按：古法用平胃散加芒硝，后人恐其伤胃气，产后难复健。以脱花煎一剂，加芒硝三钱，其胞化水出，而体易健。脱花煎方：当归三钱，车前、牛膝、红花减半，肉桂一钱。

食蟹龈肿：朴硝傅之即消。

喉痹痛肿：朴硝一两，细细含咽，立效。或加丹砂一钱。口舌生疮，方同。

灸疮飞蝶：因艾灸火疮痂退落，疮内鲜肉片子，飞如蝶状，腾空而去，痛甚，是血肉俱热，怪病也。朴硝、大黄各半两，为末。水调下，微利即愈。

女人扎足，脱骨汤：杏仁一钱，桑皮四钱，水煎三碗，入朴硝五钱，乳香一钱，封口煎化。置足于上，先熏后洗。三日一作，十馀次后，软若束棉也。

风化硝　甘缓轻浮，治上焦心热而不下降泻利，清肺解暑，去膈上热痰，及头面暴热肿痛，小儿惊热膈痰。以人乳和，涂眼睑赤肿。煎黄连汁调，点赤目。

时珍曰：以芒硝用器盛于风日中，令消尽水气，为风化硝。

马牙硝　甘，大寒。功同芒硝，除五脏积热伏气。筛末点眼赤，去赤肿障翳涩泪痛，亦入点眼药中用。

葆按：此芒硝煎炼，在上凌空枝枝似牙故名。取之，其在下者谓之芒硝。又与硝石之牙硝同称，而水火之性则异也。

玄明粉

辛、甘，冷。去胃中之实热，荡肠中之宿垢。以代芒硝，复经制法，性较和缓。治心热烦躁，五脏宿滞癥结，膈上虚热，明目退翳，消肿毒。

时珍曰：制法：以朴硝十斤，流水煎化去滓，星月下露一夜，去水取硝。用萝卜数斤切片同煮，去卜及滓，再露一夜取出。以沙罐筑实盛，盐泥固济，煅，不盖口。待沸定，以瓦盖口，复煅。放冷取出，隔纸安地上，盆覆三日出火毒，取研。每一斤入生、炙甘草末各一两，匀，瓶盛收用。按：《神农本草》朴硝炼服，轻身神仙。后人因此制玄明粉。佐甘草，去其咸寒之味。但诸硝施于肠胃实热，年壮气实者服之，亦有速效。若脾胃虚冷，阴虚火动者服，是益其虚而反伤生矣。

伤寒发狂：玄明粉二钱，朱砂一钱，末，冷水服。

热厥气痛：玄明粉三钱，童便调下。

鼻血不止：玄明粉二钱，温水服。

凝水石盐精石、寒水石

禀积阴之气而成，其气大寒，而味辛咸。入肾经，走血分，凉血降火，坚牙明目，止渴，解胃中热。治身热，腹中积聚邪气，皮中如火烧，烦满。除时气热盛，五脏伏热，小腹痹，水肿，小便白，内痹。解巴豆毒，制丹砂。

弘景曰：恒山、河间、赵郡，其地皆咸[1]卤，故又名盐精石。碎之亦似朴硝。此石未置水中，夏月能为冰者佳。时珍曰：生于卤地积盐之下，精液渗入土中，年久结而成石，大块有齿如牙硝，清莹如水精，皆至暑月回润，入水浸久亦化。寒水石有二：一是软石膏，一[2]是凝水石。不详盐精之说，遂以石膏、方解石为寒水石。珍深察，特为辨明。葆按：今俗用以方解石为寒水石，用者胡积不知药性。葆于寒水石下集注，辨详表出。

硝石盆硝、火硝

味辛属火，带苦微咸，而气大温，其性上升，水中之火也。能治诸热病，升散三焦火郁，调和脏腑虚寒。利小便，开喉痹。破恶血，下瘰疬，泻其根出，消腹胀，破积散坚。治伤寒，腹中大热，止烦满消渴，积聚胃胀。能荡涤蓄结饮食，推陈致新。伏暑伤冷，霍乱吐利，五种淋疾，女劳黑疸，心腹疠痛，赤眼头痛，重舌牙疼，及瘘蚀疮。然此乃天地至神之物，能制草木，柔润五金，炼化七十二石为水。恶苦参、苦菜，畏[3]女菀、杏仁、竹叶。

生硝芒硝、牙硝　辛、苦，大温。治风热癫痫，小儿惊啼瘛疭，风眩头痛，肺壅耳聋，口疮喉痹咽塞，牙颔肿痛，目赤热，多眵泪。

《神农本草》所列硝石，即火硝也，亦有二种：煎炼结出细芒者，名芒硝；结出为牙者，名牙硝，又名生硝。其凝底成块者，通名硝石，其气味皆辛苦大温。葆按：江右诸处以土筑墙，经年有损，主人货其利者，坏其旧土，代筑新墙，将土煎炼成硝，谓之硝石。然草草煎熬，碱味泥土不净，以售于市。市人将硝煮炼，盆盛密盖，次日滤

---

① 咸：金陵本第十一卷凝水石条作“碱”。

② 一：原作“此”，据金陵本第十一卷凝水石条改。

③ 畏：原脱，据金陵本第十一卷消石条补。

干，其碱随冰化下，其泥沉底，去之。在上结凌空枝枝横列如马牙者，名牙硝，又名芒硝，则生硝也。结在边底者，名硝石，俗名盆硝，合造爆竹用。因《本草》列硝石、生硝名，故细分别。

头痛欲死：牙硝末吹鼻内，即愈。

眼目障翳：日久不效，一点即明。牙硝一两，铜器溶化，入飞过黄丹二分同炒，取起，研入脑片二分，匀，罐收。每点少许，神效。

风热喉痹及缠喉风，玉锁匙：牙硝一两半，硼砂半两，僵蚕一钱，龙脑六分①，为末，吹之。

重舌鹅口：竹涎②和牙硝点之。

伏暑泻痢，及肠风或酒毒下血：硝石、舶上硫黄各一两，枯矾、滑石各半两，飞面四两，共末，水叠丸梧子大。每新汲水下三十丸。名甘露丸。

五种淋疾：劳淋、血淋、气淋、石淋、膏淋及小便不通。透格散：净牙硝研末。每服二钱。劳淋，其人劳倦虚损，小便闭，小腹急痛，冬葵子煎汤下，通后接服补阴③丸散。血淋，小便④时下血，疼痛急满，小蓟汤下。膏淋，又名热淋，小便热，赤色或如膏，脐下急痛，冷水调下。气淋，小便急满，尿后常馀沥，木通汤下。石淋，茎内痛，尿不能出，痛引少腹，膨胀急痛，尿下沙石，令人闷绝，硝石末入铫内，隔纸炒至纸焦，再研，水调服。小便不通，同方，小麦汤下。

硇 石

咸、苦、辛，温，大热，有毒。化积聚，破结血，开喉痹，消宿食，益阳事，暖子宫，去恶肉，生肌，烂胎，止痛下气。治

---

① 六分：金陵本第十一卷消石条作“一字”。

② 竹涎：竹沥。

③ 阴：金陵本第十一卷消石条作“虚”。

④ 小便：金陵本第十一卷消石条此后有“不出”二字。

羸瘦积病，血气不调，肠鸣，食饮不消，腰脚痛冷，噎膈癥瘕，积利骨哽，食肉饱胀，痰饮结气，反胃吐水。丈夫腰胯酸重，四肢不任，妇人血气疼痛，气块痃癖，带下血崩。去目翳胬肉，恶疮瘜肉，除痣黡疣赘，傅金疮生肉。其性有毒，能消五金八石，坏人心肠胃，不可独服、多服。中其毒者，绿豆煮汁解之。亦不可生服，须水飞醋煮如霜，或煅用。

噎膈反胃：硇砂二钱，荞麦粉，水调包之，煅焦，待冷取出，焙一钱，槟榔二钱，丁香二个，末。每服烧酒下七厘，日三服，愈即止。后吃粥半月，再服助胃丸药。

死胎不下：硇砂、当归各半两，末，分作两服。如人行五里，未下再服。

喉痹口噤：硇石、牙硝等分，末，点少许。

牙肿痛：老鼠一只去皮，以硇砂研末，淹三日，肉化尽，取骨瓦焙，末，入樟脑一钱，蟾酥二分。每以少许点牙根上，立止。

损目生瘀，赤肉胬出：杏仁百粒，蒸熟去皮尖，研，滤取净汁，入硇砂末一钱，用汁煎化。日点二次，自落。

鼻中毛出：昼夜长一二尺，渐粗如绳，痛极，摘去复生，因食猪羊血过多所致生。乳香、硇砂各一两，末，饭丸梧子大。每空心及卧时水下十丸，自退落。

疝气，卵肿胀痛，念珠丸：硇砂、乳香各二钱，黄蜡一两，溶化和丸，分作一百单八丸，以棉缝，露一夜，次早取出，蛤粉为衣。每空心、临卧，乳香汤下一丸。

面上疣目：硇砂、硼砂、铁锈、麝香等分研，掺数次，自落。

代指肿痛：唾和硇砂搽上，以面调作筒，套指入内，一日瘥。

悬痈卒肿：硇砂半两，棉裹含，咽津即安。

硼砂鹏砂、蓬砂

味甘、微咸，气凉，色白质轻。能去上焦胸膈之热而消痰止嗽，破癥结，通喉痹，止鼻衄，生津液，去口气，消障翳，除噎膈。其性能柔五金而去垢腻。治上焦痰热，反胃，积块，积聚，恶肉，恶疮，阴㿉，骨哽，眼目、口齿、咽喉诸病。解吞鸦片烟毒。

鲍太守伯熙验方：凡吞服鸦片烟毒发而死，当其毒发之时，果系鸦片烟，速用硼砂二三钱，冷水调灌，一吐可愈。视其服烟多少，若多或不吐，再进一服。并救吞服铅粉，及过饮烧酒昏醉死，亦用前药灌之，得吐无不立愈。此方屡验屡效。

鼻衄不止：硼砂一钱，水调服。

齿血数日，诸药不效：硼砂研末，傅即止。葆验。

木舌肿强：硼砂末，生姜切片，蘸末擦，即消。

咽喉谷贼，肿痛：硼砂、牙硝等分，蜜丸，含咽。

咽喉肿痛，破棺丹：硼砂、白梅等分，捣丸芡子大。每噙化咽下一丸。

咽喉骨哽，百计不下：硼砂一块，口噙咽下，自失。

小儿阴㿉，肿大不消：硼砂，每用数分，化水涂之。

弩肉瘀突：硼砂一钱，片脑一分，研末。灯草蘸末点之。

劳瘵有虫：硼砂、硇砂、兔屎等分，末，蜜丸梧子大。每服七丸，甘草汤送下。自朔至望，五更时分，令病人勿言语，服之。

饮食毒物：硼砂四两，甘草四两，香油一斤，瓶盛浸之。遇有毒者，服油一小盏。久浸尤佳。

石硫黄

酸，温，有毒。大热纯阳，制炼服。壮阳道，补筋骨，长肌肤，益气力。主虚寒久痢，滑泻霍乱，心腹积聚，冷癖在胁，咳逆上气，脚冷疼弱，鼻衄，恶疮，下部䘌疮。补命门不足，阳气暴绝，阴毒伤寒，腰肾久冷，冷风顽痹，虚损泄精，劳损，风①气。老人风秘，小儿慢惊，妇人血结，阴蚀阴疮，止血止嗽，杀脏虫邪魅。能化金银铜铁奇物。研傅痈疮疬癣。然下元极冷，命火衰微，元气将绝，服之立效。中病即止。若久服或藉此纵欲，不无偏胜之患，反至伤生贻害。番舶者良。土硫黄，辛热腥臭，止可治疥杀虫，不可服饵。

时珍曰：凡服硫黄，取番舶者，以萝卜剜空，入硫黄在内，合定，稻糠火煨熟，去其臭气；取出，以紫背浮萍同煮，消其火毒；以皂荚泡汤淘之，去其黑浆。又法：硫黄打碎，以绢袋盛，好酒②煮，三伏时用。

阴证伤寒：极冷，厥逆，无脉，烦躁，腹疼，垂死。制硫黄末，艾汤服二钱，得睡汗出愈。

气虚暴泻，日夜数十行，腹疼不止。夏月路行，备急更妙。朝真丹：制硫黄一两，枯矾半两，研末，蒸饼丸梧子大，朱砂③为衣。每服一二十丸，温水下。

霍乱吐泻：硫黄一两，胡椒五钱，末，黄蜡一两，化，丸皂子大。每凉水下一丸。

挟热下痢赤白：制硫黄、蛤粉等分，糊丸梧子大。米饮下十五丸。

老人冷秘、风秘或泻：暖脏除冷，温胃进食，治心腹痃癖冷气。制硫黄、半夏，汤泡，焙研，等分，姜汁调蒸饼杵，丸梧子大。空心，温酒或姜汤服一二十丸。

酒鳖气鳖：嗜酒任气，血凝于气，为气鳖；败血入酒，为血鳖。摇头掉尾，大者如鳖，小者如钱。上侵人咽，下侵人肛，或附胁背，

① 风：金陵本第十一卷石硫黄条此后有“劳”字。

② 酒：原脱，据金陵本第十一卷石硫黄条补。

③ 砂：原作“珠”，据金陵本第十一卷石硫黄条改。

或隐肠腹。生硫黄末，酒下，常服自化。

酒齄赤鼻：生硫黄半两，杏仁二钱，轻粉一钱，共末，夜夜搽。

伏暑伤冷，中脘痞结，或呕泻，或霍乱厥逆，二气丹：硫黄、硝石等分，研末，石器炒成砂，再研末，糯米糊丸梧子大。每服四十丸，井水下。

伤暑吐泻：硫黄、硝石①等分，末。每服一钱，米饮下。

咳逆打呃：硫黄烧烟，嗅之立止。

鼻上作痛：硫黄末，冷水调搽。

小儿聤耳：硫黄末和蜡作挺插之，日二易。

小儿口疮糜烂：生硫黄末水调，涂手心、足心。效②。

耳卒声闭：硫黄、雄黄等分，末。线③裹塞耳，数日则闻人语。

女子阴疮：硫黄末傅之。

玉门宽冷：硫黄煎水频洗。

疬疡风病，白色成片：以布拭净，醋磨硫黄、附子涂。

顽癣不愈：倾银罐入硫黄等分，溶化，冷定，同研擦。

扁鹊玉壶丸：治命门火衰，阳气暴绝，寒水膨胀。古吴王晋三制尽善，葆照誊。舶硫黄八两，麻油八两，以硫黄打碎入油内，浸半日，入锅内，炭火宜微勿烈，以桑条微搅，候硫溶尽倾入水内，用水搀出上面油水，其色如金，取硫称若干两，仍配麻油等分，照前微火溶化，如此三次；第四次转，称硫若干，配棉花核油等分，照前微火溶化，倾入水内，搀去上面油，其色如绛；第五转，用肥皂四两，煎汁去滓，煮硫黄半日，倾水；第六转，用皂荚煎水，煮六时，拔净以制硫黄之油，搀去其水；第七转，用炉中炭火，淋碱水制六时；第八转，用豆腐煮六时，拔净皂荚之性；第九转，用田字草捣汁，和水煮

---

① 硝石：金陵本第十一卷石硫黄条作“滑石”。

② 效：金陵本第十一卷石硫黄条此后有“即洗去”三字。

③ 线：金陵本第十一卷石硫黄条作“棉”。

六时；临用研如飞面，凡硫黄一两，配炒糯米粉二两，调温，捣丸如梧子大。每服以硫黄合成三分为准，渐渐加一钱，早晚开水送下。

石亭脂石硫赤

苦，温，有毒。壮阳除冷，治妇人带下，止血，长年。治疮杀虫，功同硫黄。

时珍曰：此即硫黄之多赤者，名石亭脂，而近世通呼硫黄为石亭脂，盖未考此为赤色也。

赤鼻作痛：石亭脂，红色者，黄色勿用，研末，冷水调搽，半月绝根。

风湿脚气：石亭脂，生用，一两，生川乌一两，无名异二两，末，葱白自然汁和丸梧子大。每服一钱，空心冷茶、生葱吞下。

矾　石

酸咸而寒，性涩而收。除风热，坚骨齿，蚀恶肉，生好肉，暖水脏，燥湿杀虫，消痰止渴，止血追涎，通大小便，除痼热在骨髓，吐下痰涎饮澼。治寒热，泻痢，中风失音，癫痫，黄疸，目痛，鼻齆，鼻衄，鼠瘘，瘰疬，疥癣。生含咽津，治急喉痹。妇人带沃，阴蚀，阴脱，阴痛，痈疽，疔肿，眼目，口齿诸病，虎、犬、蛇、蝎、百虫伤。煅用或生用。多服损心肺、伤骨。

风痰痫病，化痰丸：生白矾一两，细茶五钱，末，蜜丸豆大。小儿十丸，大人五十丸，茶汤下。久服，痰自大便出，断根。

喉痈乳蛾，帐带散：生矾三钱，铫内溶化，入劈开巴豆三粒，煎干去豆，研末，吹入喉，立愈。甚者，醋调灌之。又，法制乌龙胆：白矾末盛入猪胆中，风干研末。吹喉去涎。

蒂丁①垂长：枯矾、食盐等分，炒末。箸头频点。

---

① 蒂丁：金陵本第十一卷矾石条作“悬痈”，义同。

产后不语：生矾末一钱，蒸熟，水调下。

小儿舌膜：儿初生有白膜衣裹舌，或遍舌根。用指甲剖去令血出，以枯矾豆许傅，自退。若不摘去，其儿必哑。

木舌肿强：白矾、桂心等分，末。安舌下。

鼻中瘜肉：白矾一两，蓖麻子七粒去壳，盐梅肉五个，麝香一字，共杵丸。棉裹塞，化水自消。

发斑怪症：眼赤鼻张，大喘，浑身出斑，毛发如铜铁，乃热毒气结下焦。白矾、滑石各一两，末，作一服。

黄肿水肿，推车丸：白矾二两，青矾一两，白面半斤，同炒赤，醋煎米粉糊丸豆大。酒①汤下三四十丸。

妇人黄疸：经水不调，房事触犯所致。白矾、黄蜡各半两，陈皮三钱，末，化蜡丸梧子大。每服五十丸，调经汤下。

男妇遗尿：白矾、牡蛎粉等分，末。酒下一钱，日三服。

诸心气痛：白矾一两，朱砂一钱，金箔三张，共末。空心白汤送一钱。

交接劳复，卵肿或缩入，腹痛欲绝：矾石一分，硝石三分，大麦粥清服。热毒从二便出。日三服。

女人阴痛：白矾三分，甘草末一分，匀，棉裹导之。

疔肿恶疮，二仙散：棉针刺破，生矾、黄丹等分，待血尽傅，愈。

漆疮：白矾煎汤洗，拭干。

牛皮癣：石榴皮蘸白矾末抹之。切勿用醋，则虫沉伏难愈。

走马喉痹：用榆条削尖，以棉裹作枣核大，蘸生矾末涂上，按破即愈。

牙齿肿痛：枯矾、土蜂房炙等分。每用二钱，煎水含漱去涎。

---

① 酒：金陵本第十一卷矾石条作“枣”。

小儿鹅口：枯矾一钱，朱砂一[1]分，为末。每以少许傅。

虎犬伤：白矾末纳入，罨之。

蛇咬蝎螫：烧刀头令赤，置矾于上，汁出，承热滴患处，立瘥。

中风痰厥，四肢不收，气闭膈塞者：白矾一两，猪牙皂五钱，末。每服一钱，温水下，吐痰为度。

牙关紧急不开者：白矾、食盐等分，化搽之，涎出自开。

衄血不止：枯矾末吹之。

眉毛脱落：白矾十两，蒸饼丸梧子大。每空心温水下七丸，日加一丸，至四十九日[2]，日减一丸，周而复始，以愈为度。

赤目风肿：甘草水磨白矾傅。或用枯矾频擦眉心。

聤耳出汁：枯矾一两，黄丹炒，一钱，为末，日吹之。

妇人白沃，经水不利，子脏坚僻，中有干血，下白物：枯矾、杏仁等分，研匀，蜜丸枣核大，纳入肠中，日易。

蛇虫诸毒：蛇毒、射工、沙虱等伤人，口噤目黑，手足直[3]，毒气入腹。白矾、甘草等分，末。冷水服二钱。

老人泄泻不止：枯矾一两，诃子煨，七钱五分，末。米饮服二钱。

二便不通：白矾末填满脐中，以新汲水滴之，自通。若脐平者，以纸围环滴。

蜡矾丸：治痈疽发背，能防毒气内攻，护膜止泻。白矾一两生研，黄蜡七钱溶化，和丸梧子大。每服十丸，渐加至[4]二三十丸。未破则内消，已破则易合。托里化脓，其功甚大，可服至半斤尤佳，不可欺其贱而忽之。

---

① 一：金陵本第十一卷矾石条作“二”。

② 日：金陵本第十一卷矾石条无此字。

③ 直：原作“有”，据金陵本第十一卷矾石条改。

④ 至：原脱，据金陵本第十一卷矾石条补。

青矾矾红、煅赤色①

色绿味酸，烧之则赤，走血分而伐肝木，燥脾湿而化痰涎，利小便而消积滞。其性凉，能解毒杀虫，治胀满黄肿、疟痢疳疾、喉痹虫牙、口疮疳疮、恶疮疥癣、风眼口齿诸病。酿鲫鱼烧灰服，疗肠风泻血。

重舌②木舌：皂矾二钱，铁上烧红，研末掺。

喉风肿闭：青矾一斤，醋三斤拌，晒干末，吹之。候涎出尽，用良姜末少许，入茶内漱口，咽下即愈。

眼暴赤肿：红枣五个去核，丸青矾填内，煅熟，以河、井水各一碗，桃、柳枝心各七个，煎浓。每点少许目眦上。

烂弦风眼：青矾，煅赤退火，泡汤澄清，点洗。倒睫拳毛，同方。

肠风下血，年久虚弱：青矾四两，罐盛封固，煅赤取出，入青盐石、硫黄各一两，研匀。同入罐中固济，再煅取出，退火。入附片一两，研匀，粟米粥丸梧子大。每空心米饮③下三十丸。

血症黄肿：青矾四两，面半斤，同炒黄，百草霜一升，研匀，砂糖和丸梧子大。食后姜汤下三十丸。

脾病黄肿：青矾四两煅赤，当归四两，酒浸七日，焙，百草霜三两，为末，以浸当归酒丸。每服五七丸。一月后黄去立效。又方：青矾四两，百草霜、五倍子各一两，木香二钱，末，酒和白面丸。

酒黄水肿：青矾半斤醋浸，煅，入平胃散、乌药顺气散各半两，共末，醋丸绿豆大。姜汤、酒任下三十丸。

食劳黄病，身面俱黄：青矾，锅内煅赤，醋拌干，末，枣肉丸梧

① 煅赤色：金陵本第十一卷绿矾条此后有“名绛矾”三字。

② 舌：原作“吞”，据金陵本第十一卷绿矾条改。

③ 米饮：金陵本第十一卷绿矾条此后有“温酒任”三字。

子大。食后姜汤下三十丸。

疳虫嗜食泥土、生物：青矾，微煅，研末，猪胆汁和丸绿豆大。每米饮下十丸。

走马疳疮：青矾，煅赤，以醋拌，如此三次，末，入麝香少许，匀。浆水漱洗，掺之。

小儿头疮：青矾微煅、豆豉炒焦各一两，铅粉二钱，研末，油调。以桑灰汤洗净，掺之。

癣疮作痒：螺蛳十四个，槿树皮末一两，碗内蒸熟，入矾红三钱捣匀，搽之。

妇人甲疽：趾甲内生疮，突出①，久不愈，名臭田螺。用皂矾日晒夜露，每用一两煎洗。再以皂矾末一两，雄黄二钱，硫黄、乳香、没药各一钱，研末搽之。

蛆入耳中：青矾掺之，即化为水。疮中生蛆，同方。

伐木丸：蓬头祖师传。治脾土衰弱，木来克土，病心腹中满，或黄肿如土色。苍术二斤，米泔水浸一宿，黄酒面曲四两，炒赤色，皂矾一斤，醋拌晒干，入瓶盛，火煅，共末，醋糊丸梧子大。每服三四十丸，酒、米汤任下，日二三服。时珍加平胃散治中满腹胀，果有效验。

小儿甜疮：大枣去核，内青矾内包，煅研，贴之。耳生烂疮，方同。

甲疽涎②烂：或因割甲伤肌，或因甲长侵肉，而成疮肿，黄水浸淫相染，五指俱烂，渐上脚趺，起泡如火烧。青矾五两，烧至汁尽，研末，色如黄丹。以盐汤洗净，用末厚傅，每日一遍。

---

① 突出：金陵本第十一卷绿矾条此前有“恶肉”二字。

② 涎：金陵本第十一卷绿矾条作“延”。

卷 八

序

昔蔡茧斋①先生因跌折脚疾，播阅《纲目》附方，编辑《万方针线》，海内久已盛行。余忆往年被物伤睛及跌脑，血出不止，急促求治，俱阅是辑，照法立效。诚济世之金丹也！窃思本草药味浩繁，谁能熟读！《纲目》所载附方俱散于某药之下，又孰能记忆！设遇卒中急疾治之，候查全卷，迫不及待，死灰难复焰矣。故余辑《本草》亦宗其法，分列证治眉目，以便查核。如风寒暑湿诸证，列通治部。头面腰腹足胫二阴，列上中下三部。痈疽金疮等证，列外科部。至于女科主治，俱同男子，其不同者，列调经、崩带、前阴、乳病、胎产、产后俱部。而小儿科，列初生婴孩惊痫、诸疳、杂病中，亦分上中下部。俱注某病列某卷第几篇，俾未见者易寻，已见者易记，名曰《针线易知录》。附所辑《本草易知录》后，其间方不甚验及药难猝办者，概不编入，亦删繁就简意耳。苟由是翻而阅之，虽不习医者，遇病叩方，首查门类，再核卷篇，择妥而用，如针引线之易，急病缓病，顷刻可治，使人人尽知医也。余承先志继辑，谨遵迷古而已，愿宝是编者，还以感蔡先生之功云。

婺源七十老人戴葆元守愚氏心田识

① 蔡茧斋：蔡烈先，清代医家，字承侯，号茧斋，浙江山阴县人。其于清康熙五十一年壬辰（1712）刊刻《本草万方针线》，作为《本草纲目》证方索引，共计八卷。

万方针线易知录①

通治部

疟疾门

寒热疟疾　一卷四十三（五五诸疟寒热）　一卷七十五（九九痰疟寒热）　三卷二十三同（二六一疟疾）　五卷十二篇（四六七）　七卷五十五（六八二）　七卷六十篇（七五七）

脾寒疟疾　一卷三十四大（四四脾虚疟疾）　二卷四十四（一七九）

肺疟寒热　二卷五十九（二〇〇）

时气瘴疟　四卷十二篇（三四九）　四卷三十六大（三八三风痰瘴疟）

劳疟瘴疟　六卷五十六（六四九）

邪疟时作　六卷二十四（六〇五邪疟）　六卷四十（六三三邪疟）　六卷五十六（六四九邪疟发作无时）

疟发无时　六卷三篇（五七八）

痎疟邪热　三卷十八篇（二五四）

痁疟疲瘵　五卷六十八（未见）

五种疟疾　五卷四十二（未见）

寒多疟疾　二卷五篇（一二三）

牡疟独热　二卷四篇（一二一）

牝疟独寒　二卷四篇（一二一）

---

①　万方针线易知录：戴葆元仿蔡茧斋编辑《本草万方针线》体例，为《本草纲目易知录》编辑证方索引，列为卷八，名《万方针线易知录》。

温疟多热　二卷四篇（一二一温疟热多）

寒多疟疾　二卷五篇同（一二三）

久疟不止　二卷二篇（一一八疟疾不止）　三卷二十四（二六三热虐不止）　五卷七十四（五五五久虐）　五卷七十三大（五五三久虐）　五卷七十八（五六一久虐）　六卷十一按（五八八截疟法）　六卷三十二（六一七鬼疟不止）

鬼疟日发　四卷四十五（三九六）

鬼疟经久　六卷五十五（六四七）

鬼疟寒热　四卷六十五（四二四鬼疟）　六卷五十六大（六四八）　六卷六十六大（六六三瘴疟鬼疟）　六卷五十七（六四九）

疟母痞块　二卷十八（一四一久疟母块）

疟后怪症　二卷三十七（一六七）

系臂截疟　一卷七十六（一〇〇）

厌疟截疟　一卷三十篇（未见）　二卷五十二（一九〇截疟方）　三卷二十三（二六二断截疟疾）　二卷六十五按（二〇七冷水丹）　三卷四十四（二九三咒枣治疟）　五卷三篇（四五三截虐）　五卷七十五（未见，五卷七十七见，五六〇厌疟法）　六卷十上（五八八截疟法）　七卷六十（七五七寒热疟疾）　一卷三十二按（四一葆验截疟方）　七卷二十四（七〇一断截热疟）　四卷六十五大（四二四止疟）

痢疾门

赤白下痢　一卷四十九（六三）　一卷五十一（六六）　一

卷七十五（九九） 一卷五十五大（七一赤白冷热痢） 二卷七十四（二一九下痢赤白） 二卷七十五（二二二下痢赤白） 二卷六十一（二二一） 三卷五篇（二三五） 三卷四十九大（二九九血痢下血） 三卷五十八（三一一赤白痢） 三卷六十二（三一七） 三卷七十三（三三二下痢） 四卷十二（三四九赤白暴痢） 四卷卷五十大（未见，四卷四十九见，四〇二） 四卷七十二（四三四赤白痢） 五卷六十六（五四三） 五卷七十六（五五八赤白痢） 五卷七十三（五五三） 六卷七篇（五八二下痢红白） 六卷三十四（未见） 六卷三十五（六二一赤白痢疾） 七卷三十五（七一八）

热痢下重 一卷十二篇大（未见） 四卷七十二（四三四热痢）

挟热下痢 七卷七十一（七七二） 一卷五十六（一卷五十五七二热病下痢） 五卷二十三（四八七热病下痢）

积热泻痢 一卷三十一（未见）

热毒下痢 二卷三十九（一七〇）

泄泻暴痢 三卷六篇（二三七）

积滞泻痢 三卷三十一（二七四积热泻痢） 四卷三十五（三八一）

水泻下痢 四卷二十八（三七二） 四卷七十五（四三九水泻）

水谷下痢 三卷五十六（三〇九） 四卷十六（三五四下利水谷）

水痢不止　三卷四十七（二九七）
下痢咽肿　一卷十三（一七）
下痢咽痛　六卷六篇大（五八二少阴下痢，咽痛）
老少下痢　四卷七十二（四三四）
老人气痢　七卷五十一（七四五）
一切泻痢　二卷六十八（二一一）　四卷三十六（三八二）
冷痢不止　一卷五十一大（六六冷利大肠）　三卷四十九（三〇〇肠滑久痢）
痢久肛痛　四卷十六（三五五肛痛痢久）　三卷九篇同（二四二痢后肠痛）
久痢脱肛　五卷二十三（四八三）
休息痢疾　一卷七十五（一〇〇久痢休息）　四卷十七（三五五）　六卷三篇（五七七）　三卷三十九大（二八五休息痢）　七卷五篇（六七二下痢休息）　六卷十二大（五八八休息久痢）　六卷十六大（五九四休息痢）　六卷三十九（六二七休息痢）　七卷六十篇（七五七休息下痢）　二卷三篇（未见）
气痢时发　一卷三十六（四六气痢经久）　六卷二十（六〇一）
下痢鲜血　三卷十三篇（二四七痢及泻血）　六卷四十三（六三二）
血痢下血　三卷三十四（二七八）　一卷五十四（七〇时行血痢）　三卷三十九（二八六血痢验方）　三卷四十九大（二九九血痢下血）
血痢腹痛　三卷七篇（二三八）　三卷四十（二八七赤痢腹痛）
热痢便血　二卷六十一（二〇二）

毒痢脓血　四卷五十五（四〇九）

血痢年久　一卷八十二（一〇九血痢日久）　七卷五十五（七四九血痢十年）　四卷二十四（三六五血痢连年）

血痢不止　一卷十五（二〇）　一卷七十二（九六）　二卷四十五（一八〇）　二卷五十九（二〇〇赤痢不止）　二卷七十四（二一九）　三卷十三（二四六）　三卷五十六（三〇九）　三卷七十二（三三〇）　四卷二十七（三七一）　五卷三十六（五〇三赤痢不止）　四卷三十七（未见，仅见血吐不止，三八四）

一切下痢　一卷三十二（四〇）　七卷六十（七五七一切积痢）　七卷二十九（七〇九一切痢下）

五色诸痢　一卷四十一（五二）　二卷四十九（未见）

五疳下痢　六卷六十（六五四）　七卷五篇（六七二下痢休息）

下痢噤口　二卷十八篇（一四一痢疾噤口）　二卷三十八（一六九）　二卷五十五（一九五）　二卷五十六下（一九六）　三卷九篇（二四二）　三卷二十六（二六六）　三卷六十九（三二五噤口痢）　三卷七十（三二七久痢噤口）　四卷六篇大（三四〇噤口毒痢）　四卷二十七（三七〇）　四卷四十九（四〇二）　五卷十七（四七五毒痢噤口）　五卷三十八（五〇五久痢噤口）　五卷五十九（五三四噤口痢疾）　五卷七十（五四九噤口痢）　五卷六十七（五四五）　六卷一篇（五七四噤口痢）　三卷五篇大（二三六暴痢噤口）

虚痢危困　六卷四十七（六三七）

久痢不止　一卷二十七（三四）　三卷三十九（二八六）　四卷二十六（三六八下痢不止）　四卷四十四（三九四）　七卷六十篇（七五七一切积痢年久）

痟痢欲死　六卷十九（五九九）

脾虚下痢　五卷七十四（五五五）

大肠冷痢　六卷二十三（六〇五）

久痢五色　二卷二十三同（一四八）

洞注下痢　六卷十八（五九七）

下痢腹痛　六卷十一（五八七）　六卷十三（五九一）

泄泻门

暴病水泻　五卷四十五大（五一四暴水泻）

脾湿水泻　一卷九篇（一一）

中寒水泻　三卷十三（二四六）

水泻不止　二卷十八（一四一）　六卷五篇（五八〇）　七卷二十一（六九五水泻日夜不止）　七卷五十一同（七四九）

寒湿泄泻　二卷六十（二二七）

暴泻身冷　一卷三十六（四六暑泻身冷）

暴泻不止　二卷七十六（二二一）

久泻不止　一卷三十七（四七）　三卷四十九同（三〇〇）　五卷二十三（四八三泄泻不止）

脾虚滑泻　五卷六十七（五四五）

肠冷滑泻　七卷五十四（七四七大肠冷滑不止）

脏寒泄泻　六卷五篇（五八〇脏寒泻）

气虚暴泻　七卷七十二（七七二）

久泻胃弱　二卷五十九（二〇〇）
汗泻气喘　一卷四篇按（五呕泻交作、汗出发端，气难相续）
久泻尪羸　二卷六篇（一二四）
脾泻久痢　三卷七十同（三二六）　四卷七十五（四三九）
老人虚泻　一卷三十七（四七）　二卷六篇（一二三）　七卷七十三（七七六老人泄泻不止）
冷劳肠泻　一卷五十四（七〇冷劳泻痢）　四卷七十五（未见）
湿热泻痢　三卷七十六（未见）
泻痢不止　四卷七十五（四三九）

中风诸风门

中风不语　一卷十八篇（二三）　二卷四篇（一二一）　二卷六十二（二〇四卒风不语）　四卷五十六大（四一二中风失音不语）　七卷七篇（六七五）
卒不得语　七卷七篇（六七五）
中风舌瘖　五卷四十八大（五一九）
中风不省　四卷一篇（三三三）
卒中风症　三卷三十三（二七五卒然中风）　四卷二十五（三六六卒中风）
风痰卒中　七卷三十二（七一四）
中风诸病　一卷六十二（八二）
中风牙噤　四卷十三（三四九）
老幼中风　四卷五十七（四一二）
中风口噤　一卷十八（二三）　三卷一篇（二三〇）　四卷二十五（三六六）　四卷四十八（四〇〇）　七卷二十六（七〇三）

五十七（七四历节肿痛） 二卷三十六（一六六） 三卷六十一同（三一五） 四卷十一篇（三四七历节诸风骨节疼痛） 四卷二篇（三三五） 四卷三篇（三三六） 四卷十二（三四八） 五卷二十五（四八七） 六卷十四（六二七）

历节肿痛 四卷二篇（三三四历节诸风）

骨软风疾 二卷二十七（一五三）

骨节肿痛 二卷三十二同（一五九骨节风痛） 五卷八十篇（五六四）

筋骨挛痛 二卷二十五（一五〇） 二卷五十九（二〇〇筋骨挛急） 三卷二十一（二五八筋骨疼痛） 六卷十八（五九八）

筋骨疼痛 三卷八篇大（二四一筋骨腰节诸痛） 五卷四十八（五一八）

白虎风痛 四卷十一（三四七） 六卷二十（六〇〇） 六卷四十九（未见） 六卷四十一（六二九） 七卷十九（六九二）

历节鹤膝 二卷三十六大（一六六）

皮里作痛 二卷二十七（一五四）

风湿走痛 二卷七篇（一二六） 六卷三十五（六二二）

风湿痹痛 二卷十三（一三五） 二卷三十六（一六六）

风湿冷痹 五卷二十四按（四八五）

疠风门

大风疠疾 一卷二十篇（二五大风癞疾） 一卷五十八（七六） 一卷八十三（一一一大风癞疾） 二卷二十一（一四五） 二卷二十七（一五四） 三卷二十

五（未见） 四卷一篇（三三三） 四卷十篇（三四六） 四卷二十五（三六八大风诸癞） 四卷二十九（三七三） 四卷三十六（三八二大风诸癞） 五卷二十九（四九三） 五卷三十下（四九四大风癞疾） 五卷五十三（五二五大风癞疾） 五卷六十二按（五四二） 四卷七十三（四三五） 七卷二篇（六六六） 七卷五十八（七五四）

大风癞疮 一卷六篇（七） 四卷三篇（三三六大风恶疮） 四卷七十二（四三四） 四卷十篇（三四五大风疮）

大风恶疮 四卷二十六（三六九） 四卷三十八（三八五） 五卷二十九按（四九一风瘫疠风）

大风疮虫 七卷六十一（七六五大风疮）

大风疮裂 四卷三十六（三八二）

疠风成癞 五卷二十五（四八七）

癞风疮虫 五卷十五（四七二癞风虫疮） 二卷二十（一四三疠风有虫）

风瘫疠风 五卷二十九膏（四九一）

伯牛疠疾 四卷二十大（未见）

遍身风疠 三卷七十二（三三〇）

恶疮似癞 五卷二十一（未见，五卷三十四九四） 一卷六十六大（八七） 二卷二篇同（一一八） 三卷二十五（二六五恶疮癞疾）

疠风鼻塌 二卷三篇（一一九）

癞风眉落 二卷十一篇（一三一）

积年疥癞 一卷八十四（一一二）

霍乱门附痧症

伤寒门

伤寒下痢　一卷四十一（五二）　三卷三十同（二七二伤寒渴痢）　七卷五十八（七五四）

伤寒阳毒　七卷三十八（七二三）

伤寒毒肿　二卷三十四（一六二伤寒毒攻）

伤寒咽痛　一卷八十五（一一四）

伤寒狐惑　一卷四十一（五三伤寒狐惑食肛）　七卷四十九（七四〇）

伤寒舌出　四卷三十五（三八一）　四卷十三（三四九）

伤寒搐搦　一卷五十七（七五）

伤寒黄病　七卷一篇（六六五）

风热门

风热项痛　一卷六十二大（未见）

风邪热病　五卷十七（四七三）

风热干燥　七卷五十（七四二风热心燥）

风热瘾疭　七卷四十五（七三三）

热病劳复　七卷八篇（六七六）

肤热如火　一卷十六（二一肤热如火燎）

风虚冷痹　七卷四十四（七三三）

暑温门

中暑昏闷　三卷十一（二四五中暑）　七卷五篇（六七二）

中暑不省　四卷二十五（三六八）

中暑疫疠　七卷五十一（七四三）

伤暑吐泻　一卷四十一（五三暑月吐泻）　二卷七十一（二一四暑月吐泻）　四卷二十六（未见）

夏月暑死　七卷二十二大（六九八夏月暍死）

行人暴死　七卷二十二大（六九八行人暍死）

卧寐门

置枕辟梦　六卷五十三大（六四四置枕间辟恶梦）

辟恶梦魇　四卷十二大（三四八令人无梦魇）　六卷三十九大（六二七）

夜卧禁魇　四卷六十三（四二一）　六卷四十六大（六四四久服除邪，不梦寤魇寐）

辟禳魇寐　七卷四十九（七四〇辟禳魇魔）

中恶邪祟门

卒中恶气　七卷二十六（七〇三）

卒中恶病　六卷四十一按（六二九）

卒中恶死　二卷三篇（一二一卒死中恶）　三卷五篇（二三二）　五卷六十四（五四一）　六卷九篇（六一四）　五卷六十七大（未见）

忤恶卒死　七卷十六（六八八）

中恶客忤　二卷三十八（一六九卒中客忤）　六卷五十三（六四五）　七卷二十八（七〇七客忤中恶）

中恶心痛　五卷六十五（五四三卒然心痛）　七卷二十八（七〇七）　七卷六十四（七六三）

中恶喉痹　四卷三十五大（三八二）

中恶蛊毒　四卷六十九大（四二九）

中恶鬼气　四卷八篇（三四三）　六卷六十二（六三二）

卒忤不言　五卷五十五（五二九）

卒死忤死　五卷六十八（五四六）

卒中五尸　一卷二十四（三一）

卒死尸厥　六卷二十七　卷六二十七（六一〇）

卒中邪魇　七卷四十九（七四〇）

卒魇不寤　四卷二十五（三六七鬼魇不寤）

卒死不醒	一卷十一同（未见） 六卷二十五（六〇七卒死不省）
尸厥不醒	七卷五篇（六三二） 曲七卷二十九（七〇八）
尸厥魇死	二卷三十八（一六九）
尸疰中恶	四卷十五篇（三五〇）
尸疰鬼疰	三卷四十一（二八八） 四卷十二（鬼疰） 五卷四十二按（未见） 六卷六十一按（六五五）
鬼疰恶气	五卷四十（未见）
中鬼昏厥	四卷六十二（四一八）
鬼打鬼疰	七卷三十九大（七二五）
鬼击之病	一卷四十八（六一鬼击中恶） 二卷三十五（一六五鬼击身青） 二卷七十八（二二五鬼击诸病） 六卷十篇（五八六） 七卷四十九（七四〇鬼击成病）
鬼击卒死	五卷六十八（五四六）
鬼排卒死	五卷六十八（五四六）
鬼击吐血	六卷二十五大（六〇八）
鬼魇不寤	四卷二十五（三六七）
中忤中恶	六卷四十三（六三二）
五绝急病	二卷十一同（一三一）
精魅鬼病	七卷四十六（七三五）
精物迷惑	六卷四十二大（六三〇）
野狐邪魅	五卷八十四大（五七〇） 六卷四十二大（五七〇）
猫鬼中恶	六卷四十七大（六三七）
杀鬼精物	六卷四十七大（六三六）
癫狂鬼恶	五卷八十三大（五六九癫狂鬼魅）

作枕辟邪　六卷四十一大（六三〇）

辟一切恶　一卷九篇（一一辟一切恶气）

狂言鬼语　五卷十七（四七四）

家有邪气　七卷四十九（七四〇）

鬼恶津垂　七卷八篇按（六七七鬼恶津唾）

辟邪恶气　六卷五十八按（六二六）　三卷四十五按（未见）

辟恶神鬼　一卷四十八（六二有百恶神鬼，自速走去）

辟恶魅气　五卷十三按（未见）　六卷四十一（六二九辟恶魅）

大厌火灾　四卷五十九大（四一五）

惊悸卒死　二卷七十八（二二五惊怖卒死）

自缢垂死　三卷三篇（二三四）　四卷二十五同（三六七自缢将死）　五卷六十大（五四六缢死欲绝）　五卷七十二（未见，卷五七十一缢气未绝，五五二）　五卷六十八（五四六卒缢垂死）　七卷二十九（七〇九卒自缢死）

水溺卒死　四卷二十五（三六七）　七卷三十（七一〇人溺水死）　七卷六十四（七六一人溺水死）

坠水冻死　七卷三十（七一〇堕水冻死）

诸汗门

虚汗盗汗　二卷五十三（一九一）

盗汗自汗　三卷二十六（二六五）　四卷七十五（四三九自汗盗汗）

寐中盗汗　四卷四十二（三九二睡中汗出）　四卷七十五（四三九）

盗汗遗精　六卷四十九（六三九）

骨蒸虚汗　六卷五十大（六四一）

汗多便闭　一卷七篇（八）

心虚自汗　六卷三篇（五七七心虚自汗不寐）

脾虚盗汗　一卷八篇（一〇）

诸虚自汗　一卷六十三（八二）

病后虚汗　五卷六十七（五四五）

皮肤血汗　四卷四十四（三九四）

血汗不止　七卷四十六（七三五）

卒汗不止　六卷十三（五九一）

止盗汗法　三卷四十一（二八九盗汗不止）　三卷六十一（三一六止盗汗）　四卷六十七大（四二七止盗汗）

熏出汗法　三卷四十二（二八九桃叶蒸汗法）

消渴门

消渴饮水　一卷六十二同（八〇）　一卷六十八（八九）　二卷二十四（一四九）　二卷四十篇（一七二）　二卷四十八（一八五）　二卷五十七（一九七）　三卷四十五（二九四）　四卷七十一（四三二）　五卷三十七（五〇三）　五卷三十 六（五〇二）　五卷七十四（未见）　五卷五十三（五二六）　五卷七十（未见）　五卷七十五（五五六）　六卷五篇（五八〇）　六卷七篇（五八一消渴无度）　五卷六十七（五四五）　六卷二十六（六〇九消渴症）

消渴无度　五卷五十九（未见）　六卷五篇（五八一）

消渴尿多　一卷十五篇（一九）

消渴烦乱　二卷二十三（一四八）　三卷三十一（二七三）

咳嗽痰饮门

肺虚咳嗽　四卷七十二（四三四）

久咳虚嗽　二卷六十篇（二〇二）

肺热咳嗽　四卷五十（未见，四卷四十九见，四〇二）

肺热痰嗽　二卷二十三（一四八肺热痰咳）

肺热嗽久　三卷五十一（三〇五）

肺燥咳嗽　三卷五十九（三一三）

久嗽不已　二卷十六（一三八久嗽不止）　二卷四十八（一八五久嗽不止）　三卷三十九（二八六）　一卷六十八（八九久嗽不瘥）

远年咳嗽　六卷四篇（五七九）　五卷四十八按（五一九一二十年咳嗽）　六卷十七篇（五九六）

久咳上气　一卷二十七（三四）　五卷七十九（未见，五卷七十八见，五六一）

久嗽肺胀　二卷十六（一三八）　五卷八十（五六四咳嗽肺胀）

久劳咳嗽　五卷三十一（四九五）

久嗽涕唾　七卷五篇（六七二久嗽涕唾及肺痿）

咳嗽日久　五卷七十三（五五四）

虚热咳嗽　三卷六十八（三二五）

寒痰咳嗽　二卷八十（二二七）

风痰咳嗽　二卷十一（一三〇）

风痰拥逆　四卷五十（四〇二）

风痰注痛　二卷十六（一三五）

热痰烦闷　三卷八篇（二四一）

冷痰痞满　三卷九篇（二四一）

膈痰积热　四卷五十五（四一〇胸膈痰辟积热）

膈痰吞酸　四卷二十六大（三六八）

咳逆上气　四卷二十五（三六七）

咳逆短气　一卷四十五（五八）　三卷四十六（二九五结气咳逆）　三卷六十五（三二一上气喘急）

上气咳嗽　三卷六十九（三二五）　四卷十八（三五七）

上气喘咳　三卷六十五（三二一上气喘急）

肺咳上气　三卷十三（二四六咳嗽上气）　一卷八十六（一一五）

三焦咳嗽　一卷十一（一四）

上焦痰热　三卷七十一（三二九）

诸风痰疾　二卷四篇（一二一）

胸中痰饮　二卷四篇（一二一）

胸中痰结　四卷二十五（三六八）

痰饮咳嗽　一卷七十四（九七）　五卷五十四（五二七）

胸痹痰嗽　二卷二十三（一四八）

干咳无痰　二卷二十三（一四七）

一切劳嗽　七卷五十四（七四七）

老嗽暴嗽　七卷五十五（七四九）

咳嗽失声　三卷五十五（三〇七）

咳逆不止　三卷四十八（二九九）

痰咳不止　二卷二十三（一四八）

阴虚痰火　二卷二十六（一五二阴虚火动有痰）

骨蒸咳嗽　五卷四十八（未见）　五卷五十篇（五二二）

支饮难息　一卷七十四同（九七支饮不得息）

积聚痰涎　五卷五十四（五二七）

呀嗽结囊　三卷二十九大（二七〇）

呀呻呷有声　五卷五十三（五二五）

卒嗽不止　五卷五十五同（五二八卒嗽）　五卷六十同（五三六卒得咳嗽）

咳则遗矢　七卷五十八（七五四）

痰饮咳嗽　一卷七十四（九七）　四卷五十四（未见）

暖胃除痰　一卷三十七（四七）

痰迷心窍　二卷九篇（一二八）

痰祟百病　七卷六十二（七五八痰祟为百病）

久嗽唾血　一卷二十六（三四）

痰嗽带血　一卷七十二（九五）　三卷四十八（二九八）　五卷六十四（五四〇咳嗽痰血）

虚咳痰血　五卷六十（未见）

痰血凝结　五卷八十（五六四）

化痰止嗽　三卷三十三（二七六）

消痰止嗽　三卷五十五（三〇七）

宣吐风痰　五卷四十四（五一三宣吐风痰）

敛肺劫嗽　四卷七十六（四四一）

清上化痰　一卷四十五（五七）

久嗽熏法　一卷七十一（九四）

生津化痰　四卷六篇大（三三九）

哮喘门

痰气哮喘　一卷二十六（三三）

痰哮咳嗽　一卷五十四（七一）

齁喘痰嗽　二卷三篇（一二〇）

齁喘痰积　二卷六十九　三卷十篇（二一二）　三卷十篇

（二四二齁喘痰促）　三卷六十六（三二二齁喘痰气）

齁喘哮痰咳　六卷五十五（六四七）

痰齁发喘　六卷五十四（六四五）

喘嗽齁䶎　三卷六十五（三二一）

寒痰齁喘　二卷四十四（一七九寒疟齁喘）

定喘化痰　六卷八篇（五八四）

定喘下气　一卷十一（一四）

痰喘咳嗽　三卷五十五（三〇八）　三卷六十五（三二〇）五卷五十五（五二八）

痰喘气急　二卷二十三（一四七）　三卷四十五（二九四）三卷四十五按（二九四）

久嗽痰喘　三卷十篇（二四二）

咳嗽气喘　五卷三十二（四九六）

肺虚喘急　七卷五十四（七四七）

肺壅喘急　一卷七十四（九七）

痰喘气急　三卷九篇（二四二痰气喘息）　三卷二十六（二六六）

喘嗽面浮　五卷二十六（四八八）

老人痰喘　三卷九篇按（二四一）　三卷四十六（未见）三卷五十二（三〇三年老痰喘）　三卷五十五（三〇七老人喘嗽）

肺痿肺痈门

咳嗽肺痿　二卷二十六（一五二肺痿咳嗽）　四卷五十八（四一三）　六卷五十（六四〇鹿髓煎）

久嗽肺痿　五卷二十六（四八八）　六卷十五（五九三咳嗽

	肺痿作燥）
肺痿吐血	二卷二十三（一五〇）　四卷五十七大（肺痿唾血四一一）
肺痿咯血	六卷三十五（六二二肺痿吐血）
肺痿骨蒸	一卷六十（七九骨蒸肺痿）　六卷十五（五九三）
肺痈咳嗽	一卷六十篇（七九）
肺痈唾浊	二卷五十一（未见）　三卷五十一（三〇二肺痈）　四卷二十四（三六五）　四卷五十（四〇二肺痈）
肺痈肠痈	四卷五十（四〇二）

翻胃门

翻胃吐食	一卷五十九（七八）　二卷二十五（一五〇反胃吐食）　二卷五十八（一九九反胃吐食）　二卷六十一（二〇二反胃吐食）　三卷四十六（二九五反胃吐食）　三卷四十八（二九八反胃吐食）　三卷六十三（三一八反胃吐食）　三卷六十八（三二四反胃吐食）　三卷七十篇（三二七四一反胃吐食）　四卷七篇（三四一反胃吐食）　四卷四十九（四〇二反胃吐食）　四卷六十六（四二五反胃吐食）　五卷三十二（四九六反胃吐食）　五卷三十五（五〇一反胃吐食）　五卷五十四（五二七反胃吐食）　五卷五十五（五二八反胃吐食）　五卷六十六（五四三反胃吐食）　五卷七十一（五五一反胃吐食）　五卷七十九大（五六三反胃）　六卷十一（五八七反胃吐食）　六卷二十三大（六〇四反胃吐食）　六卷四十大（六二八反胃吐食）　六卷五十四大（六四六反胃吐

食）　六卷六十六（六六二反胃吐食）　七卷二十四大（七〇一反胃吐食）　七卷四十六（七三五反胃吐食）

久患反胃　二卷七十六同（未见）　七卷四十八按（七三八）

久冷反胃　二卷六篇（一二四）

脾虚反胃　一卷三十四（四四）　六卷四十（六三一象骨散）

脾疼反胃　七卷四十八（七三八）

朝食暮吐　四卷七篇（三四一）

一切反胃　六卷四十（六二八）　六卷十九大（六〇一反胃）　五卷六十八大（未见）

反胃转食　三卷四十五（二九五）　七卷二十四（七）

反胃上气　一卷六十（七九）

反胃咳噫　三卷十六（二五一）

反胃恶心　一卷三十九（五〇）

噎膈门

噎食不下　五卷六十二（五三八噎食病）

噎塞不通　四卷六十七（四二七）　五卷八十五（五七三噎食症）

噎食不纳　三卷六十三（三一八）

噎噫不下食　一卷七十七（一〇二一僧病噎，不下食）　四卷七十一（四三三）　七卷五十七大（七五二平噫气）

膈气吐食　五卷三十六（五〇二）

膈气噎塞　二卷八十篇（二二九）

噎膈不食　五卷八十三（未见）　五卷三十（未见，五卷三十一见，噎膈四九五）　六卷十二篇（五八九）

噎膈吐食　四卷十三同（三五〇噎膈气）　五卷十七（四七四）

噎膈拒食　一卷五十二（六八）

反胃膈气　二卷七十（二一四）　五卷二十六（四八八）　六卷三十六（六二三）

老噎食病　六卷三十六（六二三噎食病）

气噎不通　五卷六十九（五四八）

反胃噎膈　四卷七篇（三四一反胃关格，气噎不通）　六卷二十（六〇一）　六卷二十四（六〇六噎膈反胃）　六卷二十九（未见，六卷三十六见，六二三反胃膈气）　六卷二十六（六〇九）　七卷四篇（六七一噎膈反胃）　七卷六篇大（六七四噎食反胃）　七卷六十九（七七〇噎膈反胃）

老人噎食　五卷六十七（五四四）

老人膈痞　六卷十三（五九〇）

呕吐门

胃弱呕逆　一卷三十四（四三胃弱，呕逆不食）

胃寒呕逆　二卷十篇（一三〇）

诸般吐逆　七卷四十八同（七三八）

呕逆不止　二卷八十（二二七）　二卷八十篇（二二七）

反胃呕吐　一卷二篇（三）　二卷八十篇（二二八）

反胃呕哕　三卷四十五（二九四）　三卷五十三（三〇五反胃哕呕）

温病冷呃　一卷二十四（三〇温病冷啘）

温病热哕　一卷二十四（三〇）

干呕不止　二卷二十五（一五一）　三卷六十八（三二四）

酸心吐水　三卷六十（三一四醋心吐水）

食已吞酸　三卷六十三（三一九）

食物吞酸　三卷九篇同（二四二）

呃逆门

伤寒呃逆　三卷五十一（三〇二）　四卷四十（三八九伤寒呃噫）

温病发哕　三卷五十三（三〇四）

胃冷久呃　四卷六篇（三四〇）

咳逆打呃　七卷七十一（七七三）

一切呃逆　三卷四十九（二九九咳逆不止）

呃逆不止　二卷六十八（二一二止呃逆）　三卷五十七（三一〇）

诸气门

三焦滞气　二卷七十五（二二一）

忧郁不伸　一卷二十二（二八）

一切气痛　三卷五十七同（三一一诸气痛）　四卷九篇（三四三）

一切气胀　一卷四十（五一一切气疾腹胀）

一切冷气　一卷四十六（五九）

下一切气　四卷九篇（三四三治一切气）　五卷三十八（五〇五）

上气发热　四卷五十六（四一一）

气急涎潮　七卷三十八（七二三）

胃脘气火　四卷四十二（三九〇胃脘火痛）

热结气痛　七卷六十七（七六七热厥气痛）

男妇气痛　二卷三十篇（一五八）

走注气痛　四卷二十九（三七四）　七卷四十二（七二八）

两胁气结　一卷八十四同（一一二）

膜外气疼　一卷二十一（二七膜外气痛）

气结郁冒　三卷四十六（二九五气积郁冒）

气筑奔冲　二卷二十（一四二）

血气疼痛　三卷三十三（二七五血气作痛）

痞满鼓胀门

痞块有积　四卷十三（三五〇）

腹中痞积　一卷七十九（一〇五）　六卷十九（六〇〇）

腹满癖坚　四卷三十一（三七五）

腹中痞块　一卷四十七（六〇）　四卷三十（三七四腹中痞积）　二卷十八（一四一）　七卷六十六（七六六）

腹胁痞块　一卷八十三（一一一腹胁积块）　七卷四十九（七三九）

腹中癖气　三卷二十五（二六五）

胁下痃癖　一卷三十九（五〇）　七卷四十九（七四〇）

气积成块　六卷二十一（六〇二）

脾积痞块　四卷十三（三五一脾积结块）　六卷三篇（五七八）　六卷二十一（六〇二脾积痞气）

心下痞积　四卷四十（三八八心下痞）

中焦热痞　一卷八十五（一一四）

痞块心痛　六卷二十九（六一四）

痃癖气块　一卷三十九（五〇）　五卷五十（五二二）

膜内气块　六卷四篇（五七九）

嗜茶成癖　三卷六十四（三二〇）

痞块疳积　六卷十一（五八七）

食诸果积　六卷五十三（六四五诸果成积）

食果腹胀　四卷四篇（三三八）

痞癖腹胀　一卷七十九（一〇四癖痞腹胀）

虚寒积癖　三卷六十二（三一七）

中满鼓胀　三卷三十（二七二）　五卷七十一按（五五〇鸡矢醴）

中满腹胀　六卷二篇（五七六）

气胀气蛊　三卷九篇（二四二）

卒然肿满　六卷四篇（五八七）

消积烦顺气　四卷四十（三八九）

病后胀满　四卷四十（三八七天行病后胀满）

积聚癥瘕门

诸般积聚　二卷七十篇（二一四）

积聚胀痛　六卷三十（六一五）

癥瘕鼓胀　六卷二十二（六〇七）

癥瘕坚积　七卷二十九大（七一〇）

腹中暴癥　一卷八十（一〇六）　一卷八十四（一一二）

癥积腹满　七卷六篇（六七三癥积满腹）

腹中血块　四卷十一（三四七）

腹中痃癖　五卷七十六大（五五九）

心下伏瘕　一卷八十六（一一五）

镇心破癥　四卷五十四（四〇七琥珀散）

心腹宿癥　七卷四十六（七三四）

小腹坚大　二卷七十五（二二一）

腹大癥块　五卷十九大（四七七腹中大坚癥块）

远年癥块　五卷四十五（五一四远年虚实癥块）

瘴气成块　一卷三十六（四六）

涎积癥块　二卷一篇（一一七）

啮虱成瘕　六卷一篇（未见）　四卷六十七（四二六）　六卷二十九（未见）

食米成瘕　二卷五十七（一九七米瘕嗜米）　五卷七十一（五五一）

食发成瘕　六卷一篇（五七五）　六卷二十九（六一四）

发癥嗜油　六卷二十九（未见）

肉癥嗜肉　六卷二十九（六一四肉癥思肉）

发瘕腰痛　二卷五十（一八七）

鱼肉癥瘕　一卷七十五（九九）　六卷十二（五八九鱼肉成癥）

食鲙成癥　三卷十二（二四五）

腹中鳖瘕　一卷七十七（一〇二）　三卷二十八（二六九腹内鳖瘕）　四卷三十二（三七七）　五卷七十一（五五一心腹鳖瘕）　五卷四十四大（五一三鳖瘕）　七卷三十四（七一七）

心下鳖瘕　六卷五十四（六四五）

鳖瘕心痛　六卷二十九（六一三白马溺）

酒鳖气鳖　七卷七十一（七七二）

鱼癥两头　一卷七十七（未见）

腹肉腹内蛇癥　五卷十八（四七六）　六卷二十九（六一三腹皮蛇癥）

腹内鳖龟病　四卷七十八（四四四）

消积破气　七卷三十（七一一溃积破气）

虚损门

补益虚损　三卷六十九（三二六补虚益损）　一卷八篇（一〇治虚损，益元气）　六卷四十九（六四一补虚

劳瘵门

肝劳生虫　三卷六十四（三一九）

劳伤肝气　五卷十三按（四六八明目丸）

虚劳患瘵　二卷十一（一三一有人患瘵）　五卷八十三（五六八虚劳瘵疾）

劳瘵失血　五卷四十六（五一九）

传尸劳疰　二卷二十五（一五〇传尸劳瘵）　三卷六十一（三一五）

传尸骨蒸　四卷十二（三四八）

传尸劳瘵　二卷十一（一三一劳疾传尸）　五卷八十三（未见，六卷四见，五七八）

劳瘵有虫　二卷五十四大（未见）　七卷五十（七七一）

追劳取虫　五卷八十二（五六七）　六卷六十（六五四劳瘵追虫）

补益门

补益虚寒　六卷十三（五九〇）

补血益精　四卷四十四（三九三）

补中益气　六卷十六（五九五）

补中强志　三卷六十九（三二六）

益脾强志　三卷七十二（三三一）

益阳固精　四卷四十三（三九三草还丹）

补精润肺　六卷三十一（六〇三）

滋阴养血　二卷二十六（一五三）

启脾进食　二卷七十六上（二二一壮脾进食）　二卷七十六下（二二二）

健胃思食　二卷七十五（二二一）

脾胃虚弱　二卷二十六（一五二）　二卷八十篇（二二八）

三卷二十六（二六六）　五卷三十六（未见）

脾胃虚冷　三卷十三（二四六）　四卷八十大（未见）　六卷四十（六二八脾胃虚弱）

脾弱不食　二卷六十九（二一三）　三卷二篇（二三二脾胃弱不进食）　五卷三十四（未见）

脾肾不足　一卷三十四（四三）

快膈进食　二卷七十六（二二三）

面黄食少　一卷八篇（一〇）

安魂定魄　五卷五十三（未见，五卷五十五见，五二八真珠）

添精益髓　六卷五十一大（六四二）

壮筋养神　一卷十一（一四壮筋骨，益精神）

强筋健骨　一卷七篇（八）　六卷二十二（六三六）

劳伤心脾　三卷五十八按（三一一）

利血生精　一卷六十六（八六）

健忘体弱　二卷五十一（一八八治健忘方）　五卷二十三（四八三健忘）

壮神强志　六卷四十大（六二八）

脾胃虚乏　五卷六十七（五四五脾胃弱乏）

弥久延年　一卷三十八按（四八）

补益老人　五卷七十六（五五八）

老人胃弱　六卷十八（五九七）

失血门

吐血衄血　三卷四十五（二九二鼻衄不止）　五卷七十二（未见，五卷七十一五五一见鼻血不止）　四卷九篇（三四四）　四卷七十四（四三七）　一卷十四大（一七吐衄下血）　七卷二十六（七〇五鼻衄不止，

吐血不止）　五卷二十三（吐血鼻血四八三）　七卷五十八同（七五三）

吐血鼻血　一卷十四（一八吐衄血多）　七卷五篇（六七二吐血鼻红）

衄血咯血　一卷三十篇（三九）

吐血咯血　三卷七十二（三三〇）　四卷九篇（三四四）　四卷六十一（咯血吐血四一七）　六卷二十一（六〇二）　六卷三十五（六二二）　七卷二十八（七〇七）

吐漏泻血　一卷三十（未见）　一卷四十五（五八漏血吐血下血）　七卷二十六（七〇三吐血泻血）

咯血唾血　四卷二十二（三六三）

老幼吐血　二卷三十九（一七〇）　四卷二十九（吐血三七三）

男妇吐血　一卷五十九（七七）

吐血不止　一卷六十篇（七九）　二卷二十三（一四八）　二卷三十（一五七）　二卷五十八（一九八）　三卷十三（二四六）　三卷七十二（三三〇）　四卷一篇（三三四）　四卷九篇（三四四）　四卷三十七（三八四血吐不止）　四卷七十八（未见，四卷七十九见 四四五）　五卷五十（五二一）　六卷三十（六一四）　六卷三十五同（六二一）　七卷八篇（六七七）　七卷二十七（七〇五）　七卷二十八（七〇七）　十八二十八十八

肺痿吐血　六卷五十大（六四一）

肺热出血　四卷五十（四〇二木芙蓉义同 ）

（二七）　一卷七十三（九七鼻衄不止）　一卷六十五（八六鼻出衄血）　一卷七十四（九八鼻衄）　二卷二十五（一五一衄血不止）　二卷二十六（一五七鼻衄不止）　二卷三十篇（一五七衄血不止）　二卷三十一（一五九）　二卷三十六同（未见）　二卷四十（一七二鼻衄不止）　二卷四十八（一八四鼻衄不止）　二卷五十（一八七鼻衄不止）　二卷五十八（一九八鼻衄不止）　二卷七十七（二二三鼻中出血）　三卷三十篇（未见）　三卷六篇（二三七）　三卷九篇（二四二）　三卷八篇大（二四〇止鼻衄）　三卷卷十三（二四六鼻衄不止）　三卷三十五（二七八少小鼻衄小劳辄出）　三卷五十（三〇一鼻出衄血）　三卷四十三（二九二衄血不止）　三卷四十四（二九二鼻衄不止）　三卷五十三（三〇五衄血不止）　三卷五十七（三一〇鼻衄不止）　三卷七十一（三二九鼻衄不止）　四卷二十二（三六二衄血不止）　四卷三十三（三七九）　四卷四十二（三九〇鼻中衄）　四卷七十五（四三九）　五卷二十一（四八〇鼻衄不止）　五卷三十三（四九七鼻衄不止）　五卷五十六（五三〇衄血不止）　五卷七十一（五五一）　六卷十四（五九二衄血一月不止）　六卷三十（六一四衄血不止）　六卷三十五同（六二一衄血不止）　七卷三篇（六七〇鼻出衄血）　七卷四篇（六七一鼻衄不止）　七卷八篇（六七八鼻衄）　七卷十三（六八五衄血不止）　七卷二十一（六九五衄血不止）

血痣出血　五卷八十（血痣溃血五六四）
喷血升斗　七卷六十二（七五九）
无故遗血　二卷四十九（一八五无故尿血）　七卷二篇（六六六）
诸般血病　一卷六十篇（八〇）
心窍瘀血　七卷一篇大（六六五去心窍之血而消瘀血）
败血入肺　七卷五篇大（六七二）
塞鼻止衄　一卷二十四大（三一止吐血衄血，并塞鼻）　六卷六十六（六六二）
吹鼻止衄　六卷三十二大（六一八）　六卷三十三大（六一九嗜鼻止衄）
贴囟止衄　四卷六十四（义同 四二三）

水肿门

水气浮肿　四卷十二篇（三四九）　一卷八十四（一一一水气肿满）　四卷三十四（水气虚肿三八〇）　五卷五十六（五三〇）　五卷五十九（五三四）　七卷二十三（六九九中恶风、恶水而肉肿者）
卒病水肿　三卷六十八（三二四水肿）　五卷三十六（五〇一）
水病肿满　二卷六十三（二〇五）　五卷十七（四七四水肿）
大腹水肿　一卷五十八（七五）　一卷八十五（一一四水肿，腹大如鼓）　二卷十九篇（一四二水肿腹大）　三卷十八（二五四肿满腹大）　三卷二十九（二七〇大腹肿满）　五卷十二（四六七大腹水病）　五卷六十四（五四〇）
遍身水肿　一卷四十三（五五）　一卷六十八（九〇通身水肿）　三卷二十九（二七一）　四卷二十八（三

黄疸门

三十六黄　五卷七十二（五五二）

五种黄疸　一卷十六（二一）　一卷二十四（三〇五种黄病）

黄疸浮肿　三卷二十九（二七〇黄疸肿满）

腹胀黄肿　三卷二十九（二七〇）

黄肿水肿　七卷七十二（七七五）

风水黄疸　四卷二十九（三七三）

遍身黄肿　二卷二十七（一五三）　一卷四十八（六二遍身黄疸）

遍身如金　三卷四十三（二九〇黄疸如金）　三卷六十六（三二二）

湿热黄疸　一卷六十四（八四）　一卷十七（二二）　六卷二十五（六〇七）　三卷十一（二四四湿热发黄）

黄疸内热　一卷八十三（一一〇）

热病急黄　五卷二十六（未见）

热黄疸疾　一卷八十篇（一〇六）

急黄欲死　五卷七十七大（五五九）

黄疸吐血　五卷六十篇（五三五）

女劳黄疸　七卷二篇（六六七）　七卷八篇（六七六）　七卷五十一（七四三）

房劳黄病　四卷六十一（四一八）

谷疸劳疸　一卷二十五（三二）

谷疸食劳　一卷二十（二五）　七卷二十二（七〇〇黄疸烦热）　七卷七十四（七七七食劳黄病）

男子酒疸　一卷四十九（六二）　五卷六十（黄疸酒疸五三五）

酒疸诸黄　五卷六十（黄疸酒疸五三五）　二卷二十三同（一四八酒黄疸）　一卷六十八大（九〇酒疸遍身

黄）　七卷七十四（七七七酒黄水肿）

脾劳黄病　七卷三十八（七二四）

脾病黄肿　七卷七十四（七七七）

脾衰黄肿　七卷七十五（七七八伐木丸）

瘾黄疸病　二卷七十四（二二〇瘾黄疸疾）　二卷六十大（二〇一黄疸如金）

黑疸危候　二卷二十四（一四九）　二卷十二（一三二黑黄急病）　二卷二十四（重复）　二卷二十六（一九四）

黄疸困笃　五卷六十八（五四七）

肾黄如金　三卷二十二（二六〇）　二卷六十大（二〇一黄疸如金）

痫黄如金　一卷四十八（六二）

走精黄病　六卷二十一（六〇二）

嗜茶面黄　三卷六十一（三一六食茶面黄）　三卷五十九（三一二好食茶叶面黄者）

里水黄疸　一卷六十二（八二）

血症黄肿　七卷七十四（七七七）

黄汗染衣　三卷十篇同（二四四）

火黄身热　一卷十三（一六）

一切黄疸　四卷四十四按（三九三疸黄症）　五卷七十六（未见）

诸虫门

寸白虫病　一卷八十五（一一三寸白诸虫）　三卷五十九（三一二寸白虫）　四卷三十五（未见）　三卷五十（三〇一）　四卷七十四（寸白蛔虫四三七）　七卷三十三（七一五寸白虫）　七卷三十四（七一七

寸白虫）

蛔虫心痛　一卷八十一（一〇七）　四卷七十（未见）　二卷六十大（二〇一）

腹中虫病　一卷五十四（七〇腹中蛔虫）　二卷五十二（一九〇）　三卷二十一（二五七腹中白虫）

心脾虫痛　五卷七十七（未见 五卷八十见 五六四）

脾胃虫痛　四卷三十二（三七七脾胃有虫，食则作痛）

大肠虫出　一卷五十九（七八）

肠痔出虫　三卷四十二（二九〇）

蛔虫腹痛　五卷七十二（五卷七十五见 五五七）　四卷七十五同（未见）

消食杀蛔　四卷九篇按（三四四）

疳虫蚀鼻　七卷四十九（七四〇）

疳热有虫　四卷三十二（三七七）

应声虫病　一卷七十七（一〇二）　四卷五十四（四〇九）

筋肉化虫　七卷四十九（七三九）

除三尸虫　三卷四十二（二九〇）

杀百虫病　三卷十四（二四九大杀百虫毒）

一切虫病　一卷八十四（一一二）　三卷十四（二四九大杀百虫毒）

丹毒瘟疫门

丹毒如火　二卷六十四（二〇六）　三卷六篇（二三八赤火丹毒）

丹毒肿毒　一卷五十七（七五阳和膏，贴诸肿毒）　二卷六十七（未见）　五卷七十二大（五五三丹肿腮肿）

丹毒浸淫　五卷七篇（四六〇）

热游丹毒　二卷二十三（一四九热游丹肿）

五色丹毒　三卷五篇（二三六）　四卷三十一（三七六）　四卷六十七（五色丹游四二七）　四卷七十（四三一）　四卷七十二（四三四）

缠蛇丹毒　一卷四十三（五五）

热毒丹毒　二卷四十四（一七八）

火灶丹毒　四卷四十六（三九七）

赤游火丹　三卷七十二（三三〇）　六卷九篇（五八五赤游丹）

赤丹如疥　六卷十四（五九一）

发丹如瘤　六卷十四（五九二）

遍身赤丹　六卷四十六（六三六）　七卷二十九（七〇五赤黑丹疥）

身面丹肿　二卷四十七（一八二）

火丹瘾疹　六卷三十三（六一九）

赤黑丹疥　七卷二十七（七〇五）

一切丹毒　七卷二十四同（七〇一）

诸丹热毒　七卷五十八（七五三）

辟瘟疫气　六卷二十八上（六一一）　六卷二十八下（六一二辟瘟疫）

厌禳瘟疫　七卷十四（六八五）

时行疫疠　一卷四十三（五六）

伤酒门

酒病腹疼　三卷六十八（三二五）

嗜酒脚气　一卷十篇（一三嗜酒患脚气）

酒积腹疼　一卷三十八（四九）

酒积面黄　六卷一篇（五七四酒积面黄）

惊悸门

惊病恍惚　六卷五十六（六四八）

失志恍惚　七卷三十篇大（七一一风痫失志恍惚）

心惊恍惚　二卷二十（一四三心虚精神恍惚）

心惊不语　七卷三十五按（七一九惊气入心络，喑不能语）

惊痫嚼舌　六卷三十六（六二三）

惊忤不语　七卷四十五（七三四）

惊痫发热　七卷三十八（七二四）

久年惊痫　五卷二十五（四八七）

发狂门

伤寒发狂　四卷十九（三五九）　一卷八十二大（一〇九伤寒热狂）　七卷二十八大（七〇八伤寒阳毒发狂）　七卷六十八（七六七）　七卷五十（七四一）

阳毒发狂　二卷五十四（一九三阳毒热极发狂）　一卷十五（一九）　七卷二十九（七〇八）

热病发狂　六卷十篇（五八六）　七卷四篇（六七〇）

心风发狂　六卷十篇（五八七）

善怒发狂　七卷三十九大（七二四）

天行热狂　一卷六十一（八〇）

热病狂邪　一卷二十（二五）

风热惊狂　七卷四十七（七三七）

大热狂暍　七卷四篇（六七〇大热狂渴）

大热狂走　七卷二篇大（六六九）

发狂欲走　三卷六十六（三二二）

风狂歌笑　六卷一篇（五七四）

狂癫谬乱　七卷二十六（七〇四）　七卷四十五（七三四癫病狂乱）

失心癫狂　一卷三十八（四九）

诸癫狂病　四卷十篇（三四六）

癫狂邪祟　四卷七十九（四四六）

癫邪狂妄　五卷六十五（五四三）

声音门

中风失音　四卷四篇（三三八）

失音不语　七卷七篇（六七五）

声音不出　二卷四十八同（一四九）

肺壅失音　四卷四篇（三三七）

肺热暴瘖喑　二卷五篇六卷一篇（五七五肺热暴瘖）

口卒噤喑　二卷五篇（一二三口卒噤瘖）

喉痛声哑　二卷二十三（未见）　二卷二十二（一四六口咽痛痒声不出）　四卷六十四（未见）

哑不能言　五卷十篇大（治哑病四六四）

奇异疾门

离魂异疾　一卷二篇（三）　七卷四十六（七三四离魂异病）

寒热怪病　三卷六十五（三一九）

截肠怪病　五卷八十（子肠脱出五六三）

脉溢怪症　三卷十一（二四五）

肉人怪病　六卷二十（六〇一）

肉坏怪病　五卷六十五（五四三）

肉锥怪病　一卷六十九（九一肉锥怪疾）

足钉怪病　二卷六篇（一二四）

气奔怪病　一卷八十（一〇六）

血溃怪病　五卷八十篇（五六三）

血馀怪病　四卷五十二（四〇六）

上　部

头病门

时气头痛　二卷二十五（一五一）

风痰头痛　三卷三十（二七一）

气厥头痛　四卷九篇（三四四）

卒病头痛　四卷二十六（三六八）

时发头痛　三卷六十三（三一八）　四卷五十一（四〇四头风时发作）

头痛至极　七卷五篇（六七二）

头痛欲死　七卷六十八（七六九）

偏正头痛头风　一卷十八（二三偏正头风）　一卷二十一（二七）　一卷二十九（三七偏正头风）　一卷七十六（一〇〇）　五卷五篇（四五六）　六卷二十一（六〇二）　七卷六篇（六七三偏正头痛）　五卷二十（偏正头痛四七九）

头面风肿　一卷二十四（未见）　一卷五十七（七五头面忽肿）　一卷四十七（六〇痈疽风肿）　三卷三十八（二八三）

偏头风痛　三卷七十二（三三〇）　七卷四十九（七四〇）

头风项肿　一卷六十二（八一头面项肿）

脑风头痛　五卷二十九散（四九二）　四卷十三（头痛脑痛三四九）

头风作痛　三卷六篇（二三七头风苦痛）　三卷五十四（三〇五）　四卷四十九（四〇一）　五卷十一（四六五头风疼痛）

头风掣痛　一卷五十八同（未见）

头风旋运　一卷四十篇（五二）

头风长冷　二卷五十五（一九五）

头风湿痹　二卷六十三（二〇五）

头旋脑肿　四卷三篇（三三六）　一卷五十九（未见）

诸风头运　一卷五十九（七六）　二卷四篇（一二二诸风头痛）

风痰头运　二卷八篇　二卷十篇（一二七风痰眩运）　二卷十篇（一三〇）

头目重闷　三卷三篇（二三三）

头目虚运　五卷八十四（五七〇）

旋风眩运　五卷八十五（五七二）

脑宣不止　四卷二十六（三六八）

风袭项强　三卷四十二（二九〇）

项强筋急　三卷四十六（二九六）

头核脑痹　七卷五十六（七五一）

头脑鸣响　三卷六十五（三二一）　五卷四十一按（五〇八义同）

老人风眩　六卷十三（五九〇）

干洗头屑　一卷二十九（三七）　三卷六十四大（三一九去头白屑）

大头风症　四卷七十八（大头风四四四）

雷头风肿　一卷七十二（九五）　六卷十九（五九九雷头风）

头风白屑　一卷四十一（五三）　二卷三十七（一六八）　四卷三十八（三八五）　四卷三十九（三八七）　四卷八十（四四七）　四卷十二（未见）　六卷三十一大（六三〇）

眼目门

风热赤目　二卷五十八（一九八风热赤眼）　四卷四十五上（三九五）　六卷三十一大（六一六风热赤眼）

风眼肿痛　五卷七十三（风眼肿痛五五四）

风邪眼寒　七卷五十（七四二）

风热目暗　六卷六十（六五三）

老人目暗　五卷六十九（五四八老人肝虚目暗）

烂弦风眼　一卷十五（一九）　四卷七十五（四三九）　四卷八十（四四七）　四卷四十三（三九三赤烂眼）五卷五十九同（五三四）　七卷三十一（七一四）七卷三十篇（七一一风眼烂弦）　七卷五十二（七四五烂弦风眼）　七卷二十一（六九四熨烙眼弦内，去风退赤）　七卷六十四（七六四风眼烂弦）　七卷六十七（七六六风眼赤烂）　七卷七十四（七七七）

烂弦疳眼　二卷十七（一三九）　一卷三十（未见）　四卷七十六大（四四一赤眼烂弦）

疳眼流泪　三卷三十四（二七八眼流冷泪）

疳病目矇　二卷十八（一四一）

迎风目泪　四卷四十三（迎风有泪三九二）　四卷三十七（风眼下泪三八四）　五卷四十六（未见）　五卷四十九（五二〇）

眼热流泪　五卷六十九（五四八）

目昏多泪　一卷六十三（八三）

目中出泪　三卷二十一（二五九）

目中浮翳　五卷十五同（未见）　一卷三十五（四四目中肤翳）　五卷七十七（五五九）

目生翳膜　五卷七十四（未见，五卷七十七见目中翳膜，五五九）　七卷二十七（七〇五）

九）

内外目障　五卷七十三（未见，五卷七十六见，五五八）

内障目昏　七卷五十七（七五二眼昏内障）

久患内障　一卷七十四（九八）

辟障明目　一卷十九（二四辟瘴明目）

赤翳攀睛　五卷四十三（五一二）

弩肉攀睛　二卷四十篇（一七二）

赤目弩肉　三卷四十五（二九五）　四卷七十五（四三九眼中弩肉）　五卷七十七大（五五九目中弩肉）　七卷七十（七七〇损目生瘀，赤肉弩出）

目生弩肉　一卷二十二（二八）　三卷十九同（二五五眼中弩肉）

目中瘜肉　三卷二十一（二五八）　六卷三十一（六一六眼中瘜肉）

眼目热痛　三卷十九（二五五）

肝虚目暗　一卷五十篇同（六五肝虚目痛）　五卷十三（六八劳伤肝气目暗死）　五卷五十五（五二九）　六卷十一（五八七）

肝热目赤　五卷五十九（五三四）

肝风暗黑　一卷五篇（七肝风眼黑）

肝虚雀目　四卷七十二（四三四）

雀目夜盲　五卷四十三（五一二雀目夜视）　五卷五十四（五二七）　五卷五十七（五三一）　五卷七十二（未见，五卷七十六见，五五八）

青盲内障　一卷六十六（八七内障青盲）　三卷十篇（二四四青盲眼障）　四卷四十八（四〇〇）　六卷十

六（五九四）

青盲雀目　一卷七十二（九五）　一卷八篇（一一）　五卷五十六（五二九）　三卷八篇（二四一雀目不见）

青盲不见　五卷七十七（未见）　五卷七十九（五六二）　六卷六十三（六五八）

十年青盲　六卷十篇（五八六）

目卒不见　七卷二十一（五九五目为物伤）　七卷三十七（七二一）

目难迷视　四卷四十三（义同，三九二）　六卷三篇（五七七目难远视）

目昏难视　四卷三十九（三八六）

眼目昏暗　一卷十七（二二）

眼热昏暗　二卷二十一（一四六）　四卷二十二（目热昏暗三六二）

眼目赤瞎　五卷六篇（四五八）

远年风眼　五卷二十二（四八二）

眼生珠管　七卷三十五（七一九）　七卷三篇（六六九目生珠管）　七卷三十七（七二一目生珠管及肤翳）

眼赤生疮　七卷三十六（七二一）

丹石冲眼　一卷八十篇（一〇六）

瘢疮入目　二卷十九（一四二）

睛上生晕　五卷三十二（四九六）

眼生黑花　三卷六十一（三一六）

暑行目涩　一卷二十五（三二）

积热眼涩　一卷四十九（六三）

眼睑挑针　二卷三十八（一六九）　四卷二十四（三六五）

七卷四十二（七二八眼生偷针）

眼中漏脓　一卷二十五（三二）

倒睫拳毛　一卷七十五大（九九拳毛倒睫）　二卷十八篇（一四一）　五卷七篇大（四五九眼毛倒睫）　五卷二十五（四八六）　五卷六篇大（四五八）　七卷二十一（六九五）　六卷六十六（六六二眼睫倒刺）　七卷三十（七一一拳毛倒睫）　二卷四十三（一七六睫毛倒入）　七卷五十三（七四六拳毛倒睫）　一卷七篇大（未见）　七卷六十三（七六一拳毛倒睫）　七卷七十四同（七七七）

羞明怕日　五卷五十六（五二九）

目盲耳聋　六卷六十三按（六五八）

目珠夜痛　一卷五十篇（六五至夜目珠痛）

三十年失明　一卷八十一（一〇八）

补肝明目　三卷十篇（二四三）　三卷三十一（二七三）

镇肝明目　六卷二十二大（六〇四）

补虚明目　一卷七十四（九八）

活血明目　三卷二十四（二六三）

作枕明目　二卷五十六（一九五明目枕）

轻身明目　四卷四十六（三九六）

一切目疾　一卷五十五（七二一切眼疾）　一卷六十（七八一切眼疾）　四卷四十三（三九三一切眼疾）　七卷三篇（六六九）　七卷十九按（六九四火针）　七卷三十（七一一）　七卷五十三（七四五）　七卷五十九（七五五）

飞丝赤目　一卷四十五（五八飞丝入目）　一卷七十七（一

〇二飞血赤目）　二卷三十八（一六九飞丝入目）二卷四十九（一八五天丝入目）　三卷七篇（二三九飞丝入目）　三卷八篇（二四〇飞丝入目）四卷二十八（三七二）　四卷三十八（三八六）七卷二篇（六六八飞丝入目）　七卷三篇（六六九飞丝入目）

目为物伤　六卷十六篇（五九五）

伤眼青肿　四卷四十九（四〇一）　六卷十三（五九〇伤目青肿）

物伤睛突　一卷六十四（八五）

物伤睛陷　一卷七十三（九六）

损目破睛　六卷二十四（六〇六）

损目生瘀　七卷七十（七七〇）

伤目生胬　三卷三十八（二八四）

眼睛突出　七卷十三（六八五）

杂物眯目　一卷六十二（八一杂物入目）　三卷二十一（二五八）　五卷六十九（五四七）　六卷一篇（五七五杂物入目）

蟾酥入目　五卷十六按（义同四七三）

尘沙眯目　五卷十三（沙尘入目四六九）　五卷六十九（五四八）　六卷六十五大（六六一）　七卷二十八（七〇六眯目物芒）　七卷六十五（七六四尘物眯目）

竹木入眼　五卷八篇（四六〇）

麦芒入目　五卷八篇（四六〇麦芒入眼）

面病门

面上黑斑　一卷五十八（七六）　三卷三十五（二七九）

面上黑子　三卷十三（二四七）　七卷十六（六八九）
面上皯䵳　一卷四十八（六二）　二卷八篇（一二七）　三卷三十一大（二七三皮肤风及皯䵳）　三卷五十五大（三〇七皻皰皯䵳）　三卷四十八（二九八）　六卷四十六大（六三六）　五卷七十二大（五五三）　七卷三十五同（七一九面上瘢皯）　六卷十八篇（六三三）　七卷五十二（七三四）　七卷四十六（七三二粉滓面皯）
粉滓面皯　一卷二十三（二九粉滓面皯）　三卷三十九（二八五）　四卷七十八（四四四）　七卷四十四（七三二粉滓面皯䵳）
面上皯皰　一卷十三大（一七面上皯皰）　三卷三十八（二八四面上皯皰）　四卷四十七（面皯皯疱三九七）　六卷五十大（六四〇面上皯疱）
面皯风疮　一卷三十二（四一）
面上雀斑　一卷三十二（四一）　二卷三篇（一二〇）　六卷四十六（六三六面上皯䵳，如雀斑色）　二卷二十（一四四）
雀斑面皰　三卷四十二（二八九雀卵面皰）　三卷五十四（三〇六雀卵斑点）　四卷七十三（四三六）
面上黡子　三卷六十六（三二三）
面上粉刺　二卷二十（一四四）　二卷二十九（一五六面生粉刺）　三卷三十七（二八三粉滓皯䵳）
面上皰疮　五卷七十一（未见，五卷七十二见面生疱疮，五五三）　一卷七十（九二面上皰疮）　五卷七十三（未见，五卷七十八见面疱，五六二）　五卷

气熏面浮　四卷七十一（未见）

黥刺雕青　六卷二十九（六一三）

少年面皯　二卷四十篇同（一七二）

时毒发颐　五卷四十四大（五一三）

悦泽面容　三卷三十一（二七三）

面黑令白　一卷六十八（八九面黑，女真散）　四卷三十一（面色不白三七六）　四卷七十三（四三六）　三卷三十一（二七二）

鼻病门

鼻中瘜肉　一卷二十六（三三）　一卷四十九（六三）　二卷四篇（一二二）　三卷六十六（三二二）　四卷七篇（三四一）　五卷十一（四六六）　五卷二十（四七八）　六卷十二（五八八）　六卷十五篇（五九三）　二卷四十四大（一七八瘜肉鼻窒）　六卷六十六（六六二）　七卷六篇（六七三）　七卷二十八同（七〇七）　七卷七十三同（七七五）　七卷四十七大（七三九）

鼻塞出水　一卷八十一（一〇七）

鼻塞不通　三卷六十三（三一八）　四卷二十二（三六三）

鼻中生疮　一卷十一（一五）　一卷八十三（一一一）　三卷三十八（二八四）　三卷四十二（二九〇鼻内生疮）　四卷十五（三五二）　六卷三十六（六一五）　七卷三十五（七一八鼻内生疮）

鼻渊流涕　一卷五十八（七六）　一卷八十一（一〇七鼻流清涕）　七卷二十五（七〇三鼻渊流水）

鼻渊脓血　五卷五十八（五三三）

鼻上作痛　七卷七十二（七七三）

鼻外瘖瘤　四卷七十四（四三七）

鼻疮疳蚀　三卷三十八（二八五疳疮蚀鼻）　五卷四十三（五一二）

鼻疳赤烂　三卷十六（二五一）

鼻疳脓臭　一卷二十篇（二六）　七卷二十九（七〇九鼻疮脓臭）

齿鼻疳疮　五卷五篇（五卷六篇见，四五七）

口鼻急疳　一卷七十七同（一〇二）

疳蚀口鼻　四卷七十五（四四〇）　五卷五十七（五三〇）　七卷三十一（七一二口鼻疳蚀）　七卷四篇（六七一）

鼻擦破伤　六卷五十四（六四六）

擦落耳鼻　七卷二篇（六六六）

食物入鼻　六卷二十一（六〇二）

耳病门

耳忽作痛　一卷六十七（七八）　五卷二十四（四八五耳内疼痛）　五卷二十七（四八九）　七卷十七（六八九耳中卒痛）

耳卒肿痛　一卷五十七（七五）　二卷十八（一四一耳卒热痛）

耳疮肿痛　四卷七十五（四三九）

耳上湿疮　一卷二十九（三七耳内湿疮）　二卷四十八（一八四）

月蚀耳疮　一卷五十一（六六）　四卷六十五大（四二四）　五卷四十八同（五一八）　五卷六十九大（五四

八）　六卷三十六（六二四）　六卷四十（六二七月蚀疳疮）　六卷六十（六五四）　七卷二十四（七〇一月后耳疮）

耳生烂疮　七卷七十五同（七七八）

耳内外疮　三卷二十一（二五八耳内外恶疮）

聤耳出汁　一卷四十九（六三耳出脓）　一卷五十（六四）　一卷五十二（六八聤耳出水）　二卷四十四大（一七八捣汁滴聤耳）　二卷三十九（一七〇聤耳出脓）　六卷六十三大（六五八）　三卷三十（二七一聤耳出脓）　三卷五十（三〇一）　三卷五十五（三〇八）　四卷六十九（四二九聤耳出脓）　四卷七十五同（四三九）　四卷三篇（未见）　五卷九篇（四六三）　五卷十篇（四六四聤耳出脓）　五卷五卷二十（聤耳出脓四七九）　五卷三十（未见，五卷三十二见聤耳有虫，四九六）　五卷二十五同（四八五）　五卷四十三大（五一一聤耳出脓）　五卷七十六（未见）　六卷十一（五八七聤耳出脓）　六卷三篇（未见）　七卷二篇（六六六聤耳出脓）　七卷二十四（七〇一聤耳出水成疮）　七卷五十二（七四五）　七卷七十三（七七六）

聤耳脓血　二卷六篇（一二三）　四卷六十九（聤耳出脓四二九）

耳出臭脓　五卷九篇（四六三）

耳疳出脓　一卷七十七（一〇三耳疳出汁）　五卷六十五（未见）　五卷七十三同（五五三）　五卷七十

四（五五四）

耳中出血　五卷二十二（四八三五卷二十三见）

耳伤出汁　三卷五十五（三〇八伤耳成疮出汁）

耳脓疼痛　五卷五篇（四五六脓耳疼痛）　五卷九篇（四六二耳脓作痛）

耳中耵聍　五卷二十（耳中�聍四七九）　五卷八十篇大（五六五）

耳中有核　二卷八十（二二七）

耳肿风毒　五卷八篇（四六一）

头耳诸疮　四卷二十七（三七〇）

诸般耳聋　一卷二十六（三三）　一卷四十五（五八耳卒聋）　五卷三十五（五卷三十七见，五〇三）　五卷七十二（五卷七十一见耳聋不听，五五一）　六卷三十一大（六一六多年耳聋）　六卷三十二（六一八耳聋）　六卷六十四（六五九耳聋）

耳卒聋闭　一卷六十六（未见）　二卷三篇（一二〇耳卒聋）　二卷三十八（一六九）　三卷八篇（二四〇）　三卷三十八（二八四）　五卷二十（四七九）　七卷五十七（七五二）　七卷七十一（七七三耳卒声闭）

年久耳聋　二卷七十八（二二五三十年耳聋）　四卷二篇（未见）　五卷六十八（五四七）　六卷六十三（六五八老聋）

热甚耳聋　七卷三十八（七二三）

耳聋鼻塞　三卷四十四（二九五）　三卷四十八（二九八）

老人耳聋　六卷四篇（五七九）　七卷五十七（七五二）

肾虚耳聋　六卷五十一（六四二）　五卷五篇（四五六）　七卷五十七（七五二）　六卷十八（五九七）

肾虚耳鸣　三卷六十一（三一六）

耳鸣耳聋　五卷二十四（四八五）

耳中常鸣　一卷六十五（八六）

耳鸣耳闭　二卷四十三（一七六）

耳聋耳痛　三卷二十七（二六七）

塞耳聋法　五卷十三（四六七）　五卷四十三大（五一一）

滴耳治聋　五卷三十七（五〇三）　一卷十七大（二二治卒聋，捣汁，频滴耳中）　六卷三十一（六一五）　五卷三十大（五卷三十二见，四九六）

聤耳有虫　五卷三十二大（四九六）

百虫入耳　二卷四十三（一七六飞虫入耳）　二卷七十八（二二五诸虫入耳）　三卷一篇（二三一）　二卷七十七大（二二四虫蚁入耳）　二卷四十三（重复）　二卷二十七（一五三）　二卷五十七同（一九七恶虫入耳）　三卷二十二（二六〇）　四卷六十九（四二九诸虫入耳）　五卷六十七（五四五）

虫蚁入耳　六卷一篇同（五七五）　五卷二十五（蚁入耳内四八六）

蚰蜒入耳　二卷五十（一八七）　三卷五篇（二三六）　五卷十四（四六九义同）　五卷二十一（四八〇蜒蚰入耳）　六卷十四大（五九二）　六卷二十（六〇一）　六卷三十四（六一九）

蜈蚣入耳　六卷一篇（五七五）

马蝗入耳　七卷二十五大（七〇二蚂蝗入人耳）

蚤虱入耳　二卷三十八（一六九）　二卷五十七（一九七壁虱入耳）

蛆入耳中　七卷七十五（七七八）

水银入耳　七卷三十一（七一一）

口舌唇腮门

口舌生疮　一卷十九（二五）　一卷二十六（三三）　二卷三十五（一六五）　四卷七十九（四四五）　五卷二十（对口疮毒四七九）　一卷六十六（八九咽喉生疮）　七卷六篇（六七三）　七卷六十六同（七六六）

口中生疮　二卷十七（一四〇）　三卷十一（二四五满口烂疮）　四卷七十二（四三四）　三卷六十七大（三二三口、舌、唇内生疮）

口中生蕈　三卷二十九（二六九）

大小口疮　四卷二十七（三七一）

一切口疮　五卷六十六（五卷六十九见，五四九）

口疮塞咽　六卷一篇（五七五）

口疮咽痛　七卷五十（七四二）

口疳臭烂　四卷十五（三五二）　六卷二十四大（六〇五疳疮蚀人口鼻）

口臭疳疮　放弃七卷三十二（七一六口疳龈烂，气臭血出）

口臭急疳　四卷二十七（三七一）

口舌糜烂　二卷二十二（一四六）

鹅口疮疾　五卷六十二大（五三八）　四卷三十七大（三八三）　七卷六十七（七六六）　五卷十四大（四

六九）

口角烂疮　七卷二十三（六九九）　七卷十六大（六八九口角破烂）

口吻生疮　一卷六十九（九二）　三卷六十（三一四）　六卷十九同（五九九口吻疮）

口吻烂疮　四卷三十一（三七五）

食韭口臭　三卷六十九（三二五）

解口臭气　三卷六十六（三二二）

轻粉破口　七卷三十一（七一一）

舌缩口噤　一卷四十八（六一）

重舌鹅口　一卷十四（一七）　二卷六十四（二〇五）　七卷六十八（七六九）　卷四篇（三三八）

重舌肿木　七卷二十六（七〇四）

重舌出涎　六卷三十一同（六一六）　六卷二十（六〇一）　七卷六十六（七六五重舌涎出）　七卷八十（七七七重舌木舌）

重舌肿胀　五卷十四（四七〇重舌）　七卷四十（七二六）

重舌胀痛　五卷七十七（五六四）　四卷七十四（四三七重舌肿痛）

重舌生疮　二卷三十九（一七〇）　六卷十五（五九三舌上生疮）

重舌木舌　四卷七十八（四四四）　二卷十二（一三一）　七卷七十四（七七七）

木舌肿强　五卷十四（四六九）　七卷七十（七七一）　七卷七十二（七七五）

木舌肿胀　一卷三十篇（三九）　二卷六篇（一二五）　二

卷七十七（二二四木舌肿强）　五卷三十（四九三木舌塞胀）

（三一二唇吻燥痛）　五卷十三（三五二唇疮痛痒）　六卷四篇（五七九）

唇紧作痛　四卷七十五（四四〇）

唇肿黑痛　七卷三十六（七二一）

唇吻生疮　七卷二十七（七〇六）

唇边生疮　一卷七十七（一〇二）　四卷十五（三五二唇疮痛痒）

风热肿腮　三卷三十二（二七五）　五卷七十二大（五五三丹肿腮肿）

时行腮肿　七卷二十四（七〇一）

痄腮肿痛　五卷二十一二十（四八〇耳腮痄肿）一二十一　七卷五十五（七五〇）

金腮疮蚀　五卷七十（五四九）

疳蚀腮穿　五卷十五（四七二）

腮痈肿痛　二卷十一按（一三一有病腮痈）　二卷六十四大（二〇六腮痈）

腮挟颊肿　二卷六十四（二〇六腮颊热肿）

牙齿门

风牙肿痛　一卷十八篇（二三）　七卷三十一（七一二牙齿风痛）　一卷五十八（七六牙齿痛肿）　二卷四十五（一七九牙齿虫痛）　三卷十三（二四七牙齿疼痛）　二卷六十（二〇一牙齿风痛）　三卷二十七（二六八牙疳）　五卷十四（四六九风牙痛）　三卷二十一（二五八风齿肿痛）　三卷三十三（二七六风气牙痛）　三卷六十二（三一七牙齿风痛）　四卷二篇（三三五风蛀牙痛）　五

卷九篇（四六二牙齿痛）　七卷三十一上（未见）　七卷三十一下（七一二风牙痛）　七卷六十九（七七〇牙肿痛）　七卷七十三（七七五牙齿肿痛）　一卷三十三（四三风寒牙痛）

风虚牙肿　四卷二十七（三七〇）

风热牙肿　四卷七十四（四三七）

风热牙痛　一卷三十篇（三八）　一卷四十四（五六）　一卷八十三（一一〇风热牙疼）　三卷七篇（二三九）　三卷十九（二五五）　四卷二十三（三六四风热牙疼）　四卷二十五（三六七）　七卷六十五（七六四）

风虚牙肿　四卷二十七（三七〇）

风热牙肿　四卷七十四（四三七）

风热牙痛　一卷三十篇（三八）　一卷四十四（五六）　一卷八十三（一一〇风热牙疼）　三卷七篇（二三九）　三卷十九（二五五）　四卷二十三（三六四风热牙疼）　四卷二十五（三六七）　七卷六十五（七六四）

风牙痟牙　一卷四十篇（五二）

湿热牙疼　六卷十八（五九八）

牙龈肿痛　一卷二十三（二九）　二卷二十九（一五六）　二卷四十七（一八三）　三卷八篇（二四〇牙龈肿烂）　四卷二十九（三七四齿龈肿痛）　五卷八篇（四六一齿龈风肿）

风虫牙痛　一卷三十二（四一）　一卷三十六（四六）　一卷六十一（八一）　二卷十三（一三五）　二卷

四十三（一七六）　二卷四十五（一七九牙齿虫痛）　二卷八十（二二七）　三卷二十三（二六二虫牙痛）　三卷二十八（二六九虫牙痛）　三卷四十一（二八八）　三卷五十四（三〇六）　三卷五十六（三〇九）　三卷五十七（三一一）　四卷十三（三五〇牙齿虫痛）　四卷二十（三六〇）　四卷二十六（三六九）　四卷七十四（四三七）　五卷四篇（四五六）　五卷七十九（五六三）　五卷八十同（五六四恶血齿痛）　五卷八十二按（五六七啄木散）　六卷二十七（六一一虫牙痛）　六卷二十九（六一四虫牙痛）　六卷四十五（六三五）　七卷三十（七一一虫牙痛）　六卷五篇（五八〇虫牙疼痛）　七卷四十九（七四一牙齿虫痛）

虫牙有孔　五卷三篇（四五三）

齿龈宣露　七卷二十四（七〇一）

牙疳出血　五卷三篇（四五三）

齿蚀宣露　五卷二十七（四九〇）

牙疳宣露　四卷十四（三五一）

虫牙龋齿　六卷二十七（六一一牙虫龋痛）　六卷二十八（六一二龋齿疼痛）

龋齿黑臭　四卷七篇（三四二）

牙龈疳臭　四卷七十六（四四〇）

牙疳口疮　七卷二十五（七〇三）

疳虫牙蚀　一卷三十二（四一疳虫，牙蚀肉尽）　五卷八十一大（未见）

牙齿风疳　三卷五十八（三一二）

牙齿䘌痛　三卷二十九（二七〇）　五卷二十一（四八〇牙䘌痛）

牙宣疳蚀　七卷二十一（六九六牙宣疳（上匿下虫））

走马牙疳　一卷十四同（一八）　三卷十六（二五一）　三卷四十四（二九三）　三卷五十六（三〇九）　四卷十四（三五一）　四卷七十五（四四〇）　四卷七十九（四四六）　五卷三篇（四五二）　五卷十五篇（四七一）　五卷三十六（五〇六）　五卷七十（五四八）　五卷五十七大（五三二）　六卷二十八（六一二）　六卷五十四（六四六）　七卷六篇（六七三）　七卷二十五（七〇三）　七卷三十二（七一四）　七卷四十九（七四一）　七卷六十篇（七五六）　七卷七十四（七七八走马疳疮）　七卷五十九（七五七）

牙疳危急　六卷三篇（五七七）

牙齿䘌黑　四卷十四（三五一）

牙疳鼻疳　六卷四十七（六二四）

一切牙疼　一卷三十二（四二一切牙痛）　一卷三十六（四七牙疼）　一卷四十一（五三牙齿痛）　二卷二十三（一四九牙齿肿痛）　三卷十六（二五一牙齿疼痛）　五卷七十四（未见）　六卷六十四（六五九牙齿疼痛）　四卷五十八（四一四卒牙齿痛）

牙宣露痛　三卷三十三（二七七）　四卷七篇（三四二风牙宣露）　四卷五十六（四一一）

牙宣牙痛　四卷七十九（四四五）

齿缝出血　一卷二十　二卷三十九（一七一血出龈内）　四卷七十四（四三八）　七卷六篇（六七三）　五卷二十（四七八）　七卷二十九（七〇八）　七卷三十五（七一八）　五卷十六大（四七三）

胃火牙疼　一卷八十三（五六四恶血齿痛）　五卷七卷五十（七四一）

骨槽齿䘌　四卷七篇大（三四一）　四卷十四大（义同，三五一）

牙齿挺长　一卷八篇（一〇牙齿日长）　一卷六十四（一八五）

牙伤动痛　一卷八十一（一〇七牙齿动摇痛）

刮骨取牙　二卷十二（一三三）　三卷二十九（未见）　五卷六篇（四五八）　五卷三十六（五〇三）　六卷二十九（六一四利骨取牙）

齿落不生　六卷四十五（六〇八）

插止齿痛　六卷四十一大（六二九治齿痛。用虎须令插之，痛即愈。）

烟熏虫牙　三卷二篇（三二一）

牙关紧急　七卷七十三（七七六牙关紧急不开者）

牙疼点眼　二卷十七（一三九）

牙疼嗃鼻　二卷四十四（一七九）

搽牙固齿　六卷二十三（六〇五固齿法）　六卷十八（五九八擦牙固齿）　七卷六十五（七六四固齿）

牢牙明目　七卷六十五（七六四）

揩牙免牙痛　四卷九篇大（三四四）

眉须发门

眉毛脱落　四卷二十九（三七三）　七卷四十九（七三九）　七卷七十三（七七六）

眉毛不生　二卷五十一（一八八）　三卷八篇（二四〇）　四卷三十八大（三八五）

眉发不生　六卷十篇（五八六眉发火瘢，不生者）　二卷十一大

眉鍊癣疮　四卷四十二（三九一眉中炼癣）　四卷七十六（四四一炼眉癣疮）　五卷二十五（四八五）　二卷十六（一三八眉炼癣疮）

眉棱骨痛　一卷三十（三八）

眉眶作痛　一卷十六（二一眉眶痛）

脑痛眉痛　一卷八十三（一〇八）

少年发白　二卷四十八（一八四）

病后发落　二卷四十三（一七六）

头发黄赤　四卷一篇（三三四）　六卷四十五（六三四发毛黄色）

头发垢脏　五卷七十二（五五三）

赤秃发落　六卷二十三（六〇五）

发落不生　二卷五十二同（一八九）

令发不落　三卷五十九（三一二）　一卷六十二大（八〇止女人发落）

令发长黑　四卷四十九（四〇一）　六卷四十五（六三四）

涂染须发　二卷四十七（一八三染乌髭发）　五卷十八（四七五染髭发）

染白须发　七卷三十九（七二四）

涂须易生　六卷十九（五九九涂发易生并黑）

沐发去垢　四卷五十大（四〇二）

浸油生发　二卷四十三大（一七七浸油涂头大生毛发）　三卷六十四大（三一九生毛发）

咽喉门

咽喉肿痛　一卷五篇（七甘桔汤）　一卷二十六（三三喉痹肿痛）　一卷四十八（六一）　一卷五十七（七四喉痹肿痛）　一卷六十（七八咽喉闭痛）　二卷十二（一三三）　二卷三十（一五七）　二卷四十八（一八五）　三卷五篇（二三五）　三卷三十二（二七四）

一切喉症　五卷二篇按（四五一）

喉风肿痛　五卷二十一（四八一）　四卷五十八（未见）

喉风肿闭　七卷七十一（七七七）

急喉风症　一卷十一（一五急喉痹风）　二卷二十九（一五六风热喉痹）

喉风喉痹　一卷五十六（七四喉痹肿痛，共两处）　二卷九篇（一二九）　四卷三十九（三八六喉痹喉风）　七卷五十九（七五五喉痹喉风）

喉痹肿痛　一卷五十篇（六四）　一卷二十九（三六冬月喉痹肿痛）　一卷五十六（七四）　一卷五十七（七四）　一卷八十二（一一〇）　二卷八篇（一二八）　一卷六十九大（九〇喉痹）　一卷八十三大（一一一喉痹不通）　二卷二十四（一四九）　二卷三十八（一六九）　二卷五十三（一九二咽喉肿痛）　二卷五十七（一九七）　三卷八篇（二四〇）　三卷九篇（二四二）　三卷二十二（二五九）　三卷三十三

（二七五） 四卷七十四（四三七） 七卷四十（七二七） 七卷六十七（七六二） 七卷五十八（七五三） 七卷七十（七七一咽喉肿痛） 五卷四十三大（五一一）

风热喉痹 四卷十三篇（三四九） 七卷六十八（七六九风热喉痹及缠喉风）

喉痹不语 二卷三十七（一六八） 四卷四篇同（三三八）

喉痹肿塞 一卷五十二（六八喉痹壅塞） 二卷十一（一三一） 二卷三十四（一六三）

喉痹作痛 一卷七十一（九四喉疮作痛） 一卷十篇（一三） 一卷二十六（三三喉痹肿痛） 一卷十九（二五）

咽喉痹痛 三卷三十五（二七八） 四卷九篇（三四三咽喉闭痛）

缠喉风痹 一卷六十七（八九） 四卷二十五（三八一） 五卷二十七（四八九缠喉风） 七卷六十九（七六九风热喉痹及缠喉风）

缠喉风肿 二卷十九（一四二） 四卷三十五（三八一） 四卷七十六同（四四五缠喉风疮）

喉痹口噤 一卷四十三（五五） 一卷十九（二四） 二卷八篇（一二六） 七卷六十九（七七〇）

喉塞口噤 五卷二十篇（四八〇） 六卷二十四大（六〇六喉痹口噤）

喉痹欲死 四卷三十五（三八二喉痹垂死） 四卷十七（三五六喉痹欲绝） 四卷三十九大（三八七喉痹）

急喉闭塞 一卷六十四（八三急喉痹塞） 二卷三篇（一一九急喉痹塞） 四卷二十五（三六七急喉痹塞）

（七七四）

咽中悬痈　二卷二十九（一五六喉中发痈）

悬痈肿痛　七卷六十九（七七〇悬痈卒肿）　七卷三十四（七一六）

喉中发痈　二卷二十九（一五六）

咽中结块　七卷二十九（七〇八）

喉中生肉　七卷六十五（七六三）

咽生息生瘜肉　二卷六十九（二一三咽生瘜肉）

喉中似物　一卷六十二（八一）　五卷四十（五〇七喉中物哽）

咽喉妨碍　二卷八十篇（二二九）

热咳咽疼　一卷七十一（九四）

热痈咽疼　一卷三十五（四五热壅咽痛）　四卷十四大（三五一咽喉热痛）

咽喉生疮　一卷六十八（八九）

喉疮作痛　一卷七十一（九四）

喉中热塞　二卷三十（一五七）

喉肿难食　三卷一篇（二三〇）

蒂丁垂长　七卷六十五（七六四蒂肿喉风，垂长半寸）　七卷七十二（七七四）

喉项外肿　七卷二十三同（六九九时邪项外肿）

项下卒肿　二卷四十二（一七六）

项下热肿　二卷三十三（一六二）

尸咽痛痒　二卷二十二（一四六口咽痛痒）　三卷五十九（三一三）

竹木哽咽　一卷七十四同（九六竹木哽）

天丝入咽　四卷三十五（三八一）　二卷五十一（未见）

吞发哽咽　四卷六十七（四二七发哽咽中）　七卷三篇（六六六吞发在咽）

稻芒粘咽　一卷八十二（一一〇）　五卷六十二（五三八小儿误吞稻芒）　三卷七十六（未见）

咽喉谷贼　二卷十一篇（一三一）　二卷四十九（一八七谷贼尸咽）　七卷七十（七七一）

桃李哽咽　六卷十二（五八九）

珠钱哽咽　七卷三十七（七二二误吞珠钱，哽在咽中）

箭刃入咽　六卷六十四大（六五九箭镝针刃在咽喉胸膈诸隐处）

铁物入咽　二卷二十九（一五六铁刺诸哽）　六卷四十二大（六三〇诸物刺咽中）

针刺在咽　五卷十三同（四六八）　七卷五十七大（七五二凡小儿误吞针铁等）

推咽哽物　七卷四十四大（七三一穿串吞咽喉中，推引诸哽物）

中　部

心痛病门

心气刺痛　一卷三十二（四〇）　一卷二十九（未见）　七卷三十二（七一三）

心口气痛　一卷三十三（四二心口痛）　三卷二篇按（二三一心气痛症）

卒心气痛　三卷四十一（二八八卒然心痛）　三卷四十二（二九〇卒得心痛）　四卷十二（三四八）　四卷四十四（三九五卒心痛刺）　四卷六十二（四一九）　四卷四十八大（三九九心气痛）　五卷

六十六（未见）　五卷五十八按（五三二心气痛）　六卷三十二（六一八）　七卷二十一（六九七卒心痛）　七卷二十八（七〇七）

一切心痛　一卷六十四（八五）　四卷六十三（四二一）　七卷七十三（七七五诸心气痛）

寒结心痛　二卷六篇（一二四寒厥心痛）

热结心痛　一卷二十一（二七）　四卷二十（热厥心痛三六〇）

急心气痛　三卷三十四（未见）　三卷三篇（二三二卒心气急痛）　三卷四十四（二九三卒急心痛）　三卷五十五（三〇七）　四卷七十二（四三四急心痛）　六卷三篇（五七七急心痛）　七卷三十六（七一七妇人心痛急者）　七卷二十二（六九七）

暴心气痛　四卷七篇（三四一）

恶心气痛　四卷六十二（恶气心痛四一九）

心脾气痛　三卷五十七（三一一）　三卷五十九（三一一心脾作痛）　五卷五十三（五二五）　五卷五十七（五三二）

心脾冷痛　一卷三十三（四二）　五卷六十（心脾痛五三五）

心脾久痛　一卷三十九（五〇久患心腹痛）

心痛经年　七卷六十篇（七五七心痛经年不愈）

心口热痛　一卷七十七（一〇三）

冷气心痛　一卷五十九（未见）　二卷七十九（二二七）　五卷七十五同（五五七）　七卷四十八（七三八）

厥心气痛　一卷三十八（四九）

湿痰心痛　七卷六十（七五七心痛经年不愈）

男妇心痛　四卷八十（四四七）　七卷四十九（七三四）

腹作痛）　六卷六十九（六六二心腹痛）

心痛疝气　二卷六篇（一二三）

寒疝心气　四卷四篇（寒疝心痛三三八）

心连脐痛　一卷三十六（未见）

人心粗豪　六卷五十二（六四四）

时毒心躁燥　一卷七十八（未见）

心病邪热　六卷二篇（五七六）

心气郁结　六卷十五（五九三）

心气劳伤　五卷七十六（五五八）

心虚恍惚　四卷五十三（朱雀丸四〇七）

心昏多忘　六卷二十六大（六一〇）

胸肋胁腋门

胸中痹痛　二卷二十三（一四七）

胸痹心痛　一卷十篇（一三）

胸痹刺痛　三卷一篇（二三一胸痹）　三卷五篇（二三五）

阳毒结胸　五卷十九（四七八）

胸膈滞气　四卷八十篇大（膈脘滞气四四七）

龟胸龟背　五卷五十九大（未见，五卷四十八见，五一九）

肋骨疼痛　四卷六十七按（四二七）

胁骨疼痛　四卷四十篇（三八九）

胸胁满痛　三卷十一（二四四）

胁下刺痛　三卷五十一大（三〇二多怒胁疼）　三卷十五（二四九）

胁下瘤瘿　三卷三十六（二七一腋下瘤瘿）

胁漏出水　六卷二十四（六〇七）　七卷六十二（七五九胁缝出水：去注）

腹腰手臂门

老人腰痛　三卷四十七（二九六）

腰痛如刺　三卷十五篇（二五〇）

腰痛不止　三卷三十五（二七七）　三卷五十一（三〇二腰痛）

腰脊引痛　一卷八十一（一〇八）

腰膝痛甚　四卷二十（三六〇）

腰脚疼痛　一卷七篇（九）

腰脚软痹　二卷二十七（一五四）

腰眼疼痛　三卷六十六（三二二）

强腰起阴　四卷四十五丸（三九五）

闪伤腰痛　三卷二十二（二六〇闪损腰痛）

闪挫腰痛　三卷六十七（三二三）　三卷十六大（二五一）　三卷五十二大（三〇三）　六卷四篇（五七八闪朒腰痛）

痰注臂痛　二卷三十五（一六五）

风热臂痛　四卷三十八（三八五）

手臂痹痛　一卷三十八大（四八能入手臂，而除痹痛）

肘骨疽疮　三卷五十七（三一〇）

手背肿痛　二卷四十六大（一八一）

手背皱裂　一卷二十三大（未见）　四卷三十六（三八二手背皴裂）

鹅掌风疮　一卷四十八（六二鹅掌风）　五卷六十（未见，五卷六十二见，五三九）　五卷七十三（未见，五卷七十五见，五五七）

穿掌肿毒　四卷三十七（三八四）

手足皱裂　二卷八十（二二八皲裂）　四卷七十五（手足皲

下部

关格大便闭结门

二便关格　三卷十八（二五四）　三卷六篇大（二三六关格不通）　四卷二十五（三六八）　四卷三十四（三八〇）　五卷五十五（五卷五十八见，五三三）　七卷一篇大（六六五二便不通）

大小便闭　一卷六十九（九一小便不通）　一卷六十九（九一二便不通）　三卷十五（二五〇）　三卷十八（二五四）　四卷六十九（四三〇）　三卷六篇大（二三六利大小便）　五卷十三（四六七）　六卷六十（六五四）　六卷六十六（六六〇）　七卷四十七（七三六）

大小便血　四卷七十九（四四五）

大便卒结　二卷三十七（一六八）

大便干结　四卷十六（三五三大肠干结）

大便不通　二卷五十二同（一八九）　三卷十一（二四四）　三卷三十九（二八六）　四卷九篇（三四五）　七卷七十三（七七六二便不通）　五卷六篇大（未见）

大便虚秘　三卷五十九（三一三）　二卷四十九（一八六大便虚闭）

大肠虚秘　三卷三篇（二三三）　四卷六篇（三四〇大肠虚闭）

大便风秘　一卷八十篇（一〇七）

风秘气秘　三卷十篇（二四二）

大肠秘塞　五卷十一（四六六）

干粪塞肠　三卷四十二（二八九）

老人虚秘　一卷二篇（二老人秘塞）　二卷十篇（一三〇）　六卷三十五（六二一老人虚闭）　四卷一篇（三三三）

老人风秘　二卷五十二同（一八九）

老人冷秘　七卷七十一（七七二）

老人气秘　三卷五十同（三〇一老人气闭）

肠风下血门

肠风下血　一卷九篇（一二诸般下血，肠风酒痢）　一卷三十二（四〇）　一卷五十六（七四）　二卷十九（一四二肠风漏血）　二卷二十四（未见）　二卷三十篇（一五八肠风泻血）　二卷三十七（一六八）　二卷四十三（一七六）　三卷七篇同（二三八）　三卷二十九同（二六九）　三卷五十六（三〇九）　三卷五十八（三一二）　四卷三篇（三三七）　四卷十九（未见）　四卷二十六（三六八）　四卷二十七上（三六九）　四卷二十七下（三七〇）　四卷三十二大四大（三七七）　四卷六十一（四一八肠风泻血）　四卷六十三（四二一）　四卷七十五（四三九）　五卷八篇（四六一）　五卷三十六（五〇二）　六卷六十六（六六二）　七卷五十八（七五三）　七卷七十四（七七七）

久近肠风　一卷十二（一五久病肠风）　七卷十八（六九二久近肠风下血）

肠风脏毒　一卷七十六（一〇〇）　三卷二十四（二六二脏风热毒）　三卷四十八（二九八）　六卷五篇

（五八〇）

脏毒下血　二卷六十九（二一二）　三卷三十五（二七九）　四卷十七（三五五）　四卷七十五（四三九）　七卷二十九（七〇八）　二卷四十六同（一八〇脏毒）

大小便血　一卷五十一（六五）　七卷二十八（七〇七）

大肠下血　二卷二十五（一五〇）　二卷四十八（一八四）　三卷九篇（二四二）　四卷七十六（四四一大肠便血）

大便下血　三卷三十（二七二）　一卷十篇（一二诸般下血）　一卷十四（一八血痢下血）　三卷六十五（三二〇）　三卷七十三（三三一）　六卷十四（五九二）　六卷二十三（六〇五）　七卷二篇（六六六大便泻血）

粪前下血　二卷六十四（二〇六肠红先下血后大便）　三卷四十九（三〇〇粪前有血）

粪后下血　一卷六十八（九〇大便后血）　一卷七十三（九七）　二卷二十一（一四五）　二卷四十八（一八四大便后血）

暴热下血　四卷二十二（三六三）

热毒下血　二卷二十六（一五一）　二卷四十四（一七七）

积年便血　二卷四十八（一八四远年下血）　六卷四十四（六三三积年下血）

泻血不止　四卷三十三（血崩不止三七九）　四卷二十七（血痢不止三七一）

酒痢下血　二卷三十四（一六四酒痢肠风）　三卷三十三

（二七五肠风酒痢下血）

蛊痢下血　四卷一篇（二三四）

结阴便血　一卷五十二（六七）

诸般下血　二卷（未见）

下血后虚　四卷五十五（四〇九）

下血危笃　三卷三十二（二七五）

痔漏门

痔疮肿痛　三卷八篇（二四〇）　三卷一篇（二三一）　三卷三十（二七一）　四卷三十九（三八七痔瘘肿痛）　三卷二十二（二五九痔疮痛）　三卷二十三（二六二）　三卷五十二（三〇三）　四卷四十（三八九）　四卷四十九（四〇一）　四卷五十（四〇二）　一卷十九篇（一四二痔疮痛肿）　五卷十七（四七五诸痔疼痛）　五卷十九（四七七痔疮痛）　五卷二十八（四九〇痔疮肿痛）　七卷三篇（六六九诸痔肿痛）　七卷二十五（七〇三）　七卷三十四（七一六）

内痔肿痛　四卷十三（三四九内外痔疮）　四卷二十二（未见，四卷二十一见痔热肿痛，四八一）

内痔不出　二卷七篇（一二六）

外痔肿痛　一卷十三（一七）　一卷七十七（一〇一痔疮肿痛）　一卷八十篇（一〇七痔肿痛）　二卷十九（一四二痔疮痛肿）　三卷二十三（二六二痔疮肿痛）

内外痔疮　四卷十三（三四九）　四卷二十二（内痔外痔三六二）

痔疮初起　三卷二十一（二五七）

五痔肿痛　一卷六十九（九一）　三卷十三（二四七五痔作痛）

五痔下血　六卷六十六（六六二）

肠痔下血　一卷六十三（八三）　三卷三十五（二七九）　五卷三十六（肠风血痔五〇二）

久痔下血　六卷四十四（六三二）

痔疮出血　三卷五十六（三〇九）

肠风血痔　三卷五十七（三一〇）　六卷六十一（六五六痔血）

肛门痔痛　二卷十八（一四一）

大肠痔疾　四卷七十五（大肠痔疮四三九）　五卷十六（四七二）

痔热肿痛　五卷二十一（四八一）　一卷十五（二〇痔疮疼肿）　七卷五十九（七六四痔疮漏疮）

诸痔肿痛　五卷十八（诸痔疼痛四七五）

痔疮有虫　四卷二十三（三六四）　六卷九篇（五八六痔漏有虫）　六卷六十六（六六二肠痔有虫）　六卷六十（六五四痔疮下虫）

痔疮有核　五卷六十二（五三八）

痔状如瓜　四卷二十三方（三六三）　四卷二十九（痔疮如瓜三七四）

外痔寸长　四卷二十二（外痔长寸三六三）

野鸡痔疮　一卷四十八（六一野鸡痔）　一卷三十二大（四一野鸡痔病）　三卷六十八大（三二四野鸡内痔）　四卷四十一大（野鸡病三八九）　五卷七十五大（五卷七十四见治野鸡病，五五六）

肠风痔疾　五卷二十三（四八四）　七卷三十五（七一八肠风痔漏）

肛门酒痔　三卷三十二（二七五）

翻花痔疮　三卷四十六（二九五反花痔疮）　六卷五十七（六四九痔疮翻花泻血者）

鼠奶痔疾　六卷二十三（六〇五痔疾鼠乳）

鼠痔核痛　四卷一篇（鼠瘘核痛三三四）　五卷二十四（鼠痔成疮四八五）

肠痔气痔　五卷二十四（四八五）

痔如虫咬　二卷十六同（一三八）

熏痔肿痔　二卷四十四大（一七八痔疮肿痛）

痔瘘肿痛　三卷三篇（二三四痔漏作痛）　三卷六十一（三一六痔漏肿痛）　五卷八篇同（痈疽痔瘘四六〇）　五卷五十九（痔漏疮痛五三四）　七卷五十三（七四六痔漏肿痛）

肠风痔瘘　二卷二十八（一五五肠风痔漏）　四卷二十二（肠风痔疾三六三）　六卷四十五（六三五）

脏毒痔瘘　四卷十五（脏毒痔漏三五三）

久近痔瘘　三卷七十（三二八久近痔漏）　四卷五十三（痔漏神方四〇六）　五卷四十八（年久痔漏五一八）

五痔疮瘘　一卷五十二（六七五痔红肿）　二卷三十五同（一六五五痔诸瘘）　四卷二十一丸（三六二）

痔瘘有虫　五卷三十二大（四九七）

瘘有数孔　五卷三十五（五〇一）

痔漏疮发　一卷七十六（一〇〇）

痔疮瘘疮　一卷四十三（五五痔漏效方）　七卷六十五（七

六四痔疮漏疮）

鼠瘘恶疮　四卷十六大（鼠瘘三五四）　一卷二十（二六）　六卷二十五（六〇五痔疾鼠乳）　一卷十二（一五诸毒鼠瘘）

鼠瘘肿核　四卷五十一（鼠瘘四〇四）　二卷三十二同（一六〇鼠瘘不消）　六卷四十六大（未见）　五卷三篇（四五三）

鼠瘘已破　五卷七十三同（鼠瘘已溃五五三）

鼠瘘溃烂　六卷六十二（六四六）　六卷六十五（六五七）

鼠瘘不合　四卷四十七（三九九）　五卷八十一（五六七义同）

鼠瘘蚁瘘　五卷三十一（四九五）

蚁瘘不愈　五卷二十五（四八五）

蛇瘘不愈　五卷三十六（五卷三十一见，四九五）

痔瘘下血　六卷五十五（六四七）　三卷十七（二五二痔漏下血）　四卷八十（四四六痔漏下血）　六卷六十（六四九）

痔瘘出水　五卷十一（四六五）　六卷二十二（六〇四）

痈疽痔瘘　五卷八篇同（四六〇）

痈疽鼠瘘　六卷五十四（六四七痔及鼠瘘）

一切瘘疾　五卷五十七（义同，五三〇）　六卷五十七（六四八鼠瘘恶疮）

一切冷瘘　五卷二十二（四八二）　五卷三十二（五卷三十一见一切冷漏，四九五）

瘘疮恶秽　三卷六十（三一四漏疮恶秽）

诸瘘不愈　五卷二十五（四八六）

脱肛肛病门

下血脱肛　六卷五十五（六四七风冷下血，脱肛疼痛）　一卷五十二（六七）

下痢脱肛　三卷五十六上（三〇九）　三卷五十六下（三〇九）　四卷三十六（痢频脱肛三八二）

大肠脱肛　一卷十九篇大（二四久泻脱肛）　一卷二十九（三七）　二卷十三篇（一三四）　二卷三十四（一六四大肠脱下）　二卷三十五（未见）　二卷四十三（一七二）　四卷二十二（三六二）　四卷二十五（三六七）　四卷五十（四〇二）　四卷三十七（三八四）　四卷六十三（四二一）　五卷十一（四六五）　五卷二十一（五卷二十见，四七九）　五卷五十一（五二二）　五卷六十篇（五卷五十九见，五三五）　六卷十篇（五八七）　六卷六十六（六六二）　七卷二十九（七〇九）　七卷五十七（七五二）

积痢脱肛　四卷四十（三八八）

久痢脱肛　七卷五十二（七四五痢后脱肛）

泻痢脱肛　五卷三篇（四五二）

泻血脱肛　三卷三十四（二七八脱肛泻血）　三卷三十七（二八二）　二卷四十六同（未见）

脱肛不收　一卷五十四（七一）　二卷二篇（一一八）　二卷三十二（一五九）　二卷三十九（一七〇）　三卷一篇（二三〇）　三卷七十二（三三〇）　四卷二十九（未见）　四卷五十六大（四一一）　四卷七十五（四三九）　七卷三十八（七二三脱

肛历年，不收入者）

痔瘘脱肛　二卷三十九（一七〇脱肛不收）　四卷五十六大（四一一）　四卷七十五（四三九脱肛不收）

风热脱肛　七卷三十八（七二四）

脱肛气热　七卷二十五（七〇三）

肛门鬼痔　五卷三篇（肛门鼠痔四五三）

肛门生疮　四卷七十二（四三四）

肛门肿痛　一卷五十四（七一）　七卷十七（六八九肛门肿痛，欲作痔疮）　三卷二十一（二五七）

肛门凸出　七卷二十二（六九七）　六卷四十（六二七）

虫蚀肛门　五卷十八（四七五）

虫蚀肛烂　六卷二十八（六一二）

谷道赤痛　二卷十六（一三八）

谷道生疮　三卷三十八（二八四谷道䘌疮）

下部虫䘌　三卷四十二（二九〇下部䘌疮）　三卷四十（二八七）　一卷八十篇（一〇七虫食下部）

下部䘌疮　五卷十一（未见）

肠头挺出　三卷十三（二四七）　五卷十六（四七二）

烟熏脱肛　三卷十三大（二四七）　四卷二十五大（三六六）

小便闭及不禁门

小便卒闭　三卷三十八（二八四卒不小便）

小便不利　四卷六十八（未见）

小便闭甚　三卷二篇大（二三二）

小便热短　四卷三十三（未见）

小便不通　一卷五十四（七一）　一卷三十一同（未见）　一卷六十九篇（九一）　一卷六十八下（九〇）

（三九九）　四卷五十四（四〇八）　四卷五十九（四一五）　四卷七十五（四三九）　七卷三篇（六六八）　五卷二十三（四八三义同）

小便后血　二卷四十五（一七九小便后鲜血）

心热尿赤　二卷三十二（一六〇）

癃闭不通　一卷四十四（五七）

老人尿闭　五卷十九（四七八）

小便频数　二卷六十四（二〇六）　三卷二十六（二六六小便数多）　三卷七十九同（三二六）　四卷五十二（四〇五）　六卷十五同（五九三）　六卷四十九（六三九）

心虚尿滑　一卷三十六（四六）

尿如米泔　二卷二十五（一五〇小便如米）

小便不禁　二卷二十二（一四六小便失禁）　五卷七十篇（五五〇）　五卷六十九（五四八）　五卷八十三（五六九）　六卷四十九（六三九）　七卷五十二（七四五）

小便遗失　五卷七十（五四八）

小便遗床　四卷六十三（四二一）

夜卧尿床　四卷六十八（四二七夜卧尿淋）

睡中遗尿　四卷六十四（四二二睡中尿床）　五卷六十九（五四八睡中遗尿）

遗尿淋溺　五卷二十三（四八三遗尿淋沥）

下虚遗溺　六卷十七大（五九五）

男妇遗尿　七卷七十三（七七五）

妇人遗尿　四卷六十九（四二九）

老少尿床　二卷二十二（一四六少小尿床）
止小便利　三卷十九（二五六）
肾消尿数　六卷四十八（六三七）
小便浑浊　一卷三十二（四〇）

诸淋门

五种淋疾　一卷三十一（三九小便五淋）　一卷五十五（七一）　七卷六十九（七六九）
五淋涩痛　二卷三十六（一六六）　二卷五十二（一九八）　四卷三十一（三七六）
小便血淋　一卷四十（五一）　一卷六十九（九二）　一卷五十五（七一）　一卷六十二（八五）　一卷八十二（一〇九血淋）　一卷二十三大（二九）　二卷二十（一四四）　二卷四十六（一八〇）　二卷四十六下（一八〇）　二卷六十三（二〇四）　三卷二十一（二五九血淋尿血）　三卷十八同（二五三）　三卷二十一（重复）　三卷二十九（二六九血淋痛）　三卷三十五（二七九血淋疼痛）　三卷四十八同（二九八）　三卷六十（三一四血淋痛）　三卷七十（未见）　四卷一篇（三三三）　五卷十一（四六五）　五卷四十四（五一二）　五卷五十三（五二六小便淋闭）　三卷十八同（重复）　七卷六十三（七六一血淋心烦不止）
血淋溺闭　二卷三十五大（未见）　六卷六十五（六六〇）
血淋作痛　三卷四十三（二九一）　三卷七十一（三二八血淋胀）　四卷四十二（三九一血淋涩痛）　七卷

赤白浊门

脾虚白浊　六卷十八（五九八）

肾虚白浊　一卷七篇（九）

气虚白浊　一卷二篇（二）

赤白浊淫　四卷十五（三五二）

男子白浊　二卷五十六（一九五）　三卷三十一（二七三）　四卷十七同（三五五）　四卷二十九（三七三小便白浊）

遗溺白浊　四卷七十七（四四二）

湿痰白浊　四卷四十八（三九九）

尿浑血浊　四卷十六（三五四）

五淋白浊　五卷五十七（五三一白浊遗精）　五卷六十（五三六）

分清治浊　三卷七十三（三三一分清丸治浊病）

遗精门

白浊遗精　二卷十六（一三八）　二卷七十（未见）　三卷七十一（三二七）　五卷六十七同（五四五遗精白浊）　六卷五十六（六四一）　七卷七篇（六七四）

惊悸遗精　二卷三十四（一六四）　四卷五十二按（四〇六威喜丸）

心虚遗精　三卷七十三（三二九遗精白浊心虚不宁）

虚滑遗精　四卷五十二（四〇二）　六卷四十九（六三九盗汗遗精）

消肾溢精　三卷五十五（三〇七）

虚劳遗浊　六卷十八（五九八脾虚白浊）

遗精自汗　六卷四篇（五七八遗精多汗）

肠滑精出　七卷五十二（七四五大肠寒滑，小便精出）

精散成淋　七卷七篇（六七四精散而成膏淋）

茎强精流　一卷三十七（四八玉茎不痿，精滑无歇）　三卷二篇（二三一玉茎强硬不痿精流不住）

精滑不禁　七卷五十六（七五一精滑不禁）

梦遗失精　一卷四十篇（五二）　六卷五篇同（五八一梦中遗溺）　二卷三十四同（一六四亦治梦遗）　七卷十篇按（六七九男子遗精）

睡即泄精　五卷二十三（四八三）

白浊梦遗　二卷十一（一三〇）

梦遗食减　一卷二十（二五）

梦遗便溏　五卷五十四（五二六）

劳神梦遗　五卷二十三（四八三劳神梦泄）　七卷七篇按（六七四思虑色欲过度，损伤心气，遗精，小便数）

益气固精　一卷七篇（九）

固精强骨　一卷九篇（一一）　二卷二十七（一五四壮筋骨固精）

秘精益髓　二卷二十一（一四四）

㿗疝门

㿗疝疼痛　四卷十三（三五〇）　四卷二十（三六一㿗疝肿痛）

疝气㿗肿　三卷五十七（三一一）

阴㿗囊肿　二卷三十四（一六四）　三卷五十八（三一二阴肾㿗肿）

阴㿗肿痛　一卷五十六（七三）　六卷五十五大（六四八男子阴㿗）　三卷二十二（二六〇阴囊㿗肿）

小肠疝气　三卷三十二（未见）　三卷三十三（二七五小肠气）　三卷四十四（二九三小肠气痛）　三卷六十三（三一九）　四卷八十一大（四四八）　五卷三十六（五〇二）　七卷五十六（七五一）

肾气冷痛　五卷五篇（四五五）

肾气作痛　二卷二十（一四三）

寒疝绞痛　一卷五十六（七四寒疝诸痛）　五卷六十六（五四四）

寒疝滑泻　二卷六篇（一二三）

疝气卵肿　七卷六十九（七七〇疝气卵肿胀痛）

疝气坠大　二卷六十一（未见）　二卷六十（二〇一）

膀胱疝痛　三卷十五（二五〇）　四卷二十二（五六四疝痛五痔）

膀胱结气　二卷四十三（一七五）

奔豚疝气　二卷六篇（一二五）

奔豚偏坠　一卷五十六（七三）　五卷三篇按（未见）

奔豚气痛　三卷五篇（二三五）　五卷五十（五二一）

疝气疼痛　二卷三十六（一六五疝气痛）　六卷五篇（五八一疝气坠痛）

木肾疝气　四卷三十九（三八六）

狐疝阴癞　一卷七十二（九六）

疝气入囊　四卷三十九（三八七）

卒得疝气　一卷四篇（六）

阴疝偏坠　一卷三十一（四〇癞疝偏坠）　一卷八十四（一一〇男子偏坠作痛）　二卷十八（一四一）　三卷二十八（未见）　三卷三十三（未见）　三卷四十七

（二九六偏坠疝气）　五卷八十三（五六八疝气偏坠）　五卷七十五（五五八肾冷偏坠疝气）

疝气偏肿　一卷十三（一七阴癞偏肿）　一卷八十七（一一五）　三卷十五（二五〇疝气偏坠）　四卷四篇（三三八外肾偏肿）

偏坠作痛　三卷七十三（三三一偏坠气块）　四卷五十（四〇三偏坠气作痛）　四卷七十六（四四〇偏坠气痛）　七卷五十五（七四九偏堕）

疝气危急　一卷二十一（二七）

阴疝欲死　一卷八十四（一一二）

男阴门

男子阴肿　一卷二十九（三六）　一卷七十五（九九）　三卷五篇（二三六阴肿如刺）　五卷七十篇（五五〇阴肿如斗）　三卷二十一（二五七阴肿痛极）　三卷四十一（二八八）　七卷三十九（七二五）

时疾阴肿　六卷十九（五九九）

阴肿痛痒　二卷七十二（未见）　三卷七十二（三三〇）

男子阴冷　六卷二十三（六〇四）

男子阴痿　六卷二十七（六一〇）　六卷十一大（五八七男子绝阳，妇人阴痿）　六卷五十大（六三九不可近丈夫阴，令痿）

阴虚阴痿　六卷六十一（六五四阳虚阴痿）

肾虚阴痿　六卷四篇（五七八）

阴痿不兴　一卷七十三大（九五丈夫阴痿）　四卷七十四（四三七）　五卷三十二（四九六大人阴痿）　五卷六十九（五四七阴痿不起）　五卷七十六大

（五八八阴痿不起）　七卷五十六大（七五三阴痿不起）

阳事不起　一卷二十九（三六）　二卷十七（一三九）

男子绝阳　六卷十一（五八七）

命门火衰　七卷七十二（七七三）

脱阳危症　三卷三篇（二三二）　七卷六十五（七六三脱阳虚证）

房劳阴毒　三卷六十二（三一七）

交接阴毒　六卷二篇（五七六）

交婚茎痿　六卷六十大（六五四男子交婚之夕茎痿）

阴茎中痛　五卷七篇大（未见）

交接劳复　六卷二篇（五七六）　七卷七十三（七七五）

补肾兴阳　五卷四十四（五一三）

阴阳易病　一卷七十七（一〇二）　三卷一篇（二三〇）　三卷十二（二四六）　四卷六十一（四一八）　六卷六十五（未见）　七卷三篇（六六八）　七卷九篇（六七八）

强阴壮筋　六卷三十一大（六一六）

壮健阴器　六卷二十七大（六一〇益丈夫阴气，令肥健，生子）

肾脏虚冷　一卷五十六（七三）

卒阴肾痛　六卷二十五（六〇七）

冷气疝瘕　一卷五十六（七三）

老人肾硬　六卷十五（五九四）

男子阴疮　三卷十九（二五五丈夫阴疮）　四卷十五（三五二）　五卷四十三大（五一一丈夫阴疮）

阴头疳疮　五卷六十（五三六阴头生疮）　五卷七十（五四

九阴头疳蚀）
玉茎红肿　二卷十三篇（一三四）
阴上粟疮　二卷四十七（一八二）
下疳阴疮　三卷五十八（三一二下部疳疮）　五卷五十八（五三三）　六卷九篇（五八五男女下疳）　六卷三十三（六一九阴上疳疮）　七卷二十五（七〇三）　七卷五十一（七四三阴下湿痒）　七卷五十三（七四六）
玉茎生疮　六卷二十四大（六〇六）　五卷五十（五二一阴头生疮）　六卷三篇（五八一）　五卷六十（五三六阴头生疮）
玉茎疮溃　三卷三十二（二七五）
妒精下疳　四卷二十八（三七二）
玉茎下疳　五卷七十（五四九阴头疳蚀）　五卷七十四（五五四）
下疳蚀疮　四卷六十二（四一九）
下疳湿疮　七卷二篇（六六六）
男子下疳　四卷四十七（三九八）
妬精阴疮　七卷三十四（七一八妒精阴疮）
硇砂损阴　六卷八篇（五八四）
飞丝缠阴　二卷三十（一五八）
阴痿阴汗　五卷五十四大（未见）
阴痒生疮　二卷五十（一八七）
阴汗湿痒　七卷三十五（七一九）　二卷八篇大（一二七阴下湿痒）　七卷五十三（七四六）　四卷二十七大（三七一阴汗）

阴疮湿痒　四卷二十三（三六四）　四卷二十七大（三七一阴疮）

阴下悬痈　一卷一篇（一）　三卷三十（二七一下部悬痈）

股阴瘨疬　七卷五十三（七四六）

囊肿如斗　三卷十篇（二四三阴肿如斗）　三卷三篇（二三三阴囊肿痛）　三卷五十八（三一一肾肿如斗）　四卷四十四（三九四阴肿如斗）　五卷七篇（未见）　七卷四十九（七五一小肠疝气，茎缩囊肿）

外肾偏肿　四卷二十六（三六八外肾偏疼）

外肾生疮　二卷六十六大（二〇八）

阴囊湿痹　四卷二篇（三三五阴囊湿痒）　四卷三篇（未见）

阴囊汗痒　三卷六十一（三一五肾风囊痒）　五卷二十三（四八三）

囊疮湿痒　一卷六十三（八二阴囊湿疮）　二卷五十（一八七阴痒生疮）　四卷七十五（四四〇阴囊湿痒）　三卷六十三（三一九阴下湿痒）　四卷二十三（三六四阴疮湿痒）　五卷四十三大（五一一阴囊湿痒）　七卷十九（六九二阴囊湿痒）　七卷五十一（六九七阴囊湿痒）

肾风囊痒　六卷六篇（五八一）

肾风下注　六卷三十二（六一七肾风下注生疮）

囊痈溃破　四卷四篇（三三七囊痈溃烂）

囊疮痛痒　三卷六十一（三一五）

阴囊生疮　三卷六十五（三二〇）

脚气门

寒湿脚气　一卷五十六（七三）　二卷三十五按（一六四水

湿脚气）　三卷六十一（三一六）　五卷四十八（未见）　二卷十三大（一三四）　五卷五十篇（五二二湿寒脚气）　七卷二十七（七〇六）

风湿脚气　一卷四十六同（五九）　七卷七十二（七七四）

脚气诸病　一卷七十七（一〇一脚气赤肿）　三卷五十四大（三〇五脚气）　四卷四十八（三九九脚气诸痛）

脚气痹弱　六卷二十（六〇一）　六卷四十五同（湿气脚痹）

脚气痛楚　六卷十七（五九七脚气疼痛）　七卷五十三（七四六）

脚气浮肿　二卷三篇大（一二〇脚气风肿）　一卷三十二大（四一脚膝气浮）　三卷三十一按（二七三）　四卷四十四（三九四）　三卷二二十一（二五七）　六卷二十五同（六〇七）

脚气肿痛　三卷四十二（二八九）　四卷十三（三五〇）　四卷二十五（三六七）　四卷四十八（三九九脚气诸痛）

脚气脚气冲心　三卷五十（三〇一）

男妇脚气　四卷四十六（三九七）

老人脚气　六卷五篇同（五八〇）

脚气风痹　四卷三篇（三三六）

脚气成漏　七卷六篇（六七三）

脚跟肿痛　六卷二十五（六〇七）

脚心肿痛　七卷二十四（七〇一）

足背肿痛　三卷六十八（三二五足背肿）

脚漆浮肿　三卷七十二（三二九脚膝浮肿）

脚气奔豚　三卷四十四大（未见）

脚筋挛缩　四卷二篇（三三五转筋挛急）　四卷五十三大（四〇七诸筋牵缩）

鹞膝风挛　二卷八十（二二八鹤膝风）

膝风疼痛　一卷四十六（五九）

风气脚弱　七卷五十四（七四八）

两足痿软　二卷四十三（一七六）

足肚转筋　二卷七十七（二二四脚上转筋）　三卷六篇（二三八脚肚转筋）

脚筋挛痛　三卷四十六（二九六）

足躄筋急　四卷四篇（三三八）

脚膝拘挛　六卷四十九大（六四〇）

脚底木硬　六卷三十五（六二三）

脚腿红肿　七卷四十一四十四十四十（七二六）

脚肿肢挛　一卷四十六（五九肢挛脚肿）

脚痹作靴　四卷十三大（未见）　六卷五十二大（六四三作靴、袜，除湿气脚痹）

走伤足肿　三卷六十（未见）　四卷六十四（四二二行路足肿）

脚肚生疮　三卷四十九（三〇〇）　四卷二十（三六〇脚肚风疮）　四卷七十六（四四一）

脚胫生疮　五卷七十（五四九）

脚腨疮淫　二卷六十三（二〇四风疽疮疥）

胻骨烂疮　四卷四十五大（三九五胻疮溃烂）　六卷九篇（五八五胻疽青烂）

脚胫烂疮　五卷二十一（四八一）

脚膝烂疮　二卷四十四（一七七）

脚上臭疮　五卷七十三（五五四）

足疮湿痒　三卷六十一（三一六足上湿疮）

湿毒胫疮　二卷四十五（一七九）

疮淫透袜　六卷九篇按（五八五遍脚水流，湿透鞋袜）

足趾门

足趾肉刺　三卷三十五（二七八）　二卷二篇（一一八趾间肉刺）　四卷二十七（三七一）　五卷七篇大（四五九脚指肉刺）

足趾鸡眼　二卷四十六（一八〇趾间鸡眼）　四卷四十七（三九八）

足趾甲疽　一卷八十六（一一四甲疽生脚趾边肿烂）　三卷二十一（二五八）

甲疽胬肉　四卷十篇（三四六）

甲疽延烂　七卷七十五（七七八妇人甲疽）

甲疽肿痛　七卷五十九（七五五）

足疮嵌甲　六卷四十（六二七）

嵌甲作痛　三卷五十一（三〇一）

夏月趾肿　三卷二十九（二七〇）

陷甲入肉　五卷二十七（四八九）

脚桠脚丫湿烂　三卷六十五（三二〇脚桠湿烂）

脚指湿烂　五卷五十四（五二七）　七卷五十一同（七四三脚指缝烂）

女　科

调经门

月经不调　一卷六十六（八七）　一卷二十四（未见）

月经久闭　四卷八十（四四七）

经水不通　一卷四十七（六〇月水不通）　一卷五十七（七五月水不通）　一卷八十（一〇六月水不利）　一卷八十篇（一〇七月经不通）　二卷五十二（一九〇月经）　五卷八十二（五六八经脉不通）　六卷六十一（六五六月事不通）　七卷二篇（六六六月水不通）

室女经闭　一卷二十七（三五）　六卷六十四（六六〇）　七卷三十四（七一六）

经血逆行　一卷二十八（三五月经逆行）　一卷三十九（四九）　五卷四十六（五一五）

妇人经闭　一卷七十五（九九）　二卷三十一（一五九女子经闭）　三卷四十（二八七通月水）　三卷五十（二九〇）　四卷十二（三四九瘀血月闭）　四卷十七（三五六女人经闭）　六卷二十七（六一〇天癸不通）

五旬经多　二卷三十一（一五九五旬经行）

经水过多　七卷五十二（七四五）

经水不止　一卷三十篇（三九）　一卷六十（七九经血不止）　三卷三十五（二七九月水不止）　三卷四十（二八七月水不止）　三卷七十（三二七经血不止）　四卷五十（四〇三经血不止）　四卷七十四（四三八）　六卷三十二（六一八经水不止及血崩）

女人百病　一卷四十（五一）

通经破血　二卷四十七（一八三）

经水不断　一卷十六（二〇）　二卷三十四（未见）　四卷

崩带门

四卷二十二（三六二）　四卷三十四（三七九）　四卷六十一（四一七）　三卷四十九大（二九久血崩）　四卷六十八（四二八）　四卷七十九（四四五妇人血崩）　三卷五十五大（三〇八入下血、崩）

崩中下血　一卷三十一（三九）　一卷五十四（六九）　一卷二十四大（三〇妇人崩中）　三卷二十三（二六一）　三卷三十五（二七九）　三卷七十二（三三〇）　四卷二十二（三六二血崩不止）　七卷二十九（七〇六崩中卒下血）

崩中垂死　六卷十三（五九〇）

积年漏血　五卷八十三大（五六九积年漏下）

崩中带下　一卷三十一（三九血崩带下）　六卷五十大（六四一）　三卷六十一（三一六）　四卷三十三大（三七九）

赤白崩漏　六卷三十七（六二五）

妇人白带　一卷五篇（六）　一卷三十（三八）　一卷五十二（六七）　三卷二篇（二三一女子白淫白带）　三卷三十一同（二七三女子白带）　四卷二篇（三三五）　四卷十七（三五五女人白带）　五卷七十二（五五二）　四卷五十二按（四〇六妇人带浊）　四卷四十八大（三九九）　六卷十七（五九六妇人带下）　六卷六十（六五四妇人带下）　七卷十篇（六七九女白带）　七卷二十九（七〇八）　七卷四十四（七三二妇人带下）　七卷七十五（七七六妇人白沃）

女阴门

纳之引虫）　六卷十六（五九五妇人阴𧏾作痒）

妇人阴疮　二卷二十一（一四五）　一卷七十四大（九六）　三卷四十二（二九〇女人阴疮）　五卷三十五（未见）　五卷六十九大（五四七女人阴蚀疮）　六卷三篇（五七七女人阴痒）　七卷八篇（六七六男女阴疮）　七卷七十二（七七三女子阴疮）

阴蚀疮烂　一卷八十五（一一三妇人阴蚀）　三卷三十八（二八四阴疮烂痛）

产门虫蛆　三卷三十八（二八四）

女阴无窍　七卷三十三按（七一五室女阴无窍者）

纴耳自穿　七卷三十三大（七一五作条纴，穿女耳）

产户生合　七卷五十五（七五〇产门生合不开）

产门不闭　七卷五十五（七五〇产门生合不开）

交接违理　四卷六十一（四一七交接违礼）　四卷七十五（四三七女人阴血，因交接伤动）　五卷六十八大（五四六）

水户嫁痛　五卷四十三大（五一一）

乳病门

乳汁不下　一卷二十三（二八）　一卷五十四（七〇）　二卷二十四（一四九）　二卷三十二（一六一下乳汁方）　二卷三十五（一六三乳汁不通）　二卷六十四（二〇六乳汁不通）　三卷二十二上（二六〇乳汁不通）　三卷二十二下（二六〇乳汁不行）　三卷三十三（二七五乳汁不通）　四卷六十七（四二七乳汁不行）　五卷二十五（四八五乳汁不通）　五卷三十二（四九六乳汁不通）

杂病门

妇人肌热　一卷八篇（一〇）

妇人骨蒸　二卷二十六（一五二）

妇人心痛　七卷三十四（七一七妇人心痛急者）

女人中风　一卷五十二（六八女子中风）

妇人黄疸　七卷七十二（七七五）

妇人咳嗽　二卷二十三（一四八）

女人病邪　七卷四十九（七三九）

脏躁悲哭　三卷四十四（二九三妇人脏燥）

妇人劳复　四卷五十七（四一二）

妇人鳖瘕　七卷二十六大（七〇四）

妇人面皯　三卷三十七（二八二女人面皯）

面上生疮　一卷四十八（六二妇人面生疮）

妇人蒜发　三卷四十八（二九八）

铅珠纴耳　七卷三十三大（七一五）

妇人足疮　七卷二篇（六六八）

女人趾疮　五卷十九（四七七）

女人扎足　七卷六十七（七六六）

妇人甲疽　七卷七十五（七七八）

妇人腰痛　一卷六十二同（八一）

五心发热　一卷二十三大（三〇妇人五心发热）

夜梦鬼交　四卷十二大（三四八）　六卷四十二大（六三〇梦与鬼交）　七卷三十六大（七二〇女人鬼交）　五卷二十三大（四八三）　六卷四十八大（六三七）

妊娠门

经闭验胎　一卷二十八（三五）

妊娠恶阻　一卷四十（五一）

温养胎气　六卷五篇（五八〇）

转女为男　四卷六十七（四二六）　四卷八十一（四四七）　七卷四十一（七二七）　七卷四十九（七三九）

妊娠伤寒　三卷七十二（三三〇妊妇伤寒）

妊娠咳嗽　一卷二十二同（二八妊妇咳嗽）

妊娠疟疾　一卷三十三（四二）　二卷四篇（一二一妊妇疟疾）

妊娠胎死　六卷十四（五九二）

妊娠热病　六卷十九（五九九）　七卷二十六（七〇四）

热病胎死　一卷五十三（六八）

伤寒护胎　七卷二十五大上（七〇二治妊娠伤寒，令子不落）

热病护胎　七卷二十五大下（七〇二治妊娠热病，可护胎气）

妊娠子烦　一卷六篇（八）　四卷五十七（四一三妊妇子烦）

子痫昏冒　一卷三十五同（四五）　一卷三十五下（四五）　六卷四十六大（六三五子痫）

妊娠浮肿　一卷十九（二四）　四卷五十四同（四〇八妊娠肿渴）

妊娠肿满　一卷八十七（一一五）

妊娠水肿　二卷三十五（一六五）　一卷七十（九二）　五卷三十一同（四九五妊妇水肿）　四卷五十三（四〇六妊妇水肿）

妊娠下水　二卷六十（未见）

妊娠患淋　一卷七十二（九六妊妇患淋）　一卷七十（九二）　七卷五十一同（七四三妊妇子淋）　七卷五十（未见）

妊娠热淋　一卷七十四（九八妊妇热淋）　四卷五十四（四〇八妊娠子淋）

妊娠下血　一卷四十八（六二）　一卷七十同（九二）　二卷七十七（二二四）　三卷四十一（二八八）　六卷三十五（六二一）　六卷四十八（六三八妊娠下血不止）

妊妇吐衄　二卷四十八（一八五）

妊娠尿血　二卷七十七（二二四）　六卷三十五（六二二）

妊娠下痢　四卷十五（三五三）　四卷三十一（三七五）　四卷六十二（四一九）　五卷四十八（未见）　五卷七十三（五五四）　六卷十四（五九一）　七卷三十五（七一八）

妊娠遗尿　四卷七十七同（四四二妊娠遗尿不止）

妊娠尿难　一卷二十二（二八妊妇尿难）

妊妇心痛　七卷六十五（七六三妊娠心痛不可忍）

妊妇头旋　四卷五十六大（四一一）

妊娠腰痛　六卷二十五（六〇八）　六卷四十八（六三七）　七卷三十一（七一二妊娠腰痛如折）　七卷三十一大（七一二妊妇腰痛胎动）

妊娠腹痛　一卷七篇（八）　四卷六十九（四二九妊妇腹痛）

妊娠胎动　一卷三十五（四五）　一卷五十四（七〇妊妇胎动）　一卷五十五（七一）　三卷七十二（三三〇）　六卷三十五（六二一）　七卷二十九（七〇九妇人胎动，十月未足）　七卷四十六上（七三四妊妇胎动）　七卷四十六下（七三五妊妇胎动）

胎动下血　六卷三十五（六二二妊妇胎动血下）　七卷二十

八（七〇八）

胎动腹痛　一卷六十六（八七妊娠胎痛）　四卷五十五（四二九）　二卷五十八（一九八）

胎动不安　一卷二篇（二）　一卷四十一（五三胎气不安）　一卷二十八（未见）　一卷六十三（八三）　二卷五十七（一九六）　二卷七十五（二二一）　五卷三十一（四九五）

妊妇漏胎　四卷七十五（四三九）　七卷七十三（七七〇死胎不下）　五卷二十三大（四八三怀妊漏胎）

胎漏下血　一卷三十六（四六漏胎下血）　一卷七十（九一漏胎下血）　一卷六十六（八七妊娠胎漏，血下不止）　三卷七十（三二七漏胎下血）

胎热不安　二卷三十（一五八）

胎动欲堕　七卷三十一（七一二胎动欲坠）

腹中儿哭　一卷十五篇（一九）

妊中有痈　二卷六十（二〇一）　四卷九篇（三四四孕中有痈）

胎热横闷　七卷三十一（七一二）

胎上冲心　三卷六十七（三二四）

胎寒腹痛　一卷三十八（四九）

坠胎腹痛　六卷四十六（六三五）

胎漏胎坠　六卷五十大（六四一）

坠胎血溢　一卷五十四（六九堕胎下血）　五卷八篇（四六〇坠胎下血不止）　七卷二十八（七〇七堕胎，血溢不止）　七卷五十八（七五三堕胎下血不止）

生胎欲去　一卷五十九（七七）　一卷六十七（八八）　五

卷五十二（五二四欲去胎）　五卷二十五大（四八六去生胎）

毒药坠胎　二卷六十八（二一〇）

频惯胎坠　四卷十六（三五四频惯坠胎）

半产漏下　一卷五十一（六六）

鬼胎癥瘕　二卷十四（一三五）

坠胎血不行　六卷四十八（六三八坠胎血瘀不下）

破血下胎　二卷七十五大（二二〇破血下生胎）

坠胎血不止　七卷五十八（七五三堕胎下血不止）

胎产门

临产顺胎　一卷四十（五一）　五卷六十六（未见）

产时催生　二卷三十九（一七〇产妇催生）　四卷六十四（四二二产妇催生）　四卷六十七按（未见）　六卷二篇（五七六妇人催生）

滑胎易产　一卷七十五（九八）　四卷十篇（三四六胎滑易产）　七卷十六（六八九）

催生易产　三卷十八（二五四直指催生方）　六卷五十三（六四五）

妇人难产　二卷六十四（二〇六）　二卷六十九（二一三）　三卷七篇（二八三产难）　三卷四十一（二八八）　三卷十七大（二五二产难）　三卷四十七（二九六难产）　三卷五十二（三〇三）　四卷七篇（三四二妇人产难）　四卷二十六（三六九）　四卷五十一（四〇四）　四卷六十四（四二二）　四卷六十九（四二九）　四卷七十九（四四六）　五卷四十六（五一五产难）　五卷五十五（五二九妇人产

难）　六卷二十五（六〇八）　七卷二十三（七〇七）　七卷三十七大（七二二）　四卷十二大（三四九）　五卷四十五大（五一四）　七卷四十（七二六）　四卷五十二大（四〇五）　七卷四十四（七三二）　七卷六十六（七六六）

临产下痢　四卷四十二（三九〇）

胎漏难产　二卷五十同（一八七胎漏血涩难产）

难产催生　一卷七十篇（九三）　二卷十三（一三三产难催生）　三卷七十（三二八）　四卷六十七（四二六催生）　四卷七十（四三二催生）　五卷四十六（五一五产难）　六卷五十九（六五二催生丹）　五卷四十八（五一八）　六卷六十一（六五四）　一卷七十一（九三临产催生）　六卷二十九大（七四四产难胞衣不出）　六卷五十九大（七六一妇人难产）

产难横生　一卷十六同（未见）　一卷七十四同（九八横产不出，同方）　四卷四篇（三三八）　四卷七十二（四三三难产横生）

横生倒产　一卷二篇（三）　三卷十八（二五四）　五卷二十七（四八九横生逆产）　七卷二十六（七〇八逆生横生）　七卷二十九（七〇九横生逆产）　七卷三十六大（七二一妇人生产横逆）　七卷四十大（七二七妇人产难横逆）

妇人逆产　四卷六十九（四二九）　七卷二十八（七〇七）　七卷三十五（七一九）　七卷六十四（七六三妊妇逆生）

倒生口噤　一卷七十（九三）

盘肠生产　一卷二十八（未见）　二卷十一（一三一）　一卷五十（未见）　二卷十一　七卷十七（六九〇）

子死腹中　一卷二十八同（三五）　一卷五十（六四胎死腹中）　一卷七十三（九六）　一卷八十一（一〇七胎死腹中）　二卷十二（一三二）　二卷五十（一八七胎死腹中）　二卷五十五（一九四胎死腹中）　二卷六十三（二〇四）　四卷三十一（三七六胎死腹中）　四卷六十四（四二一）　四卷七十（四三一胎死腹中）　五卷五十二（五二四）　五卷五十六同（五二九）　五卷七十三（五五三）　六卷二十五（六〇七）　五卷七十三（同前）　六卷四十八（六三八胎死腹中）　六卷六十五（六六〇）　七卷二十六（七〇四）　七卷六十一大（七五九胎死腹中）

产难横生　一卷十六同（未见）　一卷七十四同（九八横产不出，同方）　四卷四篇（三三八）　四卷七十二（四三三难产横生）

交骨不开　五卷四十五（五一八）

产难胎死　一卷二十七（三五）　一卷四十九（六四）

死胎不下　二卷二十九（一五六胎妊不下）　三卷三十（二七一）　四卷四篇（三三八）　一卷七十同（九三胎死不下）　六卷五十三（六四五）　七卷二十八同（七〇七下死胎）　七卷六十九（七七〇）　七卷六十六同（七六六下死胎）

催生下胎　二卷七十六大（二二二催生落胎）　二卷三篇

（一二〇）　一卷七十二大（九四催生落胎）

催生去胎　二卷十四（一三五）

催生下衣　一卷八十篇（一〇七）

救母损子　七卷四十六（七三五妊妇胎动，母欲死，子尚在，以此下之救母）

子宫脱下　一卷四十四同（五六子宫脱出）　二卷三篇（一一九）　四卷五十七大（四一一子宫下脱）

子宫不收　七卷五十七（七五二）

子肠脱出　五卷八十（五六三）

子肠不收　五卷五篇（四五六）　四卷十七（三五五肠脱不收）　四卷三十九（三七〇肠脱不收）

产肠脱出　一卷十九同（二四）　一卷二十三（三〇产肠脱下）

产肠不收　二卷五十（一八七）　七卷四十一大（七二八产肠不上）

产时损脬　四卷六十（四一六）

交肠易位　四卷六十二（四二〇交肠病）

胎衣不下　一卷五十二同（六八）　一卷六十六（八八胞衣不下）　一卷八十篇（一〇七胞衣不下）　二卷三篇（一一九）　二卷二十二（一四八胞衣不下）　二卷三十九（一七〇胞衣不下）　二卷五十五同（一九四胞衣不下）　二卷六十三（二〇四胞衣不下）　二卷六十四（二〇六胞衣不下）　二卷七十七（二二五胞衣不下）　三卷七十二同（三二七）　三卷七十三（三二九）　四卷二十七（三六九）　四卷七十（四三一胞衣不下）　五卷十三（四六八胞衣不下）　五卷五十六同（五二九

胞衣不下）　一卷七十（九二胞衣不下）　五卷八十（五六三胞衣不下）　六卷十四（五九二妊娠胎死及胞衣不下）　六卷四十八（六三八胞衣不下）　七卷一篇（六六五）　七卷三篇（六七二胞衣不下）　七卷四十大（七二七胞衣不出）　七卷二十六同（七〇四胞衣不出）　七卷二十八同（七〇七胞衣不出）　七卷六十二（七六五下死胎胞衣）　七卷六十六（七六六胞衣不出）　七卷二十五（七〇二）

产后门

产后血运　一卷四十九同（六四）　一卷五十篇（一六五）　一卷五十四（一七〇产后诸疾，血运）　二卷三十（一五七）　二卷七十八大（未见）　三卷一篇（二三〇）　三卷七篇（二三八）　四卷十一（三四八）　四卷三十三（三七八）　四卷四十五（三九六）　四卷五十二（四〇五）　四卷五十四同（四〇七）　四卷七十四（四三八）　五卷五篇（四五六产后血晕）　五卷四十八（五一五产后血运）　五卷七十三（五五三）　五卷八十（五六三）　六卷四十八（六三八）　七卷八篇（六七七产乳血运）　七卷二十八（七〇七产后血晕）　三卷七十三大（三二二产后）　七卷六十二（七五九妇人血运）　七卷五篇大（六七二）

产后阴脱　一卷二十九（三七）　二卷四十四（一七八）　四卷六十九（四二九）　七卷五篇（六七一）　五卷五十（五二二）　六卷六十五（六六〇产后

腹痛欲死　一卷四十八（六一产后腹痛欲死）

产后腹大　一卷八十四（一一一）

产后自汗　一卷二十八（三五）　二卷五十三（止自汗盗汗）

产后盗汗　三卷五十四（未见）

产后虚汗　一卷六十三（八二）　三卷二十一（二五八）　四卷五十八（四一三）

烦满不食　六卷十二（五八九产后烦满不食）

产后心痛　一卷三十八（四九）　四卷四篇（三三八）　三卷七十二（三二九）

血多心痛　一卷九篇（一二产后亡血过多，心腹彻痛）

产后下痢　一卷四十四（五六）　二卷五篇（未见）　三卷二十篇（二五六）　三卷四十三（二九一）　四卷二十八（三七一）　四卷七十二（四三四）　五卷八篇（四六一）　五卷五十二按（五二五产后痢）　五卷七十二大（五五二产后虚痢）　五卷七十四（五五五）

产后血痢　三卷二十一（二五八）

产后痢渴　三卷三十（二七二）

产后尿秘　五卷十四（四六九产妇尿闭）　三卷五十（三〇一产后尿闭不通）

产后遗尿　二卷四十九（一八五）　四卷七十七（四四二）　六卷五篇（五八一）　六卷五篇同（五八一产后尿床，梦中遗溺）

产后阴肿　三卷四十一（二八八）

产后阴痛　四卷二十八大（三七二）

产后水肿　一卷四十二（五四）

产后蔬食　七卷七十大（未见）

小儿科

胎婴门

初生开口　三卷五十九（三〇二）二卷五十（未见）　七卷二十八大（七〇六）

初生解毒　一卷一篇（一）　一卷五十（六四新生小儿）二卷五十（一八六解下胎毒）　三卷五十八（三一二初生胎毒）　七卷七篇（未见）

初生贴囟　二卷九篇（一二九）

初生无皮　二卷五十七（一九八）　七卷二十二大（六九八小儿初生，无肤色赤）

初生目闭　六卷四十五（六三四）

初生血眼　三卷三十八（二八四小儿血眼）

初生舌膜　七卷七十二（七七五小儿舌膜）

初生身泡　七卷三十五（七一九小儿初生，遍身如鱼脬，又如水晶，破则水流）

初生气绝　七卷十九大（六九四小儿初生，因冒寒气散绝者）

初生锁肚　七卷四十七（七三六）

初生口噤　二卷十九（未见）　六卷七篇同（五八三小儿口噤不开）　六卷二十四同（六〇六小儿口噤）六卷二十五（六〇八小儿口噤）　六卷二十六（六〇九）

初生便闭　一卷一篇（一）　二卷五十（一八七小儿初生大小便不通）

初生便血　一卷六十四（八五小儿便血）

初生不尿　七卷七篇（六七五）　七卷六十五（未见）

初生尿涩　一卷七十四（九八）

杜患脐风　六卷六十四（六五九素患脐风难育者）

婴孩门

七日口噤　六卷三十六（六二二）

婴孩赤目　一卷十五（一九小儿赤眼）　四卷十五（三五二婴儿赤目）　五卷五十二（未见）

小儿口噤　五卷三篇（四五二）　二卷二十六（一五二）六卷三十一（六一六）

婴儿目涩　一卷一篇（一）

婴孩脐风　二卷六十三大（二〇四小儿撮口脐风）　三卷六篇（二三七小儿脐风）　五卷二十五（四八七小儿脐风）　五卷四篇（四五五）

婴孩撮口　五卷二十五（四八七小儿撮口）　五卷十三（四六九小儿撮口）　七卷六十五（七六三小儿撮口）五卷十八（四七六小儿撮口）

脐风撮口　一卷一篇（一小儿撮口）　一卷四十八（六一）四卷二十四（三六五小儿撮口）　四卷七十七（四四三撮口噤口）　五卷十四（四六九撮口脐风）　五卷二十一（四八〇撮口脐风）　六卷三十一（六一六撮口脐风）

婴孩断脐　七卷一篇（六六六小儿断脐）

儿脐不合　四卷六十九（四二九）

小儿脐肿　六卷二篇（五七五）

脐肿脓血　七卷五十二（七四四儿脐汁出，及脐出血，赤肿）

小儿脐疮　五卷二十二（四八三）　三卷二十一（二五八）七卷二十六（七〇四）　五卷十五（四七二）

脐疮湿疮　四卷七十四（未见，四卷七十见，小儿脐疮四三一）　五卷七篇（四五九）

小儿脐烂　三卷三十八（二八五）

脐汁不干　七卷十篇（六八〇）

百日晬嗽　一卷二十二（二八百日内咳嗽）

百日发惊　五卷十一（四六五）

小儿夜啼　一卷十七（二二）　二卷四十九大（一八五）　四卷十篇（三四六）　四卷七十（四三一）　四卷七十五大（四三八）　四卷五十九大（四一五）　五卷十篇（四六四）　六卷二十八（六一二）　六卷四十（六二八）　七卷二十大（六九五小儿邪热在心，夜啼不止）　七卷二篇（六六八小儿夜啼惊热）　七卷二十六（七〇四）

胎赤眼疾　三卷三十八（二八四）　四卷二十三（三六三胎赤风眼）

襁褓二便闭　四卷四十四（三九四小儿闭结）

襁褓中风　六卷三十二（六一六）

婴孩伤乳　二卷五十五（一九四小儿伤乳）

婴孩不乳　二卷二十一（一四五婴儿不乳）

婴孩吐乳　四卷七篇（三四一婴儿吐乳）

婴孩风疹　二卷四十四（一七八）

小儿胎惊　四卷五十四（四〇七）　五卷五篇（四五五）

小儿胎痫　四卷五十四（四〇七）

小儿胎寒　五卷十三（四六八）

小儿胎风　二卷十一（一三一）　五卷五十六（五二九小儿中风）

小儿胎毒　二卷七十（二一三）　三卷一篇（二三一）　六卷五十九（六五二）　七卷十篇（六八〇解胎毒）

小儿胎热　二卷六十二（二〇四）

小儿胎疝　二卷六十八按（二一一婴孩胎疝）

婴孩胎疮　四卷三十四（三八〇婴儿胎疮）

婴孩疟疾　七卷五十八（七五三婴儿疟疾）

孩子热疟　五卷七十三（五五四孩子热疮）

婴孩惊痫　四卷三十二（三七七婴孩惊痟）

小儿背强　四卷五十五大（四〇九）

小儿虚闭　三卷三篇（二三三小儿虚秘）

惊痫门

小儿惊风　一卷二十三（三〇）　一卷二十四（未见）　二卷九篇（一二八）　二卷十篇（一二九）　三卷六篇同（二三七）　二卷七篇（未见）　四卷七十八上下（四四四）　五卷十篇（四六四小儿噤风）　五卷十一篇（四六六）　五卷二十二（四八二）

惊风不语　五卷四十九（五一九）

惊风不醒　五卷六十八（五四七）

小儿诸惊　七卷二十（六九四）

小儿惊邪　七卷四十八同（未见）

小儿惊热　四卷五十九（四一四）　六卷三十六（六二三小儿热惊）　七卷三十四（七一六）　二卷三十三（一六一）

小儿惊吐　七卷四十八同（七三八）

小儿急惊　五卷十八（四七六）　五卷二十（四七八）　七卷四十七（七三七）　五卷六十（五三五）

小儿客忤　一卷六篇（七）　四卷六十二（四一九）　五卷十三（四六九）　六卷三十一大（六一五小儿胁痛，及寒热、客忤不食）　六卷二十九（六一三）　六卷三十二（六一六小儿痫疾、客忤）　七卷一篇（六六五）　七卷三十六（七二一）

小儿天吊　三卷七篇（二三九）　四卷三十七（三八三）　五卷五篇（未见）　五卷十篇（四六四）　五卷十三（四六九）　五卷十八（四七六）　五卷六十二大（未见）　五卷七十九（五六二天吊）　七卷六十四大（七六二天吊）　一卷十篇（未见）

盘肠吊痛　一卷二十一（二七小儿盘肠气痛）　一卷三十九（五〇小儿盘肠内吊）　三卷三篇（二三三小儿盘肠内吊腹痛）　四卷十一（三四七盘肠气痛）　四卷十三（三五一盘肠内吊）　四卷四十二（三九〇盘肠吊气）

小儿卒忤　六卷三十（六一四）

客忤夜啼　四卷六十六（四二五）

小儿卒死　三卷三篇（二三二）

小儿卒病　四卷七十四（四三六）

诸疳门

小儿诸疳　二卷十八（一四一小儿疳疾）　四卷十七（三五五小儿疳疾）　五卷六篇大（四五七）　五卷十一（四六六小儿疳疾）　五卷十五（四七一小儿疳积）　五卷二十六（四八七小儿疳疾）

小儿热疳　一卷十五上下（一九小儿疳热流注）　三卷十九（二五五小儿疳蚀）　七卷六十四（七六二急惊风

二）　五卷八十一（五六六魅病）　六卷二十七大（六一〇）

急疳蚀烂　五卷二十八（四九一）

尸产劳瘦　五卷五十一（五二二尸疰劳瘦）

肚皮青黑　一卷五十六（七二）

杂病门小儿

上　部

小儿头疮　一卷七十八（一〇三）　二卷十六（一三八）　二卷四十五（一七九）　二卷六十九（二一三）　二卷七十六（二二二）　三卷四十一（二八九）　三卷五十五（三〇七）　三卷六十（三一四）　四卷三篇（三三七）　四卷四十（三八八）　四卷六十四（四二二）　四卷六十三（未见）　四卷七十九（四四六）　五卷二十七（四八九）　五卷四十八（五一八）　五卷六十（五三五）　五卷七十四（五五四头疮白秃）　六卷二篇（五七六）　五卷七十五（五五七头疮白秃）

小儿咽肿　一卷五十七（七五）　五卷三十二（四九六）

小儿项软　二卷六篇（一二三）

头疮白秃　一卷九篇（一二）　一卷十三（一七白秃头疮）　一卷十五（一七小儿秃疮）　二卷二十七（一三六）　一卷七十一（九三小儿秃疮）　三卷六十八（未见）　四卷六十八（四二八白秃头疮）　三卷四十一（三二五）　三卷三十八（三三四）　五卷七十二（未见）　五卷七十六（未见）　六卷十五（五九三白秃头疮）　四卷六十三大（未

三（未见）　四卷三十九（三八六）

小儿重舌　二卷五十九（一九九）　四卷十五（三五二）　四卷二十七（三六九）　四卷三十七（三八三）　四卷五十八（四一三）　四卷七十（四三一）　五卷十一（四六五）　五卷十三（四六八）　五卷二十六（四八九）　六卷四十八（六三八）　七卷二篇（六六七）　七卷二十六（七〇四）　七卷三十五（七一八）　七卷六十七（七六六）

小儿舌肿　五卷三十六（五〇二）

小儿木舌　一卷七十篇（九三）　五卷三十二（四九六）

小儿耳疮　四卷六十九（四三〇）

月蚀耳疮　一卷十五同（一九月蚀疮）　二卷二十二（一四六小儿月蚀疮）　五卷四十八同（五一八）　七卷三十四（七一八小儿耳疮月蚀）

小儿耳疳　四卷四十七（三九八）　七卷四十七（七三六小儿耳烂）

小儿聤耳　七卷七十一（七七三）

小儿目翳　四卷十八（三五八）

小儿麸翳　七卷四十三（七三〇）

小儿通睛　四卷大四十七（三九九）

小儿雀目　一卷八十二（一〇八小儿雀盲）　一卷十一（一四）　五卷七十九（五六三）

小儿牙疳　七卷四十九（七四一）　七卷五十九（七五五小儿齿疳）

小儿赤眼　一卷十五（一九）

小儿唇紧　一卷六十九同（九二小儿紧唇）　三卷八篇（二

四〇）　三卷二十（二五六小儿紧唇）　五卷七篇（四六〇）　五卷二十七（四八九小儿口紧）　五卷二篇（四五二小儿口噤）　七卷二篇（六六八紧唇疮）

小儿面疮　二卷三十六（一六六小儿头疮面疮）　一卷十二（一五）　七卷十七（六九七耳疮唇疮）　七卷三十四（七一八小儿耳疮月蚀）

小儿疳疮　三卷四十三（二九一）　六卷二篇同（五七六）　七卷三十四（七一八）

小儿唇肿　四卷三十七（三八四）

小儿甜疮　一卷二十九（三六小儿癣疮）　二卷五十八（一九八）　七卷七十五（七七八）

小儿咽肿　一卷五十七（七五）　五卷三十三（四九六）

喉痹肿痛　五卷二十六（四八九）

小儿瘰疬　二卷五十（未见）　三卷五十七（三一〇）　四卷三十一（三七六）

小儿流涎　四卷三十六（未见）　四卷三十七（三八三）　六卷十九（五九九）　六卷二十四（六〇六）　六卷二十六（六〇九）　六卷四十八（六三八）

中　部

小儿吐乳　一卷三十四（四四）

小儿吐逆　二卷二十六（一五二小儿呕吐）　二卷七十六（二二二）　七卷三十五（七一八）

小儿呕吐　四卷七篇（三四一）

小儿吐泻　二卷六篇（一二四）　三卷十四（二四八）　四卷十六（三五九）

小儿秘结　四卷五十四（四八〇）

小儿热渴　二卷二十五（一五一）　三卷六十九（三二六）

小儿中蛊　一卷七十七（一〇一）

小儿破伤风　一卷五十（六五）

小儿嗜土　七卷二十一（六九六小儿吃土）

小儿羸瘦　一卷四十三（五五）

小儿鳞体　四卷七十八（四四四）

佩辟邪恶　六卷五十八（六五一佩之，辟邪恶）

系臂辟邪　六卷四十一大（六二九系小儿臂，辟恶魅）

下　部

小儿泄泻　一卷三十七（四七）

小儿滑泻　一卷三篇（未见）　七卷五十二（七四四）

小儿久泻　一卷八篇（一〇）

脾泻不止　七卷三十四（七一七）

小儿洞泻　六卷四十九大（六三九小儿洞注下痢）

小儿泻痢　三卷六篇同（二三七）

小儿下痢　二卷四十九（一八六）　二卷六十一（二〇一）

三卷四十七（二九七）　四卷六十二（四一九）

五卷五十一大（五二三）　六卷四十六（六三六）

七卷三十四（七一七赤白下痢肠痛）　七卷四十四（七三二小儿下痢赤白及水痢）

小儿白痢　五卷六十四（五四一）

小儿血痢　四卷二十八（三七二小儿痢血）

小儿秋痢　三卷四十八大（二九八）

小儿水痢　七卷五十二（七四四）

小儿冷痢　一卷七十八（一〇三）

小儿积痢　七卷二十九（七〇八）
小儿久痢　四卷四篇（三三八）　四卷二十八（三七一）
疳痢赤白　七卷三十四（七一七小儿疳痢）
小儿下血　四卷十五（三五二）　四卷七十（四三一）　四卷七十五（四三九）
脏毒下血　四卷七十五（四三九）
小儿血痔　二卷三十九（一七一）
小儿奶痔　一卷三十九（未见）
小儿脱肛　一卷三十五（四五）　二卷二十三（一四八）　三卷二十三（二六二）　一卷四十四（五六）　四卷四十六（四四〇）　五卷一篇大（四四九）
下痢脱肛　四卷七十六（四四一）
小儿遗精　三卷七十（三二七）
小便不通　二卷七十四（二一九）
小儿尿闭　五卷二十（四七八）
小便尿血　一卷一篇同（一小儿尿血）　一卷二十一（二七小儿尿血）　二卷三十九（一七〇）　一卷十九（二五）
小儿遗尿　一卷三十七（四八）　四卷四篇（三三八）　二卷六十四（二〇六）
小儿淋症　二卷七十四（二一九）
小儿血淋　一卷六十四（八五小儿便血）　一卷七十四（九八）　五卷七十一（五五一）
小儿石淋　六卷二十四（六〇六）
小儿沙淋　二卷六十二（二〇三）
小儿癞疝　三卷四十一同（二八八小儿卵癞）

小儿软疖　二卷五十（一八六）　四卷四十（三八八）　四卷七十七（四四二）　五卷五十七（五三六）　五卷三十八大（五〇四）　七卷五十大（七五〇小儿软疖不愈）　七卷二十九大（七〇九）

小儿热疖　七卷二十五（七〇三）

天行热毒　六卷八篇（五八四）

痘疹门

预解痘毒　二卷六十五（二〇七解痘毒）　五卷七篇（四五九）　五卷七十五（五五七）　五卷七十二（五五七）　五卷六十二大（五三七）　六卷六十（六五三）

稀免痘疹　三卷三十三按（二七六稀麻疹方）　五卷三十九（未见）

稀减痘疮　六卷五十九（六五二不出痘，或出亦稀）　六卷五十（六四一治小儿痘，未出服稀，已出服减）　六卷五十九按（六五三令出痘稀）

痘疮不快　一卷九篇（一二）　三卷三十三（二七六痘出不快）

疹发不快　三卷五十四按（三〇六疹自外出）　三卷十三（二四七疹痘不快）　四卷三十按（未见）　三卷二十（二五七疹出不快）

痘疮不起　七卷四篇（六七一）

麻疹闭标　三卷五十四按（三〇六）

痘疮倒陷　四卷六十五（四二四痘疮）　六卷十二（五八八）　五卷八十三（五六九痘疮内陷）

痘疮倒靥　三卷七十二（三二九）　七卷三篇（六六九）

痘疮黑陷　五卷四十九（五二〇）　六卷二篇（五七六）

六卷三十六（六二三）

痘疮溃烂　一卷二十四（三一）　二卷五十三（一九一）

起发痘浆　六卷五十按（六四一起发痘疮）

天行痘疮　二卷六十五（二〇七）

痘疮疳蚀　四卷七十九（四四五）

痘疮瘢点　七卷三十五同（七一九）

小儿痘疔　二卷六十七（二〇九痘疔）　七卷四十九（七四〇）

痘毒黑疔　一卷十三（一六）

痘疮入目　六卷八篇（五八四）　六卷六十（六五四）

瘢痘生翳　一卷四十六（五九瘢痘入目，生翳障）　六卷八篇（五八四）　二卷六十六（二〇八瘢痘目生翳）

痘烂生蛆　四卷二十九（三七三）

痘疮不收　五卷六十同（五三六）　六卷四十二（五三六）

痘后目翳　一卷八十一（一〇八）　五卷二十七（四八九）　五卷五十六（五二九）　五卷十篇（四六四）

痘后生翳　七卷四十七（七三六）

痘后风眼　六卷六十六（六六三）

痘疮不收　五卷六十同（五三六）　六卷四十二（五三六）

痘后生疮　二卷六十三（二〇五）

麻后生疮　三卷三十大（二七一麻疮）

痘疹喉痛　一卷五十七（七四咽喉痘疹）

痘后痈毒　二卷六十四（二〇六）　二卷六十五（二〇七）

痘疮瘢痕　七卷三十五（七一八）

痘痂不落　六卷十五（五九三）

解痘厌秽　二卷二十二大（一四七可解厌秽）　四卷六十五（未见）

外科部

折伤跌扑门

折伤筋骨　七卷二十七（七〇五）

折伤瘀血　一卷五十一（六六）

折伤扑损　六卷六十一（六五七打仆折伤）　七卷六篇（六七二）

折伤闪肭　一卷五十九（七七）

折伤接骨　四卷五十二（四〇五）　四卷六十三（四二一）　五卷十四（四七〇）　五卷八十五（五七一接骨方）　五卷八十（五六三）　五卷十六（四七二）　七卷五十三（七四六损伤接骨）　七卷二十七（七〇五）

扑损接骨　四卷二十四（三六五）

扑瘀在腹　六卷二十八（六一二扑瘀瘀血在腹）

折伤肿痛　四卷四十二（三九一）

坠伤扑损　二卷三十九（一七〇）

跌扑损伤　四卷四十二（三九一）

坠伤扑损　二卷三十九（一七〇）

跌扑折伤　二卷三十三（一六二跌扑折伤）　二卷五十二（一九〇跌扑折伤）　三卷三十一（二七三）　四卷十九（三五九）　四卷八十（四四七）　五卷五篇（四五六）　七卷三十七（七二一）　一卷七十一（九三打扑损伤）

损伤折骨　五卷七十七（未见）　三卷七篇（二三九损伤接骨）　六卷二十四（六〇六损伤接骨）

一切损伤　三卷五十四（三〇五）

筋骨伤破　四卷十一（三四七筋骨损伤）　六卷三十（六一五）

坠损疼痛　六卷三十七（六二四堕损疼痛）

坠伤损肠出　七卷十三大（六八四）

接骨续筋　四卷二十九大（三七三续筋骨）　四卷二十一大（未见）　五卷五十二大（五二三续筋骨）　七卷三十二大（七一三续筋骨）　七卷三十四（七一七）

打击青肿　二卷七十九大（未见）

坠马扑损　二卷五十七（一九七）

损伤内痛　四卷五十七（四一二伤损内痛）

金疮杖疮门

金疮止血　一卷五十三（六九金疮出血不止）　二卷十二大（未见）　二卷三十九按（一七一金疮）　一卷二十六大（三三金疮出血）　三卷三篇（二三四金疮出血不止）　三卷五十一（三〇一金疮出血）　三卷三十三（二七六金疮神药）　四卷八篇（三四二）　六卷二十五（六〇八止血神效）　七卷五十四（七五〇止金疮血）　六卷六十二大（六五七金疮）

刃伤肠出　二卷五十三（一九一金疮肠出）　二卷五十五（一九四破伤肠出）　四卷三十七（三八三金疮肠出）　五卷六十九（五四七金疮肠出）

金疮肠出　七卷五十七（七五二）　七卷五篇（六七一）　七卷六十二（七六三金疮火灼）

胁破肠出　六卷十五（五九四）

七十七（五五九破伤风） 五卷七十一（五五一） 五卷五十八（未见） 五卷五十六大（未见） 五卷七十五（五五七） 六卷六十三（六五七破伤风病） 七卷二篇上（六六六） 七卷二篇下（六六八） 七卷三篇（六六八） 七卷四十九（七四〇）

刀箭陷胸　一卷七十三（九六箭刀陷在肉，及胸腹咽喉诸处不出）

箭镞入目　二卷七十七（二二三）

箭镞入骨　五卷十一（四六五）

箭镞入肉　四卷三十五（三八一箭簇入肉） 四卷七十七（四四二） 五卷十二（四六七） 五卷十三（四六八） 六卷十九同（五九九） 六卷四十二（六三〇铁箭入肉） 六卷六十三大（六五八箭镞不出） 六卷六十三（六五八）

箭镞入腹　七卷八篇（六七六）

止血生肌　四卷八十（四四六）

金疮杖疮　四卷三篇（三三七）

临杖预服　七卷五十三（七四六）

杖疮肿痛　七卷三十四（七一七） 七卷五十一（七四三） 六卷六十三（六五七） 四卷五十（四〇三）

杖疮青肿　二卷七十（二一四） 二卷八十（二二八） 六卷三十大（六一四杖疮）

杖疮未破　七卷二十一（六九七）

杖疮已破　五卷七十三（五五三）

杖疮血出　一卷十四（一八杖疮伤损，瘀血淋漓） 六卷二

篇（五七六杖疮出血）

中诸毒门

解中蛊毒　一卷一篇（一防中蛊毒）　一卷五篇（六解诸蛊毒）　一卷六十二（八一卒中蛊毒）　二卷三十一（一五九）　一卷七篇大（九蛊毒）　二卷五十（一八七吐蛊）　三卷三十（二七一卒中蛊毒）　三卷四十二（二九〇）　四卷七十九（四四六中蛊药毒）　五卷六十三（五四一解蛊毒）　五卷七十八（五六二一切疳毒）　六卷三篇（五七〇解蛊毒）　六卷十五（五九三）　五卷二十五大（四八九蛊毒）　六卷三十六（六二四中蛊毒）　六卷五十四（六四五预防蛊毒）　七卷十篇（六七九）　七卷三十九（七二〇飞尸蛊毒）

中恶蛊毒　六卷五十六（六四九）　五卷四十九（五二〇解蛊毒）　五卷八十三大（五六九蛊毒）

中蛊下血　一卷五篇（七）　四卷二十八（三七二蛊毒下血）

虫毒蛊毒　七卷四十九（七四〇）

蛊产腹痛　六卷五十五（六四七蛊疰腹痛）

解蛇蛊毒　二卷十九（一四二）

虾蛤蟆蛊毒　四卷六十九（四二九）

金蚕蛊毒　三卷五十（三〇〇）

桃生蛊毒　一卷三十八（四九）　七卷五十九（七五六桃生蛊毒，胸口痛）

五种蛊毒　二卷十九（一四二）

十种蛊毒　三卷六十六（三二二）

解砒石毒　一卷三十九（四九中砒霜毒）　二卷五十（一八

七解砒毒）　二卷五十七（一九七）　二卷六十三（未见）　二卷六十二（二〇四）　二卷六十五（二〇八解砒毒）　一卷三十（三八）　二卷六十七（二〇八）　二卷七十七（二二五中砒石毒）　三卷五十四（三〇六）　四卷二十（三六〇）　五卷三十五大（五〇〇解砒霜毒）　五卷三十八大（五〇六草石药毒）　五卷六十四大（五四一丹石砒霜）　二卷七十七大（二二四中砒毒）　三卷五十四大（三〇五解砒毒）　七卷三十三（七一五解砒霜毒）　七卷三十六（七二〇解砒霜毒）　七卷十四（六八五解刀马毒，及砒石、乌喙、烧酒、煤炭毒）　七卷十六篇（七二〇解砒霜毒）

解钩吻毒　一卷五篇（六）　三卷四篇（二三四）

解野芋毒　七卷五篇同（六七一野葛芋毒）　七卷十六（六八八中野芋毒）

解洋烟毒　一卷六十五（八四）　二卷七十七（二二四解误食洋烟毒）　五卷三十八按（五〇五鸦片烟毒）　七卷五篇（六七一鸦片烟毒）　五卷三十八大（五〇五鸦片烟毒）　五卷六十四大（五四一鸦片诸毒）　七卷七十（七七一解吞鸦片烟毒）

解中诸毒　七卷五十（七四〇虫毒蛊毒）

解中鸩毒　二卷二十六（一五二）

服铅粉毒　七卷七十一（七七一救吞服铅粉）

羊踯躅毒　四卷四十二（三九〇）

解野菌毒　一卷十八（二三）　二卷十四（一三五解一切菌

毒）　二卷三十五（一六四解中野菌毒）　五卷三十五大（五〇〇野菌毒）　五卷五十四大（未见）　七卷二十一大（六九六野菌毒）　七篇五篇同（六七一山中毒菌）

解鼠莽毒　二卷六十七（二一〇）　二卷四十五（一七九）　四卷三十四（三八〇）　二卷十一（一三二中鼠莽毒）

胡蔓草毒　五卷七十二（五五二）

解野葛毒　三卷十七大（二五二）　一卷十九篇（二五解野葛）　五卷七十二（五五二）

解礜石毒　五卷六十二（五三八）

中恶菌毒　七卷四篇大（六七一山中毒菌）　七卷十五大（六八七诸菌…毒）

闭口椒毒　七卷十五（六八八）

中诸药毒　二卷二十八（未见）　四卷七十九（四四六）

药毒烦闷　七卷二十六同（六九八）

草乌乌头毒　二卷七十七（二二四解草乌毒及天雄附子毒）　一卷十八同（二三乌头）　七卷二十三（六九八解乌头毒）　七卷十四同（六八五解煤炭烟毒、乌喙毒）

中射罔毒　二卷五十二（一九〇解射罔毒）　五卷五十五同（未见）　七卷二十四（七〇一解射罔毒）　六卷二篇（五七六）

解药箭毒　七卷五篇（六七一）　七卷八篇（六七六）　五卷五十八同（五三三药箭簇毒）

解丹石毒　四卷五十八（四一三丹石毒发）　六卷一篇（五

七四）　五卷六十五（未见）

解乳石毒发　五卷六十五（五四二乳石发动）

六畜肉毒　二卷六十七（二一〇）　七卷二十二（六九八）

食饮毒物　七卷七十七（七七一饮食毒物）

噉蛇牛毒　六卷二十二（六〇四）　七卷七篇（六七五）

解牛肉毒　六卷二十六（六〇九）

食马肝毒　六卷六十五（六五九）

牛马肉毒　一卷四十二（五四）　二卷七篇大（未见）　七卷二十一（六九六）　四卷三十四大（三八〇牛马六畜肉毒）

食马肉毒　六卷二十六大（六〇九）

剥马中毒　六卷三十（六一五）

中猪肉毒　六卷九篇（五八五）

自死肉毒　七卷二篇同（六六七）　四卷十三大（三五〇自死牛马肉诸毒）

食狗肉毒　一卷六十一（七九）　三卷三十八（二八四食狗肉不消）

食雉中毒　六卷四十三（六三二）

解豆腐毒　二卷七十大（二一三杏仁莱菔可解之）

黄鲿鱼毒　七卷十五（六八八）

食物中毒　五卷五十八（五三三）

小虾蛤蟆毒　二卷六十九（二一三小蛤蟆有毒）

解蟹肉毒食蟹致伤　四卷七篇（三四一）　三卷四十八按（二九七一人食蟹）

食蟹龈肿　七卷六十七（七六六）

诸鸟肉毒　二卷六十八（二一〇）

误吞钗镮　四卷十七（三五六误吞鱼刺）

误吞水蛭　二卷四篇（一二二）　六卷十篇（五八七）　六卷十四（五九二食菹吞蛭）　六卷二十一（六〇二）

误吞竹木　七卷四十（七二七）

误吞铜钱　一卷三十五（四五误吞诸物，金银铜钱等物）　三卷十三同（未见）　二卷二十七（一五三）　三卷五十五（三〇七）　四卷四十六（三九六）　六卷十八（五九八）　三卷七十三（三三二）　四卷七十二（四三四）　七卷三十七（七二二误吞珠钱）　五卷六十二（五三八）

中兽伤门

熊虎伤毒　七卷三十八（七二三）　一卷二十五大（三一为虎狼等伤）

虎爪伤人　六卷六十六（六六三）

虎伤人疮　二卷二十五（一五一）　二卷五十（一八八虎爪伤人）　二卷五十九（一九九熊虎爪伤）　二卷七十八（二二五）　三卷四十三同（二九二熊虎爪伤）　三卷十一（二四四）　三卷六十九（三二五）　五卷八篇同（四六〇）

诸禽兽伤　三卷十七大（二五二）

狗咬伤疮　三卷三十八（二八四）

风狗咬毒　一卷四十六（五八疯狗咬伤）　二卷十五按（一三六狗咬昏迷）　二卷四十八（一八三疯狗咬伤）　七卷五十二同（七四四验治疯狗咬方）　一卷十二（一五疯狗毒发欲死）　三卷一篇（二三〇猘狗咬伤）　五卷二篇（四五一疯狗咬伤）　五卷

蛇毒入腹　七卷十七（六九〇蛇咬毒攻入腹）

蛇入人口　三卷六十一（三一六）

蛇缠人脚　七卷六篇（六七三蛇缠人足）

蛇绕不解　七卷十六（六八八）

蛇骨刺人　六卷六十三（六五七蛇骨刺入）　七卷三十九（七二五）

蛇牙入肉　五卷十七大（四七四蛇螫人，其牙入肉中）

蛇伤咬毒　一卷五十九（七七恶蛇咬伤）　五卷三篇（四五二恭曰）　二卷七十八（二五六诸蛇螫人）　七卷二篇（六六六诸蛇毒人）

毒蛇螫人　一卷十二（一五）　一卷三十（三八毒蛇伤螫）　一卷三十二（四〇恶蛇虺伤）　一卷五十九（七六毒蛇螫）　一卷八十五（一一三毒蛇伤螫）　二卷四十（一七三毒蛇伤螫）　三卷四篇（二三五毒蛇螫伤）　三卷二十（二五六诸蛇螫人）　六卷六十五（六五九毒蛇伤螫）　七卷九篇（六七七毒蛇螫伤）　七卷五篇（六七一毒蛇咬螫）

蛇虫诸毒　一卷六十五（八四水烟筒水倒坑中蛇自避）　七卷七十四（七七六）

蛇入七孔　六卷三篇（五七六）

蛇伤手肿　六卷十六（五九五）

中蜈蚣毒　五卷六十八（五四六）

误吞蜈蚣　六卷十四（五九二）

蜈蚣入腹　六卷二篇（五七六）

山蜘蛛毒　四卷七十九（四四五山蜘蛛也，啮人甚毒）

蜈蚣咬毒　二卷七十七（二二五）　三卷七篇（二三九蜈蚣

螫伤）　三卷六十二（三一七蜈蚣咬伤）　五卷三篇同（未见）　七卷二篇二篇（六六七蜈蚣螫）　七卷二十一（六九七蜈蚣螫伤）　七卷二十四（七〇一蜈蚣螫伤）　三卷五篇（二三六蜈蚣咬疮）　五卷三十五（五〇〇蜈蚣咬伤）　七卷六十五（七六四蜈蚣咬人）

蛇咬蜂叮　二卷八十大（二二八）　三卷二十一大（二五九蛇虫蜂叮）

蛇蝎蛛伤　三卷五篇（二三六蛇蝎螫人）　五卷七十二（五五一蛛啟蛇伤）

蝎螫疼痛　六卷五十五（六四七蝎螫）

蝎虿螫伤　四卷六十八（四二八）

蛇咬蝎螫　七卷七十三（七七六）

蚯蚓咬疮　七卷六十五（七六四蚯蚓咬毒）

蛇螫肿痛　二卷五十一（一八八毒蛇螫伤）　二卷五十一（重复）　四卷七十四

蜂蚁虫咬　七卷二篇（六六七蜂虿虫蚁咬）

蜂叮蝎螫　七卷二十五（七〇二蝎螫蜂叮）

诸虫咬疮　七卷三十三同（七一四虫咬）

水莨菪毒　一卷一篇（二）

中水毒病　三卷四十（二八七）　二卷十八（一四〇水中毒病）　二卷四十一（一七二）

射工溪毒　三卷二十（二五七射工中人）

中沙虱毒　三卷二十二上（二五九）　三卷二十二下（二六〇沙虱水）

海水伤裂　二卷七十九（二二六）

试井水毒　五卷七十一（五五〇时珍曰）

入咬毒疮　五卷四十五（五一五鲢鳙条）

人咬指烂　五卷四十八（五二一）　七卷六篇（六七二人咬手指）

马咬踏疮　三卷二十一（二五八）　四卷四十三（未见）　六卷六十五（六六〇）　六卷三十大（六一四马咬人疮）

马汗入疮　六卷二十九（六一三）　三卷四十三同（二九一马汗入肉成疮）

养辟蛇虫　五卷六十二大（五三八能辟蛇虫）

鼠咬入疮　六卷五十三（六四五）　六卷五十四（六四六）　六卷五十四（六四七）　六卷五十五（六四七）

猪咬毒疮　五卷四十八（五一八猪咬成疮）　七卷二十五大（七〇二猪咬、蜂螫、蚁叮、蛇伤）

熏衣去虫　四卷十三大（三五〇熏衣箧，辟蛀虫）

熏衣去虱　二卷二十七（一五三）

头上生虱　七卷四十八（七三七）

辟壁虱法　一卷六十五（八四辟壁虱）　五卷七篇按（四五八壁虱条）　四卷十三大（三五〇安被席，辟壁虱）　二卷五十六大（一九五）　五卷五十二（五二四熏辟壁虱）

烧烟辟蚊　二卷四十六（未见）

诸骨哽门

诸骨哽咽　一卷五十九（七七）　二卷三十上（一五八）　二卷三十下（一五八）　六卷四十一大（六二七兽骨哽咽）　五卷三十八（五〇四骨哽及竹木刺

汤火伤门

痈疽疮疡门

痈肿背疮　二卷四十六（一八一）
背疮热肿　三卷二十三（二六二）
五毒发背　二卷四十四（一七七）
背疮散血　四卷二十二（三六三发背散血）
背疮灸法　三卷六篇（二三七）
发背疔疮　一卷五十九（七八）　六卷四十五（六三五瘰疬恶疮）
对口初起　五卷三十五（五〇二对口毒）
对口毒疮　六卷五十四同（六四六对口恶疮）
对口恶疮　三卷二十二（二五九）
肠痈内蚀　六卷八篇大（五八四）
玉枕生疮　四卷八十（四四七）
天柱毒疮　六卷三十二（六一七）
肠痈腹痛　六卷二十八（六一二）
肠痈内痛　五卷五十（五二一）
肠痈未成　六卷二十七（六一一）
肠痈已成　三卷六十六（三二一）
肠痈疽痔　四卷五十六（四一一）
肠内生痈　五卷七十篇（五五〇）　五卷三十一大（四九四小肠痈）
便痈脓血　四卷九篇（三四四）
腹内生疮　四卷二十七（三七〇）
肠胃生痈　三卷十八（二五三）
便毒初起　一卷七十篇（九三便痈初起）
腹痈有脓　一卷七十一（九四）
毒攻手足　一卷五十八（七六）

灸疮出血　一卷十六（二一灸疮血出不止）

痟疮成漏　六卷十八（五九七）

一切痟疮　二卷五十九（一九九痟疮）　四卷七十九（四四六）

九漏有虫　七卷五篇（六七一）

漏疮恶疮　七卷三篇（六六九）

傅坐板疮　三卷三十三（二七六）　二卷四十九（一八六）

臀生湿疮　七卷二十七（七〇六）

天火热疮　三卷六篇（二三八）

脓泡疥疮　四卷三十四（三八〇）

热毒攻肢　六卷三十（六一五）

豌豆斑疮　一卷十九（二四）　三卷三十一（未见）

蠼螋尿疮　一卷八十一（一〇八）

猫头睛疮　五卷六十六（五四四猫眼睛疮）

狐尿刺疮　六卷三十二（六一七）　六卷三十（六一四）

一切恶疮　四卷九篇（三四五）　五卷三十九（五〇六）

蛇缠恶疮　二卷四十五（一八〇）　七卷四十九（七四一）

龙缠串疮　五卷二十（四七九龙缠疮毒）

天行斑疮　一卷六十九（九一）

岐毒初起　一卷六十二（八一）

诸疮不敛　二卷二十九（一五六）　一卷二十二大（二七敛疮口）　四卷六十八（四二七痈疽不合）

诸疮肿毒　一卷八十一（一〇八）

风热肿毒　三卷七篇（二三八）

筋骨毒痛　二卷二十二（一四七）

恶刺疮痛　三卷三十三（二八三）

风疮不愈　三卷七篇（二三九）

瘑疮如眼　五卷十八（四七五瘑疮如眼）

火赫毒疮　四卷四十七（三九八）

毒气攻腹　四卷二十八（三七二）

十年恶疮　一卷五十八（七五积年恶疮）　六卷九篇（五八五）

卒得恶疮　四卷二十九（三七三）

反花恶疮　一卷五十九（七六）　一卷七十六（一〇〇）　二卷四篇（一二二）　三卷十九（二五六）　三卷二十一（二五八）　四卷三十（三七四）　五卷三篇（四五三反花疮）　五卷七十六（五五七反花疮毒）　六卷十九（五九九）　七卷三十五（七一八）

蚀恶胬肉　三卷三十九（未见）

疔毒痈疮　七卷十四（六八五疔毒疽疮）　三卷二十二（二六〇）

疔疮恶肿　一卷五十三（六九）　一卷七十六（一〇〇疔疮恶疮）　二卷六十五（二〇六）　三卷六篇（二三七）　三卷二十一（二五八疔疮肿毒）　三卷二十五（二六四）　三卷三十六（未见）　三卷五十七（三一〇）　三卷四十九（三〇〇疔肿恶毒）　四卷二十六（三六八疔肿恶疮）　四卷五十（四〇三）　四卷七十三（四三六疔肿疮毒）　五卷十一（四六六疔肿恶疮）　一卷四十七大（六〇痈肿疔毒）　五卷十二（四六六疔肿恶毒）　五卷十六（四七三）　五卷六十（五三五）　六

瘰疬门

颈项瘰疬　五卷十三（四六八）

项边疬子　五卷七十六（五五七项上瘰疬）　七卷六十篇（七五七项上瘰疬）　七卷四十（七二六）

项后结核　三卷二十六（二六六）

项下瘰疬　一卷五十七（七五）　三卷二十一（二五八项上疬疮）　五卷四十四大（五一三项瘿瘰疬）　六卷六卷十六（五九五）　二卷四十二（一七六项下卒肿）

项边马刀　一卷七十六（一〇一）

颏下结核　五卷三篇（四五三）

风毒瘰疬　一卷五十九（七七）

瘰疬马刀　一卷五十一（六五）

热毒瘰疬　三卷八篇（二四〇）

盘蛇瘰疬　二卷四十二（一七五蛇盘瘰疬）　二卷五十六（一九五蛇盘瘰疬）

鼠瘘瘰疬　六卷二十五（六〇八）　六卷五十四大（六四六治瘰疬、鼠瘘溃烂）

瘰疬喉痹　一卷八十四（一一一）

瘰疬瘘疮　四卷十八（三五八）

瘰疬发背　一卷八十二（一一〇）

瘰疬恶疮　二卷三篇（一一九）　一卷七十九同（未见）

瘰疬软疖　四卷九篇（三四四）

梅核膈气　三卷四十（二八七）

恶核肿结　三卷五篇（二三六）

痰核红肿　七卷五十五（七五〇）

瘰疬肿痛　六卷五十六（六四八）

瘿瘤门

（一九一项下瘿气）　五卷五十六大（五二九项下瘿瘤）　四卷三十一（三七五项下瘿气）　四卷二十九（三七四项下瘿气）

身面粉瘤　七卷八篇（六七七）

痰瘤结核　二卷九篇（一二九）　三卷十四（未见）

痣黡赘疣　七卷三十（七七〇痣黡疣赘）

身项粉瘤　四卷六十三（四二一）

血瘤出血　六卷八篇（五八四血溜出血不止者）

疣痣瘤赘　七卷五十五（七五〇）

蚀食疣目　四卷七十七大（四四二能食疣目）

喉痹气瘿　六卷二十三大（六〇四）

消瘿易瘥　六卷五十二（六四二气瘿）

黑子疣赘　二卷一篇（一一七）

赘瘤焦法　二卷十四（一三五）

疹痱斑癣漆冻疮门

风热瘾疹　一卷五十七（七四）　二卷四十篇（一七二）

风疹瘙痒　四卷七十四（四三六风气瘙痒）　一卷四十大（五一瘾疹瘙痒）　七卷二十一（六九六）　四卷三十三（三七八瘾疹瘙痒）

风疹瘾疹　四卷八十（四四七风瘙瘾疹）　七卷二十三大（六九九风瘙瘾疹）

游风瘾疹　三卷二十七（二六七）　一卷六十二同（八〇赤游风疹）

斑疹不快　二卷三十三（一六一）

痱子瘙痒　七卷二十三（六九八）

顽痹不愈　七卷七十二（七七三顽癣不愈）

下体癣疮　七卷五十六（七五〇）

积年癣疮　一卷八十四（一一二积年干癣生痂）　五卷二篇（四五一）

癣久不瘥　二卷三十七（一六八）　四卷二十七（三七一癣疮不愈）

一切癣疮　三卷二篇（二三一五般疮癣）　六卷三十二大（六一七癣疬恶疮）　四卷七十六（四四〇）

年深疥癣　七卷二十（六九五）

漆疮作痒　一卷九篇（一二）　三卷一篇（二三一）　三卷八篇（二四〇漆疮搔痒）　三卷十九（二五六漆疮瘙痒）　三卷二十（二五六漆疮搔痒）　三卷七十二（三三〇漆疮痒）　七卷四十（七二七）　六卷六十一（未见）　五卷五十二大（五二三漆疮）　六卷十四大（五九二）

漆毒生疮　三卷七篇（二三九）　七卷六十七（七六六漆疮）　七卷七十三（七七五漆疮）

涂解漆毒　二卷四十七大（治漆疮热疮）

煎洗漆疮　三卷四十七大（二九六）　四卷十五大（未见）　三卷六十四大（三一九洗漆疮）　四卷二十九大（三七三洗漆疮）

冻指欲坠　六卷三十（六一五冻指欲堕）

手足冻疮　三卷三十一（二七三）　五卷六篇大（未见）　三卷三十二（二七五）

冻疮皲裂　四卷二十（三六〇）　三卷三十九大（未见）　三卷二十九（二六九冻疮皴裂）　四卷三篇（未见）

冻耳成疮　二卷三十九（未见）　三卷五十八（三一二耳足冻疮）

软疖癞头　四卷七十六（四四二小儿软疖）　五卷七十四（五五四头上软疖）　三卷二十五（二六五头上软疖）

软疖频发　四卷二篇（三三四）　五卷十七大（四七三头上软疖）　四卷七十四（四三七软疖频作）

肢体疣目　一卷七十二（九六）

疖子初起　二卷二十六（一五二）

头上生瘨　七卷五十六（七五一头瘨）

头疮生蛆　三卷三十三（二七六）

腊梨头疮　四卷二十七（三七〇）　六卷二十三按（六〇五头生腊梨）

一切头疮　三卷十九（二五六）　五卷四十四（五一二头上生疮）

头秃肥疮　三卷四十二大（二八九）

苇刺入肉　三卷四十三同（二九一）

竹刺入肉　四卷八十二（四四七）

针刺入肉　二卷三篇（一二〇）　三卷三十八（二八四针入肉内）　二卷七十（二一三刺在肉中）　七卷三篇（六六九）

骨刺入肉　六卷四十二（六三〇）

竹木刺肉　一卷二十四（三一竹木）　六卷十九（五九九木刺入肉）　七卷九篇（六七七）　五卷十四大（四七〇竹刺入肉）　七卷二篇（六六八）

校注后记

一、戴葆元的生平

《本草纲目易知录》，凡八卷，撰者为清末医家戴葆元。

戴葆元，清末医家，字心田，晚年又字守愚。撰有《家传课读》4 卷、《本草纲目易知录》8 卷。

戴氏之里籍，《家传课读》《本草纲目易知录》两书中曾多次提及，皆说是婺源。然民国十四年（1925）刊本《婺源县志》卷四十九则说："戴葆元，字心田，桂岩人。"表面看似乎矛盾，其实并非如此。桂岩，为婺源县境内的村名。今人陈五元在《婺源历代作者著作综录》内的《婺源历代作者著作综录地名对照表》（婺源县图书馆 1997 年印刷）中明确说出桂岩是今婺源县赋春镇岩前村。由此可以断定，戴葆元是清末安徽省徽州府婺源县桂岩村人，此村今为江西省上饶市婺源县赋春镇岩前村。

戴葆元在《家传课读序》末落款"光绪十七年岁次辛卯谷旦七十三老人戴葆元心田书于思补山房"，据此可以断定戴葆元在光绪十七年（1891）时为 73 岁。

戴葆元出生在世医之家。张贵良在《本草纲目易知录》的序中说："吾乡戴丈心田先生，儒而医也，其先世已精其业，远未周知。即其伯兄，医林巨手，活人无算，其季子皆劲敌。"戴葆元早年追求科举成名，后因科场失利，"故随先严医业，时年已三旬"（语出《家传课读》之《金匮汤头歌括凡例》）。戴葆元在《家传课读》内的《金匮汤头歌括自序》中进一步叙述了自己早年的人生经历："予幼习举子业，率尔操觚，不知其难也。嗣因屡试不售，乃承先人遗业，研求医学，初通药性经脉，临证立方，间亦偶中。”

戴葆元行医的地点为景德镇。“婺源戴处上心田，小隐于饶之景德镇，守三世医业，日以济人为心”（语出《家传课读》之《金匮汤头歌括》卷首王凤池序）。戴葆元在景德镇行医长达40多年。民国十四年（1925）《婺源县志》卷四十九说戴葆元“承祖遗，有景镇戴同兴药肆，悬壶于此四十馀年”。张贵良亦说：“心田姻丈，儒士也。先世精岐黄业，因业医，阅历数十年，活人多矣。”（语出《家传课读》之《金匮汤头歌括》卷首张贵良序）

张贵良、王凤池、汪文枢三人曾经叙述了戴葆元的行医事迹。张贵良在《本草纲目易知录》的序中说：“家居时少，常馆于江右之景镇。余捷秋闱，及通籍，三过其地，见夫门庭若市，日就医者不下数十百人，呻吟之声彻于里巷，悉皆神其方以去。午餐后，复乘一舆，沿门诊视，无问寒暑，率能应手辄效，由是颂声遍道路，虽古之卢扁不过是也。”王凤池在《家传课读》内的《金匮汤头歌括》的序中说：“无贵贱贫富，叩无不应，应无不效。出必腰佩多丸，补贫乏之不能药者。”汪文枢在《家传课读》内的《金匮汤头歌括》的序中说：“吾乡戴处士心田先生，幼读书，晓大义，即留心经济，顾屡试不售，慨然谓古之隐于酒，隐于浮屠者皆自适其适，无济于人，欲济人则莫如隐于医。饶之景德镇为南北辐辏之区，户口不下十馀万，精岐黄者存心绝鲜，先生得三世之会通，操十全之肯綮，混迹于市廛，日以济人为念，有求辄应，应辄效。暇则坐笋舆，周视困乏疾苦，袖出葫芦中丸散，如杏林橘叶，投之无不奇验。一市中妇人孺子，皆愿识韩康也。”

戴葆元曾因救治左宗棠部队中患传染病的士兵而获得地方政府褒奖，晚年热心公益，勤于著述。民国十四年《婺源县志》卷四十九说：“咸同间，左侯相驻军里村，士卒染疫，元诊治，全活甚众，当道赠额‘春满杏林’。晚年修桥路，新堂构，延师训子，乐善弗疲。又手订医书行世。”

二、《本草纲目易知录》成书、刊刻及版本

《本草纲目易知录》是戴葆元奉父亲之命而精心编撰的一部医书。

戴葆元于同治十二年（1873）撰成《金匮汤头歌括》、光绪元年（1875）撰成《温病条辨汤头歌括》之后，便着手编纂《本草纲目易知录》。关于其编纂《本草纲目易知录》的动机与经过，从他在光绪十一年（1885）撰写的《本草纲目易知录自序》中可以明确得知："葆读《纲目》而苦其繁，读《备要》而嫌其略。繁则难以记忆，略则隘所见闻，二者均不可拘守焉……药性不谙，徒泥古方治病，其误人岂浅鲜哉？葆自弱冠后弃儒就医，群书无不涉猎，而于药性尤殚心焉。葆诺而未敢遽自任也。今年近古稀，千虑一得之馀，曾编《家传课读》两卷，以授徒及弟侄辈，王太史丹臣先生故于《纲目》《备要》二书酌其繁略，可去者去之，宜增者增之，辑为八卷，俾子侄辈初学披阅，广所见闻，仍便记忆，名曰《纲目易知录》，聊以承先君所命之志，非敢以问世也。"

关于《本草纲目易知录》的刊刻时间，该书的书牌明确标示是"光绪十三年岁次丁亥秋七月署"，因此各家书目多定《本草纲目易知录》刊刻于光绪十三年（1887），我们也以为该书刊刻于光绪十三年。不过要指出的一点是，光绪十三年只是《本草纲目易知录》前七卷的刊刻时间，全书刊刻完成时间，应当在光绪十四年（1888）。卷八《万方针线易知录》前有戴葆元的序文，序末落款"婺源七十老人戴葆元守愚氏心田识"，如果定戴葆元出生于1819年，那么他虚岁70岁时应当是1888年（光绪十四年），因此，《本草纲目易知录》全书八卷应当是在光绪十四年才刊刻完成。

《本草纲目易知录》有刻本、抄本 2 种版本。

《本草纲目易知录》的刻本属于戴葆元私家刻本，刊刻于清光绪十三年丁亥（1887）七月。因书前镌有“婺源思补山房藏版”牌记，因此称之为婺源思补山房刻本。时至今日，国内仅有两家收藏单位存有婺源思补山房刻本：一是安徽中医药大学图书馆，二是江西省图书馆。

安徽中医药大学图书馆藏本《本草纲目易知录》共 8 册，正文半叶 9 行，行 25 字，小字双行同，白口，单黑鱼尾，四周双边。版心上镌“本草纲目易知录”，中镌具体卷目，下镌页码。卷一首页版框纵 17.9cm，横 12.0cm。馆方著录为“《本草纲目易知录》八卷，清戴心田葆元编，清光绪十三年丁亥（1887）婺源思补山房刻本”。索书号为 R932·3/20。

江西省图书馆藏本《本草纲目易知录》共 8 册，正文半叶 9 行，行 25 字，小字双行同，白口，单黑鱼尾，四周双边。版心上镌“本草纲目易知录”，中镌具体卷目，下镌页码。卷一首页版框纵 18.0cm，横 12.0cm。每卷首页内有“江西省立图书馆藏印”“江西省人民图书馆珍藏”篆字印章。馆方著录此书为“清婺源戴葆元辑，清光绪十三年刊本，八卷，八册”。索书号为 20352。

我们比对安徽中医药大学藏本与江西省图书馆藏本，发现两者的形式及内容一致。

《本草纲目易知录》的抄本存于济南市图书馆。该本为残本，仅存 3 册。第 1 册含有序、目录和卷一的内容，第 2 册为卷四，第 3 册为卷七。其中第 1 册卷一末有阙，第 2 册卷四目录不全。白口，无鱼尾，第 1、2 册版心上标“本草纲目易知录”，中为卷数，下为页数；第 3 册卷七或有版心，或无版心，有版心者也仅标页码而无其他文字。半叶 9 行，行 24 字，小字双行同。馆方著录为清抄本。索书号为 264/4341/07551。

三、《本草纲目易知录》内容及学术特色

1. 基本面貌

《本草纲目易知录》是一部问世于清代的本草书。尚志钧先生划分清代的本草书为节纂本草类、歌赋本草类、辑复《本草经》类、注解《本草经》类、节纂改编《本草纲目》类等十四类，《本草纲目易知录》属于节纂改编《本草纲目》类。尚志钧先生在《本草人生：尚志钧本草论文集》中说："清代节纂改编《本草纲目》的书最多。林起龙《本草纲目必读》、何镇《本草纲目类纂必读》、蒋居祉《本草择要纲目》、徐用笙《读本草纲目摘录》、戴葆元《本草纲目易知录》、鲁永斌《法古录》、王如鉴《本草选馀备考总目》（全录《本草纲目》药名）等，都是节纂改编《本草纲目》的书。类似此例很多。清代几乎所有的本草，特别是临床应用的本草，都是摘取《本草纲目》常用药及其精要内容改编而成。"然而由于各位医家对《本草纲目》中的常用药及其精要内容的认识有所差别，因此各种节纂改编《本草纲目》的书，所收药物多寡及其内容详略也有不同。从收药数量上来看，《本草纲目必读》不分卷，24 册共载药 600 馀种，《本草纲目类纂必读》中的《本草药性发明》12 卷共载药 610 种，《本草择要纲目》2 卷共载药 356 种，《读本草纲目摘录》1 卷共载药 265 种，《法古录》3 集共载药 547 种，《本草选馀备考总目》2 卷共收录非常用药物名称 1422 种。与上述节纂改编《本草纲目》类书籍相较，《本草纲目易知录》前 7 卷共载药 1199 种，除去仅收非常用药物名称的《本草选馀备考总目》之外，《本草纲目易知录》实际载药最多。《本草纲目易知录》除了收载常用药之外，还收载了部分非常用药，因而最为接近《本草纲目》载药 1892 种的数量。

各家节纂改编《本草纲目》之书的内容也不尽相同。《本草纲

目必读》完全照录《本草纲目》中的气味、主治、发明、附方四部分内容，此书内容较为丰富。《本草纲目类纂必读》中的《本草药性发明》每药下阐述性味、毒性、功效等，另列发明一项，引录历代名医论述；末附《济生邃论》《家传效方》，汇集前贤验方，此书的内容也较为丰富。《本草择要纲目》按寒、热、温、平四气分类，先定气味，后述主治及恶畏反忌，稍僻之药，皆注其产地、形貌、制法、收法，此书内容较为简略，书中未有附方。《读本草纲目摘录》，收录价廉、易得、有效药，简叙性味、功能、主治、附方等，此书重点记述作者本人在临床用药中的心得，内容也较为简略。《法古录》各药依据《本草纲目》，节取诸家议药论述，并注明出处，书中未有附方。《本草选馀备考总目》仅有药名，没有更多的实质内容。上述节纂改编《本草纲目》的书，或是以照录《本草纲目》的文字为特征，或是以摘要改编《本草纲目》的文字为特征；或是以内容详细为特征，或是以内容简明为特征；或有附方，或无附方。与上述诸书相较，《本草纲目易知录》则是择要摘录了《本草纲目》与《本草备要》等文献中的文字（其中摘录《本草备要》的文字很少），既有相对丰富的内容，又有较多的附方，还有多条戴葆元的按语及索引《万方针线易知录》，是一部比较切合临证实用、方便检索的综合性本草书籍。

从分部上来看，《本草纲目》分为水部、火部、土部、金石部、草部、谷部、菜部、果部、木部、服器部、虫部、鳞部、介部、禽部、兽部、人部 16 部，《本草纲目易知录》将金石部拆分为金部、石部，分为 17 部。《本草纲目》将水部、火部、土部、金石部置于草部之前，而《本草纲目易知录》则将草部置于 17 部之首，水部、火部、土部、金部、石部置于人部之后。《本草纲目易知录》之所以将草部置于 17 部之首，是因为草部多为常用药，而将水部、火部、土部、金部、石部置于 17 部之末，是因为这些部类中大多为非常用药。

从成书或刊行年代上看，《本草纲目必读》刊行于1667年，《本草纲目类纂必读》刊行于1672年，《本草择要纲目》刊行于1679年，《法古录》成书于1780年（此书未有刊本），《读本草纲目摘录》约成书于1883年（此书未有刊本），《本草选馀备考总目》成书年代不详（此书未有刊本），《本草纲目易知录》约成书于1885年，刊行于1887年。上述诸书中，《本草纲目易知录》成书及刊行时间最晚。

2. 载药数量

由于该书版本流传较少，后世学者对其内容未能深入细致地研究。对其书中载药数量不甚明了，有说1208种者（《中医文献辞典》），有言1200馀种者（《中医人物词典》），等等。此次校注过程中，我们根据该书收药特点及编写刊刻体例，结合《本草纲目》收药标准，最终得出该书总条目为1205条，涉及药物的有1199条，其他类的有6条。即该书实际收载药物为1199种。

3. 学术特点

《本草纲目易知录》一书的学术特点主要体现在5个方面：

（1）此书兼具普及与提高双重性质，方便大龄习医者全面掌握本草知识。台湾学者梁其姿在《明清中国医学的入门与普及化》一文中说：元明清时代，“医学初学者的年纪都不小，并且常是科举考试的失意人士，在清代这个情形更加普遍”。戴葆元在30岁以后才学医，由于年龄的关系，许多医学知识难以理解和记忆，这些大龄学医者迫切需要既简明扼要，又通俗易懂的医学入门书籍。正因为如此，深知大龄学医人员甘苦的戴葆元在编撰、刊行《家传课读》之后，又编撰并刊行了《本草纲目易知录》。相较而言，《家传课读》以易懂易记的方歌形式普及临床常用方剂，重在使学医者强记；《本草纲目易知录》比较全面地普及了本草知识，重在使学医者全面理解、运用本草知识。

虽然《本草纲目易知录》具有向学医者普及本草知识的作用，但普及与提高并无截然限隔。由于《本草纲目》是一部具有“阳春白雪”性质的综合性本草书，因而渊源于《本草纲目》的《本草纲目易知录》也带有一定的提高性质。范行准在《中国医学史略》中曾说道：“所以明清以后的本草，属于时珍《纲目》系统和洁古《珍珠囊》系统之书，平分了秋色。盖一在提高，一在普及。正如秋菊春兰，各擅其胜。”《本草纲目易知录》属于范行准所说的时珍《纲目》系统之书，此书共载总目1205条，涉及药物者有1200条，其他类者5条，涉及1200种药物的内容，以药物的性味、功用主治、反忌、附方等体例展开记述，可以使习医者获得比较全面而深入的本草知识，并运用到临床实践中。戴葆元意识到“后人汇《本草》，每味摘《纲目》数句，编成歌括。度其所汇者意，词句简便，使人明白易晓，难以言赅也。亦犹童蒙入学，初读小书，使自渐能升堂入室，讵知近业医者则视此为全集熟读，何异坐井观天，其所见甚小，鲜有不误乎?”他因此编撰了旨在以全面普及本草知识为主，兼具一定提高性质的综合性本草著作《本草纲目易知录》，使学医者既能由此入门，又能由此登堂入室。

（2）戴葆元并非简单节录《本草纲目》《本草备要》等书中的内容，而是根据临床实践所需，有所选择、删补。

选择:《本草纲目易知录》在摘录《本草纲目》的内容时，侧重临床实用，因此不照录各家所论，而是有选择地重点摘录每种药物的功用主治等密切联系临床实际的内容。如黄精一味药，《本草纲目》分释名、集解、修治、气味、主治、发明、附方七项加以介绍，内容详尽。而《本草纲目易知录》仅是摘录了《本草纲目》黄精条下的修治、气味、主治、附方的部分内容，又复摘录了见于《本草备要》黄精条内“以其得坤土之精粹，久服不饥”

一语，成就了见于卷一中的全部文字："黄精，甘，平。补中益气，安五脏，益脾胃，润心肺，填精髓，助筋骨，除风湿，补诸虚，止寒热，下三尸虫。以其得坤土之精粹，久服不饥。洗净，久蒸，晒用。忌梅实。大风癞疮，营气不清，久风入脉而成癞，鼻坏色败，黄精去皮洗净二斤，曝干，纳粟米饭中，蒸至米熟，时时食之。"可谓精心选择，要言不烦。

对于《本草纲目》中的附方，戴葆元根据临床所需，或全部录入，或部分选录，但以部分选录为多。《本草纲目》第二十六卷菘条的附方有3首，为了方便临床使用，《本草纲目易知录》卷三白菜条即全部录入。《本草纲目》甘草条下的附方有35首，而《本草纲目易知录》卷一甘草条只摘录了临床较有可能用到的9首。再如《本草纲目》黄精条下的附方有5首，《本草纲目易知录》卷一黄精条也仅摘录了其中的1首。

戴葆元在摘录《本草备要》的文字时，侧重选择不见于《本草纲目》中的内容。如前述《本草备要》中"以其得坤土之精粹，久服不饥"一语，不见于《本草纲目》，而见于《本草备要》中，戴葆元便据以录入《本草纲目易知录》的黄精条内。再如烟草一药，《本草纲目》不载，戴葆元据《本草备要》收入《本草纲目易知录》卷一中，并加按语："烟草，俗名相思草。俗传夫妻相爱，妻死，其夫思之，梦其妻曰：'我塚上出草一本，取其叶作烟吸，可舒解。'故名。查《纲目》未载，予照《备要》文增损附方。"

戴葆元对于选定录入《本草纲目易知录》内的《本草纲目》《本草备要》内容，都进行了重新组织，使之相对易读易记。如荜澄茄一药，《本草纲目》第三十二卷叙述其主治为"下气消食，去皮肤风，心腹间气胀，令人能食，疗鬼气。能染发及香身。藏器治一切冷气痰澼，并霍乱吐泻，肚腹痛，肾气膀胱冷。大明暖脾胃，止呕吐哕逆”。戴葆元在《本草纲目易知录》卷三内将上述文字调整为“下气消食，暖脾胃，辟鬼气，止呕吐哕逆。治冷气痰澼，霍乱吐泻，腹疼。去皮肤风，心腹间气胀，肾气膀胱冷。令人能食，能染发及香身”。

戴葆元以为“诸家所汇《本草》，唯汪讱庵辑《备要》，药性遵照《纲目》法，通称详悉，但此系开医者之规模，不能使人人之通晓。如草木部根苗俱可用者，因简而不载；蔬菜部日食所需者，损益而不详；禽兽部略述其肉，不录其皮毛肠脏也”，因而力避《本草备要》过于简略之弊，注重全面叙述每种药物。如荠苨一药，《本草备要》不述其苗叶的药用，而《本草纲目易知录》卷一则依从《本草纲目》述之。再如贯众一药，《本草备要》不述其花的药用，而《本草纲目易知录》卷一亦依从《本草纲目》述之。

删补：《本草纲目易知录》与时俱进，对《本草纲目》《本草备要》的内容进行了删补。如《本草纲目》《本草备要》但收人参一味药，而《本草纲目易知录》则不收人参，却在卷一中补充收入了党参、条参、高丽参、西洋参、东洋参。戴葆元在党参条末以按语的形式说明了自己如此删补的原因：“葆阅近汇本草者，不更其名，又不细详本末，仍照人参列名，殊失本来面目矣。讵知今之人参，相传出于建都之处，兹际产自盛京长白山，监守严防，以备御用。获盗取者，即行枭首。王公大臣，或沐赏赐有之，吾侪小民，见之者尚少，岂能施用？是以不附列名人参，而直创名党参，及高丽、东西二洋参，系临症多年，历试效验，故并列名于后，以俟后之君子博考，勿以杜撰见责，幸甚。”

《本草纲目易知录》也直接补入了一些不见于《本草纲目》《本草备要》中的药物。如卷二中就补入了“胆星”一味药，并且注明了“葆补”。

时下学人多未读过《本草纲目易知录》，因此不能仅据戴葆元的自述就说《本草纲目易知录》是摘录《本草纲目》《本草备要》而成书。其实，戴葆元除了摘录《本草纲目》《本草备要》两书的文字外，还根据临床用药实际需要，补入了一些《本草纲目》《本草备要》以外的文献资料。

戴葆元补入《本草纲目》《本草备要》两书以外的文献，有明补和暗补两种方式。《本草纲目易知录》曾多次明引汪绂《医林纂要探源》中的内容，以补《本草纲目》《本草备要》所阙。如卷三蔓菁条即两次明引《医林纂要探源》的文字：“《纂要》云：又名葑，辛，寒，利水解热，下气宽中。自注云：蔓菁，今名大头菜。江北多，南方少，人不识，以为莱菔，误矣。”“《纂要》云：蔓菁子，益肝行气，去郁热，攻积聚，杀虫毒。”

戴葆元引用不见于《本草纲目》《本草备要》以外的文献，有时未明确说明据何种文献所补。如卷一烟草条中的“（治）头风眩运。辟壁虱，解鸦片烟毒”“作烟吸，直先熏肺”“以肺朝百脉”“解洋烟毒，误吞洋烟者，以烟草浓煎汁灌之，取吐泻即解。辟壁虱，以新干烟草铺床底，自绝”等文字，即属于暗引。

（3）《本草纲目易知录》中的戴葆元按语胜义良多，值得重视。

1）戴氏的按语中收载了他的医案，这是探讨戴葆元医学思想及临床实践的资料，现举两例以示一斑。

葆按：治姻友程，年近六旬，勤劳生理，性嗜饮，喜面食，深秋呕泻交作。愚以不换正气和四苓服，呕止，泻未除。性急更医，扶脾利水中，洋烟炮冲服，约二时许，症变，汗出发端，气难相继，复来相请。予曰：“此症变急，不暇治病，以固元气。”高丽、熟地各六钱，附片三钱，五味子六分，煎浓汁，时时咽，以续元气。一时许，觉气呼吸稍和，汗渐收止，再进一剂，向安。附此以戒业医贪功之误。（见卷一高丽参条）

葆按：治詹某，年五旬外，由粤归家，患手足瘫痪，先以祛风活络，接补气血药，精神较健，手足稍舒，未全愈。予曰：此风乘虚入络，宜用药酒缓图。鲜稀莶一斤，鲜五加皮八两，同曝蒸九次，当归、牛膝、续断各二两，红花片子、姜黄各一两，共末，蜜丸梧子大，每早晚温酒送下五十丸，未终剂而病愈。（见卷一稀莶条）

2）戴氏的按语中还记载了戴家的祖传之方及戴氏本人的验方，现举例如下。

戴家的祖传之方在卷二胆星条内有载：“葆元家传抱龙丸，治内热潮热，咳嗽胸痹，气促痰壅，及小儿惊风发搐，俱效。胆星、天竺黄、茯神、枳壳、漂朱砂、硼砂、甘草各一两，山药二两，雄黄、广木香各五钱，琥珀七钱，麝香三分，共末，以钩藤四两、薄荷一两煎浓汁，合姜汁减半，泛丸弹子大，金箔为衣，每服一丸，开水下。婴孩，钩藤汤送半丸。”

戴氏本人的验方有复方，亦有单方。复方如卷四杜仲条内治疗肾虚腰痛方：“葆验方：杜仲、故纸各二钱，川椒、青盐各五分，共研粗末，韭菜脑九个，捣匀，用牯猪腰子一对，劈半开，去内白膜，将药装入内，缚定，酒水各半，煮二时取起，去药，食腰子，以汁送。屡验神效。”单方如卷三西瓜条内的翠衣：“翠衣，是西瓜青皮，用刀轻刮下者。本草失载，唯《叶氏医案》《温病条辨》取用，未详主治之性。愚治暑热时邪，屡试有效，故补之俟考。”

3）戴氏有的按语记录了他的用药心得。

卷一红花条内，戴葆元谈到了自己对红花用量的体会：“葆按：近因《备要》载过用能使血行不止而毙，所病女科者，畏如毒物，使医用而支吾排谤。查《纲目》无此句，其所破者，留血也。夫留者，积滞之谓也，则《备要》云‘过者’，必数两上，非比数钱许也，故志之，以解病医群疑。”

在卷四桑椹条内，戴葆元谈到了自己对桑椹药性的认识及用以治疗风虚眩运的心得："葆按：桑椹，生青干黑，入肾壮水而涵木，木得水养则不燥，治风虚眩运，愚用之屡效。以其能柔肝，风自息也。"

在卷三梨条内，戴葆元谈到了自己以梨为药膳的心得："葆按：梨产处多。山东梨为最。近处，唯歙县梨，其味甘淡，清薄不酸。他处者，味带酸涩，只可充果食，不堪入药。先严年登入八旬，每至季冬，痰喘气壅，卧不安枕。以开水送米糕数块，稍寐，片时又作，又进糕。待至春后方平。葆以梨汁熬膏，进半匙，和参耆膏一匙，冲水食糕，渐安枕而寐。按：梨性润肺，清痰凉心降火。凡人寐则肺气归肾，藉水而养。水枯肺失所养，则受火刑，是致气喘难卧。梨性寒，经火熬去其寒，又和参耆扶其气，是以奏效。后以是法，年老服之俱验。"

4）戴氏有的按语介绍了药材特点。

卷三白芥子条："葆按：此名胡芥，原从胡戎种来，今近道亦有。"此述白芥子的资源特点。

卷三芥菜条："葆按：此芥菜子，系本处园内种莳作蔬。有青芥、马芥、刺芥数种，其性俱同。"此述芥菜子的资源状况及药性。

卷三胡桃仁条："伤耳成疮出汁，胡桃杵取油，纳入。葆按：取油法：胡桃杵碎，绸片裹，以手指捻之，其油自出，器盛，加片脑末少许尤效。"此述胡桃油的制取方法。

卷三石莲子条："葆按：今药肆中石莲，味苦色黑，中空无青心，系产树间，非真石莲也。用者宜审。"此述石莲子真伪的辨别方式。

卷一浙贝母条："葆按：贝母，《本草》未分川、浙两种，使今用者胡猜，故照《纲目》主治，特详分别。以细小、尖顶、色白、光润为川贝，理虚痰、润肺燥功胜。其较大、色黄而枯、瓣分、味苦为浙贝，解风热、消痈肿最良。又以详形，以便省目。”此述浙贝母、川贝母的辨别方式及各自的功用。

卷三巴旦杏仁条：“葆按：今北地产者，有甜苦两种，俱入药。但南杏仁，味苦，气燥，发汗解肌，故治风寒咳嗽。北杏，味甘，气平，润肺化痰而治虚咳喘促。去皮用。”此述巴旦杏仁中南杏仁与北杏仁的药性及功用。

5）戴氏的按语还反映了他的人文情怀。

卷七胞衣条：“葆按：近见世俗取鲜者洗净，用银簪挑拨紫血，长流水漂过，入甘草、花椒，水泡滤净，和猪精肉，作馄饨食，皆谓功比参茸，大补精血。无分初残，殆不审本妇强弱，向稳婆买治食。予见其受益者少，受害者多。兽相食且人恶之，况人食人肉乎！凡草木精英，血气有情，补人诸物多矣，何必藉此流俗之见？以其价廉而功效大。葆业医有年，从未教人生食，则干者亦少用。故志之。”此段文字表达了作为医生的戴葆元具有很强的人文情怀，他不以谋利为第一目的，而以悲天悯人、治病救人为第一目的。

（4）编纂了《万方针线易知录》。《本草纲目易知录》卷八为作者仿蔡烈先《本草万方针线》体例而作的全书索引，名为《万方针线易知录》。该索引本着“其间方不甚验及药难猝办者概不编入”的原则，以达到“由是翻而阅之，虽不习医者，遇病叩方首查门类，再核卷篇，择妥而用，如针引线之易，急病缓病顷刻可治，使人人尽知医”的目的。戴氏将前七卷中“风寒暑湿诸证”列为“通治部”，将“头面腰腹足胫二阴”列为“上、中、下”三部，将“痈疽金疮等证”列为“外科部”，对女科、儿科等采用的是“女科主治，俱同男子，其不同者，列调经崩带，前阴乳病，胎产产后俱部；而小儿科，列初生婴孩，惊痫诸疳；杂病中，亦分上中下部”等体例。“俱注某病列某卷第几篇，俾未见者易寻，已见者易记”。体现了作者注重实用的精神和以临床为本的意识。

（5）《本草纲目易知录》含有一些婺源乃至新安地区的医学资料，这些资料多不见于其他新安医学文献，值得重视。

1）戴葆元记录了一些药物在婺源的地方名称及其食用、药用特点。

卷三皋芦条：“葆按：吾乡名苦荼。”此记皋芦在婺源的地方名称。

卷一鼠曲草条：“葆按：江右名水曲，我婺名果花，二月生苗寸许，柔软，白茸如鼠耳毛，寒食节前采煮，捣和米粉作馒食，甚爽口。”此记鼠曲草在婺源的地方名称及日用情况。

卷三金橘条：“葆按：俗名金枣，皮香美，肉酸涩，人多食皮去肉。其皮漂净，糖淹藏，晒干作茶点，名橘饼。福建造者为最。我婺又有山橘，俗名金豆，如樱桃大，肉厚，只一核。水漂净，微煮，少加铜绿作色，晒微干，糖渍曝干，食美，性同。”此记金橘在婺源俗名金枣，并且介绍了婺源地区加工山橘的方法。

卷一鸡苏条：“葆按：吾乡植园，或莳缸内，以其叶大，名大叶薄荷，作茗芳香，解暑邪。”此记鸡苏在婺源的地方名称及民间药用情况。

卷一马兰条：“葆按：山人名马兰芹，治小儿羸瘦发热，用之屡效。”此述马兰在婺源的地方名称及药用。正因为婺源习用马兰治小儿羸瘦发热，所以戴葆元在马兰条下加按语补充说“（治）小儿羸瘦发热”。

2）戴葆元记录了一些药物在婺源的流通情况。

卷一紫金牛条：“葆按：予幼年未识此药，肆中亦不采办，近戒洋烟，方中用之，名紫背金牛，取其性味，亦属中病。”此述紫金牛在清末开始于婺源流通使用。

卷一干生地条：“葆按：近处不种，要用鲜者，掘取野生，根甚细，亦难得物。或有鲜者，由江浙而来，以黄土藏之。不善藏，易烂，设有用鲜者，因其难得，以干生地水浸绞汁，而性不同矣。”此述鲜生地一品在婺源本地很难采得，流通亦罕。

卷一零陆香条：“葆按，集注：零草名零陆香，以其零陆所出之香名。零陆，即今永州，乃湘水之源，多生此，近市由岭南贩来，草属也，长不满尺，圆梗色青，叶似薄荷，有小铃佳，味淡微香，其气融和。薰草亦名零陆香，今镇江、丹阳皆莳而刈之，以酒洒制货之，芬香烈于零草，方茎色黄，叶如鸡苏薄荷，无小铃，价廉。浸油，饰头较胜。”此述婺源市面所见零陆香的品种来源及特点。

总书目

医经

内经博议
内经提要
内经精要
医经津渡
素灵微蕴
难经直解
内经评文灵枢
内经评文素问
内经素问校证
灵素节要浅注
素问灵枢类纂约注
清儒《内经》校记五种
勿听子俗解八十一难经
黄帝内经素问详注直讲全集

基础理论

运气商
运气易览
医学寻源
医学阶梯
医学辨正
病机纂要
脏腑性鉴
校注病机赋
内经运气病释
松菊堂医学溯源
脏腑证治图说人镜经
脏腑图书症治要言合璧

伤寒金匮

伤寒考
伤寒大白
伤寒分经
伤寒正宗
伤寒寻源
伤寒折衷
伤寒经注
伤寒指归
伤寒指掌
伤寒选录
伤寒绪论
伤寒源流
伤寒撮要
伤寒缵论
医宗承启
桑韩笔语
伤寒正医录
伤寒全生集
伤寒论证辨
伤寒论纲目
伤寒论直解

伤寒论类方
伤寒论特解
伤寒论集注（徐赤）
伤寒论集注（熊寿试）
伤寒微旨论
伤寒溯源集
订正医圣全集
伤寒启蒙集稿
伤寒尚论辨似
伤寒兼证析义
张卿子伤寒论
金匮要略正义
金匮要略直解
高注金匮要略
伤寒论大方图解
伤寒论辨证广注
伤寒活人指掌图
张仲景金匮要略
伤寒六书纂要辨疑
伤寒六经辨证治法
伤寒类书活人总括
张仲景伤寒原文点精
伤寒活人指掌补注辨疑

诊　法

脉微
玉函经
外诊法
舌鉴辨正
医学辑要
脉义简摩
脉诀汇辨
脉学辑要
脉经直指
脉理正义
脉理存真
脉理宗经
脉镜须知
察病指南
崔真人脉诀
四诊脉鉴大全
删注脉诀规正
图注脉诀辨真
脉诀刊误集解
重订诊家直诀
人元脉影归指图说
脉诀指掌病式图说
脉学注释汇参证治

针灸推拿

针灸节要
针灸全生
针灸逢源
备急灸法
神灸经纶
传悟灵济录
小儿推拿广意
小儿推拿秘诀
太乙神针心法
杨敬斋针灸全书

本　草

药征
药鉴
药镜
本草汇
本草便
法古录
食品集
上医本草
山居本草
长沙药解
本经经释
本经疏证
本草分经
本草正义
本草汇笺
本草汇纂
本草发明
本草发挥
本草约言
本草求原
本草明览
本草详节
本草洞诠
本草真诠
本草通玄
本草集要
本草辑要
本草纂要
识病捷法
药性提要
药征续编
药性纂要
药品化义
药理近考
食物本草
食鉴本草
炮炙全书
分类草药性
本经序疏要
本经续疏证
本草经解要
青囊药性赋
分部本草妙用
本草二十四品
本草经疏辑要
本草乘雅半偈
生草药性备要
芷园臆草题药
类经证治本草
神农本草经赞
神农本经会通
神农本经校注
药性分类主治
艺林汇考饮食篇
本草纲目易知录
汤液本草经雅正
新刊药性要略大全

淑景堂改订注释寒热温平药性赋

方　书

医便

卫生编

袖珍方

仁术便览

古方汇精

圣济总录

众妙仙方

李氏医鉴

医方丛话

医方约说

医方便览

乾坤生意

悬袖便方

救急易方

程氏释方

集古良方

摄生总论

摄生秘剖

辨症良方

活人心法（朱权）

卫生家宝方

见心斋药录

寿世简便集

医方大成论

医方考绳愆

鸡峰普济方

饲鹤亭集方

临症经验方

思济堂方书

济世碎金方

揣摩有得集

亟斋急应奇方

乾坤生意秘韫

简易普济良方

内外验方秘传

名方类证医书大全

新编南北经验医方大成

临证综合

医级

医悟

丹台玉案

玉机辨症

古今医诗

本草权度

弄丸心法

医林绳墨

医学碎金

医学粹精

医宗备要

医宗宝镜

医宗撮精

医经小学

医垒元戎

证治要义

松厓医径

扁鹊心书

素仙简要

慎斋遗书

折肱漫录

济众新编

丹溪心法附余

方氏脉症正宗

世医通变要法

医林绳墨大全

医林纂要探源

普济内外全书

医方一盘珠全集

医林口谱六治秘书

温　病

伤暑论

温证指归

瘟疫发源

医寄伏阴论

温热论笺正

温热病指南集

寒瘟条辨摘要

内　科

医镜

内科摘录

证因通考

解围元薮

燥气总论

医法征验录

医略十三篇

琅嬛青囊要

医林类证集要

林氏活人录汇编

罗太无口授三法

芷园素社痎疟论疏

女　科

广生编

仁寿镜

树蕙编

女科指掌

女科撮要

广嗣全诀

广嗣要语

广嗣须知

孕育玄机

妇科玉尺

妇科百辨

妇科良方

妇科备考

妇科宝案

妇科指归

求嗣指源

坤元是保

坤中之要

祈嗣真诠

种子心法

济阴近编

济阴宝筏

秘传女科

秘珍济阴
黄氏女科
女科万金方
彤园妇人科
女科百效全书
叶氏女科证治
妇科秘兰全书
宋氏女科撮要
茅氏女科秘方
节斋公胎产医案
秘传内府经验女科

儿　　科

婴儿论
幼科折衷
幼科指归
全幼心鉴
保婴全方
保婴撮要
活幼口议
活幼心书
小儿病源方论
幼科医学指南
痘疹活幼心法
新刻幼科百效全书
补要袖珍小儿方论
儿科推拿摘要辨症指南

外　　科

大河外科
外科真诠
枕藏外科
外科明隐集
外科集验方
外证医案汇编
外科百效全书
外科活人定本
外科秘授著要
疮疡经验全书
外科心法真验指掌
片石居疡科治法辑要

伤　　科

正骨范
接骨全书
跌打大全
全身骨图考正
伤科方书六种

眼　　科

目经大成
目科捷径
眼科启明
眼科要旨
眼科阐微
眼科集成
眼科纂要
银海指南
明目神验方
银海精微补

医理折衷目科
证治准绳眼科
鸿飞集论眼科
眼科开光易简秘本
眼科正宗原机启微

咽喉口齿

咽喉论
咽喉秘集
喉科心法
喉科杓指
喉科枕秘
喉科秘钥
咽喉经验秘传

养　　生

易筋经
山居四要
寿世新编
厚生训纂
修龄要指
香奁润色
养生四要
养生类纂
神仙服饵
尊生要旨
黄庭内景五脏六腑补泻图

医案医话医论

纪恩录
胃气论
北行日记
李翁医记
两都医案
医案梦记
医源经旨
沈氏医案
易氏医按
高氏医案
温氏医案
鲁峰医案
赖氏脉案
瞻山医案
旧德堂医案
医论三十篇
医学穷源集
吴门治验录
沈芊绿医案
诊余举隅录
得心集医案
程原仲医案
心太平轩医案
东皋草堂医案
冰壑老人医案
芷园臆草存案
陆氏三世医验
罗谦甫治验案
临证医案笔记
丁授堂先生医案
张梦庐先生医案

养性轩临证医案

养新堂医论读本

祝茹穹先生医印

谦益斋外科医案

太医局诸科程文格

古今医家经论汇编

莲斋医意立斋案疏

医　　史

医学读书志

医学读书附志

综　　合

元汇医镜

平法寓言

寿芝医略

杏苑生春

医林正印

医法青篇

医学五则

医学汇函

医学集成

医学辩害

医经允中

医钞类编

证治合参

宝命真诠

活人心法（刘以仁）

家藏蒙筌

心印绀珠经

雪潭居医约

嵩厓尊生书

医书汇参辑成

罗氏会约医镜

罗浩医书二种

景岳全书发挥

新刊医学集成

寿身小补家藏

胡文焕医书三种

铁如意轩医书四种

脉药联珠药性食物考

汉阳叶氏丛刻医集二种